康复医学系列丛书

烧伤康复

主 编 吴 军

副主编 于家傲 虞乐华 李曾慧平 沈卫民 武晓莉

人民卫生出版社

图书在版编目（CIP）数据

烧伤康复 / 吴军主编 . —北京 : 人民卫生出版社，
2018

（康复医学系列丛书）

ISBN 978-7-117-27422-7

Ⅰ. ①烧…　Ⅱ. ①吴…　Ⅲ. ①烧伤 – 康复　Ⅳ.
①R644.09

中国版本图书馆 CIP 数据核字（2018）第 249410 号

人卫智网	www.ipmph.com	医学教育、学术、考试、健康，购书智慧智能综合服务平台
人卫官网	www.pmph.com	人卫官方资讯发布平台

康复医学系列丛书——烧伤康复

主　　编：吴　军

出版发行：人民卫生出版社（中继线 010-59780011）

地　　址：北京市朝阳区潘家园南里 19 号

邮　　编：100021

E - mail：pmph @ pmph.com

购书热线：010-59787592　010-59787584　010-65264830

印　　刷：北京顶佳世纪印刷有限公司

经　　销：新华书店

开　　本：787 × 1092　1/16　印张：35

字　　数：874 千字

版　　次：2018 年 12 月第 1 版　2018 年 12 月第 1 版第 1 次印刷

标准书号：ISBN 978-7-117-27422-7

定　　价：216.00 元

打击盗版举报电话：010-59787491　　E-mail：WQ @ pmph.com

（凡属印装质量问题请与本社市场营销中心联系退换）

编 者（以姓氏笔画为序）

于家傲　吉林大学白求恩第一医院烧伤外科

王一兵　山东省立医院烧伤与创面修复外科

申传安　中国人民解放军总医院第一附属医院（304）烧伤整形科

刘　琰　上海交通大学医学院附属瑞金医院烧伤整形科

刘　毅　兰州军区总医院烧伤整形科

李孝建　广州市红十字会医院烧伤整形科

李志清　南方医科大学南方医院烧伤科

李奎成　宜兴九如城康复医院

李瑾怡　陆军军医大学基础医学院医学人文教研室

李曾慧平　香港理工大学康复治疗科学系

吴　军　中山大学附属第一医院烧伤外科

何　梅　陆军军医大学第一附属医院临床心理科

沈卫民　南京医科大学附属儿童医院烧伤整形外科

沈余明　北京积水潭医院烧伤科

宋华培　陆军军医大学西南医院烧伤研究所

武晓莉　上海交通大学医学院附属第九人民医院整复外科

范锟铻　深圳大学第一附属医院整形烧伤科

易　南　南方医科大学深圳医院整形烧伤科

易先锋　广东省工伤康复医院烧伤整形及烧伤康复科

罗高兴　陆军军医大学西南医院烧伤研究所

郇京宁　上海交通大学医学院附属瑞金医院烧伤整形科

袁志强　陆军军医大学西南医院烧伤研究所

徐庆连　安徽医科大学第一附属医院烧伤外科

韩　岩　中国人民解放军总医院整形修复科

谢卫国　武汉市第三医院烧伤科

赖　文　广东省人民医院烧伤与创面修复外科

虞乐华　重庆医科大学附属第二医院康复理疗科

谭江琳　陆军军医大学西南医院烧伤研究所

主编简介

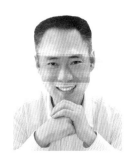

吴军 教授,博士生导师。中山大学附属第一医院烧伤外科学科带头人,精准医学研究院副院长。长期从事烧伤创面和烧伤康复研究。

创立了中国康复医学会烧伤治疗与康复专业委员会,春苗烧烫伤儿童慈善基金,春苗烧烫伤儿童夏令营,创办了亚洲第一个烧伤领域的专业期刊 *Burns & Trauma*。在转化医学领域也有所贡献,有多项成果转让给企业并进入市场为烧伤患者服务。由于在帮助贫困烧伤儿童方面的贡献,获得了 2017 年度中国公益人物奖。目前担任中华医学会烧伤外科学分会主任委员,中国康复医学会烧伤治疗与康复学专业委员会主任委员,国际烧伤学会(ISBI)2016 指南委员会委员,国际烧伤学会(ISBI)执委会委员和东南亚代表,*Burns & Trauma* 主编,《中华烧伤杂志》副总编辑,*Burns* 杂志编委,*International Journal of Burns and Trauma* 编委。

副主编简介

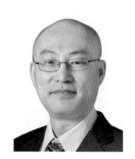

于家傲　男,医学博士,教授,研究生导师,吉林大学白求恩第一医院烧伤外科主任,吉林大学白求恩第一医院党委副书记。2005—2006年于日本北里大学整形外科留学。2014年荣获吉林省青年科技奖。2011年获得第21届创面修复协会年会"海外青年研究者"奖。现兼任中华医学会烧伤外科学分会委员、中国医师协会烧伤科医师分会常委、中国康复医学会烧伤治疗与康复学分会副主任委员、中国整形美容协会瘢痕医学分会副会长、吉林市医学会烧伤外科学分会主任委员、吉林市医师协会烧伤医师分会名誉主任委员。

近五年以第一作者或通讯作者发表论文20余篇,SCI收录18篇,参与编写人民卫生出版社出版的《手部先天性畸形》《中华骨科学——手外科卷》《显微外科学》等权威专著3部。承担国家自然科学基金面上项目2项。作为负责人获得吉林省科技进步二等奖1项,作为主要参加者获得2010年国家科技进步二等奖,2009年卫生部科技进步二等奖,吉林省科技进步一等奖2项、二等奖2项,中华医学科技进步二等奖1项、三等奖2项,获得专利9项。

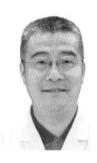

虞乐华　主任医师,教授,博士生导师。重庆医科大学附属第二医院康复理疗科主任、康复治疗学系主任。中国康复医学会烧伤治疗与康复学专业委员会副主任委员、中国康复医学会手功能康复专业委员会副主任委员、中国康复医学会中西医结合专业委员会常务委员、重庆市医师协会疼痛科医师分会会长、重庆市康复医学会副理事长、重庆市针灸学会康复专业委员会主任委员、重庆市残疾人康复协会肢残康复专业委员会主任委员、重庆市康复医学医疗质量控制中心主任,重庆医科大学康复医学与理疗学学术技术带头人。

擅长临床肌骨康复、神经康复及疼痛康复。培养博士、硕士(留学生)研究生40余名。发表论文60余篇,主编和参编专著8部。获省部级一等奖、三等奖各1项,主持国家级与省部级课题10余项。

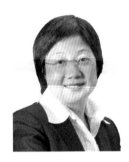

李曾慧平　教授,博士生导师,医疗科学博士课程(职业治疗)课程主任。香港理工大学康复治疗科学系教授。国际手疗治联会、亚太手治疗师联盟执行委员,四川大学华西医院、陆军军医大学第一附属医院、昆明医科大学客座教授,*The Open Rehabilitation Journal*、*Journal of Burn and Trauma* 编委会会员。主要从事烧伤康复,手功能、工伤以及儿童手部疾病的临床评估和成效研究,至今已在国际专业杂志发表超过100篇学术论文,所获科研基金超过4000万港元。过往10年积极参与灾后重建救援与康复服务建设和临床教育训练指导、发展中国内地的作业治疗教育,提升作业治疗从业人员的专业水准。获中华人民共和国国务院国家科学技术进步二等奖,第四十五届日内瓦国际发明展览会评判特别嘉许金奖及罗马尼亚国家理事会创新科技特别大奖,第三十七届日内瓦国际发明展览会金奖。

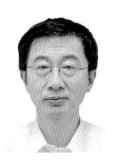

沈卫民　副教授,硕士生导师。南京医科大学附属儿童医院外科主任,烧伤整形科主任。现为国际颅面外科学会常委,亚太地区颅面外科学会常委,美国整形外科医师学会国际会员。中国整形美容协会常务委员,中国整形美容协会血管瘤与脉管畸形整形分会会长。中华医学会整形外科学分会小儿整形外科学组组长。中华医学会烧伤外科学分会小儿烧伤学组副组长。江苏省颅面与小儿整形外科协会主任委员。中华医学会南京分会整形烧伤学会主任委员等。《中华整形外科杂志》编委,中华小儿外科杂志通讯编委等。

从事小儿外科及小儿烧伤整形工作三十余年,发表论文148篇,其中SCI文章26篇,专著6部,获省市新技术引进奖14项。曾获第一届南京市十佳医师称号,第一届江苏省百名医德之星称号,曾经获得南京市五一劳动奖章,南京市劳模,江苏省先进工作者,国家卫健委先进工作者等称号。

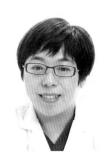

武晓莉　主任医师,副教授,硕士生导师。上海交通大学医学院附属第九人民医院整复外科瘢痕综合治疗组组长。中国整形美容协会瘢痕医学分会常委、秘书长,中华医学会整形外科学分会激光美容学组委员,中华医学会整形外科学分会瘢痕与再生医学组委员,中华医学会烧伤外科学分会瘢痕学组委员,中国整形美容协会数字与精准医学分会颅颌面专业组副主任委员,中国中西医结合学会医学美容专业委员会副主任委员,中国医师协会美容与整形医师分会瘢痕亚专业组委员,中国非公立医疗机构协会整形与美容专业委员会常委,上海市医学会整形外科专科分会委员。

从事烧伤(7年)及瘢痕整形工作共25年,具有丰富的瘢痕诊疗经验及相关研究基础。

出版说明

2016 年 10 月发布的《"健康中国 2030"规划纲要》将"强化早诊断、早治疗、早康复"作为实现全面健康的路径,提出了加强康复医疗机构建设、健全治疗—康复—长期护理服务链等一系列举措。康复需在全面健康中发挥更加重要的作用,但从整体上来说,康复专业人员少、队伍年轻、缺少经验成为了该领域发展的瓶颈。通过出版的途径,有效发挥现有专家资源的优势,加强经验总结、促进学术推广,无疑是进一步提升从业人员的业务水平、解决当前瓶颈问题的重要举措。

正是瞄准于上述目标,同时也是基于目前国内康复医学领域学术著作积淀少,已有的图书在系统性、权威性、实用性等方面需要进一步加强的现实,人民卫生出版社在充分调研的基础上,策划了本套康复医学系列丛书。该套书由国际物理医学与康复医学学会前任主席、中华医学会物理医学与康复学分会前任主任委员励建安教授担任总主编,由国内相关领域的权威专家担任分册主编。全套书包括 16 个分册,内容涉及颅脑损伤康复、重症康复、糖尿病康复、呼吸康复、心脏康复、脊柱康复、骨与关节康复、脑卒中康复、儿童康复、老年康复、烧伤康复、工伤康复、周围神经疾病康复、脊髓损伤康复、疼痛康复、妇产康复。各分册间注重协调与互补,在科学性、前沿性的前提下,每个分册均突出内容的实用性,在内容的取舍方面强调基础理论的系统与简洁,诊疗实践方面的可操作性。

本套丛书不仅有助于满足康复医师、康复治疗师的需求,对相关专业人员也有重要的指导意义。

康复医学系列丛书编委会

编委会主任委员 （总主编）励建安

编 委 会 委 员 （以姓氏笔画为序）

王　强　朱　兰　刘宏亮　江钟立

许光旭　孙丽洲　李晓捷　励建安

吴　军　张鸣生　陈　刚　岳寿伟

周谋望　郑洁皎　胡大一　俞卓伟

贾子善　殷国勇　郭铁成　唐　丹

黄国志　黄晓琳　燕铁斌

编 委 会 秘 书 任晓琳

康复医学系列丛书目录

前言

《康复医学系列丛书——烧伤康复》经过大家一年多的努力即将呈现给读者，这是继《烧伤康复治疗学》之后中国康复学界和中国烧伤学界的又一力作。在 2015 年《烧伤康复治疗学》问世后，中国烧伤康复在短短的 3 年间取得了长足进步，成绩喜人，这是我们编写此专著的基础。

该书将国内外烧伤康复及相关学术近四年来的最新进展，以及基于在编写《烧伤康复治疗学》中的遗憾作为本书的重点。力求给读者展现一个较全面的烧伤康复的历史，特别是近几年国内烧伤康复的进步；力求较全面阐述烧伤患者的评估与治疗，为从事烧伤外科、烧伤护理、烧伤康复等临床工作人员和烧伤预防与救治教育培训人员提供一本可以参考、能找到需要知识点的专著；力求增加最新的技术进步，特别是激光技术在烧伤康复中的应用。

本书共分十一章，图片近 500 幅。第一章为烧伤康复概论；第二章及第三章简要介绍烧伤的病理生理和常用治疗方法；第四章至第六章重点介绍了烧伤康复的评定、治疗技术以及烧伤护理；针对烧伤病程发展和烧伤患者病症的特殊性，从第七章起至第十一章，重点介绍了烧伤不同阶段、常见症状、特殊部位、特殊人群和特殊原因的康复治疗。

我们在编写本书的过程中，深深感觉到国内烧伤康复取得显著进步的同时，尚有巨大的进步空间。我们推动烧伤康复在中国烧伤界的普及和深化、推动构建烧伤救治完整体系、让政府职能部门更加重视烧伤康复并支持早期全程烧伤康复的工作还任重道远。期待所有致力于烧伤康复的同道携手努力，为烧伤患者构建一个美好的明天。

由于我们的知识水平和编写能力的局限性，本书难免有疏漏与不妥之处，期待读者的批评和建议，我们将在未来的工作中改进。

谢谢系列丛书总主编励建安院士的指导，感谢所有的编者同事们贡献他们的知识、经验和时间成就本书的按期出版。感谢所有审稿人、校稿人员的辛勤工作，他们是无名贡献者。我坚信，患者的收益是我们所有编者、审稿者和校稿者的最大回报。

吴 军

中山大学附属第一医院烧伤外科

中华医学会烧伤外科学分会主任委员

中国康复医学会烧伤治疗与康复学专业委员会主任委员

Burns & Trauma 主编

2018 年 6 月 22 日于德国汉堡

目录

第一章 烧伤康复概论

烧伤是现代社会的常见病、多发病,依据人民卫生出版社《烧伤治疗学》第 3 版(2006 年)的数据,国内的烧伤发病率大约为总人口的 0.5%~1.0%。最新的全球数据来源于 2014 年世界卫生组织(World Health Organization,WHO)的报告:全球每年有 265 000 人死于烧伤或烧伤相关事故,其中 95% 发生在资源有限的国家或发展中国家,全球每年为此导致失能校对生命年限损失(disability adjusted life years lost,DALYs)达 1000 万年(10 000 000 年),全球的烧伤患者中每年有 11 000 000 人需要住院治疗。

从烧伤年龄分布看,儿童和青壮年是烧伤的主要人群。儿童烧伤的发生多与看护疏忽有关,4 岁以下儿童及残疾儿童是烧伤发生和致死的最主要危险人群。儿童严重烧伤后往往因瘢痕增生造成外观毁损和(或)功能障碍,对其一生造成重大影响。青壮年在社会发展中担负更多的责任,在工作及家庭生活中扮演着重要的角色,尤其他们是工作在第一线的人员,因此发生各类烧伤的概率较大。以电击伤为例,在 9695 例电烧伤患者中,专业电工占 41.68%,其中 18~50 岁病例占总数的 71.56%。这些特点要求医护工作者尽可能减少幸存的严重烧伤儿童的残疾以便使其健康成长、尽可能让青壮年恢复功能重返工作岗位。

此外,随着医学发展和对烧伤病理生理的深入认识,患者多可平稳度过休克期,加上严重感染的控制、肠内肠外营养与烧伤代谢的新认识、创面处理、新材料新技术的引入等,严重烧伤的救治成功率有了显著提高,使烧伤后康复治疗的重要性日益凸显。

烧伤后生存者的康复需求复杂多样,诸如外观改变、躯体残损与功能障碍、生存质量降低、心理精神问题、难以重返工作和回归社会等,都与烧伤特殊的病理生理过程密切相关。中度以上或大面积烧伤的病程分为三期,各期之间互相重叠、互相影响,在不同阶段,烧伤康复关注的重点不同。①休克期:该期的最大特点是毛细血管通透性增加导致大量血浆外渗至组织间隙及创面,引起有效循环血量锐减,卧床休息和制动是烧伤救治的基本前提条件。同时,毛细血管通透性增加将引起组织水肿,加重关节活动障碍。此外,烧伤后皮肤屏障破坏导致患者有较强的疼痛感,主观上不愿意活动导致的制动,增加了伤后关节功能障碍的发生率。②感染期:严重烧伤经历休克期后,由于应激、细菌侵入受损皮肤、条件致病菌在一定条件下致病或免疫系统紊乱等原因,容易发生局部或全身性感染,导致创面加深、愈合延迟、患者卧床时间延长、康复治疗不能全面开展,进一步加重愈合后增生性瘢痕的发生发展,也易出现长期卧床并发症如肺部感染、下肢静脉血栓、肌力下降等。③修复期:创面的修复在烧伤后即刻就开始,一直延续至创面愈合后数年(组织修复的改建过程),这个特点使得烧伤康复不仅要开展的早,还要持续相当长时间,否则难以达到理想的效果。

康复的定义:康复不同于恢复。恢复是指伤后健康水平完全达到伤前,而康复是指伤后健康水平下降,不一定能完全达到伤前水平。1981 年,WHO 将康复重新定义为"应用各种有用的措施以减轻残疾的影响和使残疾人重返社会"。这些有用措施包括医学的、工程的、教育的、社会的、职业的一切手段,分别称为医学康复、康复工程、教育康复、社会康复和职业康复,从而构成全面康复的范畴。

烧伤康复的定义及特点:根据 WHO 对康复的定义,烧伤康复即是通过各种有用的措施,以减轻烧伤对生存者的影响和使其重返社会的学科,是烧伤外科学与康复医学的交叉学科,应综合应用烧伤临床治疗并结合现代康复治疗手段,预防烧伤后残疾、最大限度减轻残疾影响、促进患者重返社会。

一、烧伤康复的目的和特点

烧伤康复的目的是最大限度地预防可能出现的各种烧伤并发症,帮助患者最大限度恢复伤前身心水平,通过适应、代偿、补偿、替代等方式,使患者尽可能地重返生活的各个方面,包括回归社会与家庭生活、重返工作岗位等。

烧伤康复的特点:①烧伤病程一般较长,但瘢痕、功能障碍与畸形发生早,提倡烧伤康复从受伤后第一天开始,康复治疗介入越早效果越好。②烧伤后瘢痕增生与组织重塑过程在烧伤后即已开始,并持续至烧伤后数年甚至伴随终身,因此,烧伤康复治疗需要全程介入,并应长期坚持;对于儿童,康复治疗更应跨越儿童的各个生长发育时期,确保儿童的正常成长。③除电烧伤外,大部分烧伤患者不伴有神经功能毁损,只要干预得当,烧伤康复治疗对于预防畸形、改善关节活动度、肌力、耐力、提高日常生活活动能力等方面疗效确切。④烧伤康复治疗不能与烧伤临床治疗截然分开,应始终围绕提高和改善患者日常生活活动能力为目标,有机结合康复治疗与临床治疗手段,从而达到最佳治疗效果。⑤烧伤是严重的机体创伤,在治疗全过程中患者都可能伴有严重的心理问题。因此,心理治疗是烧伤康复治疗中的重要环节。

二、烧伤康复的内容

烧伤康复医学的目的是帮助因各种原因烧伤(包括化学烧伤、电击伤、吸入性损伤等)导致身心功能障碍者最大限度地发挥自身潜能。烧伤康复医学应着眼于烧伤后的康复评估、训练、重建、补偿、调整和适应,通过恢复运动、感觉、心理、认知以及个人自立所需的其他功能,提高烧伤患者生存质量。治疗手段以"功能治疗"为主,如作业治疗、物理治疗,辅以康复工程手段如矫形器佩戴、假肢装配以及手术治疗等手段,强调伤者主动参与,共同达成治疗目标。

三、烧伤康复的重要性

烧伤可导致严重瘢痕增生、功能障碍与畸形、外形改变甚至毁损、严重心理问题等,儿童和青壮年是高发人群,给社会、家庭和个人造成巨大的损失与痛苦。但由于烧伤的特殊病理生理过程,大部分烧伤残疾或功能障碍是完全可以预防和避免的,系统的康复治疗可显著改善关节活动度、预防和治疗畸形、提高患者自信心、对治疗的依从性等,甚至可能避免部分烧伤患者二次手术,从而显著缩短住院时间和总医疗费用,促进患者更好地回归社会与家庭。

四、科技进步在烧伤康复中的贡献与展望

现代科技日新月异,为烧伤康复的发展提供着源源不断的动力和新的机遇。

新型材料：传统的纱布曾为医学做出了重大贡献。但在现阶段，令人眼花缭乱的新材料层出不穷。抗菌材料、促愈材料、自修复材料、对环境有应答功能的智能材料、新型柔性材料与柔性机器人的发展，为创面修复、瘢痕治疗提供了更多选择，也为烧伤康复治疗的介入时机与方式提出新的课题与挑战。

干细胞移植：干细胞领域充满期望和挑战，中国科学家在皮肤修复领域贡献卓著。付小兵院士在皮肤表皮细胞的去分化研究和汗腺干细胞培养与移植方面贡献巨大，这些工作为促进创面愈合和改善愈合皮肤功能提供新的思路。吴军教授在"全能"皮肤前体细胞发育为完整皮肤的领域也有令人惊喜的发现。

组织工程技术：烧伤导致的残疾或活动受限的一个重要原因是瘢痕的形成与挛缩，而瘢痕的形成与挛缩又是组织修复损伤和缺损的必然结果。因此，恢复受损组织的质与量可以极大地减少瘢痕形成与挛缩。为此，异体和异种真皮支架、组织工程皮肤、仿生皮肤等为修复缺损的皮肤组织提供了更多选择，诸如 Integra（牛源性材料）、Palnec（皮耐克，猪源性材料）、桀亚真皮（人源性材料）、贴肤（局部控制免疫应答的基因转染猪皮）、兰度（猪胶原真皮支架）、重组人脱细胞真皮等，这些材料各有优缺点，未来发展空间巨大。

新药物：新药物的不断涌现促进了创面的早期和高质量愈合，包括各种生长因子和针对转化生长因子-β1（transforming growth factor-β1，TGF-β1）、炎性细胞或免疫细胞的趋化因子、金属蛋白酶等的拮抗剂等。在控制症状方面包括将精神类药物用于控制重度或顽固性瘙痒等。

新设备：在促进创面愈合方面，负压吸引技术贡献不小，技术细节还在不断完善，相关指南也已发布。在治疗和控制瘢痕增生以及瘢痕瘙痒方面，激光技术最引人瞩目，这在各论中有详细描述。烧伤创面精准诊断和精确清创方面一直是学术界研究的热点，因为在清创坏死组织同时尽可能保存健康组织将最大限度地提高愈合质量、减少瘢痕形成，因此，在此领域出现了激光多普勒和光谱仪用于创面深度诊断，以及水刀（Versajet）用于"精确"清创。此外，虚拟现实系统为烧伤康复带来新的手段，有望在烧伤后疼痛控制、儿童运动康复等方面做出贡献。

五、烧伤康复的历史

人类有关烧伤救治的最早记录来自于考古挖掘出的纸莎草（papyrus）上的记录，在距今4000多年前的古埃及（公元前2000多年）就开始用巫术治疗烧伤患者。在公元前1000年左右的古印度就有对皮肤烧伤深度的不同临床症状和体表征象记录，包括烧伤后的发热、口渴、瘢痕导致的畸形等，并将瘢痕挛缩称之为 tetanos，意指扭曲和弯曲。当时采用动物脂肪、动物油、黏土粉末等处理创面。古希腊著名的医生希波克拉底（Hippocratic）在公元前400多年前详细描述了用洋葱片治疗烧伤创面，且该方法一直延续至19世纪中叶。

有记载的烧伤康复治疗也有数百年的历史：1498年，Lanfraco Da Milan 通过抬高肢体来控制水肿以促进创面愈合，1826年，Velpeau 使用压力绷带控制肢体水肿，1545年，Ambroise Pare 用矫形器在切除瘢痕后保持指（趾）的一定的位置，Fabry 用木制器具、按摩方法、铅板压迫来预防和治疗增生性瘢痕和瘢痕挛缩；1607年，Fabricious Hildanus 报道手背部增生性瘢痕松解术后早期用矫形器维持关节的解剖功能位置。1923年，Blair VP 报道了动态矫形器用于烧伤康复。

19 世纪初,英国的外科教授 Turner JW 证明运动对烧伤患者功能恢复有益,提出当医生判定某肢体运动功能将不可避免地丧失时,需将该肢体固定于功能位,这也是首次提出"功能位"的概念。1905 年,Haldor Sneve 医生分析了 63 例烧伤患者的救治经验,提出应尽可能多的锻炼以维持和保护机体的功能,并将锻炼作为烧伤治疗的 7 项标准治疗内容之一。

"压力衣"预防和治疗瘢痕最早在 1881 年由 Unna 提出,但"压力衣"的广泛使用则是在 1972 年以后。1879 年,一位美国住院医生首次将纤维垫放置于矫形器下方以治疗肘关节屈曲畸形,这是"压力垫"的第一次报道。

1943 年,Hamilton 和 Barnett 描述了矫形器、主动运动和物理治疗师(physical therapist,PT)/作业治疗师(occupational therapist,OT)"早期介入"的治疗方案(烧伤后 22 天至伤后 8 周)。1945 年,澳大利亚的物理治疗师 Wilson 针对手的烧伤提出应在"休克期后马上进行"主动积极的手活动。但真正推动烧伤患者关节部位"早期"活动的是美国烧伤学会第三任主席 John Moncrief,他在 1958 年发表的 2 篇论文指出"凡烧伤患者关节受累的,主动运动和物理治疗应从伤后开始并持续直至功能得到改善提高;积极的物理治疗应在手术改善关节活动度后即刻开始;植皮手术后 8~10 天应开始物理治疗"。此后,1961 年,美国医生 Irving Feller 提出在手术中应用矫形器。1964 年,Gronley 在皮肤移植术后第 6 天开始手的关节活动度(range of motion,ROM)锻炼。1966 和 1968 年,Even 教授提出康复应始于烧伤当天和在刚移植的皮肤区域开展"等长锻炼"的观点。

1973 年,Feller 提出"烧伤团队"的概念,该团队包括康复治疗师。2016 年,国际烧伤学会发布了针对中低收入的国家和地区的新指南,其中有烧伤康复一节,涉及体位摆放、矫形器使用和瘢痕瘙痒控制。

六、国内烧伤康复的发展历程

国内的烧伤康复始于 20 世纪 70 年代末。中国人民解放军总医院第一附属医院(即解放军 304 医院)在 1994 年总结了 1974—1992 年对烧伤瘢痕进行的综合治疗,报道称使用压力治疗、矫形器、按摩、体疗等有较好的效果。在 2000 年前后,国内部分规模较大的烧伤科开展了烧伤康复治疗。依据文献报道,河南商丘市第一人民医院烧伤科于 2002 年报道了 560 烧伤患者的精神分析和近 2 年的随访,这是国内第一份较大样本量的烧伤后患者精神分析报告。

在励建安院士、付小兵院士、夏照帆院士的支持下,在吴军教授的系统策划、宣传和推动下,在香港理工大学李曾惠萍教授和澳大利亚 Frank Lee 高级治疗师的帮助下,通过烧伤界各位专家教授不懈努力,许多烧伤中心开展了早期康复和系统长期康复,部分烧伤科还建立了具有专门空间的烧伤康复区域,组建了专业的烧伤康复团队。

2014 年,在中国康复医学会下创建了烧伤治疗与康复学专业委员会,并每年开展学术交流会。2015 年,在中华医学会烧伤外科学分会和中国康复医学会烧伤治疗与康复学专业委员会的共同努力下,发布了国内第一部《烧伤康复指南》。2016 年,在中华医学会烧伤外科学分会年会上,举行了国内第一部烧伤康复专著——《烧伤康复治疗学》的首发式,各种高质量的烧伤康复培训班也在有计划地举办。2017 年 4 月,中山大学附属第一医院烧伤科还首次运用互联网技术现场全程直播烧伤康复床旁培训实况,互动积极,反应良好。

由于儿童是烧伤的重要发病群体,持续康复与关爱成为业界的共识。世界上第一个烧伤儿童夏令营始于 1982 年的美国北卡罗来纳州（North Carolina）。烧伤儿童夏令营的基本目标与核心理念是：培育自信与独立，发展功能与拓展兴趣，结识新友，促进身份认同，坚持长期随访。国内第一个烧伤儿童夏令营于 2012 年在重庆开营，陈建博士和她的团队每年举办一次夏令营活动，志愿者来自世界各地，这是国内对烧伤儿童全程康复、持续关爱的良好开端。此后，中华少年儿童慈善救助基金会也在北京等地开展了烧伤儿童夏令营活动。

从 2012 年和 2017 年国内烧伤康复开展情况的两次调查来看，在中国康复医学会烧伤治疗与康复学专业委员会和中华医学会烧伤外科学分会的大力推动下，经过 5 年的努力，国内烧伤康复成绩喜人，进步较大（表 1-0-1、表 1-0-2）。

表 1-0-1　国内发展康复面临困难的烧伤科比例

面临的困难	2012 年	2017 年
医院领导不支持单位	23.1%	20%
科室领导不支持	10.3%	5.7%
烧伤外科医生缺乏康复正确理念	41.0%	25.7%
烧伤临床康复工作缺乏专业的指导	66.7%	51.4%
缺少康复治疗相关人员编制	84.6%	68.6%
缺少开展康复治疗的场地	76.9%	65.7%
缺少资金支持	64.1%	60.0%
缺乏烧伤外科与康复合作机制	84.6%	77.1%
患者经费紧张	61.5%	68.6%

表 1-0-2　国内烧伤早期康复开始时间的科室比例

开展康复时间	伤后 1~7 天（2011 年）	伤后 1~7 天（2017 年）
科室比例	29.2%	45.7%

七、国内烧伤康复面临的挑战

近年来，国内烧伤康复治疗取得了长足的进步，但面对众多的患者及其日益提高的生存质量要求，面对各种棘手的问题，我们仍面临不少挑战。

（一）人员组织结构方面

由于国内在烧伤科建设标准中没有纳入康复医师和康复治疗师，也没有心理医师、营养师、社会工作者等人员设置，加之医院编制的限制，因此，在国内开展早期烧伤康复和系统的全程康复有人员结构上的困难，多学科专业人才组成烧伤救治团队是未来国内烧伤科发展的必然趋势。

（二）知识技术方面

烧伤科医师的治疗理念需进一步调整，烧伤科医师的康复知识培训仍需进一步加强。同时，康复医师和治疗师也需要深入系统地了解烧伤的临床治疗，探索各种康复治疗技术与临床治疗相结合的时机与方法，提升康复专业技术水平。

(三)临床研究和循证医学证据方面

目前非常缺乏设计良好的临床对照研究及一些关键数据来评估特定条件下、特定康复治疗技术、特定康复治疗计划的临床疗效,仅仅靠经验性的总结,无法对康复治疗效果做出科学的评价,从而无法给患者及医生提供可信的临床证据,严重影响和阻碍了烧伤康复治疗理念及技术的推广和普及。

(四)烧伤康复设备和新型组织替代产品的研究方面

市面上针对烧伤患者的康复设备非常缺乏,为提高烧伤康复治疗效果,设计适合烧伤患者需求的专用康复设备很有必要。举例来说,早期烧伤康复治疗往往是从体位摆放开始,目前尚未有专门用于烧伤患者体位摆放的专用烧伤康复床,严重烧伤患者早期体位摆放的开展实施困难。

严重烧伤常导致组织结构的永久性缺失及功能丧失,再生医学、干细胞技术和组织工程产品的研发将为这些患者带来福音。

(五)精准医学方面

每个患者对烧伤的反应是不同的,包括系统性反应和局部皮肤组织反应,典型表现在对烧伤或感染打击的耐受能力,以及增生性瘢痕发生的严重程度方面。建立大数据、大样本库、探寻针对烧伤和皮肤损伤应答的个体特定基因和相应的蛋白质表达改变是早期预测和早期干预的重要前提。

没有两个患者的伤情是完全相同的,这要求为患者制定个性化的康复治疗策略,从运动处方到压力衣、矫形器的制作使用,基于生物反馈信息实时调整康复治疗方案或许是今后康复治疗的方向。

八、烧伤康复的团队组成

患者的良好康复靠的是团队的力量,这个团队人员组成应该包括:烧伤外科医师、康复医师、心理医师(或心理治疗师)、物理治疗师(PT)、作业治疗师(OT)、假肢矫形器制作师、职业康复治疗师、社会康复治疗师、营养师、护士、创面处理专业人员等。有时志愿者、义工、社会工作者也应加入这个团队协助烧伤患者的康复。

(一)烧伤外科医师

在烧伤康复治疗中,烧伤外科医师除了履行烧伤急救、综合处置、手术等医疗任务外,同时指导和监督康复治疗的开展。因此,需要具备一定的康复知识,既要借助康复理念来制定临床治疗方案,又要特别注意康复治疗中的临床问题。对康复介入的时机进行准确判断,对康复的手段和措施合理的应用。

(二)烧伤科康复医师

烧伤科康复医师首选具有烧伤外科治疗经验、熟悉创面处理及瘢痕增生规律、经过康复治疗培训的临床医师担任,也可选经过烧伤外科培训的康复医师担任。从患者入院第一天开始,与烧伤外科医师一起,从康复角度提出康复治疗方案,并负责患者总体康复计划的制订与实施、患者全身情况的监察与对症处理。

(三)康复治疗师

康复治疗师按照烧伤外科医师和康复医师的医嘱参与患者康复治疗,负责对接诊患者的功能状况进行全面评估、出具评估报告、根据评估内容制定具体康复治疗目标及实施方案,并定期进行再评估、修订康复治疗目标及方案。

1. **物理治疗师**　对烧伤患者进行体位摆放的实施与指导;关节活动度训练;肌力、耐力、平衡能力、协调能力训练;呼吸功能训练;肢体活动、身体转移、行走和步态训练;物理因子治疗等,以达到预防、消除或减轻患者的躯体功能障碍,提高个人的活动能力,增强社会参与的适应性。

2. **作业治疗师**　通过设计烧伤患者主动参与各种作业或任务来维持和改善关节(特别是小关节)的活动度,改善肢体活动的灵活性、协调性,辅助使用矫形器、瘢痕治疗等手段,以恢复患者日常生活活动能力为中心,提高患者生存质量。

3. **心理咨询师**　负责对烧伤患者伤后心理状态进行评测,并根据评测结果决定是否需要进行药物或心理咨询等治疗干预,帮助患者克服伤后焦虑、抑郁、悲观等心理变化,树立战胜疾病的信心,帮助患者为重返社会建立良好的心理适应。

4. **营养治疗师**　评估烧伤患者营养状况,制订患者所需要营养治疗方案。

5. **义肢矫形器制作师**　通过矫形器、假肢或其他康复工程手段预防或矫正畸形,弥补或代偿肢体的功能障碍。

6. **社会工作者**　通过与政府或有关部门之间协调,为烧伤患者解决上学、就业或福利的困难,维护他们的权益。

(四) 烧伤康复护士

烧伤康复护士是指同时具有烧伤医学又有康复医学知识和经验的护理人员。主要工作是配合康复治疗师和康复医师对患者进行康复知识的宣教、指导并监督患者体位摆放、日常生活活动能力锻炼,督促患者按时完成康复治疗,指导和监督压力衣、矫形器的佩戴情况,指导患者在病房作康复延伸锻炼,了解患者心理变化,发现问题及时与治疗师、康复医师、外科医师、心理治疗师沟通,是联系患者及其家属、医师、康复师之间不可缺少的沟通纽带,是患者在日常生活中贯彻康复治疗的监督者、指导者。

九、《国际功能、残疾和健康分类》在烧伤康复中的应用

世界卫生组织对 1980 年的《国际病损、残疾、残障分类》(International Classification of Impairments, Disabilities & Handicaps, ICIDH)进行了修订改编,于 2000 年 12 月定名为《国际功能、残疾和健康分类》(International Classification of Functioning, Disability and Health ICF),简称《国际功能分类》(ICF)。该分类已于 2001 年 5 月 22 日第 54 届世界卫生大会讨论以决议 WHA5421 通过,正式公布与《国际疾病分类》(ICD)配套使用。

ICF 以功能为基础,确定患者实际的功能状态,强调了环境与内因的重要性。ICF 已从"疾病的结局"分类转变为一种"健康的成分"分类。为研究健康"决定因素"或"危险因素",ICF 包含了一系列用来描述个体生活背景的环境因素。ICF 采用了"生物 - 心理 - 社会"的方法,试图建立一种综合性理论,从生物、个体和社会角度对健康提供一致的观点。

ICF 的结构分为功能和残疾、背景性因素两大部分,功能和残疾部分包括身体功能和结构、活动和参与,背景性因素包括环境因素、个人因素。ICF 可以看作是一种语言:所创造的文本依赖于使用者及其创造力和科学定向。为了将当前有关各种构成成分的交互作用以形象的方式展示出来,制作了 ICF 成分间的交互作用示意图(图 1-0-1)。

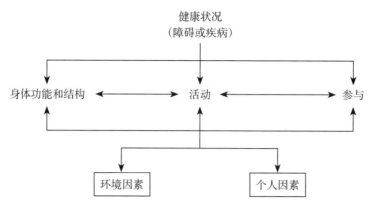

图 1-0-1　ICF 成分间的交互作用示意图

ICF 在烧伤康复中的应用在国内没有研究,没有制定烧伤康复的 ICF 标准。烧伤残疾标准还是按烧伤瘢痕面积、面部结构改变及肢体功能异常来评定。从 ICF 内涵结合烧伤的病理特点,ICF 在烧伤康复中的应用涉及的内容会更加广泛。

用 ICF 评价烧伤后肢体功能异常时,需考虑到烧伤导致的皮肤附件丧失或结构破坏、功能障碍(毛囊、皮脂腺、汗腺)、异常血管舒缩反应、瘢痕疼痛、化学敏感性、机体协调性降低、感觉异常等问题。如果从 ICF 角度预测烧伤患者何时能重返工作,需对环境加以考虑。新的未成熟的皮肤是柔嫩和脆弱的,劳动者,尤其是那些手烧伤者,可能再次损伤新鲜的烧伤皮肤。对冷不耐受是热损伤后一个常见的问题,在寒冷季节或冷冻区,这种员工大概不能耐受这种不适,不能承担这样的工作。活动受限的评估不完全是一种医学情况,更是基于患者的残损和社会心理、环境和经济情况的多种因素。ICF 在烧伤康复中的合理应用将为烧伤患者确定实际功能状况提供新标准。

十、展望

国内烧伤康复虽已得到一定程度发展,但从整体上看,仍处于起步阶段,地区间发展非常不平衡,康复治疗的普及程度、开展深度与广度有较大差异,仍有相当多的患者得不到及时有效的康复治疗,严重影响国内烧伤整体治疗质量的提升。

为进一步推动国内烧伤康复事业的发展,期待更多的烧伤治疗单位、学者、专业技术人员开展烧伤康复领域相关的基础与临床研究,探寻有效的烧伤康复治疗手段与策略,为普及和推动烧伤康复理念提供有力的循证医学证据。期待更多的目光投向国内烧伤治疗结局的研究,为前期临床治疗的总结提高提供依据。期待更多的烧伤专业技术人才得到系统的烧伤康复治疗理念与技术的培训,将所学应用于日常各项医疗工作中。

由于烧伤康复是近年来才受到重视和发展起来的交叉学科,国家政策层面尚有诸多方面不能满足烧伤康复的发展,诸如人员编制、资金投入、场地限制、医保政策等,期待通过专家学者、各单位的开拓创新、踏实工作和认真总结,提出有利于提高烧伤患者整体治疗水平、改善烧伤患者生存质量的治疗方案,为地方政府、国家相关部门相关政策制定提供专业参考意见,为烧伤康复发展争取更好的政策、资金、人才支持和可持续发展的动力。

在本章的结尾,引用 1992 年时任美国烧伤学会(American Burn Association,ABA)主席的一段话呼吁加强对烧伤康复的医疗保障："我们只是创伤学的一个亚专业,我们患者的权利常常被剥夺,他们是社会的底层。我们将不得不更加清醒、更加机敏、更加具有责任感、更好地掌握客观的科学数据,以期获得更多的政府基金/资金支持用于烧伤患者。是的,烧伤患者不再是烧伤的牺牲者,而是烧伤康复治疗体系的参与者"。

（吴　军）

参 考 文 献

1. 王成,荣艳华,宁方刚,等.北京积水潭医院1974例烧伤住院患者流行病学调查.中华烧伤杂志,2014,30(1):91-92.

2. 吴军,陈建.关注患者生存质量　展望烧伤康复未来.中华烧伤杂志,2013,29(2):116-118.

3. 贾赤宇.浅谈我国儿童烧伤康复.中华烧伤杂志,2013,29(1):4-5.

4. 丁汉梅,谢卫国,吴红,等.烧伤康复患者出院后心理重建平台的构建.中华损伤与修复杂志(电子版),2012,7(2):203-205.

5. 庞久玲,刘爱东,张静涛,等.心理护理干预对老年大面积烧伤患者领悟社会支持影响的临床研究.护士进修杂志,2011,26(12):1129-1131.

6. 朱毅,励建安.烧伤康复的策略.中华烧伤杂志,2011,27(6):477-479.

7. 舒彬.创伤康复学.北京:人民卫生出版社,2010.

8. 孙家驹.严重烧伤早期处理对全身炎症反应综合症的影响.中山大学学报(医学科学版)2009,30(4S):103-105.

9. 覃霞,曹川,何梅,等.烧伤后皮肤色素沉着综合治疗的研究.重庆医学,2008,37(1):65-68.

10. 尚新志,唐乾利,张力,等.280例老年烧伤住院患者流行病学调查.中华烧伤杂志,2008,24(2):128.

11. 岳丽青,蒋冬梅,黄晓元.严重烧伤病人康复期社会支持调查及其影响因素的分析.护理研究,2008,22(8):2174-2175.

12. 岳丽青,蒋冬梅,黄晓元.严重烧伤患者康复期生活质量调查及其影响因素分析.中华烧伤杂志,2008,24(3):195-198.

13. 黄桃英,石晓敏.低温可塑板材制作烧伤整形患者的功能康复支具.中国组织工程研究与临床康复,2007,11(26):5247.

14. 岳丽青.烧伤患者生活质量研究进展.中华护理杂志,2006,41(7):652-655.

15. 沈华美,钱芳.大面积烧伤患者生活质量与社会支持的相关性调查分析.护士进修杂志,2006,21(11):1006-1007.

16. 何梅,冯正直,张大均,等.烧伤患者住院期间自尊水平和社会适应能力调查分析.中华烧伤杂志,2006,22(4):288-290.

17. 彭毅志.提高深Ⅱ度烧伤创面的处理水平.中华烧伤杂志,2005,21(1):9-13.

18. 李曾慧平,刘颂文,励建安.压力治疗及硅酮敷料治疗对增生性瘢痕疗效的短期研究.中华物理医学与康复杂志,2004,26(8):462-465.

19. 陈艳清,李世荣,贾树蓉,等.超声波导入瘢痕康治疗增生性瘢痕的临床研究.中国临床康复,2003,7(17):2477-2478.

20. 励建安,王彤.康复医学.北京:科学出版社,2002.

21. 李黎 . 烧伤患者精神障碍与重返社会工作的相关因素分析 . 中华烧伤杂志,2002,18(5):305-307.

22. 杨凡 . 烧伤康复期患者社会支持和生存质量的相关因素分析中国临床康复 . 中国组织工程研究,2002, 6(10):1407-1408.

23. 盛志勇,郭振荣 . 危重烧伤治疗与康复学 . 北京:科学技术出版社,2001.

24. 孙永华 . 功能与外貌恢复必须面对的现实问题 . 中华烧伤杂志,2001,17(6):325-326.

25. 彭毅志,肖光夏 . 42 年严重烧伤全身性感染的防治经验 . 中华烧伤杂志,2001,17(2):93-95.

26. 周一平 . 50 年来我国成批烧伤救治的回顾 . 中华烧伤杂志,2000,16(1):17-18.

27. 方勇,龚永生,陈玉林 . 664 例小儿烧伤流行病学统计分析 . 中华整形烧伤外科杂志,1999,15(5):387-388.

28. 杨志杰 . 超声治疗瘢痕疗效观察 . 中华理疗杂志,1995,18(2):98.

29. Ahmad I,Masoodi Z,Akhter S,et al. Aspects of sexual life in patients after burn:the most neglected part of postburn rehabilitation in the developing world. J Burn Care Res,2013,34(6):e333-341.

30. Cowan AC,Steginp-Jansen CW. Rehabilitation of hand burn injuries:current updates. Injury,2013,44(3):391-396.

31. Bergkamp D,Lenk J,Reynolds M,et al. Effectiveness of a burn rehabilitation workshop addressing confidence in therapy providers. J Burn Care Res,2013,34(1):e10-14.

32. Chen J,Li-Tsang CW,Yan H,et al. A survey on the current status of burn rehabilitation services in China. Burns,2013,39(2):269-278.

33. Schneider JC,Gerrard P,Goldstein R,et al. The impact of comorbidities and complications on burn injury inpatient rehabilitation outcomes. PMR,2013,5(2):111-121.

34. Wu J,Chen J. Pay close attention to the quality of life of patients and look to the future of burn rehabilitation. Zhonghua Shao Shang Za Zhi,2013,29(2):119-121.

35. Herndon DN. Total Burn Care. 4th ed. Philadelphia:Saunders,2012.

36. Yohannan SK,Ronda-Velez Y,Henriquez DA,et al. Burn survivors' perceptions of rehabilitation. Burns,2012,38(8):1151-1156.

37. Mason ST,Esselman P,Fraser R,et al. Return to work after burn injury:a systematic review. J Burn Care Res,2012,33(1):101-109.

38. Foyatier JL,Voulliaume D,Brun A,et al. Face rehabilitation for post-burn deformities. Ann Chir Plast Esthet,2011,56(5):388-407.

39. Rafla K,Tredget EE. Infection control in the burn unit. Burns,2011,37(1):5-15.

40. Maslow GR,Lobato D. Summer camps for children with burn injuries:a literature review. J Burn Care Res,2010,31(5):740-749.

41. Chipp E,Milner CS,Blackburn AV. Sepsis in burns:a review of current practice and future therapies. Ann Plast Surg,2010,65(2):228-236.

42. Phillips C,Rumsey N. Considerations for the provision of psychosocial services for families following paediatric burn injury—a quantitative study. Burns,2008,34(1):56-62.

43. Costa MC,Rossi LA,Lopes LM,et al. The meanings of quality of life:interpretative analysis based on experiences of people in burns rehabilitation. Rev Lat Am Enfermagem,2008,16(2):252-259.

44. Dellinger RP,Levy MM,Rhodes A,et al. Surviving Sepsis Campaign:international guidelines for management of severe sepsis and septic shock:2008. Crit Care Med,2008,36(1):296-327.

45. Pham TN, Cancio LC, Gibran NS. American Burn Association practice guidelines burn shock resuscitation. J Burn Care Res, 2008, 29(1): 257-266.

46. Singer AJ, Dagum AB. Current management of acute cutaneous wounds. N Engl J Med, 2008, 359(10): 1037-1046.

47. Greenhalgh DG, Saffle JR, Holmes JH, et al. American Burn Association consensus conference to define sepsis and infection in burns. J Burn Care Res, 2007, 28(6): 776-790.

48. Guarneri C, Terranova M, Terranova G, et al. The future: critical knowledge about anti-itch therapy. Dermatol Ther, 2005, 18(4): 363-365.

49. Peng Y, Yuan Z, Li H. Removal of inflammatory cytokines and endotoxin by veno-venous continuous renal replacement therapy for burned patients with sepsis. Burns, 2005, 31(5): 623-628.

50. Xie Y, Tan Y, Tang S. Epidemiology of 377 patients with chemical burns in Guangdong province. Burns, 2004, 30(6): 569-572.

51. Wiechman SA, Ptacek JT, Patterson DR, et al. Rates, trends, and severity of depression after burn injuries. J Burn Care Rehabil, 2001, 22(6): 417-424.

52. Yoshimura K, Harii K, Aoyama T, et al. Experience with a strong bleaching treatment for skin hyperpigmentation in Orientals. Plast Reconstr Surg, 2000, 105(3): 1097-108; discussion 1109-1110.

53. Costa AM, Peyrol S, Pôrto LC, et al. Mechanical forces induce scar remodeling. Study in non-pressure-treated versus pressure-treated hypertrophic scars. Am J Pathol, 1999, 155(5): 1671-1679.

54. McHugh AA, Fowlkes BJ, Maevsky EI, et al. Biomechanical alterations in normal skin and hypertrophic scar after thermal injury. J Burn Care Rehabil, 1997, 18(2): 104-108.

55. Tanttula K, Vuola J, Asko-Seljavaara S. Return to employment after burn. Burns, 1997, 23(4): 341-344.

56. Johnson J, Greenspan B, Gorga D, et al. Compliance with pressure garment use in burn rehabilitation. J Burn Care Rehabil, 1994, 15(2): 180-188.

57. Burnsworth B, Krob MJ, Langer-Schnepp M. Immediate ambulation of patients with lower-extremity grafts. J Burn Care Rehabil, 1992, 13(1): 89-92.

58. Salisbury R. Burn rehabilitation: our unanswered challenge. The 1992 presidential address to the American Burn Association. J Burn Care Rehabil, 1992, 13(5): 495-405.

59. Schmitt MA, French L, Kalil ET. How soon is safe? Ambulation of the patient with burns after lower-extremity skin grafting. J Burn Care Rehabil, 1991, 12(1): 33-37.

60. Thomsen M. It all began with Aristotle——the history of the treatment of burns. Burns Incl Therm Inj, 1988, Suppl: 41-46.

61. Walls RD. Camp Celebrate: a therapeutic weekend camping program for pediatric burn patients. J Burn Care Rehabil, 1986, 7(5): 434-436.

62. Feller I, Jones CA, Koepke G, et al. The team approach to total rehabilitation of the severely burned patient. Heart Lung, 1973, 2(5): 701-706.

63. Gomez M, Tushinski M, Jeschke MG. Impact of Early Inpatient Rehabilitation on Adult Burn Survivors' Functional Outcomes and Resource Utilization. J Burn Care Res, 2017, 38(1): e311-e317.

64. Smailes ST, Engelsman K, Rodgers L, et al. Increasing the utility of the Functional Assessment for Burns Score: Not just for major burns. Burns, 2016, 42(1): 163-168.

65. Gittings P, Salet M, Burrows S, et al. Grip and Muscle Strength Dynamometry Are Reliable and Valid in

Patients With Unhealed Minor Burn Wounds. J Burn Care Res, 2016, 37(6): 388-396.

66. Knight A, Wasiak J, Salway J, et al. Factors predicting health status and recovery of hand function after hand burns in the second year after hospital discharge. Burns, 2017, 43(1): 100-106.

67. Serghiou MA, Niszczak J, Parry I, et al. One world one burn rehabilitation standard. Burns, 2016, 42(5): 1047-1058.

68. Parker M, Delahunty B, Heberlein N, et al. Interactive gaming consoles reduced pain during acute minor burn rehabilitation: A randomized, pilot trial. Burns, 2016, 42(1): 91-96.

69. Wurzer P, Voigt CD, Clayton RP, et al. Long-term effects of physical exercise during rehabilitation in patients with severe burns. Surgery, 2016, 160(3): 781-788.

70. Wong BM, Keilman J, Zuccaro J, et al. Anesthetic Practices for Laser Rehabilitation of Pediatric Hypertrophic Burn Scars. J Burn Care Res, 2017, 38(1): e36-e41.

71. Clayton RP, Wurzer P, Andersen CR, et al. Effects of different duration exercise programs in children with severe burns. Burns, 2017, 43(4): 796-803.

72. Oosterwijk AM, Mouton LJ, Schouten H, et al. Prevalence of scar contractures after burn: A systematic review. Burns, 2017, 43(1): 41-49.

第二章 烧伤病理和病理生理特点

烧伤是各种理化因素作用于机体后,导致直接受累部位组织变性坏死,邻近组织毛细血管内血流淤滞,周围组织毛细血管扩张充血为病理特征的组织损害。严重烧伤不仅造成皮肤软组织变性坏死,还可引起血流动力学不稳、诱发局部和全身性炎症级联反应、代谢异常、内脏功能显著失常甚至衰竭。烧伤后出现的病理生理过程是一个十分复杂的阶段,涉及多种细胞、细胞因子、炎性介质、趋化因子和细胞传导通路。为便于理解和描述,根据烧伤病程的特点,国内外学者将其分为四期,即体液渗出期、急性感染期、创面修复期和康复期。也有学者认为可将后两个时期合并,将烧伤的病理生理过程分成三个时期。由于烧伤后病理生理的改变主要通过细胞因子、炎性介质等的相互作用实现,就近年来国际、国内对烧伤后炎性介质、细胞因子参与的病理生理过程进行梳理总结,力求为读者呈现完整而清晰的炎性介质、细胞因子参与的烧伤病理生理过程。需要说明的是,上述各个时期并非完全独立,而是彼此重叠、相互交错的,不可完全截然分开。

烧伤急性期或早期可因热力直接损伤毛细血管内皮细胞引起血管通透性增高。此外,烧伤后细胞膜跨膜电位也发生相应改变:这可能与烧伤后细胞内腺苷三磷酸(ATP)水平下降,或者 Na^+-ATP 酶泵功能紊乱,导致细胞内 Na^+ 浓度增加有关,还可能与细胞膜对 Na^+ 的通透性增加或者与 Na^+-H^+ 反向运输增加有关。

烧伤后的体液渗出大致可分为两个时相:第一时相在烧伤后即刻发生,时间较短,主要发生在微静脉。第二时相一般在半小时以后发生,特点是血管通透性增高程度更为显著,持续时间较长。此相血管通透性增高可发生在微静脉和毛细血管。参与烧伤后体液渗出这一过程的经典相关因子包括:

1. **组胺** 主要贮存在肥大细胞和嗜碱性粒细胞的异染颗粒中,血小板中也含有组胺。组胺是引起烧伤后早期微血管通透性增高的主要介质。这种作用可通过两种方式实现:一是通过收缩小静脉内皮细胞使细胞间隙增加,另一种方式是通过扩张小动脉、收缩小静脉增加毛细血管内静水压力。应用组胺阻断剂和肥大细胞稳定剂可显著减轻烧伤后水肿程度。

2. **前列腺素** 前列腺素是由花生四烯酸合成的强有力的自体活性物质,可由烧伤后的组织细胞和炎性细胞释放,主要参与烧伤后的炎症反应。烧伤后巨噬细胞和中性粒细胞被激活,迁移至创面并且释放前列腺素、血栓素、白三烯和白细胞介素(interleukin,IL)-1 等物质。这些介质可产生局部和全身性反应。内皮细胞释放前列环素,除可扩张血管、增加血管通透性外,还可预防血流淤滞区血小板栓子的形成。前列腺素 E_2 在炎性反应区大量合成,除可作为强有力的血管扩张剂外,还可与其他介质(如组胺、缓激肽等)产生协同作用,增加血管通透性和组织水肿。此外,前列腺素 E_2 还是由炎症触发的发热反应的中枢调节剂。

3. **儿茶酚胺** 烧伤可导致大量的儿茶酚胺类物质(去甲肾上腺素和肾上腺素)产生。这些物质可作用于小血管的动脉端,通过激活 α_1 受体引起血管收缩,从而降低毛细血管压力。此外,还可通过激活 β 受体激动剂抑制组胺和缓激肽造成的血管通透性增加。

4. **氧自由基** 烧伤后,活化的中性粒细胞可产生和释放大量的氧自由基(oxygen radicals),包括超氧化物阴离子(O_2^-)、过氧化氢(H_2O_2)和羟基离子(OH^-)等。这些氧自由基可通过损伤内皮细胞使血管通透性增加。

5. 血小板激活因子 烧伤后血小板激活因子(PAF)可通过使血管内皮细胞骨架蛋白的分子构型发生改变使血管通透性增加。烧伤后早期应用 PAF 拮抗剂可显著减轻创面水肿和随后烧伤休克发生的程度,这可能与抑制损伤组织内 PAF 和超氧化物自由基的生成有关。

6. 血管紧张素 II 和血管加压素 烧伤后可导致血管紧张素 II 和血管加压素大量产生。二者均为微循环小动脉强有力的收缩剂,对小静脉影响甚微。血管紧张素可导致肠道黏膜缺血,引起细菌和内毒素移位,从而导致脓毒症甚至是多器官衰竭的发生。血管加压素可与儿茶酚胺类物质协同作用,引起全身血管阻力增加,引起左心后负荷增加。

7. 激肽类(kinins) 烧伤或创伤后,由于血管内皮受损,胶原(基底膜)暴露,凝血因子 XII(Hageman 因子)被激活,从而激活激肽释放酶 - 激肽系统,其中最显著的是缓激肽。对烧伤面积 10%~80% 的患者及烧伤兔进行多种激肽成分的测定,发现烧伤后即刻血浆内激肽原明显降低,为正常的 30%~50%;激肽酶活性也降低,游离激肽释放酶出现及血清激肽释放酶原含量减低。在伤后 24 小时,血清激肽原酶含量几乎减少 70%。缓激肽是强效血管活性物质,可导致小静脉扩张,微血管通透性增加,平滑肌收缩和疼痛。一般认为烧伤后延迟相血管通透性增高有缓激肽参与,是烧伤后水肿形成的因素之一。

除了上述引起体液渗出的经典因子外,近年来研究的与这一过程相关的因子还包括:研究表明,基质金属蛋白酶(matrix metalloproteinases,MMPs)是烧伤后调节血管通透性的重要蛋白酶(如 MMP-9),抗 MMPs 治疗可减轻烧伤对黏合连接的损伤,降低血管通透性。Wiggins-Dohlvik 等的进一步研究表明,烧伤后组织金属蛋白酶抑制物 -2(tissue inhibitor of metalloproteinase-2,TIMP-2)表达水平降低,MMPs 活性增加,应用 TIMP-2 可减轻烧伤导致的血管通透性增加,减轻对内皮细胞结构蛋白(细胞间黏合连接 β- 连环蛋白、血管内皮细胞钙黏蛋白、丝状肌动蛋白)的损伤。烧伤后可通过降低肠道上皮细胞紧密连接蛋白(tight junction protein)的水平造成肠道损伤和菌群移位。补充 IL-22 可增加抗菌肽(antimicrobial peptide)的表达,降低肠道通透性的增高和降低肠道细菌含量,表明 IL-22 可能与烧伤后肠道上皮细胞和免疫屏障功能密切相关,从而在预防脓毒症和器官功能障碍的发生中起一定作用。

烧伤可导致局部和全身炎症反应。炎症反应在器官功能损伤以及患者预后中都具有重要作用。炎症引起创伤部位周围甚至全身血管通透性增加,大量的血浆外渗至组织细胞间,造成有效循环血量下降,导致休克、细胞的缺血缺氧损害和器官功能损害甚至衰竭。通透性增高的大面积烧伤伤员肠黏膜利于肠道细菌移位,致使早期肠源性感染的发生;烧伤皮肤失去了防止细菌感染的屏障功能,创面大量的细菌定植、繁殖而导致全身性细菌感染。烧伤亦可对免疫系统产生显著影响,尤其是对细胞应答反应。烧伤可导致外周血淋巴细胞种类、数量和表面标记物表达下降,以及 CD3/CD4 比值异常。严重烧伤后可立即释放核因子 -κB(nuclear factor κB,NF-κB),调节炎症介质的释放,如 TNF-α 等。促炎和促纤维化细胞因子在增生性瘢痕的发生发展中扮演着重要角色。有学者对 IL-1β、TNF-α I 型受体在正常皮肤、正常瘢痕和增生性瘢痕中的表达情况进行了研究。结果表明,增生性瘢痕中在转录后水平过度表达 IL-1β 和 TNF-α I 型受体:IL-1β 主要在角质形成细胞和 CD1a+ 细胞中高表达,TNF-α I 型受体主要在增生性瘢痕中的血管中过度表达。还有研究表明,血清 IL-1 受体拮抗剂(IL-1Ra)在深度烧伤患者中,尤其是合并严重脓毒症、脓毒症性休克、多器官功能障碍综合征（multiple organ dysfunction syndrome，MODS）或者最后死亡患者中持续高表达，并与 IL-6、IL-8、TNF-α、IL-1β 等炎性介质密切相关。此外，IL-1Ra 浓度还与烧伤总体表面积（total body surface area，TBSA）、Ⅲ度烧伤面积，以及血浆 C 反应蛋白浓度等相关。烧伤后血清细胞因子发生显著增高的还包括 IL-10、TGF-β1、粒细胞集落刺激因子（granulocyte colony-stimulating factor，G-CSF）、单核细胞趋化蛋白 -1（monocyte chemoattractant protein-1，MCP-1）、巨噬细胞炎性蛋白 -1β（macrophage inflammatory protein-1β，MIP-1β）等，以及 IL-2、IL-13、IL-10、IL-17、INF-γ 等，虽然后一组细胞因子在烧伤后 6 天内可恢复至正常水平。

烧伤体液渗出后随之即进入感染期。感染是烧伤患者死亡的主要原因之一。近年来的研究表明，烧伤后脓毒症的发生可能与血浆中 IL-8 浓度，以及 N 末端 B 型钠尿肽原密切相关。

临床上许多烧伤患者常合并不同程度的吸入性损伤。有学者对吸入性损伤诱发的全身性免疫反应改变进行研究后发现，IL-1Ra 与损伤的严重程度及预后密切相关。此外，吸入性损伤患者支气管肺泡灌洗液中高水平 IL-10 和 IL-12p70 也可预示较重程度的进行性肺损伤。通过对吸入性损伤的病理生理学研究推测，严重的低氧血症可能与革兰氏阴性菌感染有关，肺泡灌洗液中 IL-10 持续高水平表达会增加免疫抑制程度以及随后感染革兰氏阴性菌的概率。

除上述因子外，对烧伤后渗出液的研究也可从侧面反映烧伤后体内的病理生理变化。20 世纪 80 年代即有研究表明，烧伤后痂下积液具有毒性、免疫抑制性和促炎作用从而需要早期去除，然而也有学者认为烧伤后早期水疱液对创面愈合具有保护和促进作用。在康复方面，Inoue 等检测了影响烧伤创面水疱液中成纤维细胞增殖的细胞因子，包括血小板衍生生长因子（platelet derived growth factor，PDGF）、白细胞介素 -6（IL-6）、转化生长因子 -α（transforming growth factor-α，TGF-α）、TGF-β、IL-1α、IL-1β。保持泡壁完整，其内富含细胞因子（如 IL-α、IL-1β、IL-6、IL-8、TGF-α、TGF-β1、TGF-β2）和创面愈合因子（如表皮生长因子、碱性成纤维细胞生长因子），这些因子可通过刺激角质细胞增殖和炎症细胞迁移加速上皮化进程，促进创面愈合。Wilson 等则报道了创面渗出液成分及其与创面愈合 / 瘢痕形成之间的关系，发现烧伤后 24~48 小时出现的水疱液中含有创面收缩成分，最终可导致增生性瘢痕的出现。Prager 等对 19 名烧伤患者创面渗出液的纤维降解产物含量进行了研究。渗出液中的纤维连接蛋白降解片段可诱导基质金属蛋白酶（包括胶原酶和中性粒细胞弹性蛋白酶）合成和释放，从而引起细胞外基质合成失调。细胞外基质环境的改变可直接影响烧伤创面愈合和瘢痕形成，尤其是蛋白酶 / 抗蛋白酶活性与创面血管生成及再上皮化密切相关。Caulfield 等对Ⅱ度烧伤创面渗出液研究后发现，高水平蛋白酶渗出液中血管内皮生长因子（vascular endothelial growth factor，VEGF）水平则较低。抗炎与促炎平衡、有利于血管生成的环境可促进创面愈合，减轻瘢痕增生。Pan 等对Ⅱ度烧伤创面渗出液中血管生成素含量进行研究后发现，与浅Ⅱ度烧伤创面水疱液相比，深Ⅱ度创面水疱渗出液可通过增加循环血管生成细胞的增殖、迁移和分化促进更多的新生血管生成。随后的体内和体外试验表明，即使没有 VEGF-A 的参与，血管生成素也可诱导循环血管生成细胞向内皮细胞分化，诱导血管生成。Avniel 等进一步研究了刺激血管生成与瘢痕形成间的关系。通过对造血干细胞和内皮祖细胞具有强烈趋化作用的趋化因子 CXCL12（又称基质细胞衍生因子 -1，stromal derived factor-1，SDF-1）进行了研究，发现 CXCL12 在烧伤后早期的水疱液中含量显著升高，后期时在周围组织的成纤维细胞和内皮细胞中仍然高表达，从而有可能在组织纤维化中起作用；抑制 CXCL12 的受体 CXCR4 可加速烧伤后创面愈合和减轻瘢痕增生程度。Van den Broek 等对皮肤特异性趋化因子 CCL27 研究后发现,脂肪源干细胞对 CCL27 的反应性显著增加,表现为具有显著刺激肉芽组织增生作用的 VEGF 和 IL-6 水平增加,这可能是深度烧伤创面后期瘢痕增生明显的原因之一。同时研究也显示,与对成纤维细胞的作用相比,烧伤创面渗出液对脂肪源干细胞的刺激作用更为强烈,对脂肪组织暴露的深度烧伤,可产生更多的肉芽组织形成相关因子,使后期瘢痕增生更显著。

上述研究表明,浅表烧伤创面对血管化的需求程度相对较低,如过度血管化则有可能会导致增生性瘢痕的发生。这一过程可能受浅表创面中蛋白酶/抗蛋白酶活性、调控血管内皮细胞生长因子有关。对于深度烧伤创面,血管再生延迟出现,蛋白酶活性被过度刺激,内皮祖细胞数量下降,血管内皮细胞生长因子释放减少。监测不同深度烧伤创面上述因子的水平可对创面愈合和瘢痕形成提供重要的参考信息,从而按需调整治疗方案。

除细胞和细胞因子因素外,从微血管水平来看,烧伤后创面内功能血管密度(functional vessel density,FVD)显著降低,并且细胞外基质(extracellular matrix,ECM)破坏严重,导致再血管化出现较慢,创面延迟愈合和瘢痕形成。此外,烧伤创面延迟愈合可能与 MMP-9、CD44 和角蛋白 K6 的高表达有关。由于 IL-33 在创面愈合过程中具有重要作用,外源性补充 IL-33 可加速创面愈合,促进胶原沉积和 ECM 相关基因的表达。此外,IL-33 的这种促进创面修复作用的机制还可能与抑制耐甲氧西林金黄色葡萄球菌(methicillin-resistant Staphylococcus aureus,MRSA)定植和促进中性粒细胞增殖有关。

烧伤患者常常出现代谢异常和胰岛素抵抗现象。近年来,Stanojcic 等研究了核苷酸结合结构域(nucleotide-binding domain)、富含亮氨酸重复序列(leucine-rich family,NLR)、pyrin 结构域蛋白 3(NOD-like receptor pyrin domain containing 3,NLRP-3)炎症小体在烧伤后代谢异常和胰岛素抵抗中的作用。研究结果表明,烧伤患者的皮下脂肪组织中可见单核细胞等白细胞浸润。这些单核细胞可通过高表达 IL-1β 的水平增加炎症小体的活性。

综上,细胞及细胞因子的异常表达在烧伤后的病理生理过程中发挥了重要作用,对烧伤后创面愈合以及康复阶段均有重要影响。有必要对这一过程进行深入的研究以揭示这一过程的具体作用机制。

(赵景春 于家傲)

参 考 文 献

1. Pham TN, Cancio LC, Gibran NS. American Burn Association. American Burn Association practice guidelines burn shock resuscitation. J Burn Care Res, 2008, 29(1):257-266.

2. Keck M, Herndon DH, Kamolz LP, et al. Pathophysiology of burns. Wien Med Wochenschr, 2009, 159(13-14):327-336.

3. Arturson G. Pathophysiology of the burn wound and pharmacological treatment. The Rudi Hermans Lecture, 1995. Burns, 1996, 22(4):255-274.

4. Stagg HW, Whaley JG, Tharakan B, et al. Doxycycline attenuates burn-induced microvascular hyperpermeability. J Trauma Acute Care Surg, 2013, 75(6):1040-1046.

5. Wiggins-Dohlvik K, Han MS, Stagg HW, et al. Melatonin inhibits thermal injury-induced hyperpermeability

in microvascular endothelial cells. J Trauma Acute Care Surg, 2014, 77 (6): 899-905.

6. Wiggins-Dohlvik K, Oakley RP, Han MS, et al. Tissue inhibitor of metalloproteinase-2 inhibits burn-induced derangements and hyperpermeability in microvascular endothelial cells. Am J Surg, 2016, 211 (1): 197-205.

7. Rendon JL, Li X, Akhtar S, et al. Interleukin-22 modulates gut epithelial and immune barrier functions following acute alcohol exposure and burn injury. Shock, 2013, 39 (1): 11-18.

8. Jewo PI, Fadeyibi IO. Progress in burns research: a review of advances in burn pathophysiology. Ann Burns Fire Disasters, 2015, 28 (2): 105-115.

9. Maass DL, Hybki DP, White J, et al. The time course of cardiac NF-kappaB activation and TNF-alpha secretion by cardiac myocytes after burn injury: contribution to burn-related cardiac contractile dysfunction. Shock, 2002, 17 (4): 293-299.

10. Salgado RM, Alcántara L, Mendoza-Rodríguez CA, et al. Post-burn hypertrophic scars are characterized by high levels of IL-1β mRNA and protein and TNF-α type I receptors. Burns, 2012, 38 (5): 668-676.

11. Ruiz-Castilla M, Roca O, Masclans JR, et al. Recent Advances in Biomarkers in Severe Burns. Shock, 2016, 45 (2): 117-125.

12. Vindenes HA, Ulvestad E, Bjerknes R. Concentrations of cytokines in plasma of patients with large burns: their relation to time after injury, burn size, inflammatory variables, infection, and outcome. Eur J Surg, 1998, 164 (9): 647-656.

13. Jeschke MG, Chinkes DL, Finnerty CC, et al. Pathophysiologic response to severe burn injury. Ann Surg, 2008, 248 (3): 387-401.

14. Kraft R, Herndon DN, Finnerty CC, et al. Predictive Value of IL-8 for Sepsis and Severe Infections After Burn Injury: A Clinical Study. Shock, 2015, 43 (3): 222-227.

15. Paratz JD, Lipman J, Boots RJ, et al. A new marker of sepsis post burn injury? Crit Care Med, 2014, 42 (9): 2029-2036.

16. Davis CS, Janus SE, Mosier MJ, et al. Inhalation injury severity and systemic immune perturbations in burned adults. Ann Surg, 2013, 257 (6): 1137-1146.

17. Jones SW, Zhou H, Ortiz-Pujols SM, et al. Bronchoscopy-derived correlates of lung injury following inhalational injuries: a prospective observational study. PLoS One, 2013, 8 (5): e64250.

18. Ferrara JJ, Dyess DL, Luterman A, et al. The suppressive effect of subeschar tissue fluid upon in vitro cell-mediated immunologic function. J Burn Care Rehabil, 1988, 9 (6): 584-588.

19. Pan SC, Wu LW, Chen CL, et al. Deep partial thickness burn blister fluid promotes neovascularization in the early stage of burn wound healing. Wound Repair Regen, 2010, 18 (3): 311-318.

20. Inoue M, Zhou LJ, Gunji H, et al. Effects of cytokines in burn blister fluids on fibroblast proliferation and their inhibition with the use of neutralizing antibodies. Wound Repair Regen, 1996, 4 (4): 426-432.

21. Ono I, Gunji H, Zhang JZ, et al. A study of cytokines in burn blister fluid related to wound healing. Burns, 1995, 21 (5): 352-355.

22. Wilson AM, McGrouther DA, Eastwood M, et al. The effect of burn blister fluid on fibroblast contraction. Burns, 1997; 23 (4): 306-312.

23. Prager MD, Baxter CR, Hartline B. Proteolytic activity in burn wound exudates and comparison of fibrin degradation products and protease inhibitors in exudates and sera. J Burn Care Rehabil, 1994, 15 (2): 130-136.

24. Caulfield RH, Tyler MP, Austyn JM, et al. The relationship between protease/anti-protease profile, angiogenesis and re-epithelialisation in acute burn wounds. Burns, 2008, 34 (4): 474- 486.

25. Pan SC, Wu LW, Chen CL, et al. Deep partial thickness burn blister fluid promotes neovascularization in the early stage of burn wound healing. Wound Repair Regen, 2010, 18 (3): 311-318.

26. Pan SC, Wu LW, Chen CL, et al. Angiogenin expression in burn blister fluid: implications for its role in burn wound neovascularization. Wound Repair Regen, 2012, 20 (5): 731-739.

27. Avniel S, Arik Z, Maly A, et al. Involvement of the CXCL12/CXCR4 pathway in the recovery of skin following burns. J Invest Dermatol, 2006, 126 (2): 468-476.

28. van den Broek LJ, Kroeze KL, Waaijman T, et al. Differential response of human adipose tissue-derived mesenchymal stem cells, dermal fibroblasts, and keratinocytes to burn wound exudates: potential role of skin-specific chemokine CCL27. Tissue Eng Part A, 2014, 20 (1-2): 197-209.

29. Goertz O, Hirsch T, Buschhaus B, et al. Intravital pathophysiologic comparison of frostbite and burn injury in a murine model. J Surg Res, 2011, 167 (2)e395-401.

30. Nguyen TQ, Song DH. Pathophysiologic difference between frostbite and burn injury and implications for therapy. J Surg Res, 2012, 174 (2): 247-249.

31. Simonetti O, Lucarini G, Cirioni O, et al. Delayed wound healing in aged skin rat models after thermal injury is associated with an increased MMP-9, K6 and CD44 expression. Burns, 2013, 39 (4): 776-787.

32. Yin H, Li X, Hu S, et al. IL-33 accelerates cutaneous wound healing involved in upregulation of alternatively activated macrophages. Mol Immunol, 2013, 56 (4): 347-353.

33. Yin H, Li X, Hu S, et al. IL-33 promotes Staphylococcus aureus-infected wound healing in mice. Int Immunopharmacol, 2013, 17 (2): 432-438.

34. Stanojcic M, Chen P, Harrison RA, et al. Leukocyte infiltration and activation of the NLRP3 inflammasome in white adipose tissue following thermal injury. Crit Care Med, 2014, 42 (6): 1357-1364.

第三章

烧伤常用治疗方法

烧伤是常见的特殊类型的创伤,烧伤治疗包括内科、外科及其他所有临床学科,具体包括:急救、创面处理、缺血缺氧性损害的防治、感染防治、营养支持、内环境稳定的维持、康复治疗、医患沟通等。由于一些内容在其他章节已做介绍,本节主要介绍烧伤急救、烧伤休克防治、创面早期处理、烧伤感染的防治等。

一、烧伤急救

烧伤急救的原则是迅速灭火,使伤员迅速脱离现场并及时给予恰当紧急的处理,使对机体损害降低到最小,并挽救患者生命。

(一)迅速脱离致伤源

烧伤的严重程度与致伤时间和烧伤面积密切相关,时间越长损伤越深,因此受伤后应迅速脱离致伤源,立即进行自救与互救。

1. 火焰烧伤 衣服着火,应迅速脱掉燃烧的衣服;或就地卧倒,慢慢打滚灭火;用用水、沙土及物品(如衣、被等)灭火。切忌站立喊叫或奔跑,因奔跑火借风力助燃,烧得更旺;同时加重头面部及吸入性烧伤。

2. 凝固汽油弹爆炸 迅速隐蔽,掩盖身体,等待汽油滴全部落下后立即离开燃烧区。忌用手扑打,以防加重双手烧伤。如燃烧的衣服难以迅速脱下,应立即以湿布或其他物品浸水后覆盖,会游泳者立即跳入附近水池中灭火。

3. 热水、热液烫伤 脱去被热水、热液浸湿的衣服,立即用自来水或生理盐水冲洗创面,无条件时也可用一般清洁水,也可以将受伤部位浸泡于冷水中以减轻损伤程度。

4. 酸、碱及其他化学物品烧伤 立即将沾有化学物的衣服脱去,并以大量清水冲洗创面至少30分钟以上,特别注意冲洗眼部化学烧伤。生石灰烧伤,应先将石灰粉粒除去后再用大量水冲洗,以免生石灰遇水产热,加重烧伤程度。化学烧伤的损伤程度与开始冲洗时间的早晚及冲洗彻底与否密切相关。

5. 磷烧伤 立即以湿布覆盖创面或将受伤部位浸入水中以防磷遇空气继续燃烧。切忌用油质敷料包扎,以免增加磷吸收加重肝肾损害。

6. 电烧伤 立即中断电源,然后灭火。如伤员有呼吸、心跳停止,应立即进行体外心脏按压和人工呼吸。

(二)急救治疗

烧伤的急救处理,依烧伤面积大小与严重程度,以及有无复合伤或而异。

1. 脱离现场 伤员经灭火后,迅速脱离现场,转移至安全地带或就近的医疗单位,特别是重大火灾事故的现场,布满了浓烟和高温空气。离开现场后,首先检查患者是否有危及生命的一些情况,如窒息、大出血休克、开放性气胸等,进行处理与抢救。

2. 保持呼吸道通畅 重大火灾事故现场,不少患者是因为吸入大量浓烟致吸入性损伤,表现为呼吸困难、发绀等。特别是无体表皮肤烧伤的,易被现场救援人员忽视。对于有呼吸困难的患者,清理呼吸道后,应立即根据给予高浓度氧气吸入,必要时根据病情和现场情况,行气管插管或气管切开,并立即予以吸氧。

3. 判断伤情　初步估计烧伤面积和深度判断伤情,注意观察有无头面部、颈部、口腔的烧伤,判断有无吸入性损伤、复合伤或中毒等。

4. 补液治疗　大面积烧伤或已有休克表现的患者,应立即建立静脉输液通道。周围静脉充盈良好时,选择粗大的静脉穿刺以保证输液速度。周围静脉充盈差或大面积皮肤烧伤穿刺困难时,应立即行深静脉穿刺置管输液,现场输注的液体可选用平衡液、右旋糖酐、等渗盐水、5% 葡萄糖盐水等。如果急救现场不具备输液条件,可口服适当含盐的饮料,如加盐的热茶、米汤、豆浆等。不宜单纯大量喝开水,碳酸饮料等,以免发生水中毒。

5. 创面处理　事故现场的烧伤创面,经自来水冲洗等冷疗后,可用消毒敷料或其他急救包三角巾等进行包扎。不要涂有颜色的药物或用油脂敷料,以免影响进一步创面深度估计与处理(清创等)。水疱不要弄破,也不要将腐皮撕去,以减少创面污染机会。同时也使创面在搬运过程中得到保护,防止再损伤。寒冷季节还应注意保暖。合并有复合伤时,也要注意固定、包扎。

6. 镇静止痛　烧伤后,患者均有不同程度的疼痛和烦躁,应予以镇静止痛。对轻度烧伤患者,可口服止痛片或肌内注射哌替啶。而对大面积烧伤,由于外周循环较差和组织水肿,肌内注射往往不易吸收,可将哌替啶稀释后由静脉缓慢推注,一般与异丙嗪合用。对年老体弱、婴幼儿、合并吸入性损伤或颅脑损伤者应慎用或尽量不用哌替啶或吗啡,以免抑制呼吸,可改用苯巴比妥或异丙嗪。切忌大量长期应用镇痛镇静药物,以免引起呼吸抑制。

（三）快速送入烧伤治疗专门医疗机构

需手术治疗或有生命危险的患者,应尽快送入专门的烧伤治疗机构进行后续正规治疗。在等待或运送过程中应避免伤员再次受伤或损害加重,并确保伤员生命安全。

二、创面早期处理

创面问题是烧伤的根本问题,早期创面处理好坏直接关系创面修复的质量及患者治疗预后。烧伤创面早期处理的目的是:清洁与保护创面,减轻创面疼痛,防止创面感染,尽早切(削)除坏死组织,封闭创面。

（一）早期清创

1. 清创的时机　危重烧伤伤员入院之初治疗的重点是输液复苏防治休克,紧急处理并发症。清创的时机是于复苏补液防治休克的同时、待伤员全身情况稳定后进行。亦可在切(削)痂急诊手术时彻底清创。

2. 清创的方法　应以清创后选用包扎疗法或暴露疗法因手术而异。对将用包扎疗法的创面,清创应较为细致;对采用暴露疗法的创面,清创应趋于"简单"。

3. 清创的内容

（1）剪除创面周围的毛发,若手足烧伤应剪除指(趾)甲;

（2）去除黏在创面上的异物;

（3）创面污染较重者,应用清水轻擦与冲洗,再用 1∶1000 苯扎溴铵和生理盐水冲洗干净,无菌纱布拭干创面。对于陷入创面的煤渣或砂土等,不强求清除彻底,但面部的皮内异物应尽量去净,以免愈后留下永久的色素痕迹;

（4）对水疱皮的处理,若水疱已破,疱皮皱缩,应剪除皱缩的水疱皮;小水疱予以保留;大水疱应表面消毒后在低位剪小口引流;完整的水疱皮不要撕掉,疱皮对创面有良好的保护作用,能减少水分蒸发,减轻疼痛,不会因干燥使创面加深,保护创面不易被污染,也减少了细菌感染机会;

（5）Ⅲ度烧伤创面表面的坏死表皮组织应除去,若不清除,痂皮不易干燥,坏死组织在潮湿的状态下易感染。

（二）清创时注意事项

1. 清创时可使用镇痛、镇静药,如哌替啶加异丙嗪。

2. 清创时应注意保暖,尤其是冬季,室温应保持在 30℃ 左右。操作应迅速轻柔以减少对伤员的刺激。

3. 清创应按无菌操作进行。所用物品要求灭菌,参加清创的工作人员必须戴帽子、口罩、无菌橡皮手套,一切操作应按无菌技术要求。

4. 在创面深度不能准确判断前,创面不要涂有色药物(如甲紫等),以免对深度判断造成困难。

5. 大面积烧伤伤员清创时,为减轻对伤员的刺激,可以分次清创。如在清完躯干前部创面待翻身后再清躯干后部创面。

三、烧伤休克防治

烧伤后由于创面液体丢失,更由于严重烧伤后的应激反应、全身炎症反应综合征(systemic inflammatory response syndrome, SIRS)的发生发展,在严重烧伤早期极易发生烧伤后缺血缺氧性损害,严重者甚至发生休克。所以烧伤尤其是严重烧伤后针对缺血缺氧性损害的防治,是烧伤早期治疗的重要内容。

（一）烧伤休克的病理生理变化

烧伤休克的主要病理生理基础是渗出引起的体液丢失,并有心功能和血管舒缩功能的异常改变。由于大量血浆样体液从血管内渗漏至创面和组织间隙,发生有效循环血量锐减,并导致重要器官功能代谢紊乱和组织结构的损害。

1. 血容量不足 烧伤后由于热力的直接损伤及血管活性物质的释出,毛细血管通透性增高,30% 以上烧伤时全身毛细血管通透性都增高,大量血管内液外渗,导致有效循环血容量不足,血容量不足导致心排出量下降,血流动力学改变及微循环障碍,体液丢失量与烧伤面积及深度有关。烧伤后体液立即渗出,渗出速度一般在伤后 6~8 小时内最快,严重烧伤时 2~3 小时即可达到高潮,18~24 小时逐渐减慢,36 小时后大多停止渗出。在体液外渗形成水肿的同时,部分水肿液可自创面渗出或蒸发,加重了体液丢失。

2. 微循环变化 烧伤早期,微循环表现为"少灌少流"的特点,有助于组织液回吸收以补充血容量。随着休克的进展,组织缺氧加重,大量酸性代谢产物堆积,舒血管物质增多,使毛细血管前括约肌舒张。由于后括约肌对这些物质敏感性较低,处于相对收缩状态,伴随有微血栓形成,血流滞缓,层流消失,使血液成分析出聚集,后阻力增加,形成"多灌少流"的特点,加剧烧伤后血管内液体外渗。

（二）烧伤休克的临床症状与诊断

1. 烦渴 为烧伤休克早期常见的临床表现。与血容量不足、血液浓缩、血浆渗透压变

化及下丘脑 - 垂体 - 肾上腺皮质系统的调控有关。烧伤越重烦渴越明显,并不因喝水而减轻,故不能无节制地满足伤员不断喝水的要求,否则可造成体液低渗,引起水中毒或胃肠功能紊乱等。

2. 烦躁不安 主要系血容量不足,脑组织缺氧所致。给予镇痛、镇静剂后难以奏效。应加速补液,维持呼吸道通畅和给氧。

3. 尿量减少 反映组织血液灌流情况。单位时间尿量的变化能客观地反映休克存在的严重程度,是判断复苏效果较为敏感的指标,大面积烧伤患者或有可能发生休克者,应及时放置尿管,并准确记录每小时尿量。

4. 脉搏快而弱 大面积烧伤后血管活性物质分泌增多,脉搏大都增快,常超过 120 次 / 分。但若脉速同时伴有脉搏细弱者,则表示血容量不足,应及时补充血容量。若脉搏长时间维持在 150 次 / 分以上,表明复苏治疗效果欠佳,应及时调整治疗方案。

5. 末梢循环充盈不良 皮肤色泽苍白,皮温降低,表浅静脉萎陷,静脉穿刺困难。严重时,皮肤、黏膜发绀,甚至出现花斑,甲床及皮肤毛细血管充盈时间延长。

6. 血压和脉压的变化 低血压是诊断烧伤休克的一个重要指标,但不是早期指标。由于血容量不足,在早期血管收缩,周围血管阻力增加,血压,尤其是舒张压可增高,故脉压变小出现较早,血压下降表示休克已较严重。脉压大于 20mmHg 属代偿阶段,若脉压小于 20mmHg 时,则为代偿失调。

7. 化验检查 主要是低血容量及组织缺氧方面的表现。如血液浓缩,红细胞计数增多,血红蛋白及血细胞比容增高。代谢性酸中毒,静脉血二氧化碳结合力降低等。此外,还有血糖、血中非蛋白氮及血钾增高,血钠降低等。

8. 血气和脉搏血氧饱和度 休克时常有氧分压和血氧饱和度下降、代谢性酸中毒的改变等。

(三) 烧伤休克的治疗

烧伤休克防治的目标是使患者的有效循环血量和组织灌流始终保持良好状态,最大限度地降低患者全身各系统各脏器代谢和功能的紊乱,平稳度过休克期。

成人Ⅱ度烧伤面积在 20% 以下,可给予正常饮食及根据需要饮水,口服一些含盐饮料,如盐茶、盐豆浆、烧伤饮料等。大面积烧伤伤员易发生休克,且胃肠道功能未恢复,口服后多有吸收不良,应予以静脉补液。烧伤休克期复苏的补液治疗,应有可靠的静脉通道,周围静脉充盈不良穿刺困难时,应采取静脉切开。

1. 补液公式

(1) 第三军医大学公式:伤后第一个 24 小时内,成人每 1%Ⅱ度、Ⅲ度烧伤面积每千克体重补充胶体液 0.5ml 和电解质液 1ml,另外补充基础水分 2000ml,伤后 8 小时内补入估计量的一半,后 16 小时补入另一半;伤后第二个 24 小时电解质和胶体液减半,基础水分不变。

举例:

成人Ⅱ、Ⅲ度烧伤面积 60%,体重 60kg,按上述公式计算结果如下:

伤后第一个 24 小时补液总量 = 烧伤面积 × 体重(kg)×1.5+2000ml,即 $60 \times 60 \times 1.5+2000=7400$ml

其中:基础水分(5% 葡萄糖)2000ml

胶体液:$(7400-2000) \times 1/3=1800$ml

电解质液:$(7400-2000) \times 2/3=3600$ml(其中等渗盐水 2400ml,等渗碱性溶液 1200ml)

输入速度:伤后第一个 8 小时输入 3700ml,以后 16 小时输入 3700ml。

伤后第二个 24 小时补液量和成分:

胶体液 =1800×1/2=900ml(如第一个 24 小时实际输入有出入,应按实际输入量计算)

电解质液 =3600×1/2=1800ml(如第一个 24 小时实际输入有出入,也应按实际输入量计算)

水分:2000ml

(2) 南京公式:该公式仅依据烧伤面积计算补液量,计算简便,仅用于中、青年烧伤患者。适合战时急救及成批烧伤的救治。

补液总量:烧伤面积 ×100 ± 1000ml(伤员身材较高大者加 1000ml,身材较小者减 1000ml),其中水分量 2000ml,剩余部分为胶体量及电解质量。第二个 24 小时需要的胶体及电解质量为第一个 24 小时实际输入量的一半,水分量仍为 2000ml。

(3) Parkland 公式:该公式主张在伤后第一个 24 小时只补给电解质溶液,不补给胶体,待伤后第二个 24 小时血管通透性有所改善后再补充血浆。

其具体补液方法:

伤后第一天每 1%Ⅱ度、Ⅲ度烧伤面积,每千克体重补给等渗乳酸钠林格溶液 4ml,伤后 8 小时输入总量的一半,后 16 小时输入另外 1/2;

伤后第二天不再补给电解质溶液,每 1%Ⅱ度、Ⅲ度烧伤面积,每千克体重补给血浆 0.3~0.5ml,并适量补充等渗糖水。

胶体液包括全血、血浆、人体白蛋白和血浆代用品;电解质溶液包括等渗盐水、等渗碱性和平衡盐溶液(乳酸钠林格液);水分常用 5% 或 10% 的葡萄糖溶液作为基础水分补充。应注意的是,计算公式均系经验公式,不能机械执行,公式的计算是估计量,仅供临床参考用。

2. 补液治疗的注意事项

(1) 补液时机:越早越好,要特别重视烧伤早期的补液治疗,以预防休克的发生或减轻其严重程度。

(2) 补液总量:烧伤补液公式是经过多年临床验证总结形成的补液方案,但不可盲目地机械执行,应遵循“有公式可循,不唯公式而行”的基本原则,根据临床指标的变化,随时调整补液量、补液速度和补入成分。第一个 24 小时补液量应从受伤时算起,入院前的入量(包括口服量)亦应包括在总量内。

(3) 补液速度:烧伤后体液渗出于伤后 2~3 小时最明显,因此应尽早开始补液,早期应该快一些,多一些,力求短期内补足有效血容量,使伤员不发生休克或已发生休克者能获得迅速控制。入院较晚,或入院时已有休克,应快速补液(胶体或电解质),迅速改善组织灌流情况,待休克基本纠正,再根据情况参考公式计算量调整补液速度和量。

(4) 避免补液过多:过分强调正常生理指标,不考虑机体的代偿能力,短时间内输入大量液体,可造成心脏前负荷过重,引发心力衰竭,脏器组织水肿影响氧的代谢,加重机体缺氧状况。因此在补液治疗中,应根据临床指标,如:尿量、血压、神志等变化,调整补液计划。

3. 补液烧伤休克的监测指标

(1) 尿量:尿量维持在 50ml/h 左右,某些化学烧伤(磷、苯等)、电烧伤、挤压伤等,尤其合并血红蛋白尿者,应适当增加每小时尿量,以利于排出有毒物质,减少肾脏损害。

(2) 神志:神志清楚和毛细血管再充盈良好表示中枢神经系统微循环灌流良好,细胞代谢和功能基本正常,反之则表示脑细胞缺血缺氧。

（3）口渴：轻、中度烧伤患者经过口服或静脉补液后多可在数小时后缓解，而大面积烧伤患者口渴症状可延续至水肿回吸收期，因此不宜以口渴作为调整补液速度的指标，应参照其他监测指标综合分析。

（4）末梢循环：皮肤黏膜色泽转为正常，肢体转暖，静脉、毛细血管充盈，动脉搏动有力，表明对休克治疗反应良好。

（5）血压和心率：一般要求收缩压维持在 100mmHg 以上，脉压大于 20mmHg，心率 100~120 次 / 分左右，如果波动较大，表示循环尚未稳定。

（6）呼吸：呼吸不平稳并非休克所特有体征，如疼痛、吸入性损伤、中毒、面颈部高度肿胀等均可造成呼吸变化。呼吸不平稳可影响气体交换量，导致缺氧或 CO_2 蓄积，加重休克或使复苏困难，应力求维持呼吸平稳。

（7）水、电解质酸碱平衡与血液浓缩：动态检测血浆晶体和胶体渗透化，血浆晶体渗透压维持在 280~330mmol/L；血浆胶体渗透压应维持在高于 16mmHg。尽可能使血细胞比容、血红蛋白和红细胞计数接近正常。维持 PaO_2 在 80mmHg 以上，$PaCO_2$ 在 35~45mmHg 之间，使酸碱基本保持平衡或略偏酸。

（8）中心静脉压：测定中心静脉压，了解心脏排出能力与回心血量。低于正常值（5~12cmH$_2$O）下限，应加快补液。若血压低，而中心静脉压反而增高超过正常值，应减慢输液，防止心功能衰竭和肺水肿。

4. 延迟复苏的补液治疗　烧伤后，由于交通不便、医疗条件等原因，伤后未能及时有效地进行补液治疗，入院时已出现严重休克者。随着开始复苏治疗时间的延迟，休克发生率及复苏失败（死于休克）率增加、纠正休克所需的时间亦延长，感染率、脏器功能不全发病率增加，是烧伤患者死亡的重要原因。

延迟复苏不能完全依赖立即复苏的补液公式，可参用以下延迟快速复苏补液公式：

（1）第一个 24 小时预计补液量（ml）= 烧伤面积（%）× 体重（kg）× 2.6（胶体与电解质之比为 1：1，各为 1.3ml），水分为 2000ml。在有创血流动力指标严密监护下，复苏的前 2~3 小时将第一个 24 小时液体总量的 1/2 快速补入，另 1/2 于余下时间均匀补入。

（2）第二个 24 小时预计补液量（ml）= 烧伤面积（%）× 体重（kg）× 1ml（胶体与电解质之比为 1：1，各为 0.5ml），水分为 2000ml。于 24 小时内均匀补入。

在液体复苏的同时，采取综合性细胞保护措施，同时加强对心、肺、肾等重要器官功能的支持。

烧伤休克延迟快速复苏应该遵循三个原则：①迅速恢复心排出量（CO）：要使 CO 迅速恢复正常，需要于短时间内快速输入较大量的液体。②确保患者心肺安全：盲目进行快速补液，可能造成肺动脉高压、肺水肿和心功能衰竭的严重后果。因此，不能单纯依赖尿量指导补液：应以监护心排出量及过氧化物酶抗过氧化物酶（PAP）、肺动脉楔压（PAWP）、中心静脉压（CVP）等血流动力学指标为主，辅以血中乳酸、碱缺失和尿量监测。

（四）烧伤休克的辅助治疗

1. 镇静、镇痛　能使伤员获得良好的休息，减少能量消耗。常用的镇静止痛药物有以下几种：

（1）哌替啶：作用与吗啡类似，但抑制呼吸作用较吗啡弱。用药后呼吸虽减慢，但幅度加深，一般不会引起缺氧。此药还有轻微的类似组胺作用，引起轻度血压下降。临床上常与异丙嗪合用，除可加强镇痛效果外，还可减弱哌替啶的降压副作用。

（2）曲马多：阿片受体激动药，无呼吸抑制作用，对心血管和肝肾功能也无影响。药物作用持久，起效快。其副作用有恶心、呕吐等消化道症状。通常用量为 50~100mg/次，2 次/日。

（3）布洛芬缓释胶囊：止痛机制主要是可逆地抑制环氧化酶和脂氧化酶，从而抑制前列腺素和白三烯的生物合成，对抗疼痛和化学介质缓激肽而产生镇痛作用。该药副作用少，但对消化道溃疡患者应慎用。通常用量为 300mg/次，2 次/日。

2. 抗生素的应用 感染不仅是烧伤休克的并发症，而且在某些难治性休克的发病中，起着重要作用。所以防治感染是治疗休克的重要措施，纠正休克也是预防早期感染的基本要求。应采用有效广谱抗生素，同时动态进行细菌学监测，随时调整抗生素种类。

3. 合理应用血管活性药物 不宜常规应用血管活性药物，但在补液治疗疗效不明显、纠正休克困难时，则宜适当应用血管活性药物。血管活性药物包括缩血管药物和扩血管药物，当血压明显降低，短期内又难以扩容使血压恢复时，可考虑使用缩血管药物。而在充分扩容后，仍有皮肤苍白、湿冷、尿少、意识障碍等所谓"冷休克"表现时，可选择使用血管扩张药物。

常用多巴胺，小剂量[<10μg/(min·kg)]可增强心肌收缩力，并扩张肾和胃肠道等内脏器官血管；大剂量[>15μg/(min·kg)]时则表现为 α 受体作用，使外周血管阻力增加。抗休克中宜使用小剂量多巴胺以发挥强心和扩张血管的作用。

山莨菪碱（654-2）是胆碱受体阻断药，可改善胃肠道黏膜的微循环，同时还是良好的细胞膜稳定剂。在烧伤补液同时，给予山莨菪碱 20mg，6 小时一次，可改善胃肠道微循环，使门脉血流量增大，提高胃 pH，起到保护肠道屏障功能的作用。

4. 保护、改善重要脏器功能 常见的并发症主要有脑水肿、肺水肿、心功能不全、肾功能衰竭和消化道出血，在纠正全身情况的同时，应针对性采取一些措施保护改善重要脏器功能。

（1）增强心肌收缩力，增加心排出量：可选用毛花苷 C 0.4mg，第一个 24 小时内共给药 1.2mg，达到饱和量后每日给维持量 0.4mg。亦可视情况给予多巴酚丁胺，以及改善心肌能量与代谢的药物。

（2）注意肺功能的情况：保持呼吸道通畅，预防呼吸道梗阻，必要时行气管内插管或气管切开。严重烧伤，特别伴吸入性损伤者，应吸氧。并发低氧血症 $PaO_2<60mmHg$，$PaCO_2>50mmHg$ 时，可采用呼吸机辅助呼吸。

（3）少尿或无尿：首先应检查导尿管和膀胱充盈情况，排除导尿管阻塞、卷曲、滑出等因素，或膀胱滞留。如无上述情况，则需鉴别是补液不够还是肾脏因素。尿量少，尿比重高，系血容量或水分不足，应输入水分或补充血容量。尿量少，尿比重低，系肾脏皮质缺血，肾脏髓质尚有血液循环，应输入呋塞米或依他尼酸钠，同时输入胶体液。也可给予利尿合剂或溶质性利尿剂。

利尿合剂配方：10% 葡萄糖 500ml 内加入氨茶碱 0.25g，咖啡因 0.5g，普鲁卡因 1.0g，维生素 C 3.0g。成人一次 250~500ml，儿童 50~100ml 静脉快速滴入。

溶质性利尿剂可给予 20% 甘露醇溶液，每千克体重每次用量 0.5~1g（24 小时内每千克体重可达 4g）。亦可静脉注射呋塞米 20~40mg。若经上述处理后，尿量仍不增多，如伤员心脏功能良好，则可能为急性肾功能衰竭，不应再用溶质性利尿剂，应按急性肾功能衰竭处理。

（4）血红蛋白尿和肌红蛋白尿：临床表现为酱油色尿，其颜色越深表示血红蛋白尿或肌红蛋白尿程度越严重。如不及时处理，可引起急性肾功能衰竭。因此临床上发现有血红蛋白尿或肌红蛋白尿时,应尽快使其排出,以保护肾脏功能。其处理原则:增加补液量,加快补液速度,使每小时尿量维持在100ml以上;给予溶质性利尿剂,如20%甘露醇125~250ml,使短期内尿量增加,以利于血红蛋白或肌红蛋白尽快排出。也可将20%甘露醇加生理盐水500ml中,静脉滴入,有缓慢利尿作用;给予碱性溶液,如5%碳酸氢钠等,使尿液碱化,以防血红蛋白或肌红蛋白在酸性环境下沉淀堵塞肾小管。

四、烧伤感染防治

严重烧伤患者由于体表生理防御屏障的破坏,全身免疫功能的下降,广泛坏死组织的存在和外界、自身菌群的侵袭,增加了感染的易感性。烧伤感染可分为局部感染与全身性感染,除常见的细菌感染外,还可能存在真菌感染、厌氧菌感染等。

（一）烧伤感染途径

1. **创面** 创面是烧伤感染的主要途径。高温致伤,烧伤后创面染菌不多,但由于环境污染,残存毛囊、汗腺存留细菌,创面细菌很快增多,稍后更因富含坏死组织,有利于细菌繁殖,加之皮肤防御屏障破坏,烧伤创面,特别是深度烧伤创面易并发感染,表现为局部潮湿、积脓或有臭味等,创面或痂下出血,创缘炎性浸润,蜂窝织炎,感染严重时创面可出现坏死灶,生长停滞,创面不断加深。Ⅱ度创面可急剧转变为Ⅲ度创面,肉芽组织可再度出现坏死痂,同时多伴有全身情况的急剧恶化。组织菌量常 $>10^5$/g 组织。

2. **呼吸道** 严重烧伤后,呼吸道可成为全身性感染的重要途径,特别是合并吸入性损伤,气管切开的患者,应引起足够重视。烧伤感染中突出的 G⁻ 杆菌,如铜绿假单胞菌(绿脓杆菌)、沙雷菌、克雷伯肺炎杆菌、肠杆菌、不动杆菌等,特别容易在湿环境中存在,不需特殊营养也可繁殖。近年来临床上已广泛应用各种吸入装置,如气体湿化器、雾化器、输氧装置中的湿化瓶等,经常可检出上述细菌。这些装置所形成的雾粒小,有的可达下呼吸道,如不加注意,可成为病原菌侵入的重要途径。

3. **肠道** 肠道这一潜在的感染途径,值得注意。肠道是人体中最大的"储菌所"和"内毒素库"。严重烧伤后肠黏膜屏障损害、免疫功能受损和肠道菌群紊乱,肠道内细菌和内毒素便经血管及淋巴管播散至全身,形成感染,称之为肠源性感染。

4. **静脉** 静脉是重要的医源性感染途径。静脉导管不仅引发静脉炎,还是全身性感染的重要来源。因此,能够进行静脉穿刺的应尽量避免切开;能使用浅层静脉的少用深部静脉;静脉输液过程中注意局部的消毒与护理以及留置导管的时间。烧伤患者,经创面置管时间一般不应超过5天,经正常皮肤置管时间不应超过7天,一旦发现输液不畅,或不明原因的发烧等,应坚决拔管,同时作导管尖端的微生物培养。

（二）烧伤感染常见病原菌

1. **革兰阴性杆菌(G⁻杆菌)** 烧伤侵入性感染中,G⁻杆菌居多。以烧伤痂下活组织内检出的菌种为例,G⁻杆菌∶G⁺球菌∶真菌 =60%∶31.8%∶6.4%,余为某些杂菌。烧伤感染常见 G⁻ 杆菌有铜绿假单胞菌、鲍曼不动杆菌、克雷伯菌、变形杆菌、大肠埃希菌。

2. **革兰阳性球菌(G⁺球菌)** 烧伤感染中,较突出的 G⁺ 球菌有三种,即金黄色葡萄球菌、表皮葡萄球菌和肠球菌。金黄色葡萄球菌是烧伤感染的常见菌,在烧伤创面愈合之前,很难从创面消除。

3. **真菌** 救治大面积烧伤过程中由于全身使用多联、大剂量的抗生素,导致菌群紊乱,并发真菌感染者普遍增多。念珠菌、曲霉菌和毛霉菌是烧伤真菌感染的常见菌。临床表现：病情发展不如细菌性感染急剧，但病情迁延；对一般抗生素反应不佳；神志方面"时明时暗"；口腔常有溃疡，进食易呛或吞咽困难；体温偏高、心率呼吸增快者多；有胃肠道念珠菌溃疡者，可出现黏液黑便；病变涉及呼吸道者，可咳出均匀的胶样组织块，特殊培养可检出念珠菌；可突然发作痉挛性呼吸，呼吸困难程度可迫使进行紧急气管切开。实验室诊断应采用特殊培养基（沙保培养基）进行真菌培养。

4. 厌氧菌 烧伤常见的厌氧菌为：产气荚膜杆菌、产黑类杆菌、脆弱类杆菌和消化球菌。对局部厌氧菌感染的防治关键是彻底清除坏死组织，全身性的抗菌药物中甲硝唑和替硝唑是广谱的抗厌氧菌药物。

烧伤，特别是深度烧伤可并发破伤风，伤后应尽早皮下注射破伤风抗毒素血清（T、A、T）1500~3000 单位。破伤风抗毒素有效作用只有 10 天左右，所以对深度烧伤、深部坏死组织未能彻底清除者，1 周后再追加一次注射剂量，比较安全。最根本的防治是彻底清除深部坏死组织改善局部缺血、缺氧的环境。

5. 病毒感染 较多见的病毒是单纯性疱疹病毒，发生在刚愈合的浅Ⅱ度创面上，多见于鼻唇部。其他尚有巨细胞病毒和牛痘病毒，尤以儿童的浅度烧伤为多见。水痘疱疹病毒感染在前额或眼睑部出现水痘状疱疹。对免疫受抑制的烧伤患者，这些病毒侵犯胃肠道、肺和全身的内脏。

（三）烧伤脓毒症诊断

1. 烧伤脓毒症诊断 2012 年中国医师协会烧伤科医师分会对烧伤脓毒症诊断进行了反复讨论和再次修订。烧伤临床上符合以下前 11 条中 6 条，即可拟诊为烧伤脓毒症；符合以下前 11 条中 6 条加第 12 条中任何一项，即可确诊为烧伤脓毒症：

（1）精神兴奋、多语、幻觉、定向障碍或精神抑郁。

（2）腹胀、肠鸣音减弱或消失。

（3）烧伤创面急剧恶化，表现为潮湿、晦暗、坏死斑、创面加深等。

（4）中心体温 >39.0℃或 <36.5℃。

（5）心率增加，成人 >130 次 / 分，儿童 > 各年龄段正常值 2 个标准差。

（6）呼吸频率增加，成人 >28 次 / 分（无机械通气），儿童 > 各年龄段正常值 2 个标准差。

（7）血小板减少，成人 <50×10⁹/L，儿童 < 各年龄段正常值 2 个标准差。

（8）外周血白细胞计数 >15×10⁹/L 或 <5×10⁹/L，其中中性粒细胞百分比大于 0.80 或未成熟粒细胞 >0.10；儿童 > 或 < 各年龄段正常值 2 个标准差。

（9）血降钙素原 >0.5μg/L。

（10）血钠 >155mmol/L。

（11）血糖 >14mmol/L（无糖尿病史）。

（12）血培养阳性或对抗生素治疗有效。

2. 烧伤创面脓毒症诊断 烧伤创面脓毒症是侵入性感染的弥散或发展，其临床表现为：①创面感染严重，出现出血点、坏死斑等。②全身感染症状明显，而血培养多属阴性。③烧伤创面附近的活组织内，有大量的细菌侵入，每克感染组织的菌量超过 10 万以上。细菌多集中血管周围，多为 G⁻ 细菌，其中以铜绿假单胞菌为最多见。

（四）烧伤全身性感染的防治

1. 尽早清除感染源 烧伤创面存在大量变性坏死组织和富含蛋白的渗出液，加之皮肤防御屏障受损,血液循环障碍,有利于病原微生物的繁殖及侵入,因此烧伤后创面感染发生率高,也是全身性感染的主要来源。在全身情况允许时,应尽早去除创面坏死组织、封闭创面。对电击伤、合并挤压伤、环状深度烧伤的患者,凡局部肿胀持续不退时,应及早对可疑部位行筋膜下探查,切开减张。出现恶臭、伴全身中毒症状加重者应迅速手术,彻底清除坏死肌肉,注意有无厌氧菌感染。

2. 合理使用抗菌药物　严重烧伤患者应勤作细菌学监测,保证针对性用药,尽早从经验性用药过渡到目标性用药,参照血培养、痰培养和创面培养的细菌或真菌结果,选用敏感度高、药物毒性低的抗菌药物。严重烧伤早期尤其是伴有严重休克的患者,在致病菌未确定前,可根据经验选用抗菌药物。使用强有力的抗菌药物,可以较好地控制水肿回吸收期这一感染高峰发生全身性感染的危险,后期并发症也相对减少。在应用过程中应该掌握好几个原则,即强调"早用、早停"和"围术期应用",避免菌群失调。创面应用抗感染药物,但全身使用的抗感染药物不能用于创面。

3. 连续性血液净化　连续性血液净化(continuous blood purification,CBP)通过超滤和吸附,有效清除或减少内毒素和炎症介质,减轻全身炎症反应,减轻烧伤脓毒症病情的严重程度,改善脏器功能,显著提高治愈率,为烧伤全身性感染的治疗提供一条有效途径和方法,已成为必不可少的治疗手段。

4. 感染性休克(脓毒症休克)　尽快进行积极补液,在 6 小时内达到复苏目标:

(1) 中心静脉压 8~12mmHg。

(2) 平均动脉压大于或等于 65mmHg。

(3) 尿量大于等于 0.5ml/(kg·h)。

(4) 中心静脉血氧饱和度大于等于 70% 或混合静脉血氧饱和度大于等于 65%。感染性休克时首选去甲肾上腺素[2~20µg/(kg·min)]或多巴胺[(5~20µg/(kg·min)],去甲肾上腺素或多巴胺反应不佳时再选用肾上腺素。去甲肾上腺素通过增加血管阻力提高平均动脉压,比多巴胺能更有效地逆转感染性休克患者的低血压。多巴胺对血管阻力影响较小,通过增加心脏指数提高平均动脉压,达到 10µg/(kg·min)时具有 α 和 β 肾上腺素能受体兴奋作用,应避免用于心动过速(心率大于 120 次 / 分)的患者。肾上腺素 1~10µg/(kg·min),作为最后的治疗手段。

5. 糖皮质激素的应用　糖皮质激素具有稳定溶酶体膜、减轻细胞损害和维持内环境稳定的作用,但同时也与重复感染和新发感染增加有关,因此不能作为感染性休克患者的一般性辅助治疗,仅用于液体复苏和大剂量升压药后仍呈低血压状态的感染性休克患者。首选氢化可的松,每日最大剂量不超过 300mg,短期给药(7 天),不宜长期使用。

6. 免疫调理　全身性感染可导致机体炎症反应紊乱和免疫抑制,免疫调理的目的是抗炎与免疫刺激治疗并举。联合应用广谱炎症抑制剂和免疫增强剂对烧伤全身性感染进行干预,可明显改善患者的免疫失衡状态,减少感染病死率。

7. 对症及支持治疗　维持血流动力学稳定及呼吸支持;胰岛素控制高血糖;纠正水、电解质和酸碱平衡紊乱;合理的营养支持,尽可能肠内营养或者肠内和肠外营养相结合,补充谷氨酰胺、精氨酸、ω-3 脂肪酸;纠正贫血和低蛋白血症;维护机体抗病能力,提高患者战胜疾病的信心。

8. 避免医源性感染

(1) 防止导管感染。无创面的部位静脉导管留置时间不超过 7 天,有创面的部位一般不超过 5 天。

（2）防止呼吸道感染。严重吸入性损伤患者气管切开后,应防止雾化器和吸痰导管污染引起的呼吸道感染。

（3）防止尿道感染。烧伤休克期后应尽量少用留置导尿,必须留置者每周更换 1 次导尿管。

（4）防止交叉感染。接触创面的床垫、被单、敷料及器械应经过消毒处理,尤其是在伤后 2 周内创面肉芽屏障尚未形成时,更要加强隔离措施。

（罗高兴）

参 考 文 献

1. 贾赤宇. 应对挑战 再创辉煌:对我国烧伤外科困惑的认识. 中华烧伤杂志,2016,32(12):705-708.

2. 吴军,谭江琳. 烧伤创面治疗策略. 中华烧伤杂志 2011,27(4):247-249.

3. Zuo KJ,Medina A,Tredget EE.Important Developments in Burn Care.Plast Reconstr Surg,2017,139(1):120e-138e.

4. Pittman M. Cold water and cling film are the best remedy for burns. Nurs Stand,2012,27(4):32. doi:10.7748/ns.27.4.32.s50.

5. Zuo KJ,Medina A,Tredget EE.Important Developments in Burn Care.Plast Reconstr Surg,2017,139(1):120e-138e.

6. Zak M,Means O,Cason B,Brooks R.Management of Severe Burn Microstomia.Eplasty,2016,16:ic45.

7. Guilabert P,Usúa G,Martín N,et al. Fluid resuscitation management in patients with burns:update.Br J Anaesth,2016,117(3):284-296.

8. Isbi Practice Guidelines Committee;Steering Subcommittee. Advisory Subcommittee.ISBI Practice Guidelines for Burn Care. Burns,2016,42(5):953-1021. doi:10.1016/j.burns.2016.05.013.

9. Sen S,Heather J,Palmieri T,et al. Tracheostomy in pediatric burn patients. Burns,2015,41(2):248-251. doi:10.1016/j.burns.2014.10.005.

第四章

烧伤康复评定

第一节 烧伤后瘢痕的评定

皮肤损伤愈合过程中,若胶原代谢功能失控,胶原合成处于持续亢进状态,以致胶原纤维过度增生,则产生增生性瘢痕。瘢痕主要表现为凸出于正常皮肤,形状不一,色红质硬的良性肿块。对烧伤患者而言,烧伤后瘢痕会伴随不同程度的瘙痒和疼痛等症状,对其躯体功能、容貌、心理、生存质量造成巨大的负面影响。医疗人员往往从瘢痕的颜色,形状,柔韧度等各方面去描述瘢痕的严重性。无论是从临床治疗还是科研的角度,都需要定期对增生性瘢痕的不同方面的状态进行评估,从而指导治疗方案的制定。从评估方式分类,瘢痕评估可分为主观评估和客观评估。主观量表评估不需要借助特殊的设备,仅根据量表,依靠测试者的肉眼观察和徒手触诊就可进行评定,具有操作简单,内容较全面的特点,可广泛应用于临床检测。但主观评估的量表都存在信度和效度的局限性,应用于科研中可能影响研究结果的准确性。为了准确客观地评估和反映瘢痕的情况,随着科技的提高,瘢痕的各项评估内容逐渐可以透过各种高精评估仪器实现量化,通过客观的数据反映相应的瘢痕情况,目前已有很多医院或大学采用这些仪器作为科研和临床之用。

一、主观评估

过去30多年,全世界应用最广泛的主观评估量表包括温哥华瘢痕评估量表(Vancouver scar scale,VSS)以及患者和观察者瘢痕评价量表(patient & observer scar assessment scale,POSAS)。

温哥华瘢痕评估量表(VSS)是临床上最为常用的评定烧伤后瘢痕的综合性评估量表,该量表最初由Sullivan等于1990年提出,从色素沉着(pigmentation,M)、厚度(height,H)、血管分布(vascularity,V)和柔软度(pliability,P)四个方面对瘢痕进行描述性评估,并可获得半定量的数据。在此基础上,Baryza和Beausang等又在1995年进行了修正,使其更加完善。温哥华量表的信度是0.5±0.1,评判间信度也逐渐在提高。然而,由于评估量表系评估者主观评估,因此评估者很难就色素沉着,血管分布,厚度等项目达成一致。虽然温哥华瘢痕评估量表可以评估瘢痕,但是它不能量化瘢痕相关指标。

患者和观察者瘢痕评价量表(POSAS)与温哥华瘢痕评估量表大致内容相似,但分为观察者量表和患者量表。在观察者量表中,除了与温哥华瘢痕评估量表一样的色素沉着、厚度、血管分布和柔软度四个维度之外,观察者还需就瘢痕表面的形态和瘢痕面积进行评估。而在患者量表中,患者除了需要对瘢痕的形态进行评分,还要就瘙痒和疼痛的感觉进行主观评估。POSAS量表更加全面地体现了患者主观感觉在瘢痕评估中的作用,在临床使用中也有其自身的优势,体现瘢痕治疗的个体化需求和患者心理因素的影响。

二、客观评估

(一) 瘢痕的颜色评估

瘢痕的颜色评估本质是试图量化瘢痕的色素和瘢痕的血流两个指标。

瘢痕的色素是瘢痕成熟的一项重要指标。色素沉积或色素脱失,都是增生性瘢痕可能出现的情况,也与瘢痕的成熟程度有关。瘢痕的色素沉积是局部基底膜黑色素细胞产生大量黑色素造成的,而色素脱失则是黑色素细胞不能产生黑色素或产生黑色素过少造成。瘢痕色素无论是增多还是减少,只要与周围正常皮肤相比存在偏差,都影响瘢痕的外观,给患者带来困扰。

评估增生性瘢痕的血流,可以反映出瘢痕增生的严重程度。随着血管增生活动的变化,瘢痕的颜色由起初的鲜红色而逐渐变为暗红色。增生性瘢痕同正常皮肤相比,真皮层血管增生,血流丰富,待瘢痕成熟之后,增生的血管才逐渐萎缩,血流恢复到趋于正常。

最简单的客观评估瘢痕颜色的方法是使用相机定期记录瘢痕颜色的演变情况。然而,摄影过程受多种因素影响比如光线、拍摄距离等,而影响了记录瘢痕颜色的信度;也有人使用电脑将拍下的瘢痕的数码相片进行色素分析,但是这种方法对硬件设备要求太高,面对大量患者的时候效率太低。也有研究者使用比色卡的方式,评估瘢痕的颜色,但这种方式也相对比较粗略。

目前用于瘢痕颜色客观评估比较准确的方法是使用光学色谱仪(spectrocolorimeter)对瘢痕颜色进行评估。该仪器是根据国际照明委员会(International Commission on Illumination,CIE)设立的模式,按照三基色原理,即由红、黄、蓝三种颜色,可以通过这三种颜色导出任何其他颜色,将颜色数字化,纵轴 L 表示颜色的深浅(lightness),即 0 表示黑色,100 表示白色;水平轴 a 为红 - 绿轴,数字为正表示颜色为红色,数字为负则表示为绿色;矢状轴 b 为黄 - 蓝轴,数字为正表示为黄色,数字为负表示为蓝色(图 4-1-1)。

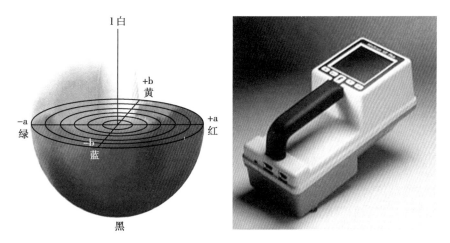

图 4-1-1 光学色谱仪原理及仪器

通过观察纵轴 L 的数值,我们可以知道瘢痕颜色的深浅,水平轴 a 可以观察瘢痕颜色的鲜红程度,对于增生瘢痕来讲,水平轴 a 的数字越高,血管增生程度越严重;对于矢状轴 b,黄种人的皮肤即是黄色,所以我们关注比较少。

关于光学色谱仪的信度和效度,以及它与温哥华瘢痕评估量表(VSS)的关联性,Li-Tsang 于 2003 年发表了科研报告。通过对 24 位烧伤患者全身不同部位的 48 处瘢痕运用光学色谱仪和温哥华瘢痕评估量表进行了瘢痕颜色评估,证明了其评判间信度良好,三项颜色参数的同类相关系数(intraclass correlation coefficient,ICC)在 0.5~0.99;再测信度组内相关系数(3,6)位于 0.95~0.99;三项参数在增生瘢痕与正常皮肤之间的测试有显著性差异,组内相关系数(2,2)较满意;三项参数与温哥华瘢痕评估量表(VSS)呈正相关,可以用于量化温哥华瘢痕评估量表的"色素沉着"和"血管分布"的参数(表 4-1-1)。

表 4-1-1　光学色谱仪与温哥华量表的色素和血管增生评分的关系

	L* (lightness) 颜色的深浅	a* (redness) 红色	b* (yellowness) 黄色	C* (chroma) 色度	h (hue) 色度	Pigmentation 色素	Vascularity 血管增生
L* (lightness) 颜色的深浅	–	–0.83**	0.55**	0.10	0.88**	–0.83**	–0.80**
a* (redness) 红色		–	–0.37**	0.19	–0.94**	0.75**	0.72
b* (yellowness) 黄色			–	0.79**	0.59**	–0.50**	–0.57**
C* (chroma) 色度				–	–0.83**	–0.40	–0.17
h (hue) 色度					–	–0.79**	–0.79**
Pigmentation 色素						–	0.93**
Vascularity 血管增生							–

** 关联在 0.01 水平上有显著性差异(双侧)

当使用光学色谱仪进行评估的时候,多种因素会影响评测瘢痕色素的结果,比如瘢痕的形变,瘢痕表面质地的反射以及周围环境的温度、光线等。因此,医生或治疗师每次给患者评估的时候,要标记并记录清楚评估的瘢痕的确切位置,并用相机拍照存证;另外,医生或治疗师将光学色谱仪的探头轻轻接触到瘢痕,不要让瘢痕产生任何形变,以免瘢痕因受压内部毛细血管充盈改变,进而影响瘢痕颜色;另外,治疗师要尽量确保每次评估时候的环境的温度和光线相似,避免人为或外界因素造成误差。

除了光学色谱仪,香港理工大学李曾慧平教授的团队还发现使用偏振光皮肤镜,可直接观察增生性瘢痕真皮层毛细血管和表皮基底层的色素颗粒。其图像可以通过数码相机采集并进一步使用电脑软件进行分析,以得出客观可靠的测量结果(图 4-1-2)。这种测量方法直观方便,并且不受环境因素影响,适合临床和科研使用。但这种评估方法的局限性在于只能针对单点的瘢痕情况进行评估,对瘢痕的整体评估比较困难。

除了使用光学色谱仪和偏振光皮肤镜评估瘢痕血流和色素沉着,窄谱色谱仪或偏振光色谱也曾被用于检查瘢痕的血流情况和黑色素的含量。这种评估方法与上两种评估方法相比,技术尚未成熟,要求特殊的仪器,涉及较为复杂的数据分析方法,所以临床推广较为困难。

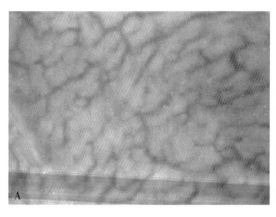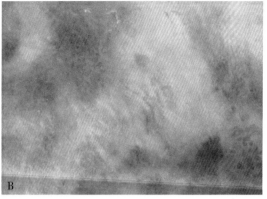

图 4-1-2　皮肤镜观察增生性瘢痕的血管和色素示意图
A. 皮肤镜用于观察瘢痕血流;B. 皮肤镜用于观察瘢痕色素

(二) 瘢痕的形状评估

对于瘢痕的形状评估,可通过评估瘢痕的体积、表面积、表面轮廓和厚度几个方面进行。突出于正常皮肤表面是增生瘢痕的一个重要特征,因此瘢痕除突出于正常皮肤表面外,于正常皮肤表面下的结构也深于正常皮肤。对于瘢痕体积,表面积和表面轮廓的评估主要评估瘢痕突出于正常皮肤表面的部分。

随着 3D 照相扫描技术的普及,有研究者应用 3D 扫描和计算机重建的方法对增生性瘢痕的体积进行测量,但其准确性和实用性仍有待进一步求证。

瘢痕面积的评定通常通过计算机成像分析技术来记录和比较瘢痕面积的变化,最常用的方法有胶片瘢痕边缘示踪法和摄影测面法。在比较平坦、面积较大的部位(如背部和腹部),摄影测面法比较准确可靠;而在四肢表面,示踪法则优于摄影测面法。

瘢痕的表面轮廓通常高低不平、形态不一。可以通过仪器可直接或间接地重建皮肤的外形轮廓,再采用光学和(或)力学面形测量仪进行分析。这种方法目前已应用于美容行业。另外一种较为简单的方法是利用数码成像技术进行比较。

而对于瘢痕厚度的评估,则着重瘢痕组织的实际厚度,包括表面厚度和未突出正常皮肤表面的瘢痕厚度,通常运用超声波技术进行测量。1979 年,Alexander 等开始用超声波测定皮肤厚度,比较准确,重复性好。之后运用成像超声技术评估瘢痕厚度在过去的瘢痕厚度评估中多有报道,但临床上由于其复杂的操作和高昂的成本,运用并不广泛。目前,有烧伤中心借助超声波仪器,通过超声反射,在电脑上生成二维影像,能清楚地看到瘢痕皮肤和正常皮肤,电脑计算出瘢痕的厚度。目前,在有条件的医疗单位,多普勒超声诊断系统也可用于准确地测量增生性瘢痕的厚度(图 4-1-3)。香港理工大学康复工程中心开发的超声波与软

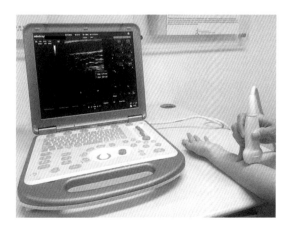

图 4-1-3　"便携式多普勒超声诊断系统"测量瘢痕厚度

组织触诊系统可用来测量人体软组织的厚度和韧度,操作简单,且成本较低,不失为测量瘢痕厚度的一种好方法。此外,高分辨率磁共振图像分析法也可用来测量瘢痕厚度,此技术对正常皮肤厚度的测定比较准确可靠,但还未应用到瘢痕厚度评定的临床中,而且成本较高。

（三）增生瘢痕的柔韧性评估

增生性瘢痕的柔韧性是反映瘢痕成熟程度的重要参数,主要与增生性瘢痕的异常胶原沉积和胶原纤维的排列有关。增生期的瘢痕硬度逐渐增高,柔韧性差,弹性差,可严重限制患者的关节活动,成熟的瘢痕逐渐趋于柔软,恢复部分弹性,对患者的日常活动影响改善。临床和科研中可分别应用不同的力学原理对增生性瘢痕的柔韧性进行客观测量。因为瘢痕不同于其他离体组织,测量方法难于标准化,各种测量仪器有其各自的优势和适用范围,以及不足之处。常用的测量瘢痕柔韧性的方法有下压法和吸引法。使用下压原理的硬度计(durometer)的测量结果会受瘢痕下方组织硬度的影响,而使用抽吸原理的弹性计(cutometer)或 DermaLab 弹性探头的测量结果则会受到瘢痕厚度和硬度测量域值的影响(图 4-1-4)。

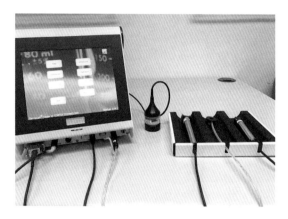

图 4-1-4　皮肤测试仪

（四）增生瘢痕的表皮含水量和经皮水流失

既往的研究发现,增生性瘢痕的表皮屏障功能受损,和正常皮肤相比,经皮水流失(trans epidermis water loss,TEWL)率增高并且表皮含水量(hydration)下降。而表皮干燥可刺激产生一些相关的细胞因子,导致瘢痕进一步增生。当增生性瘢痕成熟后,表皮含水量和经皮水流失才逐渐趋于正常,因此,增生瘢痕的表皮含水量经皮水流失也是评估瘢痕成熟度的重要参数,并且间接反映治疗措施的有效性。某些皮肤测试仪具有测量表皮含水量和经皮水流失的探头(图 4-1-4),通过客观的测量可以实时监测增生性瘢痕的这两项指标。

(李曾慧平)

第二节　心肺功能评定

一、基本概念和意义

心肺功能评定指的是对受试者的心脏功能和呼吸功能进行测定,以便制定安全和有针对性的康复治疗方案以及评定受试者的治疗效果。

二、烧伤后相关问题及原因

在烧伤患者急性期和康复期的临床诊治和康复医疗过程中,心肺功能障碍由于与烧伤创面和瘢痕等显而易见的问题相比较不突出,常常容易被忽视。然而,烧伤时合并的吸入性损伤、长期的卧床和活动减少以及胸廓、颈部等部位的瘢痕增生(图4-2-1)等,都会直接或间接地影响心肺功能。

三、评定方法

(一)心功能评定

对于心功能的评定,首先应结合病史,通过体格检查、胸部 X 线和心电图了解心脏功能的基本情况。在安全的前提下,为了了解心功能容量等情况,可以采取踏车运动试验进行测定。另外,为求尽可能精确地控制运动量,常用代谢当量作为指导康复功能训练的标准。以下简述这两种评定方法的操作方法:

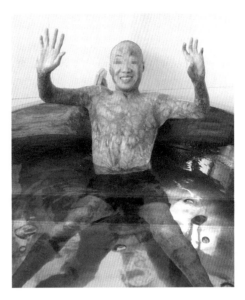

图 4-2-1　影响心肺功能的瘢痕增生

1. **踏车运动试验**　在康复医学领域,心功能评定的主要方法是心功能容量测定,即运动试验。运动试验要求患者能够维持一定时间的站立或坐位姿势,适用于大部分烧伤面积较小的患者,或是已获得一定的肢体活动能力的大面积深度烧伤患者。

2. **运动试验为心脏功能容量提供了客观指标**　心脏功能容量又称体力工作容量(physical working capacity),也就是体力活动的最高限度,一般采用踏车运动试验(图4-2-2)或运动平板试验测定。在烧伤早期,可选择低水平运动试验评定患者的心脏功能。由于患者此时大部分时间处于卧床状态,可采用床边上下肢踏车仪器。具体操作方法是:从最低负荷量(如 150kPM,即在 1kg 阻力下车轮移动 150 米产生的负荷)开始,连续监测心电图,直至疲劳或出现症状,即到达目标症状的负荷量。即便是在进行以上低水平运动试验时,也应有医生在场监护,记录患者的最高心率,要求心率一般不超过 115 次 / 分,出现气促、眩晕等症状时,应按照终止运动试验标准及时停止。

3. **应用代谢当量指导康复功能训练**　在烧伤心肺康复中,有氧耐力训练需控制在恰当的强度才能取得最好的疗效。以前主要依据心脏功能分级,结合活动后心率和心电图改变,指导康复功能训练。目前则主张应用更为精确的方法,即可应用代谢当量(metabolic equivalent,MET)指导康复功能训练。

MET 指机体在休息时,全身摄氧量为 3.5ml/(kg·min),以此数值定为 1 个 MET。当烧伤患者的基础生命体征稳定,具备一定的肢体活动能力,即可开始应用 MET 指

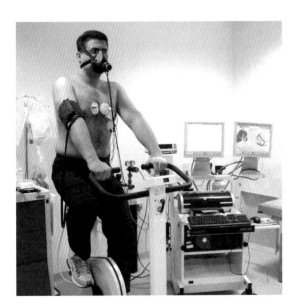

图 4-2-2　踏车运动试验

导康复功能训练。首先要做好心脏功能容量测定,准确地了解心脏能够负担的耐力训练强度。

心脏功能容量测试方法如上文所述。测试出心脏功能容量后,折算成 MET,即是心脏工作容量的 MET 值。根据所测得的心脏功能容量,指导患者的日常生活、家务活动、文娱活动和工作等。

应用 MET 指导康复功能训练时,应注意留有余地,按 70% 左右予以应用,否则有可能发生难以预料的情况。

4. 重视动态心电图和遥测心电图的应用 不仅应用于运动试验过程中,而且在患者院前及回家后定期监测,以更深入了解日常生活细节和不同体力活动对心脏的影响,及早发现心脏功能障碍,更合理地安排日常生活等活动。

(二)呼吸功能评定

烧伤对患者呼吸功能的影响主要表现在因瘢痕增生而限制胸廓等部位的肺通气运动。为了详细了解烧伤患者的呼吸功能情况,则需要进行呼吸功能检查。呼吸功能检查一般包括肺容积和肺容量测定、通气功能测定、小气道和呼吸肌功能测定等。

1. 肺容积和肺容量测定

(1)肺容积:包括潮气量(TV)、补吸气量(IRV)、补呼气量(ERV)和残气量(RV),是肺部的基本容积。

(2)肺容量:是肺容积中两项或两项以上的叠加,包括深吸气量(IC)、功能残气量(FRC)、肺活量(VC)和肺总量(TLC)等,其中以肺活量最常用。

健康成人的肺活量,因性别、年龄、体型和运动锻炼的情况不同而有较大差异。一般情况下,男性高于女性,身材高大、体型肥胖者高于身材较矮、体型瘦小者;长期的运动锻炼可增加肺活量。

肺活量的检查方法是在深吸气后,大力将气吹至肺量筒内,可重复数次,取其最高值。其正常值可根据身高和年龄进行推算:

$$男性 = [27.63 - (0.112 \times 年龄)] \times 身高(cm)$$
$$女性 = [21.78 - (0.101 \times 年龄)] \times 身高(cm)$$

无论肺活量的绝对值如何,更重要的在于观察肺活量的改变。当患者经康复训练后出现肺活量较大比例的提高(如提高 15% 或以上),即可认为患者之前测得的肺活量值是低于其平常水平的。

2. 通气功能测定 常用指标包括最大通气量(MVV)和用力肺活量(FVC 或 FEV)。

(1)最大通气量:即在 10 秒或 15 秒内测定最大限度的吸入和呼出的最大气量,然后换算成每分钟的最大通气量。它反映的是单位时间内充分发挥所有通气能力所能达到的通气量,一般可达 70~120L。比较平静呼吸时的每分钟通气量和最大通气量,即可了解肺通气功能的储备能力。可以用通气贮量百分比表示:通气贮量百分比 =(最大通气量 – 每分钟静息通气量)÷ 最大通气量 ×100%,正常值等于或大于 93%,在正常预计值的 ±20% 均为正常范围。这是一项剧烈的呼吸运动,若存在体虚或有严重心肺疾患及近期咯血者不宜使用,哮喘症患者也应慎用。

(2)用力肺活量:主要测定气道阻塞及呼吸肌力和协调性,用来反映一段时间内所能呼出的气量。测定时,让受试者先作一次深吸气,然后大力将气体呼入气量计(图 4-2-3)内,这种仪器可以记录呼气总量和以秒为单位的记录装置。分别测量第 1、2、3 秒末呼气的气量,

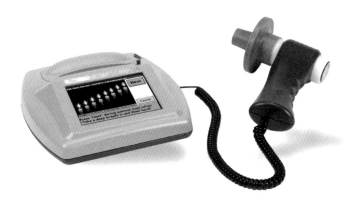

图 4-2-3　气量计

计算其占肺活量的百分比,分别称为第 1、2、3 秒的用力肺活量。健康人各为 83%、96% 和 99% 肺活量。凡第 1 秒呼出量下降,说明气道阻塞,多见于肺组织弹性下降、支气管痉挛或狭窄。

3. 小气道功能测定　小气道功能的主要测定方法为最大呼气流速 - 容量曲线(F-V)。即受试者在最大用力呼气过程中,将其呼出的气体容积和相应的呼气流量描记成的一条曲线。它主要反映在用力呼气过程中,胸内压、肺弹性回缩压、气道阻力对呼气流量的影响。曲线升支的最大呼气流量与受试者的呼气用力有关,降支的最大呼气流量则取决于肺泡弹性回缩力和周围气道阻力,而与用力无关。

根据曲线形态和不同肺容积水平的呼气流速评定小气道功能。正常流速 - 容量曲线升支陡直,降支斜行下降,最大流量逐渐降低。小气道病变时,曲线降支凹向容量轴,坡度变小。

4. 呼吸肌功能测定　可大致分为力量测定、耐力测定和疲劳测定,这三方面实际上互为交叉和联系。

(1) 呼吸肌力量测定:包括最大吸气压、最大呼气压和最大跨膈压三种,前两者反映吸气肌和呼气肌的综合力量,后者反映腹内压和胸内压的差值。

(2) 呼吸肌耐力测定:包括膈肌张力时间指数和呼吸肌耐受时间等。其中,呼吸肌耐受时间指呼吸肌在特定强度的吸气负荷下收缩所能维持而不发生疲劳的时间。呼吸肌耐受时间越长代表耐力越好。

(3) 呼吸肌疲劳测定:膈肌肌电图可通过食管电极、体表电极和经皮穿刺肌肉内电极测定,目前多数用食管电极检测。肌电图由不同的频率组成,其频率主要在 20~350Hz。根据频率分布规律的变化可发现早期呼吸肌疲劳。

5. 其他呼吸功能测定法　如 U 形管试验、屏气试验和吹火试验等。这些方法较为粗略,但简单易行,可作为一般治疗前后对比观察治疗效果。

(三) 注意事项

1. 踏车运动试验注意事项

(1) 向烧伤患者介绍运动试验的方法和目的,取得合作。

(2) 室内温度最好为 22℃ 左右,湿度小于 60%。

(3) 一般于饭后 2 小时左右进行试验。

(4) 试验前 2 小时禁止吸烟、饮酒。

(5) 试验前停用影响试验结果的药物。

（6）感冒或其他病毒、细菌性感染后 1 周内不宜参加试验。

（7）试验前 1 天不参加重体力活动。

（8）试验前适当休息（30 分钟左右）。

（9）在运动试验结束后，应逐步降低运动强度，禁止受试者立即采取双足下垂坐位或站立不动。

（10）穿着压力衣的烧伤患者于试验结束后应检查瘢痕区域是否有磨损或起水疱。

（11）运动中出现异常反应时应及时进行处理。

（12）试验室内应备有氧气等急救物品和设备。

2. 呼吸功能评定注意事项

（1）精神因素：呼吸受精神因素的直接影响较大。呼吸功能检查需要患者高度配合，往往由于合作程度的好坏，直接影响检测结果。因此，必须重复多次进行，取其比较恒定的值，并且一般均以 ±20% 为其正常范围。

（2）呼吸系统状态：在不同的呼吸系统状态，呼吸功能改变也较明显，例如一次是在呼吸道炎症情况下，另一次是在消除呼吸道炎症后的情况下进行，则两次结果往往有较大差别。此时即不能认为是呼吸功能的改善。这仅仅是炎症对呼吸功能影响的消除结果。又如一次在排痰前进行，另一次则在排痰后进行，则其结果也只能说明是痰液影响的消除。因此，必须注意前后动态检查中基本条件的一致性。

（3）安全性：当烧伤患者存在吸入性损伤时，需注意呼吸评定的安全性，避免加重患者的呼吸障碍程度。

（张　强　刘海兵）

第三节　关节活动度评定

关节活动是功能性活动的基本要素和主要保证之一。如果在烧伤早期治疗中处理不当或伤愈后功能锻炼不及时，常会因为瘢痕挛缩、关节粘连等原因而导致关节活动度受限，从而影响正常的肢体功能及日常活动，严重影响患者的生存质量（quality of life，QOL）。关节活动度评定是烧伤康复评定中最基础的评定内容之一，为制订相应的治疗目标和计划提供依据和支持，也是作为衡量烧伤患者功能进步与否的重要指标。

一、基本概念

（一）关节活动度的概念

关节活动度（range of motion，ROM）是指关节的远端向着或离开近端运动，远端骨所达到的新位置与开始位置之间的夹角（距离），即远端骨所移动的度数。这是一个动态指标，侧重于远端骨的运动，其大小与远端骨移动的距离（角度）直接有关，远端骨移动的距离越大，角度越大，关节活动的范围也越大，反之亦然。对于关节活动度分为主动关节活动度（active range of motion，AROM）和被动关节活动度（passive range of motion，PROM）。主动关节活动度是关节由患者主动收缩控制该关节运动的肌肉所达到的活动范围。被动关节活动度是关节由外力移动所达到的活动范围。一般来说，外力是由治疗师或治疗器械提供的。被动关节活动度在正常情况下可能略大于主动关节活动度。

（二）影响关节活动度的因素

1. 关节面积大小 构成关节的两个关节面的面积差愈大,关节活动度也愈大。

2. 关节囊厚薄、松紧度 关节囊薄而松弛,则关节活动幅度大,反之则小。

3. 关节韧带多少与强弱 关节韧带少而弱,则活动幅度大;关节韧带多而强,则活动幅度小。

4. 关节周围肌肉的伸展性和弹性 肌肉的伸展性和弹性良好者,活动幅度大;反之,活动幅度小。

此外,年龄、性别、训练水平对活动范围也有影响,如儿童和少年比成人大,女子比男子大,训练水平高者比训练水平低者大等。

二、评定方法

关节活动度评定通常采用专用的关节量角器进行测量,根据不同的关节可选用不同大小的关节量角器。但是由于脊柱关节运动往往是由多个关节同时参与的运动,运用量角器测量难以准确判断运动关节的轴心位置,所以临床上评定脊柱关节活动度时往往采用卷尺法。为了便于比较、理解和记忆,下面采用表格和图片形式介绍全身主要关节的活动范围测量方法。

（一）上肢关节活动度测量方法及正常值

见表 4-3-1。

表 4-3-1 上肢主要关节活动度测量方法(180°方式)

关节	运动	受检者体位	量角器放置方法			正常活动范围
			轴心	固定臂	移动臂	
肩	屈、伸	坐或站立位,臂置于体侧,肘伸直	肩峰外下方2.5cm	与腋中线平行	与肱骨纵轴平行	屈:0°~180° 伸:0°~50°
	外展	坐或站立位,臂置于体侧,肘伸直	喙突外和下方1.3cm	与身体中线(脊柱)平行	与肱骨纵轴平行	0°~180°
	内、外旋	仰卧,肩外展90°,肘屈90°	鹰嘴	与腋中线平行	与前臂纵轴平行	各90°
肘	屈、伸	仰卧、坐或站立位,臂取解剖位	肱骨外上髁	与肱骨纵轴平行	与桡骨纵轴平行	0°~150°
桡尺	旋前旋后	坐位、上臂置于体侧,肘屈90°,握笔,腕关节不动	第三掌指关节	与地面垂直	与笔平行	各约90°
腕	屈、伸	坐或站立位,前臂完全旋前	尺骨茎突	与前臂纵轴平行	与第二掌骨纵轴平行	屈:0°~90° 伸:0°~70°
	尺、桡侧偏移	坐位,屈肘,前臂旋前,腕中立位	腕背头状骨处	前臂背侧中线	第三掌骨纵轴	桡偏0°~25° 尺偏0°~55°

（二）下肢关节活动度测量方法及正常值

见表 4-3-2。

表 4-3-2　下肢主要关节活动度测量方法（180°方式）

关节	运动	受检者体位	量角器放置方法			正常活动范围
			轴心	固定臂	移动臂	
髋	屈	仰卧或侧卧，对侧下肢伸直	股骨大转子	与身体纵轴平行	与股骨纵轴平行	0°~125°
	伸	侧卧，被测下肢在上	股骨大转子	与身体纵轴平行	与股骨纵轴平行	0°~15°
	内收外展	仰卧	髂前上棘	左右髂前上棘的连线	髂前上棘至髌骨中心的连线	各 0°~45°
	内旋外旋	仰卧，两小腿于床缘外下垂	髌骨下端	与地面垂直	与胫骨纵轴平行	各 0°~45°
膝	屈伸	俯卧或仰卧	股骨外侧髁	与股骨纵轴平行	与胫骨纵轴平行	屈：0°~150°伸：0°
踝	背伸跖屈	仰卧或坐位，膝屈曲，踝处于中立位	外踝尖下	与腓骨纵轴平行	与第五跖骨纵轴平行	背伸：0°~20°跖屈：0°~45°

（三）脊柱关节活动度测量方法（卷尺法）

1. **颈椎前屈和后伸**　坐位，测量下颌尖至胸骨上窝的距离，测量时注意不要张口。颈椎前屈关节活动度正常时下颌尖可触及胸骨上窝。

2. **颈椎侧屈**　坐位，测量同侧乳突至肩峰的距离，测量时注意不要上抬肩关节。

3. **颈椎旋转**　坐位，测量下颌尖至旋转侧肩峰的距离，测量时肩关节不能上耸或前伸。

4. **躯干前屈和后伸**　站立位，双足与肩同宽，分别测量中立位及受限位置时 C_7 与 S_2 棘突之间的距离，两者的距离之差所得就是躯干屈伸的关节活动度。一般来说，躯干前屈关节活动度是 10cm，而后伸的关节活动度是 2.5cm。

5. **躯干的侧屈**　站立位，双足与肩同宽，双手与地面垂直，测量同侧第三指尖至地面的垂直距离，测量时注意躯干不要屈伸旋转，同侧髋关节和膝关节不能屈曲，对侧的足不能离开地面。

6. **躯干的旋转**　坐位，双手交叉抱于胸前并固定不动，测量一侧鹰嘴至对侧髂前上棘的距离，测量时注意躯干不能屈伸，骨盆不能抬高。

（四）各关节活动度测量示意图

为了能更直观地理解各关节活动度的测量方法，可参考以下方法。

1. **肩关节 ROM 的测量**　见图 4-3-1。

2. **肘与前臂 ROM 的测量**　见图 4-3-2。

3. **腕关节 ROM 的测量**　见图 4-3-3。

4. **髋关节 ROM 的测量**　见图 4-3-4。

5. **膝关节 ROM 的测量**　见图 4-3-5。

6. **踝关节 ROM 的测量**　见图 4-3-6。

7. **颈椎 ROM 的测量**　见图 4-3-7。

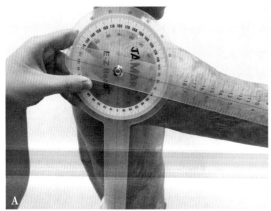
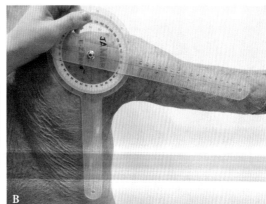
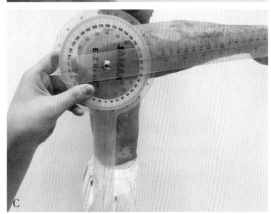

图 4-3-1 肩关节 ROM 的测量

A. 肩关节前屈后伸的测量；B. 肩关节外展内收的测量；C. 肩关节内外旋的测量

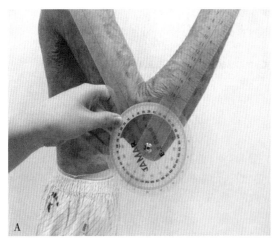
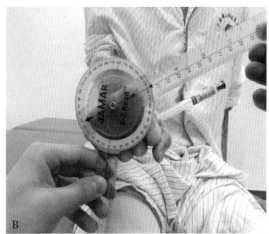

图 4-3-2 肘与前臂 ROM 的测量

A. 肘关节屈伸的测量；B. 前臂旋转的测量

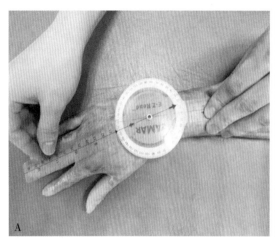
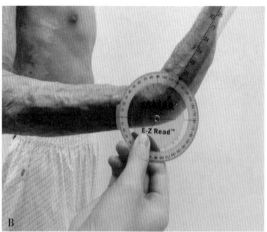

图 4-3-3 腕关节 ROM 的测量
A. 腕关节尺偏桡偏的测量;B. 腕关节屈伸的测量

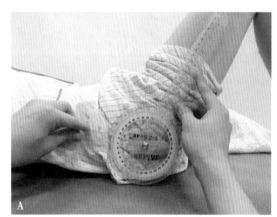
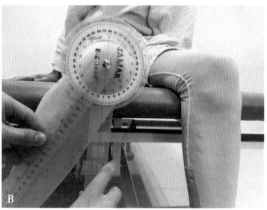

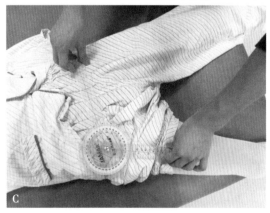

图 4-3-4 髋关节 ROM 的测量
A. 髋关节内收外展的测量;B. 髋关节内外旋的测量;C. 髋关节屈曲的测量

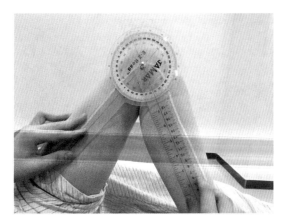
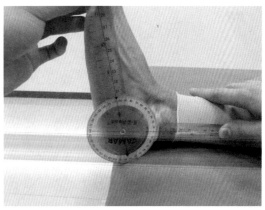

图 4-3-5 膝关节屈伸的测量　　　　　　　图 4-3-6 踝关节背伸跖屈的测量

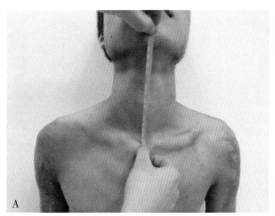
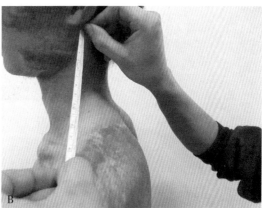
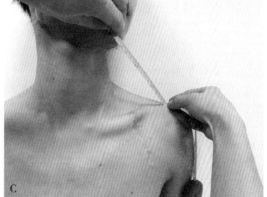

图 4-3-7 颈椎 ROM 的测量
A. 颈椎屈伸的测量;B. 颈椎侧屈的测量;C. 颈椎旋转的测量

8. 躯干 ROM 的测量　见图 4-3-8。

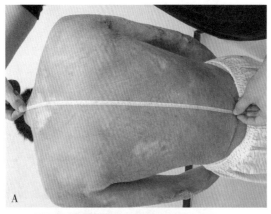

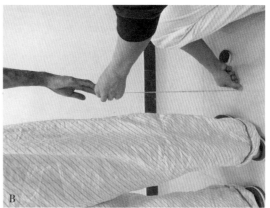

图 4-3-8　躯干 ROM 的测量

A. 躯干屈伸的测量；B. 躯干侧屈的测量；C. 躯干旋转的测量

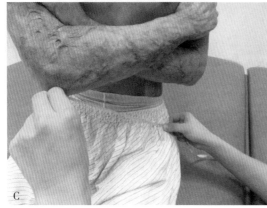

（五）注意事项

1. 在正确体位下检查，尽量将中立位时的肢位定为 0°位。

2. 同一患者应由专人测量，每次测量应取相同位置，两侧对比。

3. 测量前要对患者说明方法，取得患者配合，防止出现错误的运动姿势或代偿运动。

4. 测量时要充分暴露被测量的肢体，并在合适的室温条件下进行。

5. 关节测量尺的轴心、固定臂和移动臂要严格按照规定的方法执行。

6. 关节测量尺与患者身体的接触要适度，不得影响关节的运动，原则上测量尺应放在被测关节的外侧。

7. 关节的主动活动范围与被动活动范围不一致时，应同时记录主动及被动时的关节活动度。

（张国兴　刘海兵）

第四节　肌力与耐力评定

很多烧伤患者因早期长期制动或肢体运动不足而表现为失用性肌萎缩，也有因伴有周围神经损伤出现的神经源性肌萎缩，或因切痂、削痂导致的肌肉缺失。所以肌力、耐力评定是烧伤患者进行康复治疗时评定的重要内容。通过对肌肉功能的检查有助于了解患者肌肉和神经的损害程度和范围,康复治疗前的检查和治疗后的定期复查可作为评定康复治疗效果、评价康复治疗方案有效性和判断预后的指标。在对烧伤患者进行肌力、耐力评定的时候,应根据患者的功能情况灵活应用评定方法。

一、基本概念

根据美国运动医学院的定义,肌力是肌肉施力的能力,通常用最大随意收缩(maximum voluntary contraction,MVC),即肌肉在自主控制情况下可以产生的最大张力来量度。肌力的大小会受到很多因素的影响,如肌肉的横截面积、肌纤维类型、运动单位募集率和神经冲动发放频率、肌肉的初长度、肌收缩类型,以及年龄和性别。肌力的评定可以根据是否使用器械、肌肉收缩形式、评定部位、评定目的来进行分类,如根据是否使用器械可分为徒手肌力评定(manual muscle test,MMT)和器械肌力评定,根据肌肉收缩形式分为等长肌力评定、等张肌力评定和等速肌力评定。

耐力是指人体进行持续性活动的能力,即对抗疲劳的能力,是衡量体力和健康状况的尺度。耐力分为肌肉耐力和心肺耐力。心肺耐力是循环呼吸系统保证机体长时间肌肉活动时营养和氧气的供应及运走代谢废物的能力,它是影响耐力最重要的内在因素。肌肉耐力是肌群能够反复收缩而不疲劳的能力。根据肌肉的工作方式的不同,可将肌肉耐力分为静态耐力和动态耐力。静态耐力评估肌肉保持收缩的时间,测试静态耐力主要是在等长收缩状态下进行。动态耐力评估肌肉在单位时间内的收缩次数,测试动态耐力主要是在等张收缩状态下进行的。

二、评定方法

(一) 肌力评定

1. 徒手肌力评定 徒手肌力评定是检查者用自己的双手,不借助任何器械,凭借自身的技能和判断力,根据现行的标准或普遍认可的标准,通过观察肢体主动运动的范围以及感觉肌肉收缩的力量,来确定所检查肌肉或肌群的肌力是否正常及其等级的一种检查方法。这种方法在烧伤患者中操作简便易行,在临床上得到广泛应用。

(1) 徒手肌力评定的分级标准

1) 肌力分级:目前,国际上普遍应用的分级方法是 1916 年由美国哈佛大学的矫形外科学教授 Robert Lovett 提出来的,他将肌力检查分为 6 级(0~5 级)(表 4-4-1)。

表 4-4-1 徒手肌力评定分级法

分级	标准	正常肌力 %
0	没有肌肉有收缩	0
1	肌肉有收缩,但无关节运动	10
2	关节不抗重力全范围运动	25
3	关节抗重力全范围运动	50
4	关节抗部分阻力全范围运动	75
5	关节抗充分阻力全范围运动	100

2）补充分级法：除了 Lovett 分级法外，还有一种补充分级法，即当肌力比标准肌力稍强或稍弱时，根据肢体活动范围占整个活动范围的百分比，用"+、-"表示（表 4-4-2）。

表 4-4-2　肌力补充分级法

分级	标准
0	没有可以测到的肌肉收缩
1	有轻微的肌肉收缩，但没有关节运动
1+	有比较强的肌肉收缩，但没有关节运动
2-	去除重力时关节能完成大部分范围活动（ROM>50%）
2+	去除重力时关节能完成全范围活动，同时，抗重力时可以完成小部分范围的活动（ROM<50%）
3-	抗重力时关节能完成大部分范围运动（ROM>50%）
3+	抗重力时关节能完成全范围运动，同时，抗较小阻力时关节能完成部分范围的活动（ROM<50%）
4-	抗部分阻力时关节能完成大部分范围活动（ROM>50%）
4+	抗充分阻力时关节能完成小部分范围活动（ROM<50%）
5-	抗充分阻力时关节能完成大部分范围活动（ROM>50%）
5	抗充分阻力时关节能完成最大范围活动（ROM 100%）

（2）主要肌群徒手肌力评定的方法：四肢及躯干主要肌群徒手肌力评定见表 4-4-3。

表 4-4-3　四肢、躯干主要肌群徒手肌力评定

肌群（主要肌肉）	检查方法		
	1 级	2 级	3、4、5 级
肩前屈（三角肌前部、喙肱肌）	仰卧，试图屈肩时可触及三角肌前部收缩	向对侧侧卧，上侧上肢放在滑板上肩可主动屈曲	坐位，肩内旋，屈肘，掌心向下；肩屈曲，阻力加于上臂远端
肩后伸（三角肌后部、大圆肌、背阔肌）	俯卧，试图伸肩时可触及大圆肌，背阔肌收缩	向对侧侧卧，上侧上肢放在滑板上，肩可主动伸展	侧卧，肩伸展 30°~40°，阻力加于上臂远端背侧
肩外展（三角肌中部、冈上肌）	仰卧，试图肩外展时可触及三角肌中部收缩	同左，上肢放滑板上，肩可主动外展	坐位，曲肘：肩外展至 90°，阻力加于上臂远端外侧
肩外旋（冈下肌、小圆肌）	俯卧，上肢在床缘外下垂。试图肩外旋时在肩胛骨外缘可触及相应肌肉收缩	同左，肩可主动外旋	俯卧，肩外展至 90°，屈肘。前臂在床缘外下垂：肩外旋，阻力加于前臂远端背侧
肩内旋（肩胛下肌、大圆肌、胸大肌、背阔肌）	仰卧，上肢在床缘外下垂。试图肩内旋时在腋窝前、后臂可触及相应肌肉收缩	同左，肩可主动内旋	俯卧，肩外展至 90°，屈肘。前臂在床缘外下垂：肩内旋，阻力加于前臂远端掌侧

续表

肌群 （主要肌肉）	检查方法		
	1级	2级	3、4、5级
肘伸展（肱三头肌、肘肌）	坐位,肩外展,上肢放滑板上;试图肘伸展时可触及肱三头肌收缩	同左,肘可主动伸展	俯卧,肩外展,屈肘。前臂在床缘外下垂,肘伸展,阻力加于前臂远端背侧
肘屈曲（肱二头肌、肱肌、肱桡肌）	坐位,肩外展,上肢放滑板上;试图屈肘时可触及肱二头肌收缩	同左,肘可主动屈曲	坐位,上肢自然下垂,肘屈曲,阻力施加于前臂远端
前臂旋后（肱二头肌、旋后肌）	坐位,肩外展,前臂旋前。试图前臂旋后时可于前臂上端桡侧触及肌肉收缩	同左,前臂可主动旋后	坐位,屈肘90°,前臂旋后:前臂旋后,握住腕部施加反方向阻力
前臂旋前（旋前圆肌、旋前方肌）	俯卧,肩外展,前臂在床缘外下垂;试图前臂旋前时可在肘下,腕上侧触及肌收缩	同左,前臂可主动旋前	坐位,屈肘90°,前臂旋前:前臂旋前,握住腕部施加反方向阻力
腕掌屈（桡侧腕屈肌、尺侧腕屈肌）	坐位,前臂旋后,试图腕掌屈时可触及其止点活动	同左,前臂旋后,可见大幅度腕掌屈	同左,屈肘,前臂旋后;腕向掌侧屈,阻力加于掌侧
腕背伸（桡侧腕长伸肌、桡侧腕短伸肌、尺侧腕伸肌）	坐位,前臂旋前,试图腕背伸时可触及其止点活动	同左,前臂旋后,可见大幅度腕背伸	同左,屈肘,前臂旋前;腕向背侧伸,阻力加于背伸
髋屈曲（髂腰肌）	仰卧,试图屈髋时于腹股沟上缘可触及肌肉活动	向同侧侧卧,托住对侧下肢,可主动屈髋	仰卧,小腿旋于床缘外,屈髋,阻力加于股骨远端前面
髋后伸（臀大肌）	仰卧,试图伸够髋时于臀部及坐骨结节可触及肌肉活动	向同侧侧卧,托住对侧下肢,可主动伸髋	俯卧,屈膝(测臀大肌)或伸膝(测臀大肌和股后肌群),髋伸10°~15°,阻力加于股骨远端后面
髋内收（大收肌、长收肌、短收肌、股薄肌、耻骨肌）	仰卧,分腿30°,试图内收时于股骨内侧部可触及肌肉活动	同左,下肢放滑板上可主动内收髋	向同侧侧卧,两腿伸,髋内收,阻力加于股骨远端内侧
髋外展（臀中肌、臀小肌、阔筋膜张肌）	仰卧,试图外展时于大转子上方可触及肌肉活动	同左,下肢放滑板上可主动外展髋	向对侧侧卧,对侧下肢半屈。髋外展,阻力加于骨远端外侧
膝屈曲（腘绳肌）	仰卧,试图屈膝时于腘窝两侧可触及肌腱活动	向同侧侧卧,托住对侧下肢,可主动屈膝	俯卧:膝从伸直位屈曲,阻力加于小腿远端后侧
膝伸展（股四头肌）	俯卧,试图伸膝时可触及髌韧带活动	向同侧侧卧,托住对侧下肢,可主动伸膝	仰卧:小腿在床缘外下垂。伸膝,阻力加于小腿下端前侧

续表

肌群 （主要肌肉）	检查方法		
	1级	2级	3、4、5级
踝跖屈（腓肠肌、比目鱼肌）	俯卧，试图踝跖屈时可触及跟腱活动	同左，踝可主动跖屈	仰卧，膝伸（测腓肠肌）或膝屈（测比目鱼肌），踝跖屈，阻力加于足底
踝背伸（胫骨前肌）	仰卧，试图踝背伸时于胫前可触及肌肉活动	侧卧，可主动踝背伸及足内翻	坐位，小腿下垂：踝背伸并足内翻，阻力加于足背内侧缘
足内翻（胫骨后肌）	仰卧，试图足内翻时于内踝后方可触及肌腱活动	同左，可主动踝跖屈足内翻	向同侧侧卧，足在床缘外：足内翻并踝跖屈，阻力加于足内缘
足外翻（腓骨长、短肌）	仰卧，试图足外翻时于外踝后方可触及肌腱活动	同左，可主动踝跖屈足外翻	向对侧侧卧，使跖屈的足外翻，阻力加于足外侧缘
躯干前屈（腹直肌）	仰卧，抬头时触及上腹部腹肌紧张	仰卧，能屈颈抬头	仰卧，髋及膝屈：能抬起头及肩胛部为3级，双手前平举能坐起为4级，双手抱头能做起为5级
躯干后伸（骶棘肌、棘肌）	俯卧，抬头时触及其收缩	俯卧位能抬头	俯卧，胸以上在床缘外下垂30°，固定下肢：能抬起上身，不能抗阻力为3级，能抗中等阻力为4级，能抗较大阻力为5级
躯干旋转（腹内斜肌、腹外斜肌）	坐位，试图转体时可触及腹外斜肌收缩	同左，双臂下垂，能大幅度转体	仰卧，能旋转上体至肩离床为3级，仰卧，屈腿，固定下肢：双手平举能坐起并转体为4级，双手抱颈后能坐起并向一侧转体为5级

2. 等长肌力评定

（1）握力测试：烧伤患者站立或坐位，上肢放在体侧，屈肘90°，前臂和腕中立位，用力握住握力计的手柄，避免用上肢其他肌群来代偿，测2~3次，取平均值，正常值一般为体重的50%。结果可以用握力指数判定。握力指数＝手握力（kg）/体重（kg）×100，高于50为正常（男、女相同）。

（2）捏力测试：用拇指与其他手指相对，捏压捏力器的指板，其值约为握力的30%。除此之外，捏力测试也包括侧捏（拇指与示指桡侧）、三指捏（拇指与示指、中指同时的捏力）。

（3）背肌力测试：烧伤患者双脚站在拉力计上，双膝伸直，双手握住拉力计手柄两端，高度平膝，用力向上。正常值男性为体重的1.5~2倍，女性为体重的1~1.5倍。结果以拉力指数判定。拉力指数＝拉力（kg）/体重（kg）×100，正常标准为男150~300，女100~150。

（4）背肌等长耐力测试：当烧伤伴有腰部疾患的患者作拉力测定常可使症状加重，可用背肌耐力测定来代替。患者俯卧位，双手放在头后部，上身抬起，能保持这一姿势60秒以上的，说明背肌肌力正常。

（5）腹肌等长耐力测试：双下肢伸直并拢，抬高 45°，维持此姿势的时间超过 60 秒说明腹肌肌力正常。

（6）四肢等长肌力测试：等长肌力测试时所测肌群肌力都需在 3⁺ 级以上。最大随意等长收缩也要患者选取一定的体位与肢位，将测力计触头垂直放在肢体骨性突起附近。测试期间必须不断地用言语鼓励以取得被检查者的充分配合，每个肌群应连续测量 3 次，每次测量时间为 5 秒，间歇时间为 30 秒，记录每次最佳值并取其平均值。图 4-4-1 为测量四肢各大肌群的等长肌力测试与训练设备。

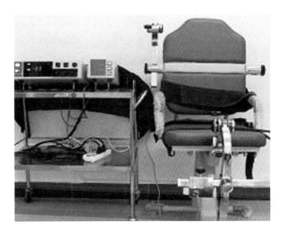

图 4-4-1　等长肌力测试训练仪

3. 等速肌力测试

（1）等速运动：等速运动由美国学者 Hislop 和 Perrine 于 1967 年首先提出，是指利用专门设备，根据运动过程的肌力大小变化，相应调节外加阻力，使整个关节依照预先设定的速度运动，而在运动过程中只有肌肉张力的增加和力矩输出的增加。等速运动的最大特点是运动速度相对稳定（角速度不变），不会产生加速运动，但肌肉承受的负荷（阻力）是变化的。在整个运动过程中所产生的阻力与所作用的肌群力量成正比，因此肌肉在运动过程中的任何一点都能产生最大的力量。

（2）等速肌力测试及等速测试系统：等速肌力测试具有仪器先进、操作安全、结果可靠、重复性好等特点。肌肉收缩力在关节运动的各个角度均可达到最大值，运动过程中阻力可随肌力大小改变，运动速度可以控制，这也是其他任何肌力检查方法均无法达到的。目前临床上常用的等速肌力检查器械为 Cybex 等速系统、Biodex 多关节等速训练测试系统等。图 4-4-2、图 4-4-3 为利用 Biodex 测试系统进行膝、肘关节等速肌力测试。

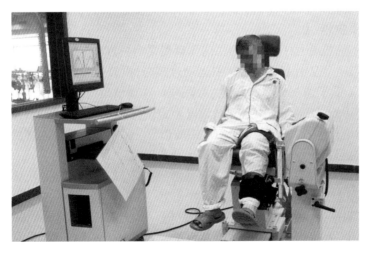

图 4-4-2　膝关节 Biodex 等速肌力测试

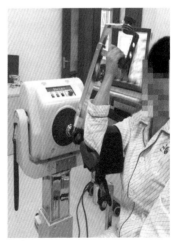

图 4-4-3　肘关节 Biodex 等速肌力测试

（二）耐力评定

烧伤患者因为严重的创伤,需要较长时间处于仰卧位,缺少主动运动,甚至有些伴有吸入性损伤,这使得有的烧伤患者肌肉耐力和心肺耐力均有明显下降。

1. 肌肉耐力评定　进行肌肉耐力评定时,应根据烧伤患者运动目标和心肺功能状态来选择是做动态耐力评定还是静态耐力评定。

（1）静态耐力评定:记录在一定水平的最大随意收缩下,被测者所能持续的时间。如受试者能持续抓握物体的时间、抗阻力下保持膝关节伸直的时间等。正常人可保持:25% MVC 为 5~10 分钟;50% MVC 为 1~2 分钟;100% MVC 为一瞬间。

（2）动态耐力评定:评定时根据预先设定的关节活动度,收缩速度(次/分),肌肉负荷量(通常以 MVC 为参照),对肌肉反复收缩持续的时间和一定时间内收缩的次数进行测定。不同负荷量和频率下,一般人群近正常值的收缩次数如表 4-4-4 所示。另外,也可用功率自行车、CYBEX 仪测定上肢和下肢的动态耐力。

表 4-4-4　不同负荷量和频率下收缩次数

负荷量	收缩速度(次/分)	收缩次数
1/2 MVC	30	30
2/3 MVC	30	15
	60	10

2. 心肺耐力评定　心肺耐力是循环呼吸系统保证机体长时间肌肉活动时营养和氧气的供应及运走代谢废物的能力。它是影响耐力最重要的内在因素。在长时间进行大肌群动态训练的过程中,心肺耐力处于最重要的地位。常用的指标有:最大摄氧量(VO_{2max})、无氧阈(AT)、代谢当量(MET)和心率。

（1）最大摄氧量:它反映了机体氧的运输系统及肌肉细胞有氧代谢功能是否正常。可借助功率活动平板、功率自行车、心肺功能自动分析仪进行直接和间接测定。其中直接测定法是用自动气体分析仪或心肺功能自动分析仪,直接计算或自动分析出最大摄氧量。间接测定法是利用心率与运动功率、耗氧量呈线性关系,建立推算公式来间接推算最大摄氧量的方法,常用的有 Astrand 列线图法和 FOX 法。

（2）无氧阈:它是机体内的供能方式由有氧代谢为主向无氧代谢为主过渡的临界点。更能反映人体的有氧运动能力。当运动从有氧运动向无氧运动过渡时,摄氧量与肺通气量递增的线性相关丧失,摄氧量一般不低于 40% VO_{2max}(通气无氧阈)。在递增负荷运动测试中,血乳酸突然明显增至 4mmol/L(36mg/dl)时,可用血乳酸浓度坐位指标确定无氧阈(乳酸无氧阈)。同时,心率也出现非线性增长点(心率无氧阈)、肌电图波形积分平稳状态也随之转为陡峭升高点(肌电无氧阈),这些也可以表示有氧运动向无氧运动的过渡。

（3）代谢当量:代谢当量表示运动强度。1MET 相当于基础代谢率,基础代谢率是机体清醒、静卧、空腹状态下维持代谢过程所必需的能量消耗。烧伤患者进行运动时,MET 可以通过仪器测量,亦可由 VO_2 推算出来,1MET 耗氧 3.5ml/(kg·min)。可参照本章第一节。

（4）心率:心率可量化活动时的生理学需求。烧伤患者的心率可以通过测定每分钟的脉搏来确定,心率和耗氧量呈线性相关,心率会随着耗氧量的增加而加快。

（三）注意事项

1. 要选合适的测试时机,不宜在烧伤患者刚换药后疼痛剧烈时、疲劳、饱餐、受试者易被干扰的环境内进行肌力测试。

2. 测试前应向烧伤患者用通俗的语言给予解释说明,可做简单的预试活动,以取得患者充分的理解和积极配合,必要时给予示范。

3. 指导患者采取标准的姿势和体位,并固定可能产生代偿动作的部位。

4. 检查时应注意两侧对比,先查健侧后查患侧。

5. 要采取正确的检查顺序,一般先做 3 级抗重力检查,多数未伴有神经损伤的烧伤患者可完成抗重力检查,则可进一步做 4 级和 5 级的检查,当伴有神经损伤的烧伤患者不能完成抗重力检查时,则做 1 级和 2 级的检查。

6. 评定过程中,阻力应施加于肌肉附着的远端部位,阻力的方向应与肌肉前拉力的方向相反,徒手肌力评定时,测试者阻力施加的大小应持续而平稳,同时密切观察患者有无不适反应。

7. 重力、手法抵抗及关节活动度都是判断肌力等级的关键因素,但烧伤患者常伴有关节活动受限,在记录肌力检查结果时应标注出关节活动度,表明肌力是在该关节活动度内的测试结果,当烧伤引起关节活动度严重受限或畸形时,不宜进行肌力检查。

8. 等长收缩的结果不能用来替代等张收缩和有氧训练容量的测定。

9. 肌力测试时的用力如等长收缩及闭气可以引起心血管系统的特异性反应,老年人及有心血管系统疾病的患者应慎用。如在做等长收缩时应适当交谈说话,避免憋气。

10. 肌肉耐力测试在不同时间进行时,应保持强度的一致,这样可以估计到患者进步情况。

11. 进行静态耐力评定时,伴有心脏病或心功能异常的烧伤患者接受此测试时应监测心电图和血压。

12. 如烧伤患者同时伴有严重心脏病、关节不稳、骨折愈合不良、急性渗出性滑囊炎、严重疼痛、关节活动度极度受限、急性扭伤、骨关节肿瘤等情况时,不宜进行肌力检查。

（贾延兵　刘海兵）

第五节　平衡与步行能力评定

一、基本概念和意义

（一）基本概念

平衡是指人体所处的一种稳定状态,以及无论处在何种位置、运动或受到外力作用时,均能自动调整并维持身体稳定、自立的能力。通俗地说,平衡功能就是指人体在日常活动中维持自身稳定性的能力。人体在坐、站以及进行日常生活活动和其他运动中,均需要保持良好姿势控制和稳定性。正常情况下,当人体重心垂线偏离稳定支持面时,能立即通过主动的或反射性的活动使重心垂线返回到稳定支持面内,这种能力称为平衡功能。临床应用中,平衡可分为静态平衡和动态平衡。

1. **静态平衡**　是指人体在无外力的作用下,保持某一姿势,自身能控制身体平衡的能力,依赖于肌肉的等长收缩(静力性运动)及关节周围肌肉协同收缩来完成。

2. **动态平衡** 在外力作用于人体或身体后,导致的原有平衡被破坏,人体需要不断地调整姿势来维持新的平衡的一种能力,主要依赖肌肉的等张收缩来完成。

(二)影响人体平衡的因素

通常情况下,影响平衡的因素有三点:一是重心的高低;二是支撑面的大小;三是支撑面的稳定性。一般说来,重心越低、支撑面积越大、支撑面越稳定,平衡也就越好;反之亦然。

对于人体而言,维持正常的平衡功能需要良好的前庭功能、本体感觉功能,以及中枢神经系统的整合功能,还需要良好的运动及协调能力,包括肌力、肌张力等,同时视觉也参与平衡反应;维持人体平衡的生理基础是翻正反应和平衡反应,后者包括颈、上肢的保护性伸展反应和下肢的节段跳跃反应。上述任何因素出现异常,都会导致人体平衡功能障碍。

在下肢烧伤的患者中,由于瘢痕挛缩导致关节灵活性下降、关节畸形、下肢协调能力降低,或者由于瘢痕增生时的瘙痒、疼痛会对患者的平衡及步行能力造成极大的影响。另外,对于严重烧伤需要长期卧床的患者,长期卧床导致的心肺功能降低、肌肉萎缩或踝关节下垂等原因也会对患者的平衡和步行能力造成影响。

二、评定方法

临床上对平衡功能的评定主要分为以下三类:①观察法,包括三级分法、Semans 平衡功能评定等。②量表评定法,包括 Fugl-Meyer 平衡量表、Berg 平衡量表(Berg balance scale,BBS)、Lindmark 评定法等。③定量姿势图法,有静态姿势图和动态姿势图之分,都需要依赖昂贵的平衡测试装置进行评定:如 B-PHY-1 型平衡功能检测训练系统、计算机控制的重心平衡仪(balance platform)、PK254 电脑平衡功能检查与训练系统等。下面对临床中较为常用的几种平衡功能评定分别介绍。

1. **三级分法** 传统的平衡功能三级分法,又称 Bobath 法,具有容易掌握、易于判断、操作不受场地设备限制等优点,是临床上应用最广泛的平衡功能评定法之一。

三级分法将人体平衡分为坐位平衡和立位平衡两种状态,每一种体位下又都按照相同的标准分为三个级别进行评定,具体分级标准如下:

一级平衡:属静态平衡,被测试者在不需要帮助的情况下能维持所要求的体位(坐位或立位)。

二级平衡:即自动态平衡,被测试者能维持所要求的体位,并能在一定范围内主动移动身体重心后仍维持原来的体位。

三级平衡:即他动态平衡,被测试者在受到外力干扰而移动身体重心后仍恢复并维持原来的体位。

2. **Semans 平衡功能评定** Semans 平衡功能评定与平衡功能三级分法一样属于观察评定法,但其观察内容和分级标准则与前者迥然不同,主要应用于小儿脑瘫及脑卒中后偏瘫患者,目前在国内应用并不广泛。表 4-5-1 是修订后的 Semans 标准。

3. **Fugl-Meyer 平衡量表** 是 Fugl-Meyer 评定量表的组成部分,主要适用于偏瘫患者的平衡功能评定。此种评定法对偏瘫患者进行七个项目的检查,每个检查项目都分为 0~2 分三个级别进行记分,最高分 14 分,最低分 0 分,少于 14 分,说明平衡功能有障碍,评分越低,表示平衡功能障碍越严重。具体评定项目及评分标准如下:

表 4-5-1 Semans 标准

级别	特征
0	伸直下肢时不能坐
1	能在伸直下肢的情况下坐着
2	能手膝位站立
3	能双膝跪立
4	能双足站立
5	一腿前一腿后地站立着时能将身体重心从后腿移向前腿
6	能单膝跪立
7	能单腿站立

Ⅰ无支撑坐位：

0 分：不能保持坐位；

1 分：能坐，但少于 5 分钟；

2 分：能坚持坐 5 分钟以上；

Ⅱ健侧展翅反应：

0 分：肩部无外展或肘关节无伸展；

1 分：反应减弱；

2 分：反应正常。

Ⅲ患侧展翅反应：评分同第Ⅱ项。

Ⅳ支撑下站立：

0 分：不能站立；

1 分：在他人的最大支撑下可站立；

2 分：由他人稍给支撑即能站立 1 分钟。

Ⅴ无支撑站立：

0 分：不能站立；

1 分：不能站立 1 分钟以上；

2 分：能平衡站立 1 分钟以上。

Ⅵ健侧站立：

0 分：不能维持 1~2 秒；

1 分：平衡站稳 4~9 秒；

2 分：平衡站立超过 10 秒。

Ⅶ患侧站立：评分同第Ⅵ项。

4. Berg 平衡量表 Berg 平衡量表（Berg balance scale,BBS）由 Katherine Berg 于 1989 年首先报道。随后，国外学者经过大量的信度和效度的研究后，对 BBS 予以充分的肯定，并因此而得到广泛的应用。

BBS 测试时选择了 14 个动作对被测试者进行评定，每个动作又依据被测试者的完成质量分为 0~4 分五个级别予以记分，最高分 56 分，最低分 0 分，评分越低，表示平衡功能障碍越严重。

BBS 测试时仅需要一块秒表、一根软尺、一个台阶和两把高度适中的椅子即可完成,应用非常简便。但是,具体到对每个动作评分时,则需要依据比较细致的评分标准进行,所以要求测试者能熟练掌握方可保证评定结果的准确性。

以下是量表中按先后顺序进行测试的 14 个规定动作,至于每个动作的具体评分标准此处不一一叙述。①由坐到站;②独立站立;③独立坐;④由站到坐;⑤床 - 椅转移;⑥闭眼站立;⑦双足并拢站立;⑧站立位上肢前伸;⑨站立位从地上拾物;⑩转身向后看;⑪转身一周;⑫双足交替踏台阶;⑬双足前后站立;⑭单腿站立。

最后,除了以上介绍的评估方式外,由于问卷的方式快速且方便,同时也能从患者的角度了解其对自己平衡能力的内在判断,所以临床及科研中也会通过如特定活动平衡信心量表(activities-specific balance confidence scale,ABC)或修订版跌倒效能量表(modified fall efficacy scale,MFES)等问卷方式来评估患者的平衡能力。在 ABC 问卷中列举了 16 项如在家里走动、上下楼梯等与日常生活所需要进行的不同活动,需要患者对参与该活动时,对自己保持平衡的能力进行打分,0 分代表没有任何信心,100 分表示完全有信心。然后计算所有项目的平均得分。而 MFES 与其相似,包含有 14 个项目,患者需要对参与这些项目的自信程度进行打分,0~10 分。这些问卷从患者的角度了解其参与日常生活时的平衡能力状况,再结合以上介绍的如三级分法等方式,分析患者目前跌倒风险,并有针对性地进行训练。

注意事项

1. 评定时患者必须意识清醒,评定前要向患者说明评定目的和方法,以取得患者的配合;
2. 评定时保持环境安静,不要讲话或提示;
3. 患者不能安全独立完成所要求动作时,要注意予以保护以免跌倒,必要时给予帮助;
4. 对于不能站立的患者,可只评定其坐位平衡功能。

三、步行能力评定

对步行能力的评定尚缺乏一个通用的定量的标准,以下几种评定方法可作宏观的、相对细致的和半定量性质的评定,现介绍如下。

1. **Hoffer 步行能力分级**　这是一种宏观的分级,根据这种分级方法可判断患者究竟属于不能步行还是尚可步行,能在家中还是也能在社区中步行。详见表 4-5-2。

表 4-5-2　Hoffer 步行能力分级

级别	类型	特征
I	不能步行者	无任何步行能力
II	非功能性步行者(治疗性步行者)	用膝踝足矫形器(KAFO)、腋杖等能在治疗室内行走,耗能大,速度慢,距离短,仅有治疗价值,无实用功能
III	家庭性步行者	用踝足矫形器(AFO)、手杖等可在家庭内行走自如,但不能在室外长久进行
IV	社区性步行者	用 AFO、手杖甚至徒步可在室外和所在社区内行走并进行一般性社区活动,但越出社区范围的长时间步行仍需要使用轮椅或残疾车等

2. **Nelson 功能性步行概貌评定**　Nelson 提出的功能性步行概貌(functional ambulation profile,FAP)评定适用于已有轻至中度步行功能障碍的患者,它属于一种定量性质的评定,

需要对每个项目进行计时。其内容如表 4-5-3 所示。

表 4-5-3　功能性步行概貌评定

Ⅰ. 静态负重能力(static weight bearing capacity)

ⅰ. 双足站(bilateral stance)

先看在平行杆内能否正常地站直;再看能否维持 30 秒(这是稳定所必需的时间)。如有必要,可让患者扶杆,但扶杆只能用来保持稳定而不是用来负重,而且扶杆后要在注中注明。

ⅱ. 健足站(noninvolved limb stance)

记下时间。为了步行,至少能维持 6 秒,时间更长对步行不一定必要,表明下肢有一定等长收缩的耐力。

ⅲ. 患足站(involved limb stance)

与 ⅱ 相仿,记下时间。

Ⅱ. 动态重量转移(dynamic weight transfer)

检查患者能否迅速地将体重从一肢转移到另一肢。在平行杆内术者先示范:迅速地走 8 步,完成 4 个完整的双侧往复的体重转移;然后让患者尽可能快地照着做,用秒表测第一次提足到第八提足的时间。为证明提足充分,提足时放于足下的纸能自由地抽出。一般不能扶杆,如扶杆要在注中记下。

Ⅲ. 基本的步行效率(basic ambulation efficiency)

ⅰ. 在平行杆内走 6m

先在杆内尽快走 6m,记下时间和步数。来回各一次,取平均值,必要时可扶杆,但要注明。

ⅱ. 在杆外用或不用手杖走 6m

来回各一次,记下两次时间的平均值,步数亦然。

评定的参考值如下:

Ⅰ—ⅰ　(59.84±1.47)秒

Ⅰ—ⅱ　(58.36±5.37)秒

Ⅰ—ⅲ　(56.87±10.10)秒

Ⅱ　(4.25±1.65)秒

Ⅲ—ⅰ　(5.33±2.48)秒

Ⅲ—ⅱ　(6.39±3.52)秒(用手杖)

3. Holden 功能步行分类　Holden 的功能步行分类(functional ambulation classification, FAC)是一种相对细致的定性评定,于 1984 年提出,内容与美国 Massachusett 医学中心以前提出的相类似,为适应我国习惯,现将之综合如表 4-5-4 所示。

表 4-5-4　步行功能分类

级别及特征	表现
0 无功能	不能步行,或需要两人协助才能步行
Ⅰ需大量持续性帮助	需要 1 人连续不断地换扶才能保持平衡及步行
Ⅱ需少量帮助	能步行,但平衡差,需要 1 人间断地在旁边用身体接触的帮助才能维持平衡和保证安全
Ⅲ需监护或言语指导	能步行,但不够安全,需要 1 人在旁边监护或用言语指导,但不接触身体
Ⅳ平地上独立	在平地上能独立步行,但在上下斜坡、楼梯或不平路面上需要监护或帮助
Ⅴ完全独立	任何地方都能独立步行

表 4-5-4 没有包含使用辅助器具的情况,完全依靠轮椅的患者宜列为表中的 0 级;使用双拐才能行走的列为 Ⅰ 级;使用 KAFO、AFO 或单拐、手杖的列为 Ⅱ 级,这样上表才适用于采用辅助器的情况。

(杨振辉 刘海兵)

第六节 手功能评定

人类在高效地完成不同的任务活动时,手均扮演着重要的角色。除了具有重要的运动功能和感觉功能,甚至还能协助进行语言和感情的表达。人类通过双手感知自身及自身以外的环境。手不仅能完成粗重的活动,还能能胜任精细复杂的动作。手作为结构精细的劳动器官,因其部位暴露,在生产劳动及日常生活中极易遭受各种原因的伤害,如烧伤。手部的烧伤占烧伤患者的 39%~90%,深度烧伤又占手部烧伤的 30% 左右。手虽仅占身体表面面积的 5%,但手背皮肤薄而柔软,皮下组织少,烧伤时易伤及肌腱、骨、关节,愈合后常有瘢痕挛缩畸形及功能障碍,严重时影响手功能的使用,成为导致烧伤后功能障碍的主要原因。另外,手部明显的瘢痕,也会增加患者的焦虑水平及心理压力。

一、基本概念和意义

手功能包括灵敏的感觉、精细运动、稳定性、灵活性、协调性及握力和捏力。拇指的功能占据整个手部功能的 50%。手部烧伤根据烧伤部位及程度的不同会危及手功能的各个方面。因此烧伤后的手功能评定应包括上述各方面。通过全面的手功能评定来确定烧伤后手功能的情况并为后续的治疗提供依据。

二、评定方法

(一) 一般检查

1. 了解患者受伤的原因、职业及优势手等情况对随后进行问诊及制订治疗计划非常重要。

2. 外形　是否有肿胀、缺如、畸形;创面分布、水疱、色素沉着、手部姿势的维持、瘢痕的质地、厚度,以及肌肉是否有萎缩,是否存在软组织的粘连、硬化或挛缩等,受伤部位出汗情况。同时注意观察患者的表情,了解其疼痛状况。

3. 血液循环　包括皮肤的色泽、温度、毛细血管充盈试验。

4. 是否覆盖瘢痕及瘢痕的情况　在正常情况下,当手在不用任何力量时,手的内在肌和外在肌张力处于相对平衡状态,这种手的自然位置称为"手的休息位"。手的另一种重要的姿势是手的功能位。烧伤后手的姿势遭到破坏。上海市第九医院张涤生教授将烧伤后手部畸形分为 4 型:

(1) 轻度畸形型:在手背上存在轻度瘢痕挛缩,但无继发性掌指关节背屈或肌腱粘连情况。

(2) 爪形畸形:是手背部皮肤严重烧伤后所造成的瘢痕及深部组织挛缩性畸形。主要特征如下:①掌横弓平坦或消失;②掌指关节过伸畸形,严重者掌指关节向背侧半脱位或全脱位;③近端指间关节屈曲畸形,远端指间关节屈曲或过伸畸形;④拇指内收畸形,拇指内收向背侧旋转,掌指关节脱位;⑤指蹼挛缩畸形;⑥内在肌纤维化和挛缩。

(3) 严重歪扭畸形型:通常是手背手掌同时受到深Ⅱ度或Ⅲ度烧伤而导致的瘢痕挛缩畸形。

(4) 残缺畸形型:手指部分或全部坏死脱落或行截指而致。

烧伤后手的外形部分见图 4-6-1~ 图 4-6-4。

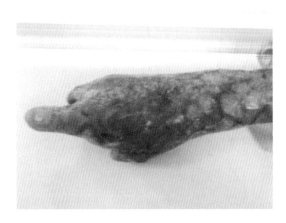

图 4-6-1 右手烧伤合并手指缺如

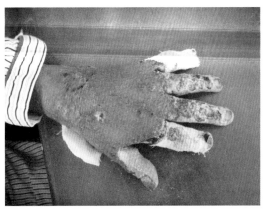

图 4-6-2 左手烧伤合并创面

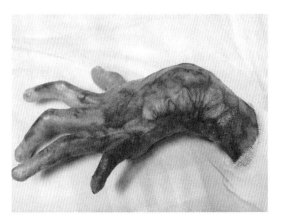

图 4-6-3 左手烧伤合并腕手部畸形

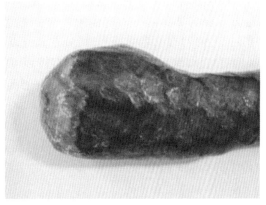

图 4-6-4 左手烧伤合并全指截指

除观察患手的外形及血运情况以外,对患手上分布的水疱和创面及瘢痕也需要加以关注。如水疱的大小、分布的位置,创面的大小、深度、是否有分泌物,分泌物的颜色等。瘢痕组织是人体创伤修复过程中的必然产物。没有瘢痕组织也就没有创伤的愈合。但瘢痕的增生、挛缩可导致关节活动受限,关节的畸形等。增生期的瘢痕色红、质硬、突起皮肤。如遇较薄的瘢痕上皮,可见丰富的毛细血管网分布。瘢痕的评定常使用温哥华瘢痕评估量表,对瘢痕的色泽、厚度、血管分布及软硬度方面进行主观评估。可以通过组织超声触诊系统(tissue ultrasound palpation sysptem,TUPS)对瘢痕的厚度,及运用颜色光学仪(spectrometer)对瘢痕的颜色进行客观的评估(详情请参照第二章第一节)。在瘢痕的评估方面同时需要考虑瘢痕的粘连和挛缩情况。

2017年,Brache等人针对手部烧伤的严重程度提出了一个名为"The Hand Burn Severity"(HABS)的快速评分方法。其将手腕以下的部分分为A、B、C三区,其中A区为不包括掌指关节的远端,B区为掌指关节区,C区为腕关节到掌指关节区(图4-6-5)。

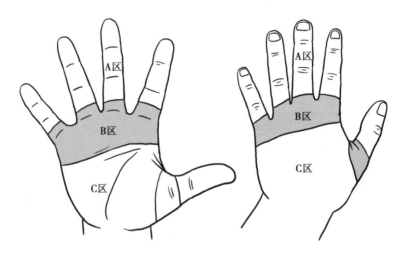

图4-6-5　"The Hand Burn Severity"(HABS)快速评分方法

评估者需要对每一区的烧伤程度进行打分:0分为无受伤,1分为Ⅰ度烧伤,2分为Ⅱ度烧伤,3分为Ⅲ度烧伤。然后计算每个手得分的总分。分数越高,烧伤越严重。Sarah E,Brache(2017)在文章中指出,得分在6分以下的患者通常用敷药等保守治疗的方式可以确保瘢痕愈合,但6分以上的患者则有较高可能需要采取手术方式,故对于这类患者尽早手术及尽早参与康复对改善预后有着显著的推动作用。

(二)手运动功能的评定

1. ROM测量　使用量角器分别测量腕关节、手指的掌指关节(metacarpophalangeal,MP)、近端指间关节(proximal interphalangeal,PIP)、远端指间关节(distal interphalangeal,DIP)、拇指MP和IP关节的主动和被动活动范围及虎口打开和拇指对掌、对指的情况。虎口的深度和宽度对于拇指的活动度,尤其是对拇指的外展和对掌活动尤为重要。手部的制动及瘢痕生长会导致虎口的挛缩。通过测量拇指掌侧指间横纹至示指掌指横纹间的距离来测量虎口的狭窄度,测量时应与健侧对比。拇指的对掌动作是从中立位开始做外展、旋转和屈曲的动作的组合动作,因无轴心,对掌能力的检查是用直尺测量拇指尖端到小指掌指关节的距离来表示。对指能力的检查是用直尺测量拇指指腹到四指指腹的距离来表示(图4-6-6、图4-6-7)。

2. **力量检查**

(1)徒手肌力评定(MMT):对腕、手部外在肌和内在肌肌群肌力进行检查。

(2)握力:使用握力计进行检查(图4-6-8)。

(3)捏力:包括侧捏(拇指与示指桡侧)、三指捏(拇指与示指、中指同时的捏力)、对指捏(拇指分别与示指、中指、环指、小指的捏力)(图4-6-9)。

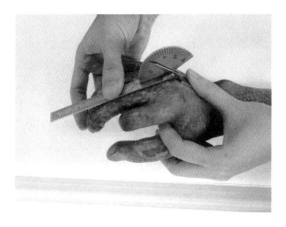

图 4-6-6　四指 MP 屈曲活动度测量

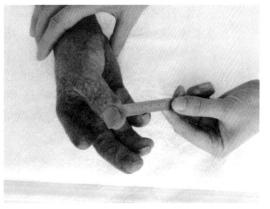

图 4-6-7　拇指对小指距离测量

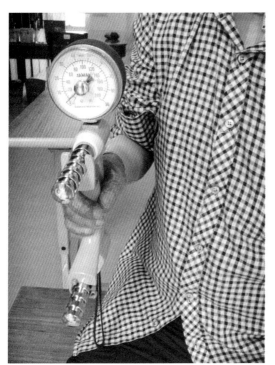

图 4-6-8　握力检查

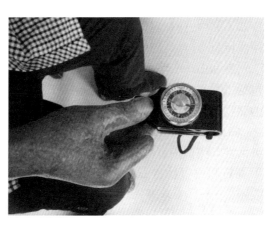

图 4-6-9　捏力（侧捏）检查

3. 肌腱功能评定

（1）测量指腹至掌横纹的距离（图 4-6-10）。

（2）测量 TAM（总主动活动度）：TAM 的测量能较全面反映手指的屈伸功能，实际

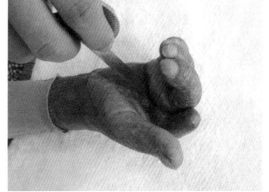

图 4-6-10　测量中指指腹距离掌横纹的距离

价值大。其计算方法为 TAM= 伸直位（MP+PIP+DIP）－ 屈曲位（MP+PIP+DIP）。评定标准为：优（正常，TAM=260）、良（TAM 为健侧的 75%）、中（TAM 为健侧的 50%）、差（TAM< 健侧的 50%）。

(三)手部感觉功能评定

当被液体、火焰等烧伤后,位于皮肤表层的感受器受到了永久性损伤,此时受伤区域的轻触觉、两点辨别觉等可能会降低;若由于电击造成的烧伤,则可能导致神经线受损,此时有可能造成大于皮肤受伤区域的感觉/运动受损。另外,若手部烧伤合并手指的缺如或手指的截肢,在早期由于手部缺乏使用常出现手指残端的感觉过敏,通常为痛觉过敏。且瘢痕本身的疼痛和瘙痒也严重影响患者的生存质量。有些瘢痕的瘙痒可以持续至瘢痕成熟或更久。具体检查见本章第六节感觉功能评定。

(四)手部灵巧度及功能评定

烧伤后由于手部的感觉和运动功能障碍,其手的综合功能也受到影响。手的灵活及功能测试常用以下几种方法。

1. 用测定手指协调的九孔插板试验进行　九孔插板为一块 13cm×13cm 的木板,上有九个孔,孔深 1.3cm,孔与孔之间间隔 3.2cm,每孔直径 0.71cm,插棒为长 3.2cm、直径为 0.64cm 的圆柱形棒,共 9 根。其试验方法如下述:在板旁测试手的一侧放一浅皿,将 9 根插棒放入其中,让患者用测试手一次一根地将木棒插入洞中,插完 9 根后再每次一根地拔出放回浅皿内,计算共需的时间,测定时先利手后非利手。

2. Jebsen 手功能测试　主要用于评估手部日常生活。整套测试共有 7 项记时的测试,包括书写文字、模拟翻书页、捡拾细小的物品、模拟进食、摆放物品、挪动空的盛物罐、挪动重的盛物罐。

3. 明尼苏达操作等级测试(MRMT)　此测试主要评估手部及上肢粗大活动的协调与灵活性。测试内容由 5 个部分组成,包括上肢和手部前伸放置物件、翻转物件、拿起物件、单手翻转和放置物件、双手翻转和放置物件。测试结果以操作的速度和放置物品的准确性表示。

4. Purdue 钉板测试(the Purdue pegboard test)　该试验主要用于评估手部进行精细动作的操作能力。

(五)手日常生活活动评定

20 世纪 80 年代瑞典 Sollerman 提出了一种试验方法,主要测定手完成 20 种日常生活活动功能的能力,相应的操作试验项目有:①将钥匙插入锁;②拾起硬币并放入钱包;③从钱包拿出硬币;④开、闭拉链;⑤拿起方木;⑥拿起电熨斗;⑦用螺丝刀上螺丝;⑧在螺栓上套进螺母;⑨在水平放的广口瓶上取下瓶盖;⑩扣上四颗扣子;⑪切模拟的肉卷;⑫戴上手套;⑬用笔写字;⑭折叠信纸并放入信封;⑮夹上纸夹子;⑯拿起话筒;⑰旋转门把手;⑱将无柄罐内水倒入杯中;⑲将有柄罐内水倒入杯中;⑳将杯中水倒回罐中。

评定指标是观察患者完成 20 项试验所需的时间。左右手分别测试,将治疗前后结果相比较即可了解有无进步。评分标准如下:①20 秒内轻易完成无障碍,抓握质量正常 4 分;②可以完成,有点困难或未在 20 秒内完成但不超过 40 秒,离正常稍有差距 3 分;③较困难的完成,时间超过(大于等于 40 秒,小于等于 60 秒),也无预期手握持 2 分;④在 60 秒内部分完成 1 分;⑤完全不能完成 0 分。其中 4、8、10 项被认为较有代表性,可选取这 3 项做快速测试用。

在临床工作中,除了采取上述标准测试以外,还可以选取与患者自理,生活或者工作有困难完成的任务或动作进行评估,了解患者回归社区及工作的能力,也可以更有针对性地制订训练计划,促进功能的早日恢复。

（六）手的工作能力评估

此处介绍 Swanson 提到过的评定方法以供参考（表 4-6-1）。

表 4-6-1 手工作能力障碍的评定

+——极轻度:工作时确有一些恼人的感觉,表示有 <25% 的障碍
++ —— 轻度:干扰但不妨碍某些动作,表示有 25%~50% 的障碍
+++ —— 中度:妨碍了某些动作,表示有 50%~75% 的障碍
++++ —— 重度:妨碍了绝大部分或全部的动作,表示有 75%~100% 的障碍

三、手功能评定注意事项

1. 评估开始之前,治疗师要解释评估的目的和在评估过程中会发生的事,包括有可能产生不适感。

2. 进行评估时受伤及未受伤区域都应该被评估。

3. 如果一个患者毫无反应或者不能够移动其上肢时,应测量被动关节活动度。

4. 当测量被动关节活动度时,切记不可用力过猛,特别是对于有退行性关节疾病的老人和关节过度移动的小孩。

5. 如果疼痛、水肿、紧缩的焦痂或者是笨重的衣服限制了全关节活动度,需要详细记录。

6. 对于合并肌腱损伤或者重建的患者,在进行检查时注意使用保护体位,防止受损肌腱断裂。例如若患者伸肌腱受损,则禁止主动或者被动的手指联合屈曲,取而代之的是单独的 MP 关节屈曲同时 IP 关节伸,以防止压力和避免对肌腱造成损害。

7. 在电烧伤的案例中或可能存在周围神经病变的长期糖尿病患者中应该执行所有感觉分区的粗略的感觉筛查。

8. 如遇新鲜的上皮较薄的瘢痕,触诊时避免大力按压,以免在按压处形成水疱。

（何爱群 刘海兵）

第七节 感 觉 评 定

一、概述

人体的感觉可以大致分为两类:位于躯干和四肢皮肤表层的浅感觉,包括疼痛觉、温度觉、触觉等。另外是位于肌肉、肌腱及关节内的深感觉,如运动觉、本体感觉等。感觉功能以神经系统为基础,感觉细胞受某种刺激而产生神经冲动,经传入神经传导到各级中枢,直到大脑皮质的相应区域,通过综合分析产生某种感觉。在此阐述躯体感觉的检查及评定。根据烧伤程度的不同,皮肤及皮下组织感觉功能不同程度的损害,从而导致患者表现出不同程度的感觉障碍。研究表明,有超过 1/3 的烧伤患者会伴有持续性疼痛的现象及 71.2% 的患者会出现感觉的异常,这将严重影响患者生活。即使是自由轻微的烫伤,也可以导致轻触觉及两点辨别觉的异常。对于由于液体烫伤或者烧伤等患者来说,由于受伤部位皮肤或者肌肉的感受器受到损伤,导致该区域的深浅感觉减退或者消失;对于电击伤的患者,由于电流经过软组织,尤其是神经线而导致所经过部位的软组织的损伤。除了对局部造成伤害外,也可能引起全身性损伤。

二、感觉评定的意义

1. 确定感觉障碍的类型、部位和范围。
2. 通过对感觉检查的结果分析,应能判断引起感觉变化的原因,感觉障碍对日常生活、功能活动及使用辅助器具的影响。
3. 帮助制订康复治疗计划。
4. 评定康复治疗效果。
5. 确保患者安全,预防继发损害(压疮、烫伤等)。

三、感觉障碍类型

1. **感觉异常** 最常见,无外界刺激自发感觉身体某一部位有异常,如麻木感、蚁走感、针刺感、温热感、触电感等。
2. **感觉倒错** 对触觉刺激感觉疼痛,对温热刺激感觉寒冷。
3. **感觉迟钝** 表现为刺激必须到达较强程度才能感觉到,或刺激从开始到被感知之间有一段潜伏期,随后可向周围扩散,刺激停止后仍持续有后作用。
4. **感觉过敏** 对刺激反应超过正常,轻微刺激可引起剧痛。
5. **感觉减退** 刺激阈增高,反应反而减弱,给予强刺激才能引起一般感觉。
6. **感觉缺失** 在清醒状态下,对刺激全无感觉,如同一部位各种感觉都消失,成为完全性感觉缺失,如只有某种感觉缺失,其他感觉尚存,则称为分离性感觉障碍。

四、烧伤后主要感觉障碍

烧伤后常见感觉障碍包括感觉过敏、感觉减退、感觉丧失,疼痛及瘙痒等。其中最突出的感觉障碍为瘢痕的疼痛及瘙痒。

五、检查方法

(一) 一般检查
1. **浅感觉检查**
(1) 触觉检查:让患者闭目,检查者用棉花或软毛笔对其体表的不同部位依次接触,询问患者有无感觉,并且在两侧对称的部位进行比较。刺激的动作要轻,刺激不应过频。检查四肢时刺激的方向应与长轴平行,检查胸腹部的方向应与肋骨平行。检查顺序为面部、颈部、上肢、躯干、下肢。
(2) 痛觉:让患者闭目,检查者用大头针或尖锐的物品(叩诊锤的针尖)轻轻刺激皮肤,询问患者有无疼痛感觉。先检查面部、上肢、下肢,然后进行上下和左右的比较,确定刺激的强弱。对痛觉减退的患者要从有障碍的部位向正常的部位检查,而对痛觉过敏的患者要从正常的部位向有障碍的部位检查,这样容易确定异常感觉范围的大小。

(3)压觉:让患者闭眼,检查者用大拇指使劲地去挤压肌肉或肌腱请患者指出感觉。压觉检查常从有障碍部位到正常的部位。

(4)温度觉:包括冷觉与温觉。冷觉用装有 5~10℃的冷水试管,温觉用 40~45℃的温水试管。在闭目的情况下交替接触患者皮肤,嘱患者说出冷或热的感觉。选用的试管直径要小。管底面积与皮肤接触面不要过大,接触时间以 2~3 秒为宜,检查时两侧部位要对称。

2. 深感觉检查

(1)关节觉:是指关节所处的角度和运动方向的感觉,包括位置觉和运动觉。

1)位置觉:患者闭目,检查者将患者手指、脚趾或一侧肢体被动摆在一个位置上,让患者说出肢体所处的位置,或用另一侧肢体模仿出相同的角度。

2)运动觉:患者闭目,检查者以手指夹住患者手指或足趾两侧,上下移动 5° 左右,让患者辨别是否有运动及移动方向,如不明确可加大幅度或测试较大关节,让患者说出肢体运动的方向。患肢做 4~5 次位置的变化,记录准确回答的次数,将检查的次数作为分母,准确地模仿出关节位置的次数作为分子记录(如上肢关节觉 4/5)。

(2)震动觉:让患者闭目,用每秒震动 128 次或 256 次的音叉置于患者骨骼突出部位上,请患者指出音叉有无震动和持续时间并作两侧、上下对比。检查时常选择的骨突部位:胸骨、锁骨、肩峰、鹰嘴、桡骨小头、尺骨小头、棘突、髂前上棘、股骨粗隆、腓骨小头、内外踝等。

3. 复合感觉 大脑皮质(顶叶)对感觉刺激的综合、分析、统一与判断的能力。

(1)两点辨别觉(2PD):用特制的两点辨别尺或双脚规或叩诊锤两尖端,两点分开至一定距离,同时轻触患者皮肤,患者在闭目的情况下,若感到两点时,再缩小距离,直至两接触点被感觉为一点为止。测出两点间最小的距离。两点必须同时刺激,用力相等。10 次中有 7 次极准确的数值即为结果,也可测 3 次有 2 次报正确为准。

正常人全身各部位的数值不同,正常值:口唇为 2~3mm;指尖为 3~6mm;手掌、足底为 15~20mm;手背、足背为 30mm;胫骨前缘为 40mm;背部为 40~50mm。

掌侧面:2PD<6mm 为正常,7~15mm 为部分丧失,>15mm 为完全丧失(表 4-7-1)。

表 4-7-1 2PD 与功能的关系

程度	数值	功能
正常	<6mm	可做上表弦等精细工作
尚可	6~10mm	可持小器械(镊子等)
差	11~15mm	可持大的器械(锹、锄)
保护性	仅有一点感觉	持物有困难
感觉缺失	无任何感觉	不能持物

(2)图形觉:患者闭目,用铅笔或火柴棒在患者皮肤上写数字或画图形(如圆形、方形、三角形等),询问患者能否感觉并辨认,也应双侧对照。

(3)实体觉:患者闭目,将日常生活中熟悉的某物品放于患者手中(如火柴盒、刀子、铅笔、手表等)。让患者辨认该物的名称、大小及形状等。两手比较。

（4）定位觉：让患者闭目，检查者用手指或棉签轻触一处皮肤，请患者说出或指出受触的部位，然后测量并记录与刺激部位的距离。正常误差手部小于 3.5mm，躯干部小于 1cm。

（5）重量识别觉：给患者有一定重量差别的数种物品，请其用单手掂量后，比较、判断各物品的轻重。

（6）质地识别觉：分别将棉、毛、丝、橡皮等不同质地的物质放入患者手中，让患者分辨。

4. 轻触 - 深压觉检查　轻触 - 深压觉检查（light touch-deep pressure）是一种精细的触觉检查，可客观地将触觉障碍分为 5 级，以评定触觉的障碍程度和在康复中的变化。检查时采用 Semmes-Weinstein 单丝法，简称 SW 法。单丝为粗细不同的一组笔直的尼龙丝，一端游离，另一端装在手持塑料棒的一端上，丝与棒成直角，丝的规格有多种。

测量时为避免受测手移动，可让患者将手背放在预先置于桌子上的一堆油腻子上。用隔帘或其他物品遮住患者双目，检查者持数值最小的单丝开始试验，使丝垂直作用在患者手指掌面皮肤上，不能打滑！预先与患者约定，当患者有触感时即应告知检查者。

用 1.65~4.08 号丝时，每号进行 3 次，施加在皮肤上 1~1.5 秒，提起 1~1.5 秒为一次。当丝已弯而患者仍无感觉时，换较大的一号再试，直到连续两次丝刚弯曲患者即有感觉时为止，记下该号码，然后查表觅结果。用 4.17~6.65 号丝时，仅需作一次（表 4-7-2）。

表 4-7-2　Semmes-Weinstein **单丝检查临床意义**

单丝编号	直径（mm）	平均力（g）	颜色	意义
2.83	0.127	0.076	绿	正常
3.61	0.178	0.209	蓝	轻触觉减退
4.31	0.305	2.35	紫	保护性感觉减弱
4.56	0.356	4.55	红	保护性感觉消失
6.65	1.0143	235.61	红	所有感觉均消失（除外深压觉）

5. Moberg 触觉识别评定　试验时在桌上放一个约 12cm×15cm 的纸盒，在纸盒的旁边放置螺母、回形针、硬币、别针、尖头螺丝、钥匙、铁垫圈、约 5cm×2.5cm 的双层绒布块、直径 2.5cm 左右的绒布制棋子或绒布包裹的圆钮等 9 种物体，让患者尽快地、每次一件地将桌面上地物体拾到纸盒内。先用患手进行，在睁眼情况下拾一次，再闭眼拾一次；然后用健手睁闭眼做一次。计算每次拾完所需的时间，并观察患者拾物时用哪几个手指，何种捏法。

将物品散布在纸盒旁 20cm×15cm 的范围内，在睁眼时，利手需 7~10 秒，非利手需 8~11 秒，在闭眼情况下，利手需 13~17 秒，非利手需 11~18 秒。

（二）其他检查

1. 视觉模拟评分法　视觉模拟评分法（visual analogue scale/score，VAS）最早在心理学上用于情绪的量化作为一种评价急性和慢性疼痛的方法，现已被大量研究。该法比较灵敏，有可比性。（以疼痛为例）具体做法是：在纸上面划一条 10cm 的横线，横线的一端为 0，表示无痛；另一端为 10，表示剧痛；中间部分表示不同程度的疼痛。让患者根据自我感觉在横线上划一记号，表示疼痛的程度。轻度疼痛平均值为 2.57 ± 1.04；中度疼痛平均值为 5.18 ± 1.41；重度疼痛平均值为 8.41 ± 1.35。

2. 定量感觉检查　定量感觉检查（quantitative sensory testing，QST）是一种非侵入性神经电生理技术，可对各种感觉障碍进行客观、定量的检测。

为了能反映感觉神经中各种纤维的功能,且比较客观地对感觉进行判断,早在 19 世纪有定量评价感觉的概念和一些工具,随着计算机的发展,这类检查方法更简单、更多样化;Peltier 原理的应用引进了直接接触的温度刺激器,这种刺激器比以往的辐射型的温度刺激器更便于调节和控制温度。在 20 世纪 50~60 年代开始了这方面的研究,20 世纪 70 年代把 QST 应用到临床。近 20 年 QST 引起了人们广泛关注,出现了各种类型的感觉检查仪,开拓了各种 QST 检查方法。

六、感觉检查注意事项

1. 在安静、温度适宜的室内进行,患者保持放松、舒适体位。
2. 充分暴露检查部位。
3. 以随机、无规律的时间间隔给予感觉刺激。
4. 皮肤增厚、瘢痕、老茧部位的感觉有所下降,注意区别。
5. 注意左右、远近部分的对比。
6. 疑有感觉障碍者应从感觉减退区向正常区检查,过敏者则从正常区移向过敏区。
7. 应根据疾病或创伤的感觉障碍特点选择感觉检查方法。
8. 检查必须熟练掌握脊髓节段性神经支配及周围神经支配区域。
9. 多次检查由同一人进行,必须避免暗示性提问。

(冯亚男　刘海兵)

第八节　日常生活活动能力评定

一、基本概念和意义

世界作业治疗师联盟(World Federation of Occupational Therapists,WFOT)将作业活动(occupation)定义为:人们在每日生活中以个体、家庭成员以及社会成员身份完成的有意义的活动,包括需要完成的、想完成的以及别人期望他完成的活动。作业活动包括基本日常生活活动(activities of daily living,ADL)、工具性日常生活活动(instrumental activities of daily living,IADL)、教育、工作、娱乐、休闲、社会参与等。其中日常生活活动能力评定为医务人员最常使用的评估。大面积烧伤后,因烧伤皮肤瘢痕增生,全身各关节可能存在不同程度受限,致患者日常生活活动能力下降。在进行康复训练前必须先了解患者的日常自我照顾能力,从而制订康复目标及训练计划,本节主要对日常生活活动能力进行简单介绍。

(一) ADL 的定义

日常生活活动(activities of daily living,ADL)是人们为了维持生存及适应生存环境而每天必须反复进行的、最基本的、最具有共性的活动。包括进食、穿衣、修饰、口腔卫生、洗澡、如厕、转移等。医务工作者常通过日常生活活动能力来判定患者的功能状态。每位患者完成 ADL 的方式或使用的工具均不同。依照作业治疗的人 - 环境 - 作业(person,environment,occupation,PEO)模型,治疗师在制定 ADL 相关评估或治疗方案时,需要结合患者的个人环境(如医院、家等)及躯体功能进行考虑。

（二）ADL 的分类

按 ADL 的层次和要求，一般将 ADL 分为基本的 ADL（basic ADL，BADL）和工具性 ADL（instrumental ADL，IADL）。部分书籍中将基本的 ADL 简称为 ADL，因此将 ADL 分为 ADL 和 IADL。

1. 基本的或躯体的日常生活活动　基本的 ADL（BADL）是指每日生活中与进食、穿衣、个人卫生、转移、如厕、步行等基本自理活动。在完成 BADL 的过程中，个体一般可以独立完成所有活动。对于有功能障碍的患者，活动步骤的完成程度，或完成该活动所需的辅助，作为 BADL 能力的评定标准。

2. 工具性日常生活活动能力　工具性 ADL（IADL）是指人们在社区中独立生活所需的关键性的较高级的技能，如电话使用、家务杂事、炊事、采购、洗衣、交通工具使用、财务管理、健康管理等，大多需借助工具进行，且有一定的社交需求。IADL 能力评定多在患者生活的社区中应用。对于即将出院的住院患者，治疗师可通过 IADL 评估制定回归社区的治疗计划。

（三）ADL 评定的意义

ADL 能力反映了人们在家庭（或医疗机构内）和在社区中的最基本能力，因而是康复治疗中最为重要的内容之一。ADL 的评定对确定烧伤患者能否独立及独力的程度、判定预后、制订和修订治疗计划、评定治疗效果、安排返家或就业都十分重要。

二、评定方法

日常生活活动能力的评估，主要评估活动的完成情况。除此之外，为帮助治疗计划的制订，治疗师还需要站在患者的角度（client-centered），考虑该项完成该项活动时，患者需要的技巧（performance skills）、行为模式（performance patterns）、环境（context）、活动需求（activity demands）、躯体功能（client factors）等。

（一）直接观察

ADL 的评定可以在患者在实际生活环境(病房或家庭)或模拟生活环境(如 ADL 评定室)中进行，治疗师通过观察患者 ADL 完成情况来评定其 ADL 能力。

ADL 评定室的设置应尽量接近实际生活环境，具有卧室、盥洗室、浴室、厕所、厨房及相应的家具、餐饮用具、炊具。家用电器及通讯设备(如电话、电视、冰箱、吸尘器)等，并合理布局以利于患者操作。

（二）间接评定

有些不便完成或不易完成的动作，可以通过询问患者本人或家属的方式，并结合患者的动作模拟获得结果。如患者的大小便控制、个人卫生管理等。

（三）ADL 能力测试

使用专门的评定量表(如 Barthel 指数量表等)进行标准化评分以获得量化的结果。

（四）问卷调查

如功能活动问卷(FAQ)等，也有通过自评量表进行评定，如使用邮寄版本 Barthel 指数量表由患者自行打分。

三、常用 ADL 评定量表

目前 ADL 能力的标准评定已出现了大量方法,有些为通用量表,如 Barthel 指数等,有些则专门针对特定病种进行评定,如脊髓损伤四肢瘫患者专的用四肢瘫功能指数(quadriplegic index of function,QIF),但无烧伤患者专用的 ADL 评定表格。常用的 BADL 评定方法有 Barthel 指数、改良 Barthel 指数、功能独立性评定量表(functional independence measure,FIM)等。常用的 IADL 评定有功能活动问卷(the functional activities questionnaire,FAQ)、快速残疾评定量表(rapid disability rating scale,RDRS)等。本节仅介绍三种通用的方法:改良 Barthel 指数评定、功能活动问卷(FAQ)及快速残疾评定量表(RDRS)。

(一) 标准化的 BADL 评定量表

改良 Barthel 指数评定　1989 年由澳大利亚学者提出的改良 Barthel 指数(modified Barthel index,MBI),在 BI 内容的基础上将每一项得分都分为五个等级。改良后的版本具有良好的信度和效度,且具有更高的敏感度,能较好地反映等级间变化和需要帮助的程度。2007 年香港理工大学学者完成中文版 MBI(MBI-C)的翻译,部分项目的内容根据中国文化习惯略作修改,同样具有良好的信度、效度(表 4-8-1)。

表 4-8-1　改良 Barthel 指数评定内容及记分法

评级标准 日常生活 自我照顾活动	1 完全 依赖别人	2 某程度上能参与 但需要协助	3 能参与大部分活动 但仍需协助	4 从旁监督或提示 以保证安全	5 独立完成 整项活动
进食	0	2	5	8	10
个人卫生	0	1	3	4	5
穿衣	0	2	5	8	10
洗澡	0	1	3	4	5
如厕	0	2	5	8	10
肛门控制	0	2	5	8	10
膀胱控制	0	2	5	8	10
床椅转移	0	3	8	12	15
步行	0	3	8	12	15
轮椅操控 *	0	1	3	4	5
上落楼梯	0	2	5	8	10

* 该评分仅在患者步行评分为 0 且受过轮椅操控训练的情况使用

(1) 基本的评级标准:每个活动的评级可分 5 级,不同的级别代表了不同程度的独立能力,最低的是 1 级,而最高是 5 级,级数越高代表独立能力越高。

1 级　完全依赖别人完成整项活动;

2 级　某种程度上能参与,但在整个活动过程中需要别人提供协助才能完成(注:"整个活动过程"是指有超过一半的活动过程);

3 级　能参与大部分的活动,但在某些过程中仍需别人提供协助才能完成整项活动

(注:"某些过程"是指一半或以下的工作);

4 级　除了在准备或收拾时需要协助,患者可以独立完成整项活动;或进行活动时需要别人从旁监督或提示,以策安全(注:"准备或收拾"是指一些可在测试前后去处理的非紧急活动过程);

5 级　可以独立完成整项活动而无需别人在旁监督、提示或协助。

(2)每一项活动的具体内容:MBI 对 10 项 ADL 的内容进行了界定,并就先决条件、活动方式、考虑因素及评分标准进行了具体说明(表 4-8-2),使评定的准确性更高。

表 4-8-2　改良 Barthel 指数具体评定内容

ADL 项目	内容
进食	使用合适的餐具将食物由容器送到口中,整个过程包括咀嚼及吞咽
个人卫生	包括洗脸洗手、梳头、保持口腔清洁(包括假牙)、剃须(适用于男性)及化妆(适用于有需要的女性)
穿衣	包括穿上、脱下及扣好衣物;有需要时也包括佩戴腰围、假肢及矫形器
洗澡	包括清洁、冲洗及擦干由颈至脚的部位
如厕	包括在厕盆上坐下及站起,脱下及穿上裤子,防止弄脏衣物及附近环境,使用厕纸和用后冲厕
肛门控制	是指能完全地控制肛门或有意识地防止大便失禁
膀胱控制	是指能完全地控制膀胱或有意识地防止小便失禁
床椅转移	患者将轮椅移至床边,把刹车锁紧及拉起脚踏,然后将身体转移到床上并躺下,再坐回床边(在有需要时可移动轮椅的位置),并将身体转移坐回轮椅上
步行	步行从患者站立开始,在平地步行 50 米。患者在有需要时可戴上及除下矫形器或假肢,并能适当地使用助行器
轮椅操控 *	包括在平地上推动轮椅、转弯及操作轮椅至桌边、床边或洗手间等。患者需操作轮椅并移动至少 50 米
上下楼梯	是指可安全地在两段分别有八级的楼梯来回上下行走

(3)改良 Barthel 指数分级标准

0~20 分 = 极严重功能缺陷

21~45 分 = 严重功能缺陷

46~70 分 = 中度功能缺陷

71~99 分 = 轻度功能缺陷

100 分 =ADL 完全自理

(二) IADL 评定量表

1. **功能活动问卷(FAQ)**　功能活动问卷(the functional activities questionnaire,FAQ)由 Pfeffer 于 1982 年提出,原用于研究社区老年人独立性和轻症老年性痴呆,后于 1984 年进行了修订,修订后内容(表 4-8-3)。

表 4-8-3　功能活动问卷（FAQ）

项目	正常或从未做,但能做（0分）	困难,但能单独完成或从未做（1分）	需帮助（2分）	完全依赖他人（3分）
Ⅰ 每月平衡收支的能力,算账的能力				
Ⅱ 患者的工作能力				
Ⅲ 能否到商店买衣服、杂货或家庭用品				
Ⅳ 有无爱好,会不会下棋和打扑克				
Ⅴ 能否做简单的事,如点炉子、泡茶				
Ⅵ 能否准备饭菜				
Ⅶ 能否了解近期发生的事件(时事)				
Ⅷ 能否参加讨论和了解电视、书和杂志的内容				
Ⅸ 能否记住约会的时间、家庭节日和吃药				
Ⅹ 能否拜访邻居,自己乘公共汽车				

　　FAQ 评分越高表明障碍程度越重,正常标准为 <5 分,≥5 分为异常。FAQ 是目前 IADL 量表中效度较高的,且项目较全面,在 IADL 评定时提倡首先使用。

　　2. **快速残疾评定量表（RDRS）**　快速残疾评定量表（a rapid disability rating scale, RDRS）由 Linn1967 年提出,后于 1982 年修订。此表可用于住院和在社区中生活的患者,对老年患者尤为合适。RDRS 共有 18 项细项目,每项最高分 3 分,总分为 54 分,分值越高表示残疾程度越重,完全正常应为 0 分。其内容及评分标准（表 4-8-4）。

表 4-8-4　快速残疾评定量表

内容	评分及其标准			
	0分	1分	2分	3分
Ⅰ日常生活需要帮助程度				
进食	完全独立	要一点帮助	要较多帮助	喂食或经静脉供给营养
行走(可用拐杖或助行器)	完全独立	要一点帮助	要较多帮助	不能走
活动(外出可用轮椅)	完全独立	要一点帮助	要较多帮助	不能离家外出
洗澡(要提供用品及监护)	完全独立	要一点帮助	要较多帮助	由别人帮助洗
穿衣	完全独立	要一点帮助	要较多帮助	由别人帮助穿
如厕(穿脱衣裤清洁、造瘘管护理)	完全独立	要一点帮助	要较多帮助	中能用便盆,不能护理造瘘管
整洁修饰	完全独立	要一点帮助	要较多帮助	由别人帮助
适应性项目(财产处理、用电话等)	完全独立	要一点帮助	要较多帮助	自己无法处理

续表

内容	评分及其标准			
	0分	1分	2分	3分
Ⅱ 残疾程度				
言语交流	正常	要一点帮助	要较多帮助	不能交流
听力(可用助听器)	正常	要一点帮助	要较多帮助	听力丧失
视力	正常	要一点帮助	要较多帮助	视力丧失
饮食不正常	没有	轻	较重	需经静脉输入营养
大小便失禁	没有	有时有	常常有	无法控制
白天卧床	没有	有,较短时间(3小时内)	较长时间	大部分或全部时间
用药	没有	有时有	每日服药	每日注射或加口服
Ⅲ 特殊问题程度				
精神错乱	没有	轻	重	极重
不合作(对医疗持敌视态度)	没有	轻	重	极重
抑郁	没有	轻	重	极重

四、注意事项

1. 首先要查看病历或了解病史及患者的基本情况。了解烧伤的原因、病情发展情况、禁忌证及功能情况(如认知功能、运动功能、心理等),并了解患者的生活环境和在环境中的表现。

2. 评定前应做好解释说明工作,使患者了解评定的目的和方法,以取得患者的理解与配合。

3. 尽量在合适的时间和环境下进行评定。

4. 评定时以患者实际完成情况来确定 ADL 能力,而不是以可能或应具备该活动能力进行评分。

5. 评定时所提供的帮助应尽可能少,只有需要时才给予帮助或提供辅助器具。

6. 重复进行评定时应尽量在同一条件或环境下进行。

7. 在分析评定结果时应考虑有关的影响因素,如患者的生活习惯、文化素养、职业、社会环境、评定时的心理状态和合作程度等。

(曹海燕 刘海兵)

第九节 心 理 评 定

一、基本概念和意义

心理评定,或称心理评估,一般由受过专业训练的心理学工作者通过使用专业技术和工具,获得对个体全面或某一心理现象的相关信息,对个体当前心理功能作全面、系统和深入的客观描述,或对个体行为和心理功能进行预测的过程。心理评估的种类包括观察法、调查法和实验法。而调查法中又包含晤谈法和问卷法。由于心理评定的内容庞大,所以本节中仅介绍在临床中常应用于烧伤患者的心理评定量表。

二、烧伤后相关心理问题及原因

烧伤大多属于意外事故,患者毫无心理准备,加上创面的疼痛、功能丧失、颜面损毁、经济损失、环境陌生以及不了解预后等原因,烧伤患者在伤后往往会有一系列的情绪和相继发生的心理问题。尤以抑郁、焦虑和创伤后应激障碍较为常见。回归社区的过程中,外界的评价同样会对患者造成较大的影响。

国外相关的流行病学调查显示,21%~33% 的烧伤患者住院期间会出现显著的抑郁症,其抑郁情绪可能会持续一年以上,其中有 11% 的烧伤患者曾有自杀的想法。31%~50% 的烧伤患者住院期间有焦虑症,出院后 2 年患抑郁的比重也有 27%。有 30%~31% 的烧伤住院患者符合创伤后应激障碍的诊断标准,29% 的烧伤患者在受伤后 12 个月仍然会有创伤后应激症状。此外,出院后一年,仍有 78% 的患者出现 DSM-Ⅳ有关创伤后应激障碍描述中的闪回症状,43% 的患者出现回避症状,还有 65% 的患者出现警觉性增高的症状。国内对烧伤患者的抑郁和焦虑研究显示,烧伤患者是精神心理障碍的高危人群,住院期间有 50%~94% 的烧伤患者常出现焦虑,有 53%~94% 常出现抑郁。而对重度烧伤患者心理状况的研究显示,70% 以上的重度烧伤患者在入院初期即有中等以上的焦虑和抑郁症状。

与烧伤后心理问题相关的高危因素包括:烧伤面积、烧伤部位、药物依赖、人格特点、人口学特征和早期的精神病史等。而在研究烧伤患者心理状况有关保护性因素里面,应对方式、自尊和自我效能感等也与后期患者康复回归社会有关。

当然,并不是所有的烧伤患者都在康复发展过程中会有出现精神心理问题。但一旦烧伤患者离开医院,他们将很难被确认患有精神心理问题并获得适当的心理援助。

目前,国内专门为烧伤患者编写的心理量表比较少见,大多数应用于烧伤的精神心理卫生评定量表都是在翻译国外量表基础上进行中文改良。而这些量表应用于烧伤患者时需要考虑到患者的躯体疼痛、长期卧床、皮肤瘙痒、瘢痕增生等因素影响,在进行心理评定时需要留意与其他症状区别,也有可能这些症状是互相重叠的。

三、评定方法

1. 宗氏抑郁自评量表和抑郁状态问卷　宗氏抑郁自评量表(self-rating depression scale,SDS)是由 William W. K. Zung 于 1965 年编制的自评量表。该量表主要用于判断患者抑郁状态的轻重程度及其在治疗过程中的变化情况。Zung 在 1972 年对原版本进行了条目的重新编写,制定了与之相应的检查者使用的他评版本,称为抑郁状态问卷(depression status inventory,DSI)。两个评定量表的评定时间跨度都为最近一周。

在问卷结构上,SDS 和 DSI 都分别由 20 个陈述句和与抑郁症状相应的条目组成。每一条目描述一个和抑郁相关的症状,每个条目均有四个选项,采用 1~4 级的评分等级,根据最符合受试者情况的时间频度圈出。20 个条目从属于四组分别反映抑郁状态的特异性症状:

(1) 精神性 - 情感症状,包含抑郁心境和哭泣两个条目;

（2）躯体性障碍，包含情绪的日间差异、睡眠障碍、食欲减退、性欲减退、体重减轻、便秘、心动过速、易疲劳共八个条目；

（3）精神运动性障碍，包含精神运动性迟滞和激越两个条目；

（4）抑郁的心理障碍，包含思维混乱、无望感、易激惹、犹豫不决、自我贬值、空虚感、反复思考自杀和不满足，共八个条目。

SDS 和 DSI 均为短程自评量表和问卷，操作方便，容易掌握，能有效地反映抑郁状态的有关症状及其严重程度和变化，特别适用于综合医院以筛查抑郁症患者。SDS 的评分不受年龄、性别、经济状况等因素影响。如受试者文化程度较低或智力水平稍差不能进行自评，可采用 DSI 由检查者进行评定。

2. 贝克抑郁量表　贝克抑郁量表（Beck depression inventory，BDI）是由美国阿隆·贝克（Aaron T. Beck）在 1967 年发表的临床使用抑郁自评量表。该量表将抑郁表述为 21 个"症状 - 态度类别"，Beck 量表的每个条目便代表一个类别。这些类别包括：心情、悲观、失败感、不满、罪感、惩罚感、自厌、自责、自杀意向、痛哭、易激惹、社会退缩、犹豫不决、体象歪曲、活动受抑制、睡眠障碍、疲劳、食欲下降、体重减轻、有关躯体的先占观念与性欲减退。该量表的主要目的是评价抑郁的严重程度。该量表对每个抑郁类别的描述都分为四级，按其所显示的症状严重程度排列，从"无"到"极重"，级别赋值为 0~3 分。该量表题目数量较少，操作简单，并且可以客观反映在治疗过程中抑郁程度的变化，可作为治疗过程中评估治疗效果的工具，常用于评估心理治疗和药物治疗的疗效。

3. 宗氏焦虑自评量表　宗氏焦虑自评量表（self-rating anxiety scale，SAS）是由 Zung 于 1971 年编制，主要用于评定患者焦虑状态的轻重程度及其在治疗过程中的变化情况。从量表构造形式到具体评定方法，都与抑郁自评量表（SDS）十分相似，它也是含有 20 个焦虑症状条目的自评量表。其因子结构包括：焦虑、害怕、惊恐、发疯感、不幸预感、手足颤抖、躯体疼痛、乏力、静坐不能、心悸、头晕、晕厥感、呼吸困难、手足刺痛、胃痛消化不良、尿意频数、多汗、面部潮红、睡眠障碍和噩梦。SAS 采用 4 级评分，主要评定症状出现的频度。该量表也是短程自评量表，操作简单，计算方便快捷，可用于对焦虑症状严重情况的检测及治疗效果的评估，是在医院实际工作及科研中常用的焦虑问卷之一。

4. 贝克焦虑量表　贝克焦虑量表（Beck anxiety inventory，BAI）由美国阿隆·贝克（Aaron T. Beck）等于 1985 年编制，主要评定受试者被多种焦虑症状烦扰的程度。该量表是一个含有 21 个项目的自评量表。21 个有关于焦虑症状的条目采用 4 级评分，适用于具有焦虑症状的成年人，能比较准确地反映受试者主观的焦虑程度。BAI 的 21 个自评焦虑症状项目，把受试者被多种焦虑症状烦扰的程度作为评定指标，其总分能充分反映焦虑状态的严重程度。根据有关报道和使用情况显示，BAI 能帮助了解近期心境体验及治疗期间焦虑症状的变化，是我国临床心理工作中了解焦虑症状的常用检测工具。

5. 90 项症状自评量表　目前的 90 项症状自评量表（symptom check list 90，SCL-90）是 Derogatis L.R. 于 1975 年编制的。Derogatis L.R 根据临床的实际需要在原来 Hopkins 症状清单（HSCL-58）基础上增加了反映敌对、恐怖性焦虑、偏执观念、精神病性的项目，制定了适用于成年的神经症、适应障碍及其他轻度精神障碍患者的症状自评量表。该量表反映了广泛的精神症状，包括躯体感觉不适、情绪、情感、思维、意识、人际关系、生活习惯、饮食睡眠等内容，能准确刻画受试者的自觉症状，能较好地反映受试者的问题及其严重程度和变化。该量表由 90 个项目组成，分别从属于 9 个分量表，即躯体化、强迫症状、人际关系敏感、抑郁、焦虑、敌对、恐怖、偏执和精神病性。每个症状条目分五级评分,从 1 分到 5 分,从"没有"到"严重"。评定的时间是"现在"或者"最近一个星期"的实际感觉。

该量表从 9 个方面,以身心症状表现的角度考查了个体的心理健康水平。如果在某些症状上的得分越高,感觉到某些症状的频度和强度都比较严重,就应该注意患者在这个方面的问题。由于自评量表是测量个体在一段时间内感觉到的症状的严重程度,所以在量表分数的解释上应该慎重,并不是得分高就一定说明个体出现了严重的心理问题。某些分量表的得分较高有可能只是由于个体当时遇到了某些难题,因此还应该对患者得分高的原因作进一步的了解。该量表可以较好地反映患者的精神心理状况,不仅可以用于帮助筛查神经症及精神病患者,还可用于正常人群中的一般心理状况筛查。由于结果含有 9 个因子,所以相对较全面地了解患者的心理状态,并常被用于面谈咨询和治疗中探索患者生活形态的资料。由于该量表题目数量较多,表面信度高,部分患者容易对题目产生厌烦及排斥,出现不真实表达或掩饰倾向,因此需要施测者正确的解释和宣教。因其结果因素较多,SCL-90 常被用于医院及高校的心理筛查,也较多的被用于心理状况的调查研究。

6. 匹兹堡睡眠质量指数　睡眠质量问题不仅与多种精神障碍的发生发展有关,也是多种躯体疾病、意外事故和死亡发生的高危因素。睡眠质量包括睡眠的质和量两个部分,如何客观量地评价睡眠质量是睡眠科学研究的重要课题,匹兹堡大学精神科医生 Buysse 博士等在综括前人文献和有关测试工具的基础上,克服现有测试工具的不足,于 1989 年编制了匹兹堡睡眠质量指数(Pittsburgh sleep quality index,PSQI)。PSQI 用于评定受试者最近 1 个月的睡眠质量,由 19 个自评和 5 个他评条目构成,其中第 19 个自评条目和 5 个他评条目不参与计分。18 个条目组成 7 个成分,每个成分按 0~3 等级计分,累计各成分得分为 PSQI 总分,总分范围为 0~21。得分越高,表示睡眠质量越差。受试者完成该问卷需要 5~10 分钟。其量表成分包括:睡眠质量、入睡时间、睡眠时间、睡眠效率、睡眠障碍、催眠药物和日间功能障碍。PSQI 不仅可以评价一般人睡眠行为和习惯,更重要的是可以用于临床患者睡眠质量的综合评价。该量表适用于睡眠障碍患者、精神障碍患者的睡眠质量评价、疗效观察、一般人群睡眠质量的调查研究,以及作为睡眠质量与心身健康相关性研究的评定工具。是医院用于评估心身问题及睡眠问题的重要量表之一。

7. 社会支持评定量表　肖水源于 1986—1990 年在参考国外有关资料的基础上,编制并修订 10 项条目的社会支持评定量表。该量表包括客观支持(3 条)、主观支持(4 条)和对社会支持的利用度(3 条)等三个维度。社会支持是影响人们社会生活的重要因素。社会支持从性质上可以分为两类,一类为客观的支持,这类支持是可见的或实际的,包括物质上的直接援助、团体关系的存在和参与等。另一类是主观的支持,这类支持是个体体验到的或情感上感受到的支持,是个体在社会中受尊重、被支持与理解的情感体验和满意程度,与个体的主观感受密切相关。该量表目的在于检测个体在社会生活中得到心理支持的程度,以及对支持的利用情况。该量表总分的分数越高,社会支持度越高。主要用于科研及调查,也在临床工作中为相关医护人员提供有关信息,帮助了解烧伤患者出院步入社会过程中所产生的人际互动压力,协助烧伤患者寻找社会支持积极资源。

8. 贝克自杀意念量表　贝克自杀意念量表(Beck scale for suicide ideation,BSI)是由贝克等于 1979 年编制而成。有两个版本,一个是由经过培训的临床医务人员使用的半结构化他评量表(scale for suicide ideation,SSI),另一个是在此基础上发展出来的自评量表(Beck scale for suicide ideation,BSI)。该量表最初由 19 个条目组成,每个条目有 3 个选项(分别计 0~2 分),总分范围 0~38 分。得分越高,自杀危险越高。此量表有主动自杀意愿(10 个条目)、具体自杀计划(3 个条目)和被动自杀意愿(3 个条目)3 个因子,剩余 3 个条目与总分的相关性低。此外,为了方便临床上的使用,编者在 SSI 的基础上还发展了自我报告的 SSI(即 BSI)。BSI 和 SSI 的条目顺序、数目和评分等级相同。由死亡意愿(5 项)、自杀准备(7 项)和主动自杀意愿(4 项)3 个因子组成。设定前 5 项条目为筛选条目,以识别有自杀意念者。如果受试既没有主动自杀意愿也没有被动自杀意愿,则不再回答下面的 14 个条目;否则,完成剩下的 14 个条目。自杀意念的操作性定义为有主动或被动自杀意念。该量表主要用于进行自杀风险性评估及筛查,量表题目数量少,可操作性好,不仅可以由患者自评,还可以由医务人员进行他评,而且应用范围较广,不仅包括精神疾病患者,还可以包括其他的一般人群。

9. 创伤后应激检查表　由美国创伤后应激障碍国立研究中心编制的创伤后应激检查表(the PTSD checklist,PCL)是目前用于评估创伤后应激障碍(posttraumatic stress disorder,PTSD)症状及其严重程度使用最为广泛的自评工具之一。量表所含有的条目分别对应 DSM-Ⅳ 的 17 条症状描述,是由 17 个项目构成的自我报告量表,包含和 PTSD 对应的三个维度:再体验、回避和警觉。其省时高效的特点被认为作为可以广泛用于临床辅助筛查,并且该量表被研究发现具有较好的心理测量学特征。目前 PCL 一共有两个版本:军用版和平民版。平民版中(PCL-C)再体验和回避两个维度适用于任何形式的压力,采用 1~5 五级评分,从没有发生到极重度。每个条目分数在 3 分及以上才确定存在此条症状,得分越高说明时间对其影响越大。依据 DSM-Ⅳ 的症状标准诊断,必须同时具有 1 项以上再体验症状、3 项以上回避症状和 2 项以上过度唤起症状才能做出 PTSD 的诊断。该量表包含 3 个分量表,包括再体验、回避和高警觉性。

10. 中文版精简烧伤健康量表　详见本章第十一节。

四、注意事项

以上介绍的仅仅只是可以用于烧伤患者的部分精神心理卫生评定量表。心理评定量表的数量众多,各种量表结构的设计理论和方法都不同,褒贬也不一,心理工作者需要根据实际情况进行选择评估。但需要注意的是,量表条目数和量表反映的内容及信息是成正比的。在实际工作中,量表题目越少,可快速完成,相对的关于烧伤患者心理状况的信息量便会减少。如果题目数量太多,也会使答题者疲劳,影响回答题目的准确性和真实性。因此量表的选择和应用上不仅要方便相关心理工作者的工作需要,还要考虑烧伤患者特殊的生理心理需要。由于烧伤患者康复过程中的心理状况极易受到伤情及康复情况的影响,因此所有的量表在使用过程中都需要心理治疗工作者考虑烧伤患者肢体功能情况、瘢痕疼痛瘙痒、长时间活动不便及生活不能自理等一些系列的特殊病情特点,才能更好地了解和分析烧伤患者真实的精神心理状况,帮助烧伤患者更好的康复治疗。

(黄　琼　刘海兵)

第十节　职业评定

一、基本概念和意义

职业评定是针对受伤患者从事某项工作的能力而进行的综合及客观的测试。职业评定是职业康复中的重要一环,美国著名学者 Matheson 博士在 1988 年出版的《职业能力评定:工伤康复中的系统方法》一书中将它定义为:根据一般规定的工作要求,进而测量和发展个人能否承受或保持某工作任务能力的一个系统过程。2001 年 12 月香港医院管理局职业治疗师统筹委员会管辖下的职业康复工作小组将职业能力评定的定义分为三个方面:第一是确定某一指定工作、某一特定行业或一般竞争性工作在就业时所需具备的不同的工作要求;第二是评估个人的工作能力;第三是比较和判断以上两方面评估之间的相匹配的程度,进而得出被评估者是否具备或是否能够从事某一工种所需要的工作能力的结论。职业评定适合的服务对象主要包括:①康复进展已经到达平稳阶段;②有就业意愿;③重返工作岗位有困难;④基于职业发展计划或医疗 - 法律处理上的原因需要决定其职业功能水平。

二、评定方法

职业评定又可以分成两类不同的评估内容。一类是评估对象没有特别指定会返回某一工作岗位,该评估内容可以在参考美国职业分类大典里已量化的工人特征的基础上进行。包括一般的身体能力测试:坐、站、步行、平衡、攀爬、跪地、弯腰、蹲、伸手拿取、提举、运送、推、拉、运动协调、精细灵活度、中度灵活度、抓握和捏力。这些不同的姿势及动作,涵盖了从事一般工作所需要的基本的身体能力要求。二类是已知评估对象会返回某一指定工作,已知该工作的描述或经过工作分析已明确了主要的工作要求,此时职业评定的目的主要评估个人身体功能与工作要求间相匹配的程度。例如,一般烧伤患者应尽量避免暴露在尘埃、高温及室外的环境,所以一般比较适合室内的工作。如果患者已计划返回文员一职,就必须针对文员职位进行工作分析,获知该职位所需要的主要的身体能力要求,如,坐位耐力、身体移动能力及手功能情况。

测试应该发生在竞争性行业所需要具备的环境中进行。对测试过程中患者的表现应该进行描述或量化。身体结构、关节活动度、力量、耐力、步态、协调性、平衡和安全问题都应该包含在内。随着评估时间的增加,某些因素,例如患者持续身体活动的能力,或者进入竞争性职业的可行性,就可以了解得更准确。如果受试者想返回某一工作,评估的数据就可以与工作所需要的身体功能进行比较,从而得出更符合人体工效学的、安全的是否返回工作岗位的决定,或者能够制订更合理的康复计划。“能力”一词意味着某些潜能不可能被直接测量。因此,受试者维持工作相关任务的潜能可通过预测得到,而不是直接测量得出。该预测是基于受试者在评估中的表现而作出的。

职业评定主要包括了如下的评估内容:躯体功能评估、工作行为评估及工作模拟评估。

(一)躯体功能评估

躯体功能评估是针对患者当前或已证明的身体能力的基线评估。评估内容包括躯体移动能力、力量、感觉、手功能、粗大和精细的运动协调,以及维持工作所需要的心血管耐力。

1. **功能测试**

(1) 测试内容:功能上的测试可以按照测量的指标和功能的重要性分成三部分,第一部分主要包括:提举、运送、推、拉;第二部分主要包括:攀爬、平衡、步行;第三部分主要包括:弯腰、跪地、蹲、坐、伸手拿取、操作、手指精细动作、触摸。

(2) 测试指标:第一部分测试的指标主要是范围/距离、重量/力量、频率、持续时间。第二和第三部分测试的指标主要是距离和频率。在这里,美国职业分类大典(DOT)分别根据工作的特性对重量/力量,频率作了分类和说明(表 4-10-1、表 4-10-2)。如:偶尔(少于 1/3 的工作时间)运送少于 10 磅(1 磅 =0.45kg)重物的工作量称为轻体力劳动级别。

表 4-10-1　美国职业分类大典对工作时间和频率的说明

N——不需要	O ——有时(1/3 工作时间)
F——经常(1/3~2/3 工作时间)	C——常常(2/3 以上工作时间)

表 4-10-2　美国职业分类大典对工作所需力量作的说明(单位:磅,1 磅 =0.45kg)

级别	代码	偶尔	经常	常常
轻微	S	<10	–	–
轻	L	<20	<10	–
中等	M	20~50	10~25	<10
重	H	50~100	25~50	10~20
非常重	V	>100	>50	>20

除了以上的功能测试项目,某些内容如语言能力、听力、视力在评估中非经常需要评估的,可通过观察在评估报告上列出。

2. **疼痛的测试**　疼痛测试可以采用 0~10 数字疼痛强度量表表示疼痛的程度。但要注意,必须在评估前和评估后对疼痛的程度作出说明,以便监控评估过程中患者对评估内容的反应(表 4-10-3)。

表 4-10-3　0~10 数字疼痛强度量表

	不疼										剧痛
刻度	0	1	2	3	4	5	6	7	8	9	10
评估前	0	1	2	3	4	5	6	7	8	9	10
评估后	0	1	2	3	4	5	6	7	8	9	10

3. **感觉的测试**　感觉测试主要包括浅感觉、深感觉和复合感觉的测试。由于医疗康复有关书籍已对此作过具体说明,这里就不再赘述。

4. **关节活动度的测试**　人类的劳动主要涉及人体上肢的活动,所以关节活动度的测试主要是以肩关节、肘关节、腕关节、掌指关节、指间关节为主,具体测量方法请参考其他医疗康复有关书籍。

5. **上肢功能测试**　上肢功能测试主要包括手的灵活性测试、握力、捏力(指腹捏、三指捏和侧捏)的等长肌力测试,腕关节的屈伸,肘关节的屈伸,前臂的旋前旋后,肩关节屈伸和内外旋的等长肌力、爆发力、耐力的测试。

6. **身体要求测试** 躯体功能测试的最后阶段,在对患者受伤前工作进行分析的前提下,可对患者目前的身体能力水平与工作要求水平进行测试和比较,重点发现患者与工作要求对应的躯体功能受限的地方,以便于在下一阶段的工作能力强化训练中有针对性地进行。(表 4-10-4、表 4-10-5)。

表 4-10-4 身体能力水平与工作要求水平的配对测试

任务		能力水平	工作要求水平	是否符合要求	建议
双侧提举	地面至髋关节				
	髋关节至肩关节				
	肩关节至过头				
右手提举	地面至髋关节				
	髋关节至肩关节				
	肩关节至过头				
左手提举	地面至髋关节				
	髋关节至肩关节				
	肩关节至过头				
运送	双手				
	右手				
	左手				
推					
拉					

表 4-10-5 身体能力水平与指定的工作任务比较

工作任务	工作要求(a)	患者能力(b)	% 能力(b/a×100)
	力量 *:	力量:	
	爆发力 **:	爆发力:	
	耐力 ***:	耐力:	
	力量:	力量:	
	爆发力:	爆发力:	
	耐力:	耐力:	
	力量:	力量:	
	爆发力:	爆发力:	
	耐力:	耐力:	

* 力量是指完成某任务所需要的体力

** 爆发力是指患者为了完成某项任务单位时间内所需体力

*** 耐力是指患者为了完成某项任务需较长时间重复用力的程度

（二）工作行为评估

工作行为评估包括评估患者的动机，外表是否得体、出席／守时、对工作任务的注意力、自信心、监管下的反应、能否接受建设性批评、人际关系和生产能力、心理、压力和对挫折承受力。评估的过程中除了强调应用适当的评估手段和方法，患者在评估过程中能否积极参与也是必须强调的重要内容。因为该问题直接牵涉到评估结果的可靠性。治疗师应该在详细了解患者个人资料、家庭情况、工作背景及赔偿相关信息的基础上初步了解患者是否有就业的意愿。此外，也可以利用自评问卷，如林氏就业准备评估量表（Lam assessment of employment readiness）来初步判断患者的就业意愿（表 4-10-6）。对于患者的出席／守时情况，必须记录以下内容：约定次数、迟到次数、总共评估时间、分钟及迟到原因说明。

表 4-10-6　林氏就业准备评估量表中文译本

姓名：＿＿＿＿＿＿　性别：□ 男　□ 女　评估日期：＿＿＿＿＿＿　评估者：＿＿＿＿＿＿

此问卷可帮助我们更了解你的需要。每个句子描述了一个人开始求职服务计划时的感觉。请在适当的方格用（√）号指出你对每句句子的同意程度。请依照你现在的感觉去决定你的选择，而非你过去或将来的感觉。	非常不同意	同意	不确定	同意	非常同意
我觉得我或许已经准备好了重返工作岗位					
我正在为重返工作岗位而努力					
我觉得为重返工作岗位而做的努力或许是值得的					
我已经订好了计划，在未来数周内重返工作岗位					
我没有工作的能力，我不明白为什么要到这儿来参加职业康复训练					
我终于开始为重返工作岗位而努力了					
我一直在想，应该是时候重返工作岗位了					
我正在搜寻关于工作的消息和资料					
我为自己重返工作岗位做准备其实就是浪费时间，因为我根本不可能再工作了					
我知道失业是不太好的，但目前我对重返工作岗位的事情无能为力					
我明白应该要重返工作岗位，并且我真的觉得自己应该为此而努力					
我一直都在想办法重返工作岗位					
别人认为我应该重返工作岗位，但我不认同他们的说法					
每个人都只懂得说要重返工作岗位，而我现在确实在为此而努力					
我正计划在未来的数周内重返工作岗位					
所有关于工作的话题都令我厌烦，可以不要再来烦我吗？					
我正在为重返工作岗位而积极努力					
我为自己重返工作岗位做准备其实就是浪费时间，因为我根本不想去工作					

(三) 工作模拟评估

工作模拟评估主要根据各种基于工作任务而涉及的身体活动,尽量设计和仿效在现实工作生活中真正的工作任务,从而得出能否重返工作岗位的职业能力建议。工作模拟评估一般包括如下三种形式:

1. **工作模拟器械** 该类工作模拟训练器利用多种工具配件来模拟大部分工作上所需要的上肢基本动作,工具配件可根据工作的实际需要而采用不同的阻力进行评估,此类器械一般都能打印出评估数据、日期、持续时间等资料,可作为治疗师和医院所开出的评估结果的凭证。

2. **工作模拟样本** 工作模拟样本包含 20 多种不同设备,主要用来评估和训练,可以独立使用或在设备间配合使用。该设备可以帮助治疗师预测患者的工作能力是否适合于大部分工业或生产行业。正如每个指定的工作都需要某些特定的技能,每项工作任务都需要某些指定的技巧,才能取得良好的工作成效。该方法就是被称为方法时间衡量(methods-time measurement,MTM)的方法。该工作模拟样本需配合美国劳工局的职业分类大典进行评估工作。

3. **模拟工作场所的设置** 治疗师为患者设计不同的工作场所,如地盘工场、木工工场及办公室场所等,从实际或近似真实的工作场所中,评估工人的工作潜能或当面应付一般工作的能力表现。进行该类评估时,可以在评估前先对患者的前工作环境进行工作探访,既可以从其雇主或同事口中得出更详尽的工作任务安排,也可以实地了解其工作环境,便于设计更接近的工作场所行评估训练。

在工作模拟评估过程中,治疗师可以用量表或观察的方法对工伤患者的社会心理及工具操作能力进行评估。研究发现残疾的程度和能否重返工作岗位的影响因素中,除了躯体功能上的因素外,心理社会因素也起着非常重要的作用。功能评估问卷和 Duke 健康概况问卷是其中的部分评估工具,它们都可以用来评估与残疾相关的多变量预测因子。疼痛是很难客观定量、即使治疗也很难消失的症状。尽管在测量疼痛的过程中有主观的因素,评估过程中仍然可以使用工具对其进行测量,如目测类比法,McGill 疼痛问卷和 Oswestry 下腰背痛残疾问卷。

治疗师可利用实物测试患者利用手部使用工具的能力,例如螺丝刀、铁锤、扳手、六角匙等。例如,对于一位从事开木料工作的木工,因工伤导致右手(利手)第一掌骨基底部的骨折,治疗师会评估其常用工具的使用情况,如铁锤、刨子等,是否会因某些功能方面的障碍而影响了正常工具的使用,进而影响其重返工作岗位。除了利用实物测量外,治疗师也可利用自评问卷的方法,根据自我评估其工具使用能力的情况,从而预知患者的工具使用能力。一般的工具使用自评量表如家居操作能力自评问卷(LLUMC)。

三、注意事项

在评估前治疗师必须确立本次评估的目的。一般来说,功能能力评估的目的是明确患者在安全和可靠的基础上可以从事什么工作。在职业评定过程中,有五个问题必须注意,它们是:安全、信度、效度、可操作性、实用性。

安全:尽量获得被评估者的一般个人资料和医学病史,评估过程中须注意防止受伤;

信度:测试或评估的分值不会因为评估员、被评估者、日期或时间的改变而发生变化;

效度:所得分值的解释应能够预测或反映被测试者真实的所评估出来的工作能力;

可操作性:测试或评估过程涉及的费用问题应该是合理的;

实用性:评估结果是否实用应根据被评估者、转介者、费用支出者三者间实际需要的相适应程度而决定。

（徐艳文　郑树基）

第十一节　生存质量评定

一、基本概念和意义

生存质量(quality of life,QOL)是指不同文化和价值体系中,个体对于他们的目标、期望、标准以及所关心的事件有关的生存状态的体验。随着医学水平的发展,烧伤治疗的最终目的已不再是封闭创面、挽救生命。患者伤后的 QOL 正逐渐受到人们的重视。评定烧伤患者的生命质量和综合健康情况,了解和关心烧伤患者的生存现状,有助于对他们进行更有针对性的治疗,从而提高烧伤患者的生命质量。

二、影响烧伤患者生存质量的因素

(一) 烧伤深度和部位

深度烧伤后创面瘢痕愈合,给人体带来形态改变和功能障碍,影响患者的日常生活和工作。Kimmo 等的研究中,Ⅲ度烧伤大于 20% 者性生活将受到影响。截肢(指)患者的日常生活活动能力明显比无截肢(指)者差。另外,面部烧伤发生率达 52%,也影响着患者的生存质量,但 Croms 等认为不是手或面部烧伤而是深度烧伤影响患者的身体形象。

(二) 烧伤面积

Kimmo 等报道 25 岁以上,烧伤面积大于 30%,Ⅱ度总烧伤面积大于 20% 或住院时间超过 1 个月者较担心身体健康状况。另外,中小面积烧伤患者在生理、安全的需要基本上得到满足,但患者均情绪低落、自我感觉不良,陷入自责,自我评价降低。社会期可产生心理障碍,影响社会适应性,降低生存质量,深度烧伤患者对于烧伤后遗留的瘢痕,较多有强烈的整形愿望。

(三) 躯体能力

由于烧伤后瘢痕挛缩增生畸形,造成各关节活动受限,特别是手部烧伤后瘢痕挛缩畸形,造成生活自理受限,甚至因功能障碍丧失劳动和工作能力等。Jonsson 等对 14 例烧伤后 1 年的患者的调查中,9 例有功能障碍,包括上肢活动范围下降、肌力减退、感觉过敏和痒感,1 例患者有疼痛,1 例职业障碍,2 例丧失工作能力,另外 2 例须进行功能锻炼以适应职业需求。

(四) 年龄

烧伤的多发人群是小儿(年龄 2~4 岁)和青少年(年龄 17~25 岁),其中男性多见。Sheridan 的研究中,严重烧伤后恢复的儿童大多数有满意的生存质量,但 15% 的大面积烧伤小儿躯体功能低于常模 2 倍多,小部分小儿仍有严重的身体残疾,常有睡眠失调躯体不适感。小儿烧伤后有长期的心理后遗症,大面积烧伤后的小儿抑郁明显。

（五）心理因素

烧伤对患者的身心影响明显,Ehde 等的研究中报告超过半数的人受伤 1 个月或 1 年后,经常会回忆烧伤的情形。其他常有的症状是睡眠失调,回避与烧伤有关的想法和感觉,回忆烧伤时的痛苦。国内部分研究示抑郁与受伤者年龄,受伤时年龄,烧伤严重程度及个人的心理因素有关。成年中期、已婚的患者遭遇烧伤后应激反应更强烈,内向患者易发生抑郁。

（六）环境因素及家庭因素

环境因素包括地区、地域的环境,生活习惯,个人的居住环境,邻居之间的和睦相处,单位领导及同事的善解等。而家庭因素则包括:家庭的完整性及家庭的支持程度等。

三、评定方法

（一）普适性量表

普适性量表目前较常用的是 SF-36 及世界卫生组织生存质量评定量表,后者是由 WHO 于 1993 年组织 15 个合作中心共同编制成的一套用于测量个体与健康相关的普适性生存质量量表,包括 WHOQOL-100 和 WHOQOL-BREF,后者即简化版。WHOQOL-100 内容包括生理、心理、独立性、社会关系、环境和精神支柱 / 宗教和个人信仰等 6 个领域,共 24 个方面。此量表结构严谨、内容涵盖面广,适合于多个学科的有关生存质量的研究。WHOQOL 的中国版（由英文版翻译改良而成）已经于 1998 年成功制定出来。尽管 WHOQOL-100 能够详细地评定与生存质量有关的各个方面,但测评耗时长,实际工作量大。因此,WHO 于 1998 年发展出了世界卫生组织生存质量简表（WHOQOL-BREF）,其包括生理、心理、社会关系和环境 4 个领域,共 26 个条目。

SF-36 是目前世界上公认的具有较高信度和效度的普适性生存质量评定量表之一。SF-36 由美国医疗局研究组在兰德公司健康保险项目的有关研究的基础上修订而成的普适性测量表。于 20 世纪 80 年代初期开始研制,90 年代初完成了含有 36 个条目的健康调查问卷简化版。内容包括躯体活动功能、躯体功能对角色功能的影响、躯体疼痛、总体健康自评、活力、社会功能、情绪对角色功能的影响和精神健康等八个领域。整个测量需耗时 5~10 分钟。SF-36 量表的具体内容见表 4-11-1。

表 4-11-1 SF-36 量表

1. 总体来讲,您的健康状况是:

(1) 非常好;(2) 很好;(3) 好;(4) 一般;(5) 差(得分依次为 5,4,3,2,1)

2. 跟一年以前比,您觉得您现在的健康状况是:

(1) 比 1 年前好多了;(2) 比 1 年前好一些;(3) 跟 1 年前差不多;(4) 比 1 年前差一些;(5) 比 1 年前差多了(得分依次为 5,4,3,2,1)

健康和日常活动

3. 以下这些问题都和日常活动有关。请您想一想,您的健康状况是否限制了这些活动? 如果有限,程度如何?

(1) 重体力活动。如跑步举重、参加剧烈运动等:

1) 限制很大;2) 有些限制;3) 毫无限制(得分依次为 1,2,3;下同)

(2) 适度的活动。如移动一张桌子、扫地、打太极拳、做简单体操等:

1）限制很大;2）有些限制;3）毫无限制

(3) 手提日用品。如买菜、购物等:

1）限制很大;2）有些限制;3）毫无限制

(4) 上几层楼梯:

1）限制很大;2）有些限制;3）毫无限制

(5) 上一层楼梯:

1）限制很大;2）有些限制;3）毫无限制

(6) 弯腰、屈膝、下蹲:

1）限制很大;2）有些限制;3）毫无限制

(7) 步行 1500m 以上的路程:

1）限制很大;2）有些限制;3）毫无限制

(8) 步行 1000m 的路程:

1）限制很大;2）有些限制;3）毫无限制

(9) 步行 100m 的路程:

1）限制很大;2）有些限制;3）毫无限制

(10) 自己洗澡、穿衣:

1）限制很大;2）有些限制;3）毫无限制

4. 在过去 4 个星期里,您的工作和日常活动有无因为身体健康的原因而出现以下这些问题?

(1) 减少了工作或其他活动时间:

1）是;2）不是(得分依次为 1,2;下同)

(2) 本来想要做的事情只能完成一部分:

1）是;2）不是

(3) 想要干的工作和活动的种类受到限制:

1）是;2）不是

(4) 完成工作或其他活动困难增多(比如需要额外的努力):

1）是;2）不是

5. 在过去的 4 个星期里,您的工作和日常活动有无因为情绪的原因(如压抑或忧虑)而出现以下问题:

(1) 减少了工作或活动时间:

1）是;2）不是(得分依次为 1,2;下同)

(2) 本来想要做的事情只能完成一部分:

1）是;2）不是

(3) 干事情不如平时仔细:

1）是;2）不是

6. 在过去的 4 个星期里,您的健康或情绪不好在多大程度响了您与家人、朋友、邻居或集体的正常社会交往?

1）完全没有影响;2）有一点影响;3）中等影响;4）影响很大;5）影响非常大(得分依次为 1,2,3,4,5)

7. 在过去 4 个星期里,您有身体疼痛吗?

1）完全没有疼痛;2）稍微有一点疼痛;3）有一点疼痛;4）中等疼痛;5）严重疼痛;6）很严重疼痛(得分依次为 1,2,3,4,5,6)

8. 在过去 4 个星期里,身体疼痛影响您的工作和家务吗?

1）完全没有影响;2）有一点影响;3）中等影响;4）影响很大;5）影响非常大(得分依次为 1,2,3,4,5)

您的感觉

9. 以下这些问题有关过去 1 个月里您自己的感觉,对每一条问题所说的事情,您的情况是什么样的?

(1) 您觉得充满活力:

1) 所有的时间;2) 大部分时间;3) 比较多时间;4) 一部分时间;5) 一小部分时间;6) 没有这种感觉(得分依次为 6,5,4,3,2,1)

(2) 您觉得精神非常紧张:

1) 所有的时间;2) 大部分时间;3) 比较多时间;4) 一部分时间;5) 一小部分时间;6) 没有这种感觉(得分依次为 1,2,3,4,5)

(3) 您的情绪非常不好,什么事都不能使您高兴:

1) 所有的时间;2) 大部分时间;3) 比较多时间;4) 一部分时间;5) 一小部分时间;6) 没有这种感觉(得分依次为 1,2,3,4,5,6)

(4) 您的心理很平静:

1) 所有的时间;2) 大部分时间;3) 比较多时间;4) 一部分时间;5) 一小部分时间;6) 没有这种感觉(得分依次为 6,5,4,3,2,1)

(5) 您做事精力充沛:

1) 所有的时间;2) 大部分时间;3) 比较多时间;4) 一部分时间;5) 一小部分时间;6) 没有这种感觉(得分依次为 6,5,4,3,2,1)

(6) 您的情绪低落:

1) 所有的时间;2) 大部分时间;3) 比较多时间;4) 一部分时间;5) 一小部分时间;6) 没有这种感觉(得分依次为 1,2,3,4,5,6)

(7) 您觉得筋疲力尽:

1) 所有的时间;2) 大部分时间;3) 比较多时间;4) 一部分时间;5) 一小部分时间;6) 没有这种感觉(得分依次为 1,2,3,4,5,6)

(8) 您是个快乐的人:

1) 所有的时间;2) 大部分时间;3) 比较多时间;4) 一部分时间;5) 一小部分时间;6) 没有这种感觉(得分依次为 6,5,4,3,2,1)

(9) 您感觉厌烦:

1) 所有的时间;2) 大部分时间;3) 比较多时间;4) 一部分时间;5) 一小部分时间;6) 没有这种感觉(得分依次为 1,2,3,4,5,6)

10. 不健康影响了您的社会活动(如走亲访友):

1) 所有的时间;2) 大部分时间;3) 比较多时间;4) 一部分时间;5) 一小部分时间;6) 没有这种感觉(得分依次为 1,2,3,4,5,6)

总体健康情况

11. 请看下列每一条问题,哪一种答案最符合您的情况?

(1) 我好像比别人容易生病:

1) 绝对正确;2) 大部分正确;3) 不能肯定;4) 大部分错误;5) 绝对错误(得分依次为1,2,3,4,5)

(2) 我跟周围人一样健康:

1) 绝对正确;2) 大部分正确;3) 不能肯定;4) 大部分错误;5) 绝对错误(得分依次为5,4,3,2,1)

(3) 我认为我的健康状况在变坏:

1) 绝对正确;2) 大部分正确;3) 不能肯定;4) 大部分错误;5) 绝对错误(得分依次为1,2,3,4,5)

(4) 我的健康状况非常好:

1) 绝对正确;2) 大部分正确;3) 不能肯定;4) 大部分错误;5) 绝对错误(得分依次为5,4,3,2,1)

（二）烧伤专用量表

烧伤领域内的 QOL 研究可以追溯到 19 世纪 40 年代对烧伤患者神经精神并发症的探讨。20 世纪 80 年代以后，人们较重视对烧伤患者出院后的健康状况进行分析，QOL 测评就是其中的主要部分。烧伤对患者的影响包括躯体功能、日常家庭生活、社会功能、情绪状态、认知、睡眠与休息、精力和主观健康感受等，因此烧伤后的 QOL 也应当从这些方面进行测定。

为了更好地了解烧伤患者的生存状态，美国的 Blades 等在前期研究基础上于 1982 年设计了烧伤专用健康量表（BSHS）。经烧伤治疗康复专家和患者组成的议题小组对各条目进行评议筛选而得 114 条目的 BSHS。此量表采用自评方式，分为生理健康、身体活动、体像、心理健康、社会健康、性功能和总的健康关心程度 7 个领域。

为了继续完成 BSHS 效度检验、内容精简且形成能用于临床的健康量表，1987 年，Munster 等在 BSHS 的基础上进一步改进并制订出简明烧伤健康量表（the abbreviated burn specific health scale，BSHS-A）。该表领域和分领域的划分更加清楚明确，条目内容更加清晰。共分运动与自我关心、手功能、角色活动、体像、影响、家庭与朋友、性活动、总体健康关心程度等 8 个分领域，共计 80 条目，属于生理、心理、社会、总体健康等 4 个领域，同时增加一个非计分的了解患者工作状况的列表。BSHS-A 推出后得到了不少国家烧伤与康复工作者的认可，得到较为广泛的传播，并被译为多种文字应用于许多国家，被视作一种较为可靠的标准化量表。我国学者陈斌等也通过结合我国文化背景及表达习惯，经"翻译 - 回译 - 文化调适 - 预测试 - 修订"程序，制成了 BSHS-A 中文版（表 4-11-2）并通过信度和效度研究证实 BSHS-A 中文版具有良好的信度和效度，可以用于中国烧伤康复期患者生存质量的研究。

表 4-11-2　简明烧伤健康量表（BSHS-A）

请根据最近一周的情况完成下列表格					
以下这些动作，您完成的情况如何？	根本不能	很困难	比较困难	有些困难	没有困难
1. 自己洗澡	☐	☐	☐	☐	☐
2. 自己上厕所	☐	☐	☐	☐	☐
3. 自己穿衣服	☐	☐	☐	☐	☐
4. 自己吃饭	☐	☐	☐	☐	☐
5. 上下床	☐	☐	☐	☐	☐
6. 坐下和站起	☐	☐	☐	☐	☐
7. 不借助他人或工具自己走路	☐	☐	☐	☐	☐
8. 上下楼梯	☐	☐	☐	☐	☐
9. 骑车	☐	☐	☐	☐	☐
10. 自己上街买东西	☐	☐	☐	☐	☐
11. 写自己的名字	☐	☐	☐	☐	☐
12. 用筷子或勺子吃饭	☐	☐	☐	☐	☐
13. 系鞋带、弯腰等	☐	☐	☐	☐	☐
14. 捡起硬币	☐	☐	☐	☐	☐
15. 转动球形门锁或者用钥匙开门	☐	☐	☐	☐	☐
16. 日常家务活动	☐	☐	☐	☐	☐
17. 继续往常的休闲活动	☐	☐	☐	☐	☐
18. 参加体育活动（如跑步、做操、乒乓球、篮球、羽毛球等）	☐	☐	☐	☐	☐
19. 可以做原来的工作并承担同样的任务	☐	☐	☐	☐	☐
20. 护理自己的皮肤（如擦药、清洗等）	☐	☐	☐	☐	☐

续表

以下这些陈述,您认为自己处于何种情况?	确实如此	较多如此	有些如此	很少如此	完全没有
21. 我的外表变化已经妨碍了与别人交往	☐	☐	☐	☐	☐
22. 有时,我宁愿忘记我的外表已经改变了	☐	☐	☐	☐	☐
23. 我感到我的家庭成员因我的存在而不舒服	☐	☐	☐	☐	☐
24. 我觉得烧伤使别人认为我变丑了	☐	☐	☐	☐	☐
25. 别人的举动似乎说我有什么不对	☐	☐	☐	☐	☐
26. 我认为别人不愿与我交往	☐	☐	☐	☐	☐
27. 和其他人在一起我不舒服	☐	☐	☐	☐	☐
28. 我经常做噩梦	☐	☐	☐	☐	☐
29. 我觉得某些可怕的事就要发生	☐	☐	☐	☐	☐
30. 和其他人在一起我感到不安	☐	☐	☐	☐	☐
31. 我经常莫名其妙地感到害怕	☐	☐	☐	☐	☐
32. 我由于不能做受伤以前能做的事而心烦意乱	☐	☐	☐	☐	☐
33. 我什么都不想干	☐	☐	☐	☐	☐
34. 我因孤独而难过	☐	☐	☐	☐	☐
35. 我觉得我就要死了	☐	☐	☐	☐	☐
36. 我的感情容易被伤害	☐	☐	☐	☐	☐
37. 我常常感到悲哀和忧郁	☐	☐	☐	☐	☐
38. 我对未来没有信心	☐	☐	☐	☐	☐
39. 我不能控制自己不发脾气	☐	☐	☐	☐	☐
40. 我容易苦恼或生气	☐	☐	☐	☐	☐
41. 有时,我想摔东西	☐	☐	☐	☐	☐
42. 我决定不了任何事	☐	☐	☐	☐	☐
43. 我只有不停地做事才觉得好过	☐	☐	☐	☐	☐
44. 我不在乎自己	☐	☐	☐	☐	☐
45. 我似乎比别人更多灾难	☐	☐	☐	☐	☐
46. 有时候,我认为我的情绪有问题	☐	☐	☐	☐	☐
47. 我时常责备自己	☐	☐	☐	☐	☐
48. 我感到很累	☐	☐	☐	☐	☐
49. 我不认为我能把握自己的人生	☐	☐	☐	☐	☐
50. 我因反复出现的不愉快想法而烦恼	☐	☐	☐	☐	☐
51. 我不喜欢和朋友们在一起做事	☐	☐	☐	☐	☐
52. 和朋友们在一起我不自在	☐	☐	☐	☐	☐
53. 我不喜欢串门儿	☐	☐	☐	☐	☐
54. 我的一些老朋友不再和我来往了	☐	☐	☐	☐	☐
55. 受伤后我与家人疏远了	☐	☐	☐	☐	☐
56. 我希望我有更多的家庭责任感	☐	☐	☐	☐	☐
57. 我希望能为家人做更多事	☐	☐	☐	☐	☐
58. 我宁愿独处也不愿和家人在一起	☐	☐	☐	☐	☐
59. 我不喜欢家人对我的方式	☐	☐	☐	☐	☐
60. 如果没有我,我的家人会过得更好	☐	☐	☐	☐	☐
61. 我找不到可以说心里话的人	☐	☐	☐	☐	☐

续表

以下这些陈述,您认为自己处于何种情况?	确实如此	较多如此	有些如此	很少如此	完全没有
62. 我没有爱好	☐	☐	☐	☐	☐
63. 我因为不能像以前一样激起性欲而感到沮丧	☐	☐	☐	☐	☐
64. 我对性生活简直没有兴趣	☐	☐	☐	☐	☐
65. 我不再和爱人拥抱或接吻	☐	☐	☐	☐	☐
66. 我没有按医生的指导做	☐	☐	☐	☐	☐
67. 我一直担心自己的健康	☐	☐	☐	☐	☐
68. 我还有创面没有愈合或者反复有新的创面出现	☐	☐	☐	☐	☐
69. 我感到皮肤痒	☐	☐	☐	☐	☐
70. 我感到皮肤疼痛	☐	☐	☐	☐	☐
71. 我的体力活动非常有限	☐	☐	☐	☐	☐
72. 我没有原来健壮了	☐	☐	☐	☐	☐
73. 我不再有精力了	☐	☐	☐	☐	☐
74. 我的外表令我苦恼	☐	☐	☐	☐	☐
75. 别人对我的反应使我苦恼	☐	☐	☐	☐	☐
76. 我时常回想起受伤的那次意外	☐	☐	☐	☐	☐
77. 我需要很多别人的帮助	☐	☐	☐	☐	☐
78. 我确实觉得别人比我好	☐	☐	☐	☐	☐
79. 我有一种易激动、衰弱的感觉	☐	☐	☐	☐	☐
80. 我有被什么东西抓住或捕获的感觉	☐	☐	☐	☐	☐

请检查一遍,是否选择了最适合您的情况?

请选择您现在的工作水平(选择适合您的情况,可以多选)

受伤前您的工作状况是:☐有正式工作 ☐合同工 ☐临时工 ☐没有工作 ☐务农 ☐个体

受伤后:☐ 1. 工作比以前更好

☐ 2. 在原来的工作岗位上干同样的活

☐ 3. 在原来的工作岗位上干不同的活,或者工作时间减少了

☐ 4. 失去原来的工作

☐ 5. 打零工挣钱

☐ 6. 在索赔、诉讼或者申诉期间

☐ 7. 我烧伤这件事已经获得解决

☐ 8. 失去正式工作,经济上依赖:☐救济 ☐保险公司 ☐社会捐赠 ☐亲友资助

☐ 9. 病退或退休、内退

☐ 10. 其他——请详细说明 _____

因后来的应用过程中考虑到 BSHS-A 存在诸如长度较长影响了临床使用,未包括其他烧伤相关因素及 8 个分量表之间可能缺乏明显的效度等因素,Blalock 等学者修正量表 BSHS-A 并将增加的工作、皮肤敏感度、疼痛和治疗措施等烧伤相关因素有关的 29 条目加入 BSHS-A 的 80 条目中,最后于 1994 年获得由 BSHS-A 中的 17 条和增加的 29 条中的 14 条组成的修订版烧伤健康量表(BSHS-R),其包括简单功能、热敏感度、治疗、工作、体像、影响、人际关系等 7 个分量表,共 31 项条目。评分方式采用同 BSHS-A 的 5 级 Likert 评分标准。

尽管 BSHS-R 在精简过程中尽力不损伤烧伤相关因素的灵敏性,但仍有部分领域未涉及如手功能和性领域等相关领域。2001 年,瑞典的 Kildal 等制订了包括简单功能、热敏感度、手功能治疗、工作、身体形象、影响、人际关系、性能力等 9 个领域 40 个条目组成的精简烧伤健康量表(burn specific health scale-brief,BSHS-B)(表 4-11-3)。

表 4-11-3　精简烧伤健康量表(BSHS-B)

BSHA-B 量表包括 9 个维度,40 个条目。每个条目都有 5 个程度选项(0~4 分),其中手功能及简单能力(基本生活能力)的条目选项为:做不到、非常难、比较难、有点难、没问题。其余维度的条目选项为:完全符合、非常符合、比较符合、有点符合、不符合。

采用 Likert 5 级分法:

1= 做不到 / 完全符合、2= 非常难 / 非常符合、3= 比较难 / 比较符合、4= 有点难 / 有点符合、5= 没问题 / 不符合　每个维度计平均分。

各个维度分数越低,说明生存质量越低,反之越高。

1. 对热的敏感度

(1) 在阳光下有困扰

(2) 受炎热的天气困扰

(3) 在炎热的天气,不能出去,不能做事

(4) 我不能在太阳底下困扰我

(5) 我的皮肤比以前更敏感

(6) 经常感到悲伤或沮丧

(7) 有时觉得自己有情绪问题

(8) 被孤独感困扰

(9) 有被困或被抓住的感觉

(10) 不喜欢与人交往

(11) 没有人可以跟自己聊一下自己的问题

(12) 没兴趣和朋友一起做事情

2. 手功能

(13) 签名

(14) 用餐具进食

(15) 从平坦的表面上捡起硬币

(16) 开门上的锁(用钥匙开门)

(17) 系鞋带,蝴蝶结或其他

3. 治疗形态(配合治疗)

(18) 照料皮肤是件麻烦事(照料皮肤很麻烦)

(19) 已经被告知处理自己烧伤的方法,但是不喜欢做

(20) 希望自己不必不得不做那么多事情去照料自己的烧伤

(21) 所有教授的照料自己烧伤的事情都很难做

(22) 照料自己的烧伤使得做其他重要的事情都很难

4. 工作

(23) 烧伤干扰到自己的工作

(24) 烧伤影响到自己的工作能力

(25) 烧伤导致自己的工作出问题

(26) 做以前的工作,行使以前的职责

5. 性能力

(27) 因不能像以前一样被激起性欲而感到挫败

(28) 根本就不再会对性感兴趣

(29) 不再会拥抱、接吻

6. 人际关系

(30) 不喜欢家人在自己周围的行为方式

(31) 比起和家人一起,宁愿自己待着

(32) 没有自己,家人会更好

(33) 受伤使自己离家人越来越远

7. 简单能力(基本生活能力)

(34) 独立洗澡

(35) 自己穿衣

(36) 坐于椅子上或从椅子上站起来

8. 身体形象

(37) 受瘢痕外观困扰(我的瘢痕外观困扰我)

(38) 一般外观(平时的外貌)很困扰自己

(39) 有时很想忘掉自己的外貌已经改变

(40) 感到自己的烧伤对别人没有吸引力

　　Kildal 等学者认为,BSHS-R、BSHS-B、BSHS-A 这 3 种量表对于评定烧伤患者的生存质量有着相似之处,但在皮肤相关问题的评定方面 BSHS-R 和 BSHS-B 优于 BSHS-A;在手功能和性能力方面,BSHS-B 更占优一些。目前 BSHS-A 和 BSHS-B 较常用,总体来说,BSHS-A 评定的内容更为全面,稳定性及信效度较高,但条目相对较多,而 BSHS-B 相对简便,但其重复测量的信度尚未得到证实。目前尚还没有制订出由多国家烧伤研究中心共同参与,适合不同文化背景和不同经济发展水平国家使用的统一烧伤患者健康量表。由于文化背景的差异和经济发展的不同,决定了使用上述量表时不能简单地生搬硬套,而是要进行适当的修改。目前国内已开展与烧伤生存质量相关的部分研究,但尚未形成一个适合中国国情、有效且确实可行的烧伤患者健康量表以指导烧伤患者的康复与治疗。可以预见,今后在烧伤患者健康量表及烧伤患者健康相关方面的研究,将是国际和国内烧伤界一个方兴未艾的课题。

(石芝喜　刘海兵　李曾慧平　王韩洁　魏雅婷　张娲嫘　张玉婷)

参 考 文 献

1. 冯苹,李恒宇,陆健,等. 中文版精简烧伤健康量表的信度和效度. 解放军护理杂志,2011,28(4A):1-4.

2. 魏玉兵,王瑞明,苏洁,等. 创伤后应激障碍测查量表在震后中学生中的应用. 内蒙古师范大学学报(教育科学版),2011,24(4):47-52.

3. 李献云,费立鹏,童永胜,等. Beck 自杀意念量表中文版在社区成年人群中应用的信效度. 中国心理卫生杂志,2010,24(4):250-255.

4. 王玉龙. 康复功能评定学. 北京:人民卫生出版社,2010.

5. 洪光祥,裴国献.中华骨科学手外科卷.北京:人民卫生出版社,2009.

6. 南登昆,实用康复医学.北京:人民卫生出版社,2009.

7. 曲智勇.上肢及手功能检查.北京:人民军医出版社,2008.

8. 窦祖林.作业治疗学.北京:人民卫生出版社,2007.

9. 杨晓云,杨宏爱,刘启贵,等.创伤后应激检查量表平民版的效度、信度及影响因素的研究.中国健康心理学杂志,2007,15(1):6-9.

10. 岳丽青.烧伤患者生活质量研究进展.中华护理杂志,2006,41(7):652-654.

11. 陶泉.手部损伤康复.上海:上海交通大学出版社,2005.

12. 李黎.社会支持对烧伤患者生存质量的影响.中华烧伤杂志,2005,21(4):273-274.

13. 纪树荣.运动疗法技术学.北京:华夏出版社,2004.

14. 恽晓平.康复评定学.北京:华夏出版社,2004.

15. 陈斌,付晋凤,葛茂星,等.简明烧伤健康量表//中国行为医学编辑委员会.行为医学量表手册.北京:中华电子音像出版社,2005:114-115.

16. 陈斌,付晋凤.烧伤后生存质量研究与健康测定量表.中华烧伤杂志,2004,20(2):118-119.

17. 王擎,付晋凤.国际4种烧伤患者健康量表的应用比较及其研究与进展.中国临床康复,2004,8(26):5654-5655.

18. 邓雪风,张建融,杨建英.烧伤病人心理健康状况评估.护理研究,2003,17(7A):779-780.

19. 卓大宏.中国康复医学.第2版.北京:华夏出版社,2003.

20. 汪向东,姜长青,马弘.心理卫生评定量表手册(增订版).北京:中国心理卫生杂志社,1999.

21. 何青.职业康复概论.北京:华夏出版社,1995.

22. Griffiths C,Guest E,White P,et al. A Systematic Review of Patient-Reported Outcome Measures Used in Adult Burn Research. J Burn Care Res,2017,38(2):e521-e545.

23. Pryor JA,Amani PS. Physiotherapy for respiratory and cardiac problems:adults and paediatrics.4th ed. New York:Elsevier Health Sciences,2008.

24. Lau JC,Li-Tsang CW,Zheng YP. Application of tissue ultrasound palpation system(TUPS)in objective scar evaluation. Burns,2005,31(4):445-452.

25. Li-Tsang CW,Lau JC,Liu SK. Validation of an objective scar pigmentation measurement by using a spectrocolorimeter. Burns,2003,29(8):779-784.

26. Cromes GF,Holavanahalli R,Kowalske K,et al. Predictors of quality of life as measured by the Burn Specific Scale in persons with major burn injury. J Burn Care Rehabil,2002,23(3):229-234.

27. Kildal M,Andersson G,Fugl-Meyer AR,et al. Development of a brief version of the burn specific health scale(BSHS-B),J Trauma,2001,51(4):740-746.

28. Pedretti LW,Early MB. Occupational therapy:practice skills for physical dysfunction. 5th ed. Philadelphia:Mosby,2001.

29. Ehde DM,Patterson DR,Wiechman SA,et al. Post-traumatic stress symptoms and distress 1 year after burn injury. J Burn Care Rehabil,2000,21(2):105-111.

30. Sheridan RL,Hinson MI,Liang MH,et al. Long -term outcome of children surviving massive burns. JAMA,2000,283(1):69-73.

31. Power PW. A Guide to Vocational Assessment. 3rd ed. Nerang:Pro-Ed Australia,2000.

32. Clarkson HM. Musculoskeletal Assessment:Joint Range of Motion and Manual Muscle Strength. 2nd ed.

Philadelphia：Lippincott Williams and Wilkins，1999.

33. Powers PS，Sarka S，Goldgof DB，et al. Scar assessment：Current problems and future solutions. J Burn Care Rehabili，1999，20（1 Pt 1）：54-60.

34. Kimmo T，JyrkiV，Sirpa AS. Health status after recovery from burn injury. Burns，1998，24（4）：293-298.

35. Tedstone JE，Tarrier N. Faragher EB. An investigation of the factors associated with an increased risk of psychological morbidity in burn injured patients. Burns，1998，24（5）：407-415.

36. Lawrence JW，Fauerbach J，Muster A. Early avoidance of traumatic stimuli predicts chronicity of intrusive thoughts following burn injury. Behaviour Research and Therapy，1996，34（8）：643-646.

37. Byrant RA. Predictors of post-traumatic stress disorder following burns injury. Burns，1996，22（2）：89-92.

38. Isernhagen SJ. Comprehensive guide to work injury management. Gaithersburg，MD：Aspen Publishers Inc.，U.S.，1994.

39. Baryza MJ，Baryza GA. The Vancouver scar scale：an administration tool and its interrater reliability. J Burn Care Rehabil 1995，16（5）：535-538.

40. Blalock SJ，Bunker BJ，Devellis RF. Measuring health status among survivors of burn injury：revisions of the Burn Specific Health Scale. J Trauma，1994，36（4）：508-515.

41. Hart DL，Isernhagen SJ，Matheson LN. Guidelines for functional capacity evaluation of people with medical conditions. J Orthop Sports Phys Ther，1993，18（6）：682-686.

42. Blalock SJ，Bunker BJ，Moore JD，et al. The impact of burn injury：A preliminary investigation. J Burn Care Rehabil，1992，13（4）：487-492.

43. Cahners SS. Young women with breast burn：a self-help "group by mail". Journal of Burn Care and Rehabilitation，1992，13（1）：44-47.

44. Pruzinsky T，Rice LD，Himel HN，et al. Psychometric assessment of psychological factors influencing adult burn rehabilitation . Journal of Burn Care and Rehabilitation，1992，13（1）：79-88.

45. U.S. Department of Labor. Dictionary of occupational titles. 4th ed. Indianapolis：JIST Works Inc.，U.S.，. 1991.

46. Williams EE，Griffiths TA. Psychological consequences of burn injury . Burns，1991，17（6）：478-480.

47. Sullivan T，Smith J，Kermode J，et al. Rating the burn scar . J Burn Care Rehabil，1990，11：256-260.

48. Patterson DR，Carrigan L，Questad KA，et al. Post-traumatic stress disorder in hospitalized patients with burn injuries . Journal of Burn Care Rehabilitation，1990，11（3）：181-184.

49. Jacob K，Wyrick J. Use of Department of Labor references and job analysis. Bethesda，MD：American Occupational Therapy Association，1989 .

50. Rockwell E，Dimsdale JE，Carroll W，et al. Preexisting psychiatric disorders in burn patients . Journal of Burn Care and Rehabilitation，1988，9（1）：83-86.

51. Wallace LM，Lees J. A psychological follow-up study of adult patients discharged from a British burn unit . Burns Incl Therm Inj，1988，14（1）：39-45.

52. West J，Spinks P. Planning psychological care in a burns unit. London：Wright，1988.

53. Munster AM，Horowitz GL，Tudahl LA. The abbreviated Burn-Specific Health Scale . J Trauma，1987，27（4）：425-428.

54. Königová R，Pondelicek I. Psychological aspects of burns . Scand J Plast Reconstr Surg Hand Surg，1987，21（3）：311-314.

55. Blumenfield M, Reddish PM. Identification of the psychological impairment inpatients with mild-moderate thermal injury: small burn, big problem . General Hospital psychiatry, 1987, 9(2): 142-146.

56. Ward HW, Moss RI, Darko DF, et al. Prevalence of postburn depression following burn injury . Joural of Burn Care Rehabilitation, 1987, 8(4): 294-298.

57. Andreasen NJ, Norris AS. Long-term adjustment and adaptation mechanisms in severely burned adults. J Nerv Ment Dis, 1972, 154(5): 352-362.

58. Blades BC, Jones C, Munster AM. Quality of life after major burn . J Trauma, 1979, 19(8): 556-558.

59. Blades B, Mellis N, Munster AM. A burn specific health scale . The Journal of Trauma, 1982, 22(10): 872-875.

60. White AC. Psychiatric study of patients with severe burn injuries . British Medical Journal, 1982, 284(6314): 465-467.

61. Cason JS. Psychological and psychiatric problem. London: Chapman and Hall, 1981.

62. Bereni-Marzouk B, Giacalone T, Thieulard L. Behavioural changes in burned adult patients during their stay in hospital . Burns Incl Therm Inj, 1982, 8(5): 365-368.

63. Klein RM, Charlton JE. Behavioral observation and analysis of pain behavior in critically burned patients . Pain, 1980, 9(1): 27-40.

64. Alexander H, Miller DL. Determining Skin Thickness with Pulsed Ultra Sound . Journal of Investigative Dermatology, 1979, 72(1): 17-19.

65. Yardley L, Beyer N, Hauer K, et al. Development and initial validation of the Falls Efficacy Scale-International (FES-I). Age ageing, 2005, 34(6): 614-619.

66. Bache SE, Fitzgerald O'Connor E, Theodorakopoulou E, et al. The Hand Burn Severity (HABS) score: A simple tool for stratifying severity of hand burns. Burns, 2017, 43(1): 93-99.

67. Cartotto R. The burned hand: optimizing long-term outcomes with a standardized approach to acute and subacute care. Clinics in plastic surgery, 2005 32(4): 515-527.

68. Kamolz LP, Kitzinger HB, Karle B, et al.. The treatment of hand burns. Burns, 2009, 35(3): 327-337.

69. Lau JC, Li-Tsang CW, Zheng YP. Application of tissue ultrasound palpation system (TUPS) in objective scar evaluation. Burns, 2005, 31(4): 445-452.

70. Lim JY, Lum CH, Tan AJ, et al. Long term sensory function after minor partial thickness burn: A pilot study to determine if recovery is complete or incomplete. Burns, 2014, 40(8): 1538-1543.

71. Baryza MJ, Baryza GA. The Vancouver Scar Scale: an administration tool and its interrater reliability. J Burn Care Rehabil, 1995, 16(5): 535-538.

72. Lee KC, Dretzke J, Grover L, et al. A systematic review of objective burn scar measurements. Burns Trauma, 2016, 4: 14.

73. Radomski MV, Latham CAT. Occupational therapy for physical dysfunction. 7th ed. Baltimore: Williams & Wilkins, 2014.

74. Sullivan T, Smith J, Kermode J, et al. Rating the burn scar. Journal of Burn Care & Research, 1990, 11(3): 256-260.

第五章

烧伤康复治疗技术

第一节 作业治疗

一、作业治疗的基本概念和内容

作业(occupation)是指人们作为个体、家庭及社区成员每日所从事的用来"占有"时间和带来生命意义的活动,包括人们"需要做""想要做"和"期望做"的事情。

按世界作业治疗师联盟最新定义,作业治疗(occupational therapy)是"以服务对象为核心,通过作业活动来促进健康和幸福的一门健康学科。作业治疗的基本目标是促使功能障碍者参与到日常生活中去。作业治疗通过与功能障碍者及社区相关人员共同合作,来提高他们从事他们想要做、需要做或期望做的事情的能力,或者通过活动改良或环境改造来更好地支持他们达到这一目标"。

作业治疗的主要工作包括作业评定、认知及感知觉训练、手功能训练、日常生活活动(activities of daily living,ADL)能力训练、功能性作业活动、娱乐休闲活动训练、职业康复、辅助技术、环境改造等方面内容。

作为康复治疗的重要组成部分,作业治疗在烧伤康复中发挥着十分重要的作用,贯穿烧伤康复治疗全过程。作业治疗在关注烧伤患者的活动和参与能力的同时,还通过功能性活动、矫形器、压力治疗等技术预防和改善烧伤患者的肢体功能。

二、烧伤作业治疗常用方法

(一)健康指导

作业治疗师与患者第一次见面即开始进行,贯穿治疗全程,很多时候健康指导是否到位决定了患者的作业治疗参与程度和预后。有效的健康指导包括面对面的口头讲解、示范,提供宣教手册、图片,观看宣教录像,组织小组活动请其他病友进行经验分享,健康讲座等。宣教内容包括告知患者病情、发展、治疗过程、可能预后等,宣教的重点是瘢痕的发生发展过程、瘢痕的自我管理(心理调整、体位处理、按摩、痛痒处理、压力衣及矫形器应用等)、ADL、功能性活动指导等内容。

(二)体位处理

合理的体位对预防瘢痕挛缩及关节挛缩至关重要。烧伤早期,为避免疼痛,患者常常保持在"舒适体位",如四肢屈曲蜷缩位,如不注意体位的摆放,常会发生挛缩及畸形,甚至造成永久的功能丧失。所以在烧伤急救期(ICU病房)即应将肢体放置于对抗可能发生瘢痕挛缩的位置,如屈侧烧伤应将肢体置于伸直位,手部大面积烧伤将手部放于"保护位"(安全位),具体肢体摆放要求详见表5-1-1。全身大面积烧伤者体位摆放要求见图5-1-1。

表 5-1-1 不同部位烧伤的体位要求、矫形器及功能性训练示例

烧伤部位		常见畸形或异常	体位要求	常用矫形器	功能性训练活动示例
头面部		睑外翻	常保持闭眼	无	闭眼动作
		小口畸形	张口	开口器	唱歌,张大口的动作
		鼻孔挛缩	保持鼻孔通畅	鼻孔支撑器	保持用鼻呼吸
颈部	前部	瘢痕挛缩致口不能闭合,不能抬头	保持颈部伸展,可去枕仰卧或在颈肩部放一小长枕使颈部处于轻微伸展状态,同时保持口部闭合	颈托,协助保持颈部伸展位	头部伸展动作为主的活动,如抬头上望天花板、顶气球等,抬头数星星
	后部	瘢痕挛缩致低头困难	保持颈部中立位,可用枕头协助	一般不需要,严重者可用颈托	各种低头动作,如下颌碰触胸部
	侧部	单侧烧伤致颈部侧偏	保持烧伤侧伸展,患侧在上的侧卧位时可去枕	颈托,保持颈部中立位	各种头部侧偏的动作,如唱歌时摆头
	全部	同颈前部	同颈前部	颈托	头部各方向动作,颈操、顶气球等
肩部		肩上抬,上肢外展	肩下沉、内收	一般不需	肩下沉、内收动作,如双手背侧传接小球等
腋窝部		腋窝挛缩,肩不能外展	肩关节外展90°~100°和外旋位	肩外展矫形器	进行肩外展动作训练,如利用简易吊环上肢悬吊训练、侧方爬墙练习、双手过头拍手、侧方擦玻璃、晾衣服等家务活动
上臂	屈侧	肩后伸及伸肘受限	伸肘,肩中立或后伸位	一般不需	伸肘动作,如擦桌子、打台球、虚拟游戏(如保龄球)等
	伸侧	肩前屈及屈肘受限	肘稍屈,肩中立位	一般不需	屈肘及肩屈曲动作,如,整理书柜、打乒乓球、虚拟游戏(如保龄球、羽毛球)
肘部	屈侧	屈曲位挛缩	肘关节伸展位	肘关节伸直矫形器	伸肘动作,如擦桌子、投篮球、投飞镖、提水等
	伸侧	伸直位挛缩	肘屈70°~90°	肘关节屈曲矫形器	屈肘动作,如擦桌子、投篮球、投飞镖及进食(吃水果、嗑瓜子)等ADL
	屈伸侧	伸直位挛缩	肘屈70°~90°并注意变换体位	肘关节屈伸两用矫形器	肘屈伸动作,如擦桌子、投篮球、投飞镖及进食(吃水果、嗑瓜子)等ADL
前臂	屈侧	伸肘、伸腕受限	伸肘、腕背伸	多不需要,有时需腕背伸矫形器	伸肘伸腕动作,如擦玻璃、拍球、虚拟游戏抓蝴蝶等
	伸侧	伸肘、屈腕受限	屈肘、腕中立或休息位	多不需要	日常生活活动:进食、刷牙等
腕部	屈侧	腕关节屈曲挛缩	腕背伸30°	腕背伸矫形器	伸腕动作,如擦玻璃、双手做"作揖"动作、拍手、拍球等
	伸侧	腕关节屈曲受限	腕中立位或稍屈曲位	多不需要	屈腕动作,如拍球、投飞镖、钉钉子、敲鼓等

续表

烧伤部位		常见畸形或异常	体位要求	常用矫形器	功能性训练活动示例
手部	掌侧	屈指畸形,腕背伸受限	腕、掌指、指间关节均伸直位	腕指伸展矫形器,拇外展矫形器	伸指伸腕活动,如擦玻璃、投球、猜拳、擀饺子皮等
	背侧	掌指关节伸直、指间关节伸直或屈曲位挛缩	腕中立位,掌指关节屈曲,指间关节伸直,拇指外展	保护位矫形器,拇对掌矫形器	抓握动作,如抓小球、橡皮泥等,使用小工具进行 ADL、书写
	全手烧伤	"爪"状畸形	腕关节背伸25°~30°,掌指关节屈曲45°~70°,指间关节伸直,拇指外展对掌位	保护位矫形器,拇对掌矫形器、拇外展矫形器	抓握及伸指动作,如抓小球、橡皮泥等,使用小工具进行 ADL、书写、擦玻璃等
躯干	前侧	含胸弓背	躯干伸展,脊柱下垫毛巾卷	不需要	扩胸运动、"飞燕"动作、拱桥动作,体操球上做伸展躯干动作
	背侧	少见	平卧	不需要	弯腰动作、抱球等
	侧部	躯干侧偏	保持躯干中立位,健侧卧位时可在躯干下方垫枕以保持患侧伸展	不需要	做广播体操的侧身运动、虚拟游戏高尔夫球
臀部		屈髋受限	髋中立位	不需要	屈髋动作、长坐位活动、高抬腿踏步、膝部颠球等
会阴部		髋伸展、外展受限	髋外展 20°~30°	髋外展矫形器	髋外展动作及伸髋动作,如拱桥、治疗球上伸髋活动、劈一字马等瑜伽舞蹈动作
大腿	前侧	髋伸展、膝屈曲受限	保持髋关节伸展位,膝稍屈曲位	多不需要	向后踢球、俯卧位飞燕动作
	后侧	髋屈曲、伸膝受限	髋关节中立、膝伸展位	多不需要	向前踢球、正步走等动作,长坐位下完成日常活动等
膝部	前侧	膝屈曲受限	膝屈曲位	多不需要	踢毽子、踩单车、划船运动
	腘窝	伸膝受限	保持膝关节伸直位	多不需要,有时需膝关节伸直矫形器	踢球、正步走、直腿抬高等
小腿	前侧	踝跖屈受限	踝关节中立位或稍跖屈	多不需要	踝关节跖屈动作,踩单车、踩踏板等
	后侧	踝背伸受限	踝关节中立位	踝足矫形器	踝关节背伸动作,颠球、站立、步行、上斜坡等
踝部	前侧	踝跖屈受限	踝关节中立位或稍跖屈	踝足矫形器	踝关节跖屈动作,下斜坡、踩单车、踩踏板、跳芭蕾舞等
	后侧	踝背伸受限	保持踝关节中立位	踝足矫形器	踝关节背伸动作,颠球、站立、步行、上斜坡等

续表

烧伤部位		常见畸形或异常	体位要求	常用矫形器	功能性训练活动示例
足部	足背	踝跖屈及屈趾受限	踝稍跖屈、伸趾但不过伸	多不需要	足部拍地动作,步行
	足趾	趾背伸畸形	稍屈趾	屈趾矫形器	足趾抓地动作,如用足趾收拢地上毛巾

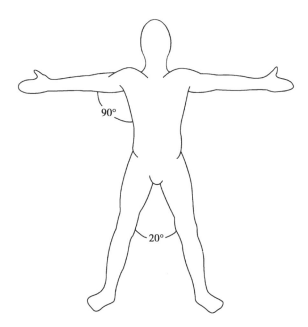

图 5-1-1　全身大面积烧伤者体位摆放要求

（三）压力治疗

压力治疗是目前研究证据最为充分的烧伤后增生性瘢痕的治疗手段之一,是烧伤后瘢痕的常规治疗方法。压力治疗在创面愈合后即开始应用并坚持足够长时间,至瘢痕成熟时止,一般要持续 1 年左右,且每天应用 23 小时以上。压力治疗可通过弹力绷带、自黏绷带、压力套、成品压力衣或量身定做的压力衣来实现,量身定做的压力衣可提供最为有效的压力,是最为普遍应用的压力治疗方法。为保证治疗效果,常需配备了压力垫、支架和橡筋带来增加治疗效果,预防畸形（图 5-1-2）。

（四）矫形器应用

矫形器在烧伤康复中发挥着不可替代的作用,是预防畸形、改善功能的重要手段。早期主要用于保护或协助肢体摆放,以促进组织愈合、预防挛缩和畸形;中期主要用于对抗挛缩、改善

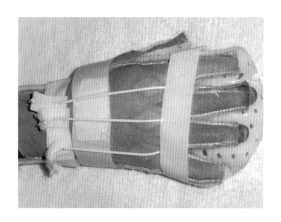

图 5-1-2　压力治疗

关节活动度,最大限度地恢复肢体功能;后期多用于矫正畸形。烧伤后常用矫形器见表5-1-1。

（五）功能性作业活动

结合患者功能情况,通过对患者真实的生活环境、特殊的生活日程以及伤前生活角色的评估,与患者共同制定功能性作业活动。目的是通过功能性活动训练,维持关节活动、增强肌耐力、改善 ADL 能力、提升职业技能,促进重返社区和工作岗位,重建伤前的生活角色。不同部位损伤常用的功能性训练活动见表5-1-1。

（六）情景模拟及虚拟现实训练

研究发现,虚拟现实技术和交互式视频游戏可以缓解烧伤后疼痛,促进肢体活动。此外,虚拟现实训练和情景模拟训练还可以改善平衡及协调能力,提高全身耐力,改善心肺功能。可用专门的虚拟现实训练或情景模拟训练设备,也可用家庭用体感运动设备（如 Vii,X-Box 等）进行训练。

（七）手上肢功能训练

手上肢是最为常见的烧伤部位之一,手部烧伤约占全部烧伤的 1/3 左右,另外,90% 的大面积烧伤累及单手或双手。手部亦是烧伤后最容易出现畸形和对患者影响最为深远的部位之一,需及早开始进行干预。手上肢功能训练目的是维持关节活动、预防挛缩及畸形、改善手的灵活性及提高手的实用功能。主要作业治疗内容包括水肿的处理、矫形器的应用、关节活动度训练、手部灵活性训练、感觉再教育、脱敏训练、手工艺训练等（图5-1-3）。

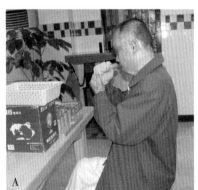
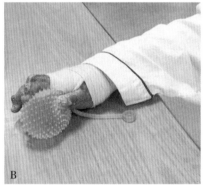
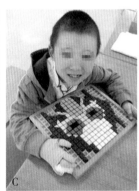
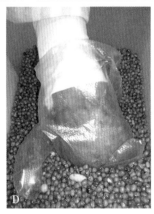
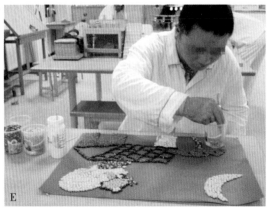

图 5-1-3　手上肢功能训练

A. 关节活动度训练;B. 力量训练;C. 手灵活性训练;D. 感觉训练;E. 手工艺活动训练

（八）ADL 训练

在安全许可下，ADL 训练应尽早进行，内容包括床边 ADL 指导，独立进食、穿衣、处理大小便、洗澡、修饰、个人卫生等内容。因制动或挛缩导致关节活动受限时则需提供辅助器具帮助完成 ADL，功能改善后进行复杂 ADL 训练，如家务活动训练等（图 5-1-4）。

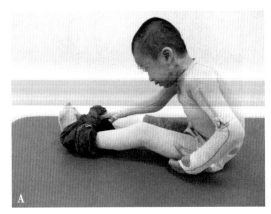
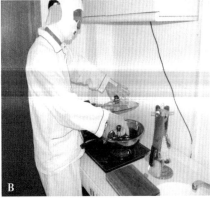
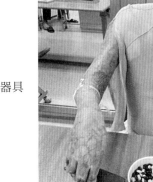

图 5-1-4　ADL 训练
A. 穿衣训练；B. 家务活动训练；C. 使用辅助器具进食训练

（九）职业康复训练

据统计，经康复训练，住院烧伤康复治疗患者再就业率约为 60%，说明至少有一半以上严重烧伤者具备再就业的潜能，需进行挖掘和针对性训练。对于有工作潜能且有就业意愿者，结合烧伤者的身体功能和工作情况，进行职业能力评估、工作能力强化训练（图 5-1-5A）、工作模拟训练（图 5-1-5B）、职业技能培训、就业安置等，必要时进行工场探访、工作现场评估、现场工作强化训练（图 5-1-5C）、工作环境改造等，以使患者有机会重新就业。

（十）辅助技术及环境改造

根据烧伤者的功能情况和需要，配备或制作必要的辅助器具，如手部抓握不全者使用加粗手柄工具，肘关节伸直挛缩者使用加长手柄餐具进食（图 5-1-6A），手功能不佳需使用电脑者配备特殊鼠标及打字辅助器具，不能抓握者使用的书写辅助器具（图 5-1-6B）等。对环境限制者进行必要的环境改造，如加装扶手、提高座厕高度等。

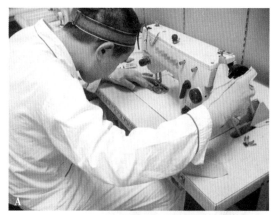

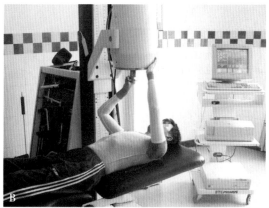

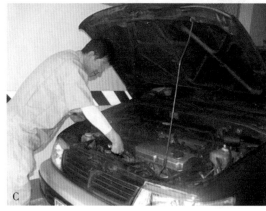

图 5-1-5 职业康复训练

A. 工作能力强化训练；B. 工作模拟训练；C. 现场工作强化训练

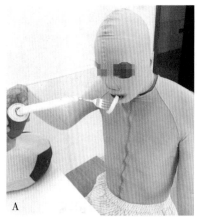

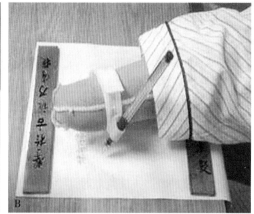

图 5-1-6 辅助器具

A. 加长手柄餐具；B. 书写辅助器具

（十一）社区适应性训练

对严重烧伤者进行社区适应性训练以帮助他们克服心理障碍，适应社区生活，促进参与社会活动。主要通过小组方式进行，内容可包括购物、郊游、乘坐公共交通工具（如地铁）、外出聚餐、看电影等（图 5-1-7）。

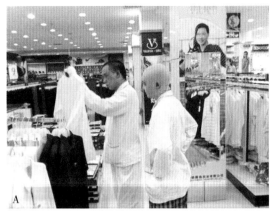
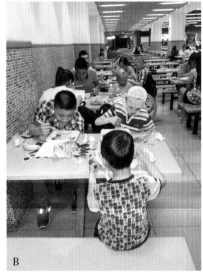
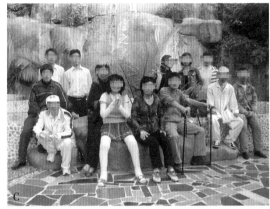

图 5-1-7　社区适应训练
A. 购物；B. 用餐；C. 郊游

（十二）其他治疗方法

如感觉训练（包括脱敏训练、感觉再教育等）、出院前准备、家庭 / 社区康复指导等。

三、压力治疗

（一）压力治疗的概念

压力治疗（pressure therapy）又称加压疗法，是指通过对人体体表施加适当的压力，以预防或抑制皮肤瘢痕增生，防治肢体肿胀的治疗方法。是经循证医学证实的防治增生性瘢痕最为有效的方法之一。

（二）压力治疗的方法

压力治疗常用的方法包括绷带加压法和压力衣加压法，头面部也可使用压力面罩加压法。压力治疗常需配合压力垫、橡筋带和支架等附件以保证加压效果。

1. 绷带加压法　指通过使用绷带进行加压的方法，根据使用材料和方法的不同，绷带加压法包括弹力绷带加压法、自黏绷带加压法、筒状绷带加压法等方法。

（1）弹力绷带加压法：弹力绷带为含有橡筋的纤维织物，可按患者需要做成各种样式。主要用于早期因存在部分创面而不宜使用压力衣者。

特点：价格低廉，清洗方便，易于使用；缺点为压力大小难以准确控制，可能会导致水肿、影响血液循环、引起疼痛和神经变性。

使用方法:对肢体包扎时,由远端向近端缠绕,均匀的做螺旋形或 8 字形包扎,近端压力不应超过远端压力;每圈间相互重叠 1/3~1/2;末端避免环状缠绕。压力以绷带下刚好能放入两指较为合适。Parks 研究指出,每层缠绕在四肢的弹力绷带可产生 10~15mmHg 压力,而在胸部只能达到 2~5mmHg。

(2) 自黏绷带加压法:自黏弹性绷带是由纯棉或弹性无纺布喷涂天然橡胶复合而成的一种弹性绷带,主要供临床外固定及包扎时使用。自黏绷带也可用于压力治疗,称为自黏绷带加压法。适用于不能耐受较大压力的脆弱组织,可在开放性伤口上加一层薄纱布后使用,主要用于手部或脚部早期伤口愈合过程中。对于 2 岁以下儿童的手部和脚部,自黏绷带能够提供安全有效的压力。

特点:自黏绷带加压法的优点为可尽早使用,尤其适合残存部分创面的瘢痕;此外,可提供安全有效的压力于儿童手部或足部。缺点为压力大小难以控制,压力不够持久。

使用方法:与弹力绷带加压法基本相同,以手为例,先从各指指尖分别向指根缠绕,然后再缠手掌部及腕部,中间不留裸区以免造成局部肿胀,指尖部露出以便观察血运情况。

(3) 筒状绷带加压法:筒状绷带为长筒状,有各种规格,可直接剪下使用,根据选择尺寸不同,压力分为低压力(5~10mmHg)、中等压力(10~20mmHg)和高压力(20~30mmHg)。一般在伤口表面可承受一定压力时应用,即应用于弹力绷带和压力衣之间的过渡时期,尤其适于 3 岁以下生长发育迅速的儿童。

特点:具有使用简便,尺寸易于选择等特点。缺点是压力不足,不持久。

使用方法:选择合适的型号,按肢体长度剪下筒状绷带,直接套于肢体上即可。

(4) 硅酮弹力绷带法:硅酮和压力治疗是目前公认的治疗烧伤后增生性瘢痕的有效方法,因此,可将两者结合使用。国内学者报道弹力套与硅凝胶合用,较二者任一种单独使用都有更好效果,疗程明显缩短,使用更方便,而且对不宜长期使用加压疗法者更显其优越性。而中国香港及国外一些研究未发现两者结合使用优于单一疗法的证据。

2. 压力衣加压法　通过制作压力服饰进行加压的方法,包括成品压力衣加压法和量身定做压力衣加压法。

(1) 成品压力衣加压法:可通过使用购买的成品压力衣进行压力治疗。如选择合适,作用同量身定做的压力衣。特点为做工良好,外形美观,使用方便及时,不需量身定做,适合不具备制作压力衣条件的单位使用。缺点为选择少,合身性差,尤其是严重烧伤肢体变形者难以选择适合的压力衣。

(2) 量身定做压力衣加压法:利用专门的压力衣布料,根据患者需加压的位置和肢体形态,通过准确测量和计算,量身定做,制成压力头套、压力上衣、压力手套、压力肢套、压力裤等。优点为压力控制良好、穿戴舒适、合身。缺点为因制作程序较复杂,需时长,外形不如成品压力衣美观。

(3) 智能压力衣加压法:智能压力衣加压法是目前较新的压力治疗方法,在我国港台地区已应用于临床。智能压力衣本质上也属于量身定做压力衣的一种,但制作工序已智能化,应用专门的制作软件及硬件进行制作。除具量身定做压力衣的优点外,还具备制作方便、节省制作时间以利于早期使用、合身性更佳、外形美观等优点。缺点为制作成本高,价格较贵。

3. 压力面罩加压法　由于头面部形状不规则,眼睛周围、口周、鼻周等部位难以加压力,绷带无法使用,压力衣(压力头套)对眼周、口周加压效果不佳,近年出现通过压力面罩加压方法。

(1) 低温热塑板材压力面罩:应用无孔低温热塑板材直接在头面部制作的压力面罩,取型方法同矫形器,取型后割出眼、口等位置,使用弹性带(橡筋带)固定于头部。

优点:操作较简单,可对口周、眼周施加有效压力;缺点:透气性差,相对于高温材料美观性稍差。

(2) 透明压力面罩:使用特殊材料透明高温板材制作的压力面罩,制作方法同高温板材矫形器:利用石膏、牙科取型粉取出面部形状(阴模),封好口鼻位置,灌石膏制作阳模,修模,将加热的高温材料在石膏阳模上成型,修改、加弹性带子固定。

优点:可对口周、眼周施加有效压力,美观性较好;缺点:透气性不佳,制作技术要求较高,制作过程复杂。

(3) 3D打印压力面罩:近年出现利用3D扫描及3D打印制作压力面罩加压治疗的做法。优点为制作过程智能化,敷贴性好。缺点为目前技术尚不太成熟,制作成本较高。

(三) 压力治疗的应用原则

烧伤后压力治疗的基本原则为早期应用,持之以恒,压力适中,防治并重。

1. **早期应用** 压力疗法应在烧伤创面愈合后尚未形成瘢痕之前就开始。有研究指出,加压治疗开始时间越早,其治疗和预防效果越好。一般10天内愈合的烧伤不用压力疗法,10~21天愈合的烧伤应预防性加压,21天以上愈合的烧伤必须预防性加压,已削痂植皮的深Ⅱ度、Ⅲ度烧伤应预防性加压。

2. **持之以恒** 为保证压力治疗效果,压力治疗应用时间应该足够长,每天应保证23小时以上进行加压,只有在洗澡或特殊治疗需要时才解除压力,且每次解除压力的时间不应超过30~60分钟。对于可能增生的瘢痕,需要从创面基本愈合开始,持续加压至瘢痕成熟,通常需要一年左右,有的需要1~2年甚至3~4年。

3. **压力适中** 有学者认为压力治疗的理想压力为24~25mmHg,接近皮肤微血管末端压力,有效压力为10~40mmHg。若压力过大,皮肤会缺血而溃疡,躯干加压过大会抑制肺扩张,影响呼吸,头面部加压过大时可能会使人有头晕或不适感。李曾慧平教授等研究指出,10~15mmHg的压力已取得良好效果。

此外,需要注意,在不同体位或姿势下压力应始终保持在有效范围,如腋下为最易发生瘢痕严重增生的区域,当肩关节活动时,腋部压力衣的压力会明显下降,因此需要应用"8"字带来保证活动时有足够的压力(图5-1-8)。一般压力衣最大只能提供20mmHg左右压力,如需要更大的压力必须用双层或使用压力垫。此外,压力衣的压力会随着使用时间的增加而降低,有文献报道,压力衣在应用1个月后,压力会下降50%左右。所以应用压力衣时应定期复诊,评定压力衣所提供的压力是否合适并进行调整。

4. **防治并重** 深度烧伤后瘢痕的增生是个必然的过程,因此预防和治疗同等重要,对于可能增生的瘢痕,要在增生前就开始应用,而不能等到瘢痕增生甚至明显增生

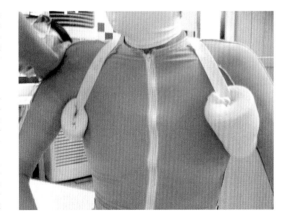

图5-1-8 "8"字带

才应用。

（四）烧伤后压力治疗的适应证与禁忌证

1. 压力治疗的适应证　烧伤后压力治疗主要用于抑制瘢痕和减轻水肿,也可用于肥大皮瓣植皮后塑形。

（1）烧伤后增生性瘢痕:用于深Ⅱ度及以上烧伤增生性瘢痕的预防和治疗。

（2）水肿:适用烧伤后肢体水肿,特别是手、足部肿胀的治疗。

（3）塑形:用于烧伤截肢残端塑形或肥大皮瓣植皮后塑形。

2. 压力治疗的禁忌证

（1）治疗部位有感染性创面:此时加压不利于创面的愈合,甚至会导致感染扩散。

（2）下肢烧伤伴脉管炎:因加压加重了局部缺血,可能会使脉管炎症状加重,甚至可能造成坏死。

（3）伴有不稳定的下肢深静脉血栓:加压有使血栓脱落的危险,脱落栓子可能导致肺栓塞或脑栓塞,造成严重后果。

（五）压力治疗应用注意事项

1. 应用前解释说明　临床实践证明,使用压力治疗的最初2周关系到患者能否坚持正确应用压力治疗,因此使用前的解释说明非常重要。治疗师应深入向患者讲解瘢痕的发生和发展过程、压力治疗的作用、效果、长期使用的原因和不使用压力治疗的可能后果。压力治疗早期可能会引起部分不适,如发生水疱、皮肤破损、瘙痒等,但2周后以上情况会好转,除控制瘢痕外,压力治疗还有一定的止痒作用,如果患者前2周能坚持压力治疗,一般都能坚持整个治疗过程。

2. 定期检查和调整　应定期检查和调整压力衣、压力垫和支架以确保安全和保证压力在有效范围,出现过松或过紧情况应及时找治疗师调整。

3. 压力治疗应配合压力垫、橡筋带及支架共同使用

（1）压力垫:是指加于压力衣或绷带与皮肤表面之间,用以改变瘢痕表面的曲度或填充凹陷部位,以集中压力在所需要的部位的物品。由于人体形状不规则,为了保持凹面或平面瘢痕均匀受压或增加局部压力,需在穿压力衣时配置压力垫以达更好的治疗效果。常用压力垫如图 5-1-9 所示。

（2）橡筋带:一般由橡皮筋(带)制成,加于压力衣外部,对压力衣不能提供压力的部位施加压力,如指蹼、腋窝、会阴等部位(图 5-1-10)。

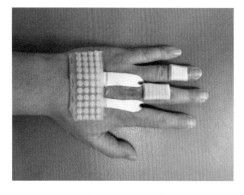

图 5-1-9　压力垫

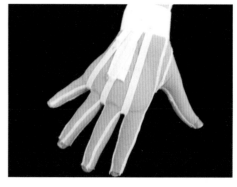

图 5-1-10　橡筋带

（3）支架：是用硬的热塑材料或其他材料制成的支托架（图 5-1-11），置于压力衣或绷带下面或外面使用，用于保持肢体的正常形态以预防应用压力治疗引起的畸形。常用于保护鼻部、前额、双颊、耳廓、鼻孔、掌弓等易受损伤或易变形的部位不受长期加压而损害。

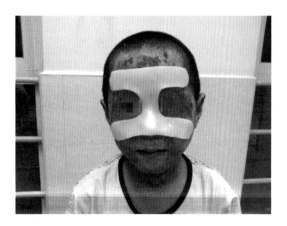

图 5-1-11 支架

4. 配合其他治疗共同应用 压力治疗应配合其他治疗共同应用，如矫形器、功能性活动、牵伸、手术等。主动活动对维持关节活动是十分必要的，穿戴压力衣可进行一般性活动但不宜进行剧烈运动。

5. 压力衣应用注意事项

（1）所有瘢痕都应被压力衣覆盖，至少在上下 5cm 范围。

（2）若瘢痕位于关节附近或跨关节，压力衣应延伸过关节达到足够长度，这样既不妨碍关节的运动，又不致压力衣滑脱。

（3）在缝制过程中，应避免太多的接缝；另外，在特定区域加双层及使用尼龙搭扣固定等方法可减少压力衣的牵拉能力。

（4）若皮肤对纯合成的弹力纤维材料过敏而不能穿戴时，应考虑换用其他方法。

（5）未愈合的伤口，皮肤破损有渗出者，在穿压力衣之前，应用敷料覆盖，避免弄脏压力衣及影响压力衣的弹性。

（6）穿戴压力衣期间个别患者可能有水疱发生，特别是新愈合的伤口或跨关节区域，可通过放置衬垫材料进行预防。如果发生了水疱，应保持干净并用非黏性无菌垫盖住。只有在破损后伤口过大或感染时才停止使用，否则应持续穿戴压力衣。

（7）每个患者配给 2~3 套压力衣，每日替换、清洗以保证足够的压力。在洗澡和涂润肤油时，可除去压力衣，但应在半小时内穿回。

（8）压力衣应采用中性肥皂液于温水中洗涤、漂净，轻轻挤去水分，忌过分拧绞或洗衣机洗涤。如必须用洗衣机洗涤时应将压力衣装于麻织品袋内，避免损坏压力衣。

（9）压力衣应于室温下自然风干，切勿用熨斗熨干或直接暴晒于日光下。晾干时压力衣应平放而不要挂起。

（10）定期复诊，检查压力衣的压力与治疗效果，当压力衣变松时，应及时进行压力衣收紧处理或更换新的压力衣。

6. 绷带加压注意事项

（1）绷带缠绕应松紧适宜，压力大小均匀，近端压力不应高于远端。

（2）及时更换及清洗绷带以保证需要的压力。一般绷带使用 4 小时内应重新缠绕或更换。

（3）注意观察肢体血运情况，避免压力过大影响肢体血液循环。

（李奎成）

第二节　物理治疗

应用力、电、光、声、磁和温度等物理学因素来治疗疾病的方法称为物理治疗（physical therapy，PT）。主要包括运动疗法和物理因子疗法两大部分。以徒手及应用器械（主要利用物理学中的力学因素）进行运动训练来治疗伤、病、残患者，恢复或改善运动功能障碍的方法称为运动疗法，是物理治疗的主要部分。利用声、光、电、磁、温度等各种物理学因素治疗疾病，促进患者康复的疗法称为物理因子疗法。随着现代医学的进步与发展，烧伤后综合护理与植皮手术等医疗技术的应用使得烧伤患者的存活率大大提高。但同时，烧伤极高的致残率使得患者在身体、心理和社会参与等多个方面存在不同程度的困难与障碍，因此烧伤康复成为以功能恢复和回归社会为最终目标的康复医学的重要内容。物理治疗作为康复治疗的主要手段之一，在烧伤患者的康复中发挥不可替代的作用。

一、烧伤后运动疗法概述

运动疗法，又称为治疗性运动，是以预防残疾和提高功能障碍者日常生活活动的能力为目的，根据病残的功能状况，利用力学和人体力学原理，应用各种治疗器械和（或）治疗师的手法操作，以及患者自身的参与，通过主动和（或）被动运动的方式，最大限度地提高或改善患者的局部或整体功能，使之满足日常生活需求，最终实现回归家庭和社会的一种治疗方法，是康复医学的基本治疗方法之一。

结合体位摆放和夹板治疗的训练是烧伤患者康复治疗计划中的基本组成部分。静态的夹板治疗和固定常常被用来维持患者的活动度，或防止活动度的进一步受限。训练的同时给正在愈合的组织施加应力，可以维持或恢复患者的活动，提高患者生理和功能状态。对烧伤患者来说，他们的训练必须是以生物力学和生理学原理为基础的。如果烧伤后不训练，就可能会出现瘢痕挛缩、肌肉萎缩、心肺问题以及自理受限等情况。随着医疗技术的发展，烧伤者存活率显著提高。近几年先进的通讯技术，以及日益频繁的国内外学术交流，促使国内烧伤康复治疗技术迅速发展，也由此涌现出一些新理念与新技术，如与改善神经运动协调能力有关的视频游戏系统、用左右交替手摇与脚踏方式的智能运动训练治疗系统、虚拟现实技术、康复机器人等。

烧伤患者入院后应尽快对其进行初期评定，同时治疗师必须依据患者情况及烧伤处的特征来制订具有针对性的训练计划。烧伤患者训练主要是为了防止烧伤瘢痕进一步挛缩以及避免住院治疗的危害。另外，烧伤患者可能容易受其他软组织在不同时间段变化的影响（表5-2-1）。然而，如果这些组织存在直接的创伤或出血，常常需要更长的时间来限制患者的活动。治疗师通过密切观察患者的活动度找出造成活动受限的组织。

患者的训练项目应在入院后立即开展，早期训练可以抵抗伤口及瘢痕组织的收缩力。临床上，导致瘢痕组织挛缩的原因之一可能是组织缺乏适应性的活动。训练可以防止伤口周围组织粘连短缩，这样其他一些瘢痕组织就用来填补伤口。可用的组织越多，活动就越容易。

表 5-2-1 各种组织变化发展的时间轴

组织变化	时间(天)	组织变化	时间(天)
烧伤瘢痕挛缩	1~4	肌肉适应性变短	14~21
肌肉粘连出血	3~5	韧带和关节囊的改变	30~90
肌腱和腱鞘的改变	5~21		

二、烧伤后运动疗法的主要内容

(一) 体位摆放

体位摆放是指将身体的受累部分安置在恰当位置,并适当固定。通过恰当的体位摆放,可限制水肿,维持关节活动度,防止挛缩和畸形,使受损伤的功能获得代偿。大面积烧伤患者应每隔2小时变换体位,以防止压疮,减少肺部感染。

(二) 关节活动度训练

可预防烧伤后组织粘连和关节囊的紧缩,有助于保持关节活动度。对已有挛缩的肢体,通过牵张训练可逐步延长挛缩粘连的纤维组织,增加关节活动度。在病情许可的情况下,指导患者自己经常进行受累肢体的主动活动,有利于改善血液循环,减轻水肿,对预防关节僵硬和保持肌肉力量尤为重要。

(三) 肌力练习

对病情不同的烧伤患者进行个性化的肌力练习,可防治因长期卧床、肢体制动所引起的失用性肌萎缩,增强肌肉力量,加强关节的动态稳定性。特别是进行肩关节周围肌群和股四头肌的肌力训练,可提高患者的上肢活动范围和下肢支撑能力,对患者早日下床,实现生活自理有重要意义。

(四) 体适能训练

对病情稳定的患者进行有氧训练,可提高患者的心、肺、代谢功能,增强体质,避免因长期制动或少动引起的失健,使患者重回家庭和社会时,有足够的体力达到生活自理和完成工作。

(五) 手法治疗

瘢痕组织本身是无弹性的,如不进行治疗,瘢痕会限制患者的运动。同时进行手法按摩和运动训练可以帮助延长和软化未成熟的瘢痕并增加瘢痕的柔软度。但是,新生瘢痕组织易碎及起疱。早期可以进行按摩,但应避免过大的剪切力造成皮肤起疱或撕裂。可以使用润滑剂以减小摩擦。当瘢痕完全成熟后,即可进行深层按摩。按摩可以提高瘢痕的柔软度并帮助降低正在愈合的皮肤和瘢痕组织的敏感性。

(六) 呼吸训练

通过胸廓的活动,协调各呼吸肌的功能,增大肺活量、吸氧量,改善全身情况,配合体位引流,促进排痰,达到保持肺活量,提高呼吸的有效性,预防或减少呼吸系统并发症。

(七) 小组治疗

小组训练让治疗师能在短时间内接触更多患者,提高患者的独立性,也为患者提供社交的机会。小组中其他患者的良好表现能促进患者更积极努力地参与训练。播放各种类型的音乐可以增加小组训练的趣味性。也可以开设一些特殊课程,例如上肢或下肢自我训练的课程。也可以让患者自己组织训练班,更好地促进他们的参与。

三、烧伤后常见的功能问题

(一)关节挛缩和活动障碍

Ⅱ度以上烧伤的创面必须通过肉芽组织的形式修复创面。肉芽组织存在丰富的成纤维细胞和细胞外基质,胶原纤维增生、排列紊乱,产生大量瘢痕,导致皮肤延展性下降。伤口收缩是创伤愈合的重要步骤,当全层皮肤损伤的组织缺损深于皮肤附件时,最大可使伤口缩小达40%,更进一步导致皮肤张力增高,关节活动受限。在伤后的卧床阶段,患者由于疼痛的原因通常会不自主地采取舒适体位,即像胎儿样的屈曲体位:两腿屈曲,双上肢交叉置于胸前,颈前屈,躯干屈曲。严重烧伤的患者由于创面需要植皮,植皮部位及其远、近端各关节不可避免地要进行制动。长期维持舒适体位或制动时间过长,均会出现关节内外纤维组织的挛缩或瘢痕粘连,进一步加重肢体活动障碍。皮肤全层烧伤总面积超过20%的患者,在制动或关节肌肉反复损伤后,易出现异位骨化,也会导致关节活动受限。在儿童中,烧伤后瘢痕组织通过关节,导致骺板部分或全部提早闭合,骨生长障碍或畸形生长,造成关节活动障碍。

(二)肌肉萎缩和肌力下降

烧伤患者的肌萎缩多为失用性肌萎缩,主要是由于烧伤后患者全身情况差、意识障碍、惧怕疼痛、应植皮的要求等原因,长期卧床或制动,未进行肢体活动所引起。部分患者因为深度烧伤后,周围神经亦有损伤,导致所支配的肌肉失去神经营养,出现神经源性肌萎缩。也可因肌肉烧伤后不能再生,导致肌肉丢失,肌力下降。

(三)心肺功能下降

患者长期卧床,缺少主动活动,导致安静心率增快,每搏量减少,心肌收缩做功效率降低。长期处于仰卧位,膈肌活动减少,呼吸量不足,大量呼吸道分泌物也不易排出,易并发坠积性肺炎。在受伤过程中,由于吸入烟雾和其他一些燃烧不全产生的刺激性物质,导致吸入性损伤,表现为会厌水肿、气道阻塞,出现气短、气促等阻塞性通气障碍的表现。胸部环行烧伤的患者,由于焦痂收缩和水肿,可造成限制性通气障碍。

(四)瘢痕

瘢痕是血液循环不良、结构异常、神经分布错乱的不健全组织。其表层为菲薄的上皮结构,无毛囊和腺体等皮肤附属结构和真皮乳头。下方相当于真皮部位有大量胶原纤维沉积,无弹力纤维。深度烧伤后创面形成大量肉芽组织,其中包括丰富的毛细血管、成纤维细胞、胶原和弹性蛋白等。随着病程发展,肉芽组织内毛细血管网消退,Ⅰ型胶原含量显著增加,胶原纤维交联增加,上皮细胞等分泌胶原酶降解多余的胶原纤维,逐渐形成瘢痕组织。这一阶段要延续到伤后数月甚至两年。

四、常用治疗方法

(一)关节活动度的训练

1. 被动关节活动度训练　被动运动是一种用来维持关节活动度,评估关节运动的训练方式,它几乎不需要患者消耗能量。尽管被动关节活动可能是最不令人满意的训练方式,但是这项训练在烧伤治疗方面仍有一定的地位（表5-2-2）。一些临床医生认为被动关节活动可能会引起组织细微撕裂损伤，导致瘢痕形成增加，但是这一点尚未被证实。被动关节活动常常使用在昏迷患者或是在 ICU 患者，用来保持关节运动和润滑。病情已经相对缓和的患者可以通过外力帮助完成肢体活动。因药物治疗而无法主动参与训练计划的患者，也需进行被动关节活动。被动关节活动应该由治疗师柔和缓慢小心地进行，同时要避免过度活动关节。

被动关节活动是一种获得全关节活动度的有效方式，尤其是软组织的原因限制运动时。当瘢痕组织适应了这种稳定可耐受的运动方式，其结构和性质会出现适应性改变。下面列举与被动关节活动有关的例子。一种情况是进行了焦痂切开术。由于组织损害，治疗师常常很犹豫是否对焦痂切开术后的患者进行被动关节活动。然而，一旦成功止血，一定范围的活动是被允许的。进行限制性的被动关节活动能帮助肌腱滑动并防止肌腱粘连。但在有可见的肌腱移行时，关节活动的度数应该被限制。如果患者能主动参与，那么被动关节活动应该被主动或者是主动辅助运动所取代。

2. 主动辅助关节活动度训练 进行主动辅助关节活动度训练的临床适应证见表5-2-3。当患者不能完成全关节范围的活动时，应进行主动辅助关节活动的训练。这种活动受限，可能是因为虚弱、害怕或是绷紧的组织，它常常发生在关节活动之末。治疗师应该鼓励患者尽可能主动活动，必要时再提供适当辅助。

主动辅助关节活动也可用在焦痂切开术后的区域。一些临床医生认为植皮后的主动辅助关节活动应该坚持，直到移植的皮肤依附较好，不会从创面脱落。

为了减少身体能量，需要患者在高代谢应激状态下进行主动辅助关节活动。据报道，和正常人相比，烧伤患者新陈代谢增加率和身体表面烧伤范围之间有直接关系。平均烧伤面积为 38.3% 的患者休息时耗氧量大约增加 55%。当进行一组股四头肌短头的伸膝和直腿抬高时，和正常受试者相比，烧伤患者耗氧量需要相应的增加。1992 年的美国烧伤协会会议也报道了评估 10 个平均烧伤面积为体表总面积 26% 的烧伤患者后发现，他们在休息和运动时的耗氧量没有发现明显的差异。

被动和主动辅助训练都包含了组织的延展或"牵伸"。为避免组织破坏，首选的组织延展方法是在活动受限或者挛缩的地方给予持续、缓慢、长时间的牵伸。在患者能忍受的疼痛范围内牵伸愈合的组织到组织变白并保持，直到组织变得平坦或颜色恢复正常。大约需要 1~2 磅（1 磅 =0.45kg）的力将组织牵伸到变白，并将该力量维持一段时间。另外，在维持这个牵拉前，需要重复 6~7 次牵伸来保证组织处于一个最理想的长度。牵伸之前建议先进行热

表 5-2-2 被动活动时的注意事项

被动活动时的注意事项
患者意识状态
药物治疗情况
病情严重性
关节活动度下降
瘢痕挛缩
周围神经损伤
关节活动性的保留
麻醉的患者
有焦痂切开术的区域
肌腱滑行的保留

表 5-2-3 主动辅助运动时的适应证

主动辅助运动时的适应证
关节活动度受限
存在瘢痕挛缩
焦痂切开术后的区域
皮肤移植处存在粘连
生理需求增加
心力储备下降
低通气量和呼吸状况
长期住院继发的肌力下降

疗或与热疗相结合,例如蜡疗或超声,这样牵伸的效果更好。

治疗师可以在关节活动度之末使用收缩 - 放松方法或用滑轮和砝码来施加柔和持久的牵伸。收缩 - 放松是指在治疗师进行外层组织牵伸时,肌肉等长收缩然后放松的方法。这个步骤应该在接近患者关节活动度之末时进行,并且重复直至达到全关节活动度或不能再增加关节活动度时。

使用滑轮或是患者自身重量的主动辅助训练对牵伸腋窝、肘关节、腕关节、膝关节或跟腱区域的组织是非常有效的,并且一定程度上允许患者主动控制治疗过程。静态的重力用来延展肘关节、膝关节和腕关节的瘢痕。例如,一侧膝关节屈曲挛缩的患者坐在椅子上,将患腿放在另一张椅子上,膝关节悬空在两个椅子之间没有支撑。然后在患者耐受的范围内逐渐将重量施加在膝关节上,让患者保持膝关节伸直状态。类似地,如果是踝关节的话,可以让患者俯卧。

在瘢痕变白之前或是在治疗师感觉已经达到最大范围之前,一些患者会想要停止牵伸。治疗师要鼓励患者并且使其放松,在这些情况下进行深呼吸和想象对他们来说是有帮助的。治疗师需根据经验来确定牵伸瘢痕组织的程度。

3. 主动关节活动度训练　进行主动关节活动度训练的原因见表 5-2-4。对于患者来说,主动关节活动较主动辅助或被动关节活动疼痛更少。如果患者能在合理时间内获得特定关节的全范围活动度的话,就可以进行主动关节活动训练。主动关节活动能通过激活肌肉泵从而帮助减轻水肿,促进静脉和淋巴回流。同时,主动活动能促进区域的循环,防止循环问题,比如深静脉血栓。

鼓励患者对身体未受累部分进行主动关节活动来保持正常关节活动度,防止肌肉萎缩,或是增加力量减弱的肌群的肌力。通常,患者随意肌收缩不足

表 5-2-4　主动关节活动度训练的原因

主动关节活动度训练的原因
肌肉泵作用下水肿减轻
促进循环
植皮后第一周开始运动
不涉及受伤区域的情况
暴露的肌腱(除了近端指间关节)
预防软组织短缩
预防肌肉萎缩

以造成肌腱断裂,所以当肌腱暴露时应进行主动关节活动训练。因为覆盖在这些关节上的伸肌腱的断裂,故近端指间关节的活动度是被禁止的。然而,对任何怀疑有广泛损伤的肌腱应当采取保守治疗,使受损肌腱在一个松弛位制动。

在某些烧伤训练中,只有主动关节活动是被允许在植皮后的第 1 周内进行的。这种方法的原理是避免对植皮处施压,从而给移植的皮肤更多的时间依附,因为施压可能会破坏皮肤着床。患者通常不会在超出他们耐受范围内活动,这将限制施加在植皮处的压力。

(二) 体能训练

体能训练分能分为肌力训练和耐力训练,如表 5-2-5 所示。在烧伤患者的恢复期进行这类训练,为的是保存或提高肌肉力量,或是提高患者的心肺耐力。这类训练在患者能连贯完成关节活动度后就应该开始进行。如果患者关节活动度受限,治疗师应优先考虑解决受限问题,而不是增加肌力,那样是无法获得力来延伸瘢痕组织的。肌肉等长收缩锻炼法是体能训练的一种形式,它能在患者早期的训练项目中进行。这类训练进行时无疼痛并且花费很少。肌肉等长收缩锻炼法在患者卧

表 5-2-5　体能训练的原因

体能训练的原因
提高心血管功能
缓解挛缩、增加肌力
维持未损伤肢体肌力

床时有利于他们维持肌肉力量。另外,因为没有施加扭转和剪切力,在新皮肤移植处进行肌肉等长收缩锻炼不用担心植皮处被破坏。肌肉等长收缩锻炼法也是一种促进局部循环的方式。

当烧伤患者新陈代谢恢复稳定状态,并且能成功进行主动关节活动度训练时,他们可以进一步进行抗阻训练和开始独立训练项目。在开始主动训练项目之前,应该优先评估患者的体能,包括力量、有氧代谢能力和灵活性。患者的年龄也应该被考虑在内。工作能力的标准化测试能用来建立满意度基线,作为对照组。研究发现烧伤患者出院后,他们的肌力存在严重不足,抗阻训练能给需要增加肌肉力量的患者带来极大的好处。另外,患者运动的范围应达到全关节范围活动并且连贯地完成,才能开始进行抗阻训练。总的来说,应先等大部分的伤口愈合了再开始抗阻训练的项目。一个烧伤面积小于身体总面积的15%,并且不伴有其他疾病的健康成年患者应该优先进行抗阻训练。当实施强化训练时,抵抗瘢痕组织挛缩的肌肉应该加强。例如,如果肘前区域烧伤,加强肱三头肌的训练应该是重点。在患者整个住院疗程中,应鼓励患者加强未受累肢体的肌力。这些训练应成为患者独立训练方案的一部分,从而节约时间使患者尽早进入正式治疗阶段。

相似地,当其他主要需求被满足时,耐力训练在患者恢复阶段应该保留。一旦进行正常活动,耐力和肌力都能恢复到令人满意的程度。

(三)功能性训练

功能性训练在患者住院早期就开始,可以促进烧伤患者实现功能独立(表5-2-6)。功能性训练的早期应将重点放在提升训练项目的延滞效应上。对已有瘢痕挛缩形成的患者,强调设计与挛缩方向相反的活动是必要的。同时要合理安排患者的治疗项目,先进行组织牵伸训练,然后再进行功能性训练效果更好。这样当进行功能性任务时能获得更大的关节活动度。

当烧伤患者完成日常生活活动的能力因身体虚弱或挛缩的瘢痕而受限时,功能性训练能帮助增加患者的自尊和自我满意度。因为住院治疗对患者心血管功能有损害,

表 5-2-6　功能性训练的原因
功能性训练的原因
改善训练计划的滞后
最大关节活动度的获得
增加患者的自我满意度
增加患者的耐力

所以功能性训练应该强调持续进行。为满足出院后的功能需求,像个人卫生、穿衣、烹饪和轻的家务活动这些功能性活动就可能变成患者日常治疗的主要关注点。这个重点确保患者在家能够自我管理和顺利完成从医院到家庭环境的转变。

除了基本的日常生活活动外,烧伤患者在治疗师、患者和医师都同意的情况下应该进一步进行更高难度的功能性活动。像一些工作锻炼或职业康复的项目为成人提供了逐渐过渡到正常工作的模式。儿童应在他们已有的活动水平上逐渐加大挑战来进行与他们年龄相适应的娱乐活动。

(四)关节松动术

在采取特殊预防措施时,关节松动术是十分有效的。因皮肤广泛损害而导致瘢痕形成,从而造成某个关节活动度的下降可能被错认为是关节囊的问题。总体来说,关节囊问题在烧伤患者急性期是不会出现的,除非在烧伤期关节囊受损或受其他因素影响出现创伤。通常在长期关节活动度下降的情况下,关节囊在瘢痕成熟阶段会受影响。

关节松动术是治疗关节功能障碍,如僵硬、可逆的关节活动受限、关节疼痛的一项康复治疗技术。通过徒手的被动运动,可以是快速振动动作,也可以是持续牵张,目的是减少关

节疼痛或增加关节活动度。关节活动分生理性运动和附属运动两部分。生理性运动是指关节在其自身生理活动允许的范围内发生的运动,是患者能够主动完成的动作。从关节活动类型上来说,生理性运动即为摆动,指骨骼力臂的动作,包括屈曲、伸直、外展、内收及旋转。附属运动是正常关节活动度内具有的关节内或关节周围的动作,但是患者无法主动完成,只能被动完成。这些动作是关节在生理范围之外、解剖范围之内完成的一种被动运动,是发挥正常功能不可缺少的运动,通常自己不能主动完成。附属运动包括关节面之间的运动,如转动、滑移、关节内转动及滑移的组合运动、旋转;被动角度牵张及关节滑动牵张;挤压和牵引。

关节松动术不能改变疾病本身的进展。但在关节囊受损的情况下,治疗目的是要减轻疼痛,维持可用的关节内活动并减少因活动限制所造成的不良结果。关节松动术的作用包括:①恢复关节内结构的正常位置或无痛性位置,从而恢复无痛、全范围的关节运动。②关节固定时间过长时,会导致关节软骨萎缩,关节松动术可使滑膜液流动而刺激生物活动,提供并改善软骨的营养。③关节固定后,关节内纤维组织增生,关节内粘连,韧带及关节囊挛缩,关节松动术可维持关节及其周围组织的延展性和韧性。④关节受伤或退化后本体感觉反馈将减弱,从而影响到机体的平衡反应。关节活动可为中枢神经系统提供有关姿势动作的感觉信息。关节松动术对暴露的关节或在关节处有暴露肌腱,关节处存在肿胀、渗出及炎症等情况都是禁忌证。由于松动术需要一定的身体接触,烧伤的组织可能无法承受治疗师手法的力量,所以当应用松动术时用力一定要小心。

关节松动技术的实施需要遵循以下几个步骤:

1. **评定**　全面细致的检查评定是关节松动术的基础。手法操作前,对拟治疗的关节先进行评估,分清具体的关节,找出存在的问题(疼痛、僵硬)及其程度。根据问题的主次,选择有针对性的手法。当疼痛和僵硬同时存在时,一般先用小级别手法(Ⅰ、Ⅱ级)缓解疼痛后,再用大级别手法(Ⅲ、Ⅳ级)改善活动。治疗中要不断询问患者的感觉,根据患者的反馈来调节手法强度。检查关节主动活动和被动活动时造成的疼痛特征有助于确定病情及治疗剂量:若在活动受限前即感到疼痛,如防卫性肌收缩产生的疼痛,可采用轻柔的抑制关节疼痛技术,禁忌使用牵张技术;若活动受限和疼痛同时存在,可采用轻柔牵张技术缓解组织紧张,逐渐改善其活动,避免组织再次损伤而使疼痛加剧;若活动超过组织受限范围,牵张紧张的关节囊和关节周围组织时引起疼痛,可采用关节内运动技术,以牵张僵硬的关节。

2. **患者的体位**　患者及接受治疗的肢体宜采取舒适的放松体位。

3. **治疗侧关节的体位**　关节活动的评定和首次治疗时应采取休息体位(即关节囊最松弛的体位)。

4. **固定**　一般固定关节的近端骨骼,可借由布袋、治疗师或他人的手。肢体的固定必须牢靠且舒适。

5. **关节松动技术的等级或剂量**　按照 Maitland 分级标准分为 4 级。第 1 级:在关节活动起始处做低幅有节奏的震动;第 2 级:在关节活动度内,尚未达到极限时,做大幅度有节奏的振动;第 3 级:在运动范围极限处抵抗组织的阻力,做大幅度、有节奏的振动;第 4 级:在运动范围极限处,抵抗组织的阻力做小幅度、有节奏的振动。第 1、2 级技术主要是用于因疼痛所致的关节活动受限。第 3 级技术主要是用于疼痛伴有僵硬的关节。第 4 级技术主要是用于出现粘连挛缩的关节。所采用的振动技术可以是关节生理性运动或关节内活动技术,如关节面的牵张、滑动、挤压、转动及旋转。

6. **手法操作的运动方向**　可以垂直或平行于治疗平面。治疗平面是指垂直于关节面中点旋转轴线的平面。分离操作时手法方向垂直于治疗平面;滑动和长轴牵引时手法方向平行于治疗平面。

(五) 牵伸训练

身体的某些部位更易形成瘢痕,详见表 5-2-7。当这些部位烧伤后,对烧伤表面进行反方向牵伸训练尤为重要。最初,牵伸训练应关注短缩的瘢痕组织的拮抗肌。当出现跨邻近关节皮褶的烧伤时,运动训练应逐渐增加训练的关节,通过组合的方式最终共同运动瘢痕涉及的所有的关节,以拉长瘢痕。下面将一一解释并举例如何预防不同部位的瘢痕的挛缩,以帮助治疗师治疗烧伤患者。

表 5-2-7 重点运动方向

身体区域	特殊部位	挛缩方向	运动方向
面部	眼睛	1. 下眼睑外翻(睑外翻)	1. 闭眼
	嘴	2. 目外眦口角(接合处)	2. 睁大眼睛同时拉长脸
			纵向和横向张嘴
颈部	前面、侧面	1. 颈前部	伸颈,颈侧屈,向烧伤对侧旋转
		2. 侧颈部	
肩	腋前纹头	额状面和水平面上内收	肩外展
	腋后纹头	肩后伸	肩前屈
肘	肘前窝	肘屈曲	伸肘
前臂	掌侧面	旋前	旋后
手腕	掌面	腕屈曲	伸腕
手	手背	掌指关节伸展	掌指关节屈曲
	手掌	掌指关节屈曲,杯状手	1. 掌指关节伸展
			2. 保护掌弓
	指背侧面	指间关节伸展	指间关节屈曲
	指掌侧面	指间关节屈曲	指间关节伸展
	小指	外展	内收
	拇指	内收	桡侧和掌侧外展
	指蹼	手指内收	手指外展
躯干	胸部	肩前伸	1. 肩后撤
		驼背	2. 脊柱伸展
	躯干侧面	躯干侧屈 / 脊柱向烧伤侧侧弯	向烧伤对侧侧屈
髋	前面	髋前屈	髋后伸
	腹股沟区	髋内收	髋外展
膝	腘窝	膝屈曲	膝伸展
踝	跟腱	跖屈	背屈
	前侧	背屈	跖屈
脚趾	背侧面	伸展	屈曲
	掌侧面	屈曲	伸展
	趾蹼	内收	外展

1. 面部　面部烧伤会导致眼睑及口部组织的挛缩和畸形。因为面部组织的可移动性较高并且缺乏固定点以向特定方向施加牵伸力,故面部的挛缩很难预防。最常见的挛缩是下眼睑的外翻,称为睑外翻。若烧伤涉及眼角膜,医生可能施行眼睑板缝合术来预防角膜干燥。手术将患者的上下眼睑进行缝合,只留小缝供患者观察外界。一旦进行缝合,所有会影响的缝合线的运动都应禁止。而当患者拆线后,眼睑的训练需立即开始。训练也许不能完全预防睑外翻的发生,但可以减少挛缩的程度(表5-2-8)。

表 5-2-8　面部训练

问题区域	训练建议
眼睛	紧紧闭上眼睛
	尽可能睁大眼睛
	眨眼
嘴	尽可能张大嘴
	微笑
	说"一、一、一"
	张嘴的同时闭紧眼睛
	将手指放在嘴角横向拉开
	下拉下嘴唇露出下齿
	逐渐增加放在上下牙之间的压舌板数量

口部的运动训练是为预防小口畸形的发生,小口畸形会将患者的口部缩小至一个小孔。此畸形常见于面部全层烧伤,但也可能出现在部分烧伤且拒绝口周组织训练的患者身上。这种情况会导致饮食、言语、流涎和口腔清洁的困难。

2. 颈　在 ICU 中或持续处于危险状态的烧伤患者会因长时间制动而出现颈部的挛缩。颈前部的皮肤是最易发生挛缩的部分。颈部的屈曲会影响患者的呼吸、唾液分泌、发音和视野。运动颈部时,肩和下颌的姿势需特别注意。患者常常会通过抬肩或张嘴的动作来缓解颈部的紧张。颈部牵伸训练时,向下颌或口部方向的按摩可以帮助减小口部的变形。让患者仰卧于治疗床上,头部伸出其边缘,由治疗师用手支托,可以有效而省力地牵拉颈前部组织。若治疗床可调,则患者可仰卧于其上,并逐步降低头的部分(表5-2-9)。

表 5-2-9　颈部训练

问题区域	训练建议
颈前面及侧面	患者坐直背椅,紧闭下颌和嘴唇后抬头望天花板
	患者仰卧位,将头伸出床、楔形垫或治疗床的边缘悬挂
	坐位或仰卧位,闭嘴后转头,将下颌靠近两侧肩
	坐位或仰卧位,屈颈,将耳靠近肩部。不能耸肩动作来代偿
	本体感神经肌肉促进技术(PNF)中的头颈模式

3. 上肢　治疗师在行上肢运动训练时常需固定上肢多个节段以防止出现代偿运动。因为有很多关节参与上肢运动,故单个关节训练后还要强调多关节的共同参与(表5-2-10)。

表 5-2-10 上肢运动

问题区域	训练建议
腋前纹头	手握头顶的木棍并屈膝
	躯干支撑坐位,伸肘位上举手臂触摸天花板
	背部支撑下,双手握杖,肘伸直举过头顶。左右移动手杖
	手臂置于身侧,外展肩关节直到手超过头顶
	PNF 模式
	跳爆竹(适用于儿童)
	滑轮组、肩轮、指梯、Valpar 设备、Baltimore 治疗、头顶上方的抛接球
肘	手腕加沙袋
	持重物如水桶
	推墙
前臂	单侧哑铃
	床上弯曲或旋转悬吊杆
	拧门把手
	日常生活活动训练如吃饭、刷牙、梳头、穿衣等
腕	前臂放松置于桌上,手心向上或向下,手腕悬出桌缘。屈伸腕关节
	双手置于胸部水平,手掌相贴,抬起肘关节
	前臂内侧面向上,手掌压于墙壁或桌面并牵伸
	墙上或垫上俯卧撑,手膝位爬行,模仿绘画的笔触,或指挥儿童弦乐队

4. **手** 手部具有多个关节,需要联合练习也需要单独训练。测量单个关节活动度时其结果可能为正常,但当手指共同运动时可能仍然存在功能受限(表 5-2-11)。

表 5-2-11 手部训练

问题区域	训练建议
拇指和其他手指	手指伸直外展
	对指运动
	掌指关节屈曲和伸展
	将近节指骨的背侧置于柔软的平面上并屈曲掌指关节
	指间关节屈曲和伸展
	弯曲四指遮盖拇指(对儿童患者,教其将拇指藏在四指下)
	抓住汽水罐,将不同宽度的瓶颈插入手指之间
	练习写字,插钉板,用衣夹挂衣服

5. **下肢** 对下肢的运动训练,可以使用步行、骑自行车、等速训练或者其他类型的运动训练器材。但为了实现全范围的关节活动,牵伸运动仍然是必要的(表 5-2-12)。

表 5-2-12　下肢运动

问题区域	训练建议
髋前侧	俯卧在坚固的表面上(地面、桌面)。不要躺在软垫上
	俯卧位将一条腿抬离垫子,膝关节伸展或屈曲
	俯卧位下,膝关节伸直,用上臂撑起躯干(如果患者过于虚弱,可在躯干下方加长枕代替)
	仰卧于治疗床上,将腿伸出垫外悬挂
	仰卧位,在臀部下方垫枕头,毛巾卷或长枕
	桥式运动
髋后侧	仰卧位,将一侧膝推近胸部,两侧交替
	仰卧位,直腿抬高
	正步走,下蹲
	长坐位,伸手够脚趾
会阴部	仰卧位,直膝位下肢外展
	坐位或仰卧位,一侧踝置于对侧膝上,盘腿或蛙腿式动作
	肋木辅助下蹲
膝	直腿抬高的同时踝背屈
	长坐位
	膝关节下垫枕,做伸膝动作
	俯卧位伸膝
	俯卧位,小腿伸出桌外,踝部绑沙袋
	爬楼梯,骑车,划船练习器,斜坡
踝前部	垫上跪坐练习
	踮足呈芭蕾舞足,或踩汽车踏板(适用于儿童患者)
踝后部	长坐位,用毛巾,绷带,弹力带或皮带绑住跖球部,同时用双手抓住其末端,拉足背屈
	站立位,足跟不离地的状态下缓慢屈膝(患者可能需要扶住稳定的物体以支持)
	双足平行面向墙壁站立,双手撑墙,身体前倾,保持足跟不离地
	一足置于另一足前方,身体靠墙,后腿屈膝,保持足平放于地面
	前行、倒行、斜行上下斜坡
	足跟伸出楼梯边缘,使足跟下降
脚趾	坐位,点脚尖或将脚趾推离地面
	用手将足趾分开
	若伤口愈合,用脚趾挤沙子或尝试用脚趾拾起小物品

6. **躯干**　躯干僵硬会影响患者的步态、日常生活自理能力、姿势和移动。躯干前面烧伤患者的典型姿势是躯干屈曲、肩前屈、头颈部屈曲前伸。这种姿势会导致呼吸及移动困难。大而坚硬的瘢痕从颈基底部一直延伸至胸腹部,并越过髋关节。而躯干后方烧伤的患者通常能够直立行走,但很难完成坐、前屈、前伸够物或上肢过身体中线的运动。躯干侧面烧伤

的患者为了缓解烧伤或植皮后瘢痕的压力而使身体向烧伤侧侧倾。这种身体的改变会导致姿势的变形，从而影响患者的平衡与步态，长此以往这种结构性失衡会导致骨骼肌肉系统的病变（表5-2-13）。

表5-2-13 躯干训练

问题区域	训练建议
躯干前面	手置于头后或者肘做翼状后撤
	伸颈状态下做俯卧撑
	仰卧位下髋下垫枕或俯卧位下胸下垫枕
	患者仰卧位，在脊柱下纵向放置长垫或垂直脊柱在腰部放置长垫以利于牵伸
躯干后面	在身体前方交叉双臂（熊抱）
	坐位或站立位体前屈，触摸脚趾
	"风车式"牵伸运动
躯干侧面	站立位，烧伤对侧上肢沿同侧腿下滑
	高尔夫球挥杆练习
	侧躺在长枕上
	一侧上肢伸直向上接近天花板，再换另一侧上肢，交替进行

（六）放松

由于烧伤患者承受着长时间的疼痛，许多患者处于紧张状态而难以放松。因为几乎所有烧伤护理和康复手段都会造成疼痛，因而这种对疼痛的"防御"心态会始终存在。典型情况如患者行走时，肩部抬高呈半僵硬状态。

作为运动训练计划的一部分，应该单独指导患者进行放松运动。首先要使患者自己认识到其自身存在这种"保护或防御性姿态"，然后再指导他们进行放松训练以缓解过高的肌张力（表5-2-14）。

表5-2-14 放松方式

问题区域	训练建议
放松	轻柔地耸肩
	向前和向后绕肩
	头部环转
	踝部环转

（七）烧伤患者的呼吸训练

烧伤患者中存在的呼吸系统障碍包括：因颜面部、颈部烧伤引起的上呼吸道闭塞，胸部烧伤引起胸廓运动障碍，呼吸道本身的灼伤，脱离休克期后液体再分配异常而引发的呼吸窘迫综合征，以及免疫功能低下基础上感染导致的呼吸系统障碍等。烧伤伴有的呼吸系统障碍在烧伤治疗的全过程中以各种形式出现，并对患者的生存率、整体功能的恢复，以及临床治疗等诸多方面带来影响。呼吸训练可以帮助患者掌握正确的呼吸技术，建立有效的呼吸方式，改善换气，增加咳嗽机制的效率，改善呼吸肌肌力，保持或改善胸廓的活动范围，教育患者处理呼吸问题,从而增强患者的整体功能。对于存在呼吸系统障碍的烧伤患者,进行合适的呼吸训练非常重要。

1. 颜面部烧伤患者的呼吸训练　颜面部烧伤可能引起患者口鼻部软组织挛缩,导致口鼻部闭塞,从而影响正常的通气功能,致使患者出现呼吸困难。颈部烧伤时无论造成的颈前部屈曲挛缩、后部伸展挛缩或者侧方挛缩,都会影响气管位置及通畅度,造成患者呼吸不畅。对于此类患者,开放气道是保证正常呼吸的重要渠道。急救时通常采用气管插管以确保呼吸道通畅。呼吸训练应着重于帮助患者开放气道,对口鼻周围及颈部的软组织进行牵伸,不仅是防治挛缩和畸形的重要方法,同时也可帮助烧伤患者恢复或保持气道畅通。需要注意的是,气管插管及长时间张口会增加呼吸系统感染的概率,故开放气道的同时应注意对感染的预防。对于已经发生呼吸道感染的患者,咳嗽训练及体位引流排痰也是重要的训练项目。

2. 躯干部烧伤患者的呼吸训练　躯干部烧伤尤其是胸部烧伤的患者,会出现典型的躯干屈曲、肩前屈、头颈部屈曲前伸的异常姿势,将导致呼吸及移动障碍。烧伤处增生的瘢痕可能限制呼吸时胸廓的运动,从而造成患者呼吸费力。为防治瘢痕增生,患者需长时间穿戴压力衣,过高的压力可抑制组织增生,但也可能引起患者胸廓活动受限而影响呼吸功能。此时在患者病情稳定并可以耐受的情况下进行胸腔松动练习,即躯干或肢体结合深呼吸完成主动运动,可以帮助维持或改善胸壁活动范围,增强吸气深度或呼气控制力。当患者胸部一侧烧伤导致该侧软组织挛缩影响胸廓活动时,患者取坐位,吸气时朝组织挛缩相反方向弯曲以牵拉绷紧的组织,为加大牵张强度,吸气时还可将患侧上肢上举过肩,再向对侧侧屈,呼气时则向组织挛缩侧侧屈并用握拳的手推该侧胸壁。松动上胸部时,患者坐位,两手在头后方交叉握住,深吸气时做手臂水平外展的动作,呼气时将手肘靠在一起,同时身体向前弯曲。或者患者坐位,吸气时双上肢伸直,掌心向前高举过头,呼气时身体前屈,以手触地。还可以结合器械,如让患者双手在体前握体操棒,吸气时肩前屈上举,呼气时下降。

同时,教导此类患者进行腹式呼吸训练也至关重要。腹式呼吸通过增大横膈的活动范围以提高肺的伸缩程度来增加通气。膈肌较薄,活动时耗氧不多,又可减少辅助呼吸肌的不必要代偿,因而提高呼吸效率,缓解呼吸困难。腹式呼吸训练时,首先让患者处于舒适放松姿势,仰卧位或坐位(如条件允许可前倾依靠坐位),治疗师将手放置于患者肋骨下方的腹直肌上,让患者用鼻缓慢地深吸气,肩部及胸廓保持平静,只有腹部鼓起,然后让患者有控制地呼气,将空气缓慢地排出体外,以上动作重复 3~4 次后休息,训练过程中注意不要让患者换气过度。此后让患者将手放置于腹直肌上,体会腹部的运动,即吸气时手上升,呼气时手下降。当患者学会腹式呼吸后,让患者用鼻吸气,以口呼气。

3. 呼吸道灼伤伴感染患者的呼吸训练　呼吸道灼伤除因吸入高温气流而造成的热力伤害外,还包括吸入烟雾中各种有毒有害成分而造成的损伤。大面积烧伤患者,无论有无呼吸道烧伤,由于早期输液而脱离休克期后,在伤后 24 小时左右可见到呼吸功能恶化,其原因包括出现异常体液再分配及成人型呼吸窘迫综合征(adult respiratory distress syndrome,ARDS)等。在患者脱离休克期后,仍可能存在多种呼吸系统合并症,具体分为肺炎、肺不张、肺梗死、感染性 ARDS 等。其中以肺炎为最多见,发病原因主要为烧伤患者整体免疫功能低下;局部因素有烧伤创面感染伴行的血性播散;长期气管内插管,纤毛上皮运动的净化作用低下等。对存在上述问题的烧伤患者而言,除进行气管插管开放气道并进行抗感染药物治疗外,呼吸训练也十分重要。有效的咳嗽是为了排除呼吸道阻塞物并保持肺部清洁,咳嗽训练可教会患者正确的咳嗽方式或由治疗师及家属手法辅助诱发咳嗽。首先要指导患者以正确的方法完成咳嗽,让患者处于舒适放松的姿势,缓慢深吸气,屏气几秒,然后张口咳嗽 2~3 声,咳嗽时收缩腹肌,停止咳嗽,缩唇将余气尽量呼出。再缓慢深吸气,重复以上动作。连续 2~3 次后,休息几分钟后再重新开始。训练时,治疗师可以给患者示范咳嗽及腹肌收缩,患者双手置于腹部且在呼气时做 3 次哈气以感觉腹肌的收缩。让患者练习发 "K" 音以感觉声带紧绷声门关闭及腹肌收缩。有时患者可能需要治疗师手法辅助咳嗽。患者仰卧位,治疗师一手掌部置于患者剑突远端的上腹部,另一只手压在前一只手上,手指张开或交叉,患者尽可能深吸气后,治疗师在患者要咳嗽时向内向上压迫腹部,将横膈上推。或者患者坐在椅子上,治疗师站在其身后,在患者呼气时给予手法压迫。

对于痰量较多患者进行体位引流和叩击,痰液黏稠难咳者还可行雾化吸入治疗以稀释痰液。体位引流时首先要评定病情以决定肺部哪一段需要引流。将患者置于正确的引流体位,并尽可能让患者舒适放松,随时观察患者的脸色和表情。引流体位主要取决于病变部位,即从某一肺段向主支气管垂直引流。如有需要,引流过程中应鼓励患者做深度、剧烈的双重咳嗽,并可结合手法叩击等技巧,帮助痰液的排出。若患者可以忍受,维持引流体位 30 分钟左右,或直至分泌物排出为止,但不要超过 45 分钟,以免患者疲劳。引流次数根据患者病情而定,如有大量浓稠黏痰者 2~4 次 / 天,直至肺部干净;维持 1~2 次 / 天,以防分泌物进一步堆积。绝对不能在餐后直接进行体位引流,傍晚做体位引流使睡前肺部较干净,有利于患者睡眠。

4. 吸气肌训练 吸气肌训练是锻炼以膈肌为主的具有吸气功能的肌肉,以增强其肌力和耐力,改善心肺功能,促进运动功能的恢复。吸气肌训练的主要目的是增加吸气肌肌力和耐力。传统的呼吸训练更侧重对呼气肌或呼气过程的训练,而较少关注对吸气肌的训练。呼气肌训练常使用缩唇呼吸、等长收缩、腹肌训练和吹蜡烛等方法来增加潮气量和肺泡通气量,提高血气交换率,只能间接改善呼吸功能;而适度增加吸气肌负荷可以使吸气肌力量和耐力增加,强化携氧能力,最终从根本上改善呼吸功能。目前文献公认的吸气肌训练方法主要有以下四种:非线性阻力呼吸器、阈值压力负荷训练器、限速阈压力负荷吸气肌训练仪和靶流量阻力装置。

5. 其他呼吸训练方式 除上述方法以外,还可进行缩唇呼吸和呼吸肌肌力训练。缩唇呼吸是指患者呼气时缩小嘴唇,将气体由口部小孔中呼出的方法,类似吹笛子时的呼吸方式故又称吹笛式呼吸。缩唇呼吸练习可以降低呼气速率,增加潮气量及增强运动耐力。患者处于舒适放松的体位,治疗师指导患者缓慢地深吸气,然后让患者轻松地做出吹笛姿势呼气。训练时因避免用力呼气,因吹笛姿势下用力呼气会增加气道的乱流,以致细支气管功能进一步受限。呼吸肌训练中特别强调吸气肌的训练,通过增强吸气肌肌力来减少吸气肌疲劳,从而缓解呼吸困难。严重烧伤患者由于长期制动及胸廓活动受限、辅助呼吸肌过度代偿,可能导致呼吸肌无力、萎缩或无效率,特别是横膈及肋间外肌。横膈肌力训练可在腹式呼吸基础上进行治疗师徒手或沙袋加压。其余和呼吸肌训练则可以使用为吸气阻力训练特别设计的呼吸阻力仪器进行。

(八) 其他训练

1. 水疗 如果医院备有游泳池或是公共水池,当伤口愈合后,游泳能作为烧伤患者的训练项目。对于患者来说,游泳是一种能让他们全身运动、增加心血管耐力又愉悦的运动方式。游泳对于烧伤是有好处的,因为它对新愈合的皮肤、萎缩的肌肉或不稳的关节伤害风险比较低。但为了公众的健康,公共游泳池会使用一定的氯,皮肤敏感患者易引发皮疹。

2. 循环训练 近来,烧伤患者开展团队活动和循环训练的兴趣呈现一种不断上升的趋势。有研究人员描述了一个计划,它包括了10部分,每个部分有一个不同的活动,例如滑轮、引体向上棒、快速移动、爬梯。根据他们的调查,循环训练计划的实施会:①更短时间内增加患者的功能独立性;②增加患者自信心;③让患者养成运动习惯;④提高患者的治疗效率;⑤发现其他没有注意到的问题;⑥设定下一目标。

3. 日常生活活动训练 治疗师设定的治疗目标其中之一是通过运动训练和日常生活活动能力训练来帮助患者尽可能独立。家属或主要照顾者是患者实现这个目标最大的帮助者。指导家属如何成为一名合格的照顾者,让他们知道训练的重要性,在非治疗时间帮助患者。可惜的是,家属可能成为患者训练顺应性降低的部分原因,多是因为他们关心患者并害怕引起患者的疼痛。此时,治疗师需要更多的时间指导和鼓励家属。

4. 特殊训练方式

(1) 在麻醉状态下训练:如果患者对疼痛的耐受较差,维持全关节活动度就比较困难。患者常常对会引起疼痛的任何活动都极其害怕,他们会拒绝活动,还可能抵抗训练。儿童非常害怕疼痛,以至于使达到全关节活动度的目标变得不可能实现。在这些情况下,推荐在麻醉下进行关节活动度训练。这种干预措施会和患者原计划的手术联合进行。麻醉剂注射后,当手术医师准备为患者进行手术时,治疗师可以对受累肢体进行缓慢持续的被动关节活动。要注意避免引起撕裂、关节脱位、关节囊损害或骨折。在麻醉状态下进行被动关节活动度训练给治疗师带来以下的好处:①确定关节活动度受限的原因;②评估关节活动度实际可达到的度数;③确定限制关节活动度的软组织原因;④可以让患者在无痛情况下实现全关节活动度。这些可以帮助治疗师设计患者的日常训练项目。

(2) 自然开裂:自然开裂是指在关节附近的瘢痕在训练或某些压力下分离。当瘢痕组织发生分离会导致开放性伤口。通常发生自然开裂时,患者几乎感觉不到疼痛,且关节活动度会立即提高。某些医师可能选择让自然开裂区域自然愈合,也有人会选择在这些区域进行皮肤移植。在保持最新获得的关节活动度的同时让小的开放性伤口自然愈合常常是最好的选择。如果开放性伤口很大且随训练在继续增大,就需要皮肤移植。

(3) 皮肤移植后的运动训练:患者在接受植皮后,一旦植皮区域可以耐受运动负荷即应立即恢复日常训练计划。植皮区呈现出的粉红色表明此处血管吻合良好,这对伤口愈合必不可少的。用手指放在植皮的不同部位并向各个方向轻轻移动,据此可以判断植皮的附着程度。不同烧伤单元对植皮术后开始运动训练的时间有不同的方案。有报道的制动时间从4天至10天不等。然而,目前公认的制动时间正逐步减少。

在开始恢复训练之前,治疗师应确认植皮的情况:①植皮的完整性(如,植皮部位是否薄而易碎,或者是否存在血肿),②是否存在肌腱裸露,③是否涉及任何关节褶皱,④植皮的附着程度。当运动锻炼恢复后,主动关节活动度将限制施加在新生皮肤上的压力。如患者在接受手术前就具有良好的主动关节活动度,那么治疗师可以预计患者在恢复训练的7~10天内可以重新获得正常关节活动度。通常,如果为保证植皮的安全而在手术中使用外科封缝钉,那么患者的主动关节活动度将因为疼痛而受限,此时应使用较缓和的关节活动度训练以免给造成不必要的痛苦。主动训练2~3天后,对于难以恢复活动的患者可以辅助增加主动关节活动度的训练。对于那些植皮手术中不直接涉及的区域应持续进行运动训练,除非训练会影响植皮区的恢复。

(4) 供皮区的运动训练：旨在提高供皮区因制动而受限的关节活动度的运动训练需要特别说明。供皮区往往会选择不涉及关节褶皱的皮肤。然而，由于植皮的厚度来源于供皮区的皮肤，会导致供皮区伤口过于柔软且由于敷料的原因而变得疼痛。通常供皮区的疼痛会影响患者的活动。若因供皮区疼痛导致患者的运动受限，当创口愈合后这种受限将逐渐得到解决。如果供皮区和限制特定关节的瘢痕组织在一条直线上，那这样的供皮区可能不需要运动训练。如果植皮区紧挨着供皮区，那么运动训练应被推迟直到移植的皮肤显示出良好的附着度之后。

(5) 重症监护室患者的运动训练：重症监护室中烧伤患者的康复目标和其他烧伤患者相同，但由于严重烧伤要实现这一目标的难度更大。患者在上肢、足部或颈部有多处静脉注射。另外，患者还可能有饲食管、导尿管、脉搏血氧计和床边心脏监护仪。同时，若患者存在吸入性损伤，则还可能使用呼吸机、气管造口或气管内导管。有些患者还可能使用暂时性肌肉麻痹药物以防止对机械通气的抵抗。这种情况下，患者无法进行辅助或抗阻运动，或对运动中的疼痛给予反馈。

重症监护室患者的运动训练应从被动关节活动开始。任何未被医疗器械累及的关节均应接受运动。为预防感染，静脉注射的部位会经常更换；因此，每隔几天曾受静脉注射影响而无法活动的关节便可以进行训练。对于有气管造口、气管插管或锁骨下动脉插管的患者，其颈部可进行轻柔的运动。如果运动有可能影响仪器的稳定性，需要咨询相关专业人员，但应避免关节活动度终末端的运动。

部分烧伤患者尽管有多处静注和插管，但其有足够的警惕性且能听从指令。这部分患者可以开展主动活动和辅助主动活动。

当患者的身体状况有所改善且可以耐受活动量的增加，就可以进入到床边坐、站、走的练习。即使空间有限，床边行走也可以帮助患者改善耐力。下肢屈伸运动训练仪或徒手负重对这些患者也是有益的。

在训练 ICU 患者时，治疗师需切忌用力过度。运用上下肢持续被动活动仪能够以最小的压力辅助维持关节的活动度。训练前、中、后都应该检测血压。如果收缩压增高超过20mmHg，则运动应该暂停。虽然心率变化的个体差异很大，但任何患者的心率都不应超过其预计最大心率。若训练结束后 30 分钟内患者心率还未恢复，则运动训练应降低强度以适应患者的状况。

(6) 儿科患者的运动训练：对于儿童烧伤患者而言，疼痛和恐惧会使他们的康复过程更加困难，因为孩子无法理解治疗的必要性。对于儿童患者的治疗目标和成人相同，但要达到相同的目标需要根据患儿的年龄和发育水平来调整治疗手段。对儿童生长发育规律的认识可以辅助训练计划的制订，从而帮助患儿实现全范围的关节活动并保证患儿的正常发育。通常，训练需通过游戏的形式来激发孩子参与的积极性。

五、注意事项

(一) 影响运动处方的因素

烧伤康复项目的最终目标是帮助患者以最理想的状态回归社会，尽可能恢复到患者伤前状态。这一总目标可以根据患者恢复的阶段细分成更多明确的目标，见表 5-2-15。

除了制订治疗目标,一个训练计划还需考虑很多其他因素(表5-2-16),并且这些因素间还会相互影响。

表5-2-15 烧伤患者训练计划的目标
训练计划的目标
减轻水肿和促进循环
防止瘢痕组织挛缩和畸形
维持肌力和关节活动度
促进最大功能独立性

表5-2-16 影响烧伤患者训练计划制订的因素
影响因素
达到的目标
恢复的阶段、运动的目的、患者的医疗状况
患者的年龄、社会支持和治疗的频率
烧伤的部位、烧伤的程度、烧伤的深度
注意事项和禁忌
运动的类型

1. 恢复阶段、训练目的和患者的医疗状况 烧伤的严重性决定了患者能多快度过急救和复苏阶段。最初训练计划的主要目的是治疗任何原因引起的水肿。如果患者意识清醒并且能够在心理和身体上协助治疗,可采取主动运动的方式。如果患者烧伤面积广泛或是反应迟钝,可使用其他减轻水肿的方法。开始时期,采用被动运动的方式。

在恢复的急性期或移植前期,训练计划的重点是维持患者关节活动度和肌肉力量。如之前患者能够参与训练计划,且没有过度的生理性应激,则可以进行主动运动。然而,如果患者持续停留在低水平的意识状态,那么被动运动的干预方式会较合适。

同时应该考虑患者的疼痛程度,因为它决定了训练的强度。当患者的病情进入亚急性或者恢复阶段时,训练计划应强调更多的功能性活动和患者独立地参与绝大多数的训练。

2. 年龄、社会支持和治疗频率 患者的年龄会影响训练计划的强度,尤其是年龄很小和高龄的患者。婴儿、幼儿和儿童是不能主动参与独立的训练计划的。尽管在正常情况下,他们在生理上能够承受高水平的活动,但是儿童每天用于训练的总时间受到限制,需家属及照顾者参与他们的治疗计划。

年龄在25~30岁以上的患者运动体能每10年下降8%~10%。成年人单独地进行训练计划可能更可靠,但是他们的绝对力量和有氧能力会随年龄而下降。在烧伤疼痛的恢复过程中,所有年龄段的患者都被推荐进行高频率训练,在尽可能短的时间内完成,而不是进行低频率长时间的治疗。一旦患者的关节活动度受限,瘢痕组织会立即呈现缩短状态的趋势。除非患者的瘢痕组织能通过夹板治疗、体位摆放或者其他的训练防止瘢痕挛缩,否则患者的关节活动度在相当短的时间内会再次受限。父母或家属能在一定的指导下为患者做一些日常的治疗,或者使用辅助设备,像滑轮或者砝码。

3. 烧伤的部位、程度和深度 由于瘢痕组织连续的自然收缩,患者很难进行大范围的运动,尤其是对烧伤深度很深的患者。深度越深,瘢痕组织挛缩的概率就越大。现已证明局部深层和全层烧伤对瘢痕挛缩的影响,研究也显示在更为严重的烧伤创伤上,挛缩会进一步加重。烧伤创伤深度越深,越该注重训练。

由于烧伤面积和挛缩程度之间密切相关,故训练对于烧伤患者是必要的。烧伤区域越大,越要把重点放在训练上。烧伤瘢痕的柔软度大约是正常皮肤的1/3。因此,越多的身体正常皮肤被瘢痕组织替代,越是要将治疗重点放在防止未成熟的瘢痕组织增生上。

烧伤患者的训练应集中于最有可能出现瘢痕组织挛缩的部位。同样重要的是,需要延长那些横跨多个关节和邻近关节皮肤皱褶的瘢痕组织。举个例子,如果烧伤的部位在侧面躯干表面,并且延伸到前面腋襞,包括整个上臂和前臂,那么训练环节应包括在患者仰卧位时,肩关节外展,腕关节和肘关节伸展。

(二)注意事项和禁忌证

正常来说,当一个人受伤,身体的某些部分在一个特殊时期内处于休息状态,这样伤口才可能愈合。对于缝合的皮肤伤口愈合时间可能是 7~10 天,而骨折愈合可能需要 6 周或者更长的时间。然而对于烧伤患者,当创口已经植皮或者大部分已经闭合的情况下,可以随着烧伤区域愈合的进程进行训练。这点是治疗烧伤患者和其他软组织损伤患者的主要不同之处。

某些特殊情况的出现可能预示着训练计划需要修改(表 5-2-17)。患者在心脏或是外科方面有严重的既往史,如关节表面修复等需要仔细地筛查。处理主要的烧伤之外,由于体液转移和血流动力学的改变所导致的心血管系统的病变也是需要治疗的。对于一些已经存在心脏和肺部疾病的患者要格外小心,避免进行大强度的训练。同样地,尤其是老年人,应该仔细筛查关节炎和其他功能性的疾病。烧伤康复的重点是恢复全关节活动度内的活动以及训练开始前患者已经出现的功能受限问题。

表 5-2-17　烧伤患者训练预警

训练预警
患者的既往史中存在重大疾病
既往患有关节疾病
患处有暴露的肌腱
患者存在营养不良性钙化
纽约心脏病协会(NYHA)心功能分级Ⅳ级或者辅助呼吸

手功能至关重要,最值得关注的训练之一就是手指伸肌肌腱的训练。当烧伤深度达到手指背部时,关节反复的屈和伸,尤其是近端指间关节的屈伸都应该避免。此外,还应避免被动的紧握手和手指,防止伸肌装置被破坏。然而,如果烧伤的创伤是很表浅的,或是先前暴露的伸肌肌腱已经被组织所覆盖,缓慢的屈曲关节活动就可以开始进行了。

在有肌腱暴露的区域进行关节活动训练时需要谨慎,但仍是可以进行的。纽扣大小的肌腱暴露和整条肌腱都暴露是有显著差异的。训练暴露的肌腱时,要注意肌腱的厚度及其表面区域的状况。

纽扣大小暴露的肌腱意味着在周围组织的小开口上可见一条肌腱通过,或是随着手的运动肌腱变得可见。在屈曲掌指关节时手背部或肌腱末端常常能观察到这种纽扣样大小暴露的肌腱。一些治疗师认为即使是下肢有肌腱暴露也可以继续进行关节活动度训练。因为他们认为肌腱的横断面积和抗张强度足够,所以肌腱断裂是次要的关注点,或暴露肌腱很少有断裂的风险,像趾屈肌腱在运动或步行时断裂风险非常小。然而暴露肌腱的区域很难治疗,如果治疗经验不足或是对临床状况有所疑惑,则治疗时要格外小心。

另外一种需要注意的情况是过多骨的形成。当怀疑是营养不良性钙化时,患者可进行主动关节活动,但是任何形式的被动运动都是禁止的。

当治疗烧伤患者时,有一些情况是禁止训练的。烧伤患者的绝对禁忌证见表 5-2-18。像关节暴露这种情况,任何形式的训练应该禁止,该关节应进行严格的制动。关节制动时应处于中立位,或功能性的体位,并且没有进一步损伤的风险。

为了避免栓塞的发生,任何怀疑是血栓性静脉炎或是诊断为深静脉血栓的患者都不应该剧烈运动,除非患者接受适当的药物治疗并且由临床医生同意继续训练。

筋膜间室综合征是另外一个可能需要中断训练的问题。严重的水肿可能引起严重的循环危害。如果一个治疗师怀疑筋膜间室综合征正在发展,应立即停止训练并且通知医师。筋膜间室综合征症状包括感觉异常或麻木、甲床毛细血管再充盈差、周围脉搏下降、疼痛、低温或是皮肤苍白。

根据烧伤手术后的方针,皮肤移植区域的训练可能不被立即允许。这种训练的延迟是正确的,尤其当植皮覆盖关节皱襞或是多个相邻关节时。那些通过伤口缝合,大部分创口闭合了的处于愈合急性期或是重塑期的烧伤患者需要制动直到拆线。但非植皮处的区域能继续训练,尤其是当它们远离植皮区域时。

在依据使用的皮肤种类和皮肤指南申请人工培养皮肤后,可以开始构建训练计划的时间框架。在许多病例中,当人工培养皮肤用作植皮时,制造商建议前 10 天不要进行运动治疗,给皮肤细胞一定的时间来生长依附。人工培养的皮肤在 3 周时间内对于最小的机械力都没有任何抵抗的能力,所以训练计划的进程必须缓慢。

表 5-2-18　烧伤患者训练禁忌证

训练禁忌证
暴露的关节
近端指间关节处肌腱暴露
血栓性静脉炎
深静脉血栓
筋膜室综合征
新鲜的皮肤移植

六、案例分析

(一) 病史

LR 是一名 40 岁的男性患者,其颈部及躯干前面、双侧上臂及前臂周缘烧伤。烧伤部位分别于伤后 7 天和 17 天接受切除和分层皮片移植术,并于伤后 27 天对残留的开放伤口进行小范围局部移植。

患者首次手术前的主动活动范围如下:

伸颈——24cm(下颌到胸骨柄的距离)

颈部双侧旋转——60°

双侧肩外展——145°

右肘——伸展 –5° 到屈曲 110°

左肘——伸展 –10° 到屈曲 100°

双侧前臂旋后——45°

双侧腕关节活动度正常

麻醉下行烧伤伤口切除术后,双侧肩外展 170°,肘伸展 0° 到屈曲 135°,前臂旋后 70°。

患者在伤后 38 天出院,出院时各关节主动活动范围如下:

伸颈——22cm

颈部双侧旋转——60°

右侧肩外展——170°

左侧肩外展——165°

右侧肘关节——伸展 0°到屈曲 125°

左侧肘关节——伸展 0°到屈曲 120°

双侧前臂旋后活动范围正常

双侧腕关节活动度正常

患者总体肌力良好,耐力尚可。患者及其妻子可以证明患者本人能够独立地进行家庭训练计划。患者预定每 3 周接受门诊复查。

（二）问题清单

颈部前侧烧伤易导致颈部屈曲挛缩

双侧腋前纹头瘢痕易导致肩部内收挛缩

上肢周缘的瘢痕易导致肘关节和前臂旋后活动度的降低

（三）目标

增加伸颈至 24cm

保持颈部双侧旋转角度 60°

增加双侧肩外展至 170°

增加双侧肘关节主动活动范围至伸展 0°和屈曲 135°

保持腕关节主动活动在正常范围内

增加双侧前臂主动旋后至 70°

出院时肌力评定至良好或正常

出院时耐力评定至尚可到良好

患者及其家属能独立地进行家庭训练计划

（四）干预措施

患者初入烧伤单元时卧床休息。患者接受指导并旁观主动运动训练计划的实施。运动包括床边坐位下的颈部伸展和旋转,仰卧位下肩外展、肘屈伸、前臂旋后、腕屈伸。另外,患者还被宣教踝泵和足跟滑动动作。当患者无法完成肩外展和前臂旋后的关节活动时,由治疗师辅助进行。

手术中放置移植皮肤前进行被动关节活动。手术后的第 5 天,一旦植皮区可以耐受,患者即开始主动关节活动。此后的第 2 天开始辅助主动活动。目前,治疗师辅助患者进行全范围关节活动以及结合按摩的牵伸训练。患者持续进行下肢的主动关节活动,训练计划中加入桥式运动和直腿抬高。患者的妻子开始学习辅助患者进行牵伸和上肢按摩方法。当患者被允许下床后,可以开始坐位下滑轮训练、仰卧在治疗床上的体操棒训练和站立训练。患者同时开始走廊内步行并在其妻子看护下使用下肢屈伸运动训练器。患者出院时携书面家庭训练计划一份,滑轮组一套,以及一些弹力带用于最小阻力训练。

（五）基本原理

手术前,鼓励患者进行主动关节活动度训练以维持关节活动度、牵伸和减轻水肿。如患者已有关节活动受限或因烧伤后生理需求的增加而无法完成全关节范围的主动活动,此时可以开展辅助主动关节活动训练。如患者术前有明显的关节活动受限,治疗师应在实施麻醉的情况下提高患者的关节活动度。此种方法也适用于无痛训练阶段的患者。

通常植皮术后即开始主动关节活动训练以求将移植皮肤崩坏的潜在风险最小化。当移植皮肤开始与创口吻合或可以耐受运动时,辅助主动关节活动可以被加入运动训练计划当中。当移植皮肤与创口吻合良好时,可以在训练计划中加入按摩和牵伸训练,最后当患者具有较好的主动关节活动后可以开始抗阻训练。对于其他未受烧伤波及的肢体,只要患者能够耐受阻力,早期即可开始抗阻肌力训练。早期让患者家属参与训练计划不仅能增加患者每天的训练总量,并且可以帮助患者维持未受伤肢体的力量。

七、小结

运动训练是烧伤康复中必不可少的部分。缺乏运动训练可能会导致畸形的发生,不利于患者身体结构及功能的恢复,并影响美观。尽管运动过程中会产生疼痛,但运动训练仍应在患者进入烧伤单元后尽早地开展。对门诊患者而言,运动训练也因在首诊时即开始。开始时,患者及其家属可能很难理解运动训练的重要性,但经鼓励和宣教,他们都能接受治疗并坚持下去。

治疗师根据患者的身体情况为其选择被动运动、辅助主动运动、主动运动或抗阻运动。运用各种设备及运动技术提供持续而缓和的力量以拉长瘢痕组织,从而使患者能完成全范围的关节活动。运动训练结合其他烧伤护理技术,能将烧伤造成的永久性损害降至最低,同时最大限度地保留患者结构上与功能上的能力。

(虞乐华)

第三节 心理与音乐治疗

一、烧伤心理特点

(一) 概述

烧伤是平时和战时都最为常见的创伤之一,其突发性、严重性、迁延性等创伤特点所致个体自我形象完整性的破坏和躯体功能残障等,极易使伤者在烧伤早期、治疗和康复过程中出现情绪、行为和认知等异常心理反应,甚至可阻碍其后续的康复进程,造成永久性身心残障。

烧伤与其他意外创伤类似,常常无预警地突然发生,受伤个体极易出现强烈、持续的应激反应;烧伤与其他意外创伤的不同之处,是其还可导致受伤个体产生并遗留严重的生理性创伤(如疼痛、功能障碍、毁容、无法排汗等)。烧伤患者的伤后修复具有其自身特点,一是其所经历的疼痛存在双重性,即烧伤造成皮肤、组织损伤所引发疼痛本已非常剧烈,随后的烧伤治疗过程也是令人异常痛苦的体验;二是烧伤的修复所需时间较长,伤者在各阶段均可能面临较高强度的重压。基于烧伤严重程度及对伤者心理的影响,创面治疗、修复,最基本的肢体功能康复可能需要 2 年或更长的时间,皮肤与瘢痕修复则可能持续伴随伤者的一生。烧伤治疗领域的医护人员普遍认为,烧伤可使伤者比任何其他伤病患者所遭受的痛苦都多,主要是因为烧伤不仅给伤者造成巨大的生理伤痛,同时还引发其严重的心理创伤。研究显示,烧伤后各阶段,患者都可能出现心理紊乱症状,如睡眠障碍、抑郁、焦虑、回避等,重者甚至发展成精神疾病。据估计,10%~44% 的烧伤患者于创伤早期经历各种形式的心理症状或紊乱;30%~40% 的伤者出现显著、持久的心理紊乱;成年烧伤患者中创伤后应激障碍的发生率为 7%~45%。伤者若出现创伤修复早期的身心适应不良而得不到及时干预,日后可遗留严重的心理问题或精神障碍。

(二)烧伤心理康复过程及反应特点

烧伤患者的心理康复过程大致可划分为 4 个阶段:心理应激期(入院紧急救治阶段)、情绪振荡期(烧伤后救治阶段)、心理抑制期(烧伤后功能康复期)和心理接纳期(院外康复期)。在上述各阶段,伤者的心理反应存在一些基本、共同的特点和行为表现;其心理症状也可呈现从轻度(如恐惧、悲伤、担忧、缺乏自信等)到严重(如抑郁、焦虑、谵妄、创伤后应激障碍等)的差异。

1. **心理应激期的心理特点** "情绪应激"即为此阶段伤者较普遍的心理反应,有的表现为"情绪休克"。烧伤患者的身心反应和症状主要可由创伤事件的突发性(飞来横祸的精神重创)和直接刺激(创面疼痛)引起。严重者表现为嗜睡、意识模糊和暂时性精神错乱等。此外,伤者其他生理功能改变(如感染、生理代谢紊乱)、安眠镇静等麻醉药物的使用,也可导致伤者出现精神异常的症状。平素身心健康者遭遇突如其来的意外伤害,大多瞬间丧失应对能力,伤者因完全没有心理准备而无法面对所发生的一切。在此超强度应激源的作用下,伤者的反应阈值提高、速度变缓、强度减弱,对治疗等其他外在刺激的反应平淡。如有些伤者表现为出乎意料的镇静与淡漠、寡言少语、对医护人员所施各种救治无动于衷等。这既是伤者的一种心理防卫机制,也是一种个人应对能力的超限抑制。尽管"情绪休克"被认为可减轻伤者因焦虑和恐惧造成的过度身心反应,可在一定程度上对伤者起保护作用。但临床医护人员切不可被伤者此类"安静"的表面现象所迷惑,应密切观察、及时甄别伤者的心理危机,以免延误为其实施心理干预的恰当时机。

此阶段多数严重烧伤者会为自己的"死里逃生"而庆幸,绝大多求生欲望较强。对救死扶伤的医护人员心存感激之情,对其自身康复目标持积极乐观态度,通常不会发生自伤等极端事件。

2. **情绪振荡期的心理特点** 脱离"情绪休克期"的伤者,逐渐恢复其对外界刺激的敏锐性,可因生平第一次面对诸多复杂情境(如治疗护理操作、病房环境及管理制度等)而倍感压力,显现多种负性情绪反应。此间伤者的主要情绪反应如下:①恐惧、紧张:烧伤后体液渗出、烧伤创面肿胀疼痛、频繁的检查、复杂的治疗和操作、加之伤者不了解伤情乃至后果,都极易使患者终日处于惶惶不安的紧张、恐惧状态。②焦虑、抑郁:当伤者脱离生命危险后,意识到疾病的救治并非一蹴而就,而是将面对治疗、创面瘢痕、功能受限、容貌毁坏的漫长修复过程,其间可因各自对学习、工作、恋爱、婚姻、家庭、经济及未来人生的担忧等,产生焦虑、抑郁等情绪反应。此阶段伤者的焦虑发生率约 39%、抑郁发生率 13%~23%。③孤独、寂寞:因ICU 或烧伤病房特有的管理规则,伤者被迫较长时间与其亲友分离,加之伤者因创伤所致躯体受限而不能随意活动,与人沟通交流的空间狭小,容易因为感到被生活抛弃而孤寂难耐,有的伤者整日郁郁寡欢。④愤怒:由于大多数烧伤来自于意外伤害,伤者主要表现为抱怨命运不公、甚至将愤怒情绪宣泄向医护人员或亲属;因工伤事故或他人肇事致伤的大面积烧伤者更易产生愤怒情绪。⑤"赔偿神经症":也是其间伤者特征性反应之一,非自身原因致伤者此期极易陷入索赔损失等"赔偿神经症"状态,如有些伤者为获得更多赔偿,不断强化其"继发性获益的心态",可致其创伤的修复过程明显延长;有些伤者的不适症状迟迟不见消退,一再夸大伤情体验等,欲以此博得他人的同情和补偿,甚至将其未来人生依附于工伤或肇事方的赔付,出现对医护的抵触或不合作行为、对医护人员给予的早期康复指导持消极反应或被动行为。伤者的这种索赔心态,可导致其错过伤残躯体功能修复的最佳阶段,造成其失用性、不可逆的躯体残障,最终可能发展成"社会心理性残疾综合征"。

烧伤者伤后早期乃至康复全程均可出现多种创伤后应激症状,如噩梦、闪回、回避等。急性应激障碍(acute stress disorders,ASD),是伤后1个月内伤者可能出现的心理病症之一。ASD为一过性障碍,作为对严重躯体或精神应激的反应发生于无其他明显精神障碍的个体,常在几小时或几天内消退。如果症状存在时间超过4周,影响考虑诊断为"创伤后应激障碍"(PTSD),PTSD指当事人对亲身经历或目击的导致或可能导致自己或他人死亡或严重躯体伤害的意外事件或严重创伤的强烈反应,是一种延迟或延长的焦虑性反应,它以反复发生闯入性的创伤性体验重现(病理性重现)、梦境、持续的警觉性增高、回避、对创伤性经历的选择性遗忘及对未来失去信心为主要症状表现。综合国内外烧伤患者发生PTSD的流行病学研究,伤后1个月内,呈现一种以上PTSD症状的伤者占42.2%,满足PTSD症状标准的伤者占17.8%;3个月后伤者的PTSD发生率在7.7%~45.2%之间。

重视并避免疼痛引发的心理问题。医护人员为防止伤者的药物成瘾,创伤处理和修复过程中限制烧伤患者镇静、镇痛药物的使用,在康复治疗、功能恢复操作过程更是容易忽略伤者的疼痛问题,导致伤者经历创面治疗和康复过程中的剧烈疼痛,造成伤者极大的焦虑、抑郁和恐惧情绪,部分伤者甚至想放弃治疗,痛不欲生,甚至萌发自杀的冲动。医务人员需要加强有效的疼痛管理,更新治疗理念,重视疼痛在烧伤救治中的重要影响作用,在避免药物成瘾的基础上极大程度地减少伤者的疼痛。

此外,在此期间,有些伤者的伤前心理病态也日渐暴露,如社会功能不良、行为失调及人格障碍等。

3. 心理抑制期的心理特点 康复治疗期烧伤患者的心理反应,主要与其身体形象、肢体功能、烧伤后遗症相关,个体差异显著。此阶段,患者的身心康复重点是其在临床环境中的生理、心理各方面的适应。在此阶段,烧伤患者的情绪波动不那么明显,但情绪的强度并不低。甚至有些由于心理的极度抑制呈现出明显的"依恋医院",除了在医院内有正常的社会活动,对外界的一切社会活动均隔离,伤者需要寻求出院后回归社会乃至未来人生的专业咨询。

4. 心理接纳期的心理特点 烧伤患者出院后,瘢痕逐渐增生,瘙痒、无法排汗、创面色素沉着、功能和活动受限等严重影响患者的生活;重新踏入社会,需面对他人质疑的眼光、社会舆论压力等,对伤者的心理适应能力提出新的挑战。伤者可能因此出现多种心理问题,如社交焦虑、孤单、回避与周围人的接触等。如果烧伤患者能够很好地接受社会、人际、自我价值、自我接纳方面的心理康复,可以帮助出院后烧伤患者较好的重归社会家庭生活。

(三)烧伤患者心理反应影响因素

1. 个人基本因素 个人基本因素主要包括伤者的社会经济状况、种族、性别和年龄等。有文献报道,生活经济负担是烧伤患者伤后急性期和迁延期心理社会问题的显著危险因素之一;医疗费用是迁延期烧伤患者心理社会问题的危险因素。另有研究显示,女性伤者伤后面临更多的心理适应问题,可能与男性伤者对其身体表象改变的接受程度、认同感均高于女性有关。

2. 烧伤前心理状况 烧伤伤者伤前的个性特征对其伤后早期心理反应的影响不可忽略。有研究显示,个体的负性心理反应尤其是发生抑郁、焦虑者具有一定人格基础。Holeva

等应用艾森克人格问卷对 256 例烧伤患者的调查结果显示,具有神经质、低外倾向性的个体焦虑程度较高,且个体的焦虑程度与其发生创伤后应激障碍的相关性较高。伤者伤前的心理素质,包括其烧伤前的精神病理学、心理症状等方面。有研究表明,个体伤前的心理素质可影响其伤后的心理适应,有精神疾病既往史者的烧伤后心理适应不良会相应增加。

3. **受伤状况**　烧伤的相关变量主要包含烧伤严重程度、受伤部位、总烧伤面积(total burn surface area,TBSA)、可见瘢痕等。多项研究证实,TBSA 与伤者的心理适应存在关联,伤者的烧伤严重程度与其伤后早期的心理反应呈正相关。Madianos 等跟踪调查了某段时间内 45 例烧伤患者伤后心理和精神疾病的发生率,指出烧伤创面深度、受伤部位和 TBSA 等均与伤者早期的负性情绪反应相关,且其以多元回归分析显示,与烧伤严重程度等其他变量相比,毁容(头、颈、脸等特殊部位烧伤)是唯一可能与伤者精神异常有关的变量,具有显著统计学意义的差异。国内卢小莲等研究认为,面部、手部烧伤的伤者急性期的焦虑、抑郁程度高于其他部位烧伤的伤者;且烧伤面积越大,烧伤者的心理反应越强烈。此结果可能与伤者的外在身体表象有关,外显瘢痕影响伤者身体表象的同时,可致个体产生焦虑或抑郁等负性情绪。且此负性情绪反应可贯穿于伤者的整个伤后修复过程,成为强烈而持久的刺激源,以致严重干扰伤者的睡眠质量,增加其烧伤所致的高代谢及生理、心理疲乏,甚至机体的病理改变。相关 Meta 分析显示,伤者的受伤部位与其心理适应的相关度最大,其次是烧伤的其他变量,如治疗环境、住院时间、并发症、烧伤严重程度、患者依从性等。可见,破坏伤者身体表象和肢体功能的烧伤更易引发伤者的负性心理反应。

4. **创面疼痛**　烧伤患者早期的创面疼痛包括其创面的病理性急性疼痛、治疗操作过程所致刺激性疼痛等。伤者脱离最初的死亡威胁后,大多须经历漫长,甚至比烧伤初期更为痛苦的创伤修复阶段。常规实施的每日伤口处置需细致地清除创面的坏死组织以防感染,清创过程常常使伤者感受剧烈疼痛,有时使用大量镇痛药亦难以缓解;创面的新生皮瓣、瘢痕组织必须加以拉伸而保持弹性,这无疑又对伤者构成疼痛刺激。Cousins 将烧伤后的疼痛分为手术痛(procedural pain)、背景痛(background pain)和突发痛(breakthrough pain)。相关研究表明,疼痛可影响机体的生理功能,剧烈疼痛可导致机体组织缺氧、生化和代谢紊乱,释放有毒物质,进而加重机体的病理变化,增加心血管系统的压力,阻碍生理康复。疼痛与焦虑的相互关联也被研究所证实,即个体的焦虑程度越高,其疼痛越易被强化;反之,疼痛控制不良又可增加个体的焦虑感。疼痛刺激的不可预测性、期待性焦虑及无助感,均可增加个体对疼痛的感知。因伤者的疼痛程度与其创面护理、康复治疗有关,且其疼痛程度在烧伤治疗各阶段有所差异,故疼痛影响因素的复杂性必然导致疼痛评估的困难。目前国外虽已形成正规的疼痛管理方针和草案,但烧伤患者的疼痛尚未得到有效缓解,伤者中到重度的疼痛还经常发生。为减轻烧伤患者的痛感,除在换药过程中酌情给予一定的镇静、镇痛药物,可让其自行监测疼痛水平,还可引入积极暗示等心理干预措施。Patterson 等研究显示,伤者住院期间(创伤早期)的疼痛与其出院后 1 个月、1 年、2 年随访时的心理适应呈显著相关。

5. **伤后应对策略**　烧伤患者的应对策略与其伤后早期心理适应的相关,也一直受到研究者关注。但目前应对方式的作用机制尚不清楚。有研究显示,伤者的应对方式对其烧伤后的心理社会适应、回归正常生活、引发及预测其伤后 PTSD 和抑郁等心理病症中具有重要作用。伤者高强度的情绪关注应对或低水平的"接受"应对,均与其 PTSD 症状、情绪紊乱相关。伤者采取逃避应对方式则与其差的情绪状态相关。与伤者烧伤后总体身心情况相关的因素包括逃避、情感支持等。Tedstone 的研究发现,与伤者烧伤后 3 个月心理适应良好相关、唯一有益的应对策略是接受现实,其他应对策略均更多与伤者的 PTSD 或抑郁相关。另有研究认为,问题解决、寻求情感支持等应对策略,与伤者生存质量降低程度呈负相关。可见,伤者采用主动、积极的问题关注应对有利其创伤康复的心理适应。

6. 社会家庭支持 在烧伤者康复进程的急性期、慢性期和康复期,社会支持都是伤者身心康复的重要影响因素。相关研究表明,良好的家庭支持系统更有利于患者度过心理危机期,社会支持的利用度则影响急性期伤者的焦虑、抑郁程度。烧伤总面积大于 60% 的烧伤患者存活的唯一显著影响因素是其社会支持,且大面积烧伤患者更倾向于寻求其社会支持。Vanloey 认为,伤者对情感支持的低水平感知,可预测其创伤后期 PTSD 的发生。社会支持的较高利用度可提高伤者的自尊,并有缓冲烧伤后所致伤者应激反应强度的作用,可促使伤者采用有效应对策略,避免不恰当应对所致康复效果不佳,提高其心理应激水平和生存质量,促进其身心康复。Park 等调查显示,缺乏家庭支持是烧伤患者急性期心理社会问题的两个显著危险因素之一。

二、烧伤后心理诊断与治疗

(一) 烧伤患者常见心理问题的诊断

精神健康领域的诊断工具和手段往往是以诊断的实用性为前提的。诊断的实用性能反映出一个诊断方法的诊断能力。诊断的实用性由三个步骤来测定:第一步是选择金标准。在心理研究领域,金标准往往是一种建立在临床回顾上的诊断,但也可能是几个方面的综合。第二步,将新的测验方法于金标准进行对比研究。第三步,检验新的测量方法的评分实用性,也就是将其评估结果于金标准评定结果进行对比,到得出一个诊断界定分数线。

心理评估有两个评定要点:可靠性和有效性。可靠性是指评估得分的恒定性和可重复性。有效性是指在得分基础上能做出有意义或者说准确的推理和判断。应该说所有精神障碍评定方法都有其缺点,测量方法不足的评定有两个主要指标:假阳性和假阴性。假阳性是指评定对象测试得分达到了诊断界定分数线,但实际上并不是真正的患者。而假阴性是指未能将真正的患者检出。诊断的实用性经常用敏感性和特异性来评定。敏感性是指测量方法的真阳性率,也就是诊断分数线以上的真正的患者占线上所有患者的比例。特异性是指真阴性率,也就是诊断分数线下的真正的未患病的人数占整个线下人数的比例,当假阴性较高时则敏感性不够,当假阳性较高时说明特异性不够。

1. 烧伤后焦虑、抑郁的评估和诊断 烧伤是一种突发性的机体创伤,不仅直接对机体造成生理损伤,同时也对患者的心理状态和精神状态造成不同程度的影响。焦虑是一种持续的对自身安全或躯体情况过分的担心、恐惧,常伴有自主神经功能紊乱。抑郁是指意志消沉的情绪,是人们在忧伤、苦恼或气馁时表现出的某种痛苦体验,其表现突出,持续时间长,它的产生是以未被克服的冲突为基础的。现已证明,抑郁可使人的生理功能下降、情绪低落、食欲减低、睡眠障碍,可使免疫力下降,严重者产生轻生念头。国内相关研究表明,烧伤患者中有 50%~94% 常出现焦虑、躯体疼痛、睡眠障碍、不幸预感、惊恐、害怕及胃痛及消化不良等。烧伤患者有 53%~94% 常出现忧郁、生活空虚感、睡眠障碍、无用感、食欲减退、不安等。

(1) 抑郁发作的诊断标准:抑郁发作以心境低落为主,与其处境不相称,可以从闷闷不乐到悲痛欲绝,甚至发生木僵。严重者可出现幻觉、妄想等精神病性症状。某些病例的焦虑与运动性激越很显著。

1）症状标准：以心境低落为主，并至少有下列 4 项：①兴趣丧失、无愉快感；②精力减退或疲乏感；③精神运动性迟滞或激越；④自我评价过低、自责，或有内疚感；⑤联想困难或自觉思考能力下降；⑥反复出现想死的念头或有自杀、自伤行为；⑦睡眠障碍，如失眠、早醒，或睡眠过多；⑧食欲降低或体重明显减轻；⑨性欲减退。

2）严重标准：社会功能受损，给本人造成痛苦或不良后果。

3）病程标准：①符合症状标准和严重标准至少已持续 2 周；②可存在某些分裂性症状，但不符合分裂症的诊断，若同时符合分裂症的症状标准，在分裂症状缓解后，满足抑郁发作标准至少 2 周。

4）排除标准：排除器质性精神障碍，或精神活性物质和非成瘾物质所致抑郁。

（2）焦虑症的诊断标准：焦虑症是一种以反复的惊恐发作为主要原发症状的神经症。这种发作并不局限于任何特定的情境，具有不可预测性。惊恐发作作为继发症状，可见于多种不同的精神障碍，如恐惧性神经症、抑郁症等，并应与某些躯体疾病鉴别，如癫痫、心脏病发作、内分泌失调等。

1）症状标准：①符合神经症的诊断标准；②惊恐发作需符合以下 4 项：a. 发作无明显诱因、无相关的特定情境，发作不可预测；b. 在发作间歇期，除害怕再发作外，无明显症状；c. 发作时表现强烈的恐惧、焦虑，以及明显的自主神经症状，并常有人格解体、现实解体、濒死恐惧，或失控感等痛苦体验；d. 发作突然开始，迅速达到高峰，发作时意识清晰，事后能回忆。

2）严重标准：患者因难以忍受又无法解脱，而感到痛苦。

3）病程标准：在 1 个月内至少有 3 次惊恐发作，或在首次发作后继发害怕再发作的焦虑持续 1 个月。

4）排除标准：①排除其他精神障碍，如恐惧症、抑郁症，或躯体形式障碍等继发的惊恐发作；②排除躯体疾病如癫痫、心脏病发作、嗜铬细胞瘤、甲亢或自发性低血糖等继发的惊恐发作。

2. 烧伤后急性应激障碍及创伤后应激障碍评估和诊断

（1）烧伤后急性应激障碍（ASD）的诊断标准：诊断要点：异乎寻常的应激源的影响与症状的出现之间必须有明确的时间上的联系。症状即使没有立刻出现，一般也会在几分钟内出现。

1）症状标准

A. 患者曾暴露于创伤性事件，存在以下二者：①患者亲自体验、目睹，或遭遇某一或数件涉及真正的（或几乎会招致）死亡或严重损伤，或者涉及自己或他人躯体的完整性会遭到威胁的事件。②患者的强烈的害怕、失助，或恐惧反应。

B. 在体验这种令人痛苦事件之时或之后，患者会表现出下列 3 项以上分离性症状：①麻木、脱离，或没有情感反应的主观感觉；②对他（或她）周围的认识能力有所减低，例如，"发呆"；③现实解体；④人格解体；⑤分离性遗忘（即不能回忆此创伤的重要方面）。

C. 以下列 1 种以上的方式，持续地重新体验到这种创伤事件：反复的印象、思想、梦、错觉、闪回发作，或这种体验的生动再现感；或者是回忆到上述创伤事件时的痛苦烦恼。

D. 对于能引起创伤回忆的刺激，作明显的回避（例如，思想、感受、谈话、活动、地点、人物）。

E. 明显的焦虑或警觉增高症状（例如，难以入睡、激惹、注意力不集中、警觉过高、过分的惊吓反应、坐立不安)。

2)严重标准:此障碍产生了临床上明显的痛苦烦恼,或在社交、职业,或其他重要方面的功能缺损,或者影响了患者继续其必需的事业,例如花了不少时间去告诉家人这些创伤体验以期获得帮助。

3)病程标准:至少持续2天,最多不超过4周;并发生于创伤事件之后4周之内。

4)排除标准:此障碍并非由于某种物质(例如,某种滥用药物、治疗药品)或由于一般躯体情况所致之直接生理性效应,也不可能归于短暂性精神病性障碍。

(2)创伤后应激障碍(PTSD)的诊断标准:PTSD从本质上讲是一种心理状态,诊断标准:患者曾暴露于某一(精神)创伤性事件,存在以下二者:患者亲自体验、目睹或遭遇某一或数件涉及真正的或几乎导致死亡或严重的损伤,或者涉及自己或他人躯体完整性遭到威胁的事件;患者有强烈的害怕、无助或恐惧反应。

1)症状标准

A. 长时间反复地体验创伤性事件的经历,至少表现出下列1项以上:①反复地闯入性地出现有关创伤性事件的痛苦回忆,包括意象、想法或知觉;②反复出现关于类似创伤性事件的梦境(噩梦或梦魇);③突然发生的情感体验或行为,似乎创伤性事件又在重演(包括某些在清醒或酒醉时的似乎轻松的感觉,如错觉、幻觉及分离性闪回);④患者接触类似创伤性的处境或接触象征该创伤事件的刺激时,产生极大的精神痛苦;患者接触类似创伤性的处境或接触象征该创伤事件的刺激时,产生明显的生理反应。

B. 持续地回避与创伤性事件有关的处境和事件,或有普遍性反应迟钝或麻木(创伤前并不存在),至少包括以下3项:①努力避免有关创伤性事件的想法、感受或话题;②努力避免从事或接触可以唤起痛苦回忆的各种活动、处境或人物;③不能回忆创伤性事件的某些重要方面(心因性遗忘症);④对多种重要活动的兴趣显著减退;⑤与其他人疏远,对亲人有陌生人似的情感;⑥情感范围显著变窄(如不能表示爱恋);⑦对未来失去向往,缺乏对未来的想象、希望和打算。

C. 警觉性增高的症状,表现出下列2项以上:①难入睡,不能维持长时间熟睡,易醒;②易激惹或易发怒;③注意力难以集中;④过分警觉;⑤过分的惊跳反应。

2)严重标准:此障碍产生了临床上明显的痛苦烦恼,或在社交、工作或其他重要方面的功能受损。

3)病程标准:急性指病程在3个月之内;慢性指病程在3个月以上;迟发性指症状在应激后至少6个月才发生。

(二)烧伤患者常见心理问题的评估工具

1. 烧伤后焦虑、抑郁的评估工具

(1)医院焦虑及抑郁量表(hospital anxiety and depression scale,HADS):该量表由Zigmond和Snaith编制,主要应用于综合性医院患者焦虑和抑郁情绪的筛查。它由焦虑、抑郁2个维度各7个条目组成,采用4级评分。1993年该表由叶维菲和徐俊冕译成中文。HADS只是一个焦虑和抑郁的筛查量表,能直观反映患者的主观感受,常用作于综合性医院筛查潜在焦虑或抑郁症状的患者,尤其适合内外科门诊或住院患者。该量表效度为0.92,总体信度为0.86,重测信度为0.91。

(2)流行病学调查用抑郁自评量表(center for epidemiological survey depression scale,CES-D):原名为流行学中心抑郁量表,由美国国立精神卫生研究所于1977年编制。CES-D

较广泛地被用于流行病学调查,用以筛查健康人群中有抑郁症状的对象,也可用作临床检查。它可评定抑郁症状的严重程度,着重于个体的情绪体验,较少涉及躯体症状。CES-D 共 20 个条目,受调查者可按过去 1 周内出现相应情况或感觉的频度评定,采用 4 级评分,得分≥16 分即表示可能有抑郁症状。该量表经验证有良好的信度及效度。

(3) 宗氏焦虑及抑郁评定量表(self-rating anxiety scale,SAS):由美国 Duke 大学华裔教授 Zung 于 1971 年编制,由 20 个与焦虑症状有关的条目组成,用于测评受调查者有无焦虑症状及焦虑的严重程度。采用 4 级评分,由粗分转换为标准分,粗分 ×1.25 整数部分为标准分。总分超过 40 分可考虑为筛查阳性,即可能有焦虑存在,需进一步检查。分数越高,反映焦虑程度越重。该量表信度及效度均较高。宗氏抑郁自评量表(self-rating depression scale,SDS)由美国 Duke 大学华裔教授 Zung 于 1965 年编制,由 20 个与抑郁症状有关的条目组成,用于测评受调查者有无抑郁症状及其严重程度。采用 Likert 4 级评分,将所有项目相加得分即得到总分。总分超过 40 分可考虑筛查阳性,即可能有抑郁存在,需进一步检查。分数越高,反应抑郁程度越重。经专家验证,该量表信度及效度均较高。

(4) 状态 - 特质焦虑问卷(state-trait anxiety inventory,STAI):它由 Spielberger 等于 1977 年编制,并于 1983 年修订,其特点是简便、效度高、易于分析,能直观地测评焦虑患者的主观感受,尤其是能将当前状态(状态焦虑)和一贯状态(特质焦虑)区分开来。前者描述一种不愉快的短期情绪体验,如紧张、恐惧、忧虑等,常伴有自主神经系统功能亢进。后者则用来描述相对稳定的、作为一种人格特征且具有个体差异的焦虑倾向。通过状态焦虑和特质焦虑问卷的测评,可以区别短暂的情绪焦虑状态和人格特质性焦虑倾向,为不同的研究目的和临床实践服务。STAI 含 2 个分量表,即状态焦虑问卷(SAI)和特质焦虑问卷(TAI),各有 20 项,采用 4 级评分方法。经国内专家验证,该量表信度及效度均较高。

(5) 症状自评量表(symptom check list 90,SCL-90):曾有 58 项的原始版本及 35 项的简约版本,由 Derogatis 于 1977 年编制,1983 年修订。SCL-90 包括躯体化、强迫、人际敏感、抑郁、焦虑、敌意、恐怖、精神病性及附加项等 10 个维度 90 个条目,采用 5 级选择评分。测试得到因子分后,可以用轮廓图分析方法,了解各因子的分布趋势和评定结果的特征。此量表在国外已被广泛应用,在国内也已形成常模被广泛应用于临床研究。

(6) 贝克焦虑及抑郁量表

1) 贝克焦虑量表(Beck anxiety inventory,BAI):由 Beck 等于 1985 年编制,是一个含有 21 个项目的自评量表。该量表采用 4 级评分,主要测评受试者被多种焦虑症状烦扰的程度,适用于具有焦虑症状的成年人,能比较准确地反映其主观感受到的焦虑程度,而对于心理门诊、精神科门诊或住院患者则可采用 3 级评分标准。郑健荣等测定 BAI 的内部一致性相当良好,总体信度系数为 0.95。

2) 贝克抑郁量表(Beck depression inventory,BDI):BDI 也是由 Beck 等编制的,系美国最早的抑郁自评量表之一。BDI 有好几种版本,早年的版本为 21 项,其项目内容源自临床,应用过程中不断简化,于 1974 年推出了仅 13 项的新版本,各项均采用 4 级评分。

2. 烧伤后急性应激障碍及创伤后应激障碍的评估工具

(1) 急性应激障碍访谈问卷(ASDI):Bryant、Harvey、Dang 和 Saekvillc(1998)依据 DSM- Ⅳ 的诊断标准,开发了该问卷。ASDI 是结构化的临床访谈问卷,由 19 个项目构成。ASDI 具有较好的内容效度和同时效度,其项目的内部一致性信度为 0.90,再测信度为 0.88。Bryant、Moulds 等人(2000)在 ASDI 的基础上又开发了自评的急性应激障碍量表(ASDS)。

ASDS 的 19 个项目主要评价 ASD 症状的严重程度。量表采用 Likert5 点计分。量表的 α 系数为 0.96,27 天间隔的再测信度为 0.94。

(2) 斯坦福急性应激反应问卷(SASRQ):由多个分量表组成,包含 30 个项目。量表采用 Likert5 点计分。量表具有较好的信度,结构效度、区分效度、聚合效度、预测效度也都令人满意。SASRQ 主要用于评价 ASD 的症状表现,无法对 ASD 做出诊断。

(3) PTSD 访谈量表(PTSD interview):由 Watson 等人制定,PTSD 访谈量表既有二分的访谈也有连续评分部分,其可靠性达到了 0.95,内部一致性为 0.92,敏感性为 0.89,特异性为 0.94,Kappa 值为 0.82。该量表是一种设计很好的心理测验,但它又不同于其他大多的结构式临床诊断量表,在访谈过程中,受访者与访谈者拿着同样的量表,由受访者给出每一个症状的评分。

(4) PTSD 结构式访谈:(structured interview for PTSD,SI-PTSD)由 Davidson、Smith 和 Kudlg 制定,与 PTSD 访谈一样,也是包括二分评定和评分评定两部分。可以用于 PTSD 的诊断以及程度的判定。由 Likert 型 5 分评定来评估症状的严重程度。有引导性提问也有进一步的问题来帮助评定者更好的理解患者症状。对退伍军人的研究中显示,其敏感性达到 0.96,特异性为 0.80。

(5) PTSD 临床诊断问卷(clinician-administered PTSD scale,CAPS)由 Boston 的 PTSD 国家治疗中心制定,供受过专业训练的有经验的医师使用。由 30 项问题组成,涵盖了 ETSD 的 17 种症状以及相关问题。问卷还包括了对患者职业和社会功能的评估内容以及应答真实性的评估。同上面 2 项检测相似,也包括分级评分和二分评估两部分。其特点是对每一个症状都有频率和程度的分级,访谈者可以根据自己的临床判断做出最佳的分级评定。其敏感度为 84%;特异度为 95%;实效性为 89%;kappa 值为 0.78。

(6) 自陈量表(self-report questionnaires):在 PTSD 访谈量表中,学者们研究制定了好几种自陈式的量表。因其操作简练、评分简单从而得到了广泛应用,同时它也可以用来组成结构式诊断的一部分。它们在 PTSD 的筛查和连续性评估中发挥着重要作用,达到特定分数后也可以作为 PTSD 的诊断依据。

(7) 创伤后诊断量表(post-traumatic diagnosis scale,PTDS):由 DSM 诊断标准直接发展而来。其问卷内容与 DSM- Ⅳ 中 PTSD 的诊断标准一致。开始的 12 项问题围绕对创伤事件的阐述进行。而后,询问患者过去 1 个月中困扰的问题有哪些。同时对患者的相关反应进行评分。然后是过去 30 天内 17 项症状的频率。最后是对社会和生活功能的评定。该量表适用于退伍军人、意外事件受害者、性侵犯受害者以及其他创伤事件的受害者。相关研究结果显示,该量表内部一致性为 0.92;2~3 周后的复测一致性为 0.74;对症状严重性的复测一致性为 0.83;与 DSM 诊断结构式临床晤谈指导手册(structured clinical interview for DSM,SCID)比较,诊断一致性为 0.65,敏感性为 0.89,特异性为 0.75。作为一种自陈式量表,应该说 PTDS 是一种实用性较高的评价工具。

(8) PTSD 检测表(PTSD checklist,PCL):分为两种类型,一种适用于普通人群,另一种适用于部队官兵;包含 17 项 5 分评定的 Likert 型问题。Weathers 等人研究显示,该量表内部一致性为 0.97;2~3 周后的复测一致性为 0.96,与其他一些量表的一致性也较高:Mississippi 量表(0/93)、PK 量表(0.77)、IES 量表(0.90)、CAPS(0.93)。

(三) 烧伤患者的心理干预策略

1. 改良治疗方式提升伤者康复信念 烧伤治疗方式对伤者身心康复的影响并不亚于

心理干预,且其在烧伤早期对伤者心理反应的作用甚至胜于心理干预。如伤者可因清创剧痛而深感"痛不欲生",萌发自杀的冲动,其身心康复的主观能动性也随之严重受挫。因此,临床专家为调动伤者身心康复的主观能动性,不断尝试以改良治疗方式提升伤者的康复信念,收到明显的效果。目前文献报道最多的改良治疗方式有以下 3 种:

(1) 间断换药法:传统观念认为,为缩短烧伤患者痛苦刺激的持续时间,大面积烧伤的创面换药应越快越好,故一般要求清创、换药迅速进行,有时甚至由多名医护人员同时对同一伤者的多处创面换药。与传统观念不同的是,间断换药建立在以下假设基础上:换药过程中,可预见的暂停阶段可增加伤者对疼痛的控制感,伤者的疼痛与焦虑感可随之降低。Powers等尝试通过间断换药,即换药 1 分钟、暂停 15 秒的方式,虽然间断换药组和持续换药组结果没有显著差异,间断换药组伤者的焦虑水平、疼痛严重程度等均未显著降低,但进一步深入访谈,结果显示严重伤者主观上倾向于采取间断换药替代持续换药,此法可增加其对自身康复的控制感和信心,说明间断换药可能更适用于严重烧伤患者的换药,特别是换药持续时间长、有多名医护人员进行操作的情况下。

(2) 伤者自行清洗法:烧伤患者的换药过程一般包括清除旧敷料、用消毒液清洗创面、清除坏死组织、覆盖新敷料,由医护人员完成。Sutherland 提出由伤者自行清洗创面,并尽可能多地清除坏死组织。经与医护人员清洗创面对照研究,结果显示伤者自行清洗创面时感受到的疼痛程度低,提示伤者的主动参与可有效降低疼痛感。

(3) 按摩疗法:国外烧伤患者中的应用均较普遍,在烧伤急性期、慢性康复期均有应用,本研究关注其在烧伤急性期的应用。Fiel 等在换药前通过敲击伤者的腿、手臂、脸、胸部、背部以达到按摩的效果,按摩疗法每天 20 分钟、持续 1 周,结果显示伤者疼痛水平、状态焦虑均得以改善。按摩疗法在烧伤儿童的换药过程中应用效果显著,患儿在换药过程中感到更加放松。国内,只有少数文献探讨按摩疗法对伤者心理状态的影响,结果显示按摩疗法可以缓解伤者的瘙痒、疼痛、焦虑和抑郁程度,且效果可以长时间保持。

2. 心理干预策略

(1) 认知行为治疗:关于创伤后早期有效心理干预的文献,目前主要集中于认知行为治疗(cognitive behavior therapy,CBT),有些学者认为 CBT 是治疗 PTSD 的首选心理干预方法。对 PTSD 的 CBT 包含诸多技术,早期治疗(系统性脱敏、放松训练、生物反馈)主要建立在Mowrer 的条件恐惧和操作性回避的双因素理论上。治疗 PTSD 的典型认知行为治疗,包括伤者的心理教育、暴露、认知重构和焦虑管理等。

1) 理性情绪疗法(rational-emotive therapy,RET):也是认知疗法的一种。该方法主要原理在于人的情绪和情感来自人对所遭遇事情的信念、评价、解释或哲学观点,而非来自事件本身。合理情绪疗法基于"情感和行为受制于人的认知,纠正人的认知在人的心理治疗中占突出的位置"等考量,在改变人的认知上下功夫,但深知改变人的信念与思维方式是一件非常困难的事情。该治疗不但需要治疗者的努力,也需要被治疗者本人的努力,且其努力不仅在会谈时进行,还需持续到会谈以外的时间。为此,此法特别设立了配合治疗的认知家庭作业。认知的作业主要包括:合理情绪治疗自助表格、与不合理的信念辩论、合理的自我分析。在完成作业的过程中,被治疗者可以更好地掌握会谈之中的内容,并且学会与自己不合理的信念进行辩论。

2) 暴露疗法(EX):很多不同的名词术语曾用来描述暴露于焦虑激发刺激或其他焦虑 -降低的方法,包括倾诉、想象、现场、延长、直接,本章把这些统称为暴露。和系统脱敏一样,

EX 结合了焦虑的内在特性。某些 EX 治疗阶段从最焦虑内容开始；一些则从中等焦虑内容开始。随着暴露的进行，个体面对刺激内容的焦虑会逐渐改变，这样一直持续到焦虑降低为止。通过不停地自我暴露于恐吓刺激中，焦虑变小，伴随的逃避和回避行为也将减少。在想象法 EX 中，当事人直接面对他们的创伤记忆。一些想象方法包括在延长的时间段（如 45~60 分钟）里和紧张的情况下，当事人详细讨论创伤，由治疗师提示遗漏的细节。其他形式的想象 EX 还包括治疗师根据所搜集到的信息在 EX 练习开始前提供给当事人一个场景。EX 的持续时间和阶段次数各不相同，有时在同一个研究中也不尽相同。多数 EX 并非仅有暴露，而是包括诸如心理学教育和放松训练之类的成分。

3）系统脱敏（SD）：最初由 Wolpe 在交互原则的基础上建立。SD 最常用方法是想象暴露。然而，它也用现场（即在真正的生活中）刺激来执行，有提示显示改善效果好于想象刺激。典型做法的是：建立焦虑内容谱系，在谱系中激发焦虑的刺激是分级排序的，以使困难梯度增加。在暴露前对干预对象进行放松训练，直到其掌握这项技术。一经熟练掌握，就进入到暴露阶段，每当焦虑增加时就暂停，启动放松。放松训练之后，再开始暴露，直到当事人能够耐受谱系中所有刺激而不再焦虑。

4）认知处理疗法（CPT）：认知处理疗法由 Resick 和 Schinke 建立，它结合了认知疗法和 EX 的一些方法。认知处理治疗的原理主要是调整当事人对创伤问题的认知—特别是自责，并试图从精神上能让患者对该问题有所释然。在这一方法中，注重让患者勇于面对现实和过去的创伤经历，并在此基础上建立新的信念以学会应对和处理创伤事件带来的心理压力。这些新的信念涉及安全、信任、力量 / 控制、尊重和亲密。具体做法包括写一份详细的创伤说明并读给治疗师和家人听。除了情感表达，这份说明还用来发现当事人的"问题关键点"，在矛盾中发现与以前所持信念矛盾或难以接受的时刻。

5）认知疗法（CT）：认知疗法最初由 Beck 用于抑郁的治疗，然后作为焦虑的治疗方法得到进一步的发展。Beck 的理论认为 CT 的基础是对一个事件的解释而不是事件本身决定了情绪状态。所以，负面偏差解释就会导致负面情绪状态。这些错误的或者没有帮助的解释，往往被看作是个体的极端错误反应。CT 的目的就是要修正这种想法。质疑这些被认为不准确的或没有帮助的想法，用更合逻辑的或有意义的想法替换它们。出于对创伤受害者的尊重，要多注意他们的安全 - 危险、信任的评价和他们自己的看法。

自信训练，有学者认为过度自信的反应和放松一样，可抑制恐惧。Resick、Jordan、Girelli、Hutter 和 Marhoeler-Dvorak（1988）曾作了一个 6 周（2 小时 / 次）的集体自信训练治疗研究。Lange 和 Jakubowski 的《可反应的过分自信的行为》一书成为技巧建立练习和自信技术的基础。一些自信训练还被用来帮助个体理解想法、情绪和行为之间的联系，并用于改进其错误思维模式。通过自信训练和角色扮演强调创伤带来的人际问题并帮助当事人更好地处理人际关系，在与人谈起他们的经历、要求社会支持时或纠正误传时变得自信而不是被动或盛气凌人。

6）生物反馈和放松训练：作为两种焦虑干预技术，生物反馈和放松训练都已经用于 PTSD 的治疗。放松疗法（relaxation therapy）过去常被与系统脱敏疗法联系在一起，现已被独立作为心理生理障碍的治疗方法之一，应用日趋广泛，如治疗焦虑症、恐怖症、紧张性头痛、入睡困难、高血压病和转变 A 型行为模式等。放松训练的种类很多，如气功、渐进性肌肉放松、呼吸放松、自生训练、瑜伽、静默、意向控制放松、生物反馈训练等均可纳入其中。放松疗法相对其他心理干预方法较简单、易行，呼吸放松是其最简单和基本的放松方法。多数情况下,最简单的放松疗法也能取得很好疗效。Knudson-Cooper 的研究显示,渐进性肌肉放松也可显著降低烧伤者的疼痛水平。

7) 音乐放松:也是放松技术中经常使用的方法之一。Miller 等在烧伤患者换药过程中,除使用镇痛药物外,配合让伤者看令人愉快的视频,并配以音乐,结果表明,伤者的疼痛严重程度、焦虑水平均明显低于对照组。其具体实施方法是于伤者床旁安置小型电视机播放视频,视频内容包括海洋、甜点、森林、花、瀑布和野生动物等。最初,所有伤者对上述视频的反应都是积极的;但接受干预数天后,部分伤者表示厌倦了这些图像及单一的旋律,希望能换成其他视频材料,如运动、性、喜剧、传奇等。伤者对音乐播放则提出改用爵士乐、乡村音乐或圣歌等建议。Miller 指出,音乐放松应根据伤者当下的兴趣及生活方式选择视频资料。由于视频配合音乐的干预无需伤者刻意学习也无需事先复杂准备,比较容易实施。对于如何安排放松训练才可达到最佳效果,如放松的持续时间、次数、干预时机等,De Jong 指出,放松训练至少应包括 1 次正规的操作步骤介绍和 3 次演示指导。伤者入院后,即应进行放松训练的步骤介绍和演示指导,时间不宜超过半小时,且尽量避免在其清创换药前后,以免换药引起的焦虑及疲劳影响伤者的信息接受水平。随后 3 天,专业人员应每天向伤者演示如何放松并要求伤者同时练习放松,时间可安排在换药过程中,最好在拆除绷带时即开始进行。

(2) 催眠疗法:催眠(hypnosis)及基于催眠的快速诱导麻醉(rapid induction analgesia,RIA),是国外烧伤后早期最常用的疼痛非药物干预方法。催眠作为药物控制疼痛的辅助措施,目前虽缺乏证据显示其可独立于药物治疗单独使用,但其缓解疼痛具有一定的效果已获证实。Patterson 等采用 RIA 干预烧伤患者,研究初步证明该方法可明显缓解严重烧伤患者的疼痛。另有研究显示,RIA 不仅可降低个体的焦虑、抑郁水平及疼痛程度,也可影响创面护理过程中及创面护理后伤者对疼痛的感知、期待性焦虑、放松水平。

催眠是在暗示下产生一种状态的过程,在催眠过程中,通过暗示改变人的感觉、知觉、情感和思维等行为和思维过程。催眠技术可以很容易与各种治疗创伤应激症状的方法相结合。以三阶段的治疗模式为例,其治疗过程如下:①第一阶段采用催眠诱导技术,技术达到放松以稳定患者的情绪,通过线索诱导进入平静状态。也可以使用特殊暗示以增强自我力量和安全感,包容创伤记忆,减轻或控制焦虑梦魇等症状。催眠能够强化治疗关系,在以后的治疗中尤其重要。②第二阶段解决和处理创伤记忆,运用各种催眠技术逐步帮助对创伤记忆的理解、整合和解决。这种情况下,患者应学会从创伤资源中调整情感和认知距离,以更好地整合创伤记忆。在这一阶段,诸如代替各种创伤经历的想象场景式投射和重构技术特别有益。③第三阶段的目标包括达到创伤经历对患者生活的适应性整合、维持较为恰当的应对反应以及促进个人发展。催眠技术能帮助有意识地集中注意力以及必要时转换注意力,也能够帮助自我整合,如幻想较为恰当的自我形象、新的活动等。

贯穿这 3 个基本阶段,催眠帮助 PTSD 患者实现 8 个重要目标:①面对创伤事件;②承认尴尬情绪和行为;③实现对创伤经历中可能解离性表现的有意识体验;④承认痛苦或尴尬的行为或情绪;⑤对痛苦经历表达恰当安慰和同情;⑥把创伤的各种表现聚合成具有代表性可控制的形象;⑦增强注意和思维控制力,以替代自动性沮丧的思维插入;⑧实现适合患者个人和社会生活的环境。对于刚刚经历创伤事件又没有慢性病史者,我们的观察是几次催眠就能实现恢复,而慢性和较为复杂者往往需要漫长的治疗。

(3) 眼动脱敏和重建治疗:眼动脱敏和重建治疗(EMDR)是一种针对创伤后应激障碍的

综合性治疗,治疗过程中,患者要求被回忆痛苦的场景,同时目光随其视野中的治疗师的手指运动,从而将负性认知、身体的敏感性与创伤回忆联系起来,重复上述操作过程,直到患者对创伤记忆的敏感性降低,而负性认知也随之慢慢较弱。EMDR 是一种有效的 PTSD 的治疗方法。Shapiro 将 EMDR 描述为一种结构性的、多组分的治疗成套设备,包括以下 8 个步骤:

1) 患者病史和治疗方案:在这一阶段,临床医师会全面评估患者的准备状态、治疗障碍(可能包括创伤相关病理保持状态的二级放大)、功能障碍行为、症状和疾病等特征。随后,临床医师会鉴定合适的创伤标记("目标")来作为治疗的焦点。

2) 预备阶段:本阶段用来建立适当的治疗关系,提供创伤相关训练,使患者了解 EMDR 原理,教授创伤相关素材的处理应对技巧,以及帮助患者学会在面对损伤再激活时保持洞察力。

3) 鉴定阶段:本阶段要求患者以结构化的形式将创伤记忆总合在一起。此过程包括:①在记忆中辨别出一副痛苦的图像;②辨别出一个消极的认知对象;③辨别出一个替代的积极认知对象;④建立 7 分标准的积极认知可靠性评分(validity of the positive cognition, VoC);⑤辨别出与创伤记忆有关的情感;⑥建立 11 分标准的障碍自我分级量表(subjective level/unit of disturbance, SUD);⑦辨别出创伤相关的物理感觉及其身体定位(如胃蠕动)。

4) 脱敏和再处理阶段:在此治疗的关键阶段,患者一开始被要求记住烦扰的影像、消极认知和与创伤记忆相关的身体感觉。临床医师在患者面前约 30cm 处前后移动自己的手指,同时患者的眼神随手指移动。这种使用眼动的程序性替代疗法还包括其他刺激,如作用于听觉的音调和手的轻敲。大约 20 次前后眼动后,临床医师停止并让患者打开记忆,深呼吸,并反馈他们在影像、身体感觉、情感或有关自己的想法方面的任何变化,患者常常会报告出现新的记忆、情感、感觉或认知。每次眼动刺激(或其他刺激)后,取决于患者的反应,治疗专家都会指导患者下一步该做什么。然而在一些情况下,当创伤记忆过程受到阻碍,治疗专家可能需要做些程序变化来支持认知和(或)情感变化。

5) 装备积极的认知阶段当 SUD 评分减小到趋近于零时(没有不适感),阶段 4) 中描述的积极认知会再次用 VoC 评分来评估。患者被指导来想象目标影像,同时暗地里预演积极认知。另一轮眼动程序完成后,接着进行另一次积极认知可靠性评分,这种循环一直重复,直到 VoC 评分尽可能地达到 7 分(完全有效)。特殊的对抗技巧被设计用来应对过去的记忆和现在的情感,而且应对未来形式的优化行为(如在假设的性侵害受害者案例中,对意料之外的来自男性的风险说"不")也可以在 EMDR 框架中预演。

6) 躯体扫描:在本阶段,患者被要求对检查残留物理紧张或不适的任何标记。如果有此类报告,这些标记将作为不完全创伤过程的指示,相应患者也会被要求在进行眼动程序的,同时进行物理感受程序。

7) 关闭阶段:本阶段被设计用来为患者脱离每个程序做准备。因为激活创伤记忆能激起强烈的情感波动,所以放松或想象等技术手段会偶尔用来帮助患者到达关闭状态。患者被鼓励在每次治疗间期记录关于创伤的感觉、想法和梦境的日志,并且利用自我控制技术。

8) 再评估:每个后续疗程都含有一个判断治疗目标是否达到并保持的评估程序。从最后 1 个疗程起就已出现的创伤相关材料可能被记录。当需要 address 创伤记忆、当前提醒者和技能拓展时,会安排附加的疗程。

(4) 团体治疗:团体治疗为 PTSD 的患者提供了来自小组其他患者的协助,该疗法主要用于烧伤康复治疗期的患者,具体可以分为三个小组:①支持性团体治疗,以保持良好的人际关系和提供当前心理应对方式为主要治疗目的;②心理动力学团体治疗,力图让每位成员对暴露于创伤事件产生新的理解,从而产生新的应对方式;③认知 - 行为团体治疗,强调系统、长期持续的暴露和对创伤事件经历的认知重建。简要方法介绍如下:

1) 支持性团体治疗:虽然有不同的目的和理论方向,在支持治疗模式下的群组具有"家庭相似性",将分享确定的特征和有区别的特点。与剥离治疗不同,群组支持治疗不在意创伤经历的具体细节,即使能承认和验证创伤的影响。干预的目标是寻找中等程度的情感问题(如挫折、悲伤、幸福、伤害),以及更极端的过度反应情感(如愤怒、恐惧)。群组支持治疗可以使用结构化素材,相比较于认知 - 行为技巧训练内容和正规心理教育团体,其目的是增加治疗群体的舒适度。对于患者的要求是典型的中、低标准,对于掌握素材的需要,没有或只有少许家庭作业或测验。群组支持治疗被设计为保持人与人之间的舒适感以及保持中、低标准的变化。

对于烧伤后患有 PTSD 的个体,回避和麻痹以及过度反应可能会破坏日常生活。随着时间的流逝,这种因过去的创伤造成的破坏会干扰人们对当前环境的注意和反应,导致情况恶化。当症状和创伤相关态度影响社会的、情感的、职业的、休养的和健康相关的功能运行时,依赖团体心理治疗的许多内在治疗因素,群组支持疗法就会动员群组成员的力量和能力来减少或控制来自于症状和创伤相关态度的干扰。

2) 心理动力学团体治疗:心理动力学团体治疗的目的是使每个患者对接触创伤和事件重现的意义有新的认识,并帮助患者面对创伤经历带来的下一个问题。从心理动力学角度来看,弄清楚对创伤事件的反应包含自我和其他者工作模型是一个关键治疗组分。这些澄清过程可能是以关于事件、"课程学习"或个人价值(一个事件的或事件一个方面的)含义的内部对话的认知评估形式进行的。这个过程包含关于创伤激起的微弱的和强烈的自我表述的有意识的和无意识的自我概念的探索。同样,这些自我概念与现有的自我的矛盾观点有关,并与早期发展的自我表述相连。频繁的关于个人的创伤含义的隐含假设的澄清可以与在团体治疗中的安全背景下讨论将会发生的事的实际过程一样重要。

有效的治疗包含对创伤事件的准确叙述的综合,这些创伤事件包括作为经历重要组成部分的创伤前和创伤后的问题。后者可能包括在事件发生的社会环境中家庭、其他重要人物或其他内容的反应。适当的情感参与、监视并控制患者的挫败感和抵消离散反应突然发生的风险是此方法的基本需要。这种情感参与通常发生于最初的焦虑,先于讲述时详述事故、焦虑和(或)痛苦的眼泪,达到一种"风暴后的宁静",此期间会发生一些合并现象。在心理动力学方法中,痛苦的情感会被追溯自我或其他的、常常不理性的观点中。这些不理性的观点包括控制一切的需求、背叛不可避免的假设、创伤只因好的或可以理解的原因发生的想法和认为避免强烈的情感波动是必要的或积极的保护策略。

3) 认知 - 行为团体治疗:认知 - 行为团体治疗的首要目标是直接减少症状或增加患者控制自己慢性症状的能力。对于生活已被症状控制的患者来说,提高自控能力和生存质量被认为与直接减轻症状同等重要。强调这些目标需要重视慢性 PTSD 顽固的现实,同时还应该考虑到症状恶化的终身风险。然而,本疗法要求患者采纳现实的享受完美人生的目标,同时要应对周期性症状恶化。

认知 - 行为团体治疗强调对每个患者的创伤经历采取系统、延长接触和认知重建的处理方式,并通过阻止复发训练来增强患者的应对技能和资源,来保持对于特殊 PTSD 及其症状的控制能力。创伤关注团体治疗的认知 - 行为模式可能设定了这样的发展观:对于处于成年中期的团体成员,重视其整个寿命中(包括创伤前、创伤当时和创伤后的时间跨度)重要的关系和经历。如此,认知-行为模式可以以自传体的强调为特征,该强调将个人叙述结构与当成员公开讲述他们重要生活经历时能容忍非主观证据的其他成员的团体概念相结合。另外,借助多次重复鼓励团体成员去体验他们个人的创伤事件,本模式整合了创伤处理过程。预防复发计划是认知-行为团体治疗的最终核心成分。在可预知的高风险情况下强调动用应对资源有助于保持每轮治疗间和团体治疗完成后的治疗成果。

(5)表达性艺术治疗:表达性艺术治疗是以各种艺术的素材来表达人们内心的思绪、感受及经验。这些素材可能是游戏、声音、身体、绘画、舞蹈、音乐、心理剧等。对烧伤患者而言,如此突如其来的创伤,有的患者并不能从言语上去表达内在的情绪,而表达性艺术治疗可以帮助患者用非言语的方式、隐喻的方式去表达内在的情绪情感,创伤的体验等。当烧伤后,不仅仅是身体的创伤,更是心灵的创伤,安全感受损,对未来充满的焦虑和不安。人们渴望表达渴望被听到被看到,渴望重新建立自己内在的安全感和自我的完整性。表达性艺术治疗不仅仅是着眼于过去的情绪情感表达,它还可以促进想象和灵感,促进创造力和洞察力的发展。与言语表达不同,表达性艺术治疗可以减少烧伤患者的内在防卫,更安全地去探索内心的潜意识,使患者在不知不觉中,在无预期的情境下将内心的真实状况表达出来,有利于烧伤患者的心理重建。

目前在临床上常用的表达性艺术治疗有绘画治疗、音乐治疗、舞动治疗、沙盘游戏治疗、躯体运动治疗、心理剧治疗等。既可以一对一地进行个体治疗,也可以在临床上采用团体治疗的模式进行。对于烧伤患者而言,采用表达性艺术治疗比其他创伤患者会更有意义。烧伤患者皮肤完整性受损,躯体功能呈现一定的障碍,表达性艺术治疗可以帮助患者去克服羞怯感,缓慢打开自己的身体,渐渐接纳自己。另外,表达性艺术治疗对于老年人、儿童、言语功能障碍者也更有优势,更容易被接受的一种临床心理治疗方法。

(6)正念心理治疗:正念是20世纪70年代,由美国临床心理学家乔·卡巴金基于东方冥想而发展出的一套以临床治疗为目的的心理学技术。并以正念为基础发展出正念减压法、正念认知疗法、接纳承诺疗法、辩证行为疗法等。随着正念训练在临床上的广泛开展,正念训练在西方行为医学与临床心理学领域逐渐获得重视。正念被定义为一种有目的、此时此刻、不加评判的注意。正念训练中最重要的因素是保持觉察,并对觉察持接纳的态度。研究发现正念训练对躯体症状、情绪改善都有较好的作用,也有研究发现正念训练通过改善前额叶边缘系统反应有调节作用。2004年,英国国家健康与临床研究所编纂的国家临床治疗实践指南中,将正念认知疗法收录其中,作为治疗反复发作抑郁的疗法。目前,正念训练被广泛运用于慢性、严重性疾病患者的情绪调节。不仅如此,普通人接受正念训练后免疫力也会提高,左脑更为活跃,反映出积极情绪增加。烧伤患者由于皮肤完整性破坏,留下难看的瘢痕和色素,残缺感明显,对外界事物和关系容易处于回避和抗拒的状态,源于对于自身及外界环境有太多负面的评判,对自我有太多的不接纳。正念作为一种自我调节的心理训练方法,可以帮助烧伤患者调节心理状态,接纳自我,改善负性情绪,还可以减轻疼痛,改善关系,促进其社会功能。

烧伤患者的康复,包括其生理、心理、社会多方面功能的最佳康复。理想状态下,心理专业人员,诸如精神病医生、心理医生、精神科护士,均应参与到烧伤患者的身心康复计划中,且心理干预应尽可能早、迅速地展开,并且持续整个治疗、康复过程。

三、烧伤后音乐治疗

音乐治疗作为一种有效的替代治疗模式被广泛用于多个医疗领域和多种医疗环境,满足患者不同的需要。音乐治疗具有非药物性、非侵入性、操作简单、易于常规医疗结合等特点,能够起到帮助患者减少焦虑、减轻疼痛、缓解失眠、促进康复、配合治疗、提高患者生存质量的作用。

在 1978 年,美国阿拉巴马州伯明翰的儿童医院建立了音乐治疗项目,这是研究中最早有关音乐治疗在烧伤领域应用的记载。1979 年,Christenberry 发表第一篇有关音乐治疗在烧伤领域应用的文章,成为了音乐治疗在烧伤领域干预的指导性研究,并引起了广泛的关注。目前音乐治疗在烧伤领域对主要集中在清创、换药、康复期、围术期等方面,对患者疼痛、焦虑、功能锻炼以及心理等方面的干预。

1. 音乐治疗应用的领域

（1）音乐用于疼痛和焦虑:音乐治疗已被应用于慢性疼痛、急性疼痛、术后疼痛、操作性疼痛的治疗过程中,应用于如:肿瘤、外科手术、分娩、风湿痛、关节痛、肌肉骨骼疼痛以及烧伤的治疗等多个临床领域。疼痛和焦虑是烧伤患者在烧伤治疗的各个阶段所面临的主要问题,也是给烧伤患者带来痛苦的最主要原因。在临床治疗中,普遍应用药物对患者的疼痛和焦虑进行管理,然而,对于 75% 的烧伤患者来说,单独使用镇痛剂来缓解疼痛其效果是不够的。音乐治疗对于烧伤造成的慢性、非剧烈性疼痛和焦虑有明显的缓解作用。然而,对剧烈疼痛作用是不明确的,还需要进一步的研究。音乐治疗缓解疼痛的理论根据来源于以下几个理论:

1）Melzack 和 Wall 的"疼痛控制阀门理论"（gate-control theory of pain）,这是目前为止最为人们广泛接受的疼痛控制理论。

2）从生物学来说,音乐通过听觉刺激,唤醒了网状活化系统,造成大脑听觉中枢的兴奋,使大脑聚焦于对音乐的感知,有效地抑制了疼痛的传导,降低中枢神经对疼痛的感知,从而间接地抑制大脑了对疼痛的感知。

3）音乐可以激活脑内的吗啡受体,并刺激脑下垂体和丘脑分泌内啡肽,并使其结合产生明显的镇痛作用。音乐还可以通过调节情绪和认知,从而影响人对疼痛的感知过程。

4）音乐作为一种干扰源将患者的注意力从疼痛的过程转移到了音乐的审美过程中来降低神经系统对疼痛刺激的敏感度,提高患者的疼痛阈值,增加疼痛的耐受力。因此,在音乐的帮助下可以减少患者的疼痛体验,缓解患者的焦虑,同时也可以减少镇痛药物的使用剂量。

（2）音乐用于运动 / 康复:人脑中控制运动和音乐感受区域的关系非常密切,大脑会自然地将音乐和运动连接在一起,这是一种本能的行为。当一个音乐信号刺激大脑对肢体运动做出反应时,主要的大脑运动皮层有四条不同的信号通路（皮质脊髓通路、皮质延髓通路、下丘脑腹内侧通路、红核脊髓束）来控制身体的运动。而这四条信号通路分别控制着人的手臂、手、手指、面部、舌头、头、躯干、眼睛、腿等部位的运动。音乐治疗通过针对性地演唱、吹奏、敲击治疗性的乐器,让患者参与到相对愉悦的治疗过程中,更好地加强大脑对身体运动的控制能力和肢体的各项功能。另外,节奏是音乐听觉刺激中一个很重要的要素,节奏作为一种听觉的暗示,可以给予大脑比视觉、触觉更加精确地时间间隔,对运动控制有更好的指导作用。同时,节律性的听觉刺激对于运动控制中复杂时空感的组织,音乐表演中动作连续性和音乐治疗中神经肌肉的康复都有很重要的作用。音乐的律动和节拍有助于增加肢体运动的速率、节奏、幅度、长度、轨迹、平衡性、稳定的、柔韧性,更好地减少挛缩,增加烧伤患者主动运动,促进基本功能训练和恢复。除此之外,不同形状、大小的乐器要求患者不同的肢体进行操作,在愉快的氛围中对其粗大肌肉和精细肌肉进行有效的训练(图 5-3-1)。

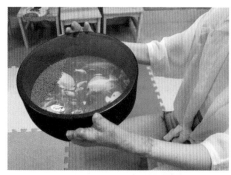
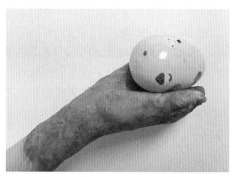
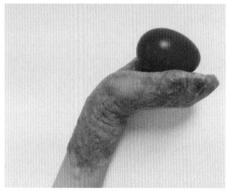

图 5-3-1　音乐用于运动和康复

　　(3) 音乐用于情绪/认知:情绪障碍直接影响患者烧伤患者治疗和康复的效果,应当采取专业的方式来面对和处理临床中患者可能出现的情绪问题。抑郁是烧伤患者常见的症状,临床中尝试使用抗抑郁和抗焦虑的药物联合音乐疗法用于烧伤合并情绪障碍的患者已有明显的干预效果。音乐对人的情绪影响是非常大的,对于音乐的情绪感受主要通过两个层面实现,一个是从神经学和生物学的角度,通过音乐听觉神经对大脑的刺激来实现;另一个是从主观的意识层面,通过改变个体的情绪、认知,进而影响个体的行为。音乐治疗师通过使用大量充满抑郁、悲伤、痛苦、愤怒和矛盾情感的音乐来激发烧伤患者的各种情绪体验,帮助其尽可能地把消极情绪发泄出来。同时,音乐治疗师也会使用积极的音乐,以支持和强化被治疗者内心中积极的情绪力量,最终帮助患者战胜痛苦,摆脱困境。

　　(4) 音乐用于人际和社会:烧伤治疗是一个痛苦而漫长的过程,尤其是严重烧伤患者长期不跟社会接触,都在不同程度存在着人际交往功能的障碍或不足。音乐是一种社会性的非语言交流的艺术形式,音乐活动本身就是一种社会交往活动。对于烧伤患者,音乐治疗师通过组织各种音乐活动,如:合唱、乐器合奏、舞蹈等,为患者提供一个安全愉快的人际交往环境,让他们逐渐地恢复和保持自己的社会交往能力。帮助烧伤患者在音乐活动中学习和提高他们的人际能力、语言能力、正确的社会行为、自我克制能力、与他人合作的能力、并提高自信心和自我评价。另外,音乐活动为患者提供了一个通过音乐和语言交流来表达、宣泄内心情感的机会。烧伤患者在相互的情感交流中相互支持、理解和同情,使其负性的情绪和困扰得到缓解,并在音乐活动中获得了自我表现和成功感的机会,从而增加了自信心和自我评价,促进了心理健康,帮助他们顺利回归家庭,回归社会。

(5) 烧伤儿童的音乐治疗:烧伤儿童是烧伤患者中一个特殊的群体,儿童自身的生理和心理都处在一个发展的阶段,他们的承受力、理解力和独立性都是有限的,相对成人的治疗,烧伤儿童的治疗更具特殊性。音乐治疗作为更容易与儿童发生共鸣的辅助性手段,被广泛地结合在烧伤儿童的日常治疗过程中。音乐治疗可以帮助儿童减轻焦虑,提供一个机会来表现自己的情感、痛苦和医疗过程恐惧,另外音乐治疗可以作为一种工具来教儿童如何应对痛苦、疼痛和恐惧,增加儿童对外界环境、医疗过程的控制力。常用于烧伤儿童的音乐治疗主要以放松和转移注意力为目标。

2. 音乐治疗的应用阶段 目前音乐治疗在烧伤领域可以被有效地用在以下四个环境。

(1) 基础治疗阶段:对于生命体征平稳的患者,音乐治疗可以用于减少紧张、焦虑、恐惧、疼痛,安抚患者烧伤事件带来的创伤体验,以及降低创伤后应激障碍(PTSD)的发生。

(2) 有创治疗阶段:音乐可以对烧伤换药、清创、植皮过程前期、中期以及后期患者的焦虑、疼痛、恐惧进行干预,以及减轻在无菌隔离环境中的孤独感和厌倦感,帮助患者积极配合治疗。

(3) 康复重建的阶段:主动地参与治疗性的音乐活动能够帮助患者维持和恢复良好的生理、心理状态,利用音乐学会自我放松,应对慢性疼痛,积极配合物理、职业治疗,最大化地恢复肢体的功能,取得更好的康复效果。

(4) 回归社会的阶段:音乐整合性能够促进患者与家属、患者与患者之间的交流,为患者、家属搭建良性的沟通平台,帮助患者培养健康积极地心态、建立自信和信心,顺利地回归家庭和社会。

3. 音乐治疗的形式 音乐治疗基本形式主要包括:个体音乐治疗和集体音乐治疗,治疗师根据治疗的目的、患者的生理条件和治疗环境选择不同的治疗形式。

(1) 个体音乐治疗:个体治疗是指一个治疗师与一个患者的一对一的治疗形式。

1) 个体治疗的医患关系:在个体治疗中,治疗师与患者的关系至关重要,它往往决定治疗的成败。这里的医患关系应该是建立在共情、理解、信任和支持的基础上。治疗师和患者应该是平等合作的关系,共同积极参与治疗过程,帮助患者达到治疗目的,而不是一般的医患关系,这是个体音乐治疗的关键所在。

2) 个体音乐治疗的特点:就个体音乐治疗的目的而言,它适用较深层的心理分析与治疗为患者提供一个开放和暴露自己内心深处的情感和情结甚至隐私的安全环境。治疗师与患者共同探讨、分析、挖掘和理解患者的内心深层世界,乃至潜意识矛盾。另外,有些由于生理条件或心理因素限制的患者不能参加集体治疗,也会被安排个体治疗。

(2) 集体音乐治疗:集体治疗的目的与个体治疗是不同的,个体治疗主要强调治疗师与患者之间的关系,而集体治疗则着重强调小组成员之间的动力关系。

1) 集体音乐治疗的特点:集体音乐治疗的特点是为患者提供一个"小社会"的环境,患者在集体的音乐活动中与其他成员以及治疗师形成一个多层次互动的治疗关系。每个成员的行为及心理都受到其他成员的影响,并同时影响着其他成员。一般以8~12人为宜。

在这个集体的环境中,烧伤患者可以通过音乐活动和音乐交流学习来促进自己的社会交往和与人沟通的能力,学习理解和接受他人的情感和行为。同时,可以在这一环境中逐渐调整自己的社会角色,建立起集体意识和社会现实感,控制不良的反社会行为,强化为社会所接受的行为。

2)集体音乐治疗小组的分类及成员关系:①异质小组:2/3 积极患者加 1/3 消极患者组成。②同质小组:烧伤患者具有同质小组要求的一致性,比较适合形成同质小组。通过同质小组患者之间相互学习、相互理解、相互支持,从而获得安全感和认同感,学习他人应对打击和痛苦的方法。

4. 主要的方法 音乐治疗中的方案是根据患者的治疗目标、实际情况、音乐喜好等因素制订的个性化的计划。音乐治疗师采取的治疗方案将通过由医生、护士、心理治疗师、物理治疗师等组成的治疗团队共同制定、审核和评估。常见的用于烧伤患者的音乐治疗干预方案包括:

1)基于音乐的想象(music-based imagery,MBI):是通过音乐想象来帮助患者进行放松的一种形式。在做音乐治疗评估时,患者需要提供给治疗师,一个能给他们安全感的地方的相关描述,这些信息将被用在音乐想象中帮助患者放松。此方案用于清创之前和之后在一个安静、无干扰的环境中进行,时间大概为 20 分钟。

2)音乐交替治疗(music alternate engagement,MAE):其目的是将患者的注意力从清创、换药这些疼痛的过程转移到音乐活动中来。此项音乐治疗由一组音乐干预活动组成。音乐干预活动包括:积极地聆听音乐、治疗性地演唱、歌曲暗示性地反应、深呼吸练习和治疗性地乐器演奏。此方案用于需要调动患者的积极性和参与性,用于清创过程中进行。

3)节奏听觉刺激(rhythmic auditory stimulation,RAS):是一种促进运动康复的技术,主要用于腿、膝盖、脚、脚趾、下肢的运动康复中,能够促进运动的速度、时间和空间(如步幅、范围、轨迹以及协助肌肉活动的类型)的改善。这个方法用于下肢烧伤患者运动能力的康复。这个方法可以单独用于下肢运动功能的改善和提高,也可以作为一种有效的刺激手段与患者其他阶段性的功能训练结合,促进患者完成更多的训练任务。

4)感觉模拟强化(patterned sensory enhancement,PSE):这种方法主要利用音乐要素提供的短暂的视觉空间和动态模拟的框架,通过声音模拟不连贯的运动进行暗示,来促进运动的连贯性,这个技术特别用于改善手和胳膊的运动。

5)治疗性乐器音乐演奏/唱(therapeutic instrument music playing,TIMP):这项技术通过音乐的结构、乐器的选择、空间的安排,来促进患者耐受力、运动速度、时间、力量、柔韧性、运动的范围训练,而且给患者更好的运动反馈,鼓励其更加积极、主动锻炼。选择什么类型的乐器非常讲究,有专门针对粗大肌肉训练的乐器,如:手柄鼓(paddle drum)、手鼓(frame drum);有专门针对细小肌肉训练的乐器,如:手指镲(finger cymbals);有针对不同目标的乐器,如:训练捏、抓、握,音乐治疗中都有相应的乐器使用。还有针对面部烧伤患者,进行一些演唱元音的练习,帮助面部肌肉的运动和康复。

6)小组音乐锻炼项目(group music and exercise program,GMEP):是由一系列有结构的治疗性的运动和基于锻炼的音乐治疗活动组成,主要目的是促进烧伤患者的耐力、主动的活动范围以及适合其年龄阶段的运动技能发展的基本功能训练。活动由音乐治疗师现场演奏或播放音乐,通过听觉的暗示给患者的运动提供引导,一般为 60 分钟,需要烧伤儿童的亲属或照顾者参与活动。

7)音乐协助放松(music assisted relaxation,MAR):首先让患者选择自己喜欢的音乐,在此基础上这项目包括：音乐聆听、胸腹式联合深呼吸训练、肌肉渐进式放松和想象协助放松活动，主要用在烧伤患者术前术后降低患者的焦虑、紧张、害怕情绪，促进患者的放松、增加其应对能力和给予患者及家属心理上的支持。

8）歌曲段落暗示反应（song phrase cued response，SPCR）：是指提供患者聆听一首歌并在指定的时间给出特定的反应（如：填歌词），这个活动的目的是让患者将注意力从疼痛的刺激转移到音乐中来。活动要求患者给予足够的关注，但不能设定过难的要求，让参加者感到沮丧。这项活动经常与其他治疗项目（如：肢体的康复性运动）结合起来用，结果根据患者参与的程度进行评估。

9）改编版肌肉渐进式放松（adapted progressive muscle relaxation，APMR）：这是一种通过音乐的节奏调节个体进行更慢、更深的呼吸，并有组织地、系统地从头到脚将肌肉放松的方法。改版后的方法专门针对烧伤患者，避免在放松过程中肌肉的张力对烧伤患者受损的组织造成再次伤害。这个活动效果通过观察肌肉的放松水平、放松的影响、眼球的转动、积极反馈和深睡眠来评估。

10）放松反应诱导（the relaxation response elicitation，RRE）：这个活动主要是对于提供了治疗性的音乐听觉刺激不能给出充分反应的患者（如，重度烧伤的患者），协助其放松或（和）调节的生命体征的节律。当创伤疾病将人正常生活的节律打乱后，这项活动帮助患者排除心理压力，增加互动交流和积极的反馈。这个活动效果通过追踪生命体征的变化，降低可以观察到的紧张感和积极地互动来评估。

11）歌曲写作（song writing，SW）：是通过音乐治疗师为患者提供一个识别和交流内心体验和外在体验的机会的技术，通过自己的感觉和体验的来帮助患者找到正确的语言表达正确的情感。

12）家人之声（sound of family together，S.O.F.T.）这个活动针对住院的成人和他们孩子。烧伤患者在治疗期间探访的限制，可能会转而影响到患者与他们的孩子的关系，导致情绪和心理压力，如：分离焦虑，产生被遗弃的感觉，以至于拒绝患者出院回家。这个活动通过让孩子为住院的父母录制一个自创的歌曲、故事，或者诗歌音频，增加患者和子女情感的互动，增进烧伤患者与他们孩子的交流和情感。

5. 音乐治疗在烧伤领域的前景展望　总体来说，音乐治疗在烧伤领域应用的研究处于起步阶段，大部分研究主要关注于音乐治疗对烧伤患者疼痛的干预，由于烧伤是一种严重的创伤，治疗中需要建立整体的医疗观念，尤其是要将以音乐治疗为代表的非药物治疗的作用发挥出来。音乐治疗在烧伤领域未来的研究主要集中在以下几个方面：

（1）音乐治疗对烧伤患者疼痛及镇静剂的干预；
（2）音乐治疗对烧伤患者心理创伤的干预；
（3）音乐治疗对烧伤儿童的干预；
（4）烧伤早期的音乐治疗的干预；
（5）音乐治疗对烧伤患者康复期生理的功能；
（6）音乐治疗对烧伤患者康复期的心理干预；
（7）音乐治疗对家属心理的干预。

（谷珊珊　何　梅　李瑾怡）

第四节　康　复　工　程

一、康复工程概述

(一) 定义与基本概念

康复工程利用现代工程技术,对残疾者进行测量和评估,然后按照代偿或(和)适应原则,设计和生产出能减轻他们的残疾和改善他们的独立生活能力的产品的现代工程学分支。康复工程是实现全面康复的手段和桥梁,是工程技术人员与康复工作者、残疾人、残疾人家属密切合作,研究并应用现代科学技术手段,帮助功能障碍者最大限度地开发潜能,以恢复其独立生活、学习、工作、回归社会参与社会能力的边缘科学。根据美国公共法99-506定义:康复工程是技术、工程方法,或科学原理的系统应用,以满足功能障碍者在教育、康复、就业、交通、独立生活、娱乐等方面的需要,消除他们在这些方面的障碍。

把残疾人的使用的、特别生产后一般有效地防止、补偿、抵消残损(病损)残疾(失能)或残障的产品、机械、设备或技术系统均称为残疾人辅助器具,一般又称这类特殊设备为“康复器械”。

(二) 康复医学与康复工程

康复医学与康复工程存在着千丝万缕的联系。它们的最终目标都是尽可能地恢复功能障碍者的各种功能,使其回归社会,并在生理上、心理上和社会上恢复功能障碍者独立性的最高水平。康复工程为康复医学提供了技术、工程方法,通过科学技术原理的系统应用,使解决康复在医学上束手无策的难题成为可能;而康复医学则为康复工程提出了研究课题,从某种意义上讲,没有医学科学问题的提出,就没有康复工程技术的发展。如图5-4-1所示,康复工程学是现代科学技术与人体康复需求相结合的产物,它研究服务于各种康复目的的理论、技术和方法以及仪器、设备和装置。

用工程的方法和手段使伤残者康复,促使其功能恢复重建或代偿,是康复工程在康复医学中的重要任务。由于脑血管意外和脊髓损伤,以及意外损伤造成的肢体伤残者,借助工程手段是主要的,有时甚至是唯一康复方法。例如,对各种原因造成的截肢患者,他们肢体功能的恢复和代偿主要依靠工程的方法来实现。因此,康复工程在康复医学中占有重要地位,起着不可代替的作用。从某种意义上说,一个国家康复医学水平的高低与康复工程技术的发展水平有密切的关系。

(三) 康复工程学研究的内容

康复工程学研究的内容大体涉及:

1. 残疾人功能、能力的测量、分析、评价的工程技术方法研究及仪器设备的开发。

2. 残疾人躯体功能恢复、重建的工程技术方法研究及装置的开发,如假肢、矫形器、助听器和组织工程技术等。

3. 残疾人功能恢复、重建医疗训练的工程技术方法研究和虚拟技术在康复医学训练中的应用开发。

4. 残疾人护理及生活自理的工程技术方法研究及辅助技术设施的开发。如护理机器人系统和环境控制系统等。

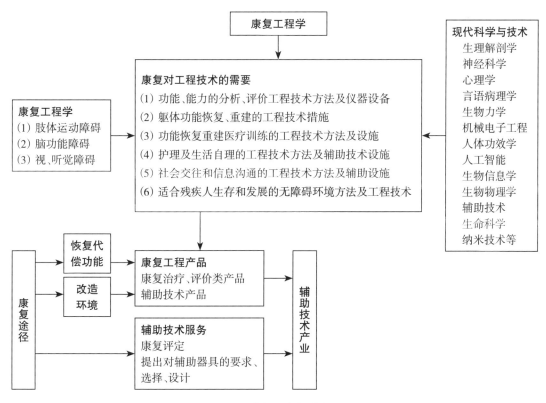

图 5-4-1 康复医学与康复工程

5. 残疾人社会交往和信息沟通的工程技术方法研究及多媒体信息转换辅助技术信息机互联网技术设备的开发。

6. 适合残疾人生存和发展空间环境的无障碍设施的方法研究及工程技术实现。

康复工程应用一切现代科学和工程技术的手段,研究"残疾"和"健全"状态之间的"边界",提取功能障碍者本身存在的残留控制信息,建立"功能障碍者 - 机器设施 - 社会 / 空间环境系统"的接口装置,为他们提供工具和环境。现代康复工程学引入了大量现代科学技术发展的新成果和新技术,包括机器人技术、功能仿生技术、神经工程学、显微外科学、微型机械、微电子技术、新型生物材料和人 - 机环境一体化技术等。

(四)医生在临床康复工程服务工作中的任务

康复工程服务的主要手段是提供能帮助残疾人独立生活、学习、工作、回归社会、参与社会的产品,即康复工程产品或残疾人用具。残疾人用具从残疾人实际康复中提出问题、界定问题、提出设计、进行试制、临床试用、使用效果信息反馈、产品鉴定到投产、产品咨询、产品使用指导等是个系统性工作。为做好残疾人用具的服务工作需要康复工作者,特别是医生与康复工程技术人员的分工合作。

残疾人用具临床服务工作中,医生的主要任务是:

1. 在熟悉残疾人、患者情况的基础上根据残疾人的总体治疗或康复方案开具出假肢、矫形器、轮椅等残疾人用具处方。要求处方中写明诊断、残疾人用具品种、规格要求。如果是制定品则应写明关键部件选择和装配中的具体要求。

2. 让患者了解使用处方用品的使用目的,使用必要性、使用方法和使用中可能出现的问题,以提高患者使用的积极性,保证使用效果。

3. 负责所有用具的临床使用检查工作,以确保临床使用效果。

4. 残疾人用具使用效果的随访和提出修改意见。

（五）残疾人辅助器具的分类

残疾人辅助器具牵涉到人类生存发展的众多领域。不过从科学上来看,它还是属于生物医学工程中的康复工程范畴,又是现代康复中不可缺少的一个重要部分。当前,世界上已经为残疾人建立了多种特殊的设备,并初步形成了衣、食、住、行、休闲娱乐、社会交往、教育、就业和创造发明等生存发展全方位多层次回归社会的辅助器具体系。国际标准化组织（ISO）—999《残疾人辅助器具分类》(technical aids for disabled persons-classification),将残疾人辅助器具分十大类:

1. **治疗和训练辅助器具**　治疗和训练辅助器具同一般医疗器械及健身器材最大的不同是在一般的基础上,加上一个残疾人能够识别与操作的特殊设备,以利于残疾人独自使用。

（1）呼吸辅助治疗辅助用具,如通风机、人工呼吸装置、制氧机、呼吸及训练器等。

（2）循环系统治疗用具,如抗水肿弹力压力袜、正负压治疗仪、压力衣等。

（3）光疗设备及防护用具。

（4）腹部疝气带。

（5）透析治疗设备,包括水质净化和软化设备。

（6）刺激器,如心脏刺激器、肌肉刺激器。

（7）冷热治疗设备。

（8）压疮预防辅助用具,如防压疮垫、防压疮定时闹钟、防压疮床垫。

（9）感觉训练辅助用具。

（10）视觉训练器。

（11）信息交流治疗用具。

（12）言语训练设备。

（13）语言训练设备。

（14）运动、肌力、平衡训练用具,如训练和测力自行车、平行杠、站立架。

（15）手指和手的练习器械,上肢和躯干练习器、斜板、运动、肌力、平衡训练、生物反馈装置。

（16）训练用节制性助具,如节制用闹钟。

（17）性活动辅助用具,如女性性器官按摩器、电动振动器、人工阴茎辅助器、男用器官刺激器。

2. **矫形器和假肢**　这一方面是残疾人辅助器具行业的发源地,已有2000多年历史,也是这个行业中发展最完善的部分。

3. **生活自理和防护辅助设备**　这方面的辅助器具包括残疾人的衣帽鞋袜及穿脱辅助器具、双便(大、小便)收集器具、五官四肢躯干防护器具、洗漱浴、洁身护肤辅助器具及残疾人用来测量体温、体重、身高及计时的辅助器具等。

4. **个人移动辅助器**　这方面的辅助器具包括各种拐杖、助行器、轮椅、机动车和助力车及附件;各种翻身、升降辅助器具及附件和操作、导向辅助器具等。

5. **家务管理辅助器具**　从残疾人的生存来看,第3和第4方面的辅助器具主要是解决他们"衣"及自身防护和"行"的问题;而家务管理辅助器具主要是解决残疾人"食"的特殊问题。后者一是包括饮、食物品的准备、储存、进食特殊餐饮器具及其清洗存放问题;二是清扫房间及缝补衣物的有关问题。

6. 家庭及其他场所使用的家具及适配件　这些以"住"为主的辅助器具,是带有特殊界面/接口设备,适合残疾人用的桌、椅、床、柜、灯等家具和门、窗、梯、安全报警设施及其开关调控辅助器具。

7. 通讯、信息及信号辅助器具　除了衣、食、住、行等需要一些特殊的界面/接口设备,适合残疾人生存外,为使他们全面回归社会,尚需建立一些信息交流的界面/接口设备,以辅助他们参与社会交往。这方面包括视、听、说、写、读辅助器具;计算机等信息处理系统;交通信号及报警装置;风、雪、雨、昼、夜等天气指示系统等。

8. 产品及物品管理辅助器具　这方面的辅助器具是为解决残疾人就业而建立的一些操作控制的特殊界面/接口设备,主要包括货物存放、搬运、拿取、操作控制、标识、测量机特殊机器人等工作所需要的辅助器具。

9. 环境改善辅助器具和设备、工具及机器　这方面的辅助器具主要是帮助残疾人改善、维护他们回归社会所遇到的空间及气候、震动、噪声、光线、空气等环境的修整、监测、调控等方面的特殊界面/接口设备。

10. 休闲娱乐辅助器具　残疾人回归社会(全面康复)平等参与的另一个方面是休闲娱乐,其包括游戏、玩耍、嗜好、音乐、美术工艺、竞赛和体育运动等活动辅助器具。

综上所述,国际上残疾人辅助器具在生存和发展的 10 个方面已有 100 多类 600 多种产品,初步构成了全方位多层次的框架体系。随着社会的发展,在残疾人回归社会的界面/接口匹配理论及实践方面尚待充实和提高。总之,残疾人辅助器具作为一个新兴行业在中国正逐步形成。

二、假肢与假肢训练

假肢学(prosthetics)和假肢技术是康复工程学和康复工程技术产品的重要内容和重要组成部分。假肢技术是用人造辅助器具来取代身体缺损部位的技术。截肢指把部分肢体从身上去除的过程。假肢则是取代身体缺损部位,恢复原有四肢的形态或功能,以补偿截肢造成的肢体部分缺损而制作和装配的人工手、足等人造辅助器具。对由于意外损伤造成的肢体伤残者,借助假肢技术手段是必要的,有时甚至是唯一的康复方法,它可以代偿已失肢体的部分功能,使截肢者恢复一定的生活自理和工作能力。

(一)截肢

1. 截肢的原因　截肢(amputation)是为挽救或延长患者的生命而不得不采用的外科手术,是将没有生机或严重损伤的肢体截除。现代假肢康复学的观点认为,截肢不仅是为了挽救患者生命,而且是为患者截肢术后重建人式肢体,配戴假肢创造条件。烧伤患者截肢原因一般是:

(1)严重外伤:如车祸、地震、工伤等造成部分或整个肢体直接脱落,或者肢体因为受伤非常严重,以致不能保住肢体而被迫截除。据报道,因外伤截肢者在我国占截肢原因的首位。

(2)疾病:糖尿病、动脉硬化、伯格病等血管或循环疾病可以导致截肢。在这些情况下,肢体的血液供应不足,导致组织坏死或坏疽发生。

（3）肿瘤：截肢是治疗肿瘤的一种方式。骨肿瘤好发于肢体近端,故多需要高位截肢。但随着保肢技术的发展,采用人工全膝关节及全髋关节置换手术,可以减少截肢手术的比例。

（4）先天性畸形：先天发育异常的无功能肢体,或者先天肢体发育异常而影响美观和功能者,或以通过截肢手术、早期康复和安装假肢来改善功能。

2. 截肢的部位　配戴假肢后功能代偿是通过发挥残肢功能,利用假肢的结构特点来实现的。残肢的肌力是假肢运动的动力,残肢在支配假肢运动时起杠杆作用,假肢关节是运动的枢纽。假肢运动是通过残肢支配及二者的协调运动来完成的,其中残肢是运动的主动部分。因此,进行外科截肢手术时,需要全面周密地对患者生命及截肢术后康复做出评估,慎重选择截肢水平。截肢平面选择的一般原则是在保障患者肢体病变能很好治愈的前提下,在肢体最远的部位进行截肢,尽可能地保留残肢长度。截肢水平越高功能丧失就越严重,患者安装和配戴假肢的难度就越大。

（1）上肢截肢：以肩胛胸廓间截断、肩关节离断、上臂截断、肘关节离断、前臂截断、腕关节离断、掌部截断、手指截断平面的截肢,手指切除为最多,见图5-4-2。

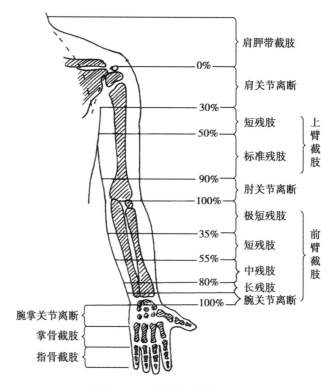

图 5-4-2　上肢常用截肢平面

（2）下肢截肢：以单侧骨盆截断、髋关节离断、大腿截断、膝关节离断、小腿截断、踝关节离断足、踝部截断、足趾截断平面的截肢,足趾切除为最多,见图5-4-3。

3. 残肢装配假肢的理想条件　从假肢装配上要求,理想的残肢应是：①长度适当,以中长残肢为好；②残端有适度的软组织覆盖,突起骨应磨平,以有利于残端承重；③残肢无神经瘤、骨刺、残肢痛和幻肢痛,应耐压、耐磨,以利于残肢与假肢接受腔全面接触、全面承重；

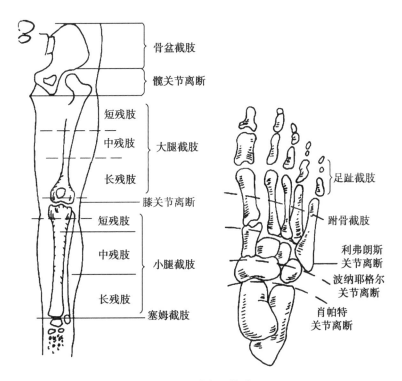

图 5-4-3　下肢常用截肢平面

④残疾皮肤健康平整、瘢痕少、无粘连、无溃疡;⑤残肢关节功能和肌力良好,无挛缩畸形。

对烧伤患者截肢的要求包括:①适当的长度:残肢有足够的长度,使之保证杠杆和良好的肌肉控制力。②残肢无疼痛:尽量消除引起疼痛的因素,如烧伤组织对神经的刺激或幻肢痛等。③伤口良好愈合:切口无炎症、感染、烧焦组织等;④瘢痕最小程度:瘢痕与深部组织无粘连,尽可能清除瘢痕,尤其是较大较厚的瘢痕组织;⑤正常的 ROM:截肢后无关节挛缩,不影响关节活动度。⑥残端形态稳定:保留中等量的软组织,残端耐压、耐磨、定型。

4. 残肢的处理

(1) 促进残肢修复

1) 伤口愈合迟缓、感染:应定时换药,抗生素药物治疗,采用紫外线照射治疗。

2) 残肢肿胀:采用蜡疗、超短波治疗、序贯压力治疗、弹力绷带包扎法等。

3) 残肢痛及幻肢痛:采用经皮神经电刺激疗法、共鸣火花治疗。

4) 瘢痕及粘连:采用音频电疗、蜡疗、超声波治疗、压力治疗。

(2) 保持良好体位

1) 残肢体位的正确摆放,防止关节挛缩。

2) 小腿截肢患者(截肢后膝关节不能伸直),应使膝关节保持伸直位。

3) 大腿截肢患者(关节不能后伸,不能内收),应使髋关节保持内收、后伸位。

4) 其他部位的截肢——应尽量使残肢置于功能位。

(3) 保持残肢良好的形态

1) 为减轻肿胀,促进残肢皱缩定型,应进行残肢加压包扎,如弹力绷带包扎、佩戴弹力袜套、硬敷料固定等,临床上常用方法是弹力绷带包扎法。

2）弹力绷带包扎残肢的基本要求是：远端压力要大于近端；残肢末端呈"8"字形缠绕；避免绷带打皱；见图 5-4-4。持续的包扎会使绷带弹力减弱，一般每 2~4 小时重新包扎一次，夜间应持续包扎。

3）理想的残肢近似于圆柱状，便于假肢穿脱，利于残端均匀受力。

（4）残肢清洁

1）保持残肢皮肤清洁，无污垢、无水疱、无汗疹，每天清洗。

2）残肢内衬套要多次、及时更换，穿上内衬套一定要平整无皱褶。

3）防止擦伤、防止压疮、防止感染，如有损伤要定时换药，坏死组织必须清除干净。

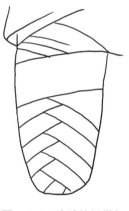

图 5-4-4　残肢的绷带包

（5）残肢耐压耐磨训练

1）轻轻拍打或用掌心抚摩残端，使残肢皮肤增厚，提高耐受力。

2）用粗布、棉纱擦磨残端，增强对残端的感觉刺激，加强皮肤耐磨性。

3）早期可借助临时假肢，在站立、行走过程中于残肢施加压力。

5. 截肢与假肢装配康复流程　截肢术后，患者将终身失去肢体的一部分，造成患者身体和心理极大的创伤，表现为全身功能下降、肌肉萎缩、肌力减退、残肢关节活动受限，甚至出现残肢关节挛缩畸形，残肢发凉、肿胀、痛觉敏感。为了截肢术后重建肢体的代偿功能，创造康复的配戴假肢条件，截肢术后的早期康复治疗是非常重要的。截肢康复已成为一个系统工程，这一系统工程是以截肢康复协作组的形式来完成的（图 5-4-5）。

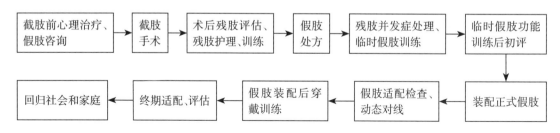

图 5-4-5　截肢与假肢装配康复流程

（二）假肢的种类

假肢是用于弥补截肢者肢体缺损而制作、装配的人工肢体，它能代偿肢体的功能活动。假肢的分类方法很多，常用的方法有：

1. 按截肢部位分类

（1）上肢假肢：分为肩离断假肢、上臂假肢、肘离断假肢、前臂假肢、腕离断假肢、部分手假肢。

（2）下肢假肢：分为髋离断假肢、大腿假肢、膝离断假肢、小腿假肢、赛姆假肢、部分足假肢。

但就其代偿功能而言，二者有很大差异，下肢假肢可代偿站立、行走等人体下肢的功能，而上肢假肢只能代替人手的两三种基本动作。换言之对截肢者来说，下肢假肢的代偿功能远远胜地上肢假肢；而对于假肢制作者来说，开发上肢假肢的任务更为艰巨。

2. 按假肢的结构分类

(1) 壳式假肢:类似人体肢体形状的壳体承重,特点是结构简单、重量较轻。

(2) 骨骼式假肢:似骨骼的管状结构承重,特点是外观好,可根据需要配置组件,装配或更换十分方便。

3. 按假肢的安装时机分类

(1) 临时假肢:采用临时接受腔和一些基本部件装配制成的简易假肢,如术后即装假肢、术后早期假肢等,目的是尽早促进残肢的适应性和早期康复训练。

(2) 长期假肢:残肢定型后安装的假肢称为长期假肢,又称正式假肢,是患者日常生活中长期使用的康复辅助器具。

4. 按假肢的力源分类

(1) 自身力源假肢:由假肢佩戴者自身躯体的运动来操纵和控制假肢活动的假肢,目前有索控式上肢假肢和主动型工具假手。

(2) 体外力源假肢:采用电动、气动等体外动力装置来驱动上肢假肢功能部件的运动,如电动手(开关控制手、肌电控制手)和气动手等。

(3) 混合力源假肢:是由自身力源和体外力源共同发挥作用的上肢假肢,如混合式上臂假肢。混合力源上肢假肢主要用于上肢高位截肢患者。

5. 按功能分类

(1) 日常生活用假肢:如被动型工具假手,是为了从事某种专业性工作或满足日常生活专用动作需要而设计制造的代手工具,对截肢者独立工作能力的恢复有很大的帮助。

(2) 运动专用假肢:还有一种装饰用上肢假肢又称美容手,是为了弥补上肢外观的缺陷,以恢复人手外观为主要目标。这种假肢只起到注重肢体外观形状的逼真和平衡身体的作用,但不具备从事日常生活自理和劳动的能力。

(三)上肢假肢

对于上肢截肢者,其功能的代偿主要靠安装假肢,其作用是代偿上肢和手部分功能及较好的外观,便于日常生活和工作,以获得生理上和心理上的满足和平衡。在上肢截肢后,用类似于上肢外观的假肢改善外观形象,并利用残存功能借助外力,代替手部功能。

上肢假肢是由包括残肢的接受腔、代替关节功能的机械及电动关节、固定牵引装置、电动动力装置、各种假手头等四大部分组成,制作上假肢常用材料的皮革、金属、硅橡胶、专用假肢材料等,可根据实际情况与要求选择。上肢假肢的分类如表 5-4-1 所示。

表 5-4-1　上肢假肢的分类

分类	内容	适应的截肢平面
按截肢部位	肩胛胸廓假肢	肩胛胸廓间截肢的患者
	肩胛离断假肢	肩离断及上臂短残肢(残肢短于上臂 30%,即肩峰下 8cm)
	上臂假肢	肘关节离断和上臂过长(残肢长度保留前臂长 85%)
	肘离断假肢	肘关节离断和上臂过长(残肢长度保留前臂长 85%)
	前臂假肢	前臂截肢(残肢长度不超过前臂长度 80% 以上)
	腕离断假肢	腕关节离断和前臂过长(残肢长度保留前臂长 80% 以上)
	掌部假肢	手部分截肢(腕掌关节离断、掌骨近端截肢)
	假手指	手指截肢和掌骨远端截肢,为装饰性假指

续表

分类	内容	适应的截肢平面
按工艺和配件	装饰性假肢	所有上肢截肢部位
	索控式机械假肢	除部分手部截肢以外的所有截肢患者
	肌电控制假肢	前臂和上臂截肢
	肌电机械混合型假肢等	上肢高位截肢患者
按动力学来源	自身力源上肢假肢和假手	
	体外力源上肢假肢和假手	

　　自身力源上肢假肢和假手是由截肢本身提供操纵、控制假肢的运动。通过上肢或躯干的动作来控制假肢和假手的动作,包括肩离断假肢、肘离断假肢、腕关节离断假肢、前臂假肢以及机械手和钩状手。特别适用于不能佩戴肌电控制假肢的患者。体外力源上肢假肢和假手是采用人体的外力源作为动力。以微型电机驱动假肢关节和假手的电动上肢假肢,电源为特制锂电池或镍氢及镍镉电池。控制开关以机械开关、电磁开关、肌电信号为主,运用人体肌电信号进行控制的电动上肢假肢又称肌电手。

　　以人体生物电作为控制信号,使动力假手能按人的意志进行动作,具有很大优越性。肌电控制假手的控制信息源是利用残存的前臂肌层肌、伸肌群、收缩时产生的肌电讯号,用表面电极由肌表面检出肌电信号,进行识别处理和放大,成为肌电控制信号控制假手动作,这就是肌电控制假手的原理(图 5-4-6)。

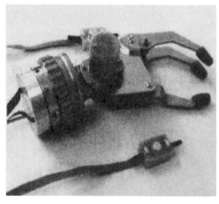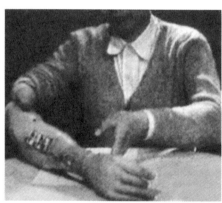

图 5-4-6　清华 -1 型肌电假手

　　在上肢假肢的发展中,人们始终致力于设计功能完善、运动仿生、控制仿生和动作可靠的假肢。人手有 20 多个自由度,其运动远比下肢复杂,而且受到体积的限制,因此仿生上肢假肢的设计要比下肢假肢困难得多,目前只能做到局部仿生,即外观仿生、局部自由度及其控制仿生。现代上肢假肢发展的重点是功能型假肢,但至今肌电假肢在运动仿生上还只能做到上臂三自由度和前臂两自由度的运动仿生水平上。在假肢机械结构方面的一个突出矛盾,是在有限的体积内、微电机功率又很小的情况下,如何满足握力和手指开合速度的要求。

　　假肢更高层次的仿生,将涉及对手指精细动作的控制、感觉反馈和手对被握取形体的适应性问题。在控制方式中,能够按照人的意志来控制假手是一种最理想的方案。控制信号源的取出可能有三种途径:①直接把人的中枢神经系统中的指令取出来;②把通过运动神经系统的信号取出来;③把运动神经系统的脉冲到达肌肉所产生的肌电信号取出来。人们对肌电信号进行深入研究的同时,还将利用声波、脑电、脑磁等多种信息源来控制假手的动作。

(四) 下肢假肢

人体下肢主要功能是站立、行走、跪、跳。目前下肢假肢仅能代偿部分功能。主要代偿下肢缺损或支撑能力明显优于上肢假肢。下肢假肢的分类如表 5-4-2 所示。

表 5-4-2　下肢假肢的分类

分类	内容	适应的截肢平面
按截肢平面	半侧盆骨假肢	半侧盆骨截肢的患者
	髋离断假肢	髋关节离断及大腿残肢极短(股骨粗隆以上截肢)
	大腿假肢	坐骨结节下 10cm 到膝关节间隙上 5cm 范围内的大腿截肢
	膝部假肢	膝关节离断、大腿截肢但残肢过长(一般距膝关节间隙小于 8cm),以及小腿截肢但残肢短(一般小于 4cm)残端又可承重
	小腿假肢	小腿截肢的患者
	足、踝部假肢	足、踝部截肢的患者
按制作工艺和结构	壳式假肢	壳体承担假肢的外力和负重,如:壳式小腿假肢、壳式髋离断假肢以及游泳专用假肢
	组件式假肢	利用连接管件承重,柔韧的泡沫塑料套构成假肢的外形
按功能分	临时假肢	
	正式假肢	
	装饰性假肢	

假肢的零部件中除接受腔外,假肢膝关节和假脚的性能及质量的好坏直接影响到假肢使用、舒适程度、功能的发挥,特别膝关节及假脚近年来随着材料的运用发明了许多新品,膝关节由过去单一的机械关节发展到今天液压、气压、单轴、多轴等多种关节,脚板也由过去的静踝脚、单轴脚、发展到今天的万向肢及性能优越的储能脚,能够满足截肢者的条件需求。

近几年在下肢假肢的研究中值得注意的是不满足于使患者站立和行走这两个基本要求,而且发展了适应不同需要的,具有各种功能的假肢。与此同时,围绕着改善患者步态、节省体力等要求,也进行了大量的工作。日本 1987 年发表了能上下楼梯的多功能膝上假肢。这种假肢采用液压系统实现了由站立相到摆动相平稳的转变,在一定范围内屈膝和踝背屈时,能承受人体重量以适应下楼梯需要,此外还能用交替步伐上楼梯。

研究假肢系统的动力学特性是改善患者步态、提高假肢性能的重要工作。近年来不少人对“残端 - 假肢”系统进行了动力学模拟,建立了系统分析的数字模型。在下肢假肢研究中一个重要的动向是对储能假肢的研究,并已有多种产品面世。在美国甚至有取代传统式骨骼假肢的趋势。最早的储能脚是美国的 Seatfle 脚,后来发展起来的是用碳素纤维复合材料的 Flex 假肢,它不仅脚部有储能作用,而且小腿也有储能功能,从而成为储能作用最大的假肢。此外还有英国的 Quantum 脚,其主要储能元件在脚部。这些新结构、新材料的储能假肢为残疾者适应不同的路面,不同速度的行走乃至于进行激烈的田径运动提供了更广阔的选择余地,被誉为新一代的假肢。

（五）配戴假肢的康复训练

截肢后的康复是一个涉及多方面多学科的综合性康复过程,穿戴假肢的训练是其中非常重要的环节。随着康复工程的日趋完善,外科手术与康复治疗紧密联合,从患者迫切的生理和心理要求以及对日后功能恢复影响的角度考虑,都应尽可能早的使用假肢。这项工作做得好,肢体残疾人可以终身受益,心理康复才能得到切实保证。

截肢患者不同于脑血管病患者,多为外伤性,年龄较轻,使用合适的假肢可大大改善其行走功能。从 20 世纪 80 年代开始对临时假肢的安装采用了更为积极有效的方法。在手术台上完成截肢术后使用的假肢安装称为截肢术后即装假肢,尤其是对小腿的截肢最为常用。在伤口愈合后装配用石膏或其他可塑材料制成接受腔的临时假肢并进行训练,这一过程要视残端情况而定,一般在 2~3 周完成并开始训练。早期使用临时假肢使患者及早地训练站立,减少卧床时间防止关节挛缩畸形。不仅可以使残疾人得到心理上的安慰,而且可以减轻残肢肿胀,加速残肢合理定型,在未丧失站立记忆时就开始行走训练。

1. 穿戴临时假肢的训练　临时假肢的训练主要包括了假肢的穿戴、站立位平衡、迈步及步行等训练。以下为下肢截肢为例穿戴临时假肢的训练步骤。

（1）穿戴方法训练:从手术后使用术后即装假肢起,就要开始体力恢复训练,以增强其四肢的肌力和关节活动力;对于因截肢手术不当造成残肢痛或幻肢痛的人,要及时进行残肢修理和治疗,而后进行残肢训练,而后进行残肢训练。患者在做好身体方面准备的同时,也要做好思想方面的准备,包括了解假肢的结构和功能,了解训练程序和内容及训练目的,巩固要用假肢行走的想法,训练残肢的缠绷带方法和穿假肢方法。

1）残肢缠绕绷带:目的是预防残肢肿胀,减轻截肢术后伤口的疼痛,固定残端组织,起到残端整形的作用。缠绕绷带要以不要影响血液循环为原则,方法是从末梢向中间作"8"字形缠绕,开始紧,越向上越放松并不妨碍上位关节的动作,不要增加上位关节的挛缩,缠绕后能轻易取下。

2）截肢假肢的穿戴:早期使用临时假肢时,由于患者体力及相应肌肉的肌力较差,对于截肢绷带缠绕比较困难,因此,开始可在治疗师帮助下,进行穿戴假肢练习,并随着患者体力、相应肌力的恢复以及技巧的熟练,逐渐过渡到独立完成。

由于患者开始学习可能方法不完全正确,缠绕绷带可能会过紧或过松,有时会影响残肢的血液循环,或穿戴扭曲,残肢受力不均匀,因此每天需多次缠绕绷带和穿脱假肢。

（2）体能的恢复:截肢患者使用假肢需要有较好的体力。使用假肢行走,即使减慢速度,仍有较大的体能耗损,尤其膝上截肢的患者更为明显,单侧膝上截肢患者,比正常人以同样速度在平地行走多消耗 65%~100% 的能量,双侧膝上截肢则比正常人多消耗 110% 的能量,膝下截肢也比正常人多消耗 10% 以上。因此,体能的恢复对进一步的站立和行走训练至关重要,可采用安装假肢后的运动处方,改善患者的上肢、背肌、腹肌、健侧肢体肌肉的肌力,亦可用等长和等动运动方法增强截肢侧保留肌肉的肌力。

（3）站立平衡训练:对于下肢截肢的患者主要训练站立位平衡。下肢截肢患者的姿势控制也是一个重新建立的过程,训练时可不必刻意把患者的单独行走训练与单独平衡训练截然分开,具有一定的平衡功能后即可同时进行步行训练。一般患者早期使用术后即装假肢,到术后 3~4 周使用临时假肢时,可借助平行杠、助行架、腋杖等进行负重站立训练、站立和左右平衡训练、前后平衡训练。在训练过程中,尽量让患者集中精力,体会关节及身体的位置及感觉。

(4) 迈步训练和步行训练:迈步和步行训练需要在平行杠内进行,一般要求平行杠的长度在 6m 以上。平行杠一侧可安装落地镜用于观察训练的姿势。可用木条等作为障碍物,另外可借助助行器如手杖、腋杖、助行支架等进行,如条件许可用步幅测定仪,摄放像机及步态分析系统等记录和评定步态。训练顺序为先进行健肢侧站立、假肢侧的迈步练习,而后过渡到假肢侧站立、健肢侧迈步练习。在完成前两项训练之后,在平行杠内做交替迈步训练(步行训练)。

训练中要注意的问题:行走功能的恢复与多种因素相关,在行走训练中治疗师要做多方面的评定,如对假肢的评定、坐位评定、站立位评定、步态评定及行走能力评定等。仔细观察患者的步态,发现问题及早解决,避免形成任何异常模式习惯。在行走训练中出现异常步态时,如:站立相的早期膝过度屈曲或屈曲不足、站立相后期的早期屈膝减弱使在平地步行时有下斜坡的感觉、在站立相后期的延迟屈膝使在平地行走时在上坡的感觉等,考虑是否与假肢的长度、接受腔的合适度、关节的稳定性、对线不良、疼痛、患者的心理如有无安全感、肌力特别是外展肌及伸髋肌、股四头肌肌力等有关,做到及早发现问题并予以纠正。

2. 上肢假肢的训练

(1) 索控假手训练

1) 肩胛骨外移控制动作练习:双侧肩胛骨围绕胸廓外移(离开脊柱)的动作,常与双侧肩关节前屈动作联合用于控制假手的开手动作。

2) 抬肩控制动作练习:上臂假肢的三重控制系统中常以残肢一侧肩部升高运动作为肘关节锁的开锁动力源。在残肢侧肩部升高时,健侧肩部作为牵引索一端的稳定的支点,残肢侧能产生相对位移。

3) 肩关节屈曲控制动作练习:残肢侧肩关节前屈时,健侧肩部应该保持相对静止,这样才能形成控制假肢所必需的牵引位移。

4) 肩关节后伸控制动作练习:肩关节后伸运动实际上是一个组合动作,它是由残肢侧肩关节的后伸与同侧肩胛骨围绕胸廓的前移组合的动作。

5) 前臂旋前、旋后控制动作练习:利用残肢残存的旋前、旋后功能来控制前臂假肢的旋转,还可以采用一种增幅的旋转机构,将残余的前臂的旋前、旋后动作当作力源,增加前臂旋前、旋后的范围。

熟练地掌握了上述几个基本动作后,控制假手的闭合,假肢关节的屈伸或旋转。再针对患者实际的假手控制系统进行功能活动训练。

(2) 肌电假手训练

1) 假手控制训练:①皮肤(表面)电极直接与控制假手的联线相接,通过肌电信号控制假肢。②收缩相关的伸 / 屈肌肌肉,观察假手手头的闭 / 合活动。③重复练习肌肉控制假肢动作,达到随意控制效果。④进行假手的抓握、释放、旋转等基本动作。

2) 综合活动训练:①结合日常生活活动进行练习,如使用汤匙吃饭、双手把杯喝水。②每一个动作反复练习,使其熟练、准确、协调地完成。③完成对指捏精细动作。④在实践的应用中增强控制的随意性。

3. 下肢假肢训练

(1) 小腿假肢穿脱训练

1）患者取坐位，在残肢上套上一层薄的尼龙肢套及两层棉线肢套。

2）套上接受腔内衬套，膝关节屈曲套入接受腔内（如果使用硅胶套，可省去尼龙肢套、棉线肢套及接受腔内衬套）。

3）患者站立，观察假肢对线是否正常。

4）脱下假肢的方法：患者坐位，双手将接受腔往下拽，将残肢拉出来即可。

（2）大腿假肢穿脱训练

1）患者取坐位，残肢涂上滑石粉，打开假肢接受腔阀门。

2）患者取站立位，残肢上套上"穿戴辅助带"，随后伸进接受腔。

3）将"穿戴辅助带"从阀门孔拉出，患者残肢完全接触到底部，盖上阀门，拧紧。

4）患者双腿平行站立，检查是否穿着合适。

（3）下肢功能活动训练：当残肢定型后，即肿胀完全消退，肌肉无进一步的变化，连续应用临时假肢2周以上残肢无明显变化，接受腔适配良好，不需要再修改接受腔。并且经过穿戴临时假肢的训练，患者已具备良好的平衡功能，并有了熟练的穿戴和脱摘假肢技巧，一定的迈步和步行能力，穿戴永久性假肢后可马上很好地使用，就可考虑换用永久性假肢。进一步可进行永久性假肢动作和特殊应用动作的训练，包括上下台阶、在石子路或不平的路上行走、上、下斜坡、上下阶梯、越过障碍物练习、由坐位站起及由站位坐下、弯腰搬物体、摔倒后站起、迈门槛、跨过窄沟对意外作出快速反应以及灵活性训练等。

（六）临床适配与运动学评价

假肢的临床适配性检查是截肢康复中一项最基本的评价内容，目的是给烧伤患者最适合的配制；对假肢的质量进行评估；检查和分析烧伤患者穿戴假肢后功能恢复的效果即是否达到预期要求；必要时进行调整和更换。

1. 初检　初检是假肢组装完成后，烧伤截肢患者短期试穿进行康复训练，发现问题及时调整。初检时的假肢是半成品，若有问题，容易调整。主要检查内容是：

（1）界面检查：界面是指残肢、假肢的结合面。界面检查包括接受腔的悬吊、形状、边缘高度、承重部位与残肢静态、动态解剖形态吻合情况等。

（2）假肢对线检查：假肢对线是指在空间确定假肢部件之间与患者之间的相对位置。分别检测工作台对线、患者穿戴时的静态对线和动态对线。

2. 终检　假肢经过患者试穿、测评、调整阶段，再次确认解决了所有问题，符合临床使用要求后，交付患者使用。

3. 目测评价　目测是最简单实用的评价方法，评估假肢是否到达以下要求：假肢必须与截肢前的身体能力和行走习惯相适应；应满足烧伤截肢者其他功能需要；假肢形态尽可能逼真，行走时不发出声响；穿戴舒适，穿脱假肢简便；在任何种状态下，假肢都必须牢固地附着在残肢上；无疼痛、压点、摩擦，过敏反应，对血液循环、感觉无损害。

以下肢假肢为例，医生通过对下肢假肢穿戴者步频、步速、稳定性、流畅性、对称性、重心偏移、手臂摆动、关节姿态与角度、患者神态与表情进行仔细观察，根据这些特征的异常情况评价假肢的性能。表5-4-3列出了膝上截肢患者穿戴大腿假肢的常见异常步态及其可能的产生原因。

4. 运动学参数检测装置　借助于人体运动学参数检测装置分析与评价下肢假肢性能，较常见的装置主要有基于电子测角器和摄像设备两种。

（1）通过电子测角器记录运动过程中关节角度变化。使用时需固定在待测关节两侧的

表 5-4-3　穿戴大腿假肢的常见异常步态分析

异常步态	假肢的原因	解剖学的原因
侧倾步态	假肢长度过短;足部相对于接受腔过于靠外;外展对线不良;接受腔外侧或内侧壁不合适	外展肌无力;残肢外展肌挛缩;髋痛、股部有创伤、化脓等;残肢很短;不稳定
外展步态	假肢长度过长;接受腔内壁过高;接受腔外侧壁侧向压力不足	残肢外展肌挛缩;不稳定
划圈步态	假肢长度过长;外展对线不良	残肢外展肌挛缩;膝关节控制不良
踮脚步态	假肢过长;假肢的膝关节屈曲不良;悬吊不合适;接受腔小	残肢外展肌挛缩;膝关节控制不良
假肢产生回旋摆动	假肢过长;假肢的膝关节屈曲困难	
假肢内外抖动	足跟缓冲垫太硬;假肢过度外旋;接受腔过松	
脚掌拍打地面	膝机构活动不良;接受腔轮廓缺陷;足跟缓冲垫太软;患者过早将体重移到假肢侧	
腰椎前凸	膝关节转轴摩擦力不足;膝部伸展辅助装置松或紧	髋关节有屈曲挛缩;髋伸展肌无力;腹部肌力过弱
足尖扭动	接受腔后侧壁形状不良;接受腔 前侧壁支撑不良;坐骨承重不充分;接受腔的前后径过大	
迈步终期发出撞声,步长不均匀	接受腔初始屈曲角度不足;膝轴的位置异常;接受腔过紧;膝关节转动轴摩擦力不足;膝部伸展辅助装置松或紧	髋关节有屈曲挛缩;髋肌无力;不稳定

肢体上,对人体运动有一定影响。

（2）通过拍摄运动过程图像后分析其运动规律。通过摄取标志点发出或反射的红外线得到关节位置,实时记录、处理、分析其运动规律。

（七）烧伤患者穿戴假肢注意事项

（1）坚持残肢的日常护理,保持皮肤清洁。

（2）定期进行残肢的运动训练,维持正常的肌力和关节活动度,防止肌肉失用性萎缩或关节挛缩。

（3）做好瘢痕组织的监护,处理好由于瘢痕增生影响残肢与接受腔吻合度的问题。瘢痕组织增生明显的,必要时手术切除瘢痕后进行压力治疗。

（4）瘢痕有磨损和溃烂要暂时停止假肢的使用,及时治疗,待伤口愈合后再继续使用。必要时使用硅胶套。

（5）做好假肢的保养,保持接受腔腔内的干燥、清洁,暂时不用时应放在安全的地方。

三、矫形器

（一）概述

矫形器（orthosis）是用于人体四肢和躯干,通过力的作用以预防、治疗或代偿由于骨骼、肌肉和神经系统病变所致的躯体畸形和功能障碍的辅助器具。

随着医疗技术的发展,严重烧伤患者救治存活率逐年提高,同时形态畸形和功能障碍也困扰着临床医生。在累及关节部位的深度烧伤患者中,治疗结果往往是肢体外观挛缩畸形、功能障碍、部分丧失生活和工作能力,严重者会出现心理问题等。矫形器技术常用于预防、矫正各种功能障碍以及代偿其失去的功能,加快康复进程,提高患者的生活自理能力。

1. **矫形器的历史**　矫形器最早是用于固定、治疗肢体的骨折。材料选用铜(公元前1500年)、藤、面粉、蛋白、树叶和泥土、石膏(公元1000年)、木及皮革(公元1400年)等。1592年已有人利用如盔甲似的矫形器改善躯体的变形。1750—1850年间,英国及法国的外科医生开始与机械师合作制作矫形器。1888年已有上肢矫形器制作的专著问世。在20世纪40年代开始使用高温塑料及泡沫胶,人造纤维在20世纪50年代亦曾被用作矫形器的材料。

20世纪初,人们认识到了体位和伤口感染的关系。1924年,Kanavel医生提出维持手的功能位不仅可加速创面愈合,而且可防止愈后的组织挛缩。他采用有弹性拉力的矫形器防止手部感染后软组织的挛缩。1940年间,美国爆发了小儿麻痹症,最高峰期的新症患者高达5万多人。矫形器在小儿麻痹症早期的应用包括将肩关节外展、肘关节屈曲、前臂外旋、腕关节背伸及拇指保持在对掌外展位置。矫形器在小儿麻痹症后期的应用主要是减少关节僵硬及促进手功能的恢复。这个时期矫形器所用的材料多以金属和皮革为主。

随着人类社会的文明和进步,对失去的部分进行补充,对衰弱的部分进行增强,矫形器作为患者和残疾人的辅助器,是人们一直所苦心钻研的。矫形器应用对象很广泛,如小儿麻痹后遗症、脑性瘫痪后遗症畸形、截瘫、关节脱位、脊柱侧弯、肢体畸形等者可通过使用矫形器,达到一定程度的恢复。20世纪70年代早期,国外开始将矫形器应用于烧伤患者的治疗过程中。人们发现持续牵伸治疗可对抗和减小关节的挛缩,夹板治疗的瘢痕色素沉着少,外形平坦。这些发现为牵伸和压力的使用提供了证据。国内从20世纪90年代起才开始把矫形器治疗技术应用到烧伤患者中。近十年来,矫形器在烧伤科临床康复中的应用也逐渐有较大幅度的增长。

现代康复医学和矫形外科等多学科之间的相互结合、相互渗透,使矫形器的应用范围迅速扩大。无论是急性期、恢复期还是慢性期,都可应用矫形器治疗。除传统概念上的矫形器外,各种手杖、拐杖和助行器、轮椅、改善支持功能的特制坐垫、床垫等均已纳入矫形器应用的范畴。除此之外,一些现代科学技术也进入矫形器领域,如电动、气动矫形器、功能性电刺激、生物反馈或机械的体内装置以及环境控制系统等。

2. **矫形器的命名与分类**

(1) 矫形器的命名:历史上,矫形器术语的应用一直比较混乱,常将用于上肢的矫形器称为夹板(splint),用于下肢或脊柱的矫形器称为支具(brace)、矫形器械(orthopedic appliance)和支持物(supporter),国内也称为支架、辅助器等。20世纪70年代后,国际上逐渐将它们统一称为矫形器(orthosis)。1992年国际标准化组织(ISO)公布的残疾人辅助器具分类(ISO 9999—1992)采用了系列化的矫形器术语,并几经修改,国际最新版本为ISO 9999—2011。我国目前所采用的最新标准为GB/T 16432—2004(ISO 9999—2002)。该标准根据矫形器所包含的关节名称的第一个英文字母组成不同矫形器的名称(表5-4-4)。

表 5-4-4　矫形器统一命名及缩写

中文名称	英文名称	缩写
骶髂矫形器	sacro-iliac orthoses	SIO
腰骶矫形器	lumbo-sacral orthoses	LSO
胸腰骶矫形器	thoraco-lumbo-sacral orthoses	TLSO
颈部矫形器	cervical orthoses	CO
颈胸矫形器	cervico-thoracic orthoses	CTO
颈胸腰骶矫形器	cervico-thoraco-lumbo-sacral orthoses	CTLSO
指矫形器	finger orthoses	FO
手矫形器	hand orthoses	HO
腕矫形器	wrist orthoses	WO
腕手矫形器	wrist-hand orthoses	WHO
腕手手指矫形器	wrist-hand- finger orthoses	WHFO
肘矫形器	elbow orthoses	EO
肘腕矫形器	elbow-wrist orthoses	EWO
肘腕手矫形器	elbow-wrist-hand orthoses	EWHO
肩矫形器	shoulder orthoses	SO
肩肘矫形器	shoulder-elbow orthoses	SEO
肩肘腕矫形器	shoulder-elbow-wrist orthoses	SEWO
肩肘腕手矫形器	shoulder-elbow-wrist-hand orthoses	SEWHO
足矫形器	foot orthoses	FO
踝足矫形器	ankle-foot orthoses	AFO
膝矫形器	knee orthoses	KO
膝踝足矫形器	knee-ankle-foot orthoses	KAFO
髋矫形器	hip orthoses	HpO
髋膝矫形器	hip- knee orthoses	HKO
髋膝踝足矫形器	hip-knee-ankle-foot orthoses	HKAFO

（2）矫形器的分类：矫形器可根据作用部位、使用目的、制作材料等进行分类。几种常见矫形器的分类如表 5-4-5 所示。

（3）矫形器的功能

1）稳定与支持功能：通过限制关节的异常活动范围，稳定关节、减轻疼痛或恢复其承重功能、运动功能。这一功能为大多数矫形器所具备，即患者失去肌肉控制的肢体通过使用矫形器而得到控制，使关节保持稳定，防止异常运动的出现，并有利于承受体重。

2）固定和保护功能：肌腱、血管、神经、关节或软组织受到损伤或出现炎症、移植物植入后，可通过限制机体的运动来保持肢体的正常对线及移植物的稳定，以此促进病变愈合及移植物成活，达到止痛、缓解肌肉痉挛、促使炎症消退或骨折愈合的目的。

表 5-4-5　常见矫形器的分类

分类	内容	分类	内容
按作用部位	上肢矫形器系统	按主要制造材料	塑料矫形器
	下肢矫形器系统		金属矫形器
	脊柱矫形器系统		皮制矫形器
按矫形器的使用目的	即装矫形器		布制矫形器
	保护用矫形器	按矫形力源	动态型矫形器
	稳定用矫形器		静态型矫形器
	减免负荷矫形器	产品状态	成品矫形器
	功能用矫形器		订配成品矫形器
	站立用矫形器		订制矫形器
	步行用矫形器	按所治疗疾病	小儿麻痹矫形器
	夜间用矫形器		脑瘫矫形器
	牵引用矫形器		截瘫矫形器
	功能性骨折治疗用矫形器		马蹄内翻足矫形器等

3）辅助活动：矫形器可以代偿无力或瘫痪肌肉的功能，使麻痹的肢体产生运动，如外周神经损伤、脊髓损伤、神经肌肉疾患等。矫形器还具有改进残疾人步行、饮食、穿衣等各种日常生活和工作的作用，如自身力源功能性矫形器借助自身关节运动改进功能活动。

4）减轻承重：指减轻肢体或长轴的承重以及避免肢体局部承重，促使病变恢复。如用于治疗股骨头无菌性坏死的坐骨承重下肢矫形器。

5）预防和矫正畸形：多用于肌力不平衡、静力性作用而引起的骨、关节畸形。应用矫形器可以将受伤肢体维持在功能位或对抗畸形体位，另外可以通过缓慢和渐进的被动牵引，实现全关节范围的主动运动，从而达到矫正畸形的目的。

3. 矫形器的制作原则

（1）一般原则

1）以康复治疗组形式进行，根据患者病情等方面情况确定需求；

2）提供矫形器处方；

3）向患者及家属解释矫形器的佩戴原因及预期效果和可能出现的不良反应；

4）制模时患者位置合适。如屈或伸肌腱断裂肘腕的位置；肱骨骨折前臂位置等；

5）患者离开前检查是否局部过度受压及影响循环，矫形器是否附贴合适等；

6）向患者说明矫形器戴和取的时间、家中活动计划和矫形器护理。

（2）设计原则

1）考虑患者个体因素，例如伤口的稳定性和关节活动的情况；

2）从生物力学角度考虑所设计的矫形器的功能及预期达到的治疗及预防作用；

3）矫形器的设计要尽量简单，便于调整，容易佩戴和去除，使用安全；

4）使患者能够得到最佳的功能作用及舒适感。

矫形器的外观要能为患者所接受，且使用矫形器后，坐、站、走均应感舒服，能够上厕所，穿脱方便。步行时没有异响，使用时能耗少。

（3）制作原则

1）选择合适的材料及制作工具；

2）温度适宜；

3）观察安全性能。如矫形器的角及边缘部位应光滑；接触区压力较大时应考虑加垫等；

4）结构连接稳定和安全。如使用铆钉或螺丝连接时要稳固，且与皮肤间用软垫隔离，以防刮伤。

（4）机械学原则

1）减少压力。方法有：①加大接触区域；②矫形器边缘要向外翻起来；③避免压迫未愈合的伤口；

2）增加机械性优势。主要指应用合适的应力系统及充分应用杠杆作用；

3）使用正确的作用力作为动力牵引。如当动力牵引与手指面成90°时，可使关节面推、拉的力最小；

4）考虑扭力效应。扭力＝力×力臂，扭力的大小取决于关节轴与动力矫形器接触点的距离；

5）考虑平行剪力的效果。根据三点力及杠杆原理，利用束带设计作用力的位置；

6）减少摩擦，避免连接处挤压引起皮肤发红或水疱、破溃等。

（5）矫形器合适原则

1）适应骨性突起，以防引起缺血和不适；

2）保持掌弓；

3）保持夹板与解剖结构排列一致。主要考虑：①手或腕休息位矫形器做模时防止桡侧／尺侧偏；②使用铰链时注意与关节轴排列一致；③手指屈曲牵拉方向应指向舟骨等；

4）充分利用皮肤横纹等增加附贴性。如以手的皮横纹为界限制作腕关节休息位夹板，可允许掌指关节全范围屈曲；使用鱼际纹时，以不影响拇指运动为准；

5）考虑运动中肌肉形状及大小的变化。

（二）与矫形器技术相关的人体生物力学基础

人体力学结构基本单元是由骨骼、肌肉和关节组成的，人体运动功能遵守生物力学原则。生物力学是指研究力与生物体运动、生理、病理之间关系的学科，广义的生物力学泛指一切生物体的力学分析，狭义的则是研究人类在正常生活或病态下不同运动的力学状态。

1. 上肢生物力学

（1）上肢及手指的功能位置：上肢的解剖学位置是上肢各关节的角度表示为0°的基本肢位。例如以肘关节、腕关节的伸展位为0°。

功能位置指各关节的正常的活动范围受制约时，最容易发挥肢体功能的肢位。通常取拇指对掌位，MP（掌指关节）、PIP（近端指间关节）、DIP（远端指间关节）各关节屈曲20°，腕关节背伸30°（尺侧偏为0°），前臂旋前90°，肘关节屈曲90°，肩关节外展50°、屈曲20°、内旋15°的肢体。

（2）上肢生物力学分析：手的位置是通过肩部复合体在肘和前臂的辅助活动下完成的。肩部复合体是由肩胛与肱骨、肩峰与锁骨等关节组成的。后两个关节提供了肩胛与胸廓的运动。整个系统由软组织以及胸锁关节在躯干上悬吊固定。脊柱必须稳定，复合体才能作适当运动。

上肢从功能方面来说，是一个极端复杂而又精致的工具。上肢多个关节间的协调运动很大程度上依赖于复杂的感觉反馈系统的完整性。上肢的基本运动功能包括了对在空间中的物体抓握、放松和传递，以及在抓的过程中对物体的操作。

对于上肢残缺者的抓取、放松和在空间传递这三个基本功能已有可能通过假肢和矫形器来实现，但恢复对抓握物体的操作能力，多年来一直是研究的难题。

2. 下肢生物力学

（1）下肢的解剖学位置：下肢的解剖学位置指双腿自然垂直站立于地面的状态，也称为基本肢体位置，表示为 0°。以此作为测定关节角度的初始位置。各个关节都有一定的运动方向及其正常的可运动范围。下肢具有支撑身体站立、步行的重要功能，还可以使身体呈坐位、跪坐、卧位等多种姿势。

（2）足和踝的生物力学：足和踝的生物力学是一个非常复杂的课题，不能孤立来考虑它们，而应把它们看成下肢生物力学整体的一部分。人走路时，在横截面整个下肢（包括骨盆、股骨、胫骨和腓骨）都在转动。经过踝关节、距下关节的传递和转移，使这种转动进入足的骨骼中。踝关节的活动形式是背屈和跖屈。为了保证自由的运动，足踝矫形器在结构上最重要的因素是与踝关节轴向的正确对线。

（3）膝的生物力学：膝关节因处于最长的杠杆臂之间，受到非常大的机械应力，行动时，膝关节运动必须非常精确和灵活。膝传递载荷，参与运动，为小腿活动提供力矩。

在额状面，膝屈伸时，膝轴基本上是水平的。在水平面上的任何偏移都会改变股骨、胫骨的解剖轴和力学轴之间的关系。下肢负重时，膝关节伸直，股骨相对内旋；反之，膝关节屈曲则股骨外旋。股骨、胫骨的这些相对运动，关节轴位置相应变化，是同步运动，也是膝关节所具有的必要的正常功能。

（4）髋的生物力学：髋关节在人体中是一个非常稳定的球窝状关节。髋关节的作用有两个：一是运动器官起节段作用，二是力的传导，它是器官和组织的力学支柱。髋关节是人体股骨上方的一个球臼大关节，由髋臼、股骨头、股骨颈组成，它使人具有正常活动（如走、坐、蹲等）所需大运动范围活动的能力。

正常双腿站立时，重力线通过耻骨联合的下方，由于髋关节是稳定的，因此通过关节囊和关节韧带的稳定机制，无需肌肉收缩就能直立。

在单腿站立时，上部身体的重力线在三个平面内偏移，对髋关节产生力矩使关节反力增大，力矩值取决于脊柱的姿势。负重腿和上肢的位置，特别是骨盆倾斜度。总之，重力线可以通过弯曲躯干保持在支撑平面上。由于髋关节是球窝关节，能做前屈、后伸、外展、内收、内旋、外旋及环转运动。

3. 脊柱生物力学分析

（1）躯干解剖学位置及生物力学：脊柱具有许多独特的性质：①其组成包括比较硬的部分和其间极易变形的椎间盘，引起和限制运动的成排的上下关节突。这种强度和挠度的结合是脊柱发挥作用的条件，从而使脊髓和神经获得最好的保护，同时运动性受限制最少。②脊柱是弯曲的，适合于人体直立姿势，允许脊柱更有效地缓冲诸如由跑或跳等动作施加在脊柱上的垂直冲击。③脊椎的大小和几何形状多种多样。脊柱不仅逐渐变细，而且脊椎面的几何图形千变万化，从而使椎体和面关节运动受到或大或小的限制。

脊柱对保持身体直立位置的作用就如一根支撑杆，它承受了许多不同类型的力（例如压缩、剪切、拉伸、弯曲、扭转）。脊柱具有内稳定和外稳定性，前者是由椎间盘韧带力和相互作用引起的，后者与肌肉的支持，尤其是腹肌和胸廓有关。脊柱的功能是在各种体位支撑躯干，为躯干活动提供足够的机动性。

日常生活中需要复杂的躯干活动，如弯腰、扭转及负重等这些功能必须极其稳定地完成。因为脊椎一旦发生脱位往往将导致严重伤残。脊柱的稳定性不能单纯依靠椎体、椎间盘及其连结的韧带获得,还要依靠胸廓和腹腔等肌肉的支撑。对于脊柱的支持性和稳定性来说,胸廓和腹腔的内压起着很大的作用,这一点也说明了穿着软性围腰后,通过提高腹压增加了脊柱的支撑性,从而可起到减轻腰疼的作用。

(2) 三点压力原理:躯干矫形器的作用是通过将压力区的力施加到躯干某部位而达到的,这些压力区按三点原理起作用。通过"三点压力"或复合局部压力来提供对躯干的支持,在直立的情况下只能起到较为次要的作用,但是,如果因肌肉麻痹躯干偏离中线,为了保持脊柱的正常对线关系,就需要利用"三点压力"或符合局部压力的作用(图 5-4-7)。

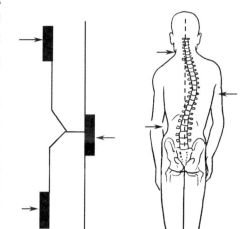

图 5-4-7　三点压力系统

(三) 依据生物力学原理制作的矫形器

1. 矫形器的组成结构　矫形器的组成主要有以下三个方面:关节、接触成分、组合(连接)成分。

(1) 关节:如果使用矫形器的目的倾向于关节的负重和运动控制,通常设计中要选择制作适宜的矫形器关节。目前可供设计选择的活动控制类型有以下四种:①自由活动关节;②限制活动范围的关节;③限制所有方向活动的关节;④辅助以及对抗运动的关节。

(2) 接触成分:矫形器与人体组织的接触面构成矫形器 / 身体应力系统。接触成分应包括以下内容:

1) 所有接触面都要精确塑型,以避免压力集中或使用中带来不适;

2) 设计时最大限度使用矫形器的杠杆,此时在完成某种特殊功能时用力最小;

3) 控制力作用尽可能增大与肢体接触的面积,此时在用力时产生的接触压力最小;

4) 控制力作用于软组织的区域,要预先评估组织受的压力大小和移位情况,以减少矫形器和肢体之间的相关运动范围。

(3) 组合成分:组合成分的作用是把接触部分和关节部分连接在一起。组合部分应结实及轻便,方便装配和美观。

2. 机体组织特性在矫形器中的应用

(1) 机体的蠕变特性:机体的蠕变特性是指一个物体突然受到应力的作用,此后保持应力不变,该物体将继续产生形变的现象。物体处在一个持续应力作用的状态下,不断发生形变但很缓慢,需数小时到数天的时间才能产生塑性形变。在临床治疗中常用的牵引治疗、动态夹板等疗法,就是通过在挛缩关节的近远端肢体上施加一个恒定的力,使得关节周围的挛缩组织发生有时间依赖关系的伸长形变,即机体的蠕变,结缔组织中胶原纤维的生长方向与其受力的方向一致,从而对挛缩关节起到治疗作用,使关节活动度不断改善,维持组织末端的弹性极限可使组织放松。重复调整固定长度及组织的弹性极限,一直达到最大的调整效果,这一方法可以用来增加关节活动度、牵拉挛缩的皮肤。小力量长时间的牵拉,可增加挛缩组织永久性的弹性蠕变。

(2) 机体的应力松弛:机体的应力松弛是指一个物体突然发生形变,然后保持此长度不变,该物体内应力随时间而逐渐减少的现象。系列石膏塑形、静态夹板、静态进展型牵伸法等疗法实质上就是应力松弛原理在临床中的应用。康复治疗师运用手法牵伸恢复 ROM 也是基于应用应力松弛的原理。

（3）滞后：滞后是指当一个物体承受循环载荷时,加载时的应力 - 应变关系通常与卸载时的应力 - 应变关系存在某些差异的现象。实质上这就是循环加载原理在康复医学中的应用。关节持续被动运动实际上就是对关节进行循环的加载与卸载,由于滞后现象的存在,每次卸载后关节周围的软组织都有残余应变,以此达到增加关节活动度的目的。

3. 基于生物力学的矫形器设计 大部分现有的矫形器是按身体活动时的力量和运动形式来设计的。因此为了设计出合适的矫形器,首先需对患者做充分的评估,全面了解患者临床需要解决的问题和预期目标,主要包括：

1）身体活动时的应力；

2）病理情况下的生物力学,如方向、角度、大小等的改变；

3）如何应用生物力学控制系统代偿或补偿这些改变；

4）选择矫形成分和（或）结构。

设计时应按生物力学要求慎重考虑诸如最佳受力点、力矩大小、矫形力施力方向、动力材料物理特性、固定束带的张力、衬垫压力及矫形器与组织界面应力大小等多因素,共同达到力的平衡,避免过大压力引起肌肉组织受损,或伤及创面或新愈合的组织。

计算机三维有限元方法的引入开拓了矫形器治疗生物力学研究的新思路。可视化的矫形力学设计界面,为深入理解和制作更有效的矫形器,奠定了基础。三维扫描成像的介入为精确的受力测量及分析提供了可能。人们还在通过技术的改进和交叉不断地设计出更科学合理、既符合三点受力原理、又符合动态力学要求的矫形器,大大提高矫形器治疗效果。

（四）烧伤与重建后的矫形器学处理

1. 面部烧伤与重建 面部烧伤后,大多数的畸形发生在 T 区（包括眼、鼻、唇和口）,常造成五官扭曲、变形以及外观的改变。由于这些区域的轮廓复杂,矫形器和压力衣的使用受到很多限制。治疗上需兼顾容貌和功能两个方面,力求压力治疗与矫形器治疗的平衡。

（1）鼻部支架：鼻部畸形通常包括两侧鼻翼的萎缩或鼻孔狭窄。对于鼻孔挛缩需要重建的患者来说,硅树脂扩张器作用较好,也可用低温热塑材料或外科导管做成,需根据鼻中隔的宽度及鼻孔大小制备多种型号使用（图 5-4-8）,纠正狭窄至少需使用 6 个月以上。

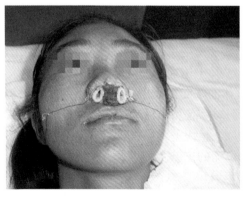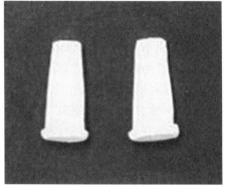

图 5-4-8 鼻矫形器

为患者制作弹力面罩时,注意不要在鼻梁及鼻翼处施加过大压力,以防引起进一步的鼻孔挛缩出现。如图 5-4-9 所示的鼻梁托,将作用力分散于额部、两颊部等较为平坦处,使鼻梁处免于过大的压力,对鼻翼处也可获塑型的机会。

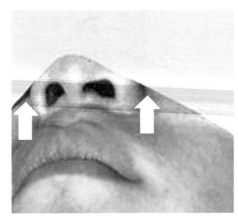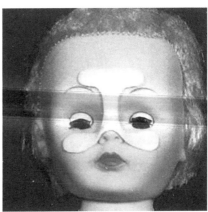

图 5-4-9　鼻梁托

(2) 耳部支架:由于耳朵外露而突出,易于造成烧伤及继发性耳软骨炎,常出现耳廓变形,耳轮缺损或萎缩。因此要注意保护愈合后的新生上皮,防止受压。所以正确的体位摆放应先保持患者平躺,避免侧睡受压,造成耳朵的皱褶或变形。

热塑耳套或氧面罩耳保护器可以用来保护耳不受外力压迫。利用低温热塑材料制作耳支架可用来帮助移植皮片及其组织的塑形,同时保持耳处于中立位,也可预防耳与周围组织的粘连畸形(图 5-4-10)。此外患者也可使用定制的硅胶耳套,用尼龙搭链固定。

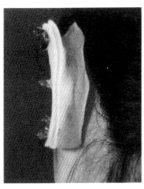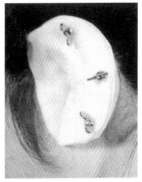

图 5-4-10　耳部夹板

耳部严重烧伤时,会出现外耳道闭合畸形,伤后配合早期可使用硅树脂扩张器或低温环形管支撑(图 5-4-11)。

(3) 口矫形器:面部烧伤后累及口周部时,由于口轮匝肌具有括约肌群的特质,缺乏骨样结构支撑,瘢痕组织挛缩极易出现挛缩性小口症。预防和治疗小口挛缩畸形是面部烧伤治疗的一个重要问题,早期的矫形器治疗主要包括联合使用压舌板、热塑成型的椎体、防止口变小的器具以及牙正畸师的制式热塑器具(图 5-4-12)。动态结构的张口器可借助弹簧的弹力,在进行牵伸口轮匝肌的同时,辅助口周肌群的动态训练,增加口周软组织弹性。利用弹簧弹力的动态张口器,可方便患者的佩戴,易于接受,这也是保证疗效的前提。

在重建术后,患者需保持 5~7 天不说话不进食,可使用少量敷料或热塑材料夹板为移植皮片提供适当的压力和固定。

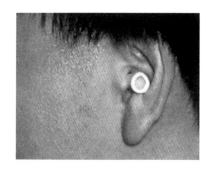

图 5-4-11　耳道扩张器

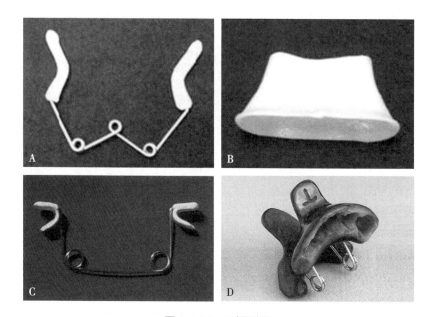

图 5-4-12　口矫形器

A. 水平静态牵拉口周皮肤;B、C. 水平动态牵拉口周皮肤;D. 垂直方向的运动,咬片用来分散压力以达到正常颌的运动弧

(4) 面部硬性面罩:控制瘢痕挛缩和过度增生最困难的区域是面部,由于面部形状的不规则特点,使压力难以均匀分布而影响治疗的效果。1979 年 River 等人报道了利用透明塑胶材料制作面罩。这种透明面罩利用患者的脸部制作石膏模型来塑型,提供脸部全接触的压力。与弹力面罩相比,其优点在于面部外观的改进,患者不用再做完全的包裹,更重要的是可在以往加压困难的部位如凹陷部位施加压力(图 5-4-13)。由于其具有 3D 立体压力的优势,比弹性面罩的加压更均匀,有效地维持了脸部形状,预防瘢痕对眼、口、鼻等处拉扯变形。透明材料的使用更利于动态观察面部受压情况。

近来计算机扫描面部外形技术已用于面罩的制作。通过计算机头部扫描后获取头部轮廓信息,用获取的头部数字化影像制作塑料阳模,在阳模上利用真空成型制成透明的全接触式面罩。

2. 颈部烧伤后功能重建　颈部烧伤后一旦创面愈合,应尽早应用颈部矫形器。颈部矫形器主要利用下颌与双肩三点支撑力,有效防止瘢痕挛缩导致颈部屈曲畸形。常用的颈部

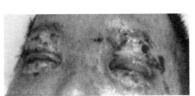
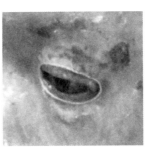
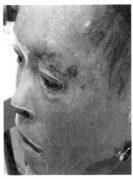

图 5-4-13　透明硅胶面罩眼部处理

夹板有颈前的热塑板材颈托(图 5-4-14)、全接触式颈部矫形器(图 5-4-15)、弹性颈托(图 5-4-16)、颈部术后固定(图 5-4-17)用以及软性预制颈托(图 5-4-18)等。柔软的软性颈环适用于预防肩颈之间的瘢痕造成的短颈畸形,一般在夜间使用。如果颈部前侧有瘢痕,则建议睡觉时使用颈部伸展位枕及颈前支撑。

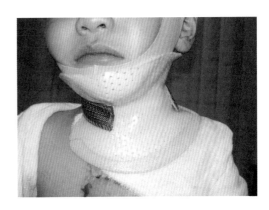

图 5-4-14　颈前热塑矫形器

3. 腋窝烧伤与重建　由于上肢大部分活动并不需要肩关节的全范围活动,因此腋窝挛缩的防治较为困难。预防腋窝挛缩最好的办法是早期治疗,包括体位摆放、夹板和关节活动度的训练等。运动计划包括主动 / 主动助力 / 被动的肩关节外展、屈曲、环形运动、行走时夸张的甩臂运动等。

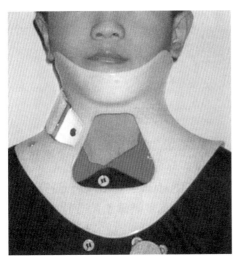
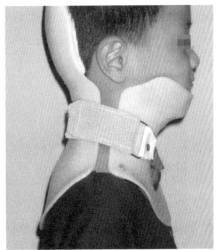

图 5-4-15　全接触式颈部矫形器

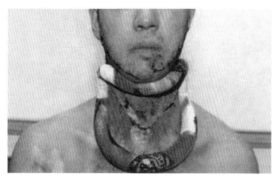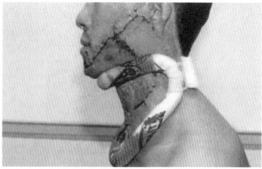

图 5-4-16 弹性颈托

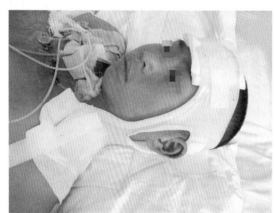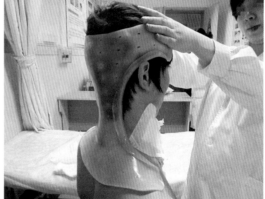

图 5-4-17 颈部术后固定矫形器

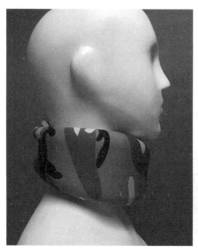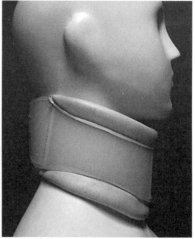

图 5-4-18 软性预制颈托

典型的腋部矫形器包括大家熟知的"飞机"夹板,用于腋部的臂托等。上肢人字形模型对儿童患者来说是有效的治疗体位(图5-4-19),术后及预防性姿势为上肢外展90°~120°,并保持6~12个月以防止挛缩的复发。此外,还可使用一种可调节变化的外展架,使肩关节固定于外展45°~90°,并可对远侧肢体的伸展起支持作用(图5-4-20)。

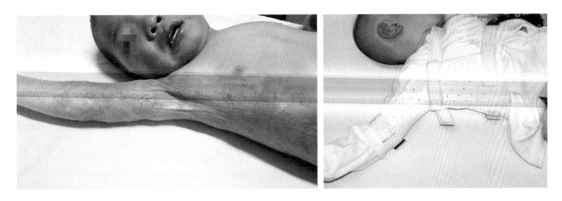

图 5-4-19 儿童夜用腋下矫形器

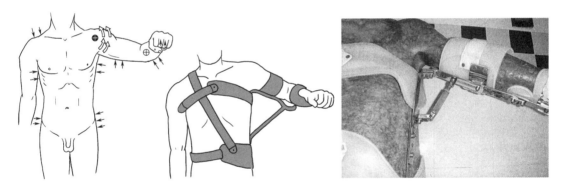

图 5-4-20 可调式腋下矫形器

在患者能接受的情况下尽可能长时间穿戴,如果患者难以接受肩外展矫形器时,可建议使用肩外展枕。如肩关节已发生挛缩,则应使用矫形器将肩关节固定于最大外展位并稍前屈10°位。同其他重建过程一样,腋部松解重建后要求患者重新开始并持续采用夹板、体位、压力和功能训练等全部治疗。

4. 肘部烧伤与重建 肘部烧伤早期需将肘关节固定在对抗可能发生挛缩的位置。如肘屈侧烧伤则将肘关节固定在伸展位;肘伸侧烧伤则应将肘关节固定于屈曲位。瘢痕松解术后为保持角度患者需用伸展位夹板(图5-4-21),手术后5~7天全天配戴,之后在夜间维持使用。若已发生挛缩,则应使用可调式肘矫形器将肘关节固定于最大矫正位,已提供持续矫正力。如果合并肘关节囊紧张,单纯的皮肤瘢痕松解不能充分伸展时,需使用动力矫形器。关节活动系统(joint active system,JAS)可对挛缩的关节产生静态渐进的牵拉,通过牵拉增加关节活动度,每天的治疗可由患者控制,使挛缩组织放松逐渐松弛(图5-4-22)。

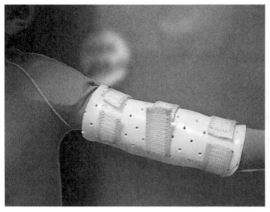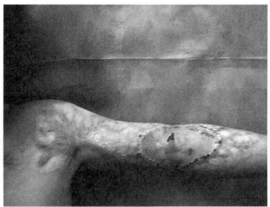

图 5-4-21 肘部伸展矫形器

5. 髋部矫形器 会阴部烧伤收缩闭合较快,可在会阴和腹股沟之间形成蹼状瘢痕,因此伤后急性期的预防性治疗尤为重要。早期应使用髋矫形器将髋关节置于外展 45°~60° 位,以防止会阴部瘢痕挛缩。

手术后患者需使用气体流动床或体位保持器具保持髋关节外展位。此外,泡沫外展枕头经济实用,也可用外展支架保持。臀部重建术后也应保持外展位。图 5-4-23 所示为儿童髋及会阴部烧伤后利用低温热塑板材制作的简易可调式外展矫形器。

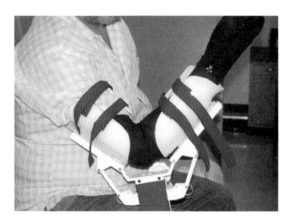

图 5-4-22 关节活动系统

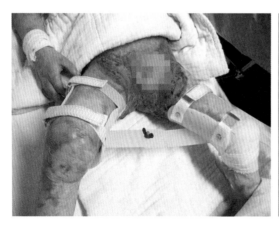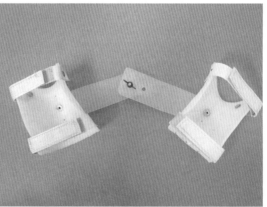

图 5-4-23 儿童髋外展矫形器

170

6. **膝部矫形器**　为了利于日后步行,大面积烧伤早期通常需将膝关节固定在伸直位(图 5-4-24)。如仅为膝关节前部烧伤,则需将膝关节固定于屈曲90°位。对于已出现屈曲受限的情况,也可配置可调式膝矫形器,将膝关节固定在最大屈曲位,在根据关节活动度改善情况,逐渐调整屈曲角度(图 5-4-25)。

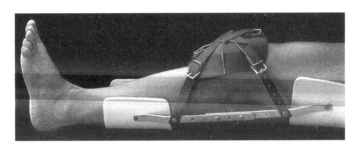

图 5-4-24　带支条膝矫形器

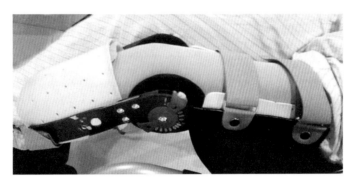

图 5-4-25　可调式膝屈曲矫形器

7. **踝足部矫形器**　在烧伤早期,可使用成品静态踝足矫形器(AFO)将踝关节固定于功能位;对于已出现跖屈、内翻的情况,可在夜间配戴带拉带的动态 AFO,将踝足固定于最大矫正位,用以提供持续矫正力(图 5-4-26)。

足趾的屈曲和伸展挛缩首先考虑用矫形器、运动锻炼及鞋内填充物治疗。手术常进行足趾松解植皮术,术后可以使用夹板固定、硅胶填充和压力袜等(图 5-4-27)。为了防止挛缩复发,建议 24 小时穿鞋,与手虎口畸形治疗类以,足趾蹼的治疗包括果仁形泡沫填充物、硅胶和分趾足套。

（五）手部烧伤与重建的矫形器处理

手是烧伤的高发部位,手烧伤的严重性与烧伤面积、受伤部位,尤其是烧伤深度有直接关系。手掌、手背和手指的皮肤深层组织、解剖结构各有其特点。如果皮肤烧伤后处理不当,可造成全手及深部组织结构变化而致功能障碍。

1. **手的解剖和功能特点**

(1) 骨关节韧带:手部的骨骼包括腕骨、掌骨和指骨(图 5-4-28)。腕关节共有 8 块腕骨。手拥有 5 个掌骨。5 个掌骨由拇指侧到小指侧命名为第 I ~ V 掌骨。指骨共有 14 个,每根都有一个指骨组合。除拇指只有两节指骨外,示指、中指、环指及小指均由三节指骨组成。

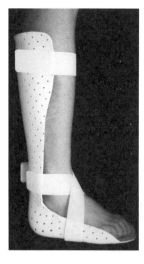

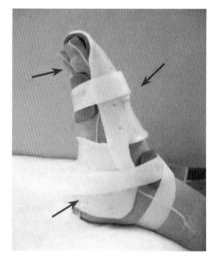

图 5-4-26　踝足矫形器　　　图 5-4-27　足趾跖屈矫形器

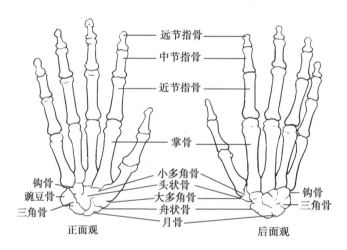

图 5-4-28　手的解剖结构

由近侧至远侧依次为近节指骨、中节指骨和远节指骨。这 27 块骨骼与韧带、肌肉组织有序的排列组织在一起,使手的各个关节具有不同活动度与稳定性。

　　近侧腕骨、桡骨远端形成桡腕关节,即腕关节。关节囊松弛,囊外各面都有韧带加强。腕关节为双轴关节,关节呈椭圆形,这种特殊的关节结构允许拇指进行较大范围的活动,可作屈、伸、展、收、环转运动以及对掌运动(图 5-4-29)。关节周围的韧带支持保证了拇指在各种位置上进行抓捏动作时,其关节的稳定性。

　　掌骨和近端指骨之间的关节形成掌指关节(MP)。掌指关节侧副韧带的特点表现为掌骨头不是同心圆结构,而是呈椭圆形,因此,当掌指关节伸直时,侧副韧带较松弛,允许手指有侧方(内收和外展)活动且活动范围最大,从伸直位

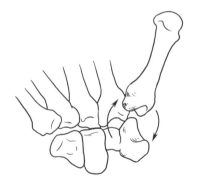

图 5-4-29　拇指的解剖功能

172

到屈曲位时,椭圆形的半径距离逐渐加大,韧带也随之逐渐紧张,手指内收外展逐渐受到限制,活动范围不断减小。到屈曲 90°时,韧带及关节囊的紧张使手指的侧方及旋转活动均消失,掌指关节处于相对稳定的状态。如果松弛的侧副韧带发生继发性短缩(图 5-4-30),比如掌指关节被固定在伸直位,将会导致掌指关节屈曲严重受限。在腕关节和指间关节强直的情况下,如掌指关节仍有屈伸活动,患手仍将有较好的功能。如掌指关节僵直,即使指间关节屈伸活动良好,患手功能将存在严重障碍。

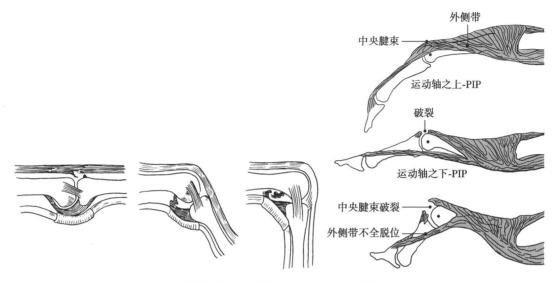

图 5-4-30 掌指关节侧副韧带的特点

每根手指都有两个指骨间关节:近端指间(PIP)关节和远端指间(DIP)关节。指间关节为单轴关节,关节面呈滑车状。关节囊松弛薄弱,由侧副韧带、腹侧韧带及掌板加强。这些关节只有屈伸活动,允许少许的侧方被动活动。

(2) 手弓:手的自然掌侧凹陷由三个综合的弓系统支撑,即两个横弓与一个纵弓(图 5-4-31)。近端横弓位于腕部的远端,由两排腕骨构成,是一个静止、坚固的结构。远端横弓的基础是由中央掌骨的 MP 关节形成的,与近端横弓的坚固相比,远端弓是活动的。手的纵弓随着第二、三掌骨、指骨和腕骨的走行,该纵弓的近端被腕掌关节牢固的连接在腕骨上,这些相对稳固的关节是维持纵弓稳定性的重要因素。纵弓的远端非常灵活,它允许每一个手指主动屈曲总和约 280°。在手的不同姿势和位置时,手部的掌横弓和纵弓发生变化。随弓形角度的变化,手可持握大小不同,形态各异的物体,同时也增加了手握物的力量和稳定性。

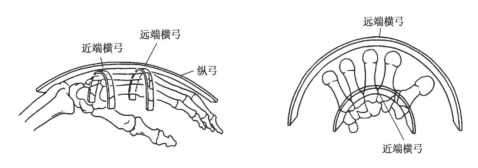

图 5-4-31 手部的掌弓结构

正常的抓握功能有赖于掌弓的完整性。骨性损伤或手内在肌瘫痪所引起的掌弓塌陷是导致严重残疾和畸形的重要原因。当腕掌关节、掌指关节或近端指间关节损伤而破坏了纵弓的完整性时,便会出现残疾和畸形。一个典型的例子就是严重的风湿性关节炎导致的 MP 关节破损。

(3) 掌纹及骨性突起:手部皮肤中的皮纹都是皮肤的"铰链",与手部诸关节的活动密切相关,并增大掌的摩擦力来加强"抓"的可靠性。一般而言,皮纹与手部关节相对应。手指掌面有三处横纹,即掌指根纹、近端指纹和远端指纹。

手指横纹、掌纹及腕横纹分别表示指间关节、掌指关节和腕关节的水平。因此,手部的皮纹是矫形器设计的解剖标志,是决定腕、掌指、指间关节制动或运动的参考界线。

骨性突起是指解剖上骨的突出部位。其特点是皮下软组织很少,因而骨突部位的皮肤很容易在受到外来压力时而出现损伤。腕部的骨性突起有桡骨茎突和尺骨茎突。手部有豌豆骨、掌骨头和第一掌骨基底部。这些部位在制作矫形器的过程中是特别需要注意保护的部位。

2. 手的位置　手的位置与手指的把持方式有关。通常有三种矫形器作用方式(图 5-4-32),即功能位、保护性体位和休息位。

(1) 功能位:可使手的内外肌处于平衡状态,手行使功能最有效,通常腕关节背伸 20°~30° 伴随轻微的内收;掌指关节屈曲 45°,指间关节微屈 5°,拇指呈握管状的对指,尺 / 桡偏及旋前 / 后均保持中立(图 5-4-32A);

(2) 保护性体位:保护位是较安全的制动体位,此时手的内在韧带保持在牵长位,是最不容易发生挛缩的体位。此时腕关节背伸 20°~30°,使屈伸肌平衡;掌指关节屈曲 70°~80°,保持侧副韧带最大;指间关节的伸长位,可防止挛缩;拇指保持外展,防止虎口挛缩;尺 / 桡偏及旋前 / 后均保持中立(图 5-4-32B);

(3) 休息位:腕屈 / 伸、掌指关节、指间关节、拇指关节、尺 / 桡偏及旋前 / 后均保持舒适的中立位,所有这些体位均可依据患者的畸形作调整,其目标是以无痛的体位为目标(图5-4-32C)。

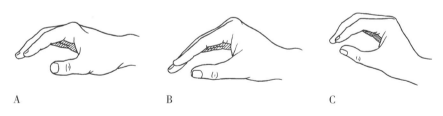

图 5-4-32　手的三种体位
A. 功能位;B. 保护位;C. 休息位

3. 手的抓握方式　手部作为上肢的功能器官来实现支撑、操控和抓握。正常的上肢及手指,可根据环境尤其是所要取的物体大小不同而采取各种抓握方式,但主要是由拇指的腕掌(CM)关节与各指的掌指(MP)关节进行的。如图 5-4-33 所示,在进行强力握取动作时,腕关节用力屈曲起着重要的作用。但纤细的捏取动作与腕关节的体位无关,它是在手桡侧的拇指、示指、中指之间进行的。处于对掌位的拇指与示指、中指的指尖形成的三点捏取,是标准的夹持方式。这一姿势也是手的矫形器中常被采用的方式。为了形成对掌位,手掌面

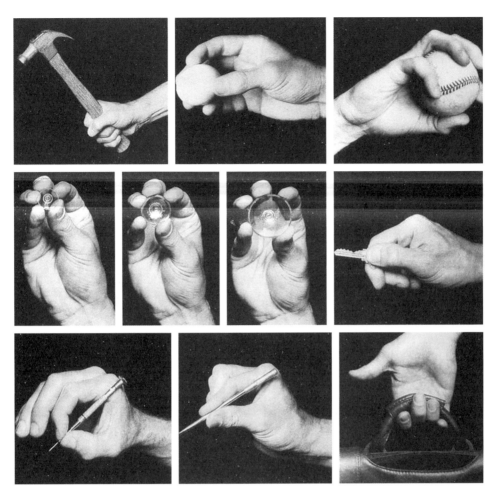

图 5-4-33 手的捏取抓握动作

的凹陷,特别是末端横弓的作用十分重要。例如,当手的骨骼、肌腱损伤时,造成手的内收肌与外展肌失衡,引起手的末端横弓被破坏,因此难以采取对掌位。

4. 手部矫形器的功能类型 手部矫形器的使用对手的功能恢复效果明显,但制作较为复杂,存在较大的个体差异。手矫形器通常分为固定性和动力性两种基本类型。

(1)固定性矫形器:固定性夹板又称静态夹板,在结构上没有可动的成分,如用于肩部的外展架夹板、手休息位夹板、长对掌夹板等。主要作用为支持与固定关节于所要求的位置上,防止出现异常活动,维持关节正常的对线关系,从而达到休息和保护被固定部位,临床适用于骨折、关节炎、腱鞘炎、烧伤、肌腱修复或肌腱移植术后等的治疗。

(2)动力性矫形器:动力性矫形器又称活动矫形器,在结构上具有可动的部分。它允许关节进行有控制的活动,用于辅助活动和预防畸形、帮助功能恢复。控制矫形器运动的力源分为自体力源和外力源两种。自体力源指通过使用者身体的某些部位或肌肉电刺激来控制关节运动的力。外源力指物体的弹力(弹力橡皮带、弹簧)、滑轮牵引系统、气(如压缩空气罐)或电(如电池)所提供的动力,借助于这些外力实现对夹板运动的控制。适用于外周神经损伤、手内肌松解术后、肌腱修复术后等(图 5-4-34)。

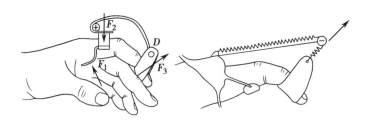

图 5-4-34 动力性矫形器

5. 手烧伤后矫形器的处理

（1）手指损伤的矫形器处理：手损伤后可相继造成手指的畸形，包括纽扣样畸形、鹅颈样畸形和槌状指（图 5-4-35A）。应用槽形手指矫形器或金属丝 - 泡沫矫形器、石膏手指管型、弹性指矫形器等可纠正以上常见畸形。

1）槌状指矫形器：槌状指表现为远端指间关节（DIP）的伸指肌腱损伤引起，表现为指的尖端完全被动的槌状下垂和 DIP 不完全的主动伸展。槽形指伸展矫形器（图 5-4-35B）适用于槌状指、远端指间关节伸肌腱损伤等，患手固定在远端指间关节（DIP）轻微过伸、近端指间关节（PIP）轻度屈曲位。槌状指、急性损伤连续穿戴 6 周，慢性损伤要连续穿戴 8 周。

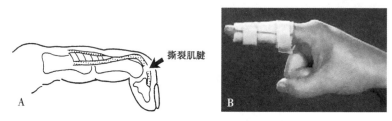

图 5-4-35 槌状指矫形器
A. 槌状指；B. 指伸固定矫形器

2）鹅颈样矫形器：鹅颈样畸形表现为掌指关节（MP）屈曲，近端指间关节（PIP）过伸，远端指间关节（DIP）屈曲（图 5-4-36A）。其主要原因是由于手内肌挛缩、过度紧张、掌指关节屈曲挛缩、近端指间关节不稳定等因素造成。

指矫形器（图 5-4-36B）利用三点作用原理，将患指固定在近端指间关节（PIP）轻度屈曲位（保持在 25°~30°），远端指间关节（DIP）屈曲位，允许手指关节屈曲而限制其伸的运动。

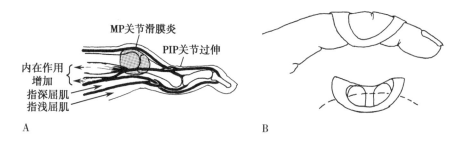

图 5-4-36 鹅颈样矫形器
A. 鹅颈样畸形；B. 矫形器示意图

176

3）纽扣样矫形器：纽扣样畸形表现为近端指间关节（PIP）屈曲和远端指间关节（DIP）过伸的手指畸形（图 5-4-37A）。肌腱断裂、关节脱位、骨折、骨关节炎、类风湿关节炎等易引起纽扣样指畸形。

矫形器设计将患指固定在远端指间关节（DIP）屈曲位，近端指间关节（PIP）伸展位（图 5-4-37B）。早期的纽扣样畸形通过矫形器将近端指间关节固定在自然位，通常固定 6 周，而远端关节不固定。通过远端指间关节的主动和被动活动有且于侧束的解剖功能恢复正常，并能延长或缩短的支持韧带。

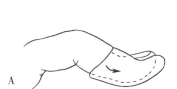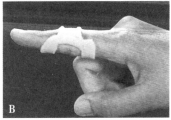

图 5-4-37　纽扣样矫形器
A. 纽扣样畸形；B. 矫形器示意图

4）其他手指矫形器：图 5-4-38A 所示手指伸展辅助矫形器是利用弹簧或橡皮筋弹性辅助近端指间关节伸展，属动态矫形器，目的是增加远端指间关节伸展范围或辅助伸指伸展远端指间关节。而图 5-4-38B 所示则是近端指间关节伸展、远端指间关节屈曲动态指矫形器，在增加近端指间关节伸展范围的同时，辅助远端指间关节的屈曲运动。图 5-4-38C 所示为利用橡皮筋的弹性辅助指间关节伸展动态矫形器。

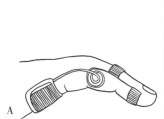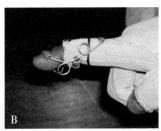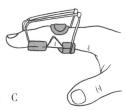

图 5-4-38　各种手指动态矫形器
A. 手指伸展辅助矫形器；B. 动态指矫形器；C. 指间关节伸展动态辅助矫形器

（2）手背侧烧伤的矫形器处理：手背侧烧伤后因焦痂限制、水肿、疼痛、感染、关节内创伤、感觉障碍及非瘫痪性无力等，患者往往倾向于将手放置于"舒适"体位，这种"舒适"体位极易造成关节强直及关节挛缩，严重时可形成"爪形手"（图 5-4-39）。典型的畸形是手内肌受限畸形，即掌横弓

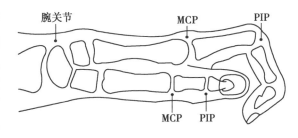

图 5-4-39　爪形手

和掌纵弓变平,掌指关节伸直或过伸,近端和远端指间关节屈曲,拇指内收、出现侧副韧带挛缩。

1）静态手保护位矫形器:烧伤后手的基本位置是用保护位矫形器把手固定于抗畸形的位置,避免手的挛缩会向爪形手畸形发展。患者在治疗期间、夜间和治疗的休息时间以及除了处理伤口和被动活动之外的所有时间都要坚持使用矫形器(图 5-4-40)。

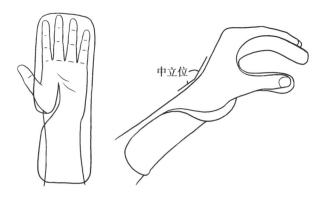

图 5-4-40　静态保护性矫形器

2）掌指屈曲手套:掌指屈曲手套(图 5-4-41)可以对抗 MP 关节过度的牵伸。屈曲手套在整个手上屈曲缠绕,持续牵伸紧张挛缩的伸肌。通常选用较厚质地柔软的布或皮质材料制作,裁剪时注意掌指关节和指间关节处的形状,使全手受力尽量均匀。

3）动态屈曲矫形器(图 5-4-42):以功能位手矫形器为基础结构,腕关节维持伸展位 15°~25°;MP 屈曲的动力施加在 MP 关节,使用皮质材料的指环套套在近端指间关节,通过皮筋的弹性辅助 MP 屈曲,其牵拉力的方向指向腕舟骨,并保持与近端手指垂直,以获得较大的牵伸力,同时使受牵拉部位受力均匀,MP 关节可主动背伸运动;辅以牵引力下的被动屈曲运动,IP 关节自主运动。

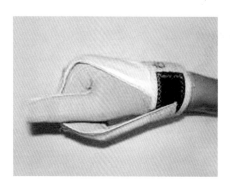

图 5-4-41　掌指屈曲手套

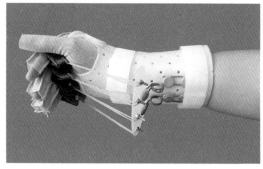

图 5-4-42　动态屈曲矫形器

4）手背侧烧伤矫形器治疗方法:在伤后早期,特别是手的水肿阶段,为保持抗畸形体位,维持手的功能位,此期患者需持续使用保护位矫形器(尤其是夜间),直至手部水肿消退并能主动运用(除换药及物理治疗时间)。患者水肿消退后期(愈合期和手术后期),应以减少瘢痕挛缩、关节僵硬、畸形以及增加关节活动度为目的,选择动态掌指关节屈曲夹板和静态掌指屈曲手套交替使用,日间使用屈曲手套,每次 30 分钟,每天 2 次,其余时间用动态掌指关节屈曲矫形器,对抗挛缩做主动 / 被动训练,夜间仍需保护体位矫形器,维持持续牵拉。在此期间,患者可接受物理因子促进伤口愈合及被动的手法治疗。

(3)手掌侧烧伤的矫形器处理:手掌侧烧伤后,常出现水肿、活动受限、掌心瘢痕挛缩、伸掌受限、拇指内收、腕伸受限等,严重者呈握拳状,常发生于儿童。早期预防性矫形器固定和瘢痕的处理是防止畸形的关键。外科手术切除瘢痕、切断部分掌筋膜、植皮、松解掌挛缩或进行功能重建后,患者需要使用盘形伸展夹板或分指槽 / 泡沫伸位矫形器固定保持,防止挛缩复发直到移植物成活。

1)盘状伸展静态矫形器:掌侧烧伤后,患者可使用盘状伸展夹板固定。腕关节伸展至少 30°,手指完全伸展。如图 5-4-43 所示是一种盘状掌指伸展矫形器,使用 1.6mm 和 2.4mm 材料。制作时对各个手指分别塑形以保持手指最大限度的伸展,注意指蹼间的距离。手指尖端处通常压力较大,需衬柔软的海绵等材料。

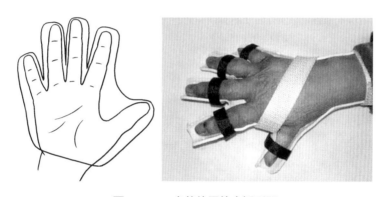

图 5-4-43 盘状伸展静态矫形器

2)动态牵伸矫形器:图 5-4-44 所示为动态掌指伸展矫形器。该矫形器基础结构同动态掌指屈曲矫形器。此时患者可进行 MP 主动屈曲运动,矫形器牵引 MP 被动伸展。动态掌指伸展矫形器的牵引力亦保持在矢状面与手指的垂直施力,作用力的大小取决于弹性材料

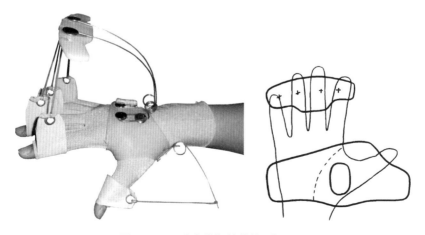

图 5-4-44 动态掌指关节伸展矫形器

的弹性、力矩和悬臂梁的长度等。使用时矫形器的固定支架通过固定束带佩戴在手背处，然后把五根手指挂接在指环套内即可，绕制弹簧和橡皮筋的弹性特征使得本手部伸展训练器实现了动态结构，应用动力学原理，对手部关节提供动力，通过对组织的逐渐牵拉使关节周围的肌腱、韧带、关节囊被动拉长并重新排列，改善手的活动范围，增强关节活动和肌力。当手烧伤后累及腕关节部位时，动态牵伸矫形器要延长至前臂 2/3 处，此时腕关节处于功能位（图 5-4-45）。

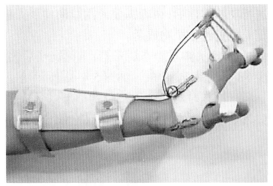

图 5-4-45　动态腕指牵伸矫形器

（4）指蹼烧伤的矫形器处理：指蹼烧伤后易造成虎口挛缩畸形，可早期治疗使用生物覆料或硅胶填充物等。通过外科手术增大虎口后，使用 L 型虎口矫形器结合硅胶填充物可保持虎口张开度，以增大其活动范围。由于伤后缺少指侧皮肤，包扎时不注意分指，常造成两个手指的粘连，出现并指畸形。在松解和重建术后，必须使用压力手套、填充物、矫形器和活动训练，保证相邻手指的独立（图 5-4-46）。

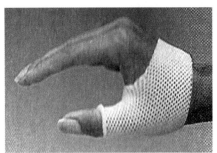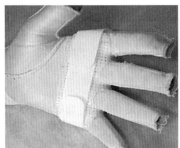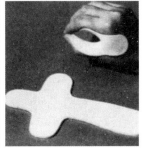

图 5-4-46　静态指蹼矫形器

合并正中神经损伤的烧伤患者，在恢复过程中手关节常因动力不均衡出现畸形，其中拇指不能发挥屈、伸、内收、外展和对掌性功能活动，出现鱼际肌萎缩、软组织挛缩等。图 5-4-47 所示动态对掌位矫形器可以提供拇指的内收和外展的动力，完成对掌的功能活动。动态矫形器由手支架和弹簧两部分组成。

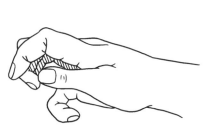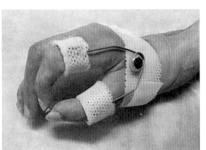

图 5-4-47　动态虎口矫形器

（5）腕关节烧伤的矫形器处理：腕关节呈背伸功能位，维持伸展 20°~25° 腕背伸体位，有利于手的功能恢复，手指和拇指的运动及掌指关节的活动不受限，并保持对掌功能（图 5-4-48）。适用于腕扭伤、腕融合术后、Colles 骨折的辅助治疗。

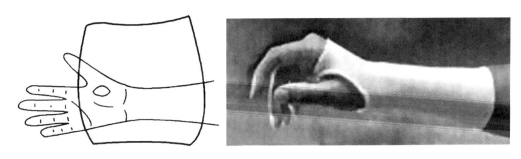

图 5-4-48　腕伸展矫形器

四、辅助器具

（一）概念

辅助器具（assistive technology device，ATD or technical aid，TA）是残疾人使用的，可以预防、补偿/代偿、减轻/消除已丧失的功能，提高、维持或改善残疾人功能的任何产品、器械、设备或技术系统。

1. 辅助技术服务系统　图 5-4-49 示辅助技术工业各组成要素及其相互之间的关联。

从图 5-4-49 中可见，在所有的要素中，使用者是辅助技术工业的核心，他们参与辅助技术产品的设计，执行研究成果的传播等。除了用户外，医疗人员、日常护理者、辅助技术人员、

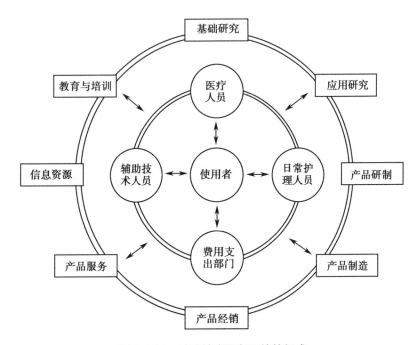

图 5-4-49　辅助技术服务系统的组成

费用支付部门等参与对功能者提供直接和间接服务。而基础研究、应用研究、产品研制、制造、经销、服务、信息资源、教育与培训构成辅助技术工业的基本要素。

2. 辅助技术服务的模式　辅助技术总是服务于各类功能障碍者,以满足他们各种功能补偿的需求。辅助技术需要针对功能障碍者的个体特性适配。每个服务对象的个体特征不同,康复目标不同,则会要求不同的辅助器具。图 5-4-50 为辅助技术服务流程图。首先,根据康复目标,制订康复服务计划,然后根据其所在的特定环境、个人身体状况、可供利用的残留功能信息评价,以及最大限度保护和利用其现存功能的原则,选择、设计或改制辅助技术装置,进行配置和康复训练,并测量其功能性结果。

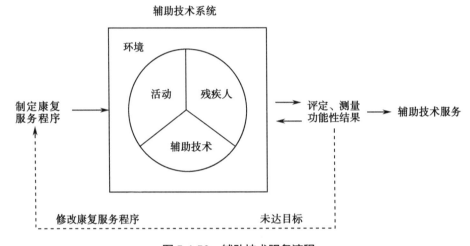

图 5-4-50　辅助技术服务流程

3. 辅助器具的分类　依据国际标准化组织(International Standardization Organization, ISO)1992 年颁布的国际标准 ISO—9999《残疾人辅助器具分类》(technical aid for disabled persons-classification),辅助器具被分为下述 11 大类。产品种类已基本能满足残障人士工作、生活、交流和健康等各方面需求。图 5-4-51 所示为康复途径下辅助器具在康复、康复工程中所处地位以及它们之间的联系。

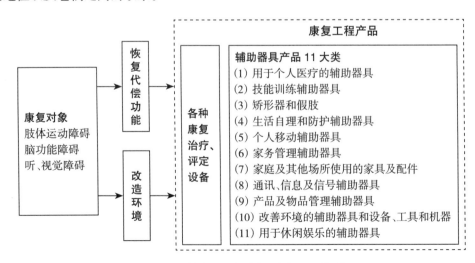

图 5-4-51　辅助器具与康复、康复工程的联系

　　至今为止，已经研究开发了 11 大类，135 个小类，721 个不同品种规格的辅助器具。作为辅助技术工程师，如何才能知道哪种方案更适合特殊康复个体呢？在选择使用辅助器具时，应首先需要进行细致的评估，如充分考虑患者已有的功能（技能）是什么，不能够做到的（限制）有哪些，目前最重要的需求（问题）是什么，他们本人的需求是什么，应用辅助器具能使功能（或技能）改善（提高）的意义有哪些等。康复专业人员经过评估、测量功能性结果，探索选择多种器具，最后按要求找到最佳解决方案。以下为辅助技术应用的具体实例：①下肢假肢可以替代人的腿和足，帮助完成行走功能；②轮椅辅助技术使肢体残疾者参加文体活动、入学、步入社会成为可能；③人造假手能感应人所需要的握持力，恢复双手的部分功能；④交流放大设备可实现对失声的补偿，使用残疾人参与社会、沟通、学习；⑤适配性的计算机输入装置使失明、瘫痪、运动失调和衰弱等患者无障碍地使用计算机，使其接受教育、参与交流、工作及娱乐等。

　　（二）自助器具

　　自助器具（self-help devices）是指利用患者残存功能帮助患者独立完成日常生活活动的器具。使用自助器的目的：①代偿因瘫痪或肌肉无力所致的部分身体功能障碍（如丧失握力）；②代偿关节活动受限；③保持物体或器皿的稳定以便于单手使用；④代偿不自主运动所致的功能障碍（如大脑性瘫痪）；⑤代偿感觉功能障碍；⑥在各种不同的体位对患者的身体给予支持；⑦帮助患者进行信息交往等。

　　自助器与矫形器的区别在于前者常用于补偿功能，后者则以改善功能、稳定、支持和矫正畸形为主，自助器也可以在矫形器的配合下使用。

　　自助器种类繁多，一般可分为：①进食类；②梳洗修饰类；③穿着类；④淋浴类；⑤阅读与书写类；⑥通讯交流类；⑦炊事类；⑧取物类；⑨文娱类；⑩其他。

　　1. 生活自理用具

　　（1）特殊的衣服与鞋：将普通衣物等稍稍加工变成容易穿脱的衣服，或为完成此目的设计的自助工具，如轮椅雨衣、保暖套、洗澡用鞋、鞋底防滑装置、带尼龙搭扣或松紧口的鞋等（图 5-4-52、图 5-4-53）。

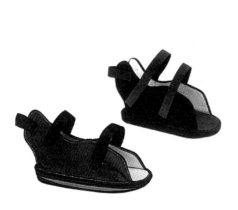

图 5-4-52　定制的特殊鞋

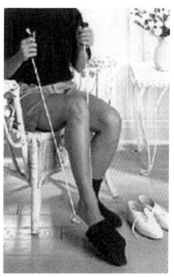

图 5-4-53　穿袜辅助器

（2）进食类自助器：很多辅助用具的手柄都需要改良，最常见的是对进食辅助器具（包括筷子、刀、叉、匙等）的手柄所做的改良。例如对手指伸肌无力或不能自行张开筷子的失能者，筷子上端可加装弹簧。如果使用叉匙与碗碟的角度不正常，可通过改变叉匙的角度，从而满足使用者的需要；对于手指屈曲程度受限或握力不足的患者，可加粗手柄，使其易于握持（图5-4-54~图5-4-56）。

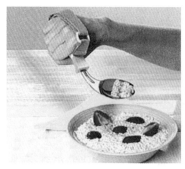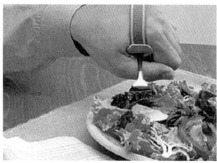

图 5-4-54 进食辅助器具

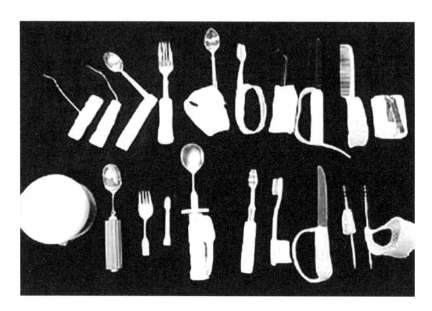

图 5-4-55 特殊进食餐具

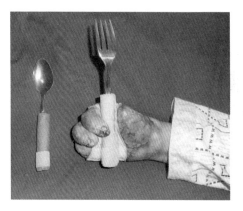

图 5-4-56 严重手烧伤辅助进食器具

（3）个人卫生用具：在个人卫生方面，可以应用特殊辅助设备，包括洗手、梳头、刷牙、剃须、修剪指甲、洗澡等（图 5-4-57、图 5-4-58）。对于只有一只手，或手部功能欠缺的人士，可以使用带有长柄或前端弯成一定角度的特制梳子、牙刷等。洗手时可以使用带有吸盘的刷子，将刷子吸在水池上，手部在刷子上往复摩擦来完成洗手的动作。

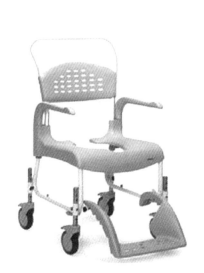
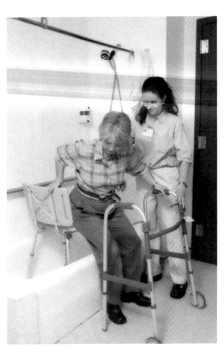

图 5-4-57　洗浴方便椅　　　　　图 5-4-58　辅助个人洗浴器具

2. 家务用具

（1）炊事用具：如单手切菜板、水果削皮器、单手炒锅架、单手开瓶器等。

（2）炊食用具：如夹持式筷子、防洒碗碟、防滑布、带粗把的餐具、水杯等（图 5-4-59、图 5-4-60）。

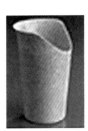
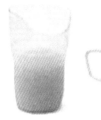
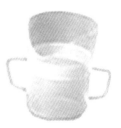
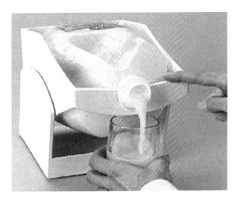

图 5-4-59　特殊杯具　　　　　　图 5-4-60　易倒架

（3）取物及清洁用具：如持物钳、长把扫把、吸尘器等（图 5-4-61）。

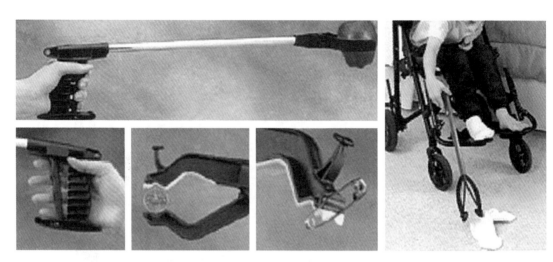

图 5-4-61 取物工具

3. 学习、通讯及娱乐类自助器

（1）书写打字自助器：如短木棒加粗的持笔器、球加粗的持笔器、类似于 C 形夹的持笔器、配合腕手矫形器用的持笔器、打字自助器等（图 5-4-62~ 图 5-4-65）。

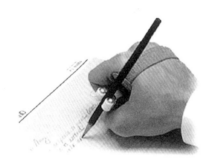

图 5-4-62 弧形笔紧握器

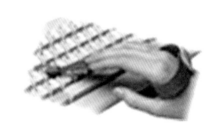

图 5-4-63 防滑打字棒

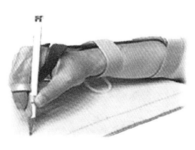

图 5-4-64 配合矫形器用的持笔器

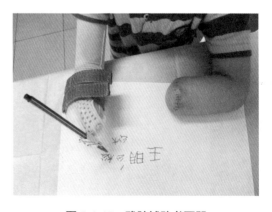

图 5-4-65 残肢辅助书写器

（2）通讯自助器：如加"C"形片的电话筒把、能拨号的手持粗笔杆等（图 5-4-66）。

（3）文娱类自助器：与其他类型的操作辅助器具相比，休闲娱乐型辅助器具通常注重解决抓握能力，这可以通过改变手柄的类型来实现。在文娱活动中，棋类、麻将牌等活动较多，但把持扑克牌则需手指有良好的功能，为让手指差者也能玩耍，设计一个条状器具，可将牌插于其中，需时再取出。

（4）智能生活辅助器具：智能生活辅助器具是个人生活自理和防护辅助器具（aids for personal care and protection）的简称，是指残疾人由于某种功能障碍，不能完成某项或

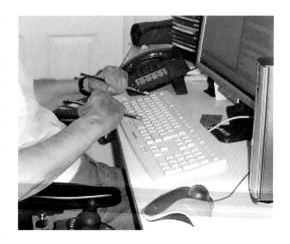

图 5-4-66 利用计算机进行交流的方式

多项日常生活活动，为提高其自身能力，减轻由于功能障碍带来的生活不便，使其能较省力、省时、高质量地完成一些原来不能完成的日常生活活动，增加生活独立性的辅助器具。

目前国内外智能生活辅助器具包括智能饮食辅助器具、大小便智能护理辅助器具、智能护理床、智能环境控制系统和日常生活护理机器人等几大类，相当多的智能生活辅助器具产品已经商品化，直接用于机构或家庭中。

（5）个人移动类辅助器具：辅助人体稳定站立和行走的工具设备称为助行器。为了自由的站立和行走。助行器是不可缺少的康复设备。根据不同的工作原理和功能，助行器大致分为三类：无动力式助行器、功能性电刺激助行器、动力式助行器。

1）无动力式助行器：无动力式助行器主要包括各种杖和助行架，根据不同类型患者的需要，杖分为手杖、臂杖和腋杖（拐杖）三种基本类型，其中手杖和臂杖又有单脚和多脚之分（图 5-4-67~图 5-4-69）。为了适应不同身高患者的需要，一般多做成高度可调的杖。各种杖必须以手握杖柄，并由于承担一部分体重，因此要求使用者手的握力及上肢关节的功能应无

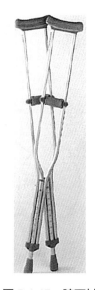 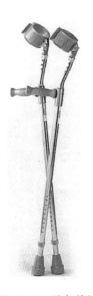 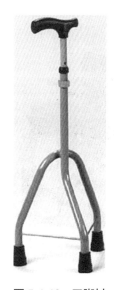

图 5-4-67 腋下杖　　图 5-4-68 臂（肘）杖　　图 5-4-69 三脚杖

失常现象。

　　对于下肢功能严重损害的患者,应采用移动式助行架(图 5-4-70)。

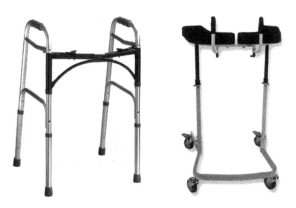

图 5-4-70　助行架

　　2)轮椅:利用轮椅辅助技术,可以增强或者替代患者的活动功能,帮助患者实现一定程度的自由活动。选择轮椅要经过专业的评估,要充分考虑自身和护理者的姿势、控制、驱动、移位能力以及环境等因素。

　　常用的轮椅有手动轮椅、电动轮椅、爬楼梯轮椅及智能轮椅(图 5-4-71~图 5-4-73)。

　　3)截瘫步行器:患者利用这种装置在拐杖或其他助行装置的辅助下使身体倾斜,以产生腿与地面的间隙,形成单摆。由于髋关节处采用低摩擦阻力结构,因此可实现向前迈步动作(图 5-4-74)。

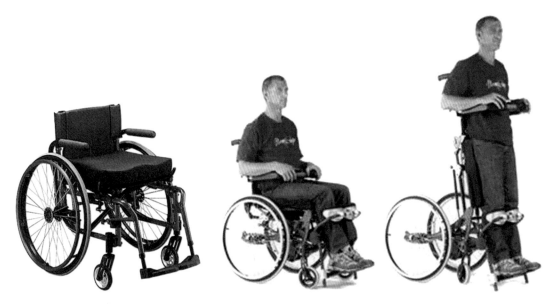

图 5-4-71　通用轮椅　　　　　　　　图 5-4-72　多功能站立轮椅

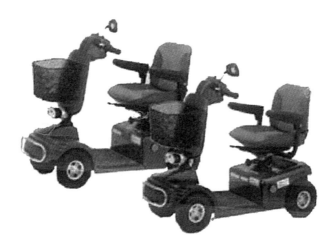

图 5-4-73　电动轮椅

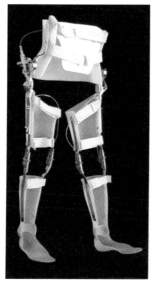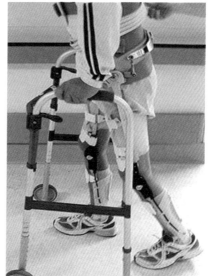

图 5-4-74　辅助行走步行器

4）动力式助行器:对于完全性截瘫而且患肢肌肉对电刺激无反应的高位截瘫者,可提供由外部动力驱动的步行器,这种助行器称为动力式助行器。这种助行器实际上是一种可以穿戴在瘫痪下肢上的装有便携式小型动力源驱动的步行机构。这种助行器的控制也可以通过身体其他部位的可控肌肉上提取的肌电信号实现意识控制,也可实现手动控制。穿戴动力式助行器的患者需要在移动式助行架或多脚杖的辅助下完成行走,助行器的电源(可充电电池)可装在助行架或多脚架上,通过导线对助行器提供电源。

普通助行器领域已经开发出相当多的全用性较高的产品,以提高立位稳定性和部分支撑功能,可以满足老年人或下肢轻、中度残疾患者的需求。但随着物质及文化水平的提高和人们对审美和舒适需求度的进一步要求,助行器的发展在满足基本功能需要的前提下又纳入了以下几种特征:①优美的造型和鲜艳的色彩,提高使用者精神愉悦度;②更加合理的力学结构,提高使用舒适度;③轻型材料,减轻使用者的体型消耗并提高设备便携性、稳固性、平衡性和安全性。另外,在基础医学研究成果的基础上,一些先进的助行器开始增加功能性电刺激装置和外源性动力装置来满足功能更加低下的患者实现步行和其他运动功能。

(三)现代科学技术在辅助器具中的应用

智能辅助器具不仅包括智能假体、智能轮椅、智能移动辅助器具、智能家居和环境控制辅助器具、智能生活辅助器具、智能康复训练机器人、生活辅助机器人,还包括感觉装置、神经控制、功能评价等多方面。随着科技的进步,越来越多的智能化电子产品逐渐出现,也为残障者和需求者提供更加高效的辅助器具。为这些电子产品植入"人工智能",融入和人类相近的"感知""分析""控制""反馈"等信息处理能力,使之可以模仿人脑指挥身体行动完成活动任务,也可以利用这些"智能"完成对需求者的日常护理和照顾工作。

1. 电子进食器　使用者可以选择不同的身体部位(如下颌、脸颊、脚等)来控制进食器,独立完成进食操作。使用机械电子进食辅助器使人们能够实现两种最基本的控制:第一种是对特定的食物定位;第二种是拿起食物,并移动到与嘴等高的平面。

虽然进食辅助器的用户群体较小,只能被特定的一群丧失了某些运动功能的人应用,但是对于这些人来说却具有非常重要的意义。这些人由于其运动功能缺陷,无法使用正常餐具,常常需要靠别人的帮助进餐,既影响进餐的效果,又常常使失能者情绪消沉,而电动进食器的应用则大大提高了他们的生活独立性。

2. 电子驱动翻页机　阅读是获取信息的一个重要手段。许多具有运动障碍的残疾人虽然阅读能力正常,但是由于上肢截肢、肌力不足或手指功能低下等原因,不能完成翻页操作,从而使他们无法阅读书籍、报刊和杂志。电子驱动翻页机的出现,很好地克服了上述局限。市售的自动翻页机使用带橡胶的滚轮和移动框架实现翻页功能。使用者可以全面控制翻页中的各个阶段,当翻页过程中出现页面粘连、褶皱等问题时,用户也可以通过操作加以消除。这种翻页机既允许坐着阅读,也允许躺着阅读。

3. 康复机器人系统　科学家通过深入研究运动康复规律以及大脑与肢体的控制与影响关系,使用机器人辅助系统来提高治疗效率和训练强度。对于有肢体残障患者来说,很难完成主动运动和辅助运动,智能机器人辅助肢体训练器运用现代科技技术使运动康复模式智能化和多样化,最大限度满足残障者实现康复目标,是更具有发展潜力的康复手段。

康复机器人又分为辅助型康复机器人和康复训练机器人。辅助型康复机器人主要用来帮助肢体运动有困难的残障者完成各种动作,如智能轮椅、导盲手杖等。康复训练机器人的主要功能是帮助患者完成各种运动功能的恢复训练,如行走训练、手臂运动训练等,其中上肢康复训练机器人是帮助偏瘫残障者进行康复治疗的医疗器械。

为满足残疾人对环境-任务设置的需求,帮助残疾人融入社会,促使社会对他们理解和接纳。今后辅助器具的研究方向与发展思路应包括:

(1)满足老年人慢性病患者、多重残疾者的个性化综合康复需求。人口老龄化是我国目前和未来相当长时间都讲面临的社会问题,老年患者的康复需求也越来越多社会关注。心血管疾病、肺功能障碍、关节炎、糖尿病、卒中等慢性疾病是影响人们生存质量的重要因素,这对康复工程服务提供了一系列新的要求。合并有认知障碍的老年患者常用的辅助器具已不能完全满足生活所需,需要改善或重新设计,以解决个性化配备问题。

(2)优先开发低成本、高效能的辅助技术和辅助产品。在我国,康复辅助器具尚未纳入国家社会保障体系,这对无稳定收入的残疾人或老年人是一个沉重的负担,很多人不能得到合适、有效的辅助设备,限制了他们的生活独立和社会融入程度。同时,社会康复作为康复事业发展的基础,要求康复辅助设备和康复技术应结合社会康复发展的实际需要。因此,研发大众化、普及型、低价高效的康复辅助技术和设备实现"人人享有康复"目标的游戏手段。

(3) 积极开发高新科技产品。随着人们生活和物质及文化水平的提高,残疾人也非常想接受更加先进的高科技辅助产品以满足自身需要,实现自身的价值。多国科学家在高新技术康复辅助技术领域开发了不少产品,智能辅助器具和机器人给重度残疾患者带来了新的希望,并逐步快速向微型化、电子化、信息化、智能化与人性化方向发展。

(易　南　王冰水　朱雄翔)

第五节　职业与社会康复

一、职业康复

1. 定义　职业康复是个体化的、着重以重返工作岗位为目的的,设计用来降低受伤风险和提升受伤工人工作能力的一种系统康复服务。职业康复主要包括的内容有:职业能力评估、工作模拟训练、重返工作个案管理。同时,烧伤的职业康复也强调心理、社会与躯体功能的训练重要性。烧伤后重返工作岗位是康复过程中的一个重要阶段。

2. 职业能力评估　评估患者的职业潜能是职业康复的重要内容之一。精细的职业潜能评估要在职业康复评定中心进行,那里有各种各样的复杂的专用设备,目的是通过系统开发评估并研究哪些新的工作可以考虑,从而决定选择重新谋职的方向。评估重点是评估与工作相关的能力和缺陷。患者和顾问共同研究哪些功能缺陷妨碍从事原来的工作。顾问再分析基本工作的细节。评估有以下步骤:

(1) 收集数据:要收集所有的信息,包括伤前的信息、烧伤引起的功能缺陷、患者对外伤和住院的反应。康复顾问确定哪些信息与职业康复有关,将其记录档案中,并与患者共享。很可能需要进行一些特殊的测验如职业兴趣测验、工作知识测验、工作评估等。将结果向患者解释。

(2) 躯体能力评估:患者要知道自己选择自己中意的职业以后可以得到什么。然后康复顾问针对在新工作中缺什么,让患者针对缺陷进行训练。

(3) 现实的就业分析评定:自分析患者烧伤前的工作开始。即使明知患者不可能再从事该类型工作也要评定。评定可以发现患者在工作中必备的技能、性格、倾向。根据患者对有关工作问题的答问,顾问可以更好地评估患者。要评估以前工作的躯体要求、工作环境,需要的才能和个性。这样才能让患者对于自己的能力有全面的了解。如工厂的工作人员失去体力,但是可能他有领导能力,可以在新工作中担任督察的工作。只有经过深入的工作分析,顾问才知道从事新工作需要做哪些改变,然后将这些改变融入个人的职业康复计划。

3. 烧伤后职业回归的影响

(1) 烧伤方面的原因

1) 烧伤面积:多数研究表明总烧伤面积(total burn surface area,TBSA)大小与回归工作关系很大。虽然 TBSA 不是预示回归工作的完美指标,但是十分有用的指标。随着烧伤面积增加患者脱离工作的时间越长,有一些烧伤面积大的永远不能恢复工作。

2) 烧伤深度:全层烧伤与回归工作的相关系数可以估计为每增 1%TBSA 脱离工作时间

就会增加 1 周,也就是 50%TBSA 烧伤将有 50 周的脱离工作时间。一般来说全层皮肤烧伤面积增加则回归工作的概率减少。

3) 烧伤部位:烧伤部位对回归工作有一定影响,一般认为有面部或手烧伤者回归工作困难,有研究统计面或手是烧伤者回归工作的比率差不多(82%∶84%)。有面或手烧伤者回归工作时间是 53 天,没有者 48 天。有面或手烧伤者回归后要求改变工作者 37%,没有者 25%。

4) 烧伤治疗情况:外科手术的次数和住院时间的长短与脱离工作的时间密切相关。这些参数表示烧伤的严重程度和治疗的复杂程度。一般是住院时间延长则回归工作的时间也延长。住院时间短的患者一般恢复工作要容易。国外的文献资料表明住院 30 天左右者回归工作至少要 6~12 个月。是否需要 1~2 年或者永远不能工作则不得而知。

5) 门诊与住院的差别:有国内外资料证实门诊烧伤患者至少损失工作 1 天,一般需要 61 天才能回归原有的工作。超过一半的门诊患者在 15 天后回归工作,超过 3/4 的患者在 28 天回归工作。83% 患者在 1 年内恢复了工作。

(2) 其他因素

1) 年龄因素:大面积烧伤者的年龄与回归工作的关系目前学者没有定论。一般来说年龄大于 50 岁者较难恢复工作,45 岁以上者较年轻的患者难于恢复工作。

2) 精神与躯体健康:烧伤前存在的精神和躯体疾病以及接受过的医疗服务都影响回归工作。烧伤而又有精神病病史者 6 个月以内回归工作的机会减少 90%,2 年以内减少 95%。

3) 心理:根据烧伤患者“烧伤特殊健康量表简表”的评分,与工作相关的分越低,心理因素的影响越大。意志坚强坚信自己目标和能力者能够克服康复中的各种痛苦和困难,掌握重新就业的技能,达成自己理想的就业。

4) 工作条件:体力劳动者恢复工作要比白领恢复长,因为体力劳动要求的体能高些。伤前有工作者伤后恢复工作好些。

5) 性别:有资料表明一般女性烧伤后恢复工作者多些,因为男性多从事体力劳动,受烧伤的影响较大。

同时,职业康复与烧伤患者的个人的特质及受伤前的状态有密切关系。患者有自立的背景和信念是影响结局的重要因素。包括患者及家庭的文化和家庭背景、个性和工作历史。

4. 职业康复的措施　　烧伤的职业康复不是简单的职业训练而是涉及更复杂的内容。传统的职业康复理论忽视了烧伤患者的特别问题,如毁容、疼痛、挛缩等。烧伤职业康复是包括就业技能训练、回归工作和保持工作、解决工作中出现的问题,还要包括募集基金帮助患者就业。

(1) 职业康复顾问设立:烧伤患者的就业不仅与患者的客观精神和躯体状态有关,而且与很多社会环境和个人的因素有关。有一类人员专门指导和帮助患者就业,这就是职业康复顾问。

职业顾问是指由一些专业人士通过各种方法对个人进行专业的职业辅导,给个人提供符合个性化的职业发展解决方案,以达到实现个人职业潜力最大。

(2) 工作能力强化康复:工作能力强化(work hardening)是一种为个别患者特别设计的康复服务。通过循序渐进的具有模拟性或真实性的工作活动来逐渐加强患者在心理、生理及情感上的忍受程度,继而提升他们的工作耐力、生产力及就业能力。对于烧伤的职业康复训练,治疗师需要根据他们烧伤的部位进行针对性训练。手部烧伤对重返工作岗位影响最大,职业康复训练需要针对手部功能进行工作重整训练,在此基础上再进行工作模拟训练。躯干部烧伤的工伤职工需要进行工作姿势及正确的人力搬抬和运送训练。下肢烧伤的工伤职工需要进行移动能力的训练。根据职业康复评估的结果,对于那些不能重返原公司原工作岗位的工作职工再进行职业咨询与指导、职业技能再培训及工作职务调整或再设计。

工作强化训练计划制订中必须考虑影响烧伤患者重返工作岗位的阻碍因素。影响烧伤患者的障碍因素分类。

工作强化训练根据所选实施训练方案的地点不同,可以分为在医疗机构内进行的工作能力强化训练及在工厂、企业内实施的现场工作强化训练。

(3)工作体能训练:工作体能训练是为了使患者的体力得到恢复和使患者的功能与复工要求相适应而特别设计的。这个训练主要集中于躯体强度、耐力、灵活性,神经肌肉的技巧和有氧工作能力的训练。这个训练计划常常会用到有氧训练和特别制定的家庭锻炼,这些训练的设计要依据运动生理学的原则进行。

(4)工作行为训练:工作行为训练是作业治疗职业康复的一部分,特别是对于那些有慢性疼痛和残损的人群来说,他们的残损常常表现出的是显著的活动减少,不良的节律运动模式,不良的人体力学或是由于心理或认知上的原因造成的功能损害。这个训练重在关注患者在整个康复过程中的参与性,以及他们自助策略,职业康复计划和行动,自我效能的发展。

(5)工作模拟训练:当工作所需的躯体要求超出了工人的能力时,工作模拟训练就作为一种暂行措施被运用于工人从治疗阶段到重返工作岗位之间的过渡训练。工作模拟训练的目的在于提高工人对工作要求、工作表现和工作行为的持久性,依据工人之前或以后的工作环境和需求来对他们进行训练。

(6)现场工作强化训练:现场工作强化训练为工人提供一个很好的返工过渡平台,通过真实的工作环境及工作任务训练,重新建立受伤工人的工作习惯,提高工人受伤后重新参与工作的能力,协助工人尽早建立"工作者"角色,使公司能够更早、更妥善地接纳工伤工人,减少社会资源的浪费。工作强化训练的禁忌证:①严重认知障碍患者;②严重高血压;③严重心脏病患者;④骨折早期或未完全愈合;⑤有明显外露伤口或伤口愈合不良;⑥恶病质或明显身体虚弱患者;⑦烧伤后严重痛症患者。

(7)职业技能培训:工伤技能培训是为了让烧伤工人通过培训获得新的劳动技能,从而能够重返工作岗位。工伤技能培训的目标在于以促进就业为导向,适应劳动者职业生涯发展和经济社会发展的需要,突出培训的针对性和实用性。根据受伤工人自身的伤残情况,结合其本人的就业意愿以及工作岗位需求,侧重实用技能的培养。或针对受伤工人的创业意愿和条件,结合创业项目的要求开展自主创业计划的指引与培训。工伤技能培训可以分为一般性技能培训和专业技能培训两大类。比如手工艺技能培训、电脑网络等。

(8)就业安置:目前国内的职业康复中,受伤工人最多的选择出路仍是返回原来的单位工作。根据受伤工人康复情况的不同,他们将①返回原单位原工作岗位;②返回原单位并适当调整工作任务;③转换其他工作岗位。

二、社会康复

1. **社会康复的概念** 社会康复是指从社会学和社会心理学角度出发,采取各种有效措施,调适或重建伤残患者伤残适应行为,为他们创造一种适合其生存、创造、发展和实现自身价值的环境,以达到全面参与社会生活的目的。社会康复是构成伤残人士全面康复的有效成分,与医疗康复、教育康复和职业康复同等重要。

2. 烧伤的社会康复 烧伤属于突发事件,常导致毁损性伤害,甚至造成终身残疾。烧伤患者不仅承受极大的精神刺激和肉体痛苦,而且还背负着巨大的经济负担,对家庭、工作单位均带来很大的压力。由于烧伤临床及康复治疗的特性,烧伤患者住院周期长,造成患者与社会和家庭脱离或隔离,加之烧伤致残性高,治疗过程漫长痛苦,烧伤患者的社会心理问题突出。

烧伤社会康复工作主要目的就是帮助烧伤患者解决伤残后的各种个人伤残适应问题、家庭问题以及如何重新融入社会的问题。烧伤社会康复伴随在烧伤后的各个康复阶段,针对患者不同阶段的伤残社会心理适应状况,需要提供不同内容的干预措施。

烧伤社会康复主要采取个案管理的方式,通过伤残后的社会心理调适、社区生活适应训练、社区资源整合与支持、重返工作岗位适应,或伤残后的经济保障等方面的干预,提高烧伤患者的自我效能,提升解决问题的能力,协助解决具体问题,改善烧伤患者的生活和工作环境。烧伤社会康复的各项干预措施旨在推动烧伤患者尽早适应伤后的康复进程,达到与功能水平相适应的独立状态,回归社区现实生活及过上有质量的生活。

3. 社会康复评估 一般包括烧伤后应激障碍评估、家居环境评估、自我效能评估、社会与家庭支持评估、社会适应能力评价、社区环境评估等。

4. 烧伤患者恢复期情绪方面的表现

(1) 自我形象紊乱主要表现:①不敢看镜中的自我影像,不触摸或尽量减少接触烧伤处的身体部位与皮肤;②沉默、逃避、避免与人交流,甚至是目光注视;③情绪紊乱,愤怒、恐惧、焦虑、抑郁、自卑,甚至绝望等。

(2) 社会适应性能力下降主要表现:①不接受伤后的事实;②家庭关系欠佳;③与单位雇主出现矛盾;④担心预后;⑤不愿意讨论将来计划;⑥不愿意考虑工作安置。

5. 社会康复的内容

(1) 文娱活动:文娱活动能影响一个人的生活方式、健康和满意的程度。对于烧伤患者则影响其情绪和自尊心。通过文娱活动增加患者对自己实际能力的认识和信心,又可以扩大社交面,克服因毁容和情绪问题而带来的不愿公开露面的心理。文娱活动还直接影响到身体的康复,即在文娱活动中可以完成物理治疗和体育治疗等多项任务。

妨碍烧伤患者从事文娱活动的因素是多方面的:有心理方面的,如焦虑、抑郁、悲伤、倒退、敌意、被动感、烧伤前的职业和情绪等;也有生理医疗方面的,如疼痛、制动、纳滞、一些医疗设施等;还有社会方面的,如缺乏愉快的刺激、不能独立控制环境、隔离、探视的限制、缺乏文娱的场地和设施及必要的帮助等。从烧伤的早期到晚期,文娱活动可以采取由简单到复杂的多种形式。例如:①和患者定期谈话,介绍现在的时间、地点、病情、医疗小组成员及其职责、家庭近况、本地和外地新闻,听取患者的意见等;②在室内布置一些患者熟悉的、感兴趣的、令人愉快的东西;③让患者阅读或他人代读;④看电影或电视;⑤听或演奏音乐;⑥绘画;⑦舞蹈等活动;⑧放松活动;⑨编织、木工活等工艺活动;⑩纸牌等游戏;⑪进一些特别的食品;⑫去文娱活动室或散步等;⑬去博物馆或公园等。文娱治疗师对业余活动的指导由简单的提供信息到全面的建议。涉及的内容可以是选择什么业余的活动,如何解决问题和作出选择,如何制订活动计划,以及出院后评定效果。

(2) 就业:就业对患者非常重要。没有工作不仅减少了经济收入,而且更严重的是影响患者的自尊心。在国外就业问题主要由职业康复顾问解决。其工作大体有以下几个步骤：①评价；②训练；③安置；④随访。

评价第一个方面是心理状态。首先要了解患者的文化素养、社会地位、家庭条件，伤前的个性、家庭是否积极支持患者和家庭对于医疗的信任程度等。此外，还要了解患者的现在心理状态，例如，是采取攻击和敌意的行为还是采取被动和无所作为的态度。第二个方面是患者的身体状态。烧伤治疗医师很早就可以确切地估计出未来患者身体各项活动的能力。第三个方面是开发新职业。首先，让患者详细描述事故前工作的每一个细节，归纳出必要的体力、心理、智能要求、工作的技巧、个性特点和工作的条件等，然后和患者一起讨论烧伤造成了哪些限制，恢复原有工作丧失了哪些条件。在美国可以根据"职业辞典"分析各种职业要求，确定可能选择的新职业。比如电气技师截去了优势侧的上肢就要改变职业。而对严重毁容的接待员，应当鼓励其发展处理人与人的关系的技巧，从事较少见人的工作，比如以电话为主要联系手段的工作。

训练考虑到患者的残疾和存在的与新职业有关的能力，确定职业改变的方向，然后让患者进入有关机构接受职业训练，只是在不需要很多治疗时才开始工作的准备。过早恢复工作将使患者不能胜任，丧失信心，从而使恢复工作的可能性减少。

安置将患者的工作能力与一定工作所必需的条件匹配，并告知患者工作成功所必须克服的障碍和采取的适应措施。然后与用人单位商谈，介绍患者的病情和参加工作的优点，讨论必要的训练等问题。

随访工作安置并非永久性的，职业康复顾问必须定期（1、3、6、12个月）随访。一般在患者工作后2周，就应去劳动现场访问，与患者的工作领导和同事谈话，研究必须进行调整的工作条件，以后可以现场随访或约患者来烧伤门诊。

（3）早期介入：早期介入有困难的患者，可以防止其丧失经过治疗获得的技能或因暂时的困难而丧失工作。康复工作的组织烧伤患者的康复和其他患者的康复一样，应由一组人员负责进行，其中包括物理治疗师、体育治疗师、作业治疗师、文娱治疗师、职业康复顾问、社会工作者、精神病学家等。他们的任务各有不同，但也互相渗透，甚至可以互相代替。比如心理情况的照顾是心理学家、精神病学护士、精神病学家的任务，但在一般情况下也可以由文娱治疗师、社会工作者来完成。

（4）社会支持：社会支持是指烧伤个体与社会各方面，包括亲属、朋友、同事、伙伴等人及其家庭、单位、政府、党团、工会等社团组织所产生的精神上和物质上的联系程度。社会支持从性质上可分为两类，一类是客观的、可见的、实际的支持，包括物质上的直接援助和团体关系、社会网络的存在和参与，是客观存在的现实。另一类是主观的、体验到的或情感上的支持，指个体在社会中受尊重、被支持、理解的情感体验和满意程度。社会支持与人类健康存在着肯定的联系，社会支持既有缓冲刺激作用，又有直接的独立保护作用。社会支持是决定心理应激与健康关系的重要中间因素之一，是烧伤患者改善生存质量的一个重要相关因素，有时甚至是患者能生活和生存的决定因素。

（5）个案管理：目前被广泛认可的个案管理定义是：个案管理是一种合作的实践，包括预估、计划、协作、参与、监督并评估为满足个体的健康与人类需要所要求的选项与服务。其特色包括倡导、沟通以及资源管理，以提高品质和实现低成本的介入和结果。烧伤康复个案管理的目的是通过个案管理员与患者、医生、患者家庭或其他相关者之间的相互协作，以完成满足烧伤患者需要的康复计划，并寻求达到有限资源的充分利用以及成本效益最大化。烧

伤康复个案管理的目标是为了提高烧伤患者的健康、自主性,以及服务和财政资源的适当运用。烧伤康复个案管理的核心任务包括:

1) 支持烧伤患者获得医疗照顾和福利待遇。

2) 增强烧伤患者的信念,尊重他们的身体和文化的差异性。

3) 协助烧伤患者适应和应对陌生人的眼光和态度。

4) 协助烧伤患者及其家庭成员了解并接受伤后社会角色、家庭角色的转换。

5) 减少残疾的成本,包括时间成本。

6) 保护烧伤患者的就业能力。

7) 及时促进烧伤患者重返工作。

8) 确保所有相关者服从相关法律和组织。

6. 不同时期的社会康复训练

(1) 住院期:社会康复主要采用个案辅导、小组辅导并辅助外出适应性训练等方式,对工伤职工的伤后不良情绪提供专业支持,协助他们进行情绪宣泄,并建立合理的康复期望和目标;舒缓个案及家属情绪及压力;对工伤职工进行伤残适应的辅导,让工伤职工循序渐进地接受并适应伤后容貌的改变;建立同辈支持网络,帮助工伤职工重拾自尊、自信,逐步与生活重新建立联系。

(2) 出院准备期:对工伤职工进行出院准备指导、未来生计讨论或工作安置协调及家庭康复技巧指导等,协助工伤职工及其家庭成员了解并接受社会角色、家庭角色的转换;协助工伤职工正确应对陌生人的眼光;协助个案做好重新融入社会的准备。

(3) 出院后:出院后 3~6 个月对工伤职工进行社会环境适应干预。通过社区探访、工场探访、电话跟进等形式,对工伤职工社会适应或工作适应相关的范畴进行干预或协调,促进工伤职工更好地适应社会生活或工作。

(易先锋)

第六节　中医康复

一、烧伤的中医康复历史、现状及未来

中医古籍中关于烧伤的记载多见"火烧伤、汤火伤、火疮、水火烫伤"等名称。最早在《武威汉代医简》中称"汤火冻",马王堆帛书《五十二病方》中记载用芫荑和猪油制成软膏敷治小腿部烧伤的记载。晋、南北朝时期,葛洪所著《肘后备急方》中详细记载了用年久石灰,或加油调和猪脂煎柳白皮成膏外敷治疗烫伤。唐代孙思邈《备急千金要方》记载首次提出补液疗法。明代医家李梴编著《医学入门》记载:用黄柏、黄连、黄芩、山栀等中药进行外敷治疗烫伤。明代薛己更重视中医内治。清代顾世澄编著《疡医大全》是现存内容最为丰富的一部中医外证全书,书中首次认识到烧伤导致的休克(闷绝),需补液,创面需彻底消毒,并明确地阐述了内治得法可促进创面的愈合,同时提出脏腑出现兼证的具体疗法。新中国成立后由于党和政府的高度重视,中医传统烧伤康复疗法经过了收集,整理和逐步提高。史鸿涛等对瘢痕的发病机制提出"实证是其本,虚证是其标"的新理论,方法上主要有内服、外治或者是两者合用,药物剂型有汤剂、霜剂、膏剂等。赵丽等以消瘢散敷贴瘢痕局部,配以热烘疗

法,同时内服消瘢汤进行瘢痕治疗。

许多中医专家从烧伤瘢痕的形成机制出发对单味中药对瘢痕的治疗作了细致的研究。现在中医对瘢痕治疗,主要是活血化瘀。丹参是中药中活血化瘀的代表性药物。体外研究发现丹参能改变增生性瘢痕成纤维细胞形态而不影响其活力并抑制其增殖,它能抑制细胞的有丝分裂抑制细胞的合成,减少 I 型胶原量。川芎嗪也是中药中常用的活血化瘀类药物,研究表明川芎嗪可以抑制增生性瘢痕成纤维细胞的增殖及胶原合成,能抑制细胞的合成、复制和有丝分裂。积雪草甙对瘢痕也有好的疗效。从中药汉防己中提取的粉防己碱观察对体外培养的人皮肤成纤维细胞生长的影响,发现粉防己碱能抑制成纤维细胞生长,抑制作用与浓度、时间呈正相关。

在中西医结合的发展道路上创造和令人瞩目的成果也取得了良好的疗效。软坚消瘢散配合器械扩张治疗食管、胃吻合口反复瘢痕狭窄。应用"消瘢膏"配合压力疗法,治疗烧伤后瘢痕增生。应用中频电加丹参成分提高瘢痕疗效。应用中药灭瘢膏应用超声透入法治疗增生性瘢痕。

在中医康复治疗中,当前存在一定问题:①鉴别诊断不明确。比如,瘢痕有瘢痕疙瘩和肥厚性瘢痕(或增生性瘢痕)之分,前者多见于瘢痕体质患者,临床疗效不确定,后者病变较轻且有自行缩小的趋向,中医药治疗可促使其减小甚至消退,故宜区别对待。②剂型不完善。现有治疗瘢痕的方药多为零散的单方、验方,尚未研制出有效的中成药,且用药途径单一,剂型有待进一步改进。③方法局限。目前,对瘢痕的中医药研究仍局限于中药的内服、外用,其他方法如针刺、艾灸等外治疗法作为中医药学的重要组成部分,是否对瘢痕的防治有效没有深入的研究。此外,中医康复目前尚没有一种确定的治疗方法。文献报道的治疗方法有很多,在中药治疗中,方剂、药物种类均比较多而杂,没有一个有效的方剂获得大家的共识,中药治疗瘢痕的有效作用尚无确实的数据证实。在瘢痕的重要研究中,目前大家主要集中在单味药物或是中药提取物的研究,而且以体外研究为主,但由于目前提取方法的局限,很难获取比较纯正的提取物,因而药物的作用很难评价。中药的成分比较复杂,中药治疗的研究,不应该仅集中在对单味药物或是提取物作用的研究上,而应该把握主体,以整体为出发点,考虑药物的综合作用。因此,未来中医烧伤康复将充分发挥中医烧伤治疗技术简、便、廉、验的特点,并与现代烧伤康复技术结合,走出世界一流,有中国特色的烧伤康复治疗之路。

二、烧伤康复期的中医治则治法

1. 治疗原则　中医学认为,烧烫伤康复期病理机制为本虚标实、虚实夹杂。早期大多表现为阴液亏损而热毒未尽,此后热毒渐去,表现为阴液亏损或气血两虚,同时伴有痰瘀阻络,以正气虚损为本,热毒未尽或瘀血阻络为标。辨证应注意烧烫伤的新久、部位和病证虚实情况。

中药可通过内服、情致调摄、体操导引的方法,以扶助正气、增强体质,同时调摄情志、疏导气机,达到肢体功能与心理恢复相互结合,调神与调形并举。

2. 治疗方法　烧伤康复中医治疗主要体现在抗瘢痕治疗,中医药在历史上对于瘢痕的研究积累了丰富的经验,明代《刘涓子鬼遗方》,即有"六物灭瘢膏方""小品灭瘢方"的记载。现代中医认为瘢痕的形成属气血瘀滞、痰湿凝结所致,经络阻塞。故治疗上活血化瘀、行气通络药物的使用是愈创的关键。目前中医药治疗烧伤后瘢痕增生已经发展出丰富的治疗手段,其中主要有内外合治法、外治法、中药配合针灸、按摩等。

(1) 内外合治法:根据中医整体观念,烧伤瘢痕的治疗与内部气血的调节关系密切,部分瘢痕的治疗需要结合内外结合,如史鸿涛等认为瘢痕实证是其本,虚证是其标,应内外合治,并将瘢痕辨证分型为实热型、虚实错杂型和溃脓型三种证型,并根据病情加减用药。内服用消积排通汤(白芷、甲珠、延胡索、桃仁、红花、荆芥等组成),外用甘芫粉(甘遂、芫花、白芷各等成分组成)局部外敷,治疗瘢痕 913 例,总有效率高达 92.19%;夏世平等人观点主张瘢痕主要为瘀血阻滞,治疗以水蛭活血汤(水蛭 9~10g,桃仁 10g、红花 10g、制乳香 10g、制没药 10g、三棱 10g、莪术 10g、炒白芍 15g、伸筋草 15g、炙穿山甲 10g、威灵仙 10g),病在上肢加桑枝、桂枝,病在下肢加川牛膝,气虚加黄芪、党参,麻木加全蝎、蜈蚣。煎汤内服,每日 1 剂,30剂为 1 个疗程,一般 1~2 个疗程,并强调水蛭为主药,不可缺少。郭广华采用内服自拟去瘢灵汤剂(三七 10g、大贝 15g、酒黄芩 10g、生山楂 10g、大黄 12g、丹参 10g、夏枯草 10g、当归15g、三棱等共 19 味组成)每日 1 剂,早晚 2 次服用,药渣加清水 1500ml 煎至 800ml 左右。此药液用毛巾局部熏洗 40 分钟,每日 2 次;外涂灭瘢灵涂剂(主要有硫黄 5g,枯矾 10g,生大黄 5g,黄连 3g,黄柏 3g,生附子 5g 等)。

(2) 中药复方外用治疗瘢痕:大量临床文献证明,中药复方对于瘢痕增生具有可靠的疗效,如:杨运伟用五倍子 40g,五灵脂 10g,紫草 30g,乳香、没药各 5g,蜈蚣 20 条,浸泡于500g 麻油中 5 天后加热煎至焦黄,过滤,加入二甲基亚砜 250g 制成瘢痕油,外涂创面取得明显抗瘢痕效果。张国华以乌梅 50g,五倍子 30g,蜈蚣 5 条,苦参 30g,生地黄 40g,麝香 3g组成乌倍膏应用在一组瘢痕患者证实对瘢痕有治疗效果。刘谋升采用复方艾叶煎(艾叶15g,老松皮 30g,威灵仙 15g,红花 10g)浸洗(早晚各 1 次,每次不少于 30 分钟),然后外擦丁艾油:艾叶 30g,丁香 50g,红花 20g,冰片 6g,前二味水煎至 1000ml 后蒸馏提取挥发油3000g;红花用 70% 乙醇 100ml 浸泡渗滤,冰片溶于乙醇液;三者按 1:1:1 比例混合而成。对减轻瘢痕增生、止痒止痛有较好疗效。阎俊等自拟复方中药霜剂(由五倍子、丹参、黄连、大黄、薄荷、冰片组成)外涂治疗增生性瘢痕。中医皮肤外科泰斗赵炳南的经验方黑布药膏(老黑醋、五倍子、蜈蚣、蜂蜜、冰片),具有破瘀软坚之功效。临床研究表明:复方中药霜剂可以促进创面皮肤早期愈合,抑制炎性反应,改善组织供血,抑制上皮及胶原纤维增生防治创伤皮肤瘢痕增殖。减轻瘢痕症状、促进瘢痕软化、使其低平、色素减退等功效。瘢痕外用复方中药有透皮吸收效果好、涂搽方便、不受部位限制、剂型稳定、价格便宜等优点。从临床应用中提示疗效与创面愈合后开始治疗的早晚有关。认为早期治疗,伤口处于修复过程高峰,纤维组织的胚胎性强。

(3) 针刺疗法:临床发现针灸不仅可以抑制瘢痕,而且可以有效治疗患者瘢痕瘙痒。根据中医"治风先治血,血行风自灭"原则,常用穴位选择血海、足三里、曲池为主,血海属于足太阴脾经穴,为阴血之海,具有养血、行血、凉血、调血、清热利湿之功;足三里属于足阳明胃经穴,为多气多血经,能调和气血;曲池属于手阳明大肠经穴,能调血、活血化瘀。黄廷芬等采用血海、曲池、足三里为主穴,配穴为创面就近穴位及中心点(痒明显区)针刺,中心点针刺后不留针。每日 1 次,5 次为 1 个疗程,取得显著效果。其作用机制有学者研究认为,针刺能抑制纤维组织增生,改善瘢痕组织粘连,增强瘢痕局部血液循环,减轻组织水肿、充血及缺血等。谢有富的研究显示,针刺可促进烧伤创面胶原的合成。创面组织中羟脯氨酸水平均低,此外,病理变化有研究显示,针刺可促进烧伤创面一氧化氮的产生。一氧化氮在创面愈合中起重要作用,抑制诱导型一氧化氮合酶表达可使胶原合成减少、抗张力降低,增加其诱导型一氧化氮合酶水平则可使胶原合成增加。李萍等的临床研究表明,梅花针针刺治疗对烧伤增生性瘢痕的预防作用优于常规抗瘢痕治疗,梅花针针刺治疗后增生性瘢痕内血管内皮细胞生长因子的表达、微血管数目均降低,这可能是其抑制瘢痕增生的主要作用机制。由此可见在临床上,针刺预防增生性瘢痕已经取得了明显的效果,然而对于针刺抑制增生性瘢痕机制的实验研究却鲜有报道,所以加强针刺在该领域的实验研究有着重要的学术价值。

（4）按摩:有文献报道按摩和药物结合作用,有一定的止痛、止痒、软化瘢痕组织和功能改善的作用,而且手法按摩对瘢痕处于萌芽状态阶段效果较好。按摩要注意手法的轻柔,注重时机,注意评估瘢痕的状况,否则会起反作用,加重瘢痕破溃和瘢痕增生的概率。所以开始瘢痕按摩的时间为创面愈合后1个月。因为1个月内初愈的瘢痕上皮薄而嫩,易起水疱,水疱破溃易感染,加重瘢痕形成,增加患者生理、心理负担。其次手法按摩人员须经专业培训,手法规范,对瘢痕评估准确,能根据瘢痕部位、厚度、采取适当的按摩手法,避免并发症的发生。瘢痕按摩配合常规康复治疗最大限度减轻瘢痕组织增生、关节的粘连、挛缩畸形,最大限度恢复了关节功能,减轻患者痛苦。此外,有报道通过手法按摩缓解烧伤患者缓解烧伤患者在伤口愈合瘢痕增生阶段的痛痒及心理症状,按摩步骤为:将可可油轻轻涂抹在瘢痕组织区,用五指指腹轻轻按压创面边缘,由边缘渐至中央对伤口表面进行打圈式、横向及纵向的抚摸,中度用力,时间约10分钟,用手指捏起瘢痕组织,并沿各个方向滚搓。按摩结束前五指并拢轻抚各个患部,每周2次,治疗5周。结果:观察组症状缓解程度明显高于对比组,每次按摩后症状立即缓解,并且效果可长时间保持。潘艳等认为瘢痕手法按摩的具体方法为:①按摩瘢痕处涂抹瘢痕霜,根据按摩部位取平卧位、俯卧位、半坐位或仰卧屈膝位;②根据瘢痕面积大小每次按摩40~90分钟,每日2次;③以按、摩、揉为主,按法:用手拿或手指紧贴治疗部位。用一定力量垂直于病变皮肤向下按压,力量由轻到重,待患者达到一定压迫感后稍等片刻再缓慢松升,然后再按下,再松开;摩法:以手掌或手指着力在治疗部位,上臂持力,腕关节自然放松,手掌或手指做环形运动,用力要柔而浅;揉法:以手拿或手指着力点治疗部位,揉动时皮下组织可随手的转动而移动:用力大小根据瘢痕厚、硬度而定;提法:用拇指与其余四指或拇指与示指、中指对合,挤压病变部位皮肤、肌肉或肌腱,同时对其挺立,稍等片刻后放开;按摩完毕立即贴上瘢痕贴穿压力裤;牵拉瘢痕时患者有微痛感,应鼓励患者积极配合治疗。陈建平采用中草药离子喷雾加按摩配合使用,抗瘢痕药物康瑞宝,应用于30例,方法是清洁患处表面后利用中草药离子喷雾剂,对患处进行喷雾同时取适量抗瘢痕药物进行按摩,按摩时手法有按、压、摩、揉,早期新愈合的创面按摩要轻柔,使患者可以接受,以后随着瘢痕的老化要加大按摩力度,按摩30分钟后取中草药化斑面膜加适量蒸馏水调成糊状,均匀敷于患处约30分钟或待面膜干后洗净患处,最后将康瑞宝敷上并按摩均匀至皮肤吸收。疗程根据烧伤深浅度,瘢痕形态及患者具体情况而决定。早期1日1次,基本稳定后隔日1次,10次为1个疗程,一般需要3~5个疗程。结果表明,该治疗方法,在烧伤创面愈合后1个月进行康复处理,效果最为理想;经治3~6个疗程,治愈率高;2个月内进行治疗,治愈率降低;6个月以后治愈率低。儿童瘢痕增生程度严重,增生期较长。年龄偏大者,增生期较短,在1年左右,增生程度较轻,片状瘢痕康复处理能治愈,条索状及瘢痕疙瘩不易治愈,但瘢痕能够平复、软化。创面愈合后早期治疗,对预防瘢痕增生有重要的临床意义,加快药物的吸收,从而促进了药物的疗效。最后敷用的中草药面膜粉能增强细胞中cAMP的活性,激活纤溶酶原,促进了纤溶蛋白的溶解。因此,认为康复治疗配合抗瘢痕药物治疗是控制和软化瘢痕的有效方法。卢军玲按摩手法在面部烧伤创面愈合后容颜改善康复护理中的作用。方法:选取面部烧伤住院患者 130 例,将面部分为额、眼、鼻、口、颏、颊六个区域,采用相应的特定按摩手法,对面部烧伤后 3~4 周愈合皮肤实施康复护理。10 次为 1 个疗程,一般 3~5 个疗程,在创面愈合的 2 周内每日 1 次,2 周后改为每 2 日 1 次,待瘢痕稳定后每周 1~2 次。疗效标准:治愈:患处原有瘢痕平复,瘢痕凸出皮表小于 0.5mm,颜色基本接近正常肤色或粉红色,毛细血管扩张消失,无痛痒现象。显效:患处原有瘢痕明显平复,瘢痕凸出皮表大于 0.5mm,小于 1.5mm,颜色由紫红色变为粉红色,毛细血管扩张明显减轻,但偶有轻微痛痒感。有效:患处原有瘢痕可见平复,瘢痕凸出皮表大于 1.5mm,小于 2.0mm,颜色由紫红色变为红色,毛细血管扩张减轻,痛痒减轻。无效:患处原有瘢痕平复不明显,治疗前后无明显改善。结果:98 例计 377 个部位,各部位治愈率分别为:额、颏、颊 100%,鼻部 90.8%,眼部 85.7%,口部 83.3%,总有效率 100%。结论:针对不同部位烧伤创面愈合后的皮肤,采用施与相应的按摩手法,可获得满意疗效。

(5) 其他:大面积瘢痕,可配合全身温泉浸浴,行浴中按摩法。《夷坚志》载醋敷患处可"灭瘢",亦可试用。泥土热熨法、气功疗法的松静功,有助于瘢痕软化。体育疗法,必不可少,如关节功能受限,当有针对性地选择有利于关节的活动。有的还要进行康复训练,如练习拿筷子吃饭、执笔写字等,以恢复手指的细微动作,在病床上攀横杆做起卧练习、引体向上、走路练习等,以恢复上下肢的功能等。另外,中药配合针灸,中药超声波导入,中药结合中频电治疗,这些联合方法应用较单一方法康复治疗的效果要好,是目前临床经常应用治疗瘢痕的方法。

(易先锋)

第七节 激 光 治 疗

一、激光的基本概念

激光最初的中文名叫做"镭射""莱塞",是它的英文名称 LASER(light amplification by stimulated emission of radiation)的音译。激光,本意是指将受到辐射影响的光放大。1917 年美国著名的物理学家爱因斯坦发现了激光的原理。这一理论是说在组成物质的原子中,有不同数量的粒子(电子)分布在不同的能级上,在高能级上的粒子受到某种光子的激发,会从高能级跳到(跃迁)到低能级上,这时将会辐射出与激发它的光性质相同的光,这就叫做"受激辐射的光放大",简称激光。激光与普通光就其光子本质的微观上而言,两者无差别,但是,从宏观上而言,激光的光子与普通光的光子所组成的光束则完全不同,激光具有在时间、空间和单位频宽内高度集中的光能量,使得普通光所不显示的生物效应在应用激光后变得明显起来。

二、激光的发展历史

1917 年爱因斯坦建立了激光的基本理论。1954 年 Gordon JP 等人根据爱因斯坦的理论制成了受激辐射光放大器,1960 年梅曼制成了世界上第一台激光器——红宝石激光仪,从此,一种崭新的光源诞生了。很快,激光被应用在日常生活中,例如 DVD、CD 等器材中就包含半导体激光器,而且激光在军事、医疗领域的应用也越来越广泛。

自第一台激光器问世后,被称为"激光医学奠基人"的 Goldman L 等就开始在皮肤上研究了激光与生物组织的相互作用,1961 年有人将红宝石激光试用于对剥离的视网膜进行焊接;1963 年,Goldman L 开始将红宝石激光应用于良性皮肤损害和文身治疗并取得成功,开创了激光医学应用的先河。

20 世纪 70 年代国内外掀起了激光应用热潮,二氧化碳(CO_2)激光被广泛应用于外科和皮肤科,Goldman 等人首次使用连续 CO_2 激光治疗基底细胞癌和血管瘤。但是连续激光对组织的热损伤属于非选择性的,治疗后会产生瘢痕、色素减退等不良反应。

20 世纪 80 年代 Anderson RR 和 Parrish JA 提出了选择性光热作用理论,该理论实现了激光的有效性和安全性的完美统一,是激光医学特别是激光美容医学发展史上的里程碑。根据选择性光热作用设计的脉冲激光机在 20 世纪 80 年代有很大进步,相继出现了铒激光、准分子激光,以及不断完善的 CO_2 激光和脉冲染料激光,激光新技术已经比较成熟地用于研究、诊治疾病和美容治疗,并且已经形成了一支庞大的专业化队伍,这是激光医学学科形成的重要标志之一。

20 世纪 90 年代激光在医学美容方面的发展逐渐成熟,新型激光器不断出现。20 世纪 90 年代初期应用 Q 开关激光治疗色素性疾病如太田痣、文身等已取得近乎完美的治疗效果,20 世纪 90 年代中、后期可变脉宽倍频激光治疗血管性疾病也取得了较好的疗效。与此同时长脉冲红宝石激光、翠绿宝石激光、掺钕钇铝石榴石(Nd:YAG)激光以及半导体激光的相继出现也使激光脱毛技术日益发展成熟。此外,高能超脉冲 CO_2 激光和铒激光的问世使激光磨削除皱风靡西方世界。

三、激光的特点

亮度高的激光亮度可比普通光源高出 $10^{12} \sim 10^{19}$ 倍,是目前最亮的光源,强激光甚至可产生上亿摄氏度的高温。激光的高能量是保证激光临床治疗有效的最可贵的基本特性之一。

方向性好激光束的发散角很小,几乎是一束平行的光线,激光的高方向性使其能在有效地传递较长距离的同时,还能保证聚焦得到极高的功率密度。

单色性普通光源发射的光子,在频率上是各不相同的,所以包含有各种颜色。而激光发射的各个光子频率相同,因此激光是最好的单色光源。由于光的生物效应强烈地依赖于光的波长,使得激光的单色性在临床选择性治疗上获得重要应用。此外,激光的单色特性在光谱技术及光学测量中也得到广泛应用,已成为基础医学研究与临床诊断的重要手段。

相干性高由于受激辐射的光子在相位上是一致的,再加之谐振腔的选模作用,使激光束横截面上各点间有固定的相位关系,所以激光的空间相干性很好。

四、常用激光的种类

1. **按工作物质** 分为固体、气体、液体、半导体激光器等。

固体激光器和气体激光器发展最早,这两种激光器输出功率大而稳定、使用方便、效率(频率)高、耗材少。液体激光器包括各种染料激光器,其工作物质是罗丹明、碳化菁等染料溶于乙醇或三氯甲烷等溶剂中,形成溶液,经高速循环,将染料喷出,形成良好的光学液面,泵浦光经一定角度放置泵浦镜后,打到液面上,使染料受激产生激光。染料激光器的优点是工作物质多、输出功率大、光学性质好,缺点是需不断更换染料、耗材较多、保养复杂、效率(频率)较低。半导体激光器是用半导体材料作为工作物质的一类激光器,其优点是体积小、价格低、效率高、寿命长,目前越来越多的医用工业研究设计人员尝试使用半导体激光替代其他激光,作为改进激光医用仪器的主要措施。

工作物质为固体的激光器例如红宝石激光是以红宝石晶体为工作物质,该晶体是由粉红色的三价金属铬离子人工地掺入到无色的氧化铝单晶基质里而制成的一种晶体棒。当红宝石受脉冲氙灯照射时,处于基态的铬离子被激发到一个很不稳定的高能级,然后很快以无辐射跃迁到长寿命的亚稳态能级上积聚,红宝石激光的波长为649nm,在医学上常用红宝石激光来治疗色素方面的疾病。

医用液体激光器也称染料激光,其最大的优势是发射的激光波长可以连续调谐,只要改变染料的浓度、品种、温度,或者改变谐振腔的性质,就能改变染料激光的输出波长。另外,染料激光器可采用连续工作的气体激光作为激励源,而产生连续输出的染料激光也能利用Q开关或锁模技术产生波长可调的超短脉冲激光。在临床上我们常用波长为585nm或者595nm的脉冲染料激光来治疗毛细血管扩张、鲜红斑痣、血管瘤等血管方面的疾病。

医学上常用的工作介质为气体的激光器例如二氧化碳激光,是目前应用最广的激光器。CO_2 是受激辐射产生激光的工作气体,CO_2 分子从基态向高能态跃迁,在亚稳态上积聚,从而大大提高激光输出功率。CO_2 激光在医学上可用来切割、汽化、凝固等。

2. 按激光释放能量的运转方式 可分为连续激光、半连续激光和脉冲激光。

连续激光是以稳定的、连续的光束释放其激光能量。脉冲激光的能量则是以脉冲的形式释放,好比手电筒的工作一样,一直合上按钮就是连续工作,合上开关立刻又关掉就是发出了一个"光脉冲"。它是在极短时间内生成一个能量极高的光束,来供我们使用。在连续激光的基础上生成脉冲激光,通常有两种方法:第一种方法是在谐振器之外增加一个调制器,限制连续波的发射,从而形成了脉冲,这个方法的缺点是效率不高,产生的脉冲最大功率不能超过输入的功率;第二种方法也是目前在医用激光领域应用最广的方法(Q开关),在谐振器之内增加一个调制器,把能量储存在谐振器里,在需要的时候再释放出来,从而产生了超过输入电流功率的脉冲。

依据脉冲宽度,脉冲激光又可分为长脉冲激光(脉冲宽度为毫秒级)和短脉冲激光(脉冲宽度为纳秒级)。短脉冲激光包括各种Q开关激光。半连续激光也是以脉冲的形式来释放能量,所不同的是每个脉冲之间的间隔时间非常短暂,也不可调节,激光能量以紧密联结在一起的脉冲群的形式释放出来,实际上皮肤难以"识别"出这是脉冲激光,其临床效果和连续激光的效果相似,因此有时也将半连续激光称为拟连续激光或准连续激光。常见的脉冲激光器有:固体激光器中的钇铝石榴石(YAG)激光器、红宝石激光器、蓝宝石激光器、钕玻璃激光器等。近年来激光脉冲能做到特别短,譬如"皮秒"级别,就是说脉冲的时间为皮秒这个数量级(一万亿分之一秒),因此可以发射更高的能量。

3. 按波长范围 分为紫外、红外、可见光激光器等。

在皮肤美容领域中应用最多的是可见光激光器,一般波长在380~780nm,例如临床上常用的强脉冲光子,可用于治疗血管性病变、色素性病变、面部年轻化等;其次应用较多的是用来切割、汽化皮损组织和用于磨削除皱的红外激光仪,例如 CO_2 激光;紫外激光器主要有氦氟激光、氙氯激光、氮激光等,但是在皮肤美容方面应用相对较少。

一般在描述激光器时,会同时描述上述 3 个特征。如脉冲 Nd:YAG 激光:波长 1064nm,近红外光,不可见。He-Ne 激光:气体激光,波长 630nm,红光,连续。

4. 治疗瘢痕常用的激光

(1) 退红激光

1) 脉冲染料激光(585nm/595nm):脉冲染料激光一般常用的有 585nm 及 595nm 两种波长。Elsaie 等曾复习了所有关于激光治疗病理性瘢痕的临床研究,包括脉冲染料激光、1064nm Nd:YAG 激光,CO_2 点阵激光、非剥脱性点阵激光等,认为脉冲染料激光仍然是治疗病理性瘢痕的金标准。Nouri K 等研究表明,585nm 及 595nm 这两种波长的脉冲染料激光治疗外科手术后增生性瘢痕都十分有效,且 585nm 波长的脉冲染料激光对于瘢痕的血管和柔软度改善更明显,因此其研究认为 585nm 相对于 595nm 对于瘢痕的治疗更好。但是也有研究认为两者对于瘢痕的治疗无明显差异。

瘢痕组织早期有丰富的毛细血管,组织为高度充血状态。增生性瘢痕中血管密度和血管内皮细胞数量高于正常瘢痕及正常真皮,且血管的内皮细胞处于激活状态。超声多普勒也证实增生性瘢痕组织的血管较正常瘢痕及皮肤多。随着瘢痕的发展血管逐渐减少,瘢痕由增生期逐渐变为稳定期。因此减少血管可预防及抑制瘢痕组织的增生。大量实验证明脉冲染料激光治疗增生性瘢痕是有效的。脉冲染料激光可特异性作用于血管中的鲜红蛋白,通过破坏瘢痕内的微血管,血管内皮变性坏死,从而加重增生性瘢痕组织的缺血缺氧程度,使胶原酶释放增加,胶原降解增多,同时改变增生性瘢痕组织的微环境,抑制增生性瘢痕成纤维细胞的功能状态,从而有效治疗增生性瘢痕。

2) 强脉冲光(400~1200nm):强脉冲光是高强度的多色光源,发射波长为 400~1200nm 的宽谱脉冲光。我们可以根据需要使用滤光片缩窄波长范围,作用于不同的靶目标,治疗不同疾病。强脉冲光虽然不是激光,但是工作原理和激光一样,都是选择皮肤中的靶目标如氧合血红蛋白、黑色素颗粒等,在不破坏正常皮肤的前提下将靶目标破坏从而达到治疗效果。Hultman CS 等对 20 位大面积烧伤后患者进行强脉冲光治疗,选择 560~640nm 范围内的波长,以 590nm 波长为主,得到了较好的治疗效果,且患者满意度很高。强脉冲光对于大面积瘢痕的血管或色素改善都是个不错的选择。

(2) 剥脱性激光

1) 铒激光点阵和二氧化碳点阵激光:点阵激光主要包括两种,一种是剥脱性点阵激光,如超脉冲 CO_2 点阵激光、Er 点阵激光;另一种为非剥脱性点阵激光,如:Nd:YAG 点阵激光(1320nm,1440nm)、Er:Glass 点阵激光(1540nm、1550nm)。剥脱性点阵激光目前已广泛应用于对瘢痕的治疗。在临床上,点阵激光已经逐步代替全剥脱激光,Tidwell WJ 等人对 20 个患者 1 年内的瘢痕分别采用铒激光点阵和全剥脱性铒激光进行治疗,铒点阵组取得了更好的治疗效果,且患者满意度更高。CO_2 点阵激光无论对于增生性瘢痕还是陈旧性瘢痕都是非常有效的,Blome-Eberwein 等人研究表明,CO_2 点阵激光对烧伤后瘢痕的厚度、软硬、颜色及瘙痒都有明显的改善。Cohen JL 等人采用脉冲染料和 CO_2 点阵激光联合治疗手术后瘢痕,治疗效果较单一使用脉冲染料或者 CO_2 点阵激光更好。因此联合治疗将是以后临床上治疗瘢痕更好的选择。

2) 微等离子体射频治疗(plasma 治疗):微等离子体射频技术不是激光,它是基于射频原理的微剥脱技术,是利用多点单极射频激发微等离子体作用,当多点单极射频探针靠近皮肤组织时,探针与皮肤间隙中的氮气被激发成微等离子状态,从而在瘢痕上方产生极高的温度,使皮肤对瘢痕启动再修复,达到治疗目的。微等离子技术治疗对于陈旧性瘢痕、瘢痕色素沉着都有较好的治疗效果。

(3) 药物导入:注射糖皮质激素、抗肿瘤药物等对于增生性瘢痕、瘢痕疙瘩的治疗有非常明显的疗效,并且已广泛用于临床。除了注射药物外,激光后联合药物导入也可取得非常好的治疗效果。①药物离子导入:药物离子导入的基本原理是,利用正负电极在人体外形成一个直流电场,在直流电场中加入带阴阳离子的药物,使药物中的阳离子从阳极,阴离子从阴极导入体内,达到治疗瘢痕的目的。②药物超声导入:药物超声导入的基本原理是,利用混频超声的推拉效应,将药物导入到皮肤组织内。由于皮肤组织的"砖块状"脂质结构,一般外源性药物导入效率较低。而经过点阵激光及微等离子体治疗后的皮肤上具备了排列整齐的微孔,此刻结合药物导入将大大增加导入的效率。相对于药物注射来说,激光后的药物导入可以减低注射时的疼痛,减少药物弥散,使药物分布更加均匀,避免了因局部药物分布不均导致的瘢痕凹凸不平等副作用。激光联合药物导入治疗往往比使用单一的方法治疗更加有效,因此在针对增生性瘢痕的治疗时,我们可以选用多种方法联合治疗,来达到更好的治疗目的。

五、激光治疗的原理

1. 光与组织相互作用的基本形式　包括反射、折射、吸收、散射等。

反射定义为电磁辐射在入射表面的返回。一般情况下,反射表面是由折射率不同的两种材料的物理边界组成。当反射表面粗糙度与辐射波长相比很小,即发生镜面反射;当反射表面粗糙度与辐射波长相当或大于辐射波长时,则发生漫反射。漫反射是生物组织的一个共同现象,唯一特殊的情况是潮湿组织表面镜面反射可能超过漫反射。

折射通常出现在两种具有不同折射率的介质的反射表面分界处,它是由光速、折射率变化引起的。虽然折射率与波长的关系是相当弱的,但为获得可预知的结果还应将其考虑在内。

光的吸收,是指光在通过生物组织体时,由于部分光能转换成热运动或者吸收材料中分子的某种振动从而导致光强度的衰减。生物组织体在紫外到红外光波段的吸收,主要是由水分子、血液中的血红蛋白、血糖、皮肤中的色素、脂类以及细胞中存在的细胞色素等大分子引起的。在近红外的一些区域和红外区,水成为生物组织体中占主导地位的吸收物。此外,黑色素是皮肤的基本色素,是目前为止已知的最重要的表皮生色团,它的吸收系数从紫外向可见光方向单向减小。在血管中则主要是血红蛋白。

由于尺度达到可见光波长数量级的组织小块间存在折射率的较大差异,在人体内部同样存在散射效应。也就是说,生物组织体对光的强散射性是源于折射率的半微观上的不均匀性。

2. 选择性光热作用原理　选择性光热作用原理是 1983 年 Anderson 等人提出来的。当皮肤组织吸收光能后,光子的能量进入到原子或者分子中,这些原子或者分子称为色基。一旦光子被吸收后,光子就不复存在,而这时的色基变为激活态,激活态的色基可能会发生光化学反应。吸收的能量也会转化为其他形式的能量最后产生相应的生物学效应。激光照射生物组织产生的热效应和激光的波长、功率、照射时间有关,也和生物组织的光学、热学特性有关。不同色基对同一种光线的吸收不同,从而产生不同的结果,我们称这种机制为"选择性光热作用"。图 5-7-1 可见皮肤中不同色基的吸收光谱。

在治疗时选择某种激光,使病变组织对它具有强吸收,而正常组织对它的吸收却很小;这样,当激光穿过正常组织达到病变组织时,可以有效地清除病变组织而又不损伤或只是轻微损伤正常组织。皮肤靶色基为黑色素、血红蛋白等物质,一般认为,当靶色基对光的吸收性高于周围组织 10 倍以上时,治疗将相对安全。

3. 局灶性光热作用原理 皮肤年轻化治疗中很重要的机制是真皮组织受到一定的刺激后出现新的胶原组织。对真皮的刺激可以是带有创伤性的气化型治疗方法,也可以是没有明显创伤的所谓非气化型的治疗。前者的典型代表是脉冲 CO_2 和脉冲铒激光所进行的激光皮表重建治疗,这种治疗具有明显的创伤,需要有较长的时间恢复,而且治疗风险较大。非气化型的治疗技术非常多,包括红外线激光、血管治疗激光、射频、脉冲强光等治疗技术,这类治疗技术虽然风险很小,但是治疗效果远非理想。为了增加激光对真皮的刺激作用,一种被称为点阵激光的新型激光诞生了,这是一种利用激光对皮肤进行强刺激而达到治疗目的的新方法。

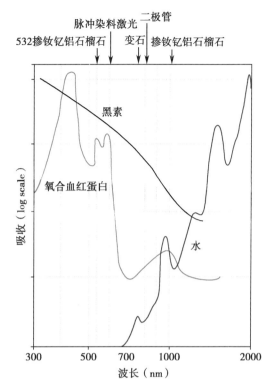

图 5-7-1 皮肤重要组织色基吸收光谱

(王 雪 武晓莉)

参 考 文 献

1. Richard RL, Staley MJ. Burn Care and Rehabilitation. Principles and Practice. Pennsylvania: F.A. Davis Company, 1994.

2. 吴军, 唐丹, 李曾慧平. 烧伤康复治疗学. 北京: 人民卫生出版社, 2015.

3. 唐丹, 李奎成, 曹海燕, 等. 605 例烧伤康复治疗患者 ADL 能力及其影响因素分析. 康复学报, 2015, 25(1): 19-25.

4. 李奎成. 作业疗法. 广州: 广东科技出版社, 2009.

5. 胡军. 作业治疗学. 北京: 人民卫生出版社, 2012.

6. 窦祖林. 作业治疗学. 第 2 版. 北京: 人民卫生出版社, 2013.

7. 中华医学会烧伤外科学分会, 中国医师协会烧伤科医师分会. 烧伤康复治疗指南(2013 版). 中华烧伤杂志, 2013, 29(6): 497-504.

8. 高天. 音乐治疗导论(修订版). 北京: 世界图书出版公司, 2005.

9. Davis WB, Kate E. Gfeller, Michael H. Thaut. An Introduction to Music: Therapy Theory and Practice. 3rd ed.

Silver Spring, Maryland: American Music Therapy Association, 2008.

10. American Music Therapy Association. About Music Therapy & AMTA. (2013-08-10). http://www. musictherapy.org/about/.

11. Melzack R, Wall PD. Pain mechanism: A new theory. Science, New Series, 1965, 150 (3699): 971-977.

12. Scarantino BA. Music Power. New York: Dodd Mead, 1987.

13. Clark ME, McCorkle RR, Williams SB. Music therapy-assisted labor and delivery. Journal of Music Therapy, 1981, 18 (1): 88-100.

14. Hanser SB, Larson SC, O'Connell AS. The effect of music on relaxation of expectant mothers during labor. Journal of Music Therapy, 1983, 20: 50-58.

15. Taylor DB. Biomedical Foundations of Music as Therapy. 2nd ed. Eau Claire, Wisconsin: Barton Publications, 2010.

16. Tan X, Yowler CJ, Super DM, et al. The efficacy of music therapy protocols for decreasing pain, anxiety, and muscle tension levels during burn dressing changes: a prospective randomized crossover trial. Journal of Burn Care & Research, 2010, 31 (4): 590-597.

17. Neugebauer CT, Serghiou M, Herndon DN, et al. Effects of a 12-week rehabilitation program with music & exercise groups on range of motion in young children with severe burns. Journal of Burn Care & Research, 2008, 29 (6): 939-948.

18. Edwards J. "You are singing beautifully": Music therapy and the debridement bath. The Arts in Psychotherapy, 1995, 22 (1): 53-55.

19. O'Callaghan C. Music therapy skills used in songwriting within a palliative care setting. The Australian Journal of Music Therapy, 1990, 1: 15-22.

20. Robb SL. Techniques in song writing: Restoring emotional and physical well being in adolescents who have been traumatically injured. Music Therapy Perspectives, 1996, 4 (1): 30-37.

21. Slivka H, Magill L. The conjoint use of social work and music therapy in working with children of cancer patients. Music Therapy, 1986, 6A (1): 30-40.

22. 落痕无声. 音乐为什么会使人感到兴奋或悲伤. (2014-05-17) http://www.zhihu.com/question/20732548.

23. Miller AC, Hickman LC, Lemasters GK. A distraction technique for control of burn pain. Journal of Burn Care Rehabilitation, 1992, 13 (5): 576-580.

24. Ferguson SL, Voll KV. Burn pain and anxiety: the use of music relaxation during rehabilitation. J Burn Care Rehabil, 2004, 25 (1): 8-14.

25. Edwards J. Music therapy for children with severe burn injury. Music Therapy Perspectives, 1998, 16: 21-26.

26. Whitehead-Pleaux AM, Baryza MJ, Sheridan RL. The effects of music therapy on pediatric patients' pain and anxiety during donor site dressing change. Journal of Music Therapy, 2006, 43 (2): 136-153.

27. Son JT, Kim SH. The effects of self-selected music on anxiety and pain during burn dressing changes. Taehan Kanho Hakhoe Chi, 2006, 36 (1): 159-168.

28. Prensner JD, Yowler CJ, Smith LF, et al. Music Therapy for Assistance with Pain and Anxiety Management in Burn Treatment. Journal of Burn Care & Research, 2001, 22 (1): 83-88.

29. Fratianne RB, Prensner JD, Huston MJ, et al. The Effect of Music-Based Imagery and Musical Alternate Engagement on the Burn Debridement Process. Journal of Burn Care & Research, 2000, 22 (1): 47-53.

30. Melzack R; Wall PD. Pain Mechanisms: A New Theory. Science, 1965, 150 (3699): 971-979.

31. 孙长玉,陈晓.正念冥想训练对中学生自我控制能力的干预作用.中国健康心理学杂志,2016,24(9):1359-1364.

32. 王玉正,刘欣,徐慰,等.正念训练提升参与者对疼痛的接纳程度.中国临床心理学杂志,2015,23(3):567-570.

33. 王婷婷,李敏.正念认知疗法干预慢性疼痛患者的临床效果.江苏医药,2016,42(12):1392-1394.

34. 周方慧,孙景云.正念训练对乳腺癌患者术后不良心理及生活质量的影响.解放军护理杂志.2015,32(7):21-23.

35. 易南,胡大海,王冰水.矫形器在烧伤后瘢痕挛缩处理中的重要作用.中华烧伤杂志,2013,29(6):516-519.

36. 武继祥.假肢与矫形器的临床应用.北京:人民卫生出版社,2012.

37. 喻洪流.假肢矫形器原理与应用.上海:东南大学出版社,2011.

38. 中国标准出版社第六编辑室.残疾人康复和专用设备标准汇编:残疾人用假肢卷.北京:中国标准出版社,2010.

39. 邓小倩.康复工程学.广州:广东科技出版社,2009.

40. 民政部职业技能鉴定指导中心.假肢师.北京:中国社会出版社,2006.

41. 赵辉三.假肢与矫形器学.北京:华夏出版社,2005.

42. 缪鸿石.康复医学康复理论与实践.上海:上海科学技术出版社,2000.

43. 杜靖远.矫形器的应用.北京:华夏出版社,1997.

44. 胡大海,易南,朱雄翔.实用烧伤康复治疗学.北京:人民卫生出版社,2016.

45. 王长虹,丛中.临床心理支持学.北京:人民军医出版社,2002.

46. 方积乾.生存质量测定方式及应用.北京:北京医科大学出版社,2000.

47. 卓大宏.中国康复医学.第2版.北京:华夏出版社,2003.

48. 罗筱媛,杨晓姗.烧伤患者的社会心理康复策略.当代医学.2011,17(23):124-126.

49. 李黎.烧伤患者精神障碍与重返社会工作的相关因素分析.中华烧伤杂志,2002,18(5):305-307.

50. 丁汉梅,谢卫国,吴红,等.烧伤康复患者出院后心理重建平台的构建.中华损伤与修复杂志(电子版),2012,7(2):203-205.

51. 杨凡.烧伤康复期患者社会支持和生存质量的相关因素分析.中国临床康复,2002,84(10):1407-1408.

52. Rozmovits L,Ziebland S. What do patients with prostate or breast cancer want from an internet site？ A qualitative study of information needs. Patient Educ Couns,2004,53(1):57-64.

53. Raupach JC,Hiller JE. Information and support for women following the primary treatment of breast cancer. Health Expect,2002,5(4):289-301.

54. 何梅,冯正直,张大均,等.烧伤患者住院期间自尊水平和社会适应能力调查分析.中华烧伤杂志,2006,22(4):288-290.

55. 何青.职业康复概论.北京:华夏出版社,1995.

56. Kong W,Tang D,Luo X,et al. Prediction of return to work outcomes under an injured worker case management program. J Occup Rehabil,2012,22(2):230-240.

57. Tang D,Yu IT,Luo X,et al. Case management after long-term absence from work in China：a case report. J Occup Rehabil,2011,21 Suppl 1:S55-S61.

58. 史鸿涛,金东明,史力."消积排通汤"治疗"蟹足肿".吉林中医药,1998,12(1):5-7.

59. 赵丽,周晓宏,关洪全.黑布药膏对兔耳增生性瘢痕胶原合成与降解的影响.中国实验方剂学杂志,

2011,17(14):215-218.

60. 张艳,邱林,吴清华,等.黄芪对兔耳增生性瘢痕作用的实验研究.重庆医科大学学报,2010,35(6):864-868.

61. 高明月,蔺洁,张文显.增生性瘢痕的防治现状与展望.中国组织工程研究与临床康复,2010,14(20):3753-3756.

62. 刘流,赵德萍,余梅,等.丹参对兔耳瘢痕成纤维细胞超微结构的影响.中国美容整形外科杂志,2008,19(5):340-342.

63. 杨新蕾,徐明达.汉防己甲素对增生性瘢痕成纤维细胞细胞周期的影响.中国临床康复,2003,7(8):1250-1251.

64. 郭广华.中药综合治疗皮肤瘢痕196例临床观察.医学信息(上旬刊),2011,6(5):3598-3599.

65. 阎俊,潘小玲.复方中药霜剂对增生性瘢痕的防治效果观察.实用临床医学,2008,9(6):66-67.

66. 谢有富,戴丽冰,叶惠贞,等.烧伤创面愈合过程中胶原代谢与针刺作用的影响.中国组织工程研究与临床康复,2008,12(50):9921-9924.

67. 李萍,罗成群,徐阳成.梅花针针刺对烧伤增生性瘢痕的影响.广东医学,2009,30(9):1382-1385.

68. 张文雪.积雪草苷配合针灸治疗增生性瘢痕的临床研究.中国医学工程,2013,21(12):187-189.

69. 雷颖,吴溯帆,李文志,等.增生性瘢痕激光治疗的应用与进展.中国激光医学杂志,2016,25(6):374-378.

70. Geronemus RG. Fractional photothermolysis: current and future applications. Lasers Surg Med,2006,38(3):169-176.

71. 马丽,眭云鹏,简雪平,等.点阵激光治疗疤痕的临床研究进展:2015江西省首届医学美容整形联合学术会议、江西省医学会第十一次医学美学与美容学术研讨会、江西省第四次中西医结合医学美容学术会议论文汇编.江西:江西省医学会、江西省中西医结合学会,2015.

72. 王斌,瞿伟,周粤闽.激光治疗瘢痕疙瘩的进展.中国皮肤性病学杂志,2014,28(9),963-965.

73. Nouri K,Rivas MP,Stevens M,et al. Comparison of the effectiveness of the pulsed dye laser 585 nm versus 595 nm in the treatment of new surgical scars. Lasers Med Sci,2009,24(5):801-810.

74. Brewin MP,Lister TS. Prevention or treatment of hypertrophic burn scarring:a review of when and how to treat with the pulsed dye laser. Burns,2014,40(5):797-804.

75. Allemann IB,Kaufman J. Fractional photothermolysis——An update. Lasers Med Sci,2010,25(1):137-144.

76. 宋黎.激光及强脉冲光治疗病理性瘢痕的研究进展.中国美容医学,2015,24(16):76-78.

77. Blome-Eberwein S,Gogal C,Weiss MJ,et al. Prospective Evaluation of Fractional CO_2 Laser Treatment of Mature Burn Scars. J Burn Care Res,2016,37(6):379-387.

78. Cohen JL,Geronemus R.Safety and Efficacy Evaluation of Pulsed Dye Laser Treatment,CO_2 Ablative Fractional Resurfacing,and Combined Treatment for Surgical Scar Clearance. J Drugs Dermatol,2016,15(11):1315-1319.

79. 周展超.激光与光:美容皮肤科实用技术.北京:人民军医出版社,2007.

80. 周展超.皮肤美容激光与光子治疗.北京:人民卫生出版社,2009.

81. 雷颖,吴溯帆,李文志,等.增生性瘢痕激光治疗的应用与进展.中国激光医学杂志,2016,25(6):374-378.

第六章 烧伤康复护理

第一节 概 述

一、烧伤康复护理的概念和意义

康复护理(rehabilitation nursing,RN)是护理学和康复医学结合所产生的一门专科护理技术。是在康复计划的实施过程中,由护士配合康复医师和治疗师等康复专业人员,对康复对象进行基础护理和实施各种康复护理,以预防和治疗烧伤后的各种畸形和功能障碍,帮助患者最大限度地改善功能和重返社会。

目前我国针对烧伤患者的康复治疗刚刚起步,烧伤康复专科护理尚较少被关注。许多从事临床烧伤的医务人员对烧伤康复护理重要性的认识不足。很多人认为烧伤早期临床护理主要是挽救患者生命,促进创面愈合,而康复是治疗师的事情,护士不必介入。这些认识上的误区导致我国烧伤康复护理工作发展滞后,缺乏统一规范的烧伤康复护理工作流程和工作模式。

发达国家早已将烧伤的治疗、护理及康复融为一体,建立了包括烧伤康复护理技术及康复护理专科人员队伍在内的完整康复护理制度。烧伤康复护理的早期介入能有效地促进患者躯体和心理的全面康复,为患者的全面康复奠定良好基础,并在患者的全程康复中发挥重要作用。

二、烧伤康复护理的人员角色

烧伤治疗与康复的综合团队包括烧伤科医生、护士、康复治疗师及其他相关学科人员,其中康复护士在康复护理中具有下列作用。

1. **病情的观察者** 护士与患者的接触机会最多,时间最长,可经常和及时观察到患者的心理状态、功能训练的恢复进度以及对康复的需要等;同时护士可通过语言、态度和行为,在精神上给予患者鼓励。

2. **康复治疗的实施者** 护士在整个康复流程中,根据总体康复计划,落实和实施康复护理,并对患者进行必要的康复护理宣传教育,教给患者必要的医学知识、自我护理方法和康复技术,为出院回归家庭准备。

3. **综合治疗的协调者** 康复计划由康复医师、护士、治疗师共同完成,在实施康复治疗的过程中,康复护士需要根据康复对象的治疗时间安排来协调各项工作,尤其是与护理有关的工作,如将患者静脉用药的时间及其参与康复治疗的时间错开,以保证康复训练措施的落实。

4. **住院病房的管理者** 护士在病房管理中承当管理的角色,负责病房及周围环境的管理,协调各方面之间的关系。

三、烧伤康复护理的主要任务

烧伤康复护理是实现总体康复计划的重要组成部分,并且贯穿于康复全过程,特别是在维持生命,保障健康,提高患者生活自理能力,促进其尽快重返家庭和社会的过程中承担着重要的任务。

（一）信息的采集

采集烧伤患者相关信息是烧伤康复护理工作的第一步,同时也是制订康复护理计划的重要依据。信息的采集工作要求做到及时、准确、全面,应当由烧伤康复护士直接采集获得。

1. 信息收集的途径

（1）康复护士与烧伤患者及其家属或陪护人员的面谈。

（2）康复护士直接检查和评定烧伤患者的 ADL 能力、依赖水平以及残存功能的程度等。

2. 信息收集的内容　可根据烧伤患者病情、残障程度等有所侧重,但主要应当包括以下几个方面:

（1）一般情况:包括姓名、年龄、性别、民族、婚否、工作单位、工作性质、住址等;

（2）以往的生活习惯:是否有宗教信仰、有何兴趣与爱好等;

（3）身体一般状况:包括精神、心理、生命体征、饮食、排泄、生活自理等情况及有无并发症,如压疮、呼吸及泌尿系统感染等及其程度如何;

（4）现有残存功能:包括肢体运动、ADL 能力等情况;

（5）康复愿望:包括了解烧伤患者和家属对康复的期望和目标等;

（6）家庭环境:包括经济状况,无障碍设施设置,患者（或家属）有无康复护理的常识,家庭和社区环境对康复的影响如何。

以上信息的收集建议由康复护士亲自完成,以掌握的第一手资料为依据,不可仅凭抄写的病历或家属的介绍作为对患者信息的收集依据,因为它直接涉及康复护理下一步的工作,即康复护理计划制订。

（二）康复护理计划的制订

责任护士依据信息收集情况,提出患者实际及潜在的健康问题,确立其康复护理目标,制定出护理方案及措施,并由责任护士负责组织实施。在患者住院期间进行初、中、末（出院前）的康复护理效果评价,根据功能恢复情况进行计划及措施的调整。康复护理计划的制订内容包括:

1. 找出康复护理问题　指烧伤患者实际及潜在的护理问题,这些护理问题是可以通过护理措施解决的。

2. 确立康复护理目标　根据存在的护理问题的严重程度及其康复时长,制定出短期及长期康复护理目标,护理目标必须明确、具体、可行。

3. 制定康复护理措施　指为了达到护理目标,针对烧伤患者的护理问题所采取的具体护理方法。

（三）康复护理具体内容

1. 观察患者病情并做好记录　康复护士要与各有关人员保持良好的沟通,详细观察病情及康复训练过程中患者残疾程度的变化,认真做好记录,提供信息,在综合治疗过程中起到协调作用,这有利于康复治疗的实施。

2. 预防继发性残疾和常见并发症。

3. 学习各项功能训练技术　配合康复医师及其他康复技术人员对患者进行功能评价和功能训练指导。

4. 加强日常生活活动能力　训练指导患者进行"自我护理",并在其中发挥主动性、创造性,使其达到更理想、完善的预期目标。一般临床护理通常是照顾患者,为患者提供喂饭、洗漱、更衣等日常生活照顾,又称之为"替代护理"。而康复护理是在病情允许条件下,通过对患者的耐心引导、鼓励和帮助,使他们掌握"自我护理"的技巧,这是康复护理工作的重要内容,对于患者而言,日常生活活动将贯穿于患者生命的全过程。因此,只有加强日常生活活动(ADL)能力训练,才更有利于患者功能的康复。

5. 心理护理　残疾人和慢性病患者有其特殊的、复杂的心理活动,甚至会出现精神、心理障碍和行为异常。康复医护人员应理解同情患者,时刻掌握烧伤患者的心理动态,及时、耐心做好心理护理工作。

6. 不同时期康复护理的重点　康复护理是以功能障碍为核心,帮助解决患者在功能维持、代偿、适应和能力重建中的相关问题。在伤、病、残的各个不同阶段,工作重点各有不同:①急性期和早期:应仔细观察残疾情况(性质、程度、范围、影响),及时发现潜在的问题,预防感染、压疮、挛缩、畸形、萎缩等情况的发生与发展;②功能恢复期:着重于潜在能力的激发、残余功能的保持和强化、日常生活活动能力的再训练、康复辅助用具的使用指导等。

7. 康复知识的培训　康复护理工作不仅是康复护士的工作,还需要烧伤患者及家属的参与、了解和掌握。因此,实施康复知识的培训,进行康复相关知识的教育,也是康复护理的工作内容。为了培训烧伤患者的独立生活能力,可以通过康复知识与康复技术讲解,将简易的护理方法如压疮预防,转移的方法;矫形器、辅助器具的使用方法;自我导尿技巧等传授给烧伤患者及家属,以提高患者的自我照顾能力。

8. 康复护理评定　康复护理评定是指对烧伤患者的功能障碍和功能残存程度、身体和心理的一般状况、康复训练效果等一系列问题的全面评估。康复评定需要由各专科的康复专业人员共同进行。康复护士是康复评定中不可缺少的一员。(具体请参考本书第三章)。

9. 记录与报告　在康复护理过程中要定期进行效果评价并按时记录。记录要求细致、全面、完整、准确。

10. 出院前的健康指导　烧伤患者在住院期间,已逐渐掌握了部分康复护理知识和技术,但在出院前烧伤康复护士仍需要向烧伤患者进行系统的健康指导。除以上内容外,还要让患者学会自我健康管理、指导患者在家庭及社会环境实践中完成日常生活自理的活动。

(谢卫国)

第二节　烧伤康复护理评定

康复护理评定是康复评定的重要组成部分,通过收集康复护理对象的功能形态、能力和社会环境等资料,与正常标准进行比较和分析,发现康复护理问题,为制定康复护理措施提供参考依据。

一、康复护理评定

(一) 康复护理评定的内容

①运动功能评定;②感觉功能评定;③日常生活活动能力评定;④言语功能与吞咽功能评定;⑤排尿、排便功能评定;⑥疼痛评定;⑦压疮评定;⑧认知功能评定;⑨残疾评定;⑩心理评定。

(二) 康复护理常用的评定方法

1. 沟通交流。

2. 观察。

3. 调查填表。

4. 量表。

5. 体格检查评定的过程　①询问病史收集资料(障碍史、个人生活史、家族史与家庭情况);②观察评估(外部评估、内部评估);③检查(通常以神经外科和骨科检查最为重要);④记录、综合分析(应用统一标准的记录格式)。

(三) 评定的实施

1. SOAP 法(普遍采用)。

2. 制订康复治疗计划前的准备　确定患者功能障碍的种类和主要障碍情况;确定患者功能障碍的程度;判断患者的代偿能力;确定康复治疗目标。

3. 制订康复治疗计划

(1) 建立康复治疗目标:①治疗目标的依据;②治疗目标的组成:长期目标、短期目标。

(2) 设计治疗方案:①全面的评定;②可行的康复目标;③达到康复目标所需的治疗手段和合适的治疗量;④注意事项;⑤评定的注意事项。

二、烧伤早期护理评估

(一) 一般情况

患者的年龄、性别、婚姻状况、职业、生命体征、精神状况、睡眠、饮食、文化程度及既往史、过敏史等。

(二) 早期专科护理评估

1. 受伤史　了解患者烧伤原因、性质(热源)、受伤时间、有无合并危及生命的损伤、伤后处置等。

2. 现病史　①烧伤面积、深度、程度;②创面有无污染,渗出液的量、色泽、创面焦痂颜色及其范围、压痛等;③面、颈、鼻、口周围是否被烧伤;有无呼吸道刺激症状;④有无低血容量休克表现;⑤有无全身感染征象;⑥是否合并其他脏器损伤。

3. 术后评估　①神志、生命体征、尿量等情况;②有无感染、出血和应激性溃疡等并发症;③手术创面愈合情况;④各种留置管道的使用及固定情况。

4. 辅助检查　血常规、凝血指标、生化常规、肝肾功能、尿常规、血气分析及相关影像学检查。

(三) 心理社会评估

评估烧伤使患者造成的心理状态改变,如有无焦虑、抑郁、恐惧、悲观、绝望等不良情绪存在。评估其社会支持情况如家庭收入;对治疗费用的经济支付能力;患者及家庭对疾病恢复的期望值;患者性格;受教育的程度等。

三、烧伤康复期护理评估

主要是通过与患者、家属或陪护的沟通、交谈以及对患者的观察或体检获得相关信息,以了解患者肢体功能以及对康复的期望值,结合评估结果制订康复护理计划。相关专科检查的评定结果如肌力、关节活动度、日常生活活动能力等则需参考康复治疗师的评价报告,以避免结果的偏差。

(一) 观察

察看患者的精神状态、损伤部位、烧伤面积、颜面部损伤程度、五官及肢体有无缺失、挛缩畸形、残余创面及渗出液、敷料包扎及渗液情况、全身皮肤及瘢痕处的清洁程度、瘢痕产生部位及瘢痕色泽、体位摆放的正确与否、有无使用压力及矫形用品、有无使用辅助器具、有无留置各种导管和异物。

(二) 检查

检查患者四肢关节活动度、肌力及耐力、色素障碍的程度、瘢痕厚度及柔软性;患者能否完成床上活动、体位转移、入浴洗澡、控制排便、如厕处理、穿脱衣裤、鞋袜、扣纽拉链、洗脸刷牙、修饰、进食、倒水服药、自备餐饮、叠晒衣物、室内整理、开关使用、家电使用、坐站平衡、行走能力、上下楼梯、外出购物、社交活动等日常生活及简单的家务活动能力。

(三) 询问

询问患者是否存在瘢痕疼痛、瘙痒、紧绷感及异常感受的耐受程度;患者能否正确掌握体位摆放及日常生活自理完成情况;患者是否掌握自我功能训练的正确方法;患者及其家属对烧伤相关知识、瘢痕增生病理过程的了解程度以及对预后的期望等情况;患者目前的心理状态、家庭对患者的关注程度、家庭收入、住院费用支付情况、陪护照顾的情况、患者对治疗的依从性、对整体康复计划及饮食和住院环境的相关要求等。

(谢卫国)

第三节 烧伤护理目标

一、烧伤早期护理目标

1. 抢救患者生命,运用各种治疗、监护手段使患者平稳度过休克期。
2. 加强创面护理及营养支持治疗,促进早日愈合。
3. 严格执行消毒隔离措施,防止院内交叉感染发生。
4. 配合医生做好围术期各项护理观察及护理措施,保障手术效果。
5. 积极预防并减少并发症发生。
6. 减轻、消除患者及家属焦虑、恐惧心理,提高患者对治疗的依从性。

二、烧伤康复期护理目标

(一)短期康复护理目标

1. 患者能认知早期康复重要性。

2. 患者保持正常皮肤清洁,掌握皮肤色素、瘢痕皮肤及瘙痒的自我护理。

3. 患者能执行正确的体位摆放,接受自我健康管理的指导和教育,掌握烧伤相关康复知识及自我功能锻炼方案。

4. 患者能掌握常见并发症的预防方法;掌握压力用品的穿戴及相关辅助器具的使用和保养方法。

5. 患者能利用残存的功能或借助辅助器具完成日常生活的自理,减少对家人和陪护的依赖。

6. 患者心理上能正确面对烧伤后的功能残障,主动积极配合康复治疗和护理。

7. 家属及陪护能掌握协助患者被动锻炼的技巧和方法。

(二)中期康复护理目标

1. 通过综合康复治疗及护理,使患者的肢体功能得到一定程度恢复。重度烧伤患者能从卧床到坐起,从坐起到站立,从站立到行走,日常生活逐步自理。

2. 预防或改善深度烧伤患者瘢痕增生程度。

3. 患者能适应伤后环境,保持正常交流沟通,维持积极乐观心态。

(三)远期康复护理目标

1. 回归家庭,乐观开朗面对未来的生活。

2. 回归社会,实现自我价值。

(谢卫国)

第四节　烧伤早期临床护理

一、烧伤一般护理常规

1. **病室环境**　保持病室的清洁、整齐、安静、安全、舒适。调节室温在 28~32℃,相对湿度维持在 40%~50%。中重度烧伤患者入住隔离病区或烧伤 ICU 病房。

2. **急救准备**　备齐各项抢救物品及药品,必要时配合医生行气管切开、心肺复苏、电除颤、血液透析、紧急床边止血等抢救。

3. **根据病情及生活自理能力给予分级护理。**

4. **做好创面观察及护理**　包扎创面,保持外层敷料清洁干燥,防止污染。注意观察包扎肢体末梢的血液循环,抬高患肢,减轻肿胀。暴露创面保持干燥,必要时以烧伤治疗机烘烤。已结痂部位勿自行剥除痂皮、勿过度活动,以防止痂皮破裂出血。肢体环形烧伤,注意末梢循环;躯干环形烧伤,观察呼吸情况;会阴部烧伤,双大腿外展,保持清洁干燥,避免大小便污染。

5. **体位与休息**　重症烧伤患者绝对卧床休息,协助患者取舒适卧位,抬高患肢,肢体摆放于功能位,必要时卧悬浮床或翻身床。指导患者功能锻炼,根据患者恢复情况,鼓励患者在床上活动四肢,逐渐至下床活动。

6. **饮食与营养** 给予营养丰富、易消化、卫生的食品。注意营养均衡、少食多餐。

7. **协助做好基础护理及生活护理** 长期卧床患者做好皮肤护理,预防压疮。

8. **保护性隔离** 医务人员严格执行手卫生及无菌操作,防止交叉感染;发现耐药菌感染时严格落实接触隔离措施,条件许可单人单间病房,严格实施探视制度,限制陪人。探视人员必须穿隔离衣,进入或离开病室前必须做好手卫生处理。

9. **心理护理** 了解患者及家属的心理状况,鼓励他们树立信心,积极配合治疗护理。

10. **出院指导** 指导患者及家属做好新生皮肤的保护,如避免日光暴晒、摩擦、抓搔,保持皮肤的清洁,以防感染;坚持外涂抑制瘢痕增生的药物及坚持使用压力用品,定期门诊复查。功能障碍明显的患者应及时行康复治疗。

二、烧伤早期专科护理常规

(一) 急救护理常规

1. 了解患者烧伤原因、时间、程度、部位、院前处理。

2. 根据病情准备病床,大面积烧伤患者,应单人单间收治,卧悬浮床,休克期后病情稳定可改用翻身床;中、小面积烧伤患者,收住一般隔离病房;会阴部烧伤及小儿大面积烧伤患者可铺人字床。床上棉织用品一律应进行高压消毒处理。

3. 按医嘱行静脉输液抗休克、镇静镇痛等治疗。

4. 呼吸道烧伤患者,持续低流量氧气吸入,做好气管切开的准备。必要时配合医生行紧急气管切开。

5. 创面的初步处理,中、小面积烧伤患者创面用 0.1% 苯扎溴铵、1% 聚维酮碘、生理盐水进行清创后用消毒纱布吸干水分,采取包扎或暴露疗法。大面积烧伤患者应立即建立有效静脉通道补液治疗,待病情稳定后再行清创处理。

(二) 烧伤休克期护理常规

1. 迅速建立有效静脉通道,遵循休克期补液原则,合理安排输液种类和速度,观察液体复苏效果,准确记录 24 小时出入量。

2. 绝对卧床,平卧位时头偏一侧或颈后仰位,保持呼吸道通畅。给予氧气吸入。有头、面、颈烧伤及吸入性损伤而未行气管切开的患者需严密观察呼吸情况,床旁配备气管切开包、吸痰用物。

3. 早期根据病情予暂禁食或少量流质,适时给予肠内或肠外营养。观察患者有无消化道症状及并发症,及时对症处理。

4. 注意保暖,层流病房室温应保持在 30~32℃、湿度 40%~50%。寒冷季节,可以烧伤大型远红外线治疗机保暖。有条件的患者建议悬浮床治疗,并调节适宜床温。

5. 密切观察患者神志、面色、生命体征、尿量及口渴等变化。根据病情行有创动脉压、中心静脉压、脉搏指数连续心排出量(PICCO)容量监测。

6. 烦躁、意识模糊的患者要注意安全,防坠床,必要时行保护性约束或使用镇静剂。

7. 留置尿管,观察并记录每小时尿量、尿比重、尿 pH 及尿液颜色。

8. 抽血急查血常规、血型,完成各项生化检查。

9. 向患者及家属讲解保护性隔离意义,限制探视,接触创面前后严格进行手卫生处理。

（三）烧伤感染期护理常规

1. 按烧伤科一般护理常规护理。

2. 协助患者取舒适卧位,必要时睡悬浮床或翻身床。注意抬高患肢,将肢体放置于功能位。

3. 给予患者高蛋白、高维生素、高热量、易消化饮食。必要时给予鼻饲或静脉营养。

4. 严密监测患者神志、体温、脉搏、呼吸、血压及血氧饱和度等情况。

5. 按医嘱及时、准确、合理使用抗生素。注意观察疗效及不良反应,防止菌群失调。

6. 观察创面变化,详细记录创面色泽、水肿、渗液量及臭味等情况。

7. 观察患者有无感染征象,如体温过高或不升、呼吸浅促、腹泻、腹胀、创面颜色变暗、创缘水肿、谵语等。

8. 当患者生命体征趋于稳定,手术创面愈合良好的情况下应尽早实施康复治疗及护理。此期的康复训练主要为被动运动或肢体静态收缩运动。康复训练可以从小运动开始,逐步加大运动量及关节活动度,循序渐进,以不影响患者生命体征及植皮区皮瓣成活为原则。当患者生命体征稳定,创面基本愈合,应尽快由被动运动过渡到主动运动。此期应针对患者的个体情况,按照疾病治疗的不同时期,由医生、护士、康复治疗师针对患者情况制定全面的康复治疗的近期及远期目标及实施方案,并由患者及家属共同参与,预防和减轻残疾的发生。

（四）烧伤创面切削痂植皮术护理常规

1. 对患者和家属进行术前宣教,讲解手术、麻醉的相关知识和术后的注意事项。

2. 按医嘱执行术前各项检查。

3. 做好手术及供皮区的皮肤准备。供皮区要避开感染、疖肿和皮疹的皮肤,宜选择远离烧伤创面的部位,以免发生供皮区感染,并注意避开关节。大面积烧伤患者供皮区有限,常选用头皮、足底以及残存小块健康皮肤。手术前剃除供皮区毛发,头皮作供皮区时须剃光全部头发,直至头皮光滑为止,操作时注意勿损伤皮肤。用肥皂、清水初步清洁,再用 0.1% 苯扎溴铵溶液消毒皮肤。足底取皮的患者术前 3 日开始作准备,先将足底洗净,然后用温水浸泡,或做热湿敷待局部皮肤松软后,用刀片刮除老化的角质层,如此反复多次,每天重复进行,刮净为止。

4. 术后注意保暖,严密监测生命体征、神志,检查切口和引流管位置,并做好记录。

5. 严密观察植皮区及供皮区渗血、渗液情况,如渗血范围不断扩大,应立即报告医生处理。供皮区一般采用包扎或半暴露疗法。包扎常用于肢体供皮区,一般在术后 1 周更换敷料,如有渗血、臭味、剧烈疼痛应及时检查。躯干和头皮取皮区均采用半暴露,有渗液、渗血应及时用消毒棉签或纱布吸干,也可用红外线灯照射促进伤口干燥结痂,防止受压。

6. 胸部及四肢切痂的患者,注意包扎松紧度,避免包扎过紧影响患者呼吸。植皮区应固定、制动、抬高。不可在术侧肢体测量血压及扎止血带,以免影响植皮效果。移动植皮肢体时,要以手掌托起,切忌拉动,以免创面皮片移位或脱落,影响皮片成活。大腿根部的植皮区要防止大小便污染,保持干燥。注意抬高患肢,观察肢体末端的血液循环,如患者主诉肢体末端发麻、发凉,应立即报告医生做进一步处理。

三、特殊部位烧伤护理

(一) 头面部烧伤

1. 伤后休克期后可取半坐卧位或头高位,以减轻创面水肿及渗出。

2. 保持呼吸道通畅,床旁备气管切开用物。定时雾化吸入,及时清除呼吸道分泌物,发现呼吸困难应立即行气管切开。

3. 颈部烧伤可在肩部垫枕,保持颈部过伸位。

4. 眼烧伤以生理盐水清洗双眼,保持眼部清洁,按时滴眼药水及涂眼膏,眼睑水肿外翻时应涂眼膏后用凡士林纱布覆盖,防止发生暴露性角膜炎。俯卧时防止眼部受压,涂眼膏保护。

5. 耳部烧伤随时清除耳部脓液和分泌物,保持创面干燥,以棉球填塞,防止渗液流入耳内引起中耳炎。避免耳部受压,防止耳软骨炎或压疮发生。

6. 保持鼻腔清洁和通畅,及时清理分泌物,鼻孔内可滴入少量液状石蜡,防止分泌物粘连堵塞,若鼻黏膜感染,应该用含抗生素的溶液滴鼻。

7. 烧伤创面波及发际要剔除毛发,避免细菌感染。

8. 保持口腔清洁,进食后用漱口液漱口,预防口腔感染。进食后及时擦净口周,防止食物残渣软化潮湿创面。如唇部干裂出血,可用消毒液状石蜡涂抹口唇,以软化痂皮,保持润滑。

9. 经常更换头部位置,防止枕后发生压疮。

10. 头面部烧伤患者因害怕因瘢痕导致的毁容,心理压力大,医护人员应了解患者及家属对疾病的认知程度和心理承受能力,详细介绍烧伤治疗过程及预后,以消除其担心和焦虑,帮助患者树立信心并积极配合治疗护理。

11. 根据创面愈合情况及时行预防色素治疗。指导患者及家属保护新生皮肤,避免摩擦、抓搔,尽量避免或减少日光照射,以免加重色素沉着。

(二) 手部烧伤

1. 注意观察指端血液循环,如指端发绀、发麻、发冷,及时报告医生。

2. 前臂特别是腕部有环形焦痂影响手部血运时,及时行焦痂切开减压,防止肢体缺血坏死。

3. 预防创面感染,修剪指甲,及时清除创面分泌物。包扎指间时应以纱布隔开,包扎敷料潮湿时,应及时更换。

4. 手部植皮后,严禁在患肢测血压、扎止血带,预防皮下出血,以利于皮片生长。抬高患肢,以利静脉回流,减轻水肿。一般前臂高于肘部,肘部高于心脏。

5. 鼓励患者进行早期手部屈伸锻炼、分指运动、自己进食、穿衣、大小便等自主活动,防止因关节制动导致功能障碍。

6. 指导患者及家属保护新生皮肤,避免摩擦、抓搔,遵医嘱坚持使用抑制瘢痕增生用品,如抑疤灵、瘢痕霜等。弹力手套加压治疗可有效减少瘢痕增生,必要时行整形手术。

(三) 会阴部烧伤

1. 宜暴露疗法,剃除阴毛,清创时注意清除皱褶处、凹陷处的污垢。

2. 保持创面干燥,双下肢充分外展,暴露会阴部创面,给予烧伤治疗仪烘烤。

3. 保持会阴部清洁,防止污染创面。便后用 1∶5000 呋喃西林溶液或 1∶5000 高锰酸钾溶液清洗肛周。

4. 在创面愈合过程中,为防止腹股沟及臀部两侧组织粘连,应嘱患者尽量分开大腿充分暴露创面,预防蹼状瘢痕形成,导致会阴粘连、肛门狭窄或闭锁。

5. 指导患者及家属保护新生皮肤,避免摩擦、抓搔。遵医嘱使用抑制瘢痕增生用品,减少瘢痕增生。

四、营养支持

烧伤后由于组织的严重毁损,剧烈应激反应时各种神经内分泌因素的影响,机体的糖、蛋白质、脂肪、维生素、微量元素等代谢均发生一系列变化:一方面组织分解加剧,蛋白质大量丢失,能量消耗增加;另一方面机体恢复及创面修复也需要大量营养物质支撑。因此正确的代谢营养支持及调理,有利于降低机体代谢消耗,维护脏器功能,增强免疫机制,预防和控制感染,促进创面愈合。

(一)营养评估指标

目前尚缺乏满意的指标对烧伤患者的营养状况进行科学的监测,以下指标虽然有一定的局限性,但可借鉴和参考。

1. **病史**　伤前摄食、体重、营养状况以及有无疾病、水肿、腹水、营养缺乏等。

2. **体重**　参照患者烧伤前自身体重以及在复苏后对体重持续的观察,是烧伤营养监测的一项重要指标。当实际体重较伤前减轻超过 10%~15% 时,表示营养摄入不足,应加强营养支持,以免营养不良导致脏器功能不全及脓毒症等并发症的发生。

3. **血清蛋白**　血清蛋白质主要在肝脏合成,在摄入不足而导致的营养不良或应激状态下,其血清水平常有下降,主要有白蛋白、前白蛋白、转铁蛋白以及维生素 A 结合蛋白。

4. **尿三甲基组氨酸**　三甲基组氨酸主要分布于骨骼肌蛋白中,其更新速率较慢,由肌肉分解释放后不再重新参与蛋白质的合成,而是从尿中直接排出,因此尿中三甲基组氨酸的排出量可作为骨骼肌蛋白分解的指标。

5. **氮平衡**　是指摄入氮和排出氮之差,差值正值为正氮平衡,差值负值为负氮平衡。排出氮包括尿氮、粪氮及创面丢失氮,摄入氮包括口服蛋白及静脉输入血浆、白蛋白、氨基酸等。

6. **电解质平衡**　随着机体营养代谢状况的改变,必然伴有其构成元素钾、钠、氯、镁、钙的增加或减少。因此,须注意监测机体电解质平衡状况。

(二)各种营养物质的需要量

1. **糖代谢及需要量**　烧伤后糖异生增强,葡萄糖生成增加,由于胰岛素抵抗,对其利用率相对减低,而出现高糖血症。有时因营养不良和严重脓毒血症等,还可以出现低血糖血症。临床营养支持使用的糖一般均为葡萄糖,也有用果糖、山梨醇、木糖醇、乙醇和丁二醇等作为葡萄糖的代用品。

2. **蛋白质代谢及需要量**　烧伤后机体蛋白质分解加速,创面丢失蛋白质,出现负氮平衡。烧伤患者的蛋白补充可以总热量的 15%~20% 估计。通常对于轻中度烧伤,可以 15% 估计;对于重、特重烧伤,以 20% 估计。此外,在补充蛋白质时还必须考虑时间因素,在伤后延续数周的高代谢阶段,应酌情多补。在补充蛋白质时,必须同时给予适量的非蛋白热量

(糖、脂肪),以避免蛋白质作为热量被消耗。

3. 脂肪代谢及需要量 脂肪是人体的主要能源,烧伤使脂肪分解加速,使血浆游离脂肪酸、甘油及甘油三酯的浓度增加,血浆酮体不高而肉碱下降,血浆脂蛋白异常。烧伤后必须补充一定量脂肪。脂肪缺乏固然不行,脂肪过量也是有害的,可引起腹泻、胆汁淤积、肝肿大、凝血障碍等,进而影响机体抵抗力,抑制免疫反应,易致全身性感染。由此,烧伤后脂肪供应量建议为总热量的 30% 左右。

4. 微量元素、维生素及需要量 烧伤患者电解质制剂已常规应用,可根据伤情、化验值调整其用量。烧伤后锌、铜、铁、铬、银等代谢发生变化,维生素需要量增加。

（三）实施营养支持

1. 营养支持途径 营养补充途径包括肠内、肠外。胃肠道补充营养的常用方法是口服或管饲。有时也用胃造口、空肠造口。肠外补充则通过中心静脉和周围静脉两种。

2. 营养支持原则 烧伤患者的营养补充应以胃肠道营养为主,周围静脉营养为辅,必要时可选择性应用中心静脉营养。严重烧伤患者,当胃肠道不能满足营养需要量时,可常规予以周围静脉营养。当胃肠道、周围静脉营养不能满足需要时,可考虑应用中心静脉营养。脂肪乳目前临床应用主要为长链脂肪乳及中长链各半混合的脂肪乳剂。滴注葡萄糖速度一般不宜超过 5mg/(kg·min)。烧伤休克期后生命体征平稳时,若胃肠情况较佳,尽可能给予早期肠内营养,以维护烧伤后肠道黏膜结构与功能,降低高代谢反应,保护肠黏膜屏障功能,预防肠道细菌、毒素移位及肠源性感染的发生。

3. 营养支持实施要点 Ⅱ度和Ⅲ度烧伤患者可能发生营养不良,应进行营养筛查和评估,制定营养支持方案。在生命体征稳定后开始提供足够热量,以满足烧伤后急性期的高代谢状态。条件允许时,使用间接能量测定仪测量烧伤患者的热量需求。重症烧伤患者应增加蛋白质摄入,直到创面明显愈合。

（四）肠内营养的护理

早期肠内营养可以保护肠黏膜的结构和功能,预防肠道细菌和毒素移位,降低烧伤后高代谢反应,改善氮平衡,改善全身营养状况,减少伤后并发症。休克期喂养可通过给予患者少量肠内营养制剂来促进患者胃肠功能恢复。

1. 肠内营养治疗指征 烧伤面积 >30%、中重度吸入性烧伤、重度化学烧伤、重度电烧伤、烧伤创伤复合伤、60 岁以上中度烧伤等。

2. 肠内营养方法 分口服法和管饲法(鼻胃管、胃十二指肠管、胃造瘘及空肠造瘘)两大类。

（1）口服法:口服为烧伤患者补充营养的主要途径,但要有较好的胃肠功能。应注意首先要少量多次逐渐增加饮食,从流食、半流食过渡到普通饮食、高蛋白饮食;其次既要尊重患者饮食习惯又要合理调配,以优质、易消化、营养成分齐全为原则;要注意保持患者大便通畅。

（2）管饲法:目前常用于烧伤患者的胃肠营养管主要有鼻 - 胃管和鼻 - 空肠管,用于胃肠功能好但进食困难或严重烧伤患者休克期喂养及早期的营养补充。输入营养液时最好持续匀速,在肠内营养输液泵控制下 24 小时持续输注为佳,早期速度不宜过快,20 滴 / 分,如无不适,再根据患者病情做适当调整,防止出现腹胀、腹泻、呕吐等胃肠道副作用,注意补充水分避免因高渗脱水发生管饲综合征,注意保持营养液及输入管道的清洁,预防感染性腹泻。对危重烧伤患者,因常伴有胃肠道功能障碍,即急性胃黏膜损害和急性肠屏障功能障碍,均以管饲为主。

3. 肠道营养并发症及预防

（1）胃肠道并发症：常见腹泻、呕吐、胃潴留、肠痉挛、腹痛及便秘等。烧伤危重症的患者腹泻的发生率较高，原因较复杂，与营养液渗透压、温度、浓度、输注速度、含乳糖以及营养液高脂、少纤维等因素有关。在排除以上因素腹泻仍不能控制时，就要警惕是否发生全身感染加重、肠功能衰竭或联合应用广谱抗生素发生的假膜性肠炎等并发症。

（2）代谢紊乱：常见高血糖、水电解质紊乱、维生素或微量元素缺乏或过高引起的不良反应。

（3）置管机械刺激：常见咽喉疼痛、黏膜发炎、出血、食管、胃机械性炎症、导管在食管或胃中折回、导管移位、管腔阻塞。这些并发症大都可通过选择合适的置管材料及熟练操作而避免。

（五）肠外营养的护理

烧伤患者由于消化道合并症、其他组织损伤以及频繁手术等，大部分患者早期不能进食或进行肠内营养，即使可以经口或经肠进行营养治疗，其量也很难达到营养治疗的需求量。因此，肠外营养仍是烧伤患者营养治疗不可缺少的一部分。肠外营养治疗是补充经口摄入不足的一个重要方法，在患者不能耐受胃肠营养时，肠外营养更具有意义，且两者常可配合应用。

1. 肠外营养治疗的指征 肠外营养大多用于大面积烧伤的患者作为经口摄入不足的补充，其所提供的热量可达到患者总摄入量的 50%~70% 或以上，少数患者则需进行完全肠外营养。具体适应证是：大于 30% 大面积烧伤分解代谢旺盛，肠内营养无法满足其需要的患者；烧伤后有消化系统合并症的患者，包括应激性溃疡、消化道出血、胃潴留、肠麻痹、肠功能衰竭等；并发严重感染的患者；重症吸入性损伤、气管切开长期留置气管套管及应用人工呼吸机的患者；烧伤合并意识障碍的患者；口腔和消化道化学烧伤的患者；颈前部、颏部深度烧伤，不能咀嚼或吞咽的患者。

2. 肠外营养的途径和选择 肠外营养可通过中心静脉和周围静脉输入。周围静脉是烧伤患者的首选途径，但如计划输入量大，患者颈内、锁骨下有置管条件时可采用中心静脉途径，也可交替这两种途径。周围静脉途径可满足或基本满足严重烧伤患者的营养需求。与中心静脉置管相比，周围静脉插管技术操作简单，对护理和设备要求低，并发症少，由于输注量持续且较慢，故不易发生代谢并发症。但持续数日也易发生血栓性静脉炎。

3. 肠外营养的并发症及预防

（1）操作技术并发症：主要与放置中心静脉导管有关。常见的有：气胸、血胸及液胸、动脉损伤、神经损伤、胸导管损伤、空气损伤、导管损伤、静脉血栓形成。大多数发生在导管放置过程中，另可因导管护理不当所致。因此，要求操作者对血管解剖位置及走向清晰、技术熟练、动作轻柔，并做好管道护理。

（2）代谢并发症：烧伤患者常见的代谢并发症是糖代谢紊乱。在肠外营养时需应用高浓度葡萄糖及胰岛素，对患者血糖、尿糖、出入量进行严格监测，防止紊乱发生并及时处理。

（3）感染并发症：烧伤患者肠外营养最危险的并发症之一为导管相关性血液感染，其发生与诸多因素有关：如长期反复的静脉输注高营养液，患者体表上高密度的微生物，多次继发于创面处理的菌血症，无菌操作不严格以及机体免疫力下降等。

五、翻身床治疗的护理

翻身床不仅便于更换体位、减轻患者痛苦,而且便于处理大小便、运送伤员、创面清创换药,以及进行切痂植皮手术等。一般用于大面积烧伤患者,尤其是躯干环形烧伤患者。翻身仅限于仰卧和俯卧两种体位。

（一）翻身操作前的评估

1. 评估患者意识、生命体征、有无翻身床使用禁忌证,如休克期最初 2 天内、全麻术后当天、心衰、全身极度水肿以及使用冬眠药物、昏迷等。

2. 评估翻身床各部件是否完好,仔细检查安全设备、撑脚架、转盘轴、安全弹簧、护身带等是否牢固、灵活、安全,必要时以润滑油润滑转盘轴及螺丝。

3. 评估翻身床通风海绵是否以翻身大纱或棉垫包裹固定于床片上,是否清洁无血渍、污渍,如有污染及时更换,调节便孔位置。

4. 评估周围环境是否清洁、安全,保持室温 28~32℃。

（二）操作步骤

1. 翻身前去除床上及床下杂物,按创面要求铺上消毒敷料及无菌烧伤大纱垫,撤去枕头,小腿放置海绵枕,特别瘦小的患者可在胸前或背后放置海绵枕。

2. 放置床片,注意患者的会阴部对准床片的便孔。旋紧床片固定螺丝,使上、下床片合拢并压紧,用护身带固定患者,压力适宜,以免翻身时滑脱引起外伤。

3. 留置尿管的患者先排空引流袋,将尿管夹紧,尿袋置于两腿之间。有静脉输液的患者,应把输液管置于向上翻的一侧。

4. 手动翻身床需两人同时进行,各站于床的一端,去除撑脚,拔出安全弹簧,提醒伤员开始翻身,均匀转动翻身轴180°。电动翻身床只需一人用脚踩住翻身床的脚踏板至床片转动180°即可。

5. 翻身后迅速固定安全弹簧及撑脚。拧松两端上层螺丝、去除护身带及上面的床片、大纱垫、敷料等。妥善固定各种管道,保持通畅,重新调整补液速度。

（三）翻身注意事项

1. 初次翻身需向患者做好解释工作,介绍翻身目的、意义及可能发生的不适,消除患者的恐惧与顾虑,取得合作。

2. 初次俯卧时间不宜过长,一般以 1~2 小时为宜,待患者适应 1~2 天后酌情增加俯卧时间,根据医嘱按时翻身。

3. 严重烧伤患者第一次俯卧不宜超过半小时,医护人员应守在一旁(绝对不能离开),严密观察呼吸、脉搏、神志和其他情况,因为此时极易发生喉头水肿而窒息死亡。应备好急救器械及药物,未作气管切开的患者应做好气管切开准备,特别是头面颈部烧伤患者,尤应严密注意。

4. 气管切开的患者,翻身前应检查气管导管、系带是否牢固,气道是否通畅,并及时清除气道分泌物。

5. 腹胀及有严重胃扩张者,俯卧时间不宜太长。

6. 进食后应休息片刻再翻身,勿进食过饱,避免翻身后引起胃部不适。

7. 凡有精神症状及不合作者适当约束,防止坠床。

8. 俯卧时勿使足背、足趾受压;仰卧时踝关节呈 90° 直角,防止马蹄足畸形。

9. 翻身时保持各种管道通畅,防止拉脱或阻塞,使用呼吸机及血液净化治疗的患者翻身时尤应注意。

10. 使用翻身床的医护人员必须熟练掌握操作步骤,方可独立操作。

六、悬浮床治疗的护理

悬浮床由一个槽内盛装 650kg 直径为 70~105m 白色碱性微球,上面覆盖一层 30~40m 缝隙的透气滤单,由橡胶套固定在床的四周组成。通过空气压缩机将高压空气送入槽内,使微球悬浮流动。内设一系列产热、散热装置,使床温维持在 28~40℃,具有避免创面受压、预防压疮、减轻创面疼痛、促进创面干燥结痂、有效避免感染、加快创面愈合、减轻护理工作量等优点。

(一) 卧床前的评估

1. 评估患者有无卧悬浮床适应证,如后躯、臀部烧伤,大面积烧伤休克期或不宜翻身的患者。

2. 评估悬浮床功能是否完好,有无漏砂,专用床单有无破损,调节所需床温。

3. 评估环境是否清洁、安全,有无电源插座。

(二) 操作步骤及注意事项

1. 患者卧悬浮床前应向其介绍卧床目的、方法、安全性及优越性。

2. 悬浮床使用前需预热到 30℃ 左右,避免冷刺激患者引起不适。床温的设置应以患者感觉舒适为原则。

3. 根据患者年龄、体重调节悬浮床浮力大小,床上避免使用一次性中单。

4. 观察患者卧床后的适应情况,了解主诉,及时做好解释,减轻患者因床的漂浮流动而产生恐惧感。

5. 密切观察患者病情,监测体温、脉搏、呼吸及血压。测体温时体温计放置的位置应准确,避免受床温的影响。必要时可测肛温进行对照。

6. 头面部烧伤患者,头部可用透气纱垫衬垫,减轻颜面部水肿,防止呕吐时误吸。气管切开患者,应做好气道湿化,以利痰液的排出。指导患者进行有效咳嗽排痰,定时体位引流,防止坠积性肺炎。

7. 详细记录出入水量,保证出入量平衡。卧悬浮床后由于创面及体内的水分蒸发加快,按医嘱相应增加水分的摄入,防止高渗性脱水。

8. 严密观察创面渗液、渗血情况,特别是更换床单,转换体位后,警惕受压部位的焦痂干裂出血。

9. 经常检查滤单是否悬浮波动自如,防止其陷入微球内,不利悬浮。

10. 做好大小便护理,防止其污染滤单及微球。

11. 床上禁止放置锐器,避免刺破专用床单。

12. 患者手术或停止使用悬浮床时,按要求终末消毒悬浮床。

(谢卫国)

第五节 烧伤康复健康宣教

一、烧伤康复健康宣教目的

1. 对患者和家属进行烧伤疾病相关知识的讲解,使其了解烧伤救治的基本过程如临床表现、瘢痕形成过程、基本转归以及存在的医疗风险,对烧伤所引起的各种症状能有正确的认识,并具备基本的康复理念、康复知识,提高自我管理及护理技能。

2. 减少患者和家属对烧伤康复治疗及护理配合不力的负面影响,增强其康复信心。

3. 取得患者和家属的信任,建立良好的护患关系,让患者尽快适应住院康复环境。

4. 帮助患者和家属基本接受烧伤应激事件所带来的心理打击,积极配合医护救治。

二、不同阶段的宣教

(一)入院宣教

1. 一般宣教 包括病区、康复治疗区、医院环境的介绍;工作人员介绍;饮食安排、作息告知、财产保管、陪护管理、护工服务流程、病区文化生活、病室环境管理、安全防范措施、工作人员联络电话等介绍。

2. 各项治疗及相关问题处理流程宣教 如:患者入院当天相关手续办理、辅助检查、康复评定及康复治疗项目时间安排、具体地点;医护查房及病区康复延伸训练时间安排、手术治疗及辅助器具配置时间安排;明细费用清单发放及住院费用缴纳、出院手续办理、纠纷投诉处理及因特殊情况需请假外出申请流程等。

康复护士应根据以上内容及患者理解程度进行共性或个性的宣教。也可将本医疗机构特有的工作内容和流程制定成册放置在每间病房供患者阅读,尽可能避免患者因时间短、信息量大等引起的宣教效果不理想的情况。因此,入院宣教要具体、清晰,分层次、时间段及对象进行。

(二)住院期间的宣教

1. 烧伤疾病知识的宣教 包括皮肤的基本结构、烧伤后皮肤的病理变化、烧伤深度的判断、瘢痕形成及演变的过程、局部及全身的临床表现等。

2. 整体康复计划介入中的宣教 ①康复治疗措施:运动评定及治疗、作业评定及治疗、心理评定及治疗、水疗、中医传统治疗、理疗、职业康复评定及治疗、社会康复评定及治疗等;②临床医疗措施:手术治疗、创面换药、用于对症及预防感染的药物治疗等;③基础护理措施及病区环境、病房、床单元、卫生间的管理要求、饮食睡眠指导、残余创面护理、皮肤清洁护理、眼部、耳朵、嘴唇、鼻腔、毛发的护理、瘢痕瘙痒及疼痛护理、二便护理、各管道护理、感染、深静脉血栓等并发症护理;生命体征监测、病情观察、用药宣教、围术期宣教、心理护理等;④康复护理措施:康复理念教育的渗透、体位摆放的方法、体位转移的技巧、辅助器具使用宣教和保养、呼吸训练、日常生活自理技巧训练、针对各损伤部位不同的自我功能锻炼指导;瘢痕按摩、瘢痕皮肤护理、颜面部烧伤美容护理等。上述宣教主要在患者住院过程中具体实施以上内容时,护士对患者进行通俗易懂并根据病情恢复情况进行有针对性的讲解和教育,让患者知晓各项医疗护理措施实施的目的和意义、频次、强度、相关注意事项,使患者能了解整个康复治疗流程并能主动参与配合,提高康复效果。

3. 对照护者的宣教　包括对照护技巧的评估,指出过度照护的危害性,早期进行自我照护的重要性;针对照护者在患者衣食住行中存在的薄弱环节进行再教育、再指导;引导照护者树立正确的观念,与患者建立和谐、融洽的关系;明确照护者的角色定位既是患者的服务者、也是工作人员的协作者、患者康复训练的督促者。

4. 对家庭主要成员的宣教　包括讲解烧伤康复的长期性、艰苦性和必要性,家属要给予患者真切的关爱和支持,多探望患者,鼓励患者勇于克服康复治疗过程中遇到的困难;让家属对康复相关知识有初步的了解,尽可能使患者由替代护理过渡到促进护理,最后达到完全的自我护理,从而提高整体康复疗效。

以上宣教的目的是使患者、陪人及家属明确医护人员所制定的康复治疗计划的意义、方法及目标;明确其参与的意义、了解康复治疗的内容和方法,通过与医护人员积极配合,达到康复的预期效果。

(三) 出院前的宣教

1. 健康宣教　针对患者目前功能恢复状况,讲解出院后继续功能锻炼的方法及重要性、基础病的监测和复诊、坚持使用压力用品的必要性、用药指导、瘢痕皮肤的清洁、瘙痒及疼痛护理、安全防护等措施的宣教。

2. 注重对出院患者的人文关怀　对患者家庭成员与单位领导进行沟通,指出对患者的关怀、维系家庭婚姻、保持融洽和谐的关系对患者康复的重要性;鼓励患者重新回归工作岗位或自主创业,尽可能参与到社会活动中去。

3. 针对患者目前生活自理能力、恢复现状及回归家庭后居家环境是否需要改进的建议与指导。

4. 涉及工伤及保险理赔的政策指导　遵循法律法规政策对解决评定劳动能力等级及理赔待遇等问题进行适当指引和宣教。

三、烧伤康复健康宣教内容

1. 烧伤会引起皮肤、肌肉、骨骼和内脏组织的损伤,由此导致神经、内分泌、呼吸、消化等系统一系列的生理改变及功能损伤。

2. 严重烧伤患者经抢救存活,创面逐渐开始修复,其过程中会伴随瘢痕增生。

3. 瘢痕分期

(1) 增生期:在深Ⅱ度和Ⅲ度烧伤创面愈合后 1~3 个月内,自行愈合的创面以及植皮区边缘组织的瘢痕开始形成。初期由淡红色转为鲜红色。随着时间推移,瘢痕增生逐渐加重,瘢痕坚硬、无弹性,瘙痒加剧,刺痛,触之疼痛更显著,并有灼热和紧缩感,关节活动部分或全部受限,严重影响患者的日常生活和休息。

(2) 成熟期:瘢痕增生达到高峰开始逐渐成熟及软化。其过程非常缓慢,通常需 6~24 个月,亦有长达 3~4 年者。

4. 瘢痕开始成熟的标志是颜色由深红或紫红逐渐转为紫色或褐色,瘢痕表面毛细血管消失,厚度逐渐变薄,表面亦平滑,与周围皮肤的颜色、高低达到一致。瘢痕成熟过程中,疼痛最先消失,而瘙痒持续至瘢痕完全成熟,紧缩、灼热感随着瘢痕的成熟而逐渐消失。但以后若遇高温等刺激,皮肤仍可有轻度的异常感觉。

5. 早期康复介入的意义　告知患者和家属烧伤疾病的恢复是一个漫长的过程。在早期救治阶段,患者长期卧床、制动及瘢痕的增生导致关节挛缩、活动受限,日常生活功能受限,使得残障形成的概率大大增加。病情稳定后,护士即应开始指导患者执行正确的体位摆放、床上四肢活动锻炼、呼吸训练、日常生活活动训练、早期下床活动等,可有效预防功能障碍,为患者后期康复奠定基础。

四、健康宣教的意义

1. 健康宣教是整体护理的重要内容之一,其最终目的是帮助患者建立健康行为,达到最佳健康状态,宣教不仅是连接卫生知识与行为改变的桥梁,更重要的是一种治疗手段,对临床各种诊疗有增效作用。

2. 通过宣教,使护士角色由操作者转向教育者,改善了护患关系,使患者由被动接受治疗转为积极主动参与治疗,而且提高了患者的自我护理能力及康复锻炼的积极性,从而进一步提高了护理质量与治愈率。

3. 健康教育的广泛开展,在缩短患者住院时间,减少医疗纠纷、降低医疗纠纷、降低医疗费用等方面也起到了积极作用。

(谢卫国)

第六节　烧伤康复期临床护理

一、病室管理

(一) 病房

病房管理对烧伤患者至关重要,由于烧伤患者皮肤受损导致散热功能障碍,残余创面长时间迁延不愈,肢体敷料的包扎,患者不仅存在感染的风险,而且患者长时间卧床,瘢痕增生产生的瘙痒、疼痛、患者主观闷热和烦躁、渗液及烧伤外用药物的异味刺激及患者精神心理所遭受的沉重打击等诸多因素,更增加了患者的痛苦。因此,为患者创造一个安静、舒适、整洁的病室环境显得尤为重要(图 6-6-1)。

1. **安静病区内应避免噪声**　噪声会直接影响患者情绪,会导致疲倦和不安,甚至会引起心率和血压波动。WHO 规定的噪声标准,白天较理想的声音强度在 35~40dB,若在 50~60dB 时则比较吵闹并让人感到不适。为控制噪声要求工作人员要做到说话轻、走路轻、操作轻、关门轻。

2. **整洁**　病室的陈设齐全,规格统一,

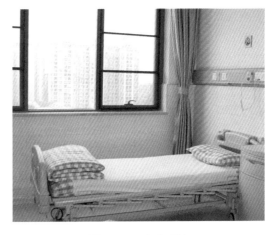

图 6-6-1　病室环境

物品摆放以根据要求及使用方便为原则。被服及患者的衣裤定期消毒更换。

3. 舒适 烧伤患者由于皮肤散热受阻,难以忍受过高的室温,因此室温调节尤为重要,病室温度一般保持在 18~22℃为宜,相对湿度保持在 60%~80% 较好。病室内应备室温湿度计,以便随时评估病室的湿度和温度,可采用空调及空气净化机进行调节。

4. 通风 空气流通可增加室内的含氧量,降低二氧化碳及空气中微生物密度。而且能使人精神振奋,心情愉快。为保持空气新鲜,病室应定期开窗换气,每次 30 分钟。冬天通风时注意保暖。

5. 采光、绿化和色调 充足的光线可使人舒适、愉悦,有利于观察病情和医护诊疗工作,因此,病室内无论是自然光线和人工光线均应充足。午休和夜间睡眠时可拉上窗帘,打开壁灯或地灯,可促进睡眠。病室窗台和走廊可适当摆放新鲜绿色植物,令病室美观,增添生机,减少烧伤患者的烦闷感。病室色调不宜使用纯白色,可适当采用浅蓝色、浅绿色和奶白色等,因白色反光强,刺眼,易使人感到疲劳。

6. 预防感染 为避免细菌的聚集,房间在定期通风的同时,应每日两次进行紫外线消毒,每次时间不少于 30 分钟;病室台面、床架、床栏和床头柜等物表及地面应每日用 500mg/L 的含氯消毒剂进行擦拭、拖地消毒,有条件的医疗机构可安装空气消毒净化机。

(二) 床单元

烧伤患者使用的被服和衣物应采用柔软的纯棉制品。为避免患者瘢痕皮屑和创面渗液弄脏被单,建议在病床上铺垫消毒的中单,慎用不透气的胶单;如果患者创面渗液多,应垫加厚的纱布垫,直接接触患者创面的床上用品均要经过高压蒸汽灭菌后方可使用。如污染则随时更换。房间应备用一定数量的各类垫枕如头部枕、颈部枕、腋窝枕、手枕、髋部枕、膝下枕、下肢垫枕、踝部枕和各类支架供烧伤患者摆放体位。

(三) 卫生间

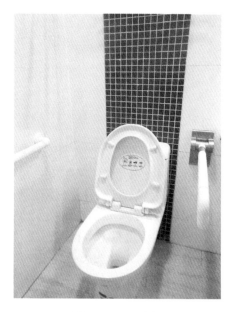

烧伤患者使用的卫生间通常容易被人忽视。烧伤患者卫生间最好较普通病房卫生间大,能满足轮椅进出和从轮椅转移至马桶的距离,马桶两边应加装扶手。此外,有条件可安装浴缸,供烧伤患者浸浴冲洗瘢痕痂皮和创面分泌物。卫生间常规配置冲凉椅、助行器供行走不便的患者使用;卫生间应装配报警设施,以便患者洗浴时不慎跌倒和发生意外能及时呼叫工作人员。卫生间所有墙体、地面和设施应每日进行消毒处理,以预防感染(图 6-6-2)。

图 6-6-2 卫生间

二、患者衣裤用具的要求

1. 衣服 烧伤患者长期制动及瘢痕的影响导致四肢肌肉及关节不同程度的功能障碍,同时由于皮肤创面渗液及瘢痕的状况,患者不能像正常人那样穿脱衣裤。因此,应根据患者的需求及方便穿脱来设计合适的衣服和裤子。首先,衣裤布料要采用优质柔软的纯棉制品制作,其次,裁剪要宽松。上衣袖子从肩部至袖口的外侧中线裁剪开,裤子从两侧腰外侧至裤脚口外侧裁剪开,用数条软布带按一定距离对称裁上,使用时只需打活结系扎即可(图6-6-3、图6-6-4)。这种衣服、裤子能增加透气性,同时又解决患者衣裤的穿脱困难。夏天也可将患者衣裤裁剪成半袖及短筒式裤子。上衣翻领可改为圆口领或开襟式三角领、大纽扣,方便患者扣纽扣。裤子采用松紧带式裤腰方便患者提拉。衣裤最好不要设置口袋,以免携带用物导致细菌的聚集,造成感染。

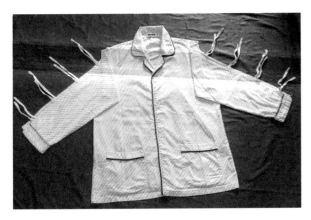

图 6-6-3　上衣

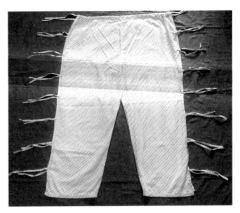

图 6-6-4　裤子

2. **鞋子**　大面积烧伤特别是双下肢烧伤患者一般伴有踝足部的肿胀和疼痛,步行功能障碍。因此患者鞋子的选择也很重要,鞋子尺码应合适、舒适、安全。最好选择有绑带,鞋内内衬为棉质透气的面料,有与外界多孔相通的平底休闲鞋和运动鞋最为合适。进行站立行走时严禁穿拖鞋以免滑倒摔伤。当双足严重肿胀或瘢痕增生导致足部体积增大时,市场上选购的鞋已不能满足患者的需求,应尽可能选购加大码的鞋,必要时送假肢矫形科进行加大加宽改修。至于袜子同样选购纯棉制品,松紧合适,非寒冷天气、非站立行走建议不穿袜,以免增加患者的闷热不适感。

3. **内衣**　烧伤患者对于内衣的选择也非常重要,女性烧伤患者在康复期建议不要穿胸罩,选择稍微宽松的优质纯棉内裤,月经期注意会阴部卫生,勤更换卫生护垫。无论男女性患者冬天贴身衣裤均要求选择纯棉制品面料。

4. **毛巾**　用于洗浴的毛巾、浴巾同样要求选择优质纯棉面料,每日用开水浸泡后在太阳下晾晒,以减少感染机会。

三、饮食护理

烧伤患者因瘢痕增生,消耗了机体大量蛋白质,烧伤后的饮食护理尤为重要。烧伤康复期一般采用经口进食是最好的途径,不仅方便、经济、营养,而且还是一种享受,可减轻患者的负性情绪。通过咀嚼既可增加颜面部肌肉活动,又可促进唾液腺的分泌,起到清洁口腔,防止口腔感染的作用。进食原则:尽早开始进食,改变伤后 1~2 天禁食的观点。如果没有恶心、呕吐及消化道灼伤,伤后当天即可进食流质 500~1000ml。早期进食对保护胃黏膜、增强肠道的屏障功能、改善呼吸功能、预防消化道出血、减轻高代谢反应均有良好的效果。进食方法:①清淡饮食,若没有不良反应即可逐步增加饮食量;②高蛋白饮食,忌过于油腻,以优质易消化食物为主;③荤素兼顾,干稀搭配,花样勤变,少食多餐,不要过饱;④提供良好的进餐环境;饮食需色、香、味俱全以增加患者的食欲;忌食辛、辣、腌制品、快餐速食类食品;宜进食高热量、高蛋白、高维生素半流食,如:肉汤、鱼汤、肉类、豆制品、新鲜水果、蔬菜等,以促进伤口愈合;多食含糖及淀粉高的食物,以提供足够的热量;多食含丰富蛋白质的食物,以动物蛋白质为宜,如鸡、鱼、牛肉、瘦猪肉、鸡蛋、奶制品等;多食含丰富维生素 B、C 族的食物,如柑橘类、枣、山楂、酵母、花生、豆类、肝脏等;多喝水,每日进水 3000~4000ml,以补充机体丢失的水分;⑤对于小口畸形造成进食困难的患者,可根据病情选择不同的饮食种类如:流质、半流质、软食或管饲饮食等。

在饮食护理方面,家属常常在患者手功能已达到能独立进食的情况下还给患者喂食。对此,护士要耐心给家属或陪人讲解过度照护的危害性,鼓励患者自我进食也是手功能训练的一项重要内容。

四、睡眠护理

烧伤后由于渗液异味及皮肤代谢加速产生的痂皮、瘢痕增生伴随的严重瘙痒、创面的疼痛、肢体功能障碍、长时间的被动体位、对疾病预后的不了解等诸多因素导致烧伤患者不同程度的睡眠功能障碍。除提供整洁、舒适、安静、安全的病室环境外,指导患者正确的睡眠姿势也很重要。一般情况下建议患者选择右侧卧位,微屈双腿,自然放松,一手屈肘放枕前,另一手自然放在大腿上的睡眠姿势。晚饭以清淡、软食为好,忌肥甘厚味或过饱。晚上不喝浓茶或咖啡,睡前 1 小时不参加高强度的自我功能锻炼。睡前饮用适量的温牛奶,用温水洗澡、泡脚。卧室温度不可调节过高或过低。每日保持良好规律的睡眠。不提倡日间长时间睡眠,建议以“精神和体力恢复”作为标准的小睡 20 分钟左右。不提倡照护者整晚为瘢痕瘙痒患者抓挠、拍打,使患者及照护者疲惫不堪。

五、面部烧伤的五官护理

面部因其部位暴露,遭受烧伤概率最高,又由于五官集中在面部,烧伤后常伴有眼、耳、鼻、口腔等器官的损伤。五官部位的分泌物常致面部潮湿感染,特别是眼和耳部的感染。

(一)眼部烧伤护理

用棉签蘸 0.9% 生理盐水轻轻揉搓眼睛周围的死痂皮,保持眼周清洁。再用无菌注射器抽吸 0.9% 生理盐水 10ml 除去针头冲洗眼睛(图 6-6-5),嘱咐患者冲洗过程中转动眼球,用无菌棉签拭去眼内分泌物,最后帮助患者滴抗生素眼药水。眼睑外翻患者可用抗生素眼膏涂于眼睑,夜间睡眠时可用凡士林油纱或盐水纱布湿敷覆盖双眼,保护眼结膜。日间活动时不需要用油纱块覆盖以免影响视野,嘱咐患者随身备无菌纱布块擦拭眼泪或分泌物。

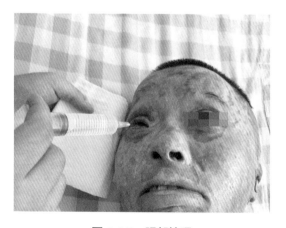

图 6-6-5　眼部护理

(二）耳部烧伤护理

1. 耳廓的护理 耳廓暴露且突出，皮肤薄，皮下脂肪少，最容易烧伤。创面修复后常遗留有外耳缺失和耳廓畸形。护理措施如下：①当患者侧卧时，须用纱卷或海绵圈衬垫在耳部周围，将耳置于其空间，可避免耳廓受压；平卧时，避免用过松软枕头，防止头部下压致两侧枕头翘起而导致耳部的受压；②保持干燥与清洁，经常用棉签或棉球吸附渗液。

2. 外耳道护理 外耳道烧伤后局部肿胀、耳道阻塞、渗液多。如果引流不畅，容易感染造成外耳道炎或中耳炎。护理措施如下：①防止渗液流入耳内，可在外耳道口轻轻塞放棉球吸附渗液；②用盐水棉签清洗外耳道，清除血痂和分泌物，再用干棉签拭干耳道（图 6-6-6），注意棉签头一定要紧，防止棉花脱落掉入耳内。更要注意清洗外耳道时不要将棉签插入过深，避免损伤鼓膜；③涂抹药物或清洗、消毒外耳道时不要让消毒液和盐水流入耳道，避免感染。

（三）鼻部烧伤护理

患者分泌物干痂堵塞鼻腔，容易感染和影响患者呼吸。用生理盐水棉签湿润后清洗鼻腔，（图 6-6-7）并滴入滴鼻液保持湿润，使患者舒适并预防感染。部分烧伤患者由于毛孔排泄不畅，在鼻部三角区生长疖、痈，此时应嘱咐患者不能用手挤压三角区内疖、痈和青春痘。

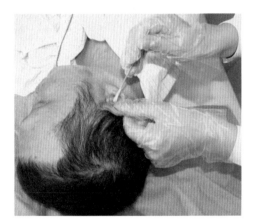

图 6-6-6 **耳部护理**

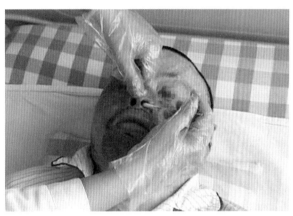

图 6-6-7 **鼻部护理**

（四）口周烧伤护理

患者由于口唇部烧伤或瘢痕牵拉使其不能闭合，口腔容易滋生细菌导致异味。能刷牙的患者在晨起、餐后、睡前用软毛牙刷刷牙。不能完成刷牙的患者，应使用漱口液或盐水漱口。如果牙刷过硬，使用前将牙刷放在开水中浸泡变软后再给患者使用。患者饮水困难时可使用管径稍粗的吸管让患者饮水漱口。对于双手功能可完成独立持杯的要鼓励患者独立去完成，以提高患者日常生活自理能力。

（五）头皮烧伤护理

患者头皮由于烧伤或反复取皮的伤害，会遗留毛发生长稀疏或部分头皮毛发生长障碍，发际与耳鬓部残余创面难愈合，发丛中生长疱痂、疖、痈，头皮屑过多导致瘙痒等问题（图 6-6-8）。护理时应嘱咐患者每日用中性洗发液或

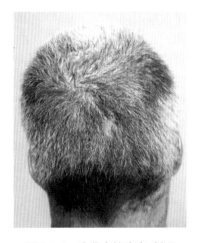

图 6-6-8 **头发中的疱痂、创面**

沐浴露清洗头部;也可均匀涂抹洗发液后用一次性备皮刀顺着毛发生长的方向剃除毛发(图6-6-9),再彻底清洗头部,暴露创面和发丛中炎性组织(图6-6-10)。皮肤干燥者可在清洗后涂抹润肤品:如橄榄油、开塞露等。头皮护理的优点:其一,使患者舒适;其二,促进创面干燥、减轻感染;其三,刺激头皮利于毛发的生长;其四,便于压力头套的穿戴使用。

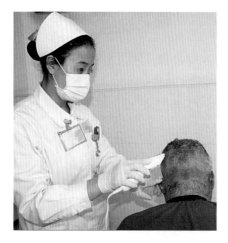 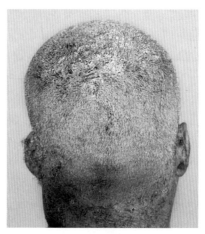

图 6-6-9　护士为患者剃除头发　　　　图 6-6-10　暴露头皮疱痂、创面

六、残余创面的护理

(一) 定义

烧伤 / 创伤的后续治疗中,经常会遇到残留的小创面,临床上习惯用"残余创面"这一术语表述。然而,这一术语至今没有明确的定义。一般认为,所谓"残余创面"是指通过初步治疗后存留的散在分布,直径不超过 5cm,总面积小于 5%~10% 的创面;或者创面愈合后因活动不当、瘢痕皮肤破溃、微生物感染等因素而重新开放的创面。该概念需区别于大面积深Ⅱ度和Ⅲ度烧伤后结痂以及溶痂成片的剩余创面。值得注意的是,临床上经常有残余创面、溃疡及难愈性创面的表述,它们之间既有联系又有区别。溃疡为继发损害,是黏膜或真皮甚至皮肤深层组织的破坏所致的缺损、溃烂,缺乏愈合倾向的创面。其表面常覆盖有脓液、坏死组织或痂皮,愈后遗有瘢痕,其大小、形态、深浅、发展过程等也不一致,常合并慢性感染,可能经久不愈。皮肤溃疡一般是外伤、微生物感染、肿瘤、循环障碍和神经功能障碍、免疫功能异常或先天皮肤缺损等引起的局限性皮肤组织缺损。残余创面和溃疡的区别更多体现在成因上,残余创面一般多指烧伤后剩余的创面,而溃疡原因则较为复杂。在创面处理上二者区别不大,都需要通过换药,控制感染,通畅引流,皮片移植或皮瓣转移来修复创面。其区别更多在对病因的处理,对于溃疡疾病可能在处理创面的同时要针对病因进行处理,比如压迫性溃疡就需要采取解除长期压迫的问题,糖尿病患者要控制血糖等。而难愈性创面是对创面的性质而言,残余创面得不到及时治疗,久治不愈,超过 6~7 周仍未封闭,进而成形复杂性难治性创面。

(二) 形成原因

烧伤后残余创面的形成原因复杂,是多方面诱因、各种致伤因素交织在一起所致的,具体包括：①大面积深度烧伤，由于自体皮源有限，所植皮片薄、间距大，或部分移植皮片未能成活；②勉强自愈的深Ⅱ度、Ⅲ度创面和取皮较深的供皮区，创面愈合后的表皮层薄，且弹性差、不耐磨、负重部位易出现水疱并破溃；③植皮后皮脂腺、汗腺的分泌受阻，易形成潴留小囊疱并发生感染，形成恶性循环；④创面经过多次换药及抗生素的使用，后期创面感染多为耐药细菌。细菌及其各种代谢产物阻碍了上皮生长，对新生上皮有破坏作用，而且细菌繁殖产生氨，使创面呈碱性，不利于上皮生长；⑤经过烧伤、多次手术、麻醉后，机体抗感染能力下降，营养差；⑥后期创面反复不愈，肉芽水肿老化；⑦早期患者活动较困难，背部等承力部位受压，残余创面加大；⑧小创面多发生于瘢痕部位，局部循环差，难以愈合；⑨基础较差，合并其他疾病，如糖尿病、肢体血管病变等；⑩与年龄及全身营养状况有关，年龄大的患者及全身营养状况差的患者，残余创面也不易愈合。

（三）临床特征

残余创面反复破溃、感染，经久不愈，治疗较为困难。其创面特点包括：有不同程度感染，可见斑点或斑片及斑片状小创面，有时在肉芽面上出现斑点状虫蚀样小溃疡；创缘上皮生长停滞，出现过度角化上皮痂，其下潜藏小脓点而形成虫蚀状或斑片小溃疡，并逐步扩大，创面此起彼伏；有的则在新生表皮上先形成小水疱，破溃后形成糜烂面，继而成为溃疡；创面的肉芽水肿、苍老。严重时溃疡、糜烂面可融合成片状，并继续向周围侵蚀。患者往往有较长时间的病史，通常有明显营养不良、贫血、低蛋白血症、电解质紊乱等表现。有的患者自行涂抹药剂使创面进一步加深。

（四）残余创面的护理

1. 创面的清创换药护理 协助患者进行冲浴或浸浴，充分清洗创面死皮、血痂和分泌物，经消毒处理后，使用抗感染、促进伤口愈合的外用药物，协助医生进行包扎处理。

2. 创面水疱的护理 创面水疱大小与烧伤深度、部位有直接关系。深Ⅱ度烧伤损害表皮、真皮浅层和部分皮肤附属结构，受累处原有组织结构消失，发生凝固坏死，出现的水疱较小。浅Ⅱ度烧伤损害表皮全层和真皮浅层，表皮与真皮分离，毛细血管通透性增加，渗出物积聚其中，形成表皮下水疱（图 6-6-11），受损区皮肤越薄，水疱越大（如腹部及四肢的内侧）。水疱形成后应尽量保留，它可保护创面，若水疱已破，疱皮皱缩，应将其剪去。小水疱无需处理，待自行吸收，大水疱（直径大于 1cm）可用无菌注射器抽出疱液（图 6-6-12），或在水疱低位剪口引流，疱皮尽量保留。水疱处理完毕后局部消毒处理。保留疱皮可减少创面水分蒸发，减轻疼痛，保护创面避免外界细菌污染造成感染。但是水疱皮一般只能保留 3~5 天，若保留时间长可形成疱内感染。

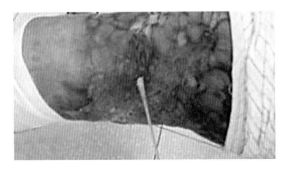

图 6-6-11　皮下水疱

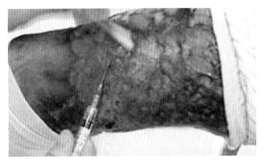

图 6-6-12　抽吸水疱

3. 促进创面干燥的护理 避免创面部位受压。大面积烧伤残余创面一般在身体背侧如背部、臀部、下肢内侧、后侧等部位，较难愈合。应尽早让患者坐起或站立，以减少创面的受压。患者尚不能坐起时，则力求避免患者平卧，可采取左右交替侧卧，每小时翻身一次。侧卧时用软枕支撑身体，接触身体的软枕尽量不要压住创面，使创面充分暴露。对于渗液较多的创面及时更换包扎敷料和被服。也可使用烤灯照射以促进创面干燥。

在进行残余创面护理时一定要注意：①要严格遵循无菌操作原则；②敷料包扎部位应松紧适宜，以免影响患处的血运；③嘱患者注意保持创面周围皮肤的清洁，以免造成感染；④在患者进行水疗、沐浴后一定要重新换药，以保护创面。

七、烧伤创面愈合后的皮肤护理

(一) 清洁护理

烧伤患者在创面愈合过程中，皮肤组织代谢产物及创面痂皮的脱落，加之烧伤用药的滞留，会产生大量、遍布体表的干痂和皮屑。在皮肤发生感染时所产生的难闻气味会给患者带来极度不适，加重瘙痒和闷热感，延缓创面的愈合。为促进残余创面的修复，预防感染，使患者清洁、舒适，利于使用压力用品等，烧伤患者的皮肤护理应尽早介入，一般在创面修复初期即开始。

1. 实施前准备 ①患者的准备：患者须冲浴或使用温水浸泡全身(有条件的使用温泉水最好)。水温保持在 37~40℃。冲浴或浸浴前应将浴池进行消毒处理，并活动全身各关节部位，防止虚脱。冲浴(浸浴)时，护士戴上无菌手套，将中性的沐浴露涂抹患者全身，轻轻搓洗死皮，也可用棉签来回揉搓凹面瘢痕内的污迹，边冲边洗，尽可能祛除体表的污秽及死皮。若头部毛发有痂皮，在冲洗(浸浴)时可一并将死皮祛除后将毛发剃除，最后用清水彻底冲洗患者身体。注意事项：冲浴或浸浴时间勿过长，一般为 30 分钟左右；水温不宜过高，因水温高将导致毛细血管扩张并加重瘢痕的增生；注意保暖，防止着凉；其次，对于有较多残余创面的患者，浸浴时可采用 1∶5000 浓度的高锰酸钾或 1∶500~1∶300 浓度的威力碘加入水中，可促进创面的修复；②用具的准备：无菌治疗碗、剪刀、眼科镊、棉签、开塞露或橄榄油等润肤品。

2. 清洁方法 ①浸浴后瘢痕皮屑变软，用眼科镊轻轻夹起皮痂后再用无菌剪刀剪除(图 6-6-13)；②未突出体表的死皮可利用盐水棉签来回搓动，特别是凹凸处须反复多次揉搓直至皮痂清理干净；③在每次清理完皮痂后，避开创面，使用温和、无刺激性的润肤品涂抹于瘢痕区域，轻轻按摩或拍打 1~2 分钟，让皮肤充分吸收润肤剂，保持瘢痕皮肤的湿润，防止瘢痕皮肤因干燥开裂引起新的创面；④皮肤护理完后协助医生进行创面换药，再帮助患者穿戴好压力用品，嘱患者穿宽松、舒适的棉质内衣。

(二) 瘙痒护理

创面愈合后瘢痕组织出现瘙痒，目前对于瘢痕的瘙痒机制尚不明确。嘱咐患者不要抓、挠或磨蹭患处，否则会导致皮下淤血、水疱产生，形成新的创面。可嘱咐患者采用降低室温、温水冲浴、局部冰敷、轻轻拍打患处等方法缓解症状；尽量避免一切不利因素的刺激，如尘埃、吸烟、晒太阳、出汗、激烈运动等。同时嘱咐患者注意皮肤清洁和保养，着棉质宽松衣裤；也可采用超声波、音频电疗等理疗仪软化瘢痕达到止痒目的；还可在涂抹润肤液(图 6-6-14)、局部按摩(图 6-6-15)、贴外用瘢痕胶后穿戴压力用品进行局部加压(图 6-6-16)，使瘢痕充血

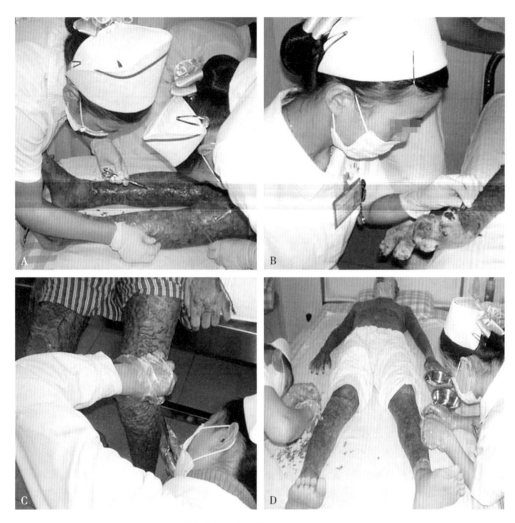

图 6-6-13　瘢痕皮肤的清洁护理
A. 清理下肢皮痂；B. 清理手部皮痂；C. 清理关节部位皮痂；D. 清理全身皮痂

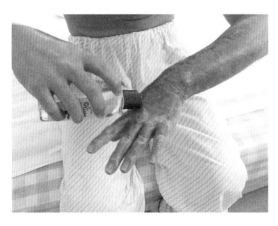

图 6-6-14　涂抹润肤液

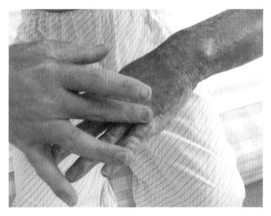

图 6-6-15　局部按摩

减少,减轻痛痒;还可指导患者根据自身兴趣如通过看电视、聊天、上网、看书、散步等转移注意力以缓解症状。

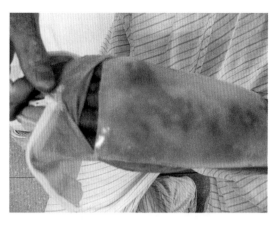

图 6-6-16 贴瘢痕胶贴加压

（三）瘢痕皮肤护理

面部及暴露在外的皮肤烧伤、烫伤创面愈合后,会遗留瘢痕,出现不同程度的瘢痕增生,色素沉着,导致皮肤外观严重受损,患者心理遭受严重打击。很多患者在创面完全愈合,功能正常的情况下仍然难以面对亲人和朋友,融入社会。因此,烧伤皮肤护理同样是我们康复护理的重要工作内容之一。通过皮肤护理,可清除毛孔内污垢,促进血液循环,增强皮肤代谢,减轻色素沉着,预防瘢痕增生,促进瘢痕软化等,从而增强了患者的自信心。

1. **瘢痕皮肤护理的适应证** ①浅Ⅱ度创面愈合后,预防、消除或减轻色素沉着;②深Ⅱ度创面愈合后,预防瘢痕增生;③烧伤后增生性瘢痕,促进瘢痕软化;④游离植皮术后,防止皮片挛缩,促进皮片软化。

2. **瘢痕皮肤护理方法** ①因烧伤后皮肤较细嫩,对日光极敏感,应避免日光、紫外线直接照射,外出时应戴帽、穿长袖衣,以遮盖皮肤;②用手将瘢痕软膏涂抹在瘢痕部位进行按摩,每日2次,每次5~10分钟;③清洁皮肤后,用硅酮敷料贴敷瘢痕处,再穿戴压力用品。

3. **面部烧伤后减轻色素沉着的护理方法** ①洁面;②按摩(用普通按摩膏)15分钟左右;③使用祛斑中药面膜,待30分钟后洗净;④涂收缩水护肤霜,每日2次。

4. **其他瘢痕皮肤护理的方法** ①用纯正珍珠粉少许,加纯牛奶或白萝卜汁搅匀制成面膜敷脸;②用蜂蜜加鸡蛋清等搅匀制成面膜敷脸;③用新鲜黄瓜、西瓜皮、丝瓜、西红柿、木瓜等瓜果切成薄片敷脸;④用胶原贴敷料敷脸;⑤使用蜂蜜洗脸,早晚各一次,可增加皮肤的湿润和白嫩。

5. **瘢痕皮肤护理应注意以下几点** ①新愈合的表皮薄嫩,应避免外伤,瘙痒时不可过度摩擦和搔抓。勤剪指甲,小水疱形成后不要挤压,让其自行吸收或用无菌针头刺破充分排出泡液。如有破溃,可喷消毒保护剂或使用低档强度的电吹风吹干,勿涂油性药膏增加感染机会。皮肤的清洁用品最好使用婴儿沐浴露或弱酸性清洁剂,勿用肥皂或碱性清洁剂洁面。需要说明的是,所有烧伤皮肤的美容护理措施在皮肤美白、减轻瘢痕色素沉着、软化瘢痕方面有一定的帮助,但针对瘢痕明显增生的部位上述护理措施的效果并不明显。此外,患者选择的护肤用品与市面上普通护肤用品应相对区别。护肤品在使用中如果发生皮肤过敏现象,请立即停止使用。②患者亲属的情绪对其心理状态会产生很大影响,应给予患者精神上、生活上的关怀,使其保持规律的生活和愉悦的心态,可提高皮肤的抵抗力和修复力。

八、并发症的预防和护理

（一）体位性低血压的护理指导

长期卧床的烧伤患者由平卧位转为半坐位或直立位时,往往会出现头晕、头部紧缩感、两眼视物模糊、脸色苍白、眩晕或突然晕厥等表现,予患者平卧休息后上述症状可在短时间内缓解。在重力的作用下血液储存在下半身,心脏回心血量骤然减少,心搏量降低。健康人可通过自主神经反射及其他调节机制使外周动脉收缩,心率增快,下肢肌肉、关节活动及血中的儿茶酚胺增加等一系列生理调节以维持正常血压。而烧伤患者由于长期卧床,全身运动功能下降,血流减缓,自主神经调节系统失衡,在卧位突然转变为直立位时,下肢静脉充盈,微血管血压增高,体液流向组织,回心血量显著减少,右心室充盈量降低和心排血量减少,血压明显下降,最后出现脑血管供血不足从而导致上述症状的发生。如何确定患者是否存在体位性低血压,首先在平卧安静状态下测量患者左上肢血压、脉搏并记录;将床头摇高至15°再测量患者血压、脉搏,询问患者有无不适并记录,保持15分钟后按同样的方法进行测量和记录。依次摇高床头至45°、60°、90°(图6-6-17)每次均休息15分钟,在同一部位测量血压、脉搏,询问患者有无不适并详细记录。从患者的主诉、症状表现和血压值对比中基本可以判断患者是否存在体位性低血压。

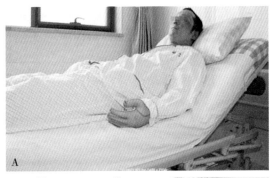

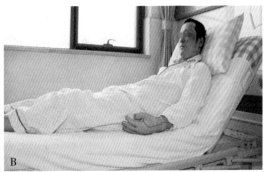

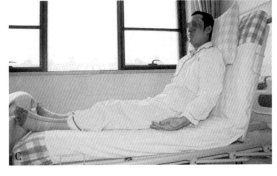

图6-6-17　依次摇高床头防止体位性低血压
A. 将床头摇高约45°;B. 将床头摇高约60°;C. 将床头摇高约90°

护理指导:①应用腹带或穿高强度长腿弹力袜。②坐位耐力训练:患者先从半坐位(约30°)开始,如能坚持30分钟并且无明显体位性低血压,则可逐渐加大角度(如45°、60°、90°),延长时间和增加次数,如患者能在90°坐位下坐30分钟,则可进行床边坐位训练。患者可取坐位,双腿下垂,注意保证患者安全坐稳。③适当的主动运动和被动运动:仰卧位时进行肘关节屈伸、上肢水平内收外展、被动屈伸髋膝关节。④指导患者平卧位进行抬举哑铃和沙包练习、踝泵运动、直腿抬高练习,被动扩张萎缩和塌陷的静脉瓣以增加下肢血流的顺应性。

（二）下肢深静脉血栓的预防

深静脉血栓的形成是指血液在深静脉内异常凝集,常好发于下肢,如果没有得到及时治疗,会因血栓在不同部位的堵塞而造成该部位血液循环障碍从而带来极其严重的后果,致患者残障或给患者带来生命危险。

长期卧床的烧伤患者是深静脉血栓高发人群。烧伤尤其是大面积烧伤病程长,因为创面的存在、数次的削痂植皮手术及全身体力和耐力的下降,烧伤患者均会面临较长时间的卧床。长期卧床将会导致下肢静脉血液回流缓慢,血液淤滞在静脉内,大量白细胞积聚,在移向内皮细胞和基底膜之间的过程中,造成内膜的损害,激活凝血过程,形成血栓。

当患者出现一侧下肢突发性肿胀,局部疼痛、压痛,浅静脉扩展,体温超过正常范围时,应警惕深静脉血栓发生的可能。须立即指导患者:①停止下肢活动:将下肢轻度抬高10°~15°,严禁热敷和按摩,并且请医生检查,必要时遵医嘱使用抗凝及溶栓药物;②定时定部位测量患侧肢体的周径与健侧下肢进行对比以判断病情的发展;③控制炎症:全身或肿胀肢体局部使用抗生素、电离子导入、紫外线和超短波照射等治疗;④促进血液回流:穿戴弹力袜、弹力绷带或应用足底加压泵促进血液回流;⑤预防措施:嘱咐患者平时多注意活动下肢,如进行踝泵运动、肌肉的等长收缩,减少卧床时间,睡眠时稍抬高下肢,坚持穿戴压力用品,在医生的指导下每日口服阿司匹林 50~100mg。

(三)继发性高血压的预防

据临床观察,很多烧伤康复期的患者在烧伤前血压正常但在烧伤后出现高血压,特别是大面积烧伤,且青壮年占很大比例。目前,针对烧伤后患者出现高血压症状的病理原因尚没有明确。如果经评估监测发现患者并发高血压,护士应为患者提供良好的住院环境,指导合理的饮食,选择易消化、低脂、低胆固醇、低盐、高维生素的饮食。嘱咐患者规律作息,养成良好的生活习惯,控制好情绪,避免因激动、烦躁等不良因素诱发血压升高,指导患者积极参与各项功能锻炼,增强全身体力和耐力,改善心肺功能。加强血压的监测,尽可能四定:定时间、定部位、定体位、定血压计;在医生的指导下合理使用降压药,注意用药的不良反应,戒烟戒酒。

(谢卫国)

第七节 烧伤康复期专科护理

一、体位护理

体位护理主要目的是对抗烧伤部位瘢痕收缩防止皮肤、肌肉和关节挛缩。由于患者通常希望处于较舒适的体位,即胎儿样屈曲体位,两腿屈曲,上肢屈曲交叉放于胸前,颈部屈曲靠近胸部。这种体位可以减轻对抗瘢痕挛缩反向体位所引起的疼痛,因此大部分烧伤患者在早期很快发生挛缩,导致各项运动功能障碍。体位护理实际上是对抗胎儿屈曲的拮抗体位,以预防瘢痕挛缩导致的畸形及运动功能障碍,在实施过程中要视不同的烧伤患者情况来进行相关部位的体位摆放。

(一)用物准备

1. 枕头类 ①头枕:垫在头部,用于没有头颈部烧伤的患者卧床时使用(图 6-7-1);②肩后枕:垫在肩后部,患者身体平卧时使颈部处于过伸位,用于预防颈部前侧瘢痕挛缩(图 6-7-2);③髋部枕:垫在髋部外侧,用于下肢烧伤者防止髋外展畸形(图 6-7-3);④腘窝枕:垫在腘窝,用于被动屈曲膝关节,防止膝关节前部烧伤者瘢痕挛缩(图 6-7-4);⑤手枕:让患者杯状握拳样握住,用于保持手的功能位(图 6-7-5);⑥腋窝枕:垫在腋窝,用于防止肩关节内收畸形(图 6-7-6);⑦腿间枕:垫在患者两腿间,用于防止患者双髋关节内收畸形(图 6-7-7);

⑧顶足枕：枕头一面紧贴床尾挡板，患者顶住枕头另一面，保持踝关节中立位，防止垂足畸形（图 6-7-8）。

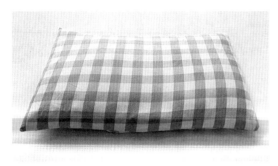

图 6-7-1　头枕

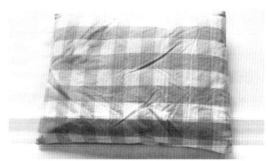

图 6-7-2　肩后枕

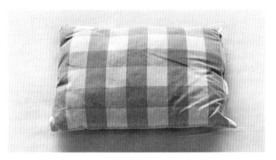

图 6-7-3　髋部枕

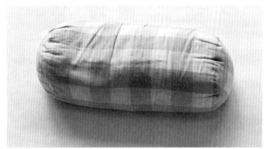

图 6-7-4　腘窝枕

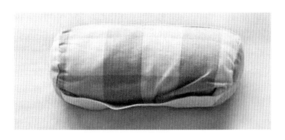

图 6-7-5　手枕

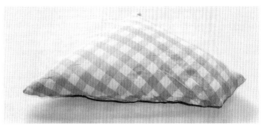

图 6-7-6　腋窝枕

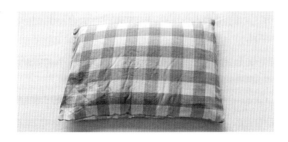

图 6-7-7　腿间枕

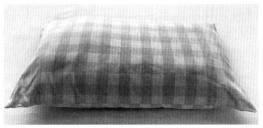

图 6-7-8　顶足枕

2. **矫形器类** 肩部吊带、三角支架、手外展支架、踝足矫形器、弹簧装置等。

（二）摆放方法

1. 伤后 48 小时内应将患者置于平卧位，休克期后若有头面部烧伤，应抬高床头 30°减轻头面肿胀，1 周后恢复平卧。

2. 颈部烧伤 颈前部烧伤去枕，并在肩后垫一小枕，使头部充分后仰，防止颈部屈曲性挛缩（图 6-7-9）；颈后或两侧烧伤：去枕保持头部中立位即可。

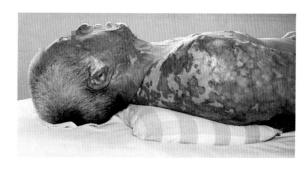

图 6-7-9 颈前烧伤体位

3. 腋部、胸部、背部、上臂烧伤 用三角枕头或支架使肩部处于外展位或外旋约 90°，预防上臂内侧与腋下创面瘢痕挛缩、粘连而导致肩关节挛缩（图 6-7-10）。

4. 肘部、上肢掌侧烧伤 肘关节应置于伸展位；上肢背侧烧伤时，肘关节应屈曲 70°~90°，前臂保持中立位（图 6-7-11）。

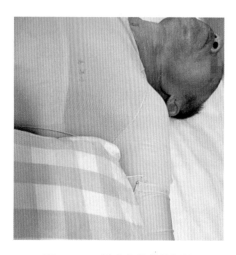

图 6-7-10 腋窝烧伤体位摆法

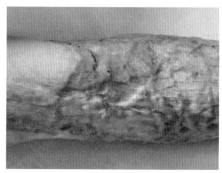

图 6-7-11 肘正中烧伤体位摆法

5. 手部烧伤 手的小关节较多，活动强度大，患者伤后因惧怕疼痛而致腕关节、指间关节屈曲，拇指内收。因此，手掌部烧伤，手掌、指应处于伸展位；手背烧伤，宜将腕关节置于掌屈位；手指或手指周围环形烧伤，以腕背屈为主；全手烧伤，将腕关节微背屈（图 6-7-12），各手指蹼间用无菌纱布隔开（图 6-7-13），掌指关节自然屈曲 40°~50°，指间关节伸直，拇指呈外展对掌位，必要时采用低温热塑夹板作功能位固定（晚间夹板固定，白天取下活动），也可采用杯状抓握（图 6-7-14），将患者的手尽可能固定于功能位。

6. 臀部及会阴部烧伤 髋部应保持伸直位，双下肢充分外展，预防腹股沟及会阴处瘢痕挛缩而导致分腿运动受限。

7. 下肢烧伤 下肢的前部烧伤，应用三角架或软枕将膝关节屈曲置于 10°~20°位；下肢后部烧伤，膝关节保持伸直位，必要时夹板伸直位固定，膝部前侧烧伤应将膝部微屈曲。

8. 小腿伴踝部烧伤 踝关节应保持在中立位（图 6-7-15），对踝部无自主控制的患者可在床尾用厚枕头或穿戴踝足矫形器保持踝关节中立位。卧翻身床的患者仰卧位时用支撑板

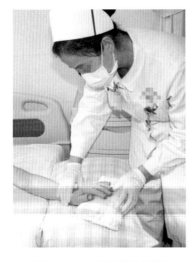

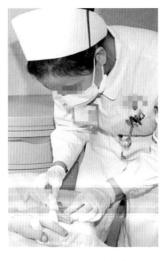

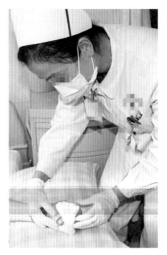

图 6-7-12 腕关节背伸位	图 6-7-13 纱布卷	图 6-7-14 手指杯状握拳

顶在足底部,有条件的医院也可量身定做静态踝足矫形器让患者穿戴,防止跟腱缩短而形成足下垂。

（三）误区

通常人们认为患者只要坚持上述体位摆放就能防治关节部位的瘢痕挛缩,但是任何关节功能的恢复均离不开关节各个方向的活动练习。例如,踝部烧伤患者应将患侧踝关节放置于中立位,并根据患者踝关节活动障碍程度进行运动,可1~2小时进行踝关节跖屈、背伸、内翻、外翻及旋转摆动练习。如果将踝关节长时间摆放于背伸位,相当于制动,会造成踝跖屈活动受限,跟腱短缩,在上下楼梯、下坡时会影响患者步行功能。因此在烧伤早期患者活动能力下降时,执行上述体位摆放极为重要。若患者肢体活动能力逐步恢复,不主张将肢体始终固定在一个体位上,要鼓励患者尽量进行关节各个方向的活动,方可改善因瘢痕增生、挛缩导致的肢体功能活动受限。患者睡眠和卧床休息时,护士可协助患者将肢体按上述要求正确摆放。此外,早期的体位摆放介入非常重要,在患者度过休克期时即开始进行,并非等到创面愈合瘢

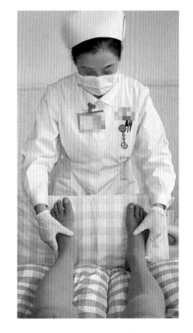

图 6-7-15 踝关节中立位

痕生长阶段才开始。在体位摆放中重点关注以下几个部位:颈部、肩关节、肘关节、腕关节、掌指关节、膝关节、踝关节,因为上肢关节活动主要是为了利用上肢完成日常生活自理,在功能意义上要求肩关节、肘关节、腕关节以屈曲为主,下肢活动主要是为了负重和行走,在功能意义上要求髋关节、膝关节、踝关节以伸直为主,因而在体位摆放中既要进行对抗瘢痕的体位同时也要兼顾其功能康复的需求。

二、呼吸训练

大面积烧伤特别是合并有呼吸道烧伤的患者,在救治过程中均会进行气管插管或气管

切开来维持患者的呼吸,上述侵入性操作对有气道损伤的患者会不同程度地加重其损伤,又由于患者长时间卧床,维持肺通气功能的肌群肌力减弱,肺回缩能力下降,最终导致患者心肺功能下降。因此,应尽早为烧伤患者进行呼吸功能训练以有效缓解上述情况。

（一）训练目的

1. 恢复膈肌正常位置和功能,建立有效呼吸机制。

2. 控制呼吸频率,改善呼吸方式以减少气道陷闭。

3. 提高呼吸肌的工作效率,调动通气潜力。

4. 保持或提高胸廓和胸椎的活动度。

5. 减轻患者呼吸困难时的焦虑情绪。

6. 教会患者在出现呼吸困难时的应对方法。

（二）具体方法

1. 缩唇呼吸训练 吹蜡烛、吹气球、吹口哨、吹纸条。①方法:患者闭嘴经鼻深吸气,呼气时将口收拢为吹口哨状,使气体缓慢地通过缩窄的口形呼出,其吸气与呼气之比为1:2,呼出的气流以能使距口唇15~20cm的蜡烛火苗倒向对侧为宜,但目标不是吹灭火苗;②作用:增加呼气时的阻力,这种阻力可向内传至支气管,使支气管内保持一定压力,防止支气管及小支气管因为增高的胸内压被压瘪,增加肺泡内气体排出,减少肺内残余气量,从而可以吸入更多的新鲜空气,缓解缺氧症状。

2. 腹式呼吸训练 是以腹式呼吸为主推动横膈肌上下移动的一种呼吸方式。①方法:在床上取仰卧位,用薄枕枕头,双膝下垫小枕,双腿微屈使腹肌放松,采用深而慢的呼吸。闭嘴后经鼻缓慢吸气至胸腹部缓慢隆起,双手放在腹部,使腹部对抗手的压力,该动作既可吸引患者注意力,同时又可诱导呼吸时腹部的运动方向。呼气过程中速度宜慢、均匀,呼气时借助腹肌的收缩向上推动横膈,此时手再稍施加压力,进一步增加腹压使横膈向上推移。在呼吸训练期间要注意以腹肌运动为主,保持胸廓最小活动幅度或不动状态。若不符合要求,应即时纠正;呼吸频率保持在每分钟7~8次左右,可减少能量消耗,吸气与呼气的时间比为1:2,每日锻炼两次,每次10~15分钟。经过一段时间训练后,使患者逐渐适应这种呼吸方式;②作用:通过对膈肌和腹肌的收缩训练增加了横膈活动范围及通气量,减少功能残气量,减少生理无效腔。

3. 咳嗽训练 有效咳嗽是促使痰液排出并预防肺部感染的一项有效措施。方法:患者取坐位,操作者立于患者一侧,用位于患者前面的手掌置于其剑突下方的上腹部。嘱患者深吸气,要求达到足够的吸气容量,吸气后短暂闭气,使气体在肺内最大分布,关闭声门,进一步增强气道中的压力。操作者令患者咳嗽的同时给予手法帮助,即操作者的手向内、向上压迫患者的上腹部,将横膈往上推。在这种协调作用下,可将沉积于肺部的痰有效咳出。

（三）禁忌证

患者临床病情不稳定、肺部感染未得到有效控制、呼吸衰竭不能进行呼吸训练。

三、疼痛护理

疼痛往往是烧伤患者的第一反应,在烧伤后的整个治疗过程中都会存在不同程度的疼痛。烧伤疼痛程度常与烧伤深度、病程进展、治疗措施和患者的个体因素等有关。随着临床医学模式的改变,人们对疼痛治疗的要求也越来越高。随着疼痛疗法的进展,患者不应再遭受疼痛的痛苦。20 世纪 80 年代后期,国外一些医院已成立了急性疼痛服务中心(acute pain service,APS),其成员包括麻醉医师、外科医师、专门训练的护士、药剂师等,能够更规范地为疼痛患者提供服务。烧伤医务工作者应尽快掌握与疼痛有关的新知识,调整和改变观念,及时满足烧伤患者的止痛需求。护理人员要根据患者的具体情况分析对待,制订相应的镇痛护理计划及措施。

（一）烧伤疼痛的评估

1. **观察评估法**　根据患者主诉、叫声、哭闹、躁动不安、面部表情等采用目前常用的疼痛强度视觉模拟评分法(visual analogue scale,VAS),可把疼痛分为轻度疼痛、中度疼痛、重度疼痛。

2. **量表评估法**　疼痛评估量表有多种。国内外较常采用的是"0~10 疼痛量表(NRS)"及"0~5 描述疼痛量(VRS-5)"。目前常用的"长海痛尺"既保留了 VRS 和 NRS 两种常用方法的功能和优点,又解决了 0~10 痛尺评估随意性过大而 0~5 痛尺评估精确性不够的问题。比较适用于临床一线。"长海痛尺"要求测试者有较高的语言表达一致性,最好是专人测试,但对于低龄儿童或智力低下者不可靠。适宜儿童疼痛评估的有基于图片的疼痛评分和不同程度疼痛的面部表情观察量表。

（二）止痛方法

1. **药物止痛**　受伤早期,大多数严重烧伤患者需要及时有效止痛,可不断地静脉给予小剂量阿片类止痛剂(25~50μg/kg 吗啡),但有颅脑外伤或吸入性损伤者忌用,以免引起呼吸抑制,可改用地西泮。

2. **健康教育及心理干预疗法**　根据烧伤患者的治疗恢复过程,有针对性地做好患者的心理疏导,消除消极心理因素,使之积极配合治疗。

3. **非药物疗法**　①中医针灸止痛;②音乐疗法:通过广播电视、音乐帮助患者放松肌肉,缓解紧张情绪,转移患者的注意力,能够起到减轻疼痛的作用;③催眠疗法:使患者介于清醒与睡眠之间的一种状态,可能是通过改变患者的认知系统而控制疼痛,机制有待研究。

四、日常生活护理

日常生活活动(ADL)能力是指患者为了维持生存及适应周围环境每天必须反复进行的最基本的、最具有共性的活动。包括进食、穿脱衣物、修饰、转移、洗澡、如厕、步行和上下楼梯等内容。

（一）日常生活训练指导目的

1. 建立、改善或维持患者的基本生活能力,调动或挖掘烧伤患者身体潜能,将其生活的依赖性减至最低程度。

2. 通过重复该训练内容来改善四肢和躯体的灵活性、协调性,增强活动能力。

3. 对功能障碍尚不能达到独立完成训练内容的患者,需通过评估找出主要存在的问题并制定方案,例如患者需借助辅助器具才能完成自理。

（二）日常生活训练方法

日常生活训练在脊髓损伤、脑损伤等神经系统病变患者身上运用较多的是技巧性训练,而对于烧伤患者更侧重于功能性训练。因为四肢关节活动或肌肉力量不能达到完成相关自理动作时,技巧性的训练往往也难以达到理想效果。

1. 对患者双上肢肩关节、肘关节、腕关节、手指关节;双下肢髋关节、膝关节、踝关节等进行评估。

2. 指导患者上肢活动要围绕向内、向上的范围进行训练,即双手尽可能接触到身体的体表中线、头面部,还有双手能抓握持物,只有这样方可持筷子、勺子进食、持梳子梳头、持牙刷刷牙、用毛巾洗脸、用剃刀刮胡须,用手指扣纽扣等。而双下肢则要尽可能围绕各关节伸直,踝关节中立位来进行训练。因为下肢的主要功能是负重、站立和行走。

3. 在具备基本的关节活动度和肌肉力量后,护士再根据物理治疗师、作业治疗师下发的延伸训练内容对患者进行训练指导。

4. 护士对烧伤患者进行上述日常生活动作指导,不能机械地按照操作规程去完成,而是要结合患者功能障碍程度及改善情况、所处的环境来设定训练方案。例如:双手十指缺失的烧伤患者,在肩、肘、腕关节屈曲功能尚好的情况下,可指导患者利用双手残掌夹紧勺子完成进食、洗脸、梳头、端水杯喝水、叠被子、擦桌子等。一侧上肢畸形,关节活动严重受限,完全处于伸直位,另一侧上肢屈曲畸形,能勉强持勺尚不能达到嘴边的距离时,可以指导患者将饭菜放在平胸口高度的台面,让患者将持勺侧的上肢倚靠在台面,将头部尽可能的低下缩短勺子与嘴的距离完成进食和喝水的动作。还可为患者将饭勺柄进行改装加粗加长,利于患者残存的功能抓握饭勺手柄和水杯完成进食动作(图6-7-16)。

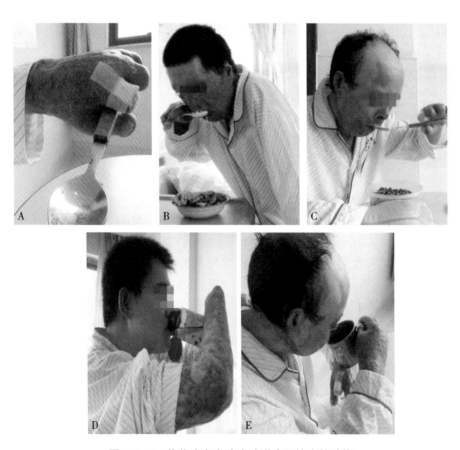

图6-7-16 烧伤患者自我完成进食和饮水的动作
A.改造后的饭勺;B.躯干前倾进食;C.降低头部进食;D.残肢固定;E.残手固定水杯

（三）日常生活自理能力训练注意事项

1. 在患者功能或潜在功能达到相应水平时,指导患者要独立完成各项自理活动,停止照顾者替代完成。

2. 当患者功能水平尚不能独立完成时,护士可给予尽可能少的帮助,鼓励患者尽自己最大的努力去完成。

3. 所有动作指导由易到难,由简到繁,由少到多、重点突出来进行;训练时,可以先将每个项目分解成多个动作进行练习,患者能熟练掌握后,再组合起来进行整体练习。

4. 结合临床宣教工作,纠正照护者的同情心理、替代护理行为,告知日常生活活动能力训练的意义,取得患者及照顾者的配合。

5. 加强医生、护士、治疗师团队的沟通和协作,及时向作业治疗师反馈在病房落实延伸工作过程中存在的问题,并共同商讨解决,具体介绍见本章第七节的病房康复延伸指导。

五、矫形器及辅助器具

（一）矫形器

矫形器是指装配于人体四肢、躯干等部位的体外器具的总称,其目的是为了预防或矫正四肢、躯干的畸形或治疗骨关节及神经肌肉疾病并补偿其功能。

1. 基本功能

（1）稳定与支持:通过限制肢体或躯干的异常运动来保持关节的稳定性,恢复承重或运动能力。

（2）固定与矫正:对已出现畸形的肢体或躯干,通过固定病变部位来矫正畸形或防止畸形加重。

（3）保护与免负荷:通过固定病变的肢体或关节,限制其异常活动,保持肢体、关节的正常对线关系,对下肢承重关节可以减轻或免除长轴承重。

（4）代偿与助动:通过某些装置,如橡皮筋、弹簧等来提供动力或储能,代偿已经失去的肌肉功能,或对肌力较弱部分给予一定的助力来辅助肢体活动或使瘫痪的肢体产生运动。

2. 分类　根据安装部位分为上肢矫形器、下肢矫形器和脊柱矫形器三大类。

（1）上肢矫形器:主要包括肩肘腕手矫形器、肘腕手矫形器及手矫形器等。

（2）下肢矫形器:主要包括髋膝踝足矫形器、膝矫形器、膝踝足矫形器、踝足矫形器、足矫形器等。

（3）脊柱矫形器:包括颈矫形器、胸腰骶矫形器、腰骶矫形器等。

3. 使用程序

（1）检查及诊断:包括患者的一般情况、病史、体格检查,拟制作或穿戴矫形器部位的关节活动度和肌力情况,是否使用过矫形器以及使用情况。

（2）矫形器处方:注明目的、要求、品种、材料、固定范围、体位、作用力的分布、使用时间等。

（3）装配前治疗:主要是增强肌力,改善关节活动度,提高协调能力,为使用矫形器创造条件。

（4）矫形器制作:包括设计、测量、绘图、取模、制造、装配程序。

（5）训练和使用:矫形器正式使用前,要进行试穿(初检),了解矫形器是否达到处方要求,舒适性及对线是否正确,动力装置是否可靠,并进行相应的调整。然后,教会患者如何穿脱矫形器,如何穿上矫形器进行一些功能活动。训练后,再检查矫形器的装配是否符合生物力学原理,是否达到预期的目的和效果,了解患者使用矫形器后的感觉和反应,这一过程称为终检。终检合格后方可交付患者正式使用。对需长期使用矫形器的患者,应每3个月或半年随访一次,以了解矫形器的使用效果及病情变化,必要时进行修改和调整。

（二）辅助器具

凡是可以防止、补偿、减轻或抵消残疾的各种产品、器具、设备,用于患者完成各项日常生活自理动作,增加生活、学习和工作、休闲娱乐的能力,使患者提高生活的自主性,减轻或脱离外界帮助的各类器具,统称之为辅助器具。烧伤患者在康复阶段,均要不同程度借助辅助器具在病房完成各项日常生活活动。

1. 烧伤患者常用于代步、站立、行走的辅助器具有:高靠背轮椅、普通轮椅、助行器、各类拐杖、助行器等。

2. 常用于矫正畸形、增加支撑、维持固定的矫形器有:颈部矫形器、脊柱矫形器、手矫形器、腕矫形器、肘腕矫形器、肩矫形器、踝足矫形器、膝踝矫形器、膝矫形器等。具体制作和图片资料在本书的作业疗法章节详细介绍。

3. 配置辅助器具的基本流程

（1）首先医生对患者进行功能评定,下达辅助器具的配置处方。

（2）治疗师对患者进行选配前的训练,选购或制作适合患者的辅助器具,并嘱咐护士对患者进行病房使用训练和指导,最后患者独立使用。

（3）为促使烧伤患者能尽快掌握相关辅助器具的使用方法,护士首先要向患者和照护者讲解辅助器具的名称、配置的目的、器具的适用症、检查和保养方法。再评估合适的使用环境如病房、走廊或卫生间,亲自给患者和家属示范器具的使用方法,训练和穿戴的时间,交代注意事项,以及安全防护措施,如表6-7-1所示。

六、压力治疗

压力疗法是烧伤康复中最具专科特色的康复治疗措施,是目前国际公认对抑制烧伤患者瘢痕增生,减轻肿胀、疼痛最有效的治疗方法之一。

（一）压力用品的种类

1. **绷带类**　弹力绷带、自黏绷带、筒状绷带。

2. **压力衣类**　压力头套、压力上衣、压力臂套、压力手套、压力裤、压力腿套、压力袜。

3. **压力垫类**　头面部的压力垫、躯干压力垫、上肢压力垫、下肢压力垫。

4. **支架类**　鼻部支架、耳部支架、下颌部支架、口部支架、手部支架。

（二）使用指导

1. 治疗师为烧伤患者配制好压力用品后,护士要向患者和照护者讲解压力用品的作用、使用目的、使用过程中的不良反应和禁忌证、压力用品的清洗和保养方法等(具体图片和详细资料见本书作业疗法中压力治疗章节)。

2. 护士示范操作,如弹力绷带的包扎、压力衣服的穿戴方法(图6-7-20)、压力垫、压力支架的使用技巧等,在确定患者和照护者掌握后方可交付患者使用。

3. 配送患者一份印制有上述对压力用品详细说明的宣传小册以强化患者对压力用品

表 6-7-1　用于烧伤患者各类辅助器具

名称	用于烧伤患者各类辅助器具使用的选择	注意
可调式高靠背轮椅	可将高靠背按需求调整角度,用于暂时性躯干、髋关节、膝关节处于伸直位不能完全坐起的烧伤患者;为站立,步行功能障碍或大面积烧伤患者代步	选配原则:安全、舒适、合适、稳定、实用、方便。首先要检查助行器具各部件及连接处是否稳定、完好,再次遗漏了部分内容评估器具是否适合患者使用。向患者及家属讲解器具使用方法:如轮椅驱动、转弯、过障碍物、进出厕所、轮椅到床、到马桶的转移技巧等;其次拐杖使用时所采取的步态应根据患者功能状况再确定是否采取两点步态或三点步态及上下楼梯、过坡坎等技巧。在训练的过程中嘱咐患者和家属要注意安全防护,穿有绑带的运动鞋,避免地下湿滑,跌倒及摔伤。
普通轮椅	用于双下肢功能障碍,但髋、膝关节尚能屈曲 90° 能坐立的及暂不能站立和行走的烧伤患者	
轮式助行架	用于双上肢和双下肢功能较差,尚可以在扶持下站立的早期烧伤患者进行步行功能训练,为后期使用拐杖进行的过渡练习	
U 形助行架	用于烧伤患者早期下地站立、行走,为接下来使用拐杖进行过渡练习	
肘杖	用于双上肢握力好,前臂力量较强,双下肢烧伤,或一侧下肢功能严重受限的烧伤患者(图 6-7-17)	
腋杖	基本同肘杖使用方法,但腋杖限制双肩关节活动,容易损伤腋神经,目前较少主张使用腋杖	
四足手杖	适用于双下肢烧伤,步行步态障碍,平衡功能较差,臂力较弱的烧伤患者	
三足手杖	适用于双下肢烧伤,步行步态障碍,平衡功能较差,使用单拐有困难的烧伤患者	
T 型手杖	适用于单侧手指抓握功能好,上肢力量强,下肢烧伤,尚未完全恢复,步行耐力差或年老体弱的烧伤患者(图 6-7-18)	
手矫形器	用于保护因烧伤导致上肢关节畸形、肌力较弱的烧伤患者。主要起着支撑、矫正关节畸形、增强肌肉力量的作用	指导患者和家属掌握正确的穿戴和脱卸方法。根据治疗师的延伸计划合理控制穿戴的时间。随时观察者穿戴肢体和部位松紧是否适宜,有无血运障碍。保持矫形器的干燥、清洁。金属管件部位要定期涂抹润滑油,保持关节良好的滑动性,避免将矫形器放在高温下烘烤或发热物体周围发现破损及时修理或更换。
腕矫形		
肘腕矫形器		
肩肘矫形器		
踝足矫形器	用于固定下肢肌肉薄弱、关节不稳,足跟不能充分着地的烧伤患者。主要是减轻患肢的承重力,矫正畸形,纠正步态等作用	
膝踝足矫形器		
膝矫形器		
髋膝踝足矫形器		
脊柱矫形器	用于躯干烧伤且明显脊柱侧弯的烧伤患者,预防矫正脊柱畸形、减轻疼痛、减少椎体承重,保持脊柱稳定性	
颈部矫形器	用于颈部烧伤,瘢痕粘连,致颈项曲线渐消失的患者(图 6-7-19)	

使用的掌握。

（三）压力治疗原则

压力治疗一般是在创面愈合即开始使用,压力以患者能承受为宜,采取循序渐进的原则。早期常采用弹力绷带或搭扣式弹力套。未愈合的创面可于涂药及覆盖敷料后行加压包扎,包扎后表面平整,否则压力不均。四肢从远端正常皮肤开始,圈间相互重叠 1/2~2/3,肢

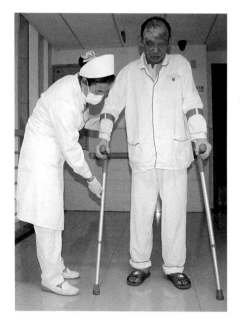

图 6-7-17 肘杖使用指导

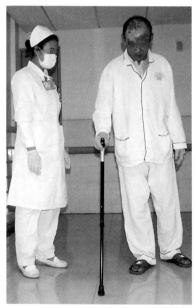

图 6-7-18 T 型手杖使用指

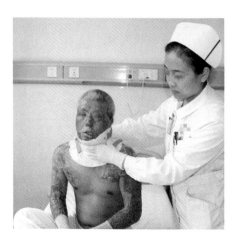

图 6-7-19 颈部矫形器使用指导

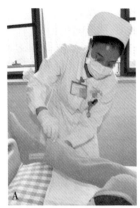 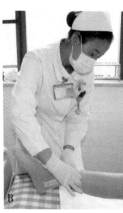 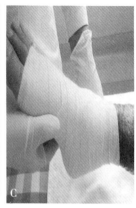 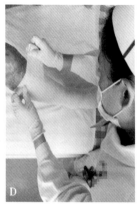

图 6-7-20 压力用品的穿戴和使用方法
A.压力裤的穿戴;B.调整压力裤;C.弹力绷带包扎关节处;D.弹力绷带包扎小腿处

体包扎。后期可根据瘢痕的部位设计制作个体化压力衣。腋部烧伤可于腋下置半圆形相随绵垫,臂外展 90°,前屈 10°,然后用弹力绷带绕背及腋部作"8"字形包扎。弹力绷带需每日换洗。压力疗法原理主要是通过长期加压,使得瘢痕局部缺血、缺氧,胶原合成减少,成纤维细胞增生受抑制,从而实现抑制瘢痕增生。其治疗原则主要是"一早、二紧、三持久"。要求一早是尽早应用,深度烧伤创面一旦愈合,就应当及时施行压力疗法;二紧即是在不影响肢体远端血供的情况下,加压越紧越好,其压力一般要求是在 1.33~3.33kPa 为宜;三持久是要求持续穿戴 >12h/d(除洗澡和训练之外),治疗时间一般需 8~12 个月,甚至更长。常用的压力疗法措施有弹力绷带、弹力套和压力衣。主要是根据患者的烧伤部位以及烧伤面积来决定各种措施的选择和使用。该疗法的使用也应当注意副作用的发生,如新生皮肤的损伤、儿童生长发育的抑制以及心理问题的产生等。压力疗法是需要长期坚持的治疗过程。因此,需要患者自身、医疗工作者、家庭、社区以及社会各方面的参与配合。

七、功能康复

功能康复是康复治疗特别是防治瘢痕增生的重要内容。在烧伤中后期遗留的一系列错综复杂的矛盾中,居第一位的属功能康复,这是康复治疗的重中之重。

(一) 基本目标

要求患者达到生活自理,继而能参加力所能及的工作,成为自食其力的劳动者和一个有益于社会的人。

(二) 康复方法

1. 首先,促进创面愈合大面积烧伤中后期患者,大部分患者均有不同程度的营养不良、贫血、低蛋白血症,还有部分患者存在着全身感染或局部感染。所以中后期应给予加强全身营养支持,纠正贫血和低蛋白血症,适当补充多种维生素等全身治疗,营养供给以口服为主,静脉为辅。

2. 早期功能锻炼。指导并帮助患者进行早期功能锻炼,早期功能锻炼是预防功能障碍的关键,康复期应把主动锻炼放在首位。保持患肢功能位,因为烧伤康复期时瘢痕组织处于增生期,加之残余创面未完全愈合,患者大多数不愿意进行功能锻炼,应加强对患者的医学康复教育,及时鼓励,使其提高认识,主动并坚持进行功能锻炼。锻炼时机是创面愈合,植皮部位皮瓣基本成活。功能锻炼要循序渐进,关节活动度由小到大,每天 2~3 次,每次 20~30 分钟,锻炼时应注意观察病情,如患者出现脉搏加快、心慌、气促等不适时应停止或减少活动量,还要注意保护已愈合创面,防止撕裂出血。

3. 运动疗法、体疗按摩、物理治疗、职业疗法和器械疗法的应用。其中运动疗法是功能锻炼中最基本、最实用、效果显著的方法。运动疗法可提高中枢神经系统功能、增强抵抗力、改善全身各系统和器官的功能、维持机体代谢过程、促进血液循环、改善创面营养、促进愈合、预防瘢痕挛缩和功能障碍。当创面基本愈合、植皮片基本成活即应开始运动治疗。关节活动度由小到大,循序渐进,被动运动手法要轻柔,取得患者主动配合。治疗过程中要观察患者的反应,以患者能耐受为宜。

4. 大面积烧伤后患者早期的运动治疗主要是进行深呼吸运动,以改善肺功能,预防坠积性肺炎;进行健肢的主动运动,患肢小范围主动运动和被动运动。创面愈合后运动治疗以主动运动为主,日常生活训练、锻炼行走、器械训练和职业疗法;被动运动主要有按摩推拿。

①主动活动：主动活动是康复之本，能预防和减轻关节功能障碍、改善肺功能。主动活动幅度不够大者，可由他人协助进行助力运动或被动运动；②按摩推拿：是被动活动的最佳方式，在按摩同时增加被动活动范围；③当创面愈合牢固，可经受外力压碰时开始进行职业训练，通过实施某项操作、从事某种劳动或适当的娱乐活动达到锻炼的目的。

5. 器械疗法。利用多种体育器材进行康复锻炼，对改善全身各关节功能和增强体力有明显作用。常用的器材有：握力器或健身球，锻炼手指屈曲和握力；分指板，使手指伸展和分指；杠铃及哑铃，锻炼臂力；重力滑轮，锻炼肩、肘及手的拉力；自行车或脚踏固定自行车，锻炼下肢各关节功能；划船器、跑步机、多功能健身器等。物理治疗主要包括水疗、药浴、蜡疗、超声波等，可清洁创面，加速血液循环，消除肿胀，促进瘢痕软化。

八、病房康复延伸训练

病房康复延伸指导是康复护士遵循康复治疗师的训练计划，利用烧伤患者非康复治疗时间段在病房内对烧伤患者进行康复指导和功能训练的强化。

具体工作流程是烧伤患者入院 24 小时内康复医师完成体格检查后下达康复治疗医嘱，治疗师接收康复医嘱后 1~2 日完成对患者的专科康复评价，经评价后开始实施各项康复治疗，同时根据患者功能障碍程度下达康复延伸指导计划单，责任护士依照延伸计划再结合康复护理评定为患者实施延伸指导，一般在患者入院第 2~5 天内开始实施。延伸计划单采用统一格式，须注明有患者的基本信息及分管治疗师、护士姓名及电话等，表内分延伸总项目和子项目，列明训练强度、次数、时间及所用的简易器械如沙包、哑铃、训练带等供治疗师勾选。表中还需注明开始日期、结束日期、护士签名。针对烧伤患者的延伸训练有严格的分工，如物理治疗（PT）注重肌肉力量、关节活动度（ROM）及全身体力、耐力、步行、步态、平衡的练习。为避免护士在非专业领域为患者进行延伸指导带来的损伤，造成医疗意外，要求所延伸的项目主管治疗师首先要教会患者，在患者掌握后，主管护士按照延伸计划在患者回到病房后再监督其完成强化训练，如 PT 延伸指导：通过举哑铃、训练抗阻带或避开骨折部位在患侧肢体绑沙包等方法对患者进行选择性的肌肉力量练习；治疗师个性化设计的自我牵伸训练动作如：颈后伸、侧屈；肩前屈、外展、后伸；肘屈曲、伸展等。所有动作均需注明训练组数、次数及每次维持的秒数。OT 延伸指导则注重 ADL 自理活动训练、娱乐活动训练、手上肢功能训练等。

责任护士收到延伸训练计划后，第一时间与患者约定好延伸训练时间和地点，一般选择在病房或病区活动室，在患者非治疗时间段内完成延伸训练。每日训练情况责任护士均在执行单上签名和记录。每周责任护士在指定时间与主管治疗师进行沟通，将患者在病区的康复延伸情况进行反馈。主管治疗师根据反馈及时进行延伸方案的调整，如此循环反复，不断提升患者的康复效果。

（一）卧床阶段康复训练延伸指导

烧伤后由于感染、手术、残余创面、心肺功能不稳定等导致患者活动能力下降、长时间的卧床（包括卧悬浮床、翻身床及普通病床等）。但康复护理的延伸训练并非一定要等到患者病情完全稳定、手术切口完全愈合、创面完全修复才开始介入，卧床阶段的康复护理指导对患者后期恢复能起到决定性的作用。

此阶段要向患者和家属讲解在克服病痛的同时，动与静要相互结合、临床治疗与康复指导要互为交融、体位摆放与肢体活动要两者兼顾、替代护理与促进护理要同时介入的意义，充分取得患者和家属的配合。

首要措施是利用各类型的体位枕头和支架将患者烧伤肢体摆放在功能位置，其次要在评估患者呼吸功能后按照延伸计划指导患者进行呼吸训练，以上两项护理内容详见本章第七节。同时维持卧床阶段烧伤患者的运动功能是护士早期介入的重要内容之一。在进行护理指导前要对患者的四肢活动能力进行初步评估如：让患者示范四肢能否抬离床面，能坚持多久；四肢各关节活动屈伸是否受限及受限程度；双手能否抓握食物，能否送至嘴边；双膝、踝关节屈伸有无受限；能否完成床上翻身、床上平移等。通过检查可初步判断患者四肢损伤程度及生活活动能力情况。如果患者活动能力低下可指导患者做股四头肌、小腿三头肌、肱二头肌等肌肉的静态收缩、踝泵等运动；如果患者四肢能抬离床面可判断四肢肌力至少在三级或三级以上，可指导患者交替将四肢抬离床面，手指进行抓握小球练习、四指交叉、双手环抱在胸前及举沙包（图6-7-21）等练习。为进一步恢复功能，在损伤的肢体上避开创面绑1kg或2kg不等的沙包进行负重练习（图6-7-22），沙包的重量应由轻到重，绑上沙包的肢体可向各个方向活动，如前抬起、侧抬起、后抬起、空踩自行车、屈肘、抬臀、平抬手臂等；还可指导患者进行腰背医疗体操、桥式运动、床上左右翻身、床上前后平移等练习；指导头面部烧伤的患者进行睁眼、闭眼、眯眼、张鼻孔、张口、活动牙床、咬齿、鼓腮、左右转头、低头、抬颈等练习。上述锻炼的强度、次数和频率均要遵循主管治疗师意见。

（二）卧位至坐位到站立的康复训练延伸指导

为了能让患者尽快坐起，过渡到完成日常生活自理，首先要评估患者是否存在体位性低血压，具体评估和护理措施见本章第六节。

在体位性低血压症状得到缓解后，护士须协助患者进行床边坐位练习。具体方法是指导患者缓慢移动身体到床边，一人扶躯干协助患者坐起，一人将双下肢从床面挪动至床沿垂下，数分钟后，询问患者有无不适症状。如未诉不适，将调整好高度的助行架尽可能靠近患者身体前方放置，指导患者将双手分别抓握助行器两边的把手（图6-7-23），让患者脱离床沿独立站起（图6-7-24），鼓励患者尽可能坚持数分钟，每日数次，逐渐过渡到进行迈步练习（图6-7-25）。

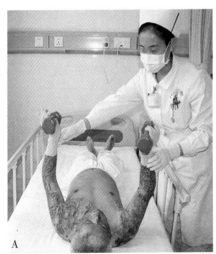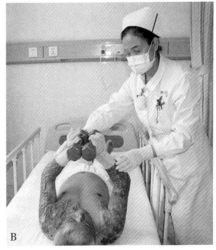

图6-7-21　利用哑铃进行上肢力量练习
A.肩关节外展练习；B.肩关节内收练习

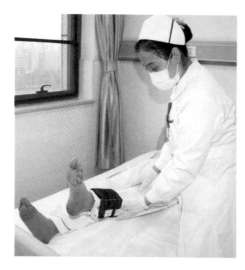

图 6-7-22 利用沙包进行下肢力量练习

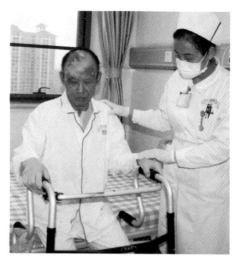

图 6-7-23 站立前准备

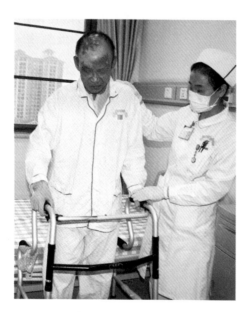

图 6-7-24 扶持站起

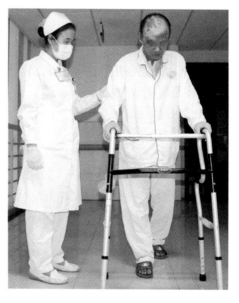

图 6-7-25 使用助行架步行

　　需提前告知的是大面烧伤或双下肢烧伤的患者,最初坐起将双下肢垂下(图 6-7-26),双足着地(图 6-7-27),进行站立适应性练习(图 6-7-28),患者往往会出现下肢瘢痕皮肤发青变紫,双下肢感到剧烈疼痛、麻木和不适,部分患者甚至出现水疱和创面渗血。这是因为患者长期卧床及烧伤导致肢体站立下垂时静脉血液和淋巴液回流不畅,毛细血管过度充盈、扩张并刺激神经末梢所致。此时使用弹力绑带包扎,压力由小到大,从肢体远端到近端做 8 字形缠绕可减少下肢水肿、充血及麻木等症状。如果不进行加压包扎,持续 2~3 天的站立练习也可基本缓解。卧床烧伤患者在过渡到坐位练习、站立练习和迈步练习时,往往并没有绝对的时间界限,只要在患者心肺功能和肢体活动能力许可、没有严重并发症、安全防护措施到位的情况下,均可尽早让患者脱离床面,借助助行架、拐杖或轮椅在辅助下到康复治疗区完成

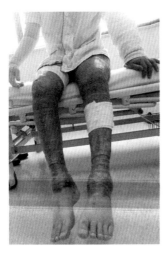
图 6-7-26　双下肢下垂

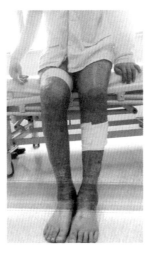
图 6-7-27　双足着地

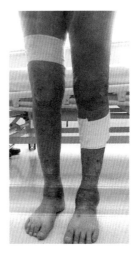
图 6-7-28　站立练习

治疗或户外活动。主要意义体现在:①扩大患者住院生活空间,增加与其他患者接触交流的机会,改善患者情绪;②可以解决因床边康复治疗仪器设备移动不方便,治疗项目和内容局限的问题;③可以减少创面受压,利于残余创面修复。同时护士要在患者坐起、站立和行走阶段指导和督促其完成自我照顾如:吃饭、饮水、穿脱衣服、洗漱、修饰、使用助行架转移到厕所如厕、使用轮椅、整理房间、户外活动,完成自我功能锻炼、与其他病友进行沟通和交流康复体会和心得。

（三）独立步行阶段的康复训练延伸指导

当患者的双下肢力量和关节活动恢复到能独立步行时,康复护士要在治疗师的延伸指导下监护患者行步行练习。在训练初期由于患者长期卧床或坐轮椅导致双下肢力量不足,担心因步行导致新创面发生,往往产生畏惧心理,不敢迈步行走或重心不稳,左右摇晃。此时护士可协同家人或陪护扶持患者缓慢行走。

当患者四肢肌力及关节功能逐渐恢复到能独立行走、上下楼梯、过坡坎时,护士应针对不同烧伤部位的康复延伸训练内容,对患者进行自我功能的练习指导,具体如下:

1. **预防腋部瘢痕挛缩的延伸指导**　①患者侧身将患侧上肢沿门或墙壁上举,用手作爬门和爬墙动作(图 6-7-29);②一侧腋部瘢痕,患侧手放置在肩以上,健侧手放置在腰臀部,双手各握毛巾或布条的一端,做一上一下的擦背动作,以牵拉患侧瘢痕(图 6-7-30);③俯卧位下前臂被动做钟摆运动以牵拉腋窝瘢痕(图 6-7-31);④被动按摩以按、摩、揉法软化局部皮肤,然后轻柔活动关节,随着新生上皮的不断老化,逐渐加重局部按摩力量,禁忌暴力按摩,防止新生皮肤损伤。

2. **预防肘部瘢痕挛缩的延伸指导**　①拧毛巾动作以伸展肘部,作前臂旋前、旋后运动(图 6-7-32);

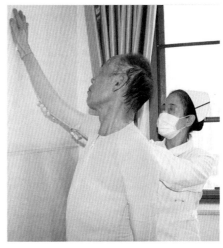
图 6-7-29　爬墙动作

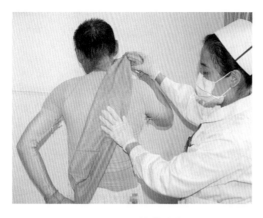

图 6-7-30 擦背动作

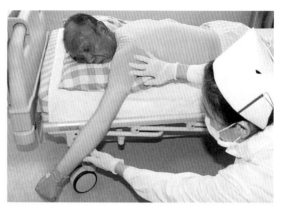

图 6-7-31 钟摆动作

②肘前瘢痕用手拉门把或利用自身体重产生牵拉作用(图 6-7-33);③患肢提重物,如沙袋或米袋、水桶,可对抗屈曲挛缩;④双手掌贴于墙面利用自身力量屈曲肘关节(图 6-7-34);⑤双手背后反向互握,锻炼肘关节伸直(图 6-7-35)。

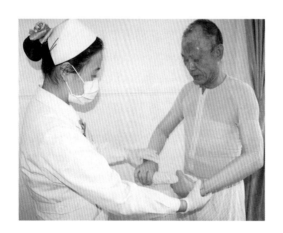

图 6-7-32 拧毛巾动作

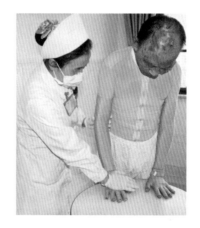

图 6-7-33 肘部伸直牵拉

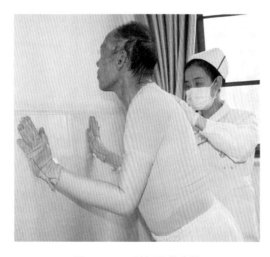

图 6-7-34 肘部屈曲牵拉

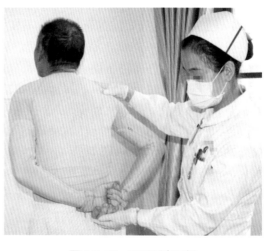

图 6-7-35 双手反向互握

3. 预防腕部瘢痕挛缩的延伸指导　①双手手指垂下,手背紧贴并置于心前区,肘关节向下,腕关节向上进行压手背练习,以牵拉伸腕肌群;也可以在站立位下将患侧手掌侧置于桌上,如手掌不能平放,也可将手指伸出桌沿,健侧手放在患侧手背上缓慢向下在无痛范围内施加压力(图6-7-36),以达到牵拉目的;②双手手掌相贴放于胸前,手指向上,肘关节向下或向相反方向进行,腕关节运动以达到牵拉的目的(图6-7-37);③患侧前臂旋前放在桌子上,手掌向下并向桡侧侧偏,健侧手放在患侧手背桡侧,患手桡侧向上行抗阻牵拉。患侧前臂旋前放在桌子上,手掌向下,手掌行尺侧侧偏,健侧手放在患侧手背,患手尺侧向上行抗阻练习;④尽可能握拳,屈曲掌指关节放于桌面,利用

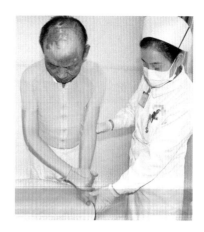

图 6-7-36　腕部瘢痕牵拉

自身力量来回滚动,被动牵拉掌指关节和指间关节(图6-7-38)。

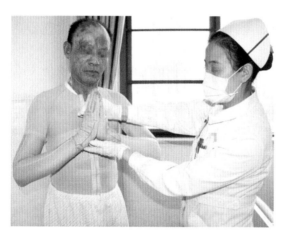

图 6-7-37　压掌练习

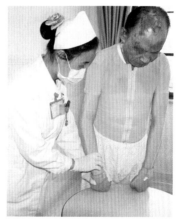

图 6-7-38　屈掌练习

4. 预防手部瘢痕挛缩的延伸指导　①患侧拇指指尖屈曲对其掌面与其余四指指尖进行对掌对指运动;②进行各指关节的屈、伸、分指及握拳运动;利用健手帮助患手的掌指、指间关节作屈曲活动;③双手指蹼瘢痕的预防:左右手手指交叉插入指间按压(图6-7-39)或利用纱布卷夹在指间被动牵拉;④双手虎口瘢痕的预防:可用左右拇指交叉插入虎口按压;⑤进行握拳练习(图6-7-40)或站立位手掌放置在桌面上利用体重下压的力量使腕背屈,或将示指至小指指背放置在桌面上进行掌指关节屈曲运动;⑥鼓励患者自己洗漱、进食、穿衣。每日的生活锻炼是最有效的主动活动方式;⑦手工艺技能活动:根据患者兴趣和功能恢复情况制作手工艺作品,以锻炼患手的灵活度,其内容可以从简易到复杂。早期可根据患者兴趣安排,鼓励其独立完成,如有困难可予以适当帮助,例如进行书法、绘画、雕刻、编织等。随着手部功能的逐渐恢复,应有计划安排与原来所从事的职业相关的劳动技能进行训练:脑力劳动者可练习书写、使用算盘、微机操作等;体力劳动者可以训练锯、刨、拧螺丝钉、钉木板、装卸推车等。

5. 预防髋关节挛缩的延伸指导　①取俯卧位牵拉髋关节周围瘢痕;②仰卧位做下肢外

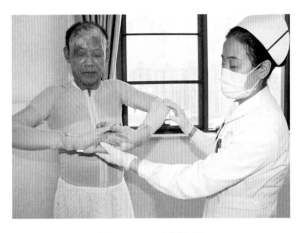

图 6-7-39 十指交叉

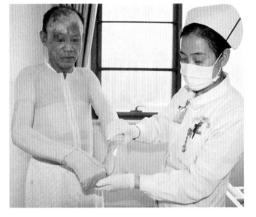

图 6-7-40 握拳练习

展活动或下肢屈曲抱膝动作;③站立位作下肢后伸运动;④仰卧位作下肢抬高运动;⑤下蹲或马步位以牵拉瘢痕;⑥坐马桶:下肢烧伤术后的患者早期不能下蹲,如厕困难可利用高座位马桶,伴随功能改善,可逐渐降低座椅高度,直至可利用普通坐式或蹲式的便器完成二便活动。

6. **预防膝关节及踝足部关节挛缩的延伸指导** ①俯卧位膝伸直使腘窝伸展或扶床尾进行下蹲练习(图6-7-41);②靠墙站斜板练习踝关节背伸(图6-7-42);③在坐位或单腿站立时用布条或长毛巾置于患侧小腿前下1/3处用手将布条或毛巾向上提,使膝屈曲进行下蹲练习;④预防足踝部关节挛缩的主动运动方法:仰卧位或坐位进行踝足背屈、跖屈、外翻、内翻及旋转活动;⑤站立位扶持床尾,另一手握住患侧小腿远端做屈膝关节牵拉练习(图6-7-43);⑥器具训练:借助简单的器具达到锻炼的目的,例如坐位踢沙包(图6-7-44)、仰卧或坐立

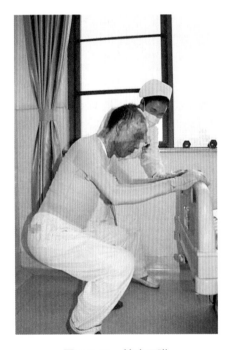

图 6-7-41 扶床下蹲

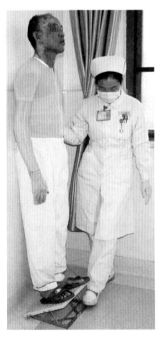

图 6-7-42 踩斜板

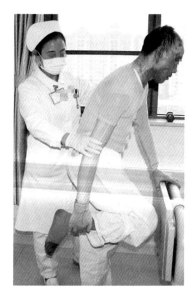

图 6-7-43 单腿屈膝

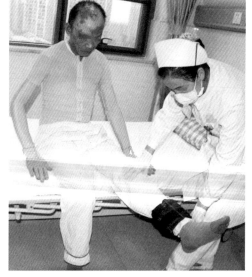

图 6-7-44 坐位踢沙包

空踩自行车、跳绳、踢毽子、排球、投飞镖等以锻炼下肢各关节功能;⑦腘窝瘢痕牵拉训练指导,取腘窝伸展位,达到牵拉瘢痕作用;⑧膝关节前部的瘢痕可取主动屈膝或抱膝动作。

（四）特殊部位烧伤整形植皮术后的延伸指导

绝大多数烧伤患者在早期或后期住院过程中都会经历数次的整形和植皮手术。目的主要有三方面:其一,促进创面愈合,减轻感染;其二,改善身体外观,美容需要;其三,促进功能恢复,改善患者生活自理能力,提高生存质量。手术部位基本在四肢关节和头面部较多。围术期护理措施与普通外科手术大同小异,但术后康复护理功能指导却有别于其他病种的手术,故康复早期介入对患者后期的恢复至关重要。

1. **眼睑外翻术后的延伸指导** ①切口拆线后嘱咐患者开始进行睁眼和闭眼练习,每日数次。练习中要求患者尽可能睁大和闭合眼睛;②受伤局部或植皮区皮瓣成活后做上提运动,用拇指和示指轻轻上提上下眼睑,以患者能耐受为宜,每日数次;③患者平卧位,操作者位于患者头顶部,按摩患者上下眼睑,其方法用左手固定植皮区,右手拇指按压。避免在一个部位长时间按压,按压程度以患者感觉适宜为好,一般每日 1~2 次,每次 10~15 分钟。

2. **口周烧伤术后延伸指导** ①患者切口拆线后嘱患者进行张口、闭口练习,每日数次;鼓励患者朗诵课文、大笑、发 a、o、e 字母嘴型(图 6-7-45)、多讲话、咧嘴呲牙等动作。进食时选用比自己口周偏大的匙勺,尽可能张大嘴进食;②切口完全愈合后增加被动锻炼,方法有:被动按摩局部让患者取平卧位,操作者位于患者头顶部,双手掌固定下颌,双手拇指分别按压上唇或下唇区域数次后,示指放入口角内侧,拇指在外侧相同部位,固定妥善后向外牵拉,牵拉幅度要逐渐增加,以患者能耐受为宜;配合做张口和闭口动作以巩固疗效。同时也可指导患者利用自己左右示指从口角插入,被动牵拉口周瘢痕(图 6-7-46),或用示指、中指按压植皮区边缘,数次后用拇指和示指做提起动作,程度以患者能耐受为宜;还可应用开口器以防止口周挛缩。除进食时间外,应坚持 24 小时使用。

3. **颈部烧伤术后延伸指导** ①患者取平卧位,指导陪护和家属位于患者头顶部,将右手放于下颌部起固定作用,用左手的小鱼际肌按摩植皮区边缘,由上至下数次。用同样的方

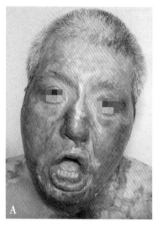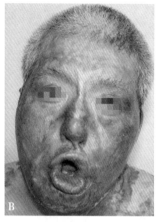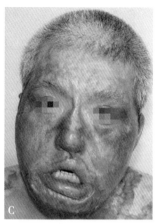

图 6-7-45 鼓励病人张大嘴发字母"a、o、e"音
A. 发 a 音;B. 发 o 音;C. 发 e 音

法按摩右侧。颈前部按摩时将患者头置于仰卧位,操作者左右手相互重叠后放置于下颌部,双前臂伸直,做向后拉和揉的动作,以充分松解植皮区,使颈部做最大程度的伸展运动;②使用颈托:颈托型号分为大中小三种,选择大小适宜的型号佩戴。早期佩戴时,因颈托质地偏硬,应在内层垫衬海绵垫。佩戴和取下时应由他人帮助,以防止因佩戴不当引起新生上皮破溃。佩戴颈托后能使颈部保持伸展位置,特别是保持颌颈角的形态。对成活的植皮片区施加均匀、适度力度的压力,防止皮片下方与皮周产生增生性瘢痕,保证皮片平滑柔软,表面不起皱褶,所以颈部植皮术后一定要佩戴颈托;③颈部术后切口完全愈合后可指导陪护对患者进行被动的牵拉训练,可预防颈部瘢痕的挛缩(图 6-7-47)。

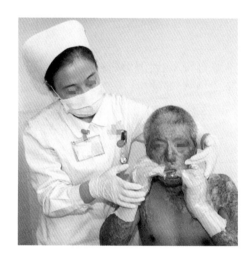

图 6-7-46 自我牵拉口角瘢痕

(五)病房延伸指导的注意事项

病房应准备重量不等的沙包和哑铃、各类用于手功能锻炼的小球、皮筋、豆类、小冰袋、训练带、篮球、足球、扩胸器、拉力器等。有条件可在病区开设一个手工艺训练室供烧伤患者在非治疗时间内进行一些手工制作以锻炼手的功能。在指导患者训练前,护士应全面评估患者。因烧伤部位、深度、病程长短及瘢痕挛缩程度的不同所导致的功能受限程度也会不同。因此,针对不同病情的烧伤患者应

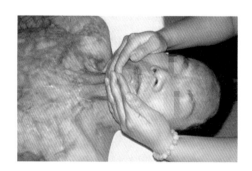

图 6-7-47 颈部瘢痕牵拉

视功能恢复水平进行指导,原则应遵循以下几点:①应围绕整个康复计划,充分尊重康复治疗师的意见执行;②应充分体现功能康复为主的总原则,上肢围绕手的使用完成日常生活为目标,下肢围绕站立、行走为目标来指导;③指导患者锻炼力量由小到大,强度由弱到强,时

间由短到长,次数由少到多;④体位由卧位到床上坐位,由床上坐位到床边坐位,由床边坐位到扶持站立,由扶持站立到迈步行走,最后逐步过渡到独立上下楼梯,加速行走;⑤在进行功能锻炼过程中如出现瘢痕皮肤裂开并形成新的创面,护士应及时行创面换药。如果创面因锻炼进一步扩大则要嘱咐患者适当减少锻炼的力度和次数。

九、心理康复

烧伤患者绝大多数属意外事件所致,且整个治疗过程中需遭受极大的疾病痛苦,加之昂贵的治疗费用,不同的社会背景及个体差异,患者心理情绪变化错综复杂,很难把握。因此,要真正实现身心整体护理,护士不但要关注患者的身体康复,也应关注他们的心理康复。

(一) 烧伤患者的心理特点

急性期心理反应,烧伤作为应激源给患者带来巨大刺激,易引发急性应激障碍(ASD)及创伤后应激障碍(PTSD),临床上主要表现包括:焦虑,抑郁,恐惧,无助等。

1. 急性应激障碍　是由剧烈的、异乎寻常的精神刺激、生活事件或持续困境的作用下引发的精神障碍。表现有强烈恐惧体验的精神运动性兴奋,行为有一定的盲目性,或则为精神运动性抑制甚至木僵。如应激源消除,症状往往历时短暂,预后良好,缓解完全。

2. 创伤后应激障碍　是指个体遭受异乎寻常的威胁性或灾难性打击而出现的精神障碍。根据《国际疾病分类》第 10 版(ICD-10)及《精神障碍诊断与统计手册》第 4 版(DSM-IV),并结合烧伤本身特点,可将临床常见的 PTSD 分为:①意识障碍;②睡眠障碍;③情感性精神障碍;④精神分裂症。

(二) 康复期心理反应

烧伤后遗留瘢痕较大,瘢痕挛缩,皮肤损伤等致患者形象受损,感觉过敏或麻木,关节活动受限等功能障碍,易导致患者情绪障碍,在头面部及特重度烧伤患者中表现尤为突出。具体表现为:①恐惧;②抑郁;③易怒。

(三) 影响烧伤患者心理相关因素

1. PTSD 与患者伤前心理素质,既往心理疾患史,人格特征,既往遭受创伤经历等相关性较大,与事故对患者暴露的程度也有关。

2. ASD 的相关因素　大多数人认为 ASD 与烧伤程度及面积无关,而与神经质人格,疼痛,回避应对模式呈正相关。

3. 个人心理异常相关因素　低收入者常采取回避的防御模式,烧伤后更易出现焦虑抑郁情绪,负性心理反应尤其是发生抑郁和焦虑者具有一定人格基础,个体烧伤前心理功能影响其伤后心理适应,有精神病史者烧伤后心理适应问题会相应增加,而且个体应对策略与情商高低相关。

4. 社会相关因素　烧伤事故发生后,患者因其外表和功能改变使其无论家庭地位及社会地位都发生显著变化,原有的人生观及价值观受到强烈冲击,以至于放弃或消极接受康复。

(四) 烧伤患者的心理干预方法

1. 早期(伤后 1~2 周)　此时患者的生命体征不稳定,突如其来的受伤使患者产生恐惧、焦虑、失眠、紧张等心理问题。正确的认识病情能让患者解除恐惧,相关医务人员应对患者及其家属耐心讲解有关烧伤方面的基础知识,使其详细了解自己的病情。同时向其解释,只有烧伤创面的深度达到深Ⅱ度或Ⅲ度以上才有可能遗留不同程度的瘢痕。但即便如此，随着现代医疗技术的不断进步，烧伤创面脱痂愈合后，早期行弹力服压力疗法、硅胶膜贴片疗法、激素疗法等，可使烧伤创面瘢痕增生的发生率降低到较低水平上。从而消除患者对因烧伤知识不了解而造成的焦虑及恐惧心理。在病房管理制度上，要不断地完善陪护制度，除ICU病区实行无陪护外，其他病区允许陪护，让患者在亲人和医务人员的关心和关怀下安心接受治疗。

2. 创面愈合期　随着病情逐渐稳定，手术和监护逐渐减少，相对的康复治疗逐渐增多，患者慢慢了解自己的损伤程度和对未来可能产生的影响表现出抑郁。有将近30%的患者存在创伤后应激障碍（PTSD），表现为敏感、恐惧、睡眠障碍等，医护人员通过解释、支持、鼓励安慰、暗示等方式缓解患者的过度紧张、焦虑心理，促使其正确面对挫折、树立良好的人生观，臧洪平等研究表明实施心理疏导后焦虑值及血压虽未恢复至正常水平，但焦虑值较干预前明显降低，使用李凌、江杨德森编制的"生活质量综合评定问卷"对患者质量研究发现实施心理疏导后患者的生存质量、躯体功能维度、心理功能维度都有较大提高，个体的心理咨询和适当的药物治疗可以改善患者的焦虑情绪。

3. 痊愈期　在出院后的1~2年里，患者往往有情感上的问题，在身体存在各种限制的情况下需要适应家庭、工作环境，同时还会受到PTSD的影响。许多患者会出现不同程度的情绪低落、烦躁、孤僻，在没有得到及时有效的治疗时会进一步加重放大。这些心理问题需要患者和心理治疗师建立长期的治疗关系。

（五）帮助患者重返社会

帮助烧伤患者重新回归社会是烧伤治疗的终极目标，也是医护人员不可推卸的责任。随着医学的不断进步，新的技术、新的业务层出不穷，而烧伤患者对康复及整形的需求越来越高。患者认为从医护人员处获得的信息特别有用，但医护人员忙于工作，与患者面对面交流机会少，通过病友会定期开展的活动，使患者与患者之间相互交流对疾病的体验、康复经验和心理重建的机会。此外还可通过热线电话、会讯等方式为烧伤病友服务，通过交流使患者面对各方面的心理障碍得到释放，心灵得到沟通，有利于全面提高烧伤患者的康复治疗水平，帮助烧伤患者重新回归社会。

（谢卫国）

第八节　烧伤康复护理专业人员的培养和教育

一、概述

随着医学科学技术的高速发展，各亚专科护理的发展日趋专业化、科学化、规范化，在医疗活动中起着举足轻重的作用。康复护理是护理学的重要组成部分。随着人们对康复的认识和需求日趋增加，护理人员不仅要懂临床护理的基本理论、技术，还要学习康复护理的专科理论和技能。但由于康复在我国推广和普及的发展不平衡，烧伤护理基本上仍是以临床护理为主。由于我国护理教学只注重了临床护理教育，很少有医学院校开设康复专科护理专业的教育，而各医院临床护士缺乏对康复的理念及康复专科知识学习及应用的机会，烧伤科护士不理解康复护理的早期介入对预防患者伤残所起到的重要作用。因此对烧伤康复护理的护士进行敬业精神的教育和康复专业素质的培养尤为重要。专业技术人才对医院业务发展至关重要。制订科学、高效、持续、实用的烧伤康复护理人才培养计划对现阶段的专科领域来说是首要面临的问题。人才的数量和质量直接影响我国烧伤专科护理水平的发展。

二、康复护理人员职责

1. **预防继发性功能障碍**　继发性功能障碍是指患者病、伤、残后,由于没有得到康复治疗或适宜的康复护理所导致的功能障碍。如大面积烧伤后患者由于体位摆放不正确导致足下垂等。长期卧床患者由于得不到及时的翻身或正确体位摆放而出现的压疮、肺部感染、肢体挛缩等。适时介入康复护理,可以有效预防继发性功能障碍。

2. **协助实施相关的康复治疗**　①虽然绝大部分康复治疗是由治疗师完成,但有些适宜技术在医生或治疗师的指导下,康复护士可以积极协助或在监督由患者完成。如各种疾患的体位摆放、在监督或指导下体位转移和肢体的主动训练、接受言语治疗患者的言语交流等;②必须了解各种物理治疗因子(包括运动疗法)的作用和康复治疗的适应证、禁忌证,熟练掌握各种技术操作,观察治疗反应,正确执行医嘱,协助完成各项治疗;③指导患者进行各种功能训练与作业治疗训练。

3. **给予心理支持**　由于护士与患者及家属接触时间长,交流的机会比较多,因此,及时给予患者心理支持,恰当解释病情和功能变化或改善情况,适时鼓励患者主动参与康复治疗,对有心理障碍的患者给予适当的心理咨询,以及及时将患者在康复治疗过程中出现的问题转告医生或治疗师。

4. **宣传教育**　负责对患者及家属进行有关的物理疗法、运动疗法、作业疗法、语言疗法、心理疗法的注意事项和基本常识的宣教工作。

三、培养基本要素

(一) 优良的品德

品德是康复护理人才的灵魂、行为的准则。包括具有高尚的道德情操,正确的人生观、价值观。体现在自尊、自爱、自强、自立的思想品德,对烧伤康复护理事业的热爱、无私奉献,全心全意为烧伤患者服务上。

(二) 娴熟的技能

培养烧伤康复护士良好的语言修养,沟通和实践能力;观察病情,学习和掌握烧伤康复知识;独立思考、完成康复护理操作技术的能力、科研能力、组织和管理能力、创新和开拓能力;具备一定的病房管理和带教能力;具备一定的健康教育实践能力;执行康复护理程序和护理文字书写的能力。

(三) 远见和魄力

烧伤康复护理专业发展的长远规划的制定能力;能有创见性地学习、掌握国内外烧伤康复护理的新技术和新知识;不畏艰难推广普及烧伤康复护理工作。

(四) 扎实的知识

扎实的基础护理知识和操作技能;掌握康复专科护理的基本理论、康复评估及操作技术;能将烧伤康复护理与临床护理有机的结合,帮助患者减轻痛苦、预防和减轻残疾。

（五）协调

康复护士既要全面了解康复计划和训练项目，还要掌握患者的身心状况及训练反应。因此，康复护士不仅要与各专业人员沟通与协调，还要安排好各项康复治疗时间，保证患者康复训练的正常进行。协调患者间的良好人际关系，使他们相互关心、相互帮助、相互鼓励。努力与家属和单位的沟通协调，使他们从精神、生活上更多给予患者帮助和鼓励。

（六）健康的身体

身体素质是综合素质中的一项内容，烧伤康复护理工作既有脑力劳动也有体力劳动。所以要求护士不仅要有乐观的情绪、积极的心态、豁达的胸怀，还要具备健康的体魄、充沛的精力去完成工作。

四、培养途径

（一）岗前培训

1. **公共部分** 介绍医院的组织结构、规模、工作任务、目标和管理模式、职业道德准则、护理人员的行为准则、医院的规章制度、组织人事制度及布局环境等。

2. **专业部分** 介绍护理组织架构、病房康复护理工作模式、临床护理与康复护理的区别、康复护理理念、烧伤康复协作小组的组成及工作模式、烧伤病房的管理、烧伤体位枕头的使用和管理等。

3. **意义** 通过岗前培训可帮助新入职的护士较快转换角色，尽快熟悉工作环境、工作流程和减轻工作压力，利于新成员顺利融入多元化的烧伤康复医学学科。

（二）规范化培训

是指护士在医学院校完成的护理专业院校基础教育或从事其他专业的护理工作后，对在职护士实施的规范的烧伤康复护理专科培训。使护士尽快地学习并通过实践积累烧伤专科康复护理经验，规范其各项护理活动，并尽快接受新的工作。

1. **入职1~3个月** 掌握烧伤基础医学知识、临床护理理论和技术操作为主，熟悉科室各项护理工作流程、规章制度及患者病情，同时加强政治思想、职业道德、医德医风的教育。

2. **4~6个月** 掌握烧伤专科康复护理相关理论和技术操作、烧伤康复护理宣教、护理文书书写等为主，如烧伤康复护理评估技术、烧伤相关知识的健康宣教、烧伤饮食护理、体位摆放、皮肤护理、压力用品穿戴护理、创面换药、五官护理、剃头、水疱处理、术前术后护理指导、体位转移技术、体位性低血压、预防深静脉血栓的护理指导、呼吸功能训练护理指导、辅助器具的使用和保养宣教、心理康复护理、美容护理等。在培训过程中融入各种护理工作沟通技巧、工作方法，康复护理文书书写的能力，制定标准化的考核机制。

3. **7~12个月** 进一步巩固上阶段的学习内容后，康复护士基本上具备了烧伤专科理论和操作技能。此阶段的培训重点以掌握烧伤康复护理评定和病房延伸知识为主。能遵照治疗师下达的延伸计划指导患者完成自我功能锻炼。同时要融入基本的烧伤康复护理管理和带教能力的培训。

4. **2年后** 培训的导向要往高级责任护士发展。

（三）到康复治疗科轮转学习

本章中提到，烧伤患者功能康复离不开病房功能延伸指导。作为接触患者最长时间的康复护士有义务指导患者在病房继续完成各项训练任务。如果护士不了解基本的烧伤康复基础理论和评估治疗技术,康复延伸服务便很难在病房开展。安排护士到康复治疗区学习,是对烧伤康复护士进行规范化培训的重要内容。通常护士轮转学习的科室是运动治疗和作业治疗。均由带教科室制订周密的教学计划,以此强化康复护士对专科知识和技能学习,促进烧伤康复协作小组顺利开展,为患者实施整体康复计划奠定基础。

（四）继续教育

根据护理人员学分管理制度规定,进一步巩固护士的专业知识积累,护理人员必须要按教学管理要求完成自学和其他形式的学习,并与绩效管理挂钩,使教学管理得以持久健康进行。

五、培训形式

选用国内具有权威性的康复护理教材自学或系统组织讲课、学习,达到教学目的。

培训的形式可按照烧伤病区的专科特点和条件来确定,可多样化。如:PPT 讲课、案例分析、护理查房、现场操作、经验座谈、角色扮演、参加继续教育培训班、参加学术交流、请外院专家和康复治疗专业的人员现场教学指导、到外院进修学习等方法来提高护士的康复理论和技能水平。

总之,烧伤康复护理人才的培养要求转变护理观念,即以康复早期介入为主导,变被动护理为主动护理,预防和减轻残疾为目标。大胆创新、多方借鉴、勇于发掘专科内涵、康复与护理并轨、制订适用可行的培训计划、提高师资队伍的业务水平和带教能力、严格执行考核制度、完善烧伤专科护士的准入机制,全面提升烧伤专科康复护理质量。烧伤康复护理人员的培养是一个漫长的过程,目前在国内尚没有借鉴的模式,一切处于探索阶段。如何才能让烧伤康复护理迅速普及和推广,需要相关管理部门给予高度重视。

（谢卫国）

参 考 文 献

1. 张晋丽,王芙蓉. 呼吸功能训练在烧伤患者护理中的应用. 吉林医学,2012,33(9):2014.
2. 盛志勇,郭振荣. 危重烧伤与治疗康复学. 北京:科学出版社,2010.
3. 谢卫国. 烧伤康复与重回社会:中国烧伤外科的新挑战. 中华烧伤杂志,2010,26(6):407-410.
4. 曹伟新,李乐之. 外科护理学. 第4版. 北京:人民卫生出版社,2006.
5. 尤黎明,吴瑛. 内科护理学. 第4版. 北京:人民卫生出版社,2006.
6. 刘四文. 运动疗法. 广州:广东科技出版社,2009.
7. 刘小芳. 康复护理. 广州:广东科技出版社,2009.
8. 黄莹,王华云. 电动起立床治疗脊髓损伤后体位性低血压的疗效观察. 中国实用神经疾病杂志,2009,12(24):89-90.
9. 丁淑贞. 护士长手册. 北京:人民卫生出版社,2009.
10. 吴在德,吴肇汉. 外科学. 第7版. 北京:人民卫生出版社,2008.
11. 中华医学会. 临床诊疗指南·烧伤外科学分册. 北京:人民卫生出版社,2007.
12. 郑彩娥. 实用康复医学健康教育. 北京:中国科学技术出版社,2006.
13. 周郁秋. 护理心理学. 北京:人民卫生出版社,2006.

14. 王淑君.烧伤护理与冻伤护理300问.北京:科学技术文献出版社,2004.

15. 黄跃生.烧伤科特色治疗技术.北京:科学技术文献出版社,2004.

16. 王新德.神经病学.北京:人民军医出版社,2001.

17. 李树贞.康复护理学.北京:人民军医出版社,2001.

18. 李小寒.护理学基础.第4版.北京:人民卫生出版社,2000.

19. 熊恩富.康复医学.成都:四川科学技术出版社,2000.

20. 丁言雯.护理学基础.北京:人民卫生出版社,1999.

21. 周士枋.实用康复医学.南京:东南大学出版社,1998.

22. 裘法祖.外科学.北京:人民卫生出版社,1998.

第七章

烧伤不同阶段的康复治疗

第一节 急性期康复治疗

随着烧伤治疗水平的提高,烧伤治疗的终极目标已不再是烧伤治愈,而是让大面积烧伤患者治愈后重返工作、重返社会。烧伤治疗历史上,很长一段时间烧伤康复是在烧伤后期方才介入,患者出现严重的瘢痕增生、挛缩畸形和功能障碍后,康复治疗往往事半功倍且效果不佳。因此,烧伤治疗全过程的康复治疗理念,越来越受到重视并逐渐被接受。

根据烧伤的病理生理和临床特点,一般将烧伤的临床过程分为三期,即急性体液渗出期(休克期)、感染与创面修复期、恢复期等。对于大面积烧伤而言,除体液渗出期的概念相对比较明确外,感染与创面修复期可能最早从伤后即开始,一直延续至烧伤创面的基本愈合。只要有威胁患者生命的创面存在,机体就有可能因此而导致各种应激反应甚至引发多器官功能障碍综合征(multiple organ dysfunction syndrome,MODS)。从治疗角度来看,烧伤急性期的概念,除了体液渗出期外,应该包括了机体存在因休克、全身感染、吸入性损伤等导致的各种应激及 MODS 风险,以及各种创面处理方法及手段包括手术治疗等,直至烧伤创面完全愈合的阶段。因此,急性期的康复治疗应围绕此阶段烧伤临床问题与烧伤专科治疗同时进行,烧伤专科医师在治疗过程中要理解和重视康复问题,康复医师也要理解烧伤急性期的临床过程,根据烧伤特点和专科治疗需要开展康复治疗。

一、烧伤急性期的康复问题及原因

(一) 烧伤急性期处理措施对康复的影响

在烧伤急性期,选择创面处理方法时,不仅要考虑预防创面感染、促进创面愈合,还要考虑处理方法对创面愈合后的功能恢复的影响。如浅度创面的处理,包扎疗法可提供局部湿润的微环境,有利于上皮细胞的增殖、分化和创面愈合。选用灭活的生物敷料(如辐照猪皮等)覆盖,还可减少经创面丢失体液,减少感染机会;选用具有抗菌作用的新型吸水性敷料,与传统纱布相比,具有减少创面疼痛、吸收渗液等优点。对于深度烧伤创面,特别是四肢的环形烧伤创面,要尽早行焦痂切开减压,以防止骨 - 肌筋膜室综合征的发生。严重烧伤后的骨 - 肌筋膜室综合征好发于小腿和前臂,一旦发生,往往会引起大量的肌肉坏死,对肢体的功能影响巨大,甚至需要截肢。大面积深度烧伤创面手术处理前,从预防感染的角度出发,多采用暴露疗法。但暴露疗法创面形成的干痂会限制肢体的活动,特别是手指的指间关节容易因活动受限而僵硬。

(二) 烧伤急性期创面手术方案对康复的影响

如果对烧伤急性期创面进行处理,深度烧伤创面切痂后,不同的皮片移植方式对创面愈合的质量影响差异较大。大面积烧伤患者,由于自体皮源的相对缺乏,多采用断层皮片移植,但手、面颈部及关节部位尽可能采用大张中厚皮片移植,以减少愈合后的挛缩和瘢痕增生。

其他部位的皮片移植,从创面愈合质量和功能康复角度,也要尽可能采用网状皮片移植。自体邮票皮、微粒皮、MeeK植皮等,虽然可以使自体皮的扩大倍数增加,但愈合创面的瘢痕增生和挛缩远较网状皮移植要严重,而且残余创面多,愈合时间长。因此,对于大面积深度烧伤患者,必须要制定周密的创面手术处理方案。

(三)烧伤急性期心理应激对康复的影响

在烧伤急性期,患者的心理改变尤为显著。同时,烧伤急性期,烧伤本身导致机体的一系列病理生理变化对患者心理的影响,各种治疗方案,创面处理措施和各种治疗性的操作,甚至病房的环境等都会影响到创面最终愈合的时间和愈合质量,影响到恢复期康复治疗的依从性和效果。

大面积的烧伤多数是突然致伤所引起,由于致伤原因不同,患者心理变化复杂。伤后早期主要表现为恐惧、焦虑、绝望等无助心理,精神压力非常大,行为表现为脆弱和怨气,直接影响治疗效果。

烧伤面积、全层烧伤程度、住院治疗的时间长短、手术操作的次数、可见的功能障碍、年龄、伤前合并精神疾患等因素均能影响患者的预后。反复经历严重躯体疼痛,长时间住院治疗,与家人关系疏离和远离工作岗位,担心治愈后瘢痕形成和畸形的可能风险,这些都可能是导致烧伤患者急性期救治时期出现心理障碍的危险因素。(详细内容见心理治疗相关章节)。

(四)烧伤导致的疼痛

烧伤后疼痛,是由于烧伤造成皮肤、黏膜甚至深部组织的结构与完整性受损,皮肤的神经末梢损伤、暴露或受到刺激,以及在烧伤病程中各种诊疗性操作,给患者带来的各种不愉快感觉与体验。烧伤后即刻到伤后2~3天内,疼痛往往较为剧烈,也称为烧伤后急性疼痛。主要由于皮肤组织被破坏、皮肤完整性受损使皮肤神经末梢暴露,受损暴露的神经受空气和周围环境中各种因素刺激,以及本身具有的异位电流等,产生疼痛。此外,烧伤后继发的创面肿胀、局部组织张力增高等刺激或压迫皮肤神经;烧伤创面局部或周围血管收缩、血液淤滞或微血栓形成导致的局部缺氧、酸性环境等因素也是导致烧伤后急性疼痛的原因。

在烧伤治疗过程中,各种诊疗操作如换药、手术及功能锻炼等操作性疼痛,往往极为剧烈,最常见的是换药疼痛,特别是换药过程中去除创面内层敷料时,往往患者难以忍受。此外,其他操作,如动静脉置管、留置尿管、胃管、气管切开、手术后的术区疼痛等。手术后多以供皮区的疼痛较为明显,持续时间也相对较长。供皮区的疼痛程度和持续时间与创面外用敷料的种类,创面是否包扎、包扎技巧和敷料下有无淤血、积液等有关。

烧伤后疼痛贯穿创面愈合的整个过程,创面修复过程中因创面局部干燥,皮肤神经末梢暴露受到刺激,烧伤创面局部的炎症反应、创面受压、感染等,均可以导致创面局部的疼痛不适。烧伤创面采用暴露、半暴露、外用烤灯等保温设施处理时,可诱发或加重疼痛。烧伤创面采用包扎疗法,特别是采用生物敷料或湿性敷料包扎,烧伤悬浮床治疗等则可减轻疼痛。

一些特殊的化学物质如氢氟酸的烧伤,不仅对皮肤有强烈的腐蚀作用,而且氟离子的渗透能力强,与钙离子结合形成不溶性的氟化钙,使血浆钙离子浓度下降和骨质脱钙,引起组织液化和迟发的顽固性剧烈疼痛,局部麻醉药也不能缓解疼痛。(详细内容见烧伤疼痛章节)。

(五)吸入性损伤导致的呼吸功能障碍

大面积烧伤常合并吸入性损伤,吸入性损伤会导致患者呼吸道黏膜的损伤,轻者表现上呼吸道如口腔黏膜、喉头的水肿,重者可引起下呼吸道黏膜的水肿、脱落。呼吸道黏膜的水肿、脱落可导致呼吸道的梗阻而影响通气,肺泡上皮损伤后可引起肺泡的塌陷,影响通气/血流比值而影响气体的交换。吸入性损伤一旦导致呼吸功能障碍,一定会影响烧伤创面的修复,包括烧伤手术时机、手术效果等,最终延长创面愈合的时间和影响创面愈合的质量。

（六）各种治疗措施及病房环境导致的不适

严重烧伤患者从现场急救开始,需要进行多种治疗性操作,这些治疗措施在治疗疾病的同时,也给患者带来了疼痛等诸多不适。

烧伤创面外用的各种药物包括抗菌药物,种类很多,对烧伤创面均有一定刺激性,一定程度上会加剧创面的疼痛。烧伤创面的暴露疗法、深度创面焦痂的切开减压、烧伤创面的换药操作、手术后的制动等治疗措施,会导致疼痛不适。患者往往因为惧怕疼痛及深度创面的焦痂限制了活动而长期保持平卧位,烧伤翻身床翻身过程及体位的突然改变,会影响到循环和呼吸系统的功能,烧伤悬浮床治疗时的头部及躯干的相对低位,会加重头面部创面的肿胀,也会影响呼吸运动和胃内容物的排空和肠道的蠕动。长时间睡翻身床和手术后肢体的制动或活动减少,易造成手指小关节的挛缩和踝关节伸直畸形（足下垂）,并增加了深静脉血栓形成的机会,一定程度上也会影响创面的愈合。烧伤 ICU 病房内日夜不停的灯光,各种监护和治疗设备的噪声、报警音,布满全身的监护电线、管道等,对患者的心理有着强烈的恐怖刺激。

（七）烧伤后各种并发症对康复造成的影响

烧伤后常见的并发症如应激性高血糖、全身炎症反应综合征、脓毒症、急性呼吸窘迫综合征（ARDS）、MODS 等,需要静脉输注胰岛素和监测血糖、床边连续的血液过滤、机械通气、持续的镇静镇痛等治疗措施,均可影响创面愈合过程的各个环节,影响深度创面的手术治疗,影响肢体的活动,最终影响创面的愈合。

二、烧伤急性期评定

（一）烧伤急性期心肺功能评定

1. **心功能评定** 运动试验为心脏功能容量提供了客观指标。烧伤早期,对于烧伤面积较小的患者,一般不会引起心功能障碍（有基础心脏病除外）。大面积深度烧伤患者存在心功能障碍问题,除要重视对生命体征及休克指标的检测外,可选择低水平踏车运动试验评定患者的心脏功能。由于患者此时大部分时间处于卧床状态,可采用床边上下肢踏车仪器,开始时按 3 个 MET,给予功量 150kPM,增至 4 个 MET 时,可给 300kPM,转速 60 次/分,前后两次共 4 分钟,中间可休息 2 分钟。在进行以上低水平运动试验时,也应有医生在场监护,要求心率一般不应超过 115 次/分,出现症状时,应终止运动试验。

2. **呼吸功能评估** 呼吸功能检查一般包括肺容积和肺容量测定、通气功能测定、小气道和呼吸肌功能测定等。呼吸功能评定对于早期发现肺和支气管相关疾病、判断肺和支气管疾病的预后以及指导康复治疗强度等方面均具有重要作用。呼吸功能评估项目是:肺容积和肺容量测定;通气功能测定;小气道功能测定;呼吸肌功能测定;其他呼吸功能测定法。当烧伤患者存在吸入性损伤时,需注意呼吸评定的安全性,避免加重患者的呼吸障碍程度。

3. **应用代谢当量指导康复功能训练意义** 在烧伤心肺康复中,有氧耐力训练需控制在恰当的强度才能取得最好的疗效。以前主要依据心脏功能分级,结合活动后心率和心电图改变,指导康复功能训练。目前则主张应用更为精确的方法,即可应用代谢当量（metabolic

equivalent,MET)指导康复功能训练。

　　MET 指机体在休息时,全身摄氧量为 3.5ml/(kg·min),以此数值定为 1 个 MET。当烧伤患者的基础生命体征稳定,具备一定的肢体活动能力,即可开始应用 MET 指导康复功能训练。首先要做好心脏功能容量测定,准确地了解心脏能够负担的耐力训练强度。

　　(二) 烧伤急性期运动功能评定

　　在烧伤急性期进行运动功能评定目的:①确定烧伤患者有无肌力减弱及肌力减弱的部位与程度;②预防烧伤患者肌力失衡引起的损伤或畸形;③为康复方案的制订提供指导依据;④客观评价康复治疗、训练的效果。

　　在严重的烧伤休克昏迷、关节及周围的感染、关节的水肿、怀疑有骨化关节僵硬、骨质疏松明显、骨质增加等情况下,关节活动度检查需要慎重进行。

　　(三) 烧伤急性期心理评定

　　烧伤康复心理学是将医学心理学知识与技术运用于康复医学的评定与治疗中。对象是烧伤患者及伴有一些心身疾病烧伤患者。烧伤急性期心理评定意义:了解烧伤是否引起大脑神经方面的损伤,了解患者的智力、认识和情绪的精确变化,以便为安排或调整康复计划提供重要依据。在烧伤急性期烧伤心理评定时要根据患者不同的烧伤病情,烧伤后有无合并大脑的损伤以及烧伤的严重程度选用合适的方法和量表。尽量做到有针对性,选择符合烧伤急性期心理状况有价值的量表进行评估,减少患者不必要心理负担。(详细内容见烧伤康复评定相关章节)。

三、急性期康复治疗的主要措施

　　烧伤是一种意外损伤,尤其是造成大量人员伤亡的灾害性火灾事故,具有很强的突发性,对于严重烧伤患者来说,顷刻间全身大面积皮肤被烧伤,除导致机体一系列生理上的不适和痛苦外,还因对治疗的恐惧,对创面愈合后的瘢痕或畸形、功能障碍、毁容,甚至肢体残缺的预知,事故现场的强烈刺激,会对患者造成严重的心理问题,导致抑郁、失望,或自卑孤独,甚至有厌世的情绪。

　　现代康复治疗的理念对于严重烧伤患者来说,康复治疗要尽早介入,并贯穿整个烧伤治疗过程,但不同时期康复的重点则有所侧重。烧伤急性期,特别是大面积烧伤,康复治疗不仅包括烧伤后患者的心理适应、康复,也包括治疗过程中的各种治疗方案、治疗方法和各种操作对其功能康复的影响,以及治疗过程中各种康复措施的介入等。

　　(一) 心理治疗

　　心理治疗是烧伤患者治疗中的一个重要环节,对配合烧伤的各项治疗具有重要意义。

　　1. 树立患者治疗的信心　首先,医务人员用温柔的语言和良好的服务态度解除患者的疑虑,医务人员娴熟的操作技术,沉着、稳重的举止,给患者以安全、信任感。

　　2. 全面、正确的心理评估　根据患者伤前性格、伤后情绪反应、伤后其他应激事件、受伤期间的社会支持等多种因素,评价适应不良或心理危机的可能。

　　3. 传授应对方式　烧伤后,不管是事件本身,还是伴随的疼痛、后续治疗,对个体都是强烈且持续的应激,个体原有的应对能力不足以应对。部分患者在伤后一直纠缠于"事情为什么发生在自己身上"等思考,引发焦虑、抑郁情绪;有些患者因承受不了心理打击而陷入绝望。烧伤患者伤后早期几乎都会经历自我完整性、生活目标、角色功能的丧失和混乱,应通过适当途径让其发泄情绪、转移注意力到创伤以外的其他方面,应对负性情绪;让患者把创伤事件视为人生的挑战,以调整认知、重新评价创伤事件。

4. 加强情感、信息支持　医务人员应向患者解释说明烧伤的治疗过程、康复治疗的相关信息。正确专业的信息支持可使患者的焦虑情绪减轻,并调动其配合治疗的主动性、积极性。注意为患者提供信息的时机,对处于急性期或危险期的患者尽可能减少负性信息。创伤所致巨大生理打击让很多患者失去信心、失去生活目标,家属、单位、朋友的支持可极大地促进严重烧伤者的心理康复。在隔离病房治疗的患者,也要安排家属来到患者身边,给其支持和鼓励。

5. 创造安静、舒适、整洁的治疗环境　安排单人病房,入住 ICU 时,根据烧伤面积和创面治疗处理方法,调节合适的病房温度和湿度。身体的各种治疗管道、检测设备导线整理整齐。治疗期间,病房内播放一些柔和的背景音乐,对改善患者的心理感受、减轻焦虑情绪也有一定的效果。

（二）镇静、镇痛治疗

烧伤急性期,体液渗出导致低血容量休克,患者可以表现为烦躁不安。烧伤创面也会引起患者的疼痛不适。对于严重烧伤患者急性期表现的疼痛、烦躁,可采用药物镇静、镇痛治疗。镇痛性药物包括阿片类药物、非阿片类药物、非甾体抗炎镇痛药和局部麻醉药等。烧伤镇痛使用阿片类镇痛药物时,血流动力学稳定后,首选吗啡;血流动力学不稳定,可选择芬太尼或瑞芬太尼;休克期不推荐使用肌内注射;持续静脉给药常比肌内注射用药量要少,镇痛效果更好;使用剂量应根据个体差异调整。

大面积烧伤休克期的镇痛,比较有效的是静脉注射吗啡,同时要密切注意观察呼吸、循环指标。大面积烧伤患者创面大,换药时,最有效的镇痛措施是静脉注射瑞芬太尼;大面积烧伤并发脓毒症、ARDS 时,最佳镇痛方案是持续静脉注射阿片类镇痛药物,联合持续静脉注射咪达唑仑等镇静治疗。危重患者最常用的镇静药物为苯二氮䓬类和丙泊酚(propofol),镇静药的给药方式应以持续静脉输注为主,首先应给予负荷剂量以尽快达到镇静目标,对急性躁动患者可以使用咪达唑仑、地西泮或丙泊酚来获得快速的镇静,需要快速苏醒的镇静,可选择丙泊酚,短期的镇静可选用咪达唑仑或丙泊酚。

（三）烧伤急性期物理治疗

1. 体位摆放　严重烧伤患者急性期,由于病情危重、创面的疼痛、深度创面焦痂的限制等因素,限制了身体的活动而被动制动。短期制动可导致血液循环功能减弱;长期制动可导致心血管功能衰退,深静脉血栓形成的机会增加,肺通气 / 血流比例失调,肺通气效率降低,坠积性肺炎发生率增加。制动还使背侧创面受压,增加创面感染并发脓毒症甚至 MODS 的危险。对于大面积烧伤患者,伤后 48 小时内,一般采取平卧,如头面部烧伤,要抬高床头 30°左右,以利于头面部水肿消退。大面积烧伤患者的主动活动受限,要给予被动抬高、活动肢体,特别是悬浮床治疗的患者,要鼓励患者床上练习抬腿、伸手、握拳等运动。对于颈部、手、腋窝等部位烧伤,要配合采用矫形器,摆放功能体位,以减少创面挛缩,预防和减轻关节畸形和挛缩的发生;维持和改善关节活动度;改善机体体质,包括心肺功能、血管张力、肌肉力量、耐力和平衡能力;减少并发症,如压疮、深静脉血栓、肺部感染等;提高后期康复治疗的依从性,从整体提高治疗效果。

不正确的肢体位置摆放往往是最终造成关节畸形的原因,而往往不恰当的肢体摆放位置恰恰是烧伤患者觉得舒服的位置。因此,作业治疗师需要纠正患者的错误姿势,并做好患者和照顾者的教育工作,鼓励患者克服疼痛和心理障碍。早期进行肢位的摆放主要是为了避免关节、肌肉因长期制动,瘢痕增生挛缩而引起的畸形,降低患者做重建手术的风险。作业治疗师应该充分利用环境,改造环境,创造环境,借助辅助工具,比如矫形器、泡沫垫、枕头、床垫等辅助用具,将患者的受伤部位摆放至恰当的位置,以免引起关节挛缩。烧伤部位和摆放矫形器的方法如表 7-1-1 所示。

表 7-1-1 烧伤部位和摆放矫形器的方法

烧伤部位	挛缩倾向	预防挛缩体位摆放 / 矫形器
颈前	颈屈曲	移开枕头;适当调整床垫伸展颈部;颈托
腋窝	上臂内收	肩关节 120°外展,适度外旋;飞机矫形器或摆放软垫;密切观察是否出现臂丛神经牵拉症状
肘前	肘屈曲	肘伸直位矫形器(5°~10°屈曲)
腕背侧	腕背伸	腕关节置于中立位
腕掌侧	腕屈曲	腕关节矫形器(可适度腕背伸)
手背侧	爪形手	功能位矫形器(掌指关节屈曲 70°~90°,指间关节伸直或适当弯曲,虎口张开,拇指对掌位)
手掌侧	手掌挛缩	掌伸矫形器;掌指关节可适度过伸
髋前	髋屈曲	俯卧;仰卧时负重;制动膝关节
膝部	膝屈曲	膝关节伸直和膝伸展矫形器;防止外旋,以免腓神经受压
足部	踝关节跖屈	踝关节置于 90°或制作矫形器;观察足跟是否出现压疮

伤口愈合后,最严重的后遗症就是瘢痕挛缩。矫形器在烧伤患者中的运用,最重要的目标就是防止瘢痕挛缩,通过将受伤部位,特别是关节部位处于抗挛缩体位的固定和支撑,以达到将软组织拉升到一定长度,防止相关部位因长期制动或瘢痕挛缩而造成的关节活动受限或者畸形。

矫形器运用于患者烧伤后的任何时期,急性期矫形器的介入旨在预防瘢痕挛缩,影响胶原蛋白的排列。Huang 和 Bunchan Ⅱ指出,在早期使用矫形器介入的烧伤患者,关节活动度的挛缩概率比不用矫形器的烧伤患者要小,其中使用 6 个月以上的患者比只使用了短期矫形器的患者,发生关节挛缩的概率要小。康复期和长期介入矫形器,旨在改善已经出现挛缩,关节主动活动范围受限的部位,最大限度维持患者的功能独立。

2. 烧伤急性期运动治疗 运动疗法是以功能训练和手法治疗为主要干预手段,通过牵伸软组织改善关节活动,增强肌肉力量。运动疗法可以维持和改善运动器官的功能,增强心肺功能,促进代偿功能的形成与发展,提高神经系统的调节能力,增强内分泌系统的代谢能力及调节患者的精神、心理状态,减轻水肿和促进循环,防止深静脉血栓形成。

重症监护室的烧伤患者在上肢、足部或颈部有多处静脉注射。另外,患者还可能有饲食管、导尿管、脉搏血氧计和床边心脏监护仪。同时,若患者存在吸入性损伤,则还可能使用呼吸机、气管造口或气管内导管。在这种情况下,任何未被医疗器械累及的关节可以接受被动运动。对于有气管造口、气管插管或锁骨下动脉插管的患者,其颈部可进行轻柔的运动。部分烧伤患者尽管有多处静注和插管,但其有足够的警惕性且能听从指令,对于这部分患者可以开展主动活动和辅助主动活动。在训练 ICU 患者时,运动锻炼需切忌用力过度,可以运用上下肢持续被动活动仪以最小的压力辅助维持关节的活动度。训练前、中、后都应该检测血压,如果收缩压增高超过 20mmHg,则运动应该暂停。若训练结束后 30 分钟内患者心率还未恢复,则应降低运动训练的强度以适应患者的状况。

对于烧伤不严重患者初入烧伤单元时应卧床休息。患者接受指导并学习主动运动训练计划的实施。运动包括床边坐位下的颈部伸展和旋转,仰卧位下肩外展、肘屈伸、前臂旋后、腕屈伸、桥式运动和直腿抬高、泵和足跟滑动动作等。患者意识清醒时可以采取主动运动方式协助减轻水肿,如果患者烧伤面积广泛或是反应迟钝,在刚开始的时候,可采用被动运动的方式。当患者的身体状况有所改善且可以耐受活动量的增加,就可以进入到床边坐、站、走的练习。即使空间有限,床边行走也可以帮助患者改善耐力。下肢屈伸运动训练仪或徒手负重对这些患者也是有益的。

烧伤焦痂切开术,一旦成功止血,一定活动范围进行限制性的被动活动能帮助肌腱滑动和防止肌腱粘连。但是当有暴露的肌腱时使用这种方法要小心。

在运动时要注意烧伤深度、烧伤程度、烧伤部位、患者年龄、运动频率、社会支持等影响运动的因素,要让患者的家属学习如何辅助患者进行牵伸和上肢按摩方法,在家属看护下使用好运动训练器。在被动活动时应该柔和地、缓慢地、小心地进行,要避免过度伸展关节。病情已经相对缓和的患者可以通过外力来帮助完成活动肢体的动作。

当烧伤患者出现关节暴露、血栓性静脉炎、深静脉血栓、筋膜间室综合征及新鲜的皮肤移植的情况时训练应非常谨慎,甚至是被禁止的。

3. 烧伤急性期呼吸功能训练　烧伤后常见呼吸系统功能障碍,要加强呼吸训练,通过改善换气,增加咳嗽机制的效率,改善呼吸肌肌力,保持或改善胸廓的活动范围,教育患者处理呼吸问题,从而增强患者的整体功能,预防或减少呼吸系统并发症。

4. 烧伤急性期其他物理因子治疗　有一些常用于康复医疗临床的医疗仪器已证明有助于治疗烧伤及烧伤并发症。

(1) 红外线治疗:红外线治疗能促进创面干燥结痂,减少渗出,防治感染,并有一定的保温作用。小面积烧伤可用红外线局部照射,大面积烧伤患者可以使用大型红外线烧伤治疗机持续照射。红外线的照射量以患者有舒适的温热感为准,持续照射时,红外线设备要具有自动控制温度功能,以免造成皮肤损伤或创面加深。

(2) 紫外线治疗:紫外线能加快局部组织的血液循环,抑制细菌生长,刺激结缔组织和上皮细胞生长,消肿止痛,预防感染,促进坏死组织脱落。小剂量紫外线照射促进肉芽组织和上皮生长,加速伤口愈合;大剂量照射则使细胞、酶、蛋白质破坏,创面坏死组织或脓性分泌物增多,肉芽生长不良。

烧伤 72 小时后,即可进行紫外线治疗。Ⅰ度烧伤创面,疼痛剧烈,给予 1 级红斑量照射,1~2 次即可起到止痛作用;浅Ⅱ度烧伤,水肿和疼痛都非常剧烈,给予 2 级红斑量治疗 2~3 次,起到消除肿胀和缓解疼痛的作用;深Ⅱ度烧伤属于深度烧伤,为了能充分发挥紫外线的杀菌、控制感染作用,给予 3 级红斑量,治疗 3~5 次;Ⅲ度烧伤损伤皮肤全层和皮下组织,损害程度更加深在,应在创面清创后进行,给予 4 级红斑量治疗,可治疗 7 次左右。一般情况下,每日治疗 1 次,也可酌情隔日治疗 1 次。

(3) 微波治疗:微波能加快局部组织的血液循环,刺激结缔组织和上皮细胞生长,消肿止痛,预防感染,促进创面愈合。烧伤后 3 天 ~3 周,创面治疗无敷料覆盖的创面给予 25W,有敷料覆盖的创面给予 50W,辐射器与治疗部位之间相距 20cm,治疗时间每次治疗 10 分钟,温度控制 20~35℃。

5. 烧伤急性期高压氧治疗　高压氧能促进创面愈合,促进植皮生长,减少增生性瘢痕。每次治疗 60 分钟,每日 1 次,10 次为 1 个疗程。

6. 烧伤急性期水疗　水疗是一种有效治疗的方法,水疗对创面的愈合及烧伤后功能的康复有积极的作用。烧伤早期,水疗(冷疗)可以有效散发滞留组织内的热量,降低局部温度,减轻热源对组织的进一步损伤,减少渗出和减轻疼痛。在烧伤后,可立即用自来水或其他清洁的常温水源冲洗创面。在创面愈合阶段,水疗能清洁感染创面,显著地减少创面上致病菌的残留,促进创面愈合,同时,减轻患者换药治疗的痛苦。治疗的用水:生理盐水、自来水、0.05‰~0.1‰浓度的苯扎溴铵溶液,0.1‰浓度的高锰酸钾溶液,中草药水,矿泉水,温泉水。首次浸浴时间以不超过 30 分钟为宜,最长不超过 1 小时。水疗时严密注意患者变化,如生命体征有异常改变,要立即停止浸浴。

四、烧伤后内脏损伤的康复

严重烧伤可伴有内脏器官的损害,如烧伤直接累及肌肉、骨骼、关节、神经、血管甚至内脏组织,电能、化学物质、放射线等因素对脏器造成的损害,也可能在烧伤后发生各种并发症间接导致内脏器官的功能或器质性损害。无论是直接还是间接导致的内脏器官的损害,均可能导致内脏器官的功能不全甚至留下后遗症,如神经精神系统的创伤后应激障碍(posttraumatic stress disorder,PTSD),骨关节损害造成的肌腱粘连、肢体功能障碍或缺损,重度吸入性损伤遗留的气管狭窄等。由于各脏器组织的代谢和修复能力存在差异,加之临床治疗措施是否及时有效,因此对愈后的结局影响很大。

(一)神经系统并发症

1. 周围神经损伤　高压电击伤等原因导致的毁损性创伤,常合并有不同程度的周围神经损伤。烧伤后的组织水肿、烧伤焦痂的卡压、烧伤切痂手术或瘢痕松解手术直接误伤神经等,特别是在四肢手术过程中,止血带的使用导致周围神经损伤并不少见,多见于臂丛神经和腓总神经。止血带导致神经损伤,主要原因为手术中使用止血带位置不当、止血带时间过长,或使用止血带时压力过大或止血带局部卷曲致压力不均等。上肢止血带位置应为上臂上 1/3 处,禁忌上臂中段上止血带,因为此处为桡神经沟所在部位,易发生桡神经损伤。上肢止血带时间应不超过 1 小时,手术超过 1 小时,应加压包扎术区后松开止血带 10~15 分钟后再上。下肢手术时因为大腿肌肉丰富,大腿止血带一般较少导致神经损伤,但腓总神经在腘窝和腓骨小头处位置表浅,腘窝上方、腓骨小头处上止血带容易造成腓总神经受压而损伤,此部位的切痂或瘢痕松解时,也需要特别留意手术层面,避免误伤腓总神经。

臂丛神经损伤的临床表现往往程度不一,但均符合尺神经、桡神经或正中神经功能受损的表现。腓总神经损伤的主要表现为足内翻、下垂畸形,伸趾功能障碍,小腿外侧和足部内侧感觉障碍等。

一旦发现并诊断以上的周围神经损伤,除了立即检查手术区域包扎情况,消除神经压迫的原因外,及时给予神经营养药物如维生素 B_1、维生素 B_6 或甲钴胺等。早期的康复治疗包括每日进行肢体和关节的被动活动,特别是手指关节的被动活动,使用矫形器防治瘫痪的肌肉过度伸展及肌腱挛缩,还可以进行针灸、电刺激及其他物理治疗,防治肌肉萎缩及纤维化等。

2. 缺氧性脑损害 烧伤后持续的休克状态,重度吸入性损伤导致的通气和交换障碍,可造成脑组织的缺氧;大面积烧伤早期由于毛细血管通透性增高,大量 Na^+ 从血管内漏出至组织间隙和创面,低灌注造成的细胞能量代谢障碍,细胞膜 Na^+-K^+-ATP 泵功能受损,细胞外 Na^+ 浓度降低;爆炸伤或烧伤合并颅脑损伤;烧伤后立即大量饮用白开水,或短时间内补充过多的水分或低渗晶体溶液等原因,均可导致脑细胞内水分增加而发生脑水肿,进一步发展为不同程度的缺氧性脑损害甚至缺氧性脑病。

烧伤后脑水肿的早期表现为神志淡漠、反应迟钝、嗜睡或烦躁、谵妄,伴有恶心、呕吐,进一步发展可出现颅内压增高的表现,如抽搐、昏迷、心率加快、代偿性血压升高和呼吸改变,甚至出现脑疝。严重缺氧性脑损害可导致长期昏迷,部分存活者意识活动可逐渐恢复,有的甚至可恢复至正常水平,但仍有部分遗留不同程度的意识障碍、认知功能障碍和运动障碍,以及锥体外系症状等后遗症。

烧伤后发生脑水肿,主要是针对病因和对症治疗,包括脱水治疗和保护脑细胞。脱水治疗首选 20% 甘露醇快速静脉滴注,成人每次用量 1.0~2.0g/kg,儿童每次 0.5~1.0g/kg,必要时每 4~6 小时重复给药一次。脱水治疗还可选用 50% 葡萄糖溶液、25% 人血白蛋白溶液静脉滴注。在保证有效循环血量的基础上,还可应用髓襻利尿剂利尿,首选呋塞米静脉注射,成人常用剂量 20~40mg,每日 2~3 次。除脱水治疗外,使用糖皮质激素抑制炎症介质的损害,稳定脑细胞膜,促进细胞膜钠泵功能恢复,可选用地塞米松,成人 10~15mg 静脉滴注,每日 2~3 次,或氢化可的松成人 100~200mg 静脉滴注,每日 2~3 次。此外,还可使用冰帽等物理降温措施,改善机体代谢,使用腺苷三磷酸、辅酶 A、胞磷脂胆碱药物促进脑细胞代谢,保护脑细胞等。

缺氧性脑损害的早期康复治疗目的主要是预防失用性功能障碍的发生,具体康复措施包括定时翻身、保持良好体位,维持关节活动度的各关节被动运动。后期康复治疗主要是根据患者意识恢复的程度及存在的各种功能障碍,进行针对性锻炼,提高日常生活活动能力。

(二)心血管系统并发症

1. 心功能不全 急性心功能不全是指由多种因素引起的心脏收缩、舒张功能障碍,从而使心排血量在循环血量与血管张力正常时不能满足全身代谢的需要,导致的一系列临床综合征。严重烧伤后即早出现的心肌损害及心脏泵血功能减弱,不仅可以引起心功能不全,还可能诱发或加重烧伤休克,加上烧伤后毛细血管通透性增加导致的急性血容量减少,血管阻力代偿性增高,感染因素增加机体氧耗和代谢率、增加心脏负担,治疗过程中输液输血过多过快导致急性循环血量增多以及严重的心律不齐等原因,可导致急性心功能不全。烧伤后急性心功能不全,很长时间内被认为主要归咎于有效循环血量的减少和心肌抑制因子的作用。陆军军医大学第一附属医院(重庆西南医院)黄跃生研究团队,通过系列动物实验和临床研究,从心肌结构损伤、心肌细胞凋亡、心肌病理形态和心肌功能等多方面进行了系统研究,证实了严重烧伤早期即有心肌损害,即严重烧伤早期,在因毛细血管通透性增加导致有效循环血容量显著减少之前,心肌即发生了损害和功能减弱,这种即早发生的心肌损害和功能减弱是诱发或加重休克,并导致全身组织器官缺血缺氧的重要因素之一。据统计,急性心功能不全是烧伤后常见的内脏并发症,居各种内脏并发症的第二位,仅次于肺部并发症。

烧伤后急性心功能不全的典型临床表现包括:呼吸困难、心率增快、咳粉红色泡沫样痰、双肺广泛湿啰音等,胸部 X 线片显示双肺渗出性改变和心影增大。随着血流动力学监测技术的广泛应用,无临床典型表现的急性心功能不全可能通过血流动力学监测参数的改变而早期及时发现。因心肌损害在休克早期即可出现,因此休克期除了及时规范的液体复苏外,适当的心肌细胞保护和心肌动力扶持以预防急性心功能不全和早期脏器损害的治疗方案值得借鉴,即在快速补充血容量的同时,推荐应用 5% 葡萄糖注射液 100ml+ 依那普利拉注射液 1.25mg 静脉输入,每日 1 次,连用 3 天,减轻心肌缺血损伤,进行动力扶持;5% 葡萄糖注射液 100ml+ 左卡尼汀 1.5g 静脉输入,每日 2 次,连用 3 天,改善脂肪酸代谢;5% 葡萄糖注射液 100ml+ 果糖二磷酸钠注射液 10g 静脉输入,每日 2 次,连用 3 天,改善葡萄糖代谢;5% 葡萄糖注射液 100ml+ 前列地尔注射液 10μg 静脉输入,每日两次,连用 3 天,抗心肌氧化损伤。一旦出现有明显症状的急性心功能不全,应立即抢救治疗,包括使用正性肌力药强心苷加强心肌收缩,利尿药呋塞米迅速利尿减少心脏容量负荷,减轻肺水肿,同时给予高流量吸氧,必要时机械通气,病情允许情况下,采取坐位或半卧位,以减少回心血量。

随着烧伤休克、感染等病因的去除,急性心功能不全大多能纠正。若烧伤创面长期暴露、感染、高代谢因素持续存在,烧伤后心肌遭受较重的缺血、缺氧性损害可导致心肌收缩力和心室舒张功能受损,导致慢性心功能不全。烧伤后慢性心功能不全可表现为左心、右心或全心功能不全,左心功能不全以肺淤血和心排血量降低为主要表现,右心功能不全以体静脉淤血为主要表现,而且可能与烧伤后吸入性损伤或伤后肺部感染导致肺不张、较广泛的纤维化等有关。

急性期心功能不全的康复评价包括病史、体格检查以及心肺功能的专项评定等。心肺运动试验可定量了解身体和心肌需氧代谢能力,监测心率、血压增加时的耐受能力,可评价运动处方是否适当,指导患者恢复日常生活活动能力和作业性活动,为其预后恢复提供依据。

急性期心功能不全康复治疗的主要措施应以提高运动耐量、改善生存质量、防止心肌进一步损害、降低死亡率为目标,包括早期的体位改变,如翻身床翻身,抬高床头,被动坐立位等;在不影响创面愈合或烧伤创面已基本愈合的情况下,创造条件尽早离床活动,并进行心脏功能的运动试验,运动负荷量从低强度开始,以心率≤120 次 / 分或年龄标准化预期最大心率的 60%~70% 为运动终点。

2. 深静脉血栓形成 大面积烧伤后长期卧床使下肢肌肉收缩减少并处于松弛状态,烧伤组织的水肿或环形焦痂等原因,使静脉血流特别是下肢静脉血流减慢;治疗过程中的反复多次的深静脉穿刺置管,导管相关性感染的发生;静脉内长时间输注高渗液体及抗菌药物,可能导致静脉内膜损伤;休克期血液浓缩、全身感染、切痂植皮手术等原因,可能引起凝血功能异常,血液呈高凝状态。以上原因使大面积烧伤患者成为深静脉血栓形成的高危人群,但大面积烧伤后深静脉血栓形成的发生率国内外报道相差较大,国外已制定了防治烧伤后深静脉血栓形成的指南。烧伤后深静脉血栓形成可发生于全身所有的主干静脉,但多见于下肢深静脉。出现深静脉血栓后,根据血栓部位、发生速度、静脉阻塞程度和是否建立侧支循环等不同,临床症状和体征也差别较大,主要临床表现为一侧肢体的肿胀,患者可主诉肿胀肢体的胀痛,下肢的深静脉血栓形成,患者站立时胀痛感加重。当出现上述临床表现时,可行深静脉彩色多普勒超声检查实时显像,了解血栓的形态和血管阻塞情况,不能行超声检查或无法显像时,可行磁共振或静脉造影。明确诊断后需立即治疗,包括充分的抗凝治疗、溶栓治疗、放置静脉滤器等,防止栓子脱落导致肺栓塞。

烧伤后深静脉血栓形成重点在于预防,包括深静脉穿刺置管部位的选择,应优先选择上腔静脉(颈内静脉、锁骨下静脉)和避免经过烧伤创面穿刺,避免同一部位反复穿刺和长期留置深静脉导管。急性期的物理治疗和主动运动等康复治疗,如经常改变患者体位、被动肢体抬高和运动,鼓励患者主动的肢体活动和肌肉收缩运动等措施,可有效加速静脉血流速度,减少深静脉血栓形成机会。此外,各种加速创面愈合的治疗措施,缩短卧床时间,让患者尽早离床下地行走,均可有效预防深静脉血栓形成。对于大面积烧伤患者,卧床治疗期间是否需要常规使用抗凝血药物如低分子肝素等,目前国内专家尚未达成统一共识。

(三) 呼吸系统并发症

严重烧伤后,呼吸系统并发症的发病率仅次于烧伤创面脓毒症,居内脏并发症的首位,特别是对于重度吸入性损伤、特重度烧伤以及合并头面部烧伤的患者,出现呼吸系统并发症的时间早、速度快、病情严重,如果不及时和正确防治,常有较高的死亡率。烧伤后呼吸系统的损害按其发生原因,分为原发性和继发性。前者系吸入热或其他有害气体所致的直接损伤,即吸入性损伤;后者为烧伤后继发性损伤,与休克、感染等相关。重度吸入性损伤,其组织损伤范围可涵盖鼻腔、咽喉、气管、主支气管及至肺内支气管树,严重者甚至可波及肺泡和肺间质。气道损伤后是否发生呼吸功能障碍,是否造成脏器损害后遗症,取决于损伤程度和受累部位。鼻黏膜烧伤,多仅伤及黏膜表层或黏膜下浅层,软骨膜很少损伤,创面通过健存的基底细胞、鼻腺上皮以及邻近上皮组织扩展得以修复,较少发生持久的功能损害。但咽喉部以下气道损伤且程度较重时,修复过程中将伴有大量纤维结缔组织增生,形成瘢痕后导致气道狭窄,还可因瘢痕挛缩组织移位导致肺通气与换气功能障碍导致慢性呼吸功能不全。

1. 呼吸道不全梗阻 重度吸入性损伤引起的气道黏膜水肿甚至坏死、脱落,面颈部烧伤后局部组织的水肿或颈部环形烧伤焦痂对气道的压迫,口咽部的烫伤后局部水肿等,均可导致呼吸道不同程度的梗阻,影响通气,进展到一定程度可引起窒息。临床表现为患者张、闭口受限,吞咽和咳痰不同程度受限,颈部有紧缩感,张口呼吸。体检可见:头面颈烧伤并肿胀,口唇呈鱼嘴状,直接喉镜检查可见鼻、咽腔部水肿且有稀薄分泌物潴留等。

呼吸道不全梗阻会不同程度地影响通气,虽然不少患者伤后早期并无明显临床表现,但随着水肿高峰期的加重及后续治疗如翻身俯卧、早期切痂手术的麻醉等,易并发上呼吸道的完全梗阻甚至窒息。因此,对于重度吸入性损伤及重、特重度烧伤并伴有头面、颈部烧伤,入院后应立即行气管切开术,轻、中度烧伤合并头面部烧伤者,也应选择性进行预防性气管切开或气管插管术。

2. 急性呼吸窘迫综合征 急性呼吸窘迫综合征(acute respiratory distress syndrome, ARDS)是烧伤后危及生命的严重并发症,其发病率在 1.8%~17%,以明显的呼吸窘迫、顽固性严重缺氧、呼吸顺应性降低和肺间质广泛的渗出性水肿为特征。烧伤后并发 ARDS 主要与下列因素有关:重度吸入性损伤气道黏膜的直接破坏;有毒物质或浓烟的吸入,激发肺间质毛细血管通透性增高造成肺损伤;烧伤休克或休克延迟复苏;大面积深度烧伤后并发感染、脓毒症等。

ARDS 的主要病理改变为弥漫性肺间质水肿和气体交换障碍,临床表现为急性呼吸窘迫和低氧血症,一般的氧疗措施很难奏效,机械通气是关键性治疗措施。严重烧伤作为 ARDS 的高危病例,一旦出现呼吸急促和氧分压下降,应尽早进行机械通气。在机械通气时,出现自主呼吸与呼吸机不同步,可使用咪达唑仑、丙泊酚、吗啡、芬太尼等镇静镇痛治疗。上述处理后,仍不能改善则可应用肌肉松弛剂,肌松剂可帮助血流从呼吸肌重新分布至内脏和其他重要器官,降低耗氧量。进行机械通气的同时,要加强烧伤创面的处理,包括及时的深度烧伤创面的手术切痂与植皮,全身敏感抗菌药物的使用,加强全身营养支持等。康复治疗措施,包括体位的改变如侧身拍背、翻身床翻身拍背及俯卧位机械通气;肢体被动运动;气道雾化吸入和呼吸道分泌物的及时清除,必要时的纤维支气管镜下的肺泡灌洗等,均有利于气体的交换与弥散,有利于肺功能的恢复。

3. **气道狭窄**　烧伤后的气道狭窄多是因为吸入性损伤导致气道黏膜及黏膜下组织的直接损伤,局部瘢痕性修复后的瘢痕增生或挛缩所致,影响通气甚至换气,导致呼吸功能障碍。喉部烧伤后,局部血管通透性增加,由于喉部周围组织较为疏松,加之喉部本身有疏松的黏膜下层,水肿明显,早期表现为局部水肿导致喉部变窄的临床症状,如声音嘶哑、喉部疼痛、吞咽困难,严重者出现明显的呼吸困难等急性喉梗阻的表现。如果伴有黏膜下组织的损伤,喉部损伤创面愈合过程中,不可避免会出现肉芽组织增生,最终导致不同程度的纤维化或瘢痕形成导致喉部狭窄,出现发音异常、声音嘶哑、喉鸣以及不同程度呼吸困难。烧伤后的气管切开或气管插管,气囊充气压力过大或持续充气时间过长等也可导致气管黏膜的损伤;气管切开后长期保留气管套管,气管套管被痰痂堵塞需要多次更换气管套管等操作对气道黏膜的损伤,气管切开口局部出现的反复感染;气管切开后声门下与气管套囊之间的间隙为死腔,容易有积液存在,积液被误吸进入下呼吸道导致感染,这些因素使气管黏膜长期反复受到炎症刺激,局部充血、水肿、糜烂,肉芽组织增生致使气管内径变窄而导致气管狭窄。

烧伤后瘢痕导致的气道狭窄,可利用激光切除引起狭窄的瘢痕组织,或利用扩张子或支气管镜进行扩张,可在直接喉镜下用扩张子或支气管镜每周扩张 1~2 次,直至瘢痕不再收缩,也可在支气管镜扩张后,植入聚乙烯管作持续扩张。无法扩张或扩张治疗不佳时,可行喉气管重建术,即在黏膜下切除瘢痕,疏通气管,用移植物重建缺损支架,达到重建气道的目的。

(四) 消化系统并发症

严重烧伤后消化系统并发症与烧伤早期的休克、胃肠道黏膜缺血缺氧和再灌注损伤、全身性感染、烧伤创面暴露、机体持续高分解代谢等因素相关,出现胃肠道功能紊乱,胃肠道黏膜缺血缺氧乃至坏死溃疡出血等并发症。烧伤坏死组织分解、细菌感染、药物降解还加重肝脏等器官代谢功能的负担,并发肝脏功能不全。严重烧伤早期,机体虽常出现一定程度的消化系统功能不全或损伤等症状,如消化吸收功能下降、胃肠道溃疡出血、肠源性感染、糖耐量降低、肝功能生化指标异常等,但由于消化系统普遍具有较强的修复代偿能力,随着烧伤创面的愈合,上述症状多数逐渐消失或好转,不会遗留严重的远期后遗症,后期无需特殊的康复治疗。若烧伤病情危重,治疗时间长,并发症多,在烧伤早期治愈后仍可出现一些胃肠道、肝胆胰功能后遗症,特别一些特殊人群(如老人、小儿)或伤前患有相应脏器疾病的患者则更易发生,需要及时有效的康复治疗。如果消化系统局部烧伤如吞食腐蚀剂导致的上消化道黏膜烧伤、高压电击伤导致消化道局部超深度烧伤,上消化道黏膜可出现瘢痕愈合导致"食管烧伤后瘢痕狭窄"。

1. **胃肠道功能紊乱**　表现为消化吸收功能下降,易出现纳差、腹胀、腹泻、便秘等症状,这些症状可单独存在或交替发生,若无法得到及时纠正,远期可导致体重下降、营养不良、免疫力低下等后果。在消化系统功能下降时,除常规予以易消化吸收的低脂低蛋白饮食、应用外源性胰岛素外,特殊营养物质的肠内营养常可发挥重要作用。特殊营养物质是指具有抗炎、调控免疫作用以及可维持细胞结构和功能正常的营养物质,其中首推谷氨酰胺。此外,胃肠道功能可因情绪的波动而发生改变,严重烧伤患者心理负担普遍较重,情绪低落,食欲不振,而长期卧床、行动不便、疼痛困扰又加重了患者的抑郁症状,需要予以必要的心理疏导或精神药物治疗。

还可应用中医通里攻下、活血化瘀、清热解毒、调理脾胃等治疗原则辨证施治。许多中药成分含皂苷类、脂肪酸、维生素、酶类,具有调节中枢神经系统功能、增强机体抗病能力的作用。

2. 消化道应激性溃疡 消化道应激性溃疡是严重烧伤、感染、多器官功能衰竭等严重应激反应情况下发生的急性胃黏膜病变,表现为急性胃肠道黏膜糜烂、炎症和溃疡,严重时可出现消化道出血,甚至穿孔。严重烧伤后并发应激性溃疡,多与烧伤休克期度过不平稳、创面感染严重及无早期肠内营养支持等因素有关。早期多表现为一般的消化道功能紊乱症状,常因烧伤病情重而被掩盖,而当出现呕血、黑便等典型的上消化道出血症状,或出血腹胀、腹痛等症状时,多为溃疡已并发出血或穿孔。溃疡反复不愈合还可侵犯黏膜下组织,导致黏膜下组织中的血管破裂而出现大出血。

烧伤休克早期有效的液体复苏,纠正胃肠道组织的"隐匿性休克";早期开始肠内营养或早期进食,改善胃肠道黏膜细胞代谢障碍,防治黏膜萎缩,促进胃肠蠕动,保护黏膜屏障;早期给予 H_2 受体拮抗药或质子泵抑制药以抑制胃酸分泌的抗酸治疗,使用硫糖铝等胃肠黏膜保护药;积极处理烧伤创面,减少感染机会等治疗措施,可有效降低消化道应激性溃疡的发生率。烧伤后应激性溃疡引起的胃肠道黏膜出血,多数经过内科保守治疗并及时有效的处理创面之后,出血可以得到有效控制。内科治疗主要包括使用止血药物及制酸剂,成分输血或输全血纠正休克并补充凝血因子。经内科治疗仍持续出血,或者大出血合并消化道穿孔者,应该积极外科手术治疗。

3. 肠系膜上动脉综合征 肠系膜上动脉综合征(superior mesenteric artery syndrome, SMAS)是指肠系膜上动脉或其分支压迫十二指肠水平部而引起的综合征,表现为非特异性腹痛、腹胀、呕吐等,特征性表现为腹胀时可见胃型,呕吐后腹胀缓解,呕吐物含有胆汁,俯卧位可有效缓解腹胀和呕吐等。严重烧伤后并发肠系膜上动脉压迫综合征,主要是由于烧伤创面长期暴露,机体处于超高分解代谢而又缺乏有效的营养治疗致机体极度消瘦所致。随着近年来积极治疗烧伤创面和营养支持理念的更新和方法进步,该并发症已较少发生,其发病率已不足 1%。

烧伤后 SMAS 的发病机制主要是因为营养不良、脂肪消耗。因此,积极处理烧伤创面,早期改善机体超高代谢状态和积极的营养支持治疗为主要预防手段。一旦发生,一般采取非手术治疗,给予胃肠减压、更换体位、营养治疗、创面处理等手段。通过留置鼻胃管,引流出胃内潴留消化液,缓解呕吐症状;患者病情稳定时,可使用翻身床治疗,延长患者处于俯卧位时间,减轻肠系膜上动脉对肠道的压迫。营养支持治疗可通过肠内营养联合肠外营养实施,肠内营养可通过鼻空肠置管,应用短肽类营养素,便于小肠直接吸收。对于症状重、病程长、已出现严重水电解质紊乱的患者,十二指肠中重度扩张,上述非手术治疗无效时,应积极手术治疗。

4. 肝功能不全 肝功能不全是严重烧伤后常见的并发症,可单独发生,也可成为MODS 的组成部分,其发生原因主要包括烧伤早期的缺血缺氧性损伤;创面感染修复阶段大量的细菌毒素吸收;黄磷、苯等化学物质烧伤时,化学物质对肝脏的直接损害;深度烧伤时肌肉组织坏死,大量需要肝脏代谢的药物使用等,均可导致不同程度的肝损害。由于肝细胞再生、修复能力很强,早期的肝功能不全多可以逆转,一旦发展至肝功能衰竭,往往可引起或加重 MODS,病死率极高。烧伤早期给予积极的液体复苏,早期肠内营养和胃肠黏膜保护以防止肠道菌群移位,早期积极手术处理烧伤创面减少创面暴露和感染,尽可能避免使用肝脏毒性药物,动态监测血清转氨酶及直接胆红素等,有助于预防或早期发现肝功能不全的发生。

5. 食管烧伤后瘢痕狭窄　食管烧伤以儿童居多,主要是自己误食或者在成人误给腐蚀剂吞食后发生。而成人病例常因企图自杀而吞服腐蚀剂,导致食管瘢痕性愈合并形成狭窄。食管狭窄患者常出现不同程度的吞咽困难、脱水、营养不良等症状,临床上不难诊断,更重要的是需准确判断狭窄严重程度。临床上广泛应用无创性超声内镜技术对狭窄处食管肌层的损伤程度及累及周径进行诊断,以判断预后及指导治疗。

药物治疗主要用于烧伤早期预防和减轻食管瘢痕狭窄,包括糖皮质激素、硫糖铝、常山酮、异烟肼、干扰素等。而在食管瘢痕狭窄形成后早期,可尝试应用食管扩张术治疗,包括应用硬质扩张器、球囊扩张器及循环扩张法。临床上还有在内镜下采用激光、微波、高频电刀进行食管瘢痕狭窄的治疗。对于药物和无创、微创操作治疗无效的患者,则需采用手术治疗。

(五)泌尿系统并发症

烧伤后肾脏功能损害的情况较为多见,发生的原因主要与休克、全身性感染、化学毒性物质的损害关系密切。病变范围涉及肾小球、肾小管和肾间质组织,以肾小球和肾小管受累较为普遍,损害的严重程度决定预后的结局。随着烧伤早期液体复苏技术水平的提高,以及对烧伤后脏器功能损害机制的进一步认识,当今烧伤临床的综合防治措施可有效降低肾脏损害的发生率。

1. 急性肾功能不全　烧伤后急性肾功能不全(acute renal failure,ARF)是指严重烧伤所引起的肾功能在短时间内急剧下降而出现的临床综合征。烧伤后 ARF 的发病机制主要与肾脏灌注不足、肾毒性物质损害及全身感染等因素有关。肾脏是机体血流最大的器官,可占全身血流量的一半。大面积烧伤休克期,由于有效循环血流的急剧减少,肾血流量相应急剧下降,同时神经-内分泌调节机制发挥作用,使全身血流量重新分布以保证重要脏器血供,尤其是肾小球动脉收缩,导致肾血流量进一步减少。肾脏微血管通透性增高,肾间质水肿,组织间压力增加进一步减少肾脏灌注。烧伤后红细胞的破坏,大面积深度烧伤、电击伤、严重热压伤或烧伤后肢体环形焦痂未及时切开减压或减压不彻底而造成的挤压综合征,大量横纹肌的坏死,产生大量的血红蛋白和肌红蛋白,造成血-肌红蛋白在肾小管形成管型,不仅阻塞肾小管,还使肾小管上皮细胞对其摄取增多,造成肾小管的直接损害。治疗过程中,长期使用具有肾毒性的药物,如氨基糖苷类抗生素、两性霉素 B 等,特殊化学物质如黄磷、苯烧伤也可造成对肾脏的直接损害。烧伤后的全身严重感染可造成感染性休克,也可造成肾脏缺血缺氧损伤。

预防烧伤后 ARF 的发生,重点在于休克期有效的液体复苏、抗感染治疗和积极的烧伤创面专科处理。一旦发生 ARF,应立即进行血液透析治疗。由于肾脏组织代偿和修复能力相对较强,肾功能恢复后较少遗留肾实质的病理性损害。但笔者单位近年收治 3 例烧伤后并发 ARF,经积极的创面处理和长时间的血液透析(32~50 天)治疗后,住院期间创面愈合,肾功能恢复,但转院至康复医院康复治疗数月后再次出现肾功能异常的临床症状,经肾内科诊断为肾病综合征微小病变性肾病,分析其原因可能与烧伤后机体长期、持续存在的炎症反应以及大量分解代谢产物在肾脏堆积有关。此类患者可出现全身或局部不同程度的凹陷性水肿,开始多见于踝部,渐及全身,严重者可出现胸、腹腔积液或心包积液,更有甚者可出现大量蛋白尿继而并发急性肾功能衰竭。实验室检查提示有大量蛋白尿、低蛋白血症、高脂血症以及血 IgG 和补体水平下降。治疗方面,糖皮质激素和细胞毒性药是治疗的主要药物,还可选用环磷酰胺、氮芥等协同激素治疗。此外，还应限制水、盐摄入，适当选用利尿剂达到利尿消肿作用，降血脂治疗可减轻肾小球病变损害。

2. 泌尿系统感染　病因多与会阴部严重烧伤或长期、反复留置尿管而导致尿路逆行性感染有关，或继发于全身性血行播散性感染，以女性多见。患者常表现为间歇性无症状性细菌尿，或尿频、排尿不适、夜尿等尿路刺激症状，部分患者可伴有间歇性低热、腰部不适，有慢性肾小管间质损害者还可出现高钾血症和酸中毒。实验室检查常可见尿培养有真性菌尿、轻度尿蛋白。影像学检查或可发现局灶、粗糙皮质瘢痕，肾盂变形，出现扩大、积水等。治疗上需采用长疗程低剂量抑菌治疗，若出现急性发作症状，则按急性感染治疗原则处理；若出现尿路梗阻，则可实施外科手术纠正可逆性梗阻，术后仍需完全控制尿路感染。

3. 泌尿系结石　烧伤并发尿路结石的发生原因尚不十分清楚，可能与烧伤后长期卧床不活动、尿路感染、尿潴留以及烧伤后钙、磷代谢障碍，维生素 A 缺乏有关。常表现为尿路刺激征以及不同程度血尿，结石嵌顿时可出现急腹症，若患侧结石长期嵌顿可致患侧肾积水而影响肾功能，严重者可出现肾衰，并伴随相应症状。结合 X 线片以及 B 超可较易诊断。治疗上可根据结石大小、数量、位置以及是否存在尿路感染而采用保守治疗或手术治疗，治疗原则同非烧伤患者。

（六）骨、关节系统并发症

烧伤患者中，骨、关节系统并发症因烧伤严重程度特别是烧伤创面深度、部位而异。毁损性烧伤创面，皮肤软组织甚至肌肉组织严重毁损，骨质外露，或烧伤合并有开放性骨折，可并发化脓性骨髓炎，骨外露创面迁延不愈还可并发慢性骨髓炎；耳的深度烧伤，可直接损伤耳软骨致耳软骨坏死，或被周围坏死感染灶直接侵犯造成耳软骨化脓性感染；大面积深度烧伤患者，疗程长，肢体长期制动，可导致肌肉萎缩和骨质疏松；关节周围的深度烧伤，软组织缺乏，创面愈合后关节周围软组织内有骨组织形成，导致异位骨化，严重影响关节功能。

1. 骨质疏松症　骨质疏松症是以低骨量组织微结构破坏为特征，导致骨脆性增加和容易骨折的全身性骨代谢疾病。严重烧伤后常见有不同程度的骨萎缩或疏松，大多数仅限于损伤肢体的局限性骨质疏松。烧伤后的骨质疏松多与卧床、制动导致患者不能进行锻炼而肌肉萎缩，进食不佳而导致营养不良等因素有关。长期卧床、制动还可以使体内激素稳定环境被破坏，缺乏阳光照射也加速了机体出现钙代谢异常。

运动治疗是防治烧伤后骨质疏松症必需的措施，主要运动治疗形式包括：早期的站立负重训练，不同形式的肌肉运动收缩，关节主动运动障碍的关节被动运动等。运动治疗要尽早进行，循序渐进，主动运动为主，被动运动为辅，加强局部锻炼，重视全身非固定部位训练。合理的营养结构，适当补充钙剂与维生素 D，有疼痛患者可给予适量物理因子治疗与非甾体抗炎药。

2. 异位骨化　异位骨化是指一些不会骨化的组织内形成骨组织。烧伤后异位骨化多发生在关节周围软组织如关节囊及关节韧带中。肘关节最易累及，也可见于肩、腕、膝和足等关节周围。异位骨化可不同程度导致关节活动受限，严重者可出现关节强直。

异位骨化的发病机制尚不明确。关节周围的重叠创伤或反复小创伤，导致局部出血，被认为是相关因素。骨组织的钙动员、创面出血和不正确的功能活动引起的关节周围组织的微出血也被认为与异位骨化形成有关。

烧伤急性期积极治疗烧伤创面，早期重视功能活动，特别是鼓励主动运动，施加适当的被动运动，合理的物理治疗等，均是预防异位骨化形成的有效措施。一旦形成异位骨化，保守治疗的效果非常有限,可进行关节活动允许范围内的无痛被动治疗,如果不能进行主动的肢体活动,就应将关节用矫形器固定在最佳功能位置,治疗重点放在关节无痛的主动屈伸运动上。对已产生异位骨化的关节,过分积极的运动治疗可能会加速骨化的形成,增加患者疼痛不适。当关节活动度明显受限或者有神经被包绕在异位骨质中,就需要手术切除异位骨。

(李孝建　李曾慧平)

第二节　创面修复期康复治疗

目前烧伤康复理念是康复治疗应从患者伤后即开始并贯穿治疗全程,需要持续数月至数年,以最大化恢复其功能和健康心理、预防和减轻畸形、改善外观、帮助患者重返家庭和社会;而非等待患者创面愈合之后再开始的后期补充治疗。据此理念,中华医学会烧伤外科学分会《成人烧伤疼痛管理指南(2013版)》建议将烧伤治疗过程分为创面治疗阶段和康复治疗阶段,创面治疗阶段又分为生命体征不平稳的重症期和生命体征相对平稳的稳定期;采用"全程介入、分段治疗"的模式组织康复治疗,即康复治疗需全程介入烧伤治疗过程,实施烧伤救治与康复一体化治疗,但在患者伤后不同阶段,治疗的主导者不同,康复治疗手段不一,且应依据患者具体情况,实施个体化的康复治疗方案。创面修复期处烧伤早期,患者面临不同程度的伤情,可能存在休克、感染、脏器损害等危及生命的并发症,且大面积创面急需修复;对于患者,此期康复治疗是实施全程康复治疗最艰难的开始,也是最关键的环节;良好规范的开端,对于后续全程序贯性康复治疗非常重要。因此,此时应对患者伤情进行全面综合的评估,制定个体化康复治疗方案,既不扰乱其创面修复及生命救护等,又尽可能维护患者功能和健康心理,以降低病死率、致残率,提高烧伤患者的生存质量。

一、心理康复

烧伤具有突发性、严重性、迁延性等创伤特点。患者最初由于遭受飞来横祸般的突发身体和精神重创、疼痛等,几乎均可出现不同程度的心理障碍;严重者表现为嗜睡、意识模糊和暂时性精神错乱等。一旦其神志恢复,部分患者可能出现"情绪休克",随后逐渐恢复其对外界刺激的敏锐性,面对诸多突发复杂情境,显现多种负性情绪反应。如:①面对烧伤毁容,创面肿胀、渗液、疼痛;频繁的检查、治疗和创面处理等操作;对救治效果的疑虑和生命的担忧,而表现出紧张和恐惧。②意识到救治过程漫长,并将面临瘢痕增生毁容、功能受限;对今后工作、婚姻、家庭、经济等未来生活的担忧等,产生焦虑、抑郁等情绪反应。③伤后不能自由活动,甚至需要隔离,患者感到孤独和寂寞。④面对意外伤害,尤工伤或他人肇事致伤,抱怨命运不公,而表现出悲伤与愤怒。⑤部分患者为获得更多工伤或肇事方的赔付,不配合治疗,甚至宁愿牺牲自己,出现"赔偿神经症"等。

患者伤后也可出现如噩梦、回避等多种创伤后应激症状。急性应激障碍是患者伤后1个月内可能出现的一过性障碍心理病症之一;如果症状存在时间超过4周,可发展为创伤后应激障碍(PTSD)。PTSD主要表现为:①受伤时情景的重复体验,以想象或梦的形式回闪。②拒绝谈论与受伤有关的事情,避免回到受伤场所。持续对这种行为的刺激,可能导致患者变得易激惹。③变得缺乏安全感,警觉性增高,容易被突然的响声或动作惊吓到。相关流行病学研究显示伤后 1 个月内,呈现一种以上 PTSD 症状的伤者占 42.2%,满足 PTSD 症状标准的伤者占 17.8%;3 个月后伤者 PTSD 发生率为 7.7%~45.2%。综上所述,紧张、恐惧、焦虑、抑郁、孤独、寂寞、悲伤、愤怒、担忧、缺乏自信等是严重烧伤患者创面修复期常见的心理特点,而烧伤面积深度、部位、年龄、性别、事故责任人和伤前应激性事件是焦虑和抑郁等发生的主要影响因素。心理障碍已成为影响创面愈合、提高疗效和生存质量的重要因素之一。

（一）心理评估和诊断

实施心理康复治疗前,应针对患者个体差异、伤情、伤后出现的如焦虑与抑郁等负性情绪反应做出综合评价。心理问题评估和诊断可参见本书心相关章节提供的标准进行,并随病情变化,及时调整。

（二）心理治疗

患者的态度和动机是影响烧伤救治及康复治疗效果的重要因素,有时这些心理因素甚至比烧伤给患者造成的创伤影响更为深远。尤其在烧伤早期,患者病情不稳定,负性情绪反应严重,应尽可能在专业心理医师指导下,烧伤科医护和患者家属相互配合,重视患者的心理状态改变,依据患者个体差异(包括伤前性格特点、受伤情景、伤情和伤后心理因素的变化等),初步制定个性化全程序贯性心理治疗方案。心理治疗方法较多,各有优势,可依据患者自身的特点,应用精神分析法、认知行为疗法、生物反馈疗法及音乐治疗等方法,加强与患者沟通,取得信任与配合,让其基本了解烧伤救治及康复过程,克服依赖、绝望、角色冲突以及急切心理等,使患者敢于面对现实、树立信心、主动配合治疗,恢复健康的心理。如认知行为治疗的理性情绪疗法主要理论依据认为,人的情绪和情感来自人对所遭遇事情的信念、评价、解释或哲学观点,而非来自事件本身;认知处理疗法也认为一个事件的解释而不是事件本身决定了情绪状态,负面偏差解释会导致负面情绪状态。所以首先要调整当事人对意外创伤的认知,让患者对该问题有所释然,勇于面对现实和过去的创伤经历,并在此基础上建立新的信念以学会应对和处理创伤事件带来的心理压力。音乐疗法能缓解伤者疼痛、降低患者的负性心理反应,并已获广泛肯定。针对疼痛、焦虑和抑郁等心理问题,尚可进行其他相应治疗,如实施催眠、改良创面换药方法、无痛治疗,并应用多塞平、阿普唑仑与帕罗西汀、盐酸氟西汀等对症治疗药物分别抗焦虑和抑郁等心理问题。

二、疼痛治疗

疼痛被认为是人体的第 5 项生命体征。烧伤疼痛是指患者的皮肤、黏膜或深部组织被热、冷、光、电等致伤因素损伤后,以及在后续的治疗过程中,患者主观上产生的不愉快的感觉与体验。疼痛在烧伤创面修复期表现更为剧烈和严重,可加剧患者负性情绪反应,甚至不配合或拒绝治疗,影响创面愈合,甚者危及生命。既往由于顾忌止痛带来的负面影响,无论是在烧伤临床还是基础研究中,对疼痛的关注较少。随着对疼痛研究的深入、治疗理念的改变、新型镇痛药物的研发、疼痛管理策略与措施的发展,不同学科逐渐强调无痛治疗的重要性,开展了无痛诊疗操作和超前镇痛,提出了建立无痛病房甚至无痛医院的方案,收到了良好的效果。《中华烧伤杂志》编辑委员会结合我国烧伤治疗的实际情况,制定了《成人烧伤疼痛管理指南(2013 版)》。

创面修复期疼痛囊括了烧伤急性疼痛、烧伤背景性疼痛、烧伤操作性疼痛、烧伤术后疼痛、烧伤暴发性疼痛、其他共 6 类。一旦患者有镇痛需求,应先进行疼痛评分,其评分可参照疼痛数字评分法、面部表情分级评分法、视觉模拟评分法和主诉疼痛强度分级法等；当评分在 3 分以上时，建议积极实施有效的疼痛控制，以减轻、控制患者的疼痛。在疼痛治疗过程中应监测疼痛控制效果，必要时增加药物剂量或联合用药，或改用、联合其他疼痛控制措施，以达到最佳的疼痛控制效果。

烧伤创面修复期的疼痛治疗包括非药物治疗（如冷疗、换药技术的改进、现代敷料的应用、音乐治疗、模拟视频治疗、按摩和心理治疗）和药物治疗（即中枢神经与外周神经类之阿片类、非甾体抗炎药类、辅助类（如糖皮质激素等）及其他类药物（如氧化亚氮等），具体用法可参见《成人烧伤疼痛管理指南（2013 版）》。近年来，实施较大面积创面换药应尽可能在麻醉状态下进行、联合用药（如镇痛泵）止痛、利用氧化亚氮（笑气）吸入止痛等均显示了良好的效果。

创面修复期疼痛治疗中由于患者此时可能生命体征不平稳，甚至伴有缺血缺氧、感染和脏器功能损害等并发症，不当的止痛可能加剧病情。因此，应依据患者个体情况，优选镇痛方案、药物及剂量，并严密监测心率、呼吸、血压及氧饱和度等。及时发现和处理镇痛过程中出现的消化、呼吸、循环、神经、心血管、泌尿系统等方面的并发症，尤其是威胁生命的并发症；在达到最佳镇痛效果的同时，防止各种不良后果的发生。由于疼痛管理过程中常涉及麻醉、中度或深度镇静，故应规范疼痛管理，加强止痛治疗医护人员的培训和资质审查。

三、体位疗法

体位疗法即通过体位摆放将患者体位保持在功能体位和抗挛缩位，以预防瘢痕挛缩导致的畸形或功能障碍，是预防关节挛缩的第 1 道防线，应从伤后开始并贯穿治疗全程。大面积深度烧伤患者创面修复期时间长，由于创面及疼痛的存在，患者往往采取个人感觉舒适的体位并保持不动，而舒适的体位也是肢体最易挛缩的体位，时间稍长极易导致肢体挛缩和功能障碍。而恰当的抗挛缩体位可最大限度减少肌腱、侧副韧带、关节囊的挛缩，并可通过被动 ROM 训练、体位摆放和矫形器的使用获得更好的疗效。因此，伤后即应告知患者相关体位疗法的理念和技术要求，让其配合采取正确的体位摆放。

体位摆放的实施可因地制宜，可利用棉垫、枕头、床头、泡沫垫、石膏、支架、可塑夹板、矫形器、约束带等辅助器具来帮助维持体位。如：①口唇周围深度烧伤患者在创面修复过程中，为预防小口畸形的发生，开始即可使用小口扩张器或矫形器。②上肢及胸壁烧伤者可充分外展上肢，上肢水平内收 15°~20°。③颈前烧伤，采取去枕头，并在肩下垫长枕头，使头后仰、颈部后伸。颈后烧伤则调整好枕头位置，使颈略前屈。颈两侧烧伤要保持颈部中立位。④肘部屈侧烧伤，肘关节置于伸直位；肘部伸侧烧伤，常保持肘关节屈曲 70°~90°；肘部环形烧伤，以伸直位为主，伸直位与屈曲位交替摆放，前臂保持中立位或旋后位，仰卧位时掌心向上。⑤手背烧伤，腕关节保持掌屈位，指间关节伸直。手掌或全腕烧伤，腕部以背伸为主。全手烧伤应保持手功能位或抗挛缩位：拇指外展对掌位、腕关节稍微背伸、掌指关节自然屈曲 50°~70°、指间关节伸直，各指间放置纱布防止指蹼粘连，必要时可采用支架或矫形器固定。⑥臀、会阴部烧伤应保持髋伸直位，双下肢充分外展。⑦膝关节伸侧烧伤，膝部垫沙垫，微屈 10°~20°；膝关节屈侧烧伤，应保持伸直位，必要时用可塑夹板或矫形器固定。⑧踝部烧伤者则使其保持中立位，踝关节背屈 90°（借助足底放置的硬海绵支撑），防止足下垂。植皮术后包扎时也应注意固定于功能位或抗挛缩位。体位摆放还应配合肢体运动，否则长时间固定体位也会造成关节活动减少与挛缩,如未受伤关节与受伤关节行被动关节活动度训练,每天至少 2 次,每次约 0.5 小时;而未受伤肢体则鼓励其主动活动,以促进受伤肢体肿胀消退、防止烧伤早期关节僵硬挛缩和深静脉血栓等。

四、功能部位深度烧伤创面的美容修复

功能部位深度烧伤是导致患者伤后功能障碍最重要的原因,因深度创面愈合过程中不可避免地伴有瘢痕增生与挛缩,阻止或减轻这种病理修复过程一直是临床救治的重点。应用美容整形外科理念与技术,及早优先修复功能部位深度烧伤创面,则是减轻或防止瘢痕增生、取得最佳康复效果的最重要手段。

美容修复是指在创面修复过程中,充分应用美学理论与整形美容技术,达到在创面修复的同时,获得良好的功能恢复,并使外形尽可能符合美学要求。功能部位深度烧伤创面的美容修复指在尽可能恢复受损组织完整性与生理功能的基础上,达到无或少瘢痕增生挛缩和色素沉着,使其外形逼真,符合美学要求。烧伤临床工作者对如何实现功能部位深度烧伤的美容修复进行了诸多有益的探索,多提倡在患者病情允许的情况下,尽早彻底精准清除变性坏死的皮肤及肌肉等组织,但要尽量保持神经、肌腱(包括部分变性、间生态神经、肌腱组织)解剖结构的完整连续性和烧损的骨组织。然后根据创面的深浅、大小、部位,实施大张自体皮(中厚或全厚)或皮瓣移植等修复创面。当然,术后包扎、应用支架、矫形器等将功能部位受皮区固定于功能体位和抗挛缩位也非常重要。

(一) 大张皮片分区移植是保证功能部位深Ⅱ度和Ⅲ度烧伤创面美容修复的基础

1. **颜面部分区植皮**　颜面部是五官的所在,器官集中,对称性分布,既相互关联又各具特性,其峰谷相间,起伏不平,构成特定的面部轮廓。面部皮肤薄而柔软,血管丰富,浅筋膜厚薄不一,含有脂肪组织、血管、神经与表情肌。面部表情肌丰富,深浅成组排列,纵横交错,眼周与口周尚分布着环行的轮匝肌。皮肤纹理、皮肤张力以及表情肌的活动赋予面部丰富的表情,也使面部皮肤形成各种皱褶沟线和自然的界限,从而将面部分为若干独立的区域单元。

按照面部自然皱褶、皮肤纹理与皮肤张力的方向实施分区植皮,皮片收缩后形成的面容较自然,效果良好,否则将失去面部特有的轮廓,也将导致面容呆滞不自然,表情差。一般按眉头间连线、眶缘线、外眦与发际间连线、鼻颊交界线及鼻唇沟至下颌缘的延长线,将面部分为额区、眶区、鼻区、颊区、上下唇区和颏区等。大面积深度烧伤可依分区移植厚中厚皮。为维持颜面部饱满度及柔韧性,有人建议待面部肉芽创面形成后再植皮;依作者本人临床治疗经验,也可在去除颜面部深度创面后,可先应用负压封闭引流等促进肉芽组织生长,再移植厚中厚皮;为减少分区植皮术后缝合处瘢痕增生,部分区域也可考虑应用整张大张皮,但于分区界线处予以皮内缝合;或经皮面进针间断(或连续)缝合,在每对缝线之间垫上直径约3mm 纱布卷结扎缝线,以局部固定移植皮片(类似重睑术中缝线结扎法,以下称缝线结扎法)。

2. **颈部分区植皮**　以斜方肌前缘为界,前为颈部,后为项部。颈部为人体的特殊部位,暴露易受伤。颈部皮肤较薄,富有弹性,血运丰富。颈部活动范围大,颈部皮肤、肌肉与颈椎在维持端正的头位与灵活的颈部活动方面均起重要的作用。颈部的肤色、长短、粗细、曲线和位置是构成其形态美的重要因素。理想的颈部形态应该是细长适度,呈圆柱状,颈前正中

略呈纵向隆起,项部较平坦而无脂肪堆积;男性喉结突出,女性甲状腺区丰满;皮肤色泽正常,弹性良好,光滑无皱襞;颈部位置居中,左右对称,没有倾斜,活动自如。

由于颈部皮肤与皮下组织薄,活动性大,深度烧伤后的瘢痕增生和挛缩易致颈部形态破坏与活动功能受限,严重者颌颈胸粘连、下唇外翻、颈部严重倾斜,语言与进食障碍、下颌与脊柱畸形。及时恰当的整复手术是恢复颈部形态和功能的关键,而且随着生活水平和医疗水平的提高,颈部形态的恢复不仅仅是为单纯满足恢复功能的目的,更重要的是满足美学要求,以提高生存质量。为达到颈部美容修复的目的,有人通过临床实践探索出颈部分区植皮的方法,即以颌颈角及其向两侧下颌角的延长线、胸骨上切迹中点及其向两侧颈肩交界的连线和两侧锁骨连线,将颈部分为颌底区、颈前区与锁骨上区等 3 个区。若皮肤深度烧伤波及下唇、颏部、下颌部或胸部,在修复创面时,应再以下颌缘为界,按下唇区、颌底区、颈前区、锁骨上区、胸区等 5 区实施分区植皮,取得了满意的效果。

3. 手部分区植皮 手部结构精细,手背与手掌各具显著不同的组织解剖学特点。手背皮肤薄而柔软,松弛且富于弹性,其皮下只有一薄层疏松结缔组织将皮肤与伸肌腱、关节囊、关节韧带隔开,此种结构特点使握拳时的皮肤面积较伸直时扩大 25%,有利于手指关节屈曲。手掌皮肤具有很厚而耐摩擦的角质层,乳突隆起突出,无毛囊与皮脂腺,但富含汗腺,手掌中央的皮下组织有许多纵行纤维隔将皮下脂肪分成小叶,脂肪小叶与结缔组织将掌腱膜和屈肌腱紧密连接,手指皮下的纵行纤维隔将脂肪分成诸多小隔后与骨膜相连,这些结构特点使手掌皮肤缺乏弹性和移动性,且保持一定的湿度与摩擦阻力,便于抓握时稳定有力及增强抓握所必需的强度。

根据上述手的解剖与功能特点,手部深度烧伤后若处理不当,常导致瘢痕挛缩和功能障碍,严重者甚至会丧失生活自理能力与劳动能力。所以,在修复手部皮肤缺损时,应紧密结合手的解剖与功能特点,以最大限度恢复手的外形与功能。第四军医大学钟德才教授曾提倡手部分区植皮,而且,还可以根据患者的具体情况,化整为零,分期分区手术,缩短手术时间。其具体分区为:手背区:从腕横纹向下至第 1 指节近侧 3/4,包括手背、虎口和指蹼;指背区:第 1 指节远侧 1/4 及其以远的指背;鱼际区:腕部、鱼际区和小鱼际区;掌指区:掌心和手指掌面。依作者本人经验,基于目前术后功能康复的重视,可考虑将以一大张厚中厚皮分别修复手背、手掌两区,甚至利用一整张大张皮覆盖手背手掌两区,但在手掌鱼际区内侧缘和小鱼际区外侧缘处予以皮内缝合或缝线结扎法局部固定,可减少缝合处瘢痕增生,导致外观改变。而且,如条件允许,手掌深度创面,可先清创,应用负压封闭引流等先促进肉芽组织生长后,再大张游离植皮,更有利于维持术后手掌的饱满度及柔韧性。

4. 足部分区植皮 足背与足底的组织解剖学也具有显著差别。足背皮肤较薄,皮下组织疏松;足底皮肤的表皮与真皮均较厚,皮下组织致密,有富于结缔组织的脂肪垫,深层为坚韧的跖腱膜,在皮肤与跖腱膜之间有锚状韧带相连,将皮下组织分成许多纤维间隔,使足底皮肤不易滑动,兼备耐压、耐磨、抗搓、抗捻的特性,以完成所肩负的负重和行走功能。

在采用皮片移植修复足部深度烧伤创面时,有人借鉴手部分区植皮的方法,以内、外踝间连线、跖趾关节足背侧水平线、跖趾关节足底侧水平线及内、外踝间连线的两端与跟腱远端中点的连线,将足部分为足背区、趾背区、足底区、趾底区和跟腱区 5 个区域,分别移植皮片,即可取得外形良好与功能较满意的效果。依作者本人经验,基于目前术后功能康复的重视,也可考虑将以一大张厚中厚皮分别修复足背与足底两区,甚至利用一整张大张皮覆盖手背手掌两区,但在足底姆展肌外侧缘、小趾展肌内侧缘区予以皮内缝合或缝线结扎法局部固定,可减少缝合处瘢痕增生;如条件允许,足底深度创面,可先清创,促进肉芽组织生长后再大张游离植皮,更有利于维持术后手掌的饱满度及柔韧性。

5. 关节部位分区植皮　关节是完成运动功能的基本结构,其深度烧伤创面修复是否适当可影响关节活动。因此对于大关节,尤其屈侧,实施皮片移植时,建议遵循分区植皮的原则,即以关节横纹为界,分为远侧区与近侧区两个区域,使皮片的拼接线位于关节横纹处,并使之与关节纵轴垂直,以预防和减轻直线瘢痕挛缩所引起的功能障碍。移植皮片宜用厚中厚皮。也可考虑整张皮片移植,而于关节横纹处以皮内缝合或缝线结扎法局部固定。

6. 会阴部分区植皮　会阴部是指位于两侧股部上端之间的菱形区域,其前端为耻骨联合,后端为尾骨尖,两侧为坐骨结节,前外侧界是耻骨下支和坐骨下支,后外侧界是骶结节韧带。以两侧坐骨结节之间做一连线,可将会阴部分为两个三角区域。前者为尿生殖三角,有尿道末端与生殖器开口;后者为肛门三角,有肛门。尿生殖三角皮肤较薄而柔软,皮下组织疏松,脂肪向阴囊渐次减少;肛门三角皮肤较厚,于肛门处移行于黏膜,并以肛门为中心形成放射性皱襞,其皮下组织内含大量呈蜂窝状的脂肪组织,两侧各有一脂肪垫,但肛门周围脂肪较少。

会阴部区域小,形状不规则,又有肛门、女性尿道、阴道开口等。因此,采用皮片移植修复此处的深度烧伤创面时,应周密安排,以防止发生术后蹼状瘢痕、肛门狭窄、尿道或生殖道牵拉畸形。女性患者应按两侧大阴唇 - 股区与肛门区分区植皮;男性患者则按阴囊两侧股区与肛门区分区植皮。若肛门区皮肤缺损波及两侧臀部,则应以肛门为中心,将肛门黏膜缘做 3 个放射状切口,并皮片呈相应放射状与黏膜嵌接缝合修复创面,此举有助于预防皮片成活后发生肛门环状挛缩。

(二) 组织瓣移植、皮肤组织扩张及组织工程真皮移植等是美容修复功能部位小面积深度创面的较好措施

对位于功能部位的小面积深度烧伤创面,根据创面的具体部位与大小,可选择皮瓣、肌(皮)瓣、筋膜(皮)瓣、骨瓣,或游离皮瓣修复,以达到更好的外观和功能。若创面局部缺乏足够的用于修复创面的组织,也可考虑选择带筋膜或肌皮瓣、组织瓣 + 皮片移植、游离皮瓣修复创面;若伴随骨外露,则应凿除坏死骨质,选择采用适合的组织瓣(包括骨瓣)修复。对于多个手指Ⅲ度和Ⅳ度烧伤创面,可采用腹部等部位多个超薄皮瓣(或一蒂多瓣)同时予以良好的修复。但无论采用何种组织瓣移植修复创面,应尽可能遵循"宁近勿远,宁简勿繁"的原则,并尽量减轻组织瓣切取与转移时所造成的创伤程度。

皮肤组织扩张及组织工程真皮移植等也是修复功能部位深度创面的较好措施。如应用头皮扩张术修复头部电烧伤颅骨外露创面,其最大的优点是在修复创面的同时避免了秃发畸形的发生,使创面修复、功能重建与外形恢复达到统一。对于部分肌腱或少量骨外露创面的修复,近年来,应用组织工程真皮复合自体薄中厚或刃厚皮移植修复深度烧伤创面,也取得良好的效果。

(三) 围术期的综合治疗是实现功能部位深度烧伤美容修复的重要因素

要实现功能部位深度烧伤创面的美容修复,必须严格遵守无菌、无创、无死腔和无创面等整形美容外科学原则,尽可能减少导致病理性瘢痕增生与色素沉着的因素。术前应积极予以全身支持治疗,预防创面感染。尽早实施切、削痂手术,彻底清除坏死组织,选择适宜的创面修复方法。术中重视伤口闭合材料的选择,严格按照张力适度的缝合原则,注意缝合的边距与间距,严密对合伤口,不残留死腔。实践证明,生物类和合成类非吸收缝线,合成类可

吸收缝线,医用伤口胶、伤口胶带等均为缝合伤口的可选材料。术后也可应用减张缝合器,并维持术后肢体于功能位或抗挛缩位,及时拆线,尽早实施综合性康复治疗。

五、运动疗法

运动疗法是利用力学的因素(运动、牵引、按摩等)改善患者功能的一种治疗方法,是物理疗法的核心和康复治疗的重要手段。其治疗目的并非只是患者被动接受,而是需要过渡到患者主动运动,最大限度减少患者运动损伤、确保运动效果。传统的运动疗法包括:维持关节活动度(ROM)、增强肌力和肌肉耐力及肌肉协调性、恢复平衡功能、恢复步行功能、增强心肺功能等运动疗法。其治疗需要根据患者 ROM、肌力、耐力等情况,通过被动运动、主动运动、辅助运动、抗阻运动、牵引运动等方式开展。在开始实施创面修复期运动疗法前,应向患者耐心解释运动疗法的相关做法及效果,以克服其心理恐惧等,使之配合,主动参与,并配合应用矫形器(详见相关章节)。《烧伤康复治疗指南(2013 版)》对创面存在时、植皮(包括自体皮、异体皮、异种皮、组织工程真皮等)术后、供皮区部位、清醒镇静及麻醉状态下开展运动疗法和水中运动疗法都给出了较具体的指导意见,可参照实施。如:①当伴有创面存在时,尽早开展身体主要关节(包括烧伤或未烧伤)的被动、主动 - 辅助、主动 ROM 训练,根据患者耐受程度决定治疗强度。减少绝对卧床的时间,尽可能在他人协助下保持坐位。在可耐受的前提下,争取尽早下地行走。抬高肢体和加压治疗可以控制肢体肿胀。②对于自体皮片移植术后患者,于术后第 5~7 天(或按手术医师要求)打开敷料后即可开始适度的主、被动 ROM 训练。如果皮肤移植不在关节部位,ROM 训练可于术后更早进行。如果不影响皮肤移植,运动及行走训练也可于术后早期进行。③异体皮或异种皮移植术后,行创面包扎或用矫形器固定 5~7 天,于术后第 1 天即可恢复主、被动 ROM 训练。④人工真皮移植术后,行创面包扎或用矫形器固定。非相关肢体运动可于术后第 1 天开始。只要不涉及关节,植皮后肢体运动可于术后 57 天开始。移植物涉及关节部位时,运动时间由手术医师以及康复治疗师讨论决定。⑤整张自体皮移植术后,行创面包扎或用矫形器固定 5~7 天,ROM 训练可于包扎打开后逐渐进行,以患者能承受为宜。⑥对于供皮区,则可于术后早期(甚至术后第 1 天)开始主、被动 ROM 训练。即使下肢有供皮区,在不影响受皮区域前提下,患者可尽早在护理人员的协助下取坐位并尝试行走训练。⑦对于服用止痛药或接受疼痛控制技术处理仍不能忍受运动治疗的患者,可进行清醒镇静来辅助完成 ROM 训练和体位摆放。无明显禁忌情况下,1 周内可清醒镇静 2~5 天。⑧水中运动疗法,可根据患者的病情和各单位的具体情况选择在水中进行运动训练。对于病情较平稳的患者,治疗过程中也应有康复治疗师、护士或烧伤科医师的监护;而处于 ICU 监护、生命体征不平稳、严重感染期患者则禁用水中运动疗法。

在创面修复期制订运动治疗方案和实施过程中,尤应注意依据患者各自病情、充分权衡利弊,监测生命体征的变化,治疗持续时间、活动幅度、训练强度等均需个体化,以运动治疗不对患者生命体征造成明显干扰、不扰乱临床病理生理过程、避免运动损伤为原则;运动程度由易到难,运动量由小到大,由被动到主动,并持之以恒的循序渐进规律;及时进行效果评定,调整治疗方案,避免盲目粗暴进行。如对于生命体征不稳定、存在危及生命的状况;治疗部位存在明显的红、肿、热、痛等急性感染表现,或伴有严重的组织坏死、血管破裂、深静脉血栓、骨折等情况,可能因运动治疗造成严重损伤和并发症;治疗部位需制动,如植皮术后、骨折固定等;有明显精神症状、意识障碍等,不能配合治疗时,则不主张开展运动治疗。

心肺功能等运动疗法请参照相关章节。如指导患者进行深、长、慢的胸式呼吸,通过胸廓活动,协调患者各种呼吸肌的功能,增大肺活量,增加吸氧量,从而改善患者的全身情况。同时,应配合体位引流,以促进患者有效排痰,并可保持患者的肺活量,确保有效呼吸,从而达到预防或减少呼吸系统并发症的目的。

六、物理因子治疗

物理因子治疗是利用光、电、声波、磁场、水、蜡、温度、压力等所具有的独特物理特性,达到减轻炎症、缓解疼痛、改善肌肉瘫痪、抑制痉挛、防止瘢痕增生以及促进局部血液循环等效果的治疗方法。常用于烧伤患者的物理因子治疗手段包括蜡疗、水疗、低频电、中频电、微波、短波、肢体气压、激光、紫外线、超声、冷疗等,可根据创面修复期患者的具体情况适当选用。

(一) 水疗

一般伤后 2 周,根据患者病情决定局部是否水浴,同时可利用水的浮力和压力进行运动训练,水浴温度 38~40℃。第 1 次水浴时间不宜过长。全身水浴一般在伤后 3 周以后进行。

(二) 电光浴、红外线照射疗法

具有消肿、镇痛、减少血浆渗出、促使创面干燥结痂、预防和控制感染的作用。大面积烧伤者可使用全身或局部电光浴,每日 1~2 次,持续 30~60 分钟,必要时可进行较长时间的治疗。小面积烧伤者可用红外线灯或特定电磁波谱(TDP)灯照射,每次 30~60 分钟,每日 1~4 次。目前烧伤临床广泛使用的是烧伤治疗仪、烧伤辐射治疗架,使用方便,但使用时应注意预防灼伤,高热患者禁用。

(三) 紫外线疗法

不仅具有抗菌、镇痛的效果;小剂量时尚可加速细胞分裂增殖,促进肉芽组织生长、上皮形成和创面愈合过程。通常在伤后 72 小时即可开始实施。Ⅰ度烧伤创面,每日用Ⅰ级红斑量照射 1 次;Ⅱ度创面用Ⅱ级红斑量,浅Ⅱ度每日照射 1~2 次,深Ⅱ度照射 3~5 次;Ⅲ度创面用Ⅲ~Ⅳ级红斑量,每天或隔天 1 次。大面积烧伤:用全身照射法,从 1/4~1/2 个生物剂量开始,1 次 / 天,隔次增加 1/2 个生物剂量,至 5~6 个生物剂量为止,10~20 次为 1 个疗程。若烧伤创面坏死组织或脓性分泌物多,肉芽生长不良,用Ⅳ级红斑量照射,当分泌物减少或者脱痂露出新鲜肉芽组织时,应减量至Ⅰ级红斑量。植皮前 10 天,供皮区予 1/4~1/2 个生物剂量照射,每日一次,术前 3 天停止照射。术后更换敷料时以 3~4 个生物剂量照射植皮区,若植皮术后出现感染,以 4~6 个生物剂量照射,更换敷料时重复照射,若植皮区有包扎物则照射对称相应部位。紫外线照射时应避免超量照射;心肾功能衰竭的大面积烧伤为其禁忌。

(四) 光治疗

Ⅱ度烧伤早期,以低能量的氦氖激光分区照射创面,可抑制渗出、减轻水肿和疼痛,同时可增强组织代谢,加速伤口的修复愈合。

(五) 微波治疗

主要用于局部烧伤创面的治疗。其特点是穿透较深,能穿透敷料,可以促进坏死组织分离、脱落,毛细血管扩张,组织供氧和营养改善,渗出减少,促进致炎致痛物质排出,有消炎、镇痛和促进组织再生的作用。可采用并置法或对置法,微热量,每日 1~2 次,每次 10~15 分钟。若创面合并有蜂窝织炎,则采用无热量,起到消炎、消肿的作用,每次治疗 10 分钟,每日一次,疗程视具体伤情而定。微波治疗避免使用于恶性肿瘤、活动性肺结核、出血及出血倾向、体温调节障碍及感觉、知觉障碍者、局部有金属异物者和装有心脏起搏器患者。

（六）超短波疗法

可以促进坏死组织分离、干燥脱落及消炎等作用。可采用无热量到微热量,每天 1~2 次,10 分钟 / 次,10 次 1 个疗程。对于放射线烧伤患者应谨慎使用。

（七）高压氧治疗

具有提高创面局部氧分压、促进有氧代谢、消炎、创面愈合及提高植皮存活率等作用。建议 1 次 / 天,120 分钟 / 次,10 次 1 个疗程。

（李志清）

第三节　恢复期康复治疗

根据烧伤的病理生理特点与临床表现,从烧伤创面愈合现象可以将烧伤过程（图 7-3-1）分为急性期、创面修复期、恢复期（康复期）。恢复期是指患者的创面已基本愈合或残余创面不到 5% 病程阶段,主要表现出来的是一个较漫长的功能恢复、创面重构及瘢痕重塑的过程。这种人为的分期是为了方便对烧伤的理解,同时为了能较清楚描述病程过程中所表现的侧重面。而在烧伤发病和治疗的过程中,这三个时期往往有交叉与重叠。

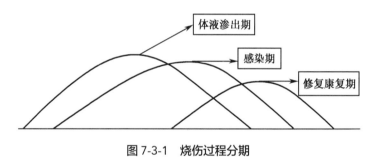

图 7-3-1　烧伤过程分期

一、烧伤恢复期病理生理特点及功能状况

（一）烧伤恢复期病理生理特点

Ⅰ度烧伤因仅伤及表皮的一部分,基底细胞层完整,对全身无明显影响,3~5 天痊愈,无任何瘢痕,其急性期与恢复期几乎同步。

浅Ⅱ度烧伤的患者伤及部分基底层及真皮乳头层,恢复期创面没有瘢痕。有部分创面留下色素沉着或色素脱落。色素沉着在烧伤发生的机制还不太清楚,目前认为伤后皮肤循环营养不良、局部炎症刺激、理化因素作用等导致损伤区局部皮肤代谢功能紊乱,黑色素细胞产生大量黑色素小体聚集在创伤部位有关;此外,烧伤后皮肤微循环异常改变,血管祥数减少,回流障碍,血流淤积呈暗红色也是色素加深的重要因素。

浅Ⅱ度烧伤的患者创面愈合,留有色素异常需要一个较长的时间才能恢复到正常皮肤颜色,部分色素异常终生存在。这类患者的恢复期主要是处理色素问题,同时也要调整因色素异常带来的心理问题。

深Ⅱ度损伤达真皮深层,愈合后常有瘢痕,自愈的深Ⅱ度其表皮质量较差,易磨损。超过3周未愈合的深Ⅱ度,常需植皮方能愈合。

Ⅲ度烧伤损伤包括全层皮肤,甚至皮下、肌肉、骨骼、脏器,不能自愈需植皮或皮瓣修复。

深度烧伤(深Ⅱ度、Ⅲ度)后创面形成大量肉芽组织,其中包括丰富的毛细血管、成纤维细胞、胶原和弹性蛋白等,随着病程发展,肉芽组织内毛细血管网消退,Ⅰ型胶原含量显著增加,胶原纤维交联增加,上皮细胞等分泌胶原酶降解多余的胶原纤维,逐渐形成瘢痕组织。瘢痕组织从生长到成熟这一阶段要延续到伤后数月甚至几年。瘢痕增生影响外观和肢体的功能。

烧伤创面形成的瘢痕组织会导致瘙痒,瘢痕瘙痒的机制尚没有完全清楚。组胺在瘢痕局部瘙痒中起着重要的作用。同时,5-羟色胺、P物质及c-fos因子在瘢痕组织中表达增高也可能导致瘢痕瘙痒症状的发生。

(二)烧伤恢复期功能状况

1. 烧伤恢复期愈合创面主要的临床表现

(1)Ⅰ度烧伤愈合创面:1周内恢复为正常皮肤,恢复期皮肤无明显异常,偶尔出现皮屑。

(2)浅Ⅱ度烧伤愈合创面:恢复期新生的皮肤为淡红色,皮肤光滑,新生皮肤上有淡褐色的色素沉着,有的皮肤色素脱落出现淡白色的皮肤,色素有时分布为片状、点状、花斑状。

(3)深Ⅱ度烧伤未植皮自行愈合的创面:由于个体差异巨大,瘢痕形态多变,从平软至严重增生形成瘢痕疙瘩均可见到,瘢痕对邻近关节有不同程度的影响。愈合的创面容易出现破溃,常伴有瘙痒及疼痛症状。

(4)深Ⅱ度以上植皮创面:移植刀厚皮片创面表现出的为浅褐色,中厚皮移植则表现有浅白色或浅褐色。成活的皮片开始时皮下瘢痕生长还不明显,植皮的接合部与皮缘之间有瘢痕生长,移植皮肤上痒痛不明显,关节附近的植皮对关节的功能可能产生影响。

(5)深Ⅱ度以上烧伤创面常不可避免出现瘢痕愈合,根据增生性瘢痕的临床发展与演变,一般将其分为增生期、消退期和成熟期三个时期。这三个时期因瘢痕的生长变化对肢体关节功能影响也有所不同,同时,三个不同时期瘢痕的瘙痒和疼痛表现不同症状特点。

2. 烧伤恢复期肢体功能障碍的主要表现 即使早期治疗及时、适当,由于创面及皮源的因素,大面积深度烧伤仍不可避免造成瘢痕增生及躯体功能障碍。

眼睑部严重的瘢痕可引起眼睑外翻,造成双眼不能闭合,泪管堵塞与移位,导致流泪,严重会影响视力。耳鼻道有时会因瘢痕堵塞造成鼻孔通气不适或听力下降。口周瘢痕增生会造成小口畸形,患者张口困难,进食费力。

颈部的瘢痕可引起颈部俯仰、旋转运动受限,语言、咀嚼功能受影响,甚至下唇、下颌部、面部皮肤、鼻翼、下睑等都被牵拉造成畸形外翻,更严重的患侧中、下唇,颈部与胸部粘连影响呼吸,患者甚至不能平卧。

肩关节及肘关节的瘢痕造成患者上肢外展、内收、抬肩障碍,患者生活不能自理。

手部瘢痕轻者,表现为握拳不紧、指蹼畸形;重度可表现为不同程度手指僵硬与畸形,如"爪形手",更严重的甚至完全丧失手的外形。

下肢有较重的瘢痕挛缩畸形时,患者不能站立与行走,臀部有广泛性瘢痕时,髋关节前屈受限制,无法下蹲,腹股沟瘢痕较严重时,髋关节屈曲不能伸直或站立时躯干前倾;腘部瘢痕挛缩,小腿不能伸直,踝关节周围瘢痕严重会引起踝关节的内翻或外翻趾屈等造成行走困难。足底瘢痕严重时影响负重,患者无法正常站立与行走;会阴部瘢痕会影响双腿外展,肛周瘢痕影响排便。

二、临床手术治疗

烧伤恢复期需要整形手术的时机和方式需要根据烧伤的病情阶段、功能的改善情况综合考虑。手术时机一般选择在瘢痕成熟后,术后配合适当康复治疗措施,则可减少瘢痕复发。有一些烧伤患者恢复期因皮片及瘢痕的挛缩导致肢体畸形,康复效果不再明显时,手术治疗是首选方法。对于活动度较大关节部位的瘢痕,先康复治疗一段时间,功能重建手术可以晚一点进行,对于像手指这样的小关节,一旦出现关节功能异常宜早期手术。

手术的目的在于改善肢体的功能和缩小瘢痕范围。为了减少烧伤瘢痕可行瘢痕切除直接缝合术,也可使用皮肤内外放置扩张器进行正常皮肤的扩张后再行瘢痕切除手术。瘢痕切除自体皮肤移植是恢复期功能整复常见手术方式。皮瓣转移及肌腱松解延长等常用于烧伤后的功能重建与矫形术中。

三、烧伤恢复期功能问题及原因

烧伤后由于组织器官的损害、长期制动带来的不利影响、并发症的出现、心理状态的改变等,常会带来一系列的烧伤恢复期的康复问题。如不及时处理问题或处理不得当,将会造成新的或更严重的功能障碍。

(一)内脏器官功能障碍恢复需要较长时间

结合部分学者报道及笔者通过大量病例观察到,有一些急性期出现过内脏器官损害并发症的严重烧伤患者,内脏器官功能恢复需要一段相对较长的时间,比如,烧伤后的肝功能损害等。

(二)瘢痕挛缩引起的功能障碍

深Ⅱ度以上烧伤的创面必须通过肉芽组织或手术植皮的形式修复。肉芽组织存在丰富的成纤维细胞和细胞外基质成分,胶原纤维增生,排列紊乱,产生大量瘢痕,导致皮肤延展性下降。同时,瘢痕下的肌肉粘连会使肌肉活动力量下降,肌肉收缩及肌腱滑行受限,进一步导致肢体功能受限。此外,当全层皮肤损伤时,创伤愈合过程中的伤口收缩,进一步导致瘢痕周围皮肤张力增高,关节活动受限。

严重烧伤的患者由于创面需要植皮,植皮部位及其远、近端关节不可避免地要进行制动,而长期维持舒适体位或制动时间过长,均会出现关节内外纤维组织的挛缩或瘢痕粘连,进一步加重肢体活动障碍。制动或关节肌肉反复损伤后出现的异位骨化,也会导致关节活动受限。

儿童患者关节及关节周围烧伤瘢痕可导致骺板部分或全部提早闭合、骨生长障碍或畸形生长,造成关节活动障碍。

(三)肌肉萎缩和肌力下降

深度烧伤出现周围神经损伤,导致所支配的肌肉失去神经营养作用,引起神经源性肌萎缩。长期的制动,肌肉缺少锻炼或锻炼不够时也会造成肌力的改变。烧伤后的瘢痕造成肌肉组织的粘连等因素会导致肌力的下降,这种烧伤患者的肌萎缩多为失用性肌萎缩。烧伤导致的失用性肌萎缩恢复期康复的效果好于神经源性肌萎缩。

(四) 深度烧伤后瘢痕影响外观

深度烧伤愈合后出现瘢痕增生,增生瘢痕组织从生长到成熟这一阶段要延续到伤后数月甚至几年,并遗留终身的印迹。瘢痕将严重影响患者外观,继而引起患者不同程度的心理问题。

(五) 日常生活活动和职业能力障碍

较大面积或深度烧伤可严重影响患者肢体功能,出现关节活动障碍、肌力下降,并伴有心肺功能下降和心理障碍,导致患者的日常生活活动能力和职业能力障碍。

(六) 烧伤后心理障碍

烧伤患者后期的注意力多集中于瘢痕对个人容貌的影响以及烧伤对肢体功能、生活能力和工作、社交能力的影响。由于存在不同程度的躯体和精神创伤,患者自尊心、自信心都会受到一定的损害,常会对生活丧失信心,有很强的依赖心理,无法坚持日常生活和工作。同时,因烧伤治疗较大的花费会使部分患者担心家庭的经济困难,有时会表现为焦虑和自责。

(七) 体温调节障碍

当大面积烧伤皮肤汗腺的丧失达 70% 以上时,将影响出汗、导致散热不良体温调节功能障碍,在高温环境不易忍受,经过数月或更长时间,通过残存皮肤汗腺代偿及体温中枢的调节作用,患者会逐渐适应。

(八) 瘢痕瘙痒

大多数瘢痕尤其增生性瘢痕会出现瘙痒,患者表现为瘢痕持续瘙痒难忍,有时夜间加重,将持续数月或更长时间,随着瘢痕的成熟变软、重塑完成,瘙痒减轻或消失。

(九) 色素异常

无论何种原因的烧伤,只要留下色素异常均需要康复期的处理。如果色素异常程度轻或位置隐蔽,对患者心理的及美观上的影响较轻。如色素异常程度重或处在身体暴露部位将会成为困扰患者的一个问题。

(十) 残余创面

对于烧伤患者来说,只要有创面存在就认为自己的烧伤治疗未彻底,成为困扰患者的一大因素,即使一个很小的创面也会引起患者的担心。创面存在直接影响到烧伤患者康复治疗能否顺利开展。

四、烧伤恢复期评定

烧伤恢复期康复评定贯穿整个恢复期烧伤康复治疗的全过程,从烧伤恢复期康复手段介入开始到烧伤康复治疗的最后结束,通过一系列评定能比较正确、客观地了解烧伤患者功能障碍现状,残存及潜在能力,为准确地设计烧伤患者的康复目标,制定有效的康复方案,指导烧伤康复治疗工作的顺利进行提供依据,为烧伤患者能否重返社会作出一个前瞻性的判断。烧伤恢复期康复评定的重要内容包括:烧伤后瘢痕的评定;关节活动度评定;烧伤后行走能力评定;手功能评定;肌力评定;感觉评定;日常生活活动评定;心理评定;职业评定;生存质量评定等。上述评定可以单独一项进行,也可以同时进行,评定项目有的是测定、测量,有的是主观判断,有的是用量表进行调查,这些评定有一定的客观性,也有的误差。另外,随着疾病的演变,评定也要动态进行,有早期、中期、晚期的评定。这三次评定过程是根据病情进行人为的划分,事实上没有严格的划分标准,有时根据病情的需要进行多次的评定。

五、烧伤恢复期的康复治疗

病情较轻的烧伤患者在门诊或住院治愈后,没有出现后遗问题,不需要康复可直接回到家庭或社会。对于有康复需要,离医院较近的患者可以选择在门诊进行康复。患者在门诊康复要向患者和家属交代康复的必要性与长期性及注意事项。康复门诊也可以建立在社区方便患者治疗。门诊康复是住院康复的延伸,能巩固住院康复治疗的效果。

(一)烧伤恢复期康复治疗的目的

恢复期康复的目的有别于急性期,恢复期康复的目的如下:①使身体的内环境逐步达到正常或趋于正常,或到一个新的平衡。神经与内脏的功能逐步恢复,或者部分丧失的功能得到代偿。②使肌力、耐力和协调性得到恢复或者恢复到一定水平。③肢体的功能、关节活动度能恢复正常或有一定的改善。④瘢痕增生的进程得到有效的阻止,促进瘢痕的成熟、胶原纤维的重构。⑤逐渐解除心理压力,消除自卑、恢复自信,使患者的心理、情绪得到较好的调整。⑥恢复期职业康复与社会康复的有效介入,为成年烧伤患者重新的面对人生创造条件,有利于患者重新就业、回归社会。⑦通过有效的康复可使患者整形手术次数减少或间隔延长。

总之,现代康复医学要求除了最重要的功能康复以外,还应包括恢复容貌、心理康复、体能康复、职业康复和社会康复等。只有当烧伤患者真正达到功能恢复、容貌改善,体魄健康,逐渐解除心理压力,消除自卑,恢复自信,完全融入社会,这才是最终的满意的康复。

(二)烧伤恢复期康复治疗的原则

烧伤恢复期的康复是早期康复的延伸,到恢复期才进行康复往往失去最佳康复时机。烧伤恢复期的康复是一个系统的工程,除康复机构参与外,个体、家庭、社会、单位、政府的作用都不能忽视。烧伤恢复期的康复的手段是多元的,康复效果是渐进的,烧伤恢复期的时程较长,有时几个月,甚至数年,部分患者将留下终身的瘢痕或残疾。

1. 恢复期时间较长,康复治疗的方法也要随瘢痕演变情况、肢体功能情况作适当的调整。

2. 恢复期康复治疗 综合治疗优于单一的康复手段。

3. 利用循证医学的方法检验康复治疗效果 应用循证医学的方法进行效果论证,要客观评估康复效果是治疗的效果还是疾病转归的自然结果。

4. 被动锻炼和主动锻炼相结合,强调患者的主动参与 在功能锻炼过程及瘢痕成熟过程中,常伴有不同程度的疼痛,导致患者主动功能锻炼时强度和幅度常不能达到预期目的,故锻炼时须辅助以被动锻炼,但必须使患者接受,主动参与康复进程对康复治疗效果将起决定性作用。

5. 处理好残余创面与治疗的关系问题 深度烧伤后常残留一些创面迁延不愈,历时数月,影响患者功能锻炼,有时甚至错过了锻炼的最好时机造成严重的瘢痕挛缩畸形。因而,恢复期的康复治疗,要贯彻功能优先的原则,不因小的残余创面终止功能锻炼,必要时行手术治疗使残余创面愈合,同时结合使用不粘敷料及止痛药物提高创面存在情况下患者坚持康复治疗的依从性。

6. **手术时机选择的合理性** 综合性非手术治疗能在一定程度上预防或减轻瘢痕增生，降低挛缩所致的畸形率，却不能取代手术疗法，后期需要整形手术，手术时机和手术方式需要根据烧伤的病情阶段，功能的改善情况综合考虑。如经过综合康复治疗措施治疗 1~2 个月功能无明显改善，应考虑手术介入的可能。

7. **注意烧伤患者的心理康复** 烧伤是一种强烈的应激性刺激原，患者易产生自卑、情绪低落等变化，严重者甚至有自杀倾向，烧伤患者并发心理疾病已成为阻碍提高烧伤治疗质量和患者生存质量的关键。治疗包括支持性心理治疗、认知治疗、行为治疗、家庭治疗、催眠治疗等。

8. **个体努力、家庭支持、社会团体政府的帮扶相结合** 治疗过程中家属及社会多方面予以患者支持，使患者树立乐观的心态和战胜疾病的信心，能提高患者康复效果。社会团体政府的经济帮助有利于减轻患者家庭经济压力，使康复治疗得以进行。

9. **重视职业康复和社会康复的作用** 有效的职业和社会康复能提高患者工作的技能，有利于患者回归家庭和工作岗位，提高自身生存质量，成年烧伤患者经过综合康复治疗的重新成为一名有益于社会的劳动者，这是烧伤康复治疗的最终目标。

（易先锋）

第四节 门诊康复治疗与随访

一、门诊康复治疗

（一）门诊康复的目的和意义

对于一些伤残较轻、离医院较近、家庭经济条件较差、住院康复一段时间后进行再康复的患者，可以选择在门诊进行康复。门诊康复的目的主要是为了减轻患者的经济成本及人工成本，让患者灵活地安排康复及工作学习的时间。另外，门诊康复对于暂时未表现出伤害后果的患者有一个随访与提醒的作用，比如，刚愈合时可能瘢痕增生不明显，瘢痕对肢体功能的不利影响尚未明显表现出来，对于这类患者，嘱其在门诊予以随访及康复，可以最大限度降低因康复知识及康复意识缺乏、康复治疗不及时带来的终身残疾与残障的发生率。

（二）门诊康复存在的困难

1. 患者对门诊康复的不重视、随意、不守时，对康复必要性的理念不足，会影响到门诊康复的效果。

2. 门诊康复医疗人员相对不足，康复仪器较少，影响到门诊康复的开展与效果。

3. 康复要取得满意的效果需要较长的时间，患者有时无法坚持，或离医院康复机构较远。使烧伤患者门诊康复难以有效地开展。

4. 患者在门诊康复治疗时间较短，如果没有亲人及家庭对其进行后续的监督及延伸康复治疗，门诊康复难以达到理想的效果。

5. 烧伤多发于困难的家庭，经费不足也影响到门诊康复的开展。

（三）门诊康复的制度建立

为了确保门诊康复的效果，应该进行门诊康复的制度建设。包括人员配置、设备购买、治疗流程、患者数据库建立等部分。可以把康复门诊建立在社区，发展社区康复。当门诊康复和社区康复一体化、相互补充,更能提高出院患者康复效果。

（四）门诊康复的注意事项

1. 使患者理解康复的重要性与长期性;

2. 使患者的亲人了解康复过程中支持的必要性及重要性;

3. 教会患者自行康复的方法与注意事项,包括康复的方法、频次、并发症及禁忌证;

4. 门诊康复治疗要注意患者的心理状况及经济状况;

5. 定期的追踪有助于提高治疗的依从性。

二、随访

（一）随访的内容

门诊随访是烧伤整体治疗的重要组成部分,对于严重深度烧伤患者甚至可起到减轻烧伤后伤残的重要作用。在门诊随访时应该关注下列情况:

1. 烧伤后皮肤恢复情况,是否掌握正确的皮肤护理及创面换药方法。

2. 瘢痕治疗是否有效,是否需要调整压力衣、使用硅胶片情况。

3. 主动和主动辅助锻炼、功能状态以及日常生活活动能力、治疗是否需要调整。

4. 矫形器和辅助器具是否适合患者现阶段情况。

5. 有无伴随症状,如瘙痒、疼痛需要辅助治疗。

6. 现阶段的功能问题与畸形创面有无手术介入的必要。

7. 现阶段皮肤情况是否需要光电治疗介入。

8. 注意烧伤患者的心理 / 情感需要。

9. 确定下次随访的时间及随访重点。

（二）随访的时间和方式

根据患者状况,门诊随访时间 1~3 个月 / 次不等,烧伤严重患者门诊随访时间可能要持续一年或更长时间。可以通过电话、邮件、微信、公众号等方式对患者进行随访,留取患者资料(包括影像、图片、声音等资料)。对随访的烧伤患者应建立门诊 / 住院随访卡,由录入员输入计算机,进行随访资料保存。针对发现问题及时提醒患者和家属注意改进,医师和治疗师要根据患者情况及时调整康复治疗方案。

（谭江琳）

参 考 文 献

1. 党瑞,王易珅,李娜,等 . 团体心理辅导对烧伤患者自信心和社会适应能力的影响 . 中华烧伤杂志,2014, 30(6):487-490.

2. 易先锋,黄琼,宋春红,等 . 政策宣教对工伤烧伤患者心理康复的影响 . 中华烧伤杂志,2014,30(3):276-278.

3. 程华,李孝建,曹雯娟,等 . 教育程度与烧伤面积及应对行为对重度烧伤患者并发心理障碍的影响 . 中华烧伤杂志,2013,29(2):195-200.

4. 中华医学会烧伤外科学分会,中国医师协会烧伤科医师分会 . 烧伤康复治疗指南 (2013 版). 中华烧伤杂志,2013,29(6):497-504.

5. 中华烧伤杂志编辑委员会. 成人烧伤疼痛管理指南(2013 版). 中华烧伤杂志,2013,29(3):225-231.

6. 贾赤宇. 我国烧伤康复治疗的现状和发展思考. 中华临床医师杂志(电子版),2011,5(8):2174-2176.

7. 温学辉,朱敬民,郝天智,等. 严重烧伤早期康复治疗对后期功能评价的影响. 中华烧伤杂志,2010,26(6):425-426.

8. 南登崑,黄晓琳. 实用康复医学. 北京:人民卫生出版社,2009.

9. 励建安,王彤. 康复医学. 北京:科学出版社,2002.

10. 黎鳌,杨宗城. 黎鳌烧伤学. 上海:上海科学技术出版社,2001.

11. Wu J,Chen J. Pay close attention to the quality of life of patients and look to the future of burn rehabilitation. Zhonghua Shao Shang Za Zhi,2013,29(2):119-121.

12. Ahmad I,Masoodi Z,Akhter S,et al. Aspects of sexual life in patients after burn:The most neglected part of post-burn rehabilitation in the developing world. J Burn Care Res,2013,34(6):e333-e341.

13. Cowan AC,Stegink-Jansen CW. Rehabilitation of hand burn injuries:Current updates. Injury. 2013,44(3):391-396.

14. Bergkamp D,Lenk J,Reynolds M,et al. Effectiveness of a burn rehabilitation workshop addressing confidence in therapy providers. J Burn Care Res,2013,34(1):e10-e14.

15. Chen J,Li-Tsang CW,Yan H,et al. A survey on the current status of burn rehabilitation services in China. Burns,2013,39(2):269-278.

16. 黄跃生. 烧伤外科学. 北京:科学技术文献出版社,2010.

17. 许伟石,刘琰. 烧伤创面修复. 武汉:湖北科学技术出版社,2013.

18. 谢卫国. 烧伤康复与重回社会:中国烧伤外科的新挑战. 中华烧伤杂志,2010,26(6):407-410.

19. 付京,程秀华. 119 例烧伤患者入院时心理健康状况调查分析. 中华烧伤杂志,2006,22(6):480.

20. 付京,程秀华. 119 例烧伤患者各阶段心理状况分析. 中华烧伤杂志,2007,23(5):380.

21. 王红霞,鲁秀远,宋应红,等. 心理护理二联法对烧伤患者焦虑及抑郁情绪的干预效果. 中华烧伤杂志,2011,27(4):305-306.

22. 何梅,刘旭盛,刘永芳. 烧伤患者心理状态调查与对策. 中华烧伤杂志,2001,17(5):311.

23. 雷芳,唐有玲,陈佩,等. 运动疗法联合自制简易矫形器治疗儿童手部烧伤瘢痕挛缩的疗效观察. 中华烧伤杂志,2014,30(6):477-481.

24. 石梦娜,李娜,王冰水,等. 早期超短波联合序贯压力治疗对手深度烧伤后功能恢复的作用. 中华烧伤杂志,2014,30(6):472-476.

25. Yohannan SK,Ronda-Velez Y,Henriquez DA,et al. Burn survivors perceptions of rehabilitation. Burns,2012,38(8):1151-1156.

26. 乔志恒,范维铭. 物理治疗学全书. 北京:科学技术文献出版,2001.

27. 燕铁斌. 现代康复治疗学. 广州:广东科技出版社,2004.

28. 舒彬. 创伤康复学. 北京:人民卫生出版社,2010.

29. 金德闻,季林红,张培川. 康复工程研究的新进展. 中国康复医学志,2000,16(6):328-330.

30. Herndon DN. Total Burn Care. 3rd edition. Philadelphia:Elsevier-Health Sciences Division,2007.

31. 中华烧伤杂志编辑委员会. 成人烧伤疼痛管理指南(2013 版). 中华烧伤杂志,2013,29(3):225-231.

32. 柴家科. 实用烧伤外科学. 北京:人民军医出版社,2014.

33. 黄跃生,柴家科,胡大海,等. 烧伤关键治疗技术及预防急救指南. 北京:人民军医出版社,2015.

34. 吴宗耀. 烧伤康复学. 北京:人民卫生出版社,2015.

35. 胡大海,易南,朱雄翔. 实用烧伤康复治疗学. 北京:人民卫生出版社,2015.

36. 陈建,钟晓芸,刘秋石,等. 重症监护病房康复治疗缩短重度烧伤患者 ICU 住院时间. 兰州大学学报(医学版),2016,42(4):23-26.

37. Faucher LD,Conlon KM. Practice Guidelines for Deep Venous Thrombosis Prophylaxis in Burns. J Burn Care Res,2007,28(5):661-663.

38. 李孝建. 烧伤并发急性呼吸窘迫综合征治疗分析. 广东医学,2004,25(10):1124-1126.

39. 李孝建,钟晓旻,邓忠远,等. 肺保护性通气策略联合肺复张对严重烧伤并发急性呼吸窘迫综合征的疗效. 中华烧伤杂志,2014,30(4):305-309.

40. 张涛,李孝建,邓忠远,等. 922 例严重烧伤患者呼吸系统并发症分析. 中华烧伤杂志,2014,30(4):199-202.

第八章 烧伤常见症状的康复

第一节 疼 痛

一、烧伤疼痛的定义、分类及可能机制

1. 定义 疼痛是一种令人不快的感觉和情绪上的感受,伴有实质上的或潜在的组织损伤。烧伤疼痛(burn pain)是指患者的皮肤、黏膜或深部组织被热、冷、光、电等致伤因素损伤后,以及在后续的治疗过程中,患者主观上产生的不愉快的感觉与体验。

2. 分类及机制 按烧伤患者疼痛发生原因、时间和强度的不同,可将烧伤疼痛分为烧伤急性疼痛(acute pain after burn)、烧伤背景性疼痛(background pain in burns,静息痛)、烧伤操作性疼痛(procedural pain in burns)、烧伤术后疼痛(postoperation pain in burns)、烧伤暴发性疼痛(breakthrough pain in burns)及其他六类。

(1) 烧伤急性疼痛:是指自烧伤后 2~3 天内出现的剧烈性疼痛。它与以下几方面因素有关:①由于皮肤完整性受损,神经末梢受损或暴露。受损或暴露的神经末梢本身有异位电流产生导致疼痛;空气和周围环境中各种因素刺激也可产生疼痛。②皮肤烧伤后诱发局部或全身性炎症反应,产生如 5-羟色胺(5-HT)、组胺、激肽及缓激肽、前列腺素、乙酰胆碱、P 物质等多种致痛炎性介质。这些炎症介质作用于神经末梢,引起烧伤创面急性、剧烈疼痛。③烧伤后继发创面肿胀、皮肤张力增高,刺激或压迫皮肤神经引起持续疼痛。④烧伤后创面血管收缩、血液淤滞、微血栓形成,引起组织缺血缺氧、酸中毒等造成创面及创周疼痛。⑤烧伤后因创面或创周竖毛肌受刺激引发痉挛,从而产生疼痛。

此类疼痛剧烈强度和持续时间与个体因素、烧伤原因、受伤部位、烧伤面积、烧伤深度等相关,持续 2 小时到数天不等。因烧伤受累范围往往较其他一般创伤大,烧伤急性疼痛极为剧烈,WHO 烧伤疼痛分级将其归类于重度疼痛。

(2) 烧伤背景性疼痛:指烧伤患者在创面愈合进程中或瘢痕增生、挛缩过程中,在静息状态下出现的不愉快感觉或主观感受。烧伤背景性疼痛往往在休息及夜间更为突出,可影响患者的睡眠。按背景性疼痛的性质与发生时期不同,可将其分为创面修复期背景性疼痛与瘢痕增生挛缩期背景性疼痛。二者并无严格的时段区分,如在创面修复过程中尤其是在创面愈合后期,患者往往存在因瘢痕增生甚至挛缩引起的背景性疼痛。同样,在瘢痕增生挛缩期也存在残余创面引起的愈合性背景性疼痛。

1) 创面修复期背景性疼痛:指创面修复过程中,因创面局部干燥、皮肤神经末梢暴露等物理因素而致创面疼痛;也可因烧伤创面局部的炎症反应、受压、感染、肿胀等引起疼痛;同时,创面本身在自然愈合或手术后愈合过程中也易引起不愉快的感觉与主观感受。创面背景性疼痛往往会因暴露、半暴露、烤灯照射等治疗诱发或加重。疼痛强度多为中度,有时也较为剧烈。许多患者由于创面愈合过程中肉芽生长、上皮细胞移行等,除描述为疼痛外,还常伴有蚁行、痒痛等不快的感觉与主观感受。研究发现,在换药后一段时间内,背景性疼痛

明显加剧;而皮肤移植术后,可明显减轻创面愈合期背景性疼痛。

2) 瘢痕增生及挛缩期背景性疼痛:指因瘢痕组织充血、增生、挛缩而在创面局部或周围引起疼痛等不愉快的感觉。也可因创面愈合后,新生上皮疼痛过敏,或因温度、湿度调节能力不全引发神经末梢受刺激,或因成纤维细胞、肌成纤维细胞生长增殖活跃、聚积的胶原挛缩等而引发疼痛。除疼痛外,许多患者还伴有瘙痒、发热、痒痛等不适。这类疼痛强度多为轻到中度疼痛,可通过综合管理达到疼痛控制的目的。

(3) 烧伤操作性疼痛:指烧伤病程中各种诊疗操作所引发的不愉快感觉或主观感受。最多见的是换药痛,指医护人员进行创面换药操作时引起的疼痛。这类疼痛往往极为剧烈,其强度与患者耐受情况、创面情况、操作方式、医护人员的熟练程度等有关。研究发现,换药过程中去除内层敷料时疼痛最为剧烈,其次是创面清创与创面局部的其他操作。除换药痛外,烧伤操作性疼痛还包括在烧伤病程中的其他各种诊疗操作,如动静脉置管或更换气管导管、尿管与胃管等引起的疼痛。医生与患者往往能预见并估计烧伤操作性疼痛的发生及强度,如能进行有效管理,可使这种疼痛降低到最低限度。

(4) 烧伤术后疼痛:指手术区及供皮区较大范围的疼痛。疼痛强度与持续时间与患者个体情况、手术情况、术后管理等密切相关。烧伤术后疼痛强度一般为中重度,与其他学科术后疼痛有相似之处,但有烧伤专科的特殊性,如供皮区疼痛较明显,持续时间较长等。供皮区的疼痛程度和持续时间与包扎的敷料种类、包扎技巧、有无淤血等相关。

(5) 烧伤暴发性疼痛:指在各种烧伤疼痛有效管理与治疗过程中,出现的疼痛性状突发性改变、疼痛强度突发性加重等。这种情况首先应排除可能的新刺激因素的影响(如创面出血、感染等),再通过调整疼痛控制方案,以期达到最好的治疗效果。

(6) 其他:在其他学科的疼痛分类中常将瘙痒、忧郁、焦郁等这类不快感觉或主观感受也归入疼痛范畴,而几乎所有的烧伤患者均伴有不同强度的上述不适。所以在烧伤疼痛管理中同样应包括对这类不适的管理治疗。

二、烧伤疼痛的现状与危害

烧伤无论在平时还是战时都是常见创伤,一般以热力烧伤为主。随着现代工农业生产技术的发展,化学和电烧伤呈增多的趋势。第三军医大学烧伤研究所报道,据该所 1986—1990 年烧伤门诊数和住院患者数推算,每年百万人中有 5000~10 000 人烧伤。全国范围内缺乏流行病学调查数据,但烧伤作为一种常见损伤已经被广泛认可。

几乎所有的烧伤均可导致严重的疼痛。烧伤疼痛不仅给患者带来痛苦,影响患者日常生活、社会交往、情绪与睡眠,并可带来一系列心理及社会问题。Patterson 和 Chapman 的研究表明,烧伤疼痛控制不当可导致不良精神预后,有 25%~75% 严重烧伤患者罹患抑郁、性格异常及药物滥用等,严重的甚至有自杀企图和暴力倾向。同时,疼痛还影响烧伤患者的预后与转归,并可直接影响烧伤创面的愈合速度与愈合质量。

随着对疼痛研究的深入、新型镇痛药物的研发、疼痛管理策略与措施的发展,不同学科逐渐提出了建立无痛病房甚至无痛医院,部分医院已开始实施。遗憾的是,目前国内仅仅少数几家医院开展烧伤镇痛,大多数单位并未对烧伤疼痛管理给予足够的重视。这一方面由于我国医疗发展水平相对落后,更重要的是医护人员的观念没有转变。其实,烧伤疼痛管理是一个普遍问题,随着社会的进步,人们对医疗服务能力提出了更高的要求。单纯的治愈创面已不能满足患者的需要,医务人员需要尽快接受并实施无痛诊疗,最大限度缓解患者烧伤后及治疗过程中的疼痛。

三、烧伤疼痛管理

(一)成人烧伤疼痛管理

1. 成人烧伤疼痛的评估 目前有多种疼痛强度评估方法,常用的有数字评分法(numerical rating scale,NRS)、面部表情分级评分法(face rating scale,FRS)、视觉模拟评分法(visual analogue scale,VAS)和主诉疼痛强度分级法(verbal rating scales,VRS)等。其中数字评分法使用10cm长的疼痛量尺,告诉患者"0"代表无痛,"10"代表最痛,让患者自己在数值0~10之间选用最合适的数字代表其此时的疼痛强度(图8-1-1)。分值为1~4分定义为轻度疼痛,5~6分定义为中度疼痛,7~9分定义为重度疼痛,分值为10时定义为极度疼痛(图8-1-2)。

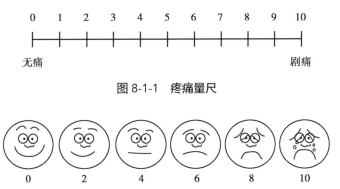

图 8-1-1 疼痛量尺

图 8-1-2 面部表情疼痛分级图

2. 成人烧伤疼痛管理人员组成 美国、欧洲、澳大利亚等国家均根据自己国家或地区的实际情况,结合烧伤疼痛的特点,制定了烧伤疼痛管理指南。为规范烧伤疼痛管理,应成立专门的烧伤疼痛管理小组,由经管医生、当班护士、值班医生、疼痛专科医生、心理治疗师、患者与患者家属六个方面的人员组成。

(1)经管医生:主要负责烧伤背景性疼痛及操作性疼痛的管理。经管医生最清楚患者在治疗过程中的各种背景性疼痛,从而可针对性地进行治疗与管理。经管医生可预见烧伤患者的操作性疼痛,在进行可能引起疼痛的医疗操作前、中、后均应进行预防性及针对性处理与治疗。并根据疼痛专科医生的建议,对烧伤患者各种疼痛管理方案进行个体化治疗。经管医生还应对患者及患者家属进行疼痛方面的知识介绍与心理疏导,以更有利于烧伤疼痛的管理与治疗。

(2)当班护士:负责定时或不定时病房巡视,及时发现烧伤患者疼痛强度及性状等的变化,包括背景性疼痛的改变、操作性疼痛与术后疼痛管理效果、新出现疼痛、暴发性疼痛等,并记录在案,且应立即报告值班医生或经治医生,以便及时根据医嘱进行针对性的治疗与处理。当班护士同时还负有对患者及患者家属进行疼痛方面的知识介绍与心理疏导的职责。

（3）值班医生：负责烧伤急性疼痛，尤其是新入院烧伤患者伤后急性疼痛的管理，必要时应请疼痛专科医生会诊协助处理。同时，根据当班护士的报告，对控制效果不佳的各种疼痛、新出现的疼痛等进行处理。值班医生还应加强间断性有重点的查房，明确个别重点烧伤患者疼痛相关情况，并及时进行相应处理，如调整镇痛方案、请疼痛专科医生会诊等。

（4）疼痛专科医生：负责协助烧伤科各种类型疼痛管理方案的制定，并定期与烧伤科医护人员、患者及患者家属进行交流沟通，调整并完善烧伤后各种类型疼痛管理方案。同时，疼痛专科医生还负责复杂性疼痛及控制效果不佳的各种烧伤疼痛、暴发性疼痛等的会诊与管理，协助烧伤疼痛个体化管理方案的制定等。

（5）心理治疗师：心理治疗在各种疼痛管理中越来越受到重视，所以心理治疗师是烧伤疼痛管理小组中不可或缺的组成部分，并在烧伤治疗中尤为重要。他们不仅应负责烧伤疼痛的心理疏导与治疗，还应负责烧伤患者的其他心理障碍的治疗与处理。

（6）患者与患者家属：负责及时发现各种烧伤疼痛的变化、新出现疼痛、疼痛治疗效果等，并立即向经管医生、当班护士、值班医生等报告及描述疼痛的性状与强度；患者与患者家属还应接受烧伤疼痛相关知识的培训，共同参与各种烧伤疼痛的管理，尤其应积极参与烧伤疼痛的心理治疗。

3. 成人烧伤疼痛的管理与治疗 一旦患者有镇痛需求，或疼痛评分大于3~5分以上时，均应积极实施有效的疼痛控制方案，以减轻、控制患者的疼痛。并在疼痛管理过程中监测疼痛控制效果，必要时增加用药剂量，或联合其他疼痛控制措施，以达到最佳的疼痛控制效果。与其他专科疼痛治疗相似，烧伤疼痛同样包括药物性治疗与非药物性治疗。非药物性治疗主要包括冷疗、选择合适治疗方案、湿性换药、音乐及视频治疗、心理疏导、疼痛知识的宣讲六个方面。

（1）非药物治疗

1）冷疗：对烧伤急性疼痛有较好的镇痛效果。通过冷水、自来水等直接冲洗刚受伤创面，持续时间最好在20分钟以上。冷疗可直接终止热力对皮肤组织的进一步损伤、减少5-羟色胺等的生成、降低暴露神经末梢痛觉灵敏度、减少创面血流及肿胀程度等，因而对烧伤急性疼痛具有较好的镇痛效果。需要注意的是，冷疗的温度控制在10~20℃之间即可（夏天可以适当降低），不要刻意追求低温，温度过低则可能加重损伤。

2）选择合适的治疗方案：烧伤治疗方案的选择对预后具有很大影响，有时甚至直接决定了病情的转归。对于中小面积烧伤，如果为浅Ⅱ度，可以通过选择合适的外敷料减少换药次数；如果为深Ⅱ度或Ⅲ度烧伤，可以尽早实施手术。对于大面积烧伤，则需要通过建立层流烧伤病房、严格病房管理、加强手卫生、推行标准预防理念等措施控制烧伤感染，减少换药次数，减轻患者操作性疼痛。

3）湿性换药：指在换药过程中，尽量使全层敷料浸湿，尤其是与创面直接接触的内层敷料完全浸湿。并通过在换药过程中操作轻柔，减少由于更换敷料等原因引发的疼痛。

4）现代敷料的应用：包括不黏敷料、湿性敷料、水胶体敷料、抗感染敷料等的应用，达到减轻烧伤创面背景性疼痛或换药痛等目的。

5）音乐疗法：音乐疗法在疼痛管理中的作用是肯定的。音乐可使患者感到轻松、愉悦。一般以柔和的背景音乐为主，也可播放患者喜欢、轻松的乐曲，能显著影响人体大脑右半球功能，使脑垂体分泌具有止痛作用的内啡肽，从而降低儿茶酚胺水平，减少疼痛。音乐的声响应控制在患者易接受的范围内，一般为50~60dB。

6）模拟视频：国外有多家单位进行了这方面的研究与应用，即通过一些模拟视频减少患者对疼痛的关注度，从而达到疼痛控制的目的。多通过头盔及眼镜式装置进行。在专业条件情形下，可通过放映患者喜欢的电影、电视剧等达到类似的目的与效果。

7）疼痛知识的宣讲与心理治疗：心理治疗在各种疼痛管理中越来越受到重视，所以心理治疗师是烧伤疼痛管理小组中不可或缺的组成部分，并在烧伤治疗中尤为重要。他们不仅应负责烧伤疼痛的心理疏导与治疗，还应负责烧伤患者的其他心理障碍的治疗与处理。对患者及患者家属进行烧伤及疼痛知识的宣讲有利于舒缓患者的焦虑及疼痛程度，有利于烧伤疼痛的管理。

（2）药物治疗：镇痛药物按其作用部位可分为作用于中枢神经与外周神经的镇痛药物。按药理学特点分为阿片类镇痛药、非甾体抗炎药（non-steroidal anti-inflammatory drug，NSAIDs）、辅助类镇痛药及其他四类。阿片类镇痛药物通过作用于中枢与外周的阿片受体而发挥镇痛作用，其镇痛效果较强，常用于中重度疼痛的治疗。其代表性的药物有吗啡、哌替啶、芬太尼、羟考酮、美沙酮等。NSAIDs 类是临床上应用最为广泛的镇痛药物，主要用于轻中度疼痛的治疗。主要通过抑制环氧化酶（cycloxygenase，COX）活性，减少前列腺素等致痛致炎因子的合成而产生镇痛、抗炎等作用。根据对 COX 作用的选择性，可将 NSAIDs 分为非选择性抑制 COX 类镇痛药物及选择性镇痛药物。对选择性与非选择性药物的应用仍然有一些争论，但临床证明它们均是安全有效的。非选择性抑制 COX 类镇痛药物的代表性药物有氟比洛芬酯等。阿司匹林、对乙酰氨基酚、布洛芬、萘普生、双氯芬酸等均属抑制COX-1 的药物，COX-2 抑制药物有塞来昔布、罗非昔布、帕瑞昔布钠等。辅助类镇痛药通过与阿片类药物或 NSAIDs 类药物合用，达到增强镇痛效果的作用，其种类繁多，常用辅助性镇痛药包括三环抗抑郁药、抗癫痫药物、糖皮质激素、N- 甲基 -D 天门冬氨酸受体拮抗等。其他类的镇痛药物主要包括非阿片类中枢镇痛药物如曲马多、氧化亚氮（N_2O，笑气）、苯环己哌啶衍生物氯胺酮、中成药制剂等。

1）烧伤急性疼痛的药物治疗：烧伤尤其是大面积烧伤后的烧伤急性疼痛多较剧烈，且胃肠道缺血缺氧、体表存在创面、体表微循环差等特点，故对烧伤急性疼痛药物镇痛时宜采用静脉或吸入给药。

A. 静脉镇痛治疗

a. 负荷剂量：盐酸曲马多注射液 50mg 或氟比洛芬酯 50mg 或帕瑞昔布钠 40mg 或舒芬太尼 3μg 静脉缓慢推注，若 10 分钟后疼痛评分大于 4 分，可重复首次剂量（使用帕瑞昔布钠者则应合并使用其他药物，不再重复使用帕瑞昔布钠），两种非甾体抗炎药不建议同时使用。也可静脉（或皮下）注射吗啡 10mg，如效果欠佳可将 20mg 剂量再用一次；也可直接静脉缓慢注射杜非合剂（盐酸哌替啶 100mg 或 50mg+ 氯丙嗪 50mg 或 25mg）或杜氟合剂（盐酸哌替啶 100mg 或 50mg+ 氟哌利多 2mg 或 4mg）。在应用吗啡、盐酸哌替啶等时，应监护患者生命体征，尤其是呼吸情况。

b. 维持剂量：每 12 小时氟比洛芬酯注射液 100mg 或注射用帕瑞昔布钠 40mg 或曲马多 200mg 或舒芬太尼 0.75μg/kg 加入生理盐水 250ml 中静滴。

c. 若上述方案止痛效果欠佳，可交叉合并其他作用机制不同的药物，如氟比洛芬酯效果不好时可加用曲马多；又如曲马多效果不好时可联合应用帕瑞昔布钠。

B. 氧化亚氮吸入性镇痛：氧化亚氮是约瑟夫·普利斯特里在 1772 年发现的，其麻醉作用于 1799 年由英国化学家汉弗莱·戴维发现。该气体早期被用于牙科手术的麻醉，现用在外科手术和牙科。通常牙医师无专职的麻醉师,而诊疗过程中常需要患者保持清醒,并能依命令做出口腔反应,故在此气体给牙医师带来极大的方便。吸入预混氧化亚氮(N_2O,笑气)被认为是烧伤急性疼痛、烧伤换药痛等较好疼痛管理方式。近十年来国内多家单位开始使用氧化亚氮来缓解烧伤操作性疼痛,取得了较为理想的镇痛效果。目前使用较为广泛的方式有两种:一种是 50% 氧化亚氮(N_2O)及 50% 氧(O_2)的预混合气体,优点是使用方便,但是浓度固定不可调节。另一种是氧化亚氮-氧气镇静镇痛装置,该设备可手动调节吸入氧化亚氮的浓度(最高浓度≤70%),优点是可调节氧化亚氮浓度以满足不同程度镇静镇痛的需要。氧化亚氮-氧气混合气体通过口面罩或鼻罩吸入患者体内,因面罩具有自动活瓣控制,吸气时活瓣打开,呼气时活瓣自动关闭,废气从面罩手柄排出,可防止氧化亚氮过量吸入及泄漏。氧化亚氮-氧气镇痛操作过程中,需要监护患者生命体征。氧化亚氮吸入性镇静镇痛技术不需要专职麻醉医师操作,镇痛效果肯定,有望成为烧伤急性疼痛、烧伤换药痛等较好的疼痛管理方式。

C. 应用镇痛泵

a. 舒芬太尼 3µg/kg+ 盐酸托烷司琼 5mg(或其他 5-HT$_3$ 受体拮抗剂,或氟哌啶醇 5mg),可加用或不加用地佐辛 10mg,应用生理盐水稀释至 120ml,设定背景剂量 2ml/h,单次剂量 0.5ml,锁定时间 10 分钟,连续使用时间约 2 天,必要时可叠加氟比洛芬酯(200mg/48h)等。

b. 芬太尼 0.8~1.0mg+ 氟哌啶醇 5mg(或任一种 5-HT$_3$ 受体拮抗剂),稀释至 120ml,设定背景剂量 2ml/h,单次剂量 0.5ml,锁定时间 10 分钟,连续使用时间约 2 天,必要时可叠加非甾体抗炎药。

c. 曲马多 800mg,或右美托咪定 200µg+ 舒芬太尼 50µg,应用生理盐水稀释至 120ml,设定背景剂量 2ml/h,单次剂量 0.5ml,锁定时间 10 分钟,连续使用时间约 2 天,必要时可叠加氟比洛芬酯或舒芬太尼。

2) 烧伤背景性疼痛的药物治疗

A. 盐酸曲马多缓释片 100~200mg/ 次,2 次 / 日;塞来昔布胶囊口服 200mg/d。

B. 盐酸曲马多缓释片 100~200mg,口服,2 次 / 日;双氯芬酸 50mg,口服,2 次 / 日。

C. 硫酸吗啡控释片 10~20mg/ 次,2 次 / 日(或盐酸羟考酮控释片 15~20mg/ 次,2 次 / 日);

D. 中重度疼痛可应用氟比洛芬酯注射液 100mg 静脉滴注(或帕瑞昔布钠 40mg,或舒芬太尼 0.75µg/kg),1 次 /12 小时。

E. 丁丙诺啡透皮贴剂(5~10mg),可维持 7 天。

3) 烧伤操作性疼痛的治疗

A. 床旁小型换药等短时操作的疼痛管理

a. 口服药物镇痛:操作前 1 小时口服曲马多 50mg 或硫酸吗啡控释片(或盐酸羟考酮控释片)10mg 或塞来昔布胶囊 200mg。也可将塞来昔布胶囊与曲马多或硫酸吗啡控释片合用。也可应用双氯芬酸钠栓纳肛。

b. 静脉镇痛:曲马多注射液 50mg 静注,100mg 肌内注射;或氟比洛芬酯注射液 100mg 或注射用帕瑞昔布钠 40mg 加入生理盐水 250ml 中静滴。30 分钟后开始操作。为防止恶心呕吐,可静注氟哌啶醇 2mg,或使用 5-HT 受体拮抗剂,也可同时静脉使用止呕剂。

c. 氟比洛芬酯注射液 100mg、咪达唑仑 2mg 静注,观察 5 分钟呼吸无异常后开始换药;

d. 地佐辛 5mg、咪达唑仑注射 2mg 静注,观察 5 分钟呼吸无异常后开始换药;

e. 曲马多 50mg、氟哌啶醇(氟哌定)5mg 静注,观察 5 分钟呼吸无异常后开始换药;注意患者呕吐及锥体外系反应,出现时及时对症处理。

f. 吸入含体积分数 50% 氧化亚氮 /50% 氧气的混合气体,可通过自动调节气体流量达到最佳的镇痛效果。

B. 大面积创面换药疼痛的管理:烧伤患者大换药建议在手术室内进行;在人员和条件允许的情况下也可在监护室或普通病房内实施。

术前准备:

a. 患者准备:排除困难气道、循环不稳定、过敏体质等高危因素。大换药有必要在手术室进行者,术前应禁食禁饮。

b. 仪器准备:麻醉机或呼吸机、监护仪、鼻饲、吸氧面罩、吸引器、口咽通气道、喉罩、喉镜、气管导管、急救药(心血管活性药物:肾上腺素、阿托品、麻黄碱等)。

药物镇痛方案:

a. 盐酸右美托咪定 0.5~1μg/kg,输注时间大于 10 分钟;帕瑞昔布钠 40mg;必要时增加舒芬太尼 0.3μg/kg。

b. 盐酸右美托咪定 0.5~1μg/kg,输注时间大于 10 分钟;瑞芬太尼维持 0.05~0.15μg/(kg·min)〔3~9μg/(kg·h)〕。

c. 帕瑞昔布钠 40mg(或氟比洛芬酯 100mg);瑞芬太尼团注:75μg(青年),50μg(老年),推注时间 1 分钟;维持剂量:0.05~0.15μg/(kg·min)〔3~9μg/(kg·h)〕。

d. 换药前 5 分钟静脉注射舒芬太尼 0.25μg/kg;3 分钟后丙泊酚靶控输注(TCI),最初效应室浓度为 1.5μg/kg,根据患者反应进行调整。

e. 瑞芬太尼团注:75μg(青年),50μg(老年),推注时间 1 分钟;维持剂量:0.05~0.1μg/(kg·min)〔3μg/(kg·h)〕;丙泊酚靶控输注(TCI),最初效应室浓度为 1.5μg/kg,根据患者反应进行调整。

4) 烧伤暴发性疼痛的治疗:排除可能引起疼痛性状及强度改变的原因后,疼痛仍剧烈时,可静脉或肌内注射前述负荷剂量止痛药物,或请疼痛科医生会诊协助处理。

5) 烧伤术后疼痛的药物治疗

A. 静脉镇痛:曲马多 50mg 或氟比洛芬酯 50mg 或帕瑞昔布 40mg 或舒芬太尼 3μg 静脉缓慢推注;氟比洛芬酯 200mg 或帕瑞昔布 40mg 或曲马多 400mg 或舒芬太尼 1.5μg/kg 加入生理盐水 250ml 中 24 小时静滴。

B. 镇痛泵:

a. 舒芬太尼 3μg/kg+ 盐酸托烷司琼 5mg(或其他 5-HT$_3$ 受体拮抗药或氟哌啶醇 5mg),同时可加用或不加用地佐辛 10mg,应用生理盐水稀释至 120ml,设定背景剂量 2ml/h,单次剂量 0.5ml,锁定时间 10 分钟,连续使用时间约 2 天,必要时可合并氟比洛芬酯等,并可重复应用一次。

b. 曲马多 800mg 或芬太尼 0.5mg+ 氟哌啶醇 5mg(或其他 5-HT$_3$ 受体拮抗药),稀释至 120ml,设定背景剂量 2ml/h,单次剂量 0.5ml,锁定时间 10 分钟,连续使用时间约 2 天,必要时可合并非甾体抗炎药或少量舒芬太尼。

6) 其他烧伤疼痛相关不适的药物治疗:主要包括瘙痒、焦虑等的治疗与管理。对烧伤后瘙痒的处理:可应用局部清洁、降温、压力治疗外,可适当使用中药制剂治疗,同时还可应用抗组胺制剂进行处理。对烧伤后焦虑的治疗:除心理疏导与治疗外,可适当应用药物如普瑞巴林、米氮平、奥氮平等治疗。

(二)儿童烧伤疼痛管理

1. 烧伤疼痛的评估 儿童,尤其是4岁以下儿童无法清楚地表达疼痛的部位和程度,因此,医务人员很难准确地进行疼痛评估。另外,有些儿童即便能够清晰表达,也往往会夸大疼痛的严重程度,误导医务人员的判断。因此,反复多次的评估是非常必要的。研究表明,绝大部分4岁以上儿童具备基本的沟通交流能力,因此,成人烧伤疼痛评估的方法,如数字评分法(numerical rating scale,NRS)、面部表情分级评分法(face rating scale,FRS)等也适用于4岁以上儿童。我们推荐使用面部表情分级评分法(face rating scale,FRS)来评估4岁以上儿童烧伤的疼痛程度。因为这种方法简单,容易理解,可操作性强(图8-1-3)。

但对于4岁以下儿童,只能通过观察患儿疼痛时的表现来估计其严重程度。Merkel等1997年提出采用特殊患者疼痛评估(face legs activity cry consolability,FLACC)量表评估儿童疼痛严重程度,该方法通过观察患儿烧伤后的各种表现,可以较为准确地评估患儿的烧伤疼痛程度(表8-1-1)。

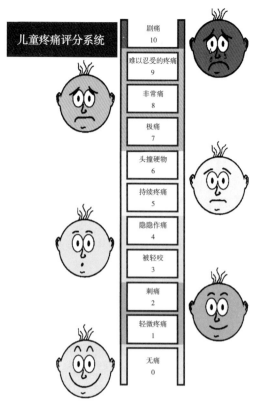

图8-1-3 儿童疼痛评估:FACE ladder
(适用于4岁以上儿童)

表8-1-1 FLACC 儿童烧伤疼痛评估表

	0	1	2
面部表情(face)	表情正常或微笑	偶尔皱眉、表情淡漠	频繁皱眉、紧绷下巴或下颌颤抖
腿部动作(leg)	自然,放松	肌肉紧张	不停踢动或蜷缩
活动程度(activity)	动作自然、协调	紧张,躲避,轻微扭动身体	大力扭动身体,动作幅度大
哭闹程度(cry)	无哭闹	啜泣,小声哭闹	持续哭闹
可安抚程度(content)	放松,不需要安抚	可以通过抚摸、拥抱、语言等进行安抚	无法安抚

备注:FLACC量表适用于4岁以内儿童的烧伤疼痛评估,也使用于使用面部表情梯度法评估失败的4岁以上儿童

2. 烧伤疼痛管理人员组成 儿童烧伤疼痛管理人员同样包括医生、护士、疼痛管理专家、心理咨询师以及患儿父母,其中患儿父母在疼痛管理中发挥了重要作用。

3. 儿童烧伤疼痛的管理与治疗 几乎所有的儿童烧伤后都会产生严重的疼痛,如果处理不当,将会给患儿带来疼痛不适以及焦虑、恐惧情绪,甚至抵触治疗,最终影响创面的愈合。儿童烧伤疼痛管理较成人烧伤管理难度更大,除了正确评估烧伤疼痛严重程度,根据其疼痛程度选择合适的疼痛管理方案外,儿童烧伤疼痛管理更加强调环境的舒适及父母的积极参与。

儿童烧伤疼痛同样分为背景性疼痛和操作性疼痛。背景性疼痛,仅仅给予常用的镇静镇痛药物就可以,但如果是操作性疼痛,则往往需要给予较为强效的镇痛药物。总体说来,儿童烧伤疼痛管理也为非药物管理与药物管理两部分。

(1) 非药物治疗

1) 给患儿提供一个安静、舒适、温馨、童趣的环境:具体来说就是病房要安静,温度、湿度适中,病房可以通过设计卡通图案、摆设积木、播放动画片等来转移儿童的注意力,缓解患儿疼痛、焦虑及恐惧的感觉。

2) 父母陪伴:烧伤患儿疼痛管理中,父母的积极参与尤为重要,一方面可以给患儿一种安全感,另一方面可以及时、准确地向医护人员反映患儿疼痛的程度及其转归。

3) 选择合适的治疗方案:患儿烧伤后的背景性疼痛可以通过转移注意力、父母的陪伴及使用镇静镇痛药物等缓解,但操作性疼痛特别是频繁的操作性疼痛往往给患儿留下阴影,对创面愈合及其以后的性格塑造不利。因此,医务人员在选择治疗方案时,应充分考虑减少操作性疼痛的原则。具体来说如下:

A. 对于小面积浅Ⅱ度烧伤,可以选用不黏性外敷料或者吸附性外敷料,在保证创面不感染的前提下,尽量减少换药次数。

B. 对于小面积深度烧伤,可以考虑尽早选择手术植皮封闭创面。

C. 对于较大面积的浅Ⅱ度烧伤,也可以考虑早期选用脱细胞真皮基质覆盖创面,大大减少甚至消除操作性疼痛。

D. 对于大面积深度烧伤,则可以通过应用镇痛药物来缓解操作性疼痛。

4) 加强与患儿的感情交流:医务人员平时可以通过多抱抱患儿,逗其开心等方式加强感情交流,避免患儿一看见医务人员就开始哭闹。

(2) 药物治疗:小儿烧伤疼痛管理的理想镇痛药物需具有如下特点:①使用方便;②良好的耐受性;③起效快,代谢快;④副作用小;⑤可以口服。事实上,儿童镇痛药物与成人镇痛药物类似,只是使用剂量需要注意。小儿镇痛药物除口服给药和静脉给药外,Borland 等认为可以通过滴鼻的途径给药。虽然小型的临床试验证实,滴鼻途径给药可以快速达到与口服和静脉途径给药相当的效果,但其使用的安全性和有效性缺乏大型的临床试验资料支持。

1) NSAIDs 类药物:NSAIDs 类药物具有良好的镇痛作用和抗炎作用,它通过抑制环氧化酶进而非选择性抑制前列腺素和血栓素的合成来发挥作用。合理地选用 NSAIDs 类药物可以减少阿片类药物的用量,但其副作用限制了它的广泛应用。

A. 对乙酰氨基酚:在小面积表浅烧伤患者疼痛管理中,对乙酰氨基酚仍然是一线用药。该药具有解热、镇痛的作用,却没有抗炎作用。其同时在中枢和外周神经系统发挥镇痛作用。与口服和直肠给药途径相比,该药通过静脉途径给药能够更快地发挥作用,并且与阿片类药物具有协同作用,因此,在需要尽快止痛的情况下可以考虑选择静脉给药途径。Meyer 和他的同事在 1997 年做过一项研究:通过对 395 例烧伤儿童背景性疼痛进行治疗,发现有超过一半的患儿不需要联用吗啡即可达到良好的效果——尤其是那些年龄小的患者和烧伤面积小的患者。

用法用量:口服:10~15mg/kg,1 次 /4~6 小时,最大剂量 75mg/(kg·d);或 3~12 岁小儿用量 0.15~0.3g,1 次 / 天;新生儿用量(<6kg 或 <6 个月)20~25mg/kg,1 次 /4~6 小时。直肠给药:15~20mg/kg,1 次 /4 小时;新生儿用量(<6kg 或 <6 个月)20~25mg/kg,1 次 /4~6 小时。

B. 其他 NSAIDs 类药物:用法与用量:布洛芬 5~10mg/kg,口服,1 次 /6~8 小时,每天剂量不超过 90mg；阿司匹林：10~15mg/kg，口服，1 次 /4 小时；酮咯酸：0.5mg/kg，静脉注射，1 次 /6 小时，每天最大剂量不超过 90mg；新型 COX-2 抑制药，如罗非昔布、塞来昔布等，目前尚缺少在小儿镇痛方面的研究资料。

2）阿片类药物：阿片类药物是治疗中重度疼痛，也是唯——类对重度疼痛有效的最常用的镇痛药物，其镇痛作用没有封顶效应，在适当的检测、剂量及给药方法下，可以安全用于小儿。

A. 吗啡：在所有的阿片类药物中，吗啡的脂溶性最低。该药物起效缓慢，静脉使用后大约需要 10~20 分钟才能达到最佳治疗效果。吗啡可以引起体内组胺释放，所有哮喘患儿应慎用。吗啡具有呼吸抑制作用，因此给药时应监护患儿的生命体征，另外，新生儿对吗啡的呼吸抑制作用很敏感，停止用药后 24 小时内仍应监测。

使用方法：口服 0.3mg/kg，1 次 /3~4 小时；静脉注射 0.1~0.15mg/kg，1 次 /3~4 小时；持续静脉泵注：6 个月以上患儿起始剂量 0.1mg/kg，维持剂量 10~30μg/(kg·h)；6 个月以内患儿，起始剂量 0.05~0.1mg/kg，维持剂量 1~10μg/(kg·h)，具体速度和浓度需要根据患儿的疼痛程度进行动态调整。

对于大于 5 岁的儿童，可以考虑使用患者自控给药（patient control administer，PCA）方式给药。而对于无法按启动按钮的患儿，可以采用护士控制给药（nursing control administer，NCA）的方式给药。一般认为，在烧伤患儿疼痛评分大于 7 分时开始使用吗啡镇痛，而使用过程中评分需小于 1 分。需要注意的是，吗啡使用过程中必须监护生命体征。

B. 芬太尼：一种合成的阿片类药物，脂溶性高，起效快（1~2 分钟），其镇痛作用是吗啡的 100 倍，镇痛持续时间大约为 60 分钟。主要的副作用有：低血压、心动过缓、呼吸暂停、胸壁痉挛、肌肉僵硬、呼吸抑制等。

用法用量：静脉注射，6 个月以上患儿起始剂量 0.5~1μg/kg，维持剂量 0.5~2.0μg/(kg·h)；6 个月以内患儿，起始剂量 1~2μg/kg，维持剂量 1μg/(kg·h)。

C. 羟考酮：一种半合成的阿片类药物，生物利用度比吗啡高。研究表明，羟考酮的口服效果与静脉使用效果相当。

类似的镇痛药物还有阿芬太尼、瑞芬太尼、美沙酮等。

3）氯胺酮：为非巴比妥类静脉麻醉剂，可先阻断大脑联络径路和丘脑向新皮层的投射，故意识还部分存在，痛觉消失则明显而完全；随血药浓度升高而抑制整个中枢神经系统。作用快速但短暂，能选择性地抑制大脑及丘脑，静脉注射后约 30 秒（肌内注射后 3~4 分钟）即产生麻醉，但自主神经反射并不受抑制。麻醉作用持续 5~10 分钟（肌内注射者 12~25 分钟）。一般并不抑制呼吸，但可能发生短暂的呼吸频率减缓和潮气量降低，尤以静脉注射较快时容易发生。注入后可引起一定程度的血压上升和脉率加快，并可能引起喉痉挛。

用法用量：0.5~0.6mg/kg，静脉注射或肌内注射。使用氯胺酮时需要监护患者的生命体征。

4）α_2 肾上腺素能受体拮抗剂：该类药物可以减轻阿片类药物依赖性，但副作用较多，目前很少使用。

5）抗抑郁药和抗惊厥药：该类药物可以改善患者的睡眠，并与阿片类药物具有协同作用。

（三）烧伤疼痛管理过程中并发症的预防与处理

与其他种类疼痛管理相似，在烧伤疼痛治疗中由于病情发展、镇痛药物本身或药物剂量等原因,镇痛过程中常出现消化、呼吸、循环、心血管、神经系统等方面的并发症,尤其是威胁生命的并发症,应及时发现、及时处理,以达到最佳镇痛效果的同时,防止各种不良后果的发生。

1. **做到烧伤患者个体化疼痛管理** 针对患者的需求及精神状态选用符合其自身特点的疼痛管理方案与措施,加强监测,药物配方、药物剂量均应根据患者反应进行调整,尽可能减少、减轻因烧伤疼痛管理带来的各种并发症。

2. **及时发现、及时处理各种并发症** 定期巡视患者,监测和记录疼痛强度和生命体征变化,任何治疗措施后均应监测治疗反应,及时发现并及时处理各种并发症。

3. **消化系统并发症的预防与治疗** 消化系统并发症是镇痛治疗中最常见的并发症,其中以恶心呕吐和便秘最为常见。在疼痛管理过程中应避免患者长时间禁食、容量不足、消化道缺血缺氧等。恶心呕吐的预防应根据患者危险因素或已发生症状强弱,选择应用5-HT、受体拮抗药、氟哌啶醇、肾上腺皮质激素等对症治疗。联合使用不同种类药物的效果好与单一用药。对顽固性呕吐患者可使用P物质拮抗剂阿瑞匹坦。便秘的防治包括使用缓泻剂如番泻叶、硫酸镁、乳果糖、大黄等,并可同时使用粪便软化剂。

4. **呼吸系统并发症的预防与治疗** 呼吸系统并发症是阿片药物镇痛最严重的并发症,常表现为呼吸减慢和呼吸停止,血氧饱和度下降至90%以下并合并深度镇静。所以在烧伤镇痛中应加强监护与巡视,以及时发现及时处理,对有吸入性损伤、肺部感染与炎症的患者更应加强监护与巡视。一旦明确严重呼吸抑制与镇痛措施有关,应立即停用PCA泵;提高给氧流量,必要时面罩给氧;同时静脉注射纳洛酮0.1mg,每2~3分钟可重复一次,直到0.4mg或自主呼吸恢复到8次/分以上,纳洛酮作用时间短,起效后需持续静滴5~10μg/(kg·h);必要时应用呼吸机辅助甚至控制呼吸。氧化亚氮镇痛治疗结束后,应吸入纯氧10分钟,以防术后低氧血症。

5. **神经系统并发症的预防与治疗** 镇痛药物氯胺酮、氟哌利多、右美托咪定、咪达唑仑、阿片类药物等均可引起认知障碍、烦躁、谵妄或过度镇静等神经系统并发症。烧伤疼痛管理期间,若明确神经系统兴奋症状为镇痛药物应用引起,应及时停药并进行对症处理。可肌注或静注小剂量咪达唑仑镇静,中枢抗胆碱药物如盐酸苯海索对抗锥体外系反应等。同时应加强监护,防止误吸反流。

6. **心血管系统并发症的预防与治疗** 在烧伤患者疼痛管理中,一旦出现低血压,应及时查明并排除其他如血容量不足等引起低血压的原因后,对症予升压血管活性药物,如多巴胺、多巴酚丁胺等,必要时应暂停镇痛泵的使用。

7. **泌尿系统并发症的预防与治疗** 疼痛管理过程中的泌尿系统并发症主要表现为尿潴留,尤其是在应用阿片类药物后,因平滑肌张力减弱而出现尿潴留。留置导尿可起到极好的预防作用。严重尿潴留,可静脉注射纳洛酮0.1~0.2mg,并可及时导尿并留置尿管,但要注意使用纳洛酮后镇痛作用将减弱。

8. **镇痛过程中瘙痒的防治** 因烧伤患者本身较常出现瘙痒等不适,故在烧伤疼痛管理过程中出现瘙痒,或瘙痒明显加重。在排除烧伤本身原因、其他药物或和血制品过敏等后,明确为镇痛过程中出现的瘙痒,可给予抗组胺药物;必要时给予小剂量纳洛酮,1~3μg/(kg·h)静注或静滴。

(四)激光技术在烧伤疼痛治疗管理中应用

烧伤是指由于热力及其他理化因素所致的组织损害,主要是皮肤的损害,严重者可以伤及皮肤以下组织。皮肤被烧伤后毛细血管通透增加,炎性细胞释放炎症物质,渗出物积聚其中,真皮乳头层血管扩张充血,未损伤的神经末梢受到刺激引起疼痛。烧伤疼痛开始于烧伤即刻并可能持续于整个治疗周期,使患者处于焦虑状态,影响患者的生存质量。烧伤疼痛治疗管理越来越被关注,烧伤后不同时期,疼痛发生机制不同,烧伤疼痛治疗方法也不同。激光问世以来,很快在军事、工业、通讯、家庭等多个领域得到了应用,而医学是激光技术应用最早、最广泛和最活跃的一门综合性的边缘学科。近年来国内外学者对于应用激光治疗烧伤疼痛这方面的临床治疗及报道不多。

1. **弱激光治疗**　激光照射生物组织,而不直接引起生物组织发生不可逆性损伤,这种生物学剂量水平的激光称为弱激光。弱激光产生的许多生物效应无法用激光的热效应、光化效应、压强效应和电磁场效应来解释。由此,提出了弱激光作用于生物组织能产生一种不同于以上效应的生物刺激效应。1967 年,Mester 首次发现了弱激光照射能够加速慢性溃疡愈合,自此之后,各国研究者相继开展动物和临床实验,探究弱激光照射治疗创伤的机制和疗效。弱激光疗法(low level laser therapy,LLLT)可通过促进或抑制细胞的增殖、增加或减少某些生物活性物质的释放等,达到促进组织修复、抑制炎症反应、减轻疼痛等效果,因此也被称为光调节作用(photo modulation)。目前在国外已有相关实验研究并应用于烧伤临床治疗,肯定了该疗法的有效性。除某些特殊患者(如孕妇、肿瘤患者、癫痫病患者和装有心脏起搏器患者等)以外,弱激光疗法可以应用于烧伤愈合的各个阶段,具有操作简单、痛苦小、毒副作用低等特点,成为烧伤治疗的新的研究方向。现在临床上应用最多的弱激光器主要是He-Ne 激光器和半导体激光器。He-Ne 激光通过温热效应促进局部血液循环及细胞代谢,较快地降低组织压,达到迅速消肿、止痛、促进创面愈合,这种疗法已被国内外实验研究与临床实践所证实。采用 He-Ne 激光解除烧伤疼痛方法简便、易行,效果明显,成人儿童均可使用,无任何毒副作用。烧伤早期,以低能量的 He-Ne 激光分区照射创面,输出功率 0.5~1mW/cm²,按创面大小分区照射,每区照射 5~15 分钟,每日一次,疗程视病程而定。若创面有水疱可以剪口引流渗液后照射,以免影响组织对激光的有效吸收。此法适用于小面积的 Ⅱ 度烧伤创面,包括小面积的 Ⅲ 度烧伤焦痂脱落后的创面。

2. **红外线照射治疗**　红外线主要作用是促进渗出吸收、减轻水肿和感染,使创面干燥结痂,预防和控制感染,缩短创面愈合时间,从而减轻瘢痕形成。减轻感染和促进创面愈合,对于疼痛缓解有一定的作用。烧伤创面给予红外线照射,每次 30~60 分钟,每日 1~4 次,照射时要经常询问和观察皮肤反应情况,避免烫伤。

3. **超短波治疗**　主要用于小面积烧伤的治疗,超短波穿透较深,能穿透敷料,可以促进坏死组织分离、脱落,有消炎、镇痛和加速组织生长修复的作用。采用并置法或对置法,微热量,每日 1~2 次,每次 15 分钟,10 次 1 个疗程。由于超短波治疗电极大小有限,适合小面积烧伤创面的治疗。

近年来,通过烧伤后早期覆盖创面、促进创面愈合的方法,已经能够极大缓解烧伤后的创面疼痛问题,故近年来关于烧伤创面激光镇痛的方面报道甚少。

(赖　文　陈华德　孙传伟　王连英　尚　锋　武晓莉)

第二节　烧伤后水肿

烧伤后大量血管内液体外渗,积聚在组织和器官间隙中形成水肿。烧伤后轻度水肿在

48 小时后逐步自行吸收,而脏器组织严重水肿如肺水肿、脑水肿可能是死亡的原因之一。水肿不仅增加感染的风险,还可阻碍营养和氧气的扩散和摄取,增加组织缺血缺氧,导致创面加深,器官衰竭。烧伤后期水肿持续存在则可延迟创面愈合、导致局部疼痛、加重瘢痕硬度。烧伤后水肿通常是组织间质水肿。

一、烧伤后组织水肿形成的原因

组织水肿是组织液中水分增多所造成的。正常情况下,血浆蛋白等成分不能透过毛细血管屏障进入组织间隙,而水和电解质根据血管内外渗透压、静水压的变化,可通过毛细血管内皮细胞自由进出组织间隙,维持动态平衡的状态。

血管内外体液的移动遵循 Starling 定律,即 $Q=Kf(Pcap-Pi)+\sigma(\pi p-\pi i)$,其中 Q 为液体渗出率,表示水肿形成的速度;Kf 为液体渗透系数,表示毛细血管通透性;σ 为反射系数,反映毛细血管对血浆蛋白等大分子物质的通透性;Pcap 为毛细血管静水压,Pi 为组织间隙静水压;πp 为毛细血管胶体渗透压,πi 为组织间隙胶体渗透压。烧伤后毛细血管 Kf 可增加到正常的 2~3 倍,反射系数则明显下降。

(一)全身因素

烧伤休克期补液过量时造成烧伤早期水肿的重要因素,此外,烧伤休克、脓毒症等因素导致肾功能不全,从而引起体内水、钠排出减少是造成全身性水肿的原因。烧伤后营养不良,血浆蛋白合成量减少,造成低蛋白血症,引起血浆渗透压降低,使水分进入组织液,引起组织水肿。

(二)局部微血管和毛细血管通透性增加

血管内皮细胞通透性增加,引起血管内体液渗透到组织间隙进而引起组织水肿是烧伤早期水肿形成的主要原因。烧伤热力作用、烧伤后炎症介质释放、创面感染、局部组织缺氧等因素可造成毛细血管和小静脉内皮细胞损伤、收缩、细胞间连接蛋白破坏分离、出现裂隙,血管通透性增高,形成毛细血管渗漏,血管内水分、电解质和蛋白等成分通过内皮细胞间隙而丢失。大量血浆蛋白通过毛细血管渗透到组织间隙使血浆胶体渗透压迅速下降,同时造成组织间隙胶体渗透压上升,加剧组织水肿过程。

1. 微血管结构与血管通透性 微血管的构成:微血管是微循环的主要血管,包括微动脉、毛细血管、微静脉。毛细血管管壁主要由一层内皮细胞和基膜组成。细的毛细血管横切面由一个内皮细胞围成,较粗的毛细血管由 2~3 个内皮细胞围成。内皮细胞基膜外有少许结缔组织。

毛细血管是血液与周围组织进行物质交换的主要部位。物质透过毛细血管壁的能力称毛细血管通透性。毛细血管结构与通透性关系的研究表明,内皮细胞的孔能透过液体和大分子物质,吞饮小泡能输送液体,称之为透细胞通透性。正常细胞之间存在着细胞间隙,具有一定通透性,只能透过较小的分子,称之为旁细胞通透性。病理状态下的血管通透性增加主要是旁细胞通透性增加,与内皮细胞间连接和细胞骨架蛋白改变,进而导致细胞间隙增大有关。

2. 内皮细胞连接与血管通透性 内皮细胞间的连接,主要有紧密连接和附着连接。紧密连接是由多种跨膜蛋白紧密连接膜周边蛋白和连接黏附分子等组成的复合物,直接和间接地与多种细胞内蛋白如骨架蛋白连接。紧密连接主要功能是作为选择性的细胞间屏障,调节各种分子和离子向周边细胞扩散。附着连接是以跨膜分子钙依赖性黏附素为中心,细胞内末端与连环蛋白连接,细胞外末端相互连接构成细胞间的黏附,细胞膜不融合。细胞间存有间隙,成为是溶质和大分子物质通过的主要通路,毛细血管通透性改变主要是细胞间隙大小的改变。

3. 内皮细胞骨架蛋白与血管通透性　细胞与细胞间的连接都与细胞骨架蛋白相连,细胞骨架功能的变化可以导致细胞形态、细胞 - 细胞间状态的改变。同时,细胞 - 细胞间的变化通过细胞信号转导机制导致骨架蛋白的重新排列,最终引起内皮通透性的改变。内皮细胞收缩性的改变被认为是不同的信号和机制导致通透性变化的共同通路。内皮细胞形态变化和收缩性的改变主要受骨架蛋白如肌动蛋白和肌球蛋白的影响。

正常内皮细胞以及静态培养的融合单层内皮细胞的肌动蛋白微丝主要分布在细胞的周边和核周部位,形成致密周围束。当受到外界刺激如组胺、血小板激活因子、TNF-α 和血栓素等作用时,细胞通过多种信号转导的途径介导肌动蛋白微丝发生重组,致密周围束消失,形成由非极性单行排列的肌动蛋白丝组成的应力纤维,细胞形态也随之改变,导致细胞间隙增大。内皮细胞的收缩性取决于肌球蛋白微丝的功能,并依赖肌球蛋白轻链的磷酸化。肌球蛋白轻链激酶的激活引起的磷酸化,活化重链头部的 ATP 酶,使细胞骨架肌动蛋白微丝移动,细胞收缩。细胞内骨架蛋白的向心性收缩将通过相应的连接蛋白影响细胞 - 细胞间的黏附状态,使内皮细胞缝隙形成和增大。细胞间隙增大是导致血管通透性升高主要因素。

4. 烧伤后微血管通透性时相变化　热损伤可以引起烧伤局部微血管通透性增加。体内各种递质的释放加剧烧伤局部微血管通透性的改变,并引起远隔部位微血管通透性增加。烧伤后微血管通透性分为两个时相。第一时相发生在烧伤后 30 分钟内,主要在微静脉,与组胺释放有关,可被组胺受体拮抗剂抑制。第二时相一般发生在后半小时,4 小时达到高峰,累及微静脉和其他毛细血管,严重程度和持续时间均超过第一时相性变化,且不受组胺拮抗剂影响。

5. 烧伤后引起血管通透性增加的因素　烧伤创面含有坏死组织、变性蛋白、细菌多肽、毒素、抗原抗体复合物等,可以激活凝血系统、补体系统、细胞膜花生四烯酸系统以及氧自由基系统的激活,产生一系列的炎症介质,诸如组胺、5- 羟色胺、激肽、缓激肽、前列腺素、白三烯和氧自由基,作用于微血管(毛细血管和微静脉)使通透性增加和血管扩张,因此造成大量的体液外渗。

(1) 氧自由基:烧伤后机体产生大量氧自由基,通过对细胞膜的过氧化改变其功能,损伤血管内皮增加血管通透性;启动花生四烯酸类物质的合成代谢,中和内源性抗氧化成分使其含量大幅下降造成组织损伤,诱导局部和全身炎性反应,促进水肿形成和发展。伤后早期给予维生素 C、维生素 E、谷胱甘肽、乙酰半胱氨酸、别嘌醇、布洛芬等抗氧化剂,能够明显减轻水肿形成。应用黄嘌呤氧化酶抑制剂别嘌醇对烧伤动物进行预处理,或应用脂质体包裹的超氧化物歧化酶抑制氧自由基作用,也能够明显抑制烧伤后水肿,提示氧自由基对烧伤后水肿有明确促进作用。

(2) 血管活性物质:组胺为血管活性物质之一,烧伤后交感神经 - 肾上腺髓质系统释放大量儿茶酚胺,引起组胺释放。组胺与内皮细胞表面受体结合后,激活细胞膜上磷酸酯酶 C,引起钙离子或钙调蛋白系统变化,然后激活 NO 合成酶,NO 大量生成和释放,激活鸟苷酸环化酶导致环式鸟苷酸合成增加,促进内皮细胞收缩,引起内皮细胞渗漏。烧伤早期应用组胺 H_2 受体拮抗剂西咪替丁可以减少复苏液体需要量。组胺浓度与烧伤深度密切相关,烧伤程度越深,局部组胺浓度越高,水肿越严重。

5- 羟色胺也是血管活性物质之一,小面积烧伤可以使局部组织含水量和蛋白渗出增加,用拮抗剂明显减轻水肿和蛋白渗出。

(3) 生物活性脂质:烧伤后氧自由基作用于细胞膜,产生大量前列腺素,局部组织渗出液中前列腺素 E_1、前列腺素 E_2 和前列腺素 F_2 含量升高,引起微血管扩张和通透性增高。烧伤后早期释放大量的血栓素 A_2(TXA_2)可促进血小板聚集和中性粒细胞贴壁,对内皮损伤和血管通透性改变具有间接的促进作用。

另外,细胞膜磷脂氧化后释放花生四烯酸和白三烯,可引起微动脉和微静脉收缩和血管通透性增加。烧伤后微血管通透性增加的延迟反应,可能与白三烯释放有关。

(4) 激肽和缓激肽:激肽和缓激肽具有很强的扩张血管作用,可能是烧伤后水肿发生过程中的主要作用机制。应用缓激肽拮抗剂,能够明显抑制水肿发生。

(5) 促炎性细胞因子:烧伤脓毒症时,细菌内毒素通过血管内皮细胞 TLR4 受体,活化多种细胞信号通路,启动诸多炎症介质,如 TNF-α、IL-6 和 IL-8 等促炎性细胞因子的过度释放,破坏毛细血管内皮细胞屏障功能,增加血管通透性。

(三) 局部淋巴回流障碍

局部淋巴液滞留是烧伤水肿的另一个原因。组织液除了大部分从毛细血管静脉端回流外,少部分还从淋巴管回流入血。当淋巴管阻塞,淋巴回流受阻时,就可使含蛋白质的淋巴液在组织间隙中积聚而引起水肿,称为淋巴水肿。烧伤后早期血管通透性增加造成血浆渗出量超过淋巴回流量,并且由于组织间隙中蛋白含量增加,淋巴液中蛋白含量也相应增加,常常引起淋巴管堵塞,淋巴回流不畅导致局部组织水肿。随着创面组织的修复,纤维蛋白的沉积,组织粘连增加,水肿液中蛋白含量升高而黏滞度明显增加,往往超过淋巴系统的回吸收能力。深度烧伤创面切痂之后,可能广泛切除摘除淋巴结和淋巴管,其局部及远端区域发生淋巴回流不畅而造成水肿。在重塑期,组织间隙水肿若持续存在,蛋白含量逐渐增高导致局部纤维化,淋巴回流的障碍又影响局部代谢产物的蓄积,导致组织间隙渗透压增高,更不利于水肿的消退。随着淋巴循环恢复,水肿有望部分改善。Ⅱ度烧伤创面真皮层淋巴循环重建大约需要 10~14 天,全层皮肤烧伤则需更长时间。烧伤后期瘢痕组织增生,使局部淋巴管挤压、扭曲,也可造成淋巴性水肿。

(四) 其他

烧伤水肿形成还可能与间质组织改变有关。严重烧伤后早期间质组织静水压明显下降,可能由于胶原纤维损伤导致纤维相互分离,间质空间体积增加、产生真空效果所致。

二、烧伤水肿的测量

提高烧伤水肿病理生理认识的障碍之一是缺乏准确评价水肿的方法。目前大多数有关烧伤水肿的研究是以实验动物为对象,因为临床缺乏非侵入性的定量检测技术。现在检测的技术有以下几种:

(一) 淋巴流速和淋巴蛋白含量检测

淋巴流速和淋巴蛋白含量常用来监测微血管血流滤过率和蛋白通透性。淋巴流速反映液体流动或透过毛细血管的转运程度,因为淋巴管开口就在毛细血管间隙旁。组织淋巴流速直接与穿透毛细血管进入组织间隙的液体量有关。淋巴液中大分子的浓度,换句话说,蛋白或不同大小的右旋糖酐类,也被用来反映微循环的通透性。因为淋巴液源于组织间质,烧伤后血管活性物质在局部淋巴系统中浓度增高,可以作为水肿的病原学来进行研究。淋巴流速能较准确地监测Ⅱ度烧伤或非烧伤组织(毛细血管和淋巴管仍保持开放)。

深度烧伤后毛细血管和微血管阻塞,局部组织灌注下降。很少液体进入组织间隙和局部淋巴系统。淋巴系统也受到损伤,降低了局部淋巴网络的效率。在深度烧伤时测得的淋巴流速有可能低估实际的损伤深度以及更深烧伤时的实际水肿程度。无论如何,淋巴中的大分子还是能反映微血管的通透性。

（二）组织活检

皮肤和软组织活检,测定干湿重比是定量检测烧伤水肿的较普遍的技术。在动物模型中,需要包含浅表肌肉、筋膜,因为很多实验证明水肿发生在这层和真皮之间。由于是创伤性检测,在临床中应用不大。

（三）同位素技术

应用放射性大分子如碘131,定量检测渗透入组织间质的量来反映毛细血管的通透性。

（四）光子扫描

光子扫描即双光子吸收法(DPA),是研究水肿变化的有用技术。采用能发射两种不同能量光子的核素作放射源,利用高能和低能射线通过被测部位的不同衰减分布来测定组织构成,如骨骼矿物质、脂肪、蛋白和水分。Demling 等应用双色吸收比色法技术定量测定烧伤肢体的水肿。其优点在于无创性,便于研究临床液体平衡和水肿。但缺点是只能测量水分的相对变化而不是绝对含量,所以必须先建立基线。事实上烧伤患者到达医院时已经发生了水肿或接受了液体复苏,所以准确建立基线比较困难。

（五）体积描记法

测定身体体积或身体某个部位体积的变化。虽然这个方法能准确反映总体积的变化,但不能区分血容量改变情况。

三、水肿的治疗

水肿的治疗包括早期重要脏器水肿治疗和烧伤康复期水肿治疗。

水肿治疗首先要去除引起水肿的因素,烧伤早期水肿的治疗可以用冷疗。创面冷疗很早就被证明能减轻局部水肿、加速创面愈合,并已作为烧伤后标准急救措施。冷疗能使毛细血管反应性收缩从而降低血流灌注,并且能改善毛细血管通透性,减少组胺产生从而减轻水肿。及时切除坏死组织,减少创面感染,尽快修复创面的方法均有助于促进血管通透性恢复,减少组织水肿。

（一）重要脏器水肿的治疗

大面积烧伤后水肿除了皮肤软组织外,还可能有肺水肿、脑水肿、腹腔间隙综合征等,直接危及患者生命。

1. **皮肤软组织水肿**　烧伤后毛细血管通透性增加,可出现局部甚至远隔部位水肿。当烧伤深度达深Ⅱ度、Ⅲ度时,创面组织凝固坏死,形成无弹性焦痂,限制局部水肿向外扩展而产生压迫作用。

（1）肢体环形烧伤与切开减张:肢体环形深度烧伤后水肿可压迫血管引起远端缺血坏死,需要及早实施焦痂切开减张术。肢体环形焦痂,肿胀明显、感觉迟钝,毛细血管充盈缓慢,远端皮肤青紫或苍白、发凉、麻木或足背动脉搏动微弱,立即进行手术。焦痂切开减压时必须做到范围够大、深度够深,以达到减压彻底的目的。深筋膜下压力过高者应同时切开深筋膜,以免发生肢体筋膜间室综合征。

(2)面颈部烧伤水肿与气管切开:大面积烧伤包含面颈部环形深度烧伤时,面颈部产生水肿,压迫气管可能导致呼吸困难或窒息。尤其大面积烧伤伴吸入性损伤时,呼吸道充血、水肿、分泌物堵塞及支气管痉挛等,内外水肿因素导致气管狭窄,易发生呼吸困难,甚至窒息。当出现颈部环状或半环状焦痂形成;口唇黏膜水肿外翻,似"鱼嘴状"等情况时,应该气管切开术或气道插管。

2. 肺水肿 肺是严重烧伤早期容易发生水肿的器官,当伴有吸入性损伤、心功能不全或衰竭、肺部严重感染、重度低蛋白血症等更容易发生肺水肿。

初期表现为胸闷、呼吸浅速、咳嗽、呼吸急促、心悸、发绀、烦躁不安,严重者咯血或无粉红色泡沫痰或大量泡沫痰。听诊可闻及干啰音或哮鸣音,肺底可闻及细小啰音。X线检查:示肺纹理增多、变粗、模糊不清,肺野透光度减低,肺门阴影不清,肺小叶间隔增宽,形成Kerley A 线和 B 线。肺泡性水肿则表现为腺泡状高密度阴影,相互融合成不规则片状模糊阴影,有时成典型的蝴蝶状阴影,根据以上这些就可诊断为肺水肿。

治疗措施包括:处理严重烧伤、吸入性肺损伤、肺部和全身感染等原发因素;保持呼吸道通畅,氧疗或必要时机械通气,改善组织供氧;采用限制性液体管理策略:控制液体输入,补充胶体增加血浆胶体渗透压;在血容量满足情况下给予利尿剂脱水治疗;应用地塞米松降低肺部毛细血管的通透性,减少液体外渗;增强心肌收缩力,增加肾血流量,促进钠的排出。

3. 脑水肿 严重烧伤后脑水肿常发生在烧伤早期。头面部的深度烧伤的热力作用可直接影响脑膜和脑组织使之充血水肿,也可因头颈部严重水肿而致脑静脉回流受阻导致脑实质水肿发生。烧伤后组织缺血、缺氧,细胞介质、内毒素、电解质紊乱,酸中毒以及失控性炎症等多种因素,引起脑组织微循环障碍和血脑屏障功能破坏、通透性增加。严重者内皮细胞间裂隙形成甚至内皮细胞脱落,最终导致弥漫性组织细胞水肿。

主要表现为神经精神系统症状。早期多表现为嗜睡、表情淡漠,反应迟钝、烦躁不安,抽搐、恶心呕吐。脑水肿可伴有生命体征改变,包括心率变慢、心律不齐,高热,呼吸不规则、变慢,血压升高者应考虑。如出现脉搏细弱、心律不齐、心率快、呼吸不规则、叹气样呼吸或呼吸骤停、血压下降者应考虑脑疝形成。

磁共振检查(MRI)将有助于脑水肿的确诊。MRI 形态学变化至伤后 12 小时以后才逐渐出现,表现为双侧弥漫性脑沟、脑裂变浅,脑灰、白质界限模糊。

脑水肿一旦确诊首先应即给予脱水治疗,解除病因是治疗脑水肿的关键和重点。严重烧伤并发脑水肿的治疗中,有效扩容抗休克与降颅内压应合理进行。在保持呼吸道通畅、充分吸氧的前提下,做到"边补边脱",达到有效循环血量和体内电解质平衡的同时,使多余的水分排出体外。适当应用人血白蛋白,迅速提高血浆胶体渗透压,对消除脑水肿、降低颅内压亦有一定的促进作用。出现"水中毒"或血清钠低于 130mmol/L,可给予 3% 高渗盐水,迅速提高细胞外液渗透压,使细胞内水转移至细胞外。应用激素及神经营养药物,缓解颅内压增高、消除脑水肿、促进脑细胞活性及脑细胞功能恢复。

4. 腹腔间隙综合征 腹腔间隙综合征(abdominal compartment syndrome,ACS)是一种因腹内压增高而导致的心血管、肺、肾、胃肠及颅脑等多器官系统的功能障碍的综合征。发病机制主要与血管渗漏、缺血再灌注损伤、血管活性物质的释放以及氧自由基等综合作用而导致脏器水肿,细胞外液大量增加等有关。烧伤后血管通透性增加和大量液体输入,造成内脏器官水肿导致腹内压增高。

ACS 对主要器官系统的功能都可产生严重影响,任其发展,最终可导致多器官功能衰竭和死亡。

临床表现为心率增快,中心静脉压、肺动脉压、肺动脉楔压升高,心输出量降低,低血压,呼吸困难,低氧血症和高碳酸血症,少尿或无尿,肝脏和肠道缺血,肠道内菌群移位,颅脑损伤,颅内压增高等。其中心率增快,低血压,少尿或无尿,呼吸困难,低氧血症和高碳酸血症等也出现于休克患者,易导致误诊。膀胱压力(UBP)的测定是诊断 ACS 的重要指标,通过检测膀胱压力可间接测定腹内压,此方法无创、操作方便、相关性好。当 UBP 高于 20~25mmHg,结合临床表现可以做出明确诊断。

腹腔减压是治疗 ACS 重要的、积极的手段,对缓解临床症状、改善器官功能状态常常起到十分显著的效果。可以通过减慢补液速度、利尿、胃肠减压、肛管排气等治疗阻止腹内压继续升高,并对胸腹部限制性焦痂进行切开减张,解除腹壁顺应性降低的因素等措施阻止腹内压继续增高。当腹内压增高并伴有脏器功能障碍时,应及时行反复多次腹腔穿刺或腹腔置管引流。如效果不明显,可考虑开腹减压。

（二）烧伤康复期水肿治疗

1. 抬高肢体　抬高患肢体可以加强静脉和淋巴回流,减少血管的流体静水压,从而降低动脉末端的毛细血管滤过压。因此,患肢高于心脏水平有助于减轻水肿,特别是早期水肿。但是研究发现单纯抬高肢体对预防水肿的作用比较有限,需结合其他治疗。当动脉有阻塞性疾病时不采用抬高位。

2. 按摩及淋巴引流术　从《黄帝内经》起中国传统医学就逐渐形成了具有比较完整指导理论的中国推拿疗法,比如治疗四肢水肿时要求抬高患肢、从远端向近心端推按以利于引水归经。泻阳经、补阴经的推拿手法对于整体增强下肢淋巴回流、消除组织肿胀有重要作用。1932 年,法国物理治疗师通过研究淋巴系统生理特性而发明了一套加速淋巴液回流的手法,并提出"人工淋巴引流术"的概念。淋巴引流技术是使用比较轻柔的压力,作用于水肿组织,增加淋巴管与淋巴结的重吸收。淋巴引流的机制有:①通过对浅表淋巴系统的刺激,加速淋巴回流,减轻非心源性水肿。②通过清除淋巴液降低局部纤维化,减轻瘢痕形成。③降低局部炎性物质水平,减少化学物质对痛觉感受器的刺激,有效缓解疼痛。④加速自身代谢产物和毒素的清除,提高机体免疫力。⑤通过降低 TNF-α 的表达加速水肿的消退。淋巴引流术在创伤愈合各阶段都有作用。在炎症期,应从创伤近端开始按摩,可促进液体回流而不导致炎症加重;在纤维形成期和成熟期,能促进间质液中蛋白成分的引流,减少水肿的复发。

淋巴引流手法在乳腺癌术后水肿的防治的效果已有广泛报道,由于淋巴清扫破坏了上肢与颈胸部的淋巴交通支、放化疗造成局部淋巴管炎、感染及局部积液造成局部张力过大等都使术后上肢水肿发生率高达 50%~70%,通过向心性体位按摩可明显减轻水肿。烧伤后康复期按摩的作用也受到广泛重视,作为被动运动的重要组成部分,是促进功能康复的重要疗法之一。有研究认为采用特定手法按摩,可有效减少瘢痕局部毛细血管形成,阻断瘢痕的营养供应,同时增加淋巴回流而减轻局部水肿。

局部有肿瘤病灶、深静脉栓塞、肺栓塞、局部感染创面、慢性心衰或肾衰患者,禁忌做淋巴引流治疗。

3. 主动运动　主动运动能加强淋巴回流和液体吸收。肌肉局部收缩运动对远端水肿有主动抽泵作用,而且适宜的运动也通过增加膈肌活动而刺激淋巴系统回流。研究证明,运动时淋巴回流速度较休息时提高 2~3 倍。

主动活动应从出现紧缩的愈合皮肤开始,活动在不同的部位进行,活动由小到大循序渐进,活动范围逐渐扩展到疼痛部位。烧伤早期以创面保护为主,肌肉的静力锻炼为辅,同时抬高患者并置于功能位。静力性肌肉收缩锻炼特别适用于大面积烧伤、肢体重度肿胀、活动不便的患者,作用是保持肌肉张力,防治肌肉萎缩,改善伤肢血液循环,减轻水肿。烧伤7~10 天后关节功能部位即可开始幅度由小到大的主动活动,下肢可在弹力绷带保护下逐渐开始由坐到站立而后行走的功能锻炼。烧伤后期及瘢痕形成后以弹力绷带保护下作主动功能锻炼为主。对于卧床时间长、体质虚弱的患者及早进行康复功能锻炼尤为重要。这类患者应帮助其从被动运动开始,对四肢各关节活动及按摩,随后做主动运动。功能锻炼应在不累不痛的前提下尽力练习。

4. 压力治疗　压力治疗也称为加压疗法,是指通过对人体体表施加适当的压力以预防或抑制皮肤瘢痕增生、防治肢体肿胀的治疗方法。压力能增加组织静水压,有利静脉和淋巴回流。在创伤愈合早期可以限制组织肿胀空间;纤维增生期,压力能降低血流并造成局部缺氧,减少成纤维细胞合成胶原,从而减少瘢痕形成。在愈合后期,压力治疗仍能通过减少毛细血管净滤过而减轻水肿。

常用的压力治疗方法包括绷带加压和压力衣加压。短距弹力绷带产生的工作压力较长距绷带大,因此对促进液体回流、减轻水肿的效果更明显。布织绷带的弹性越高,工作压力就越低,对毛细血管和淋巴系统的影响越弱。因此,一般来说慢性水肿时间较长时,更适合应用短距的弹力绷带。对手指部位也可应用自黏绷带加压包扎来减轻水肿,但要注意避免缠绕过紧而影响手指血液循环。压力衣加压是通过制作压力服饰进行加压的方法。一般压力治疗要求压力达到 25mmHg 左右(有效压力 10~40mmHg),压力过大会导致皮肤破溃及感觉异常。

在压力治疗时需密切注意有无循环障碍,如肢端皮肤颜色、温度,手指有无麻木。有动脉疾病、皮肤移植早期、烧伤创面未愈合是需避免应用压力衣治疗。在应用弹力绷带包扎时要从远心端向近心端螺旋包扎,或用 8 字包扎。创面愈合后应尽早采用加压治疗,在患者能耐受的情况下越紧越好,但需不影响远端血运。压力治疗最好能 24 小时持续加压,除非需更换压力套或清洗皮肤时才取下;压迫时间一般在半年以上。

5. 七叶皂苷钠　七叶皂苷钠主要成分是欧马栗树种子提取物中的七叶皂苷素,主要机制有:刺激动静脉血管壁产生 PGE_2 并拮抗 PGE_1 的作用;通过刺激肾上腺皮质激素释放;作用于巨噬细胞,使溶酶体大量释放,提高酸性蛋白酶活性,并通过抑制中性蛋白酶释放降低其水平,使蓄积蛋白快速水解后离开损伤组织;增加淋巴流量以及利尿作用。

(王志勇　王西樵　郇京宁)

第三节　残余创面

一、概念和临床特征

烧伤残余创面通常是指大面积烧伤后期难以愈合的创面,或者愈合后反复破溃、感染形

成的新创面,其通常散在分布,直径不超过 5cm。直接影响患者的生存质量,甚至引起组织癌变。其创面特点包括:

(一)伴不同程度感染

肉芽面上可见斑点状虫蚀样小溃疡;创缘上皮生长停滞,出现过度角化上皮,其下潜藏小脓点而形成虫蚀状或斑片小溃疡,并逐步扩大,创面此起彼伏。

(二)在已愈合创面发生破溃

首先新生表皮上形成小水疱,破溃后形成糜烂面,继而成为溃疡;创面的肉芽水肿、苍老。严重时溃疡、糜烂面可融合成片状,并继续向周围侵蚀。

(三)患者病史较长

患者通常有明显营养不良、贫血、低蛋白血症、电解质紊乱等表现。有的患者自行涂抹药剂等使创面进一步加深、长期不愈。

二、形成原因

烧创伤后残余创面的形成通常是多方面的、各种因素综合在一起导致其形成。具体包括:

(一)皮片不足

大面积深度烧伤后自体皮源有限,自体皮移植密度不够或植皮后因其他原因皮片不成活,导致皮片未能扩散覆盖创面。通常创面上皮细胞的爬行能力是有限的,2cm×2cm 大小的创面能够通过增殖移行而愈合,而 5cm×5cm 大小的创面一般需要植皮愈合。

(二)顽固性感染

由于病程长,反复抗生素的应用导致创面细菌严重感染及耐药菌株的出现。耐甲氧西林金黄色葡萄球菌、耐甲氧西林凝固酶阴性葡萄球菌、铜绿假单胞菌、鲍曼不动杆菌和真菌等,常单独或混合存在于残余创面中,阻碍并破坏上皮的生长。

细菌生物膜的形成与残余创面密切相关。细菌生物膜是细菌在生长过程中,为适应生存环境而吸附于惰性或活性材料表面的一种生长方式。在创面上由一些细菌附着并包埋于创面,与细胞外基质等形成的一种膜性结构。膜内细菌代谢机制和基因转录改变,使其环境适应能力更强,抵抗吞噬细胞作用、逃避宿主免疫,耐药性极强。创面细菌生物膜存在外用抗菌药物难以进入膜内杀灭细菌。同时细菌生物膜还可以诱导炎症反应和上皮细胞凋亡,干扰创面愈合过程。

(三)新生上皮摩擦能力差

新生上皮薄,不耐摩擦。尤其瘢痕是表皮破溃后,易形成难愈创面。

(四)局部血运差

长期卧床缺乏锻炼,肌肉萎缩可致静脉回流障碍,或瘢痕形成后局部血运也差。血运差的部位创面经久不愈。

(五)创面局部因素

创面残余皮脂腺、汗腺等的分泌物引流不畅形成脓肿破溃,形成创面。

(六)全身因素

长期创面渗出而导致营养不良,免疫力下降,微量元素缺乏或合并有糖尿病、结核等消耗性疾病时,均会导致创面经久不愈。

三、残余创面的治疗

烧伤后残余创面的处理是烧伤患者治疗过程中的难题,直接影响患者的病程和预后。其治疗原则是去除诱发因素、控制感染、提高机体免疫力促进细胞再生修复。

(一)浸浴治疗

洗浴治疗是目前治疗残余创面的有效方法,能够有效促进创面愈合。采用浸泡或流水冲浴,温度略高于体温,每日一次,或隔日一次,每次30~60分钟。洗浴时尽量清除创面污垢、脓痂及脓液或坏死组织,清除细菌赖以生存的条件,防止细菌生物膜形成。浸浴可加快局部血液循环、促进创面新陈代谢、改善功能、促进创面愈合。

(二)外用抗菌药物应用

烧伤后期残余创面的细菌检出以革兰阳性菌为主,也有革兰阴性菌甚至真菌。根据创面细菌种类和药敏结果选用有针对性的创面外用药物。莫匹罗星对耐氧革兰阳性球菌包括耐甲氧西林金黄色葡萄球菌(MRSA)均有极强的杀菌作用,而基本无全身吸收。外用溶葡萄球菌酶(白克瑞)是一种生物杀菌药物,对多种细菌均有良好的杀菌作用,尤其对MRSA效果更好。

(三)生物因子的应用

临床上常用的是碱性成纤维生长因子和表皮生长因子,对创伤修复有关的细胞几乎均有促进增殖分裂作用,对肉芽组织形成毛细血管及神经再生起着重要的作用。能促使成纤维细胞及内皮细胞向创面迁移,促进肉芽组织细胞内RNA和DNA复制合成,增强成纤维细胞和上皮细胞的有丝分裂、增殖及分化,加速创面愈合。表皮细胞生长因子主要是主动刺激上皮细胞和成纤维细胞的增生,同时也调控干细胞加快创面上皮化的作用。表皮细胞生长因子用于烧伤创面换药,可使创口边缘的上皮生长速度达3~9mm/d,明显加快创面的愈合。

(四)封闭式负压引流技术

通过负压吸引装置,持续或间断地在创面上施加负压,增加创面局部血流量、引流渗液或坏死组织、刺激肉芽组织和上皮细胞生长、促进创面愈合。广泛地用于各类创面,包括糖尿病足溃疡、下肢静脉性溃疡、压疮、深度烧伤残余创面、愈合不佳的各类手术切口、放射性溃疡等。

(五)营养支持

营养支持是大面积烧伤治疗过程中重要的基本手段之一,贯穿于整个治疗过程之中。以肠内营养治疗为主,肠外营养为辅的原则,合理安排能量比例,积极纠正贫血和提高血浆蛋白水平,维持正氮平衡,同时适量补充各类维生素及锌、铜、铁、钙等,加快创面愈合。

(六)手术治疗

对于直径大于5cm的创面,应用自体皮移植覆盖创面是最好的办法。手术治疗的关键是处理好受皮区,创造良好的受皮条件。术前彻底清洗创面,尽量减少创面坏死组织,减少细菌的繁殖。清除水肿苍老的肉芽组织,直至纤维板层。尽量取刃厚皮片,采用密集植皮,不留或少留皮间区。植皮后第一次换药时间在术后36~48小时,同时再次较彻底清洗创面,之后定期每天换药一次,连续7天。

(王西樵 郇京宁)

第四节 瘢 痕

瘢痕是临床常见病,也是临床所面临的难题之一。对于深度烧伤患者而言,治疗后期面临的主要问题就是瘢痕所引起的各种畸形与挛缩。

创面愈合是一个复杂的生物学过程,一般将其划分为炎症反应、肉芽组织增生和瘢痕形成等三个相互联系的阶段。从广义上讲,瘢痕形成是创面愈合的最终结局。

烧伤创面是一种伴有坏死组织存在的组织缺损性损伤,从三维立体角度,烧伤创面自表层至深层以及自创面中央至外周,在组织学上存在凝固带、淤滞带和充血带等三个区带,可见烧伤创面愈合过程有其独特的规律性。

Ⅰ度烧伤仅伤及表皮,但并不损害基底细胞,而基底细胞具有比较强大的再生能力,烧伤后立即启动的细胞增殖很快就会替代受损表皮,完成创面无瘢痕愈合,受损表皮则以脱屑形式脱落。

浅Ⅱ度烧伤累及表皮全层与真皮浅层,致表皮层细胞变性坏死,真皮浅层胶原变性水肿,因毛细血管通透性增加导致表皮与真皮分离,积聚的血浆样渗出液形成水疱。烧伤后浅Ⅱ度创面的自愈主要依赖真皮深层未被累及的密集的皮肤附属器。

深Ⅱ度烧伤时表皮与真皮浅层均因烧伤而发生组织细胞坏死,形成痂皮;真皮深层肿胀变性,仅残存少量皮肤附属器未受累,并成为创面愈合的基础。深Ⅱ度烧伤创面愈合由于要经历痂皮溶解、脱落,痂皮下方肉芽屏障逐渐同步形成,与此同时,肉芽组织中残存皮肤附属器的细胞不断增殖,形成皮岛,相邻的皮岛逐渐扩展,相互融合,最终实现创面的再上皮化。由于该愈合过程比较漫长,只要创面上皮化未完成,肉芽组织就会不断产生,这无疑会导致瘢痕形成。

Ⅲ度和Ⅳ度烧伤累及皮肤全层乃至深层组织,因受累组织凝固性坏死形成焦痂。小面积Ⅲ度烧伤创面可以勉强自愈,但会带来灾难性后果,所以,超过一定范围的Ⅲ度和Ⅳ度烧伤创面必须借助手术修复,而且创面覆盖方式决定创面修复后瘢痕形成的程度。

所以,任何因素导致的皮肤损伤,只要其范围和深度达到一定程度,组织修复的自然结局便是瘢痕形成。适度的瘢痕形成是一种生理性的表现,而过度形成则属于病理性改变。一旦瘢痕过度形成,将可能再次引发对人体的伤害,它不但会出现不同程度的不适症状,更重要的是有碍观瞻,影响功能。

一、概述

(一) 瘢痕的概念

瘢痕是创面愈合的必然产物,病理学上分为生理性瘢痕和病理性瘢痕两类。创面的自然愈合过程包括:创面回缩;创面在渗出物、多种细胞成分及其包含的各种生物活性物质的作用下,产生肉芽组织填充缺损;表皮细胞增殖覆盖创面等三种机制。若创面损伤轻,组织缺损少,创缘整齐,例如手术切口,缝合后伤口内缝隙小,需要肉芽组织填充的量比较少,如无异常,伤口愈合后局部瘢痕平坦,这种瘢痕就属于"正常瘢痕"(normal scar),即生理性瘢痕。如果该类伤口愈合过程中出现异常,肉芽组织中的成纤维细胞数量不断增加,增殖活跃,并持续合成、分泌胶原与其他细胞外基质,机体又无法将这些过剩的细胞外基质吸收或进行重塑,形成的瘢痕红且硬,高处皮面,出现瘙痒、刺痛、易受激惹等症状,甚至造成外形与功能障碍,这种瘢痕属于"异常瘢痕"(abnormal scar),即病理性瘢痕。此外,若创面损伤较重,组织缺损多,创缘不够整齐,需要由微小血管和成纤维细胞等成分构成的肉芽组织填充的量较大,也会导致病理性瘢痕形成。

(二)瘢痕的分类

从临床上讲,病理性瘢痕一般被表述为增生性瘢痕、瘢痕疙瘩、表浅性瘢痕、萎缩性瘢痕、扁平瘢痕、脱色素瘢痕、凹陷性瘢痕、挛缩性瘢痕、线状瘢痕、蹼状瘢痕、桥状瘢痕等,如此表述的目的在于便于描述和治疗方法的选择。

增生性瘢痕与瘢痕疙瘩临床表现相似,均明显突出皮肤表面,质硬,根据病程不同可呈现出红、棕、褐等不同颜色,同时伴有主观不适的症状。两者的不同之处在于增生性瘢痕局限于病损区域之内,而瘢痕疙瘩超出病损区域,此外,两者发生部位、转归、治疗方式、组织学特点等也存在不同(图 8-4-1、图 8-4-2)。

表浅性瘢痕的实质是增生性瘢痕的一种外在表现,或为创面愈合后瘢痕增生比较轻微,逐渐成熟而来,或为原现形成的增生性瘢痕经过治疗或长时间自然恢复,瘢痕消退、成熟,并与周围皮面相平而来。表浅性瘢痕对外观影响比较轻,不影响功能(图 8-4-3)。

萎缩性瘢痕外观比较平坦,与周围皮肤相平或稍低,所以称之为扁平瘢痕(图 8-4-4、图 8-4-5)。萎缩性瘢痕表面平滑光亮,伴有色素减退时呈现斑、片状不规则苍白色区域,此种情况被称为脱色素瘢痕;若伴色素沉着,则呈暗褐色;也可见脱色素与色素沉着区域同处一处者,使得萎缩性瘢痕呈现为花斑样外观(图 8-4-3、图 8-4-6)。萎缩性瘢痕稳定,质地较韧且柔软,其基底部比较松动,可被提、捏起。萎缩性瘢痕主要是影响外观,一般不引起功能障碍。

凹陷性瘢痕其表面明显低于四周正常皮肤表面,主要由于同时存在皮肤、皮下组织乃至深部组织损伤或感染创面愈合后导致。面积较小,凹陷较浅者,瘢痕比较稳定,只影响外观,一般对局部功能不造成影响(图 8-4-7、图 8-4-8);凹陷较深,波及肌肉、肌腱、骨等深部组织者,由于瘢痕常与基底组织发生粘连,一般均会不同程度的妨碍局部功能,而且此种情况下,瘢痕多不稳定。

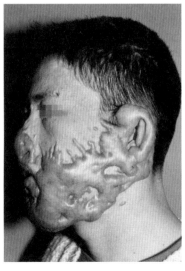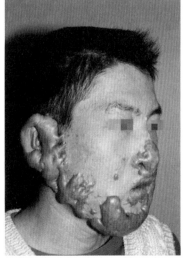

图 8-4-1　面部增生性瘢痕(增生期)

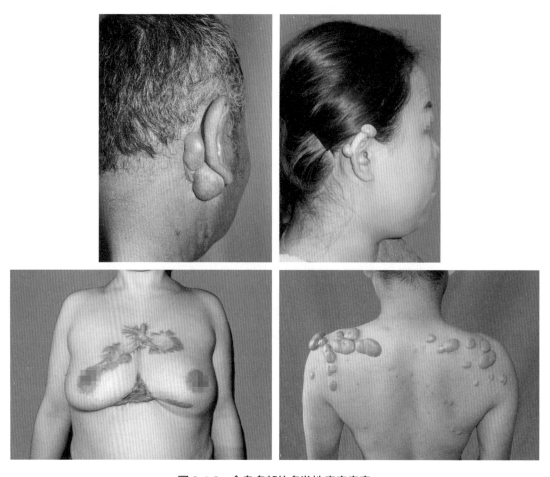

图 8-4-2　全身多部位多发性瘢痕疙瘩

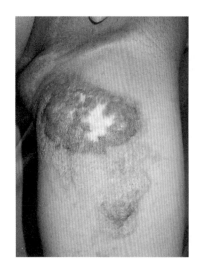

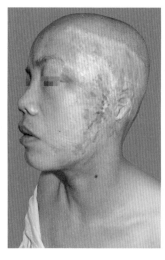

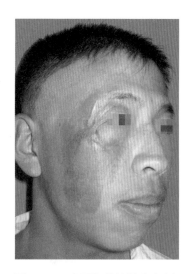

图 8-4-3　上部为呈花斑样的萎缩性瘢痕,下部为表浅性瘢痕

图 8-4-4　左面部萎缩性瘢痕(扁平瘢痕)

图 8-4-5　右面部萎缩性瘢痕(扁平瘢痕)

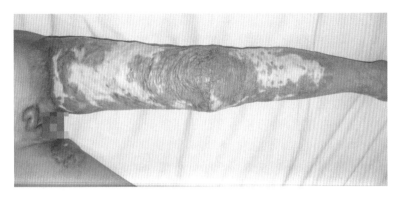

图 8-4-6　左下肢呈花斑样的萎缩性瘢痕

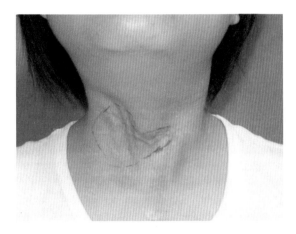

图 8-4-7　颈部凹陷性瘢痕

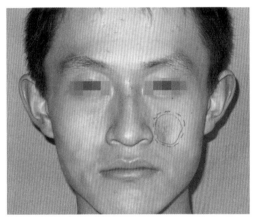

图 8-4-8　左侧面部凹陷性瘢痕

　　挛缩性瘢痕是以所引起的功能障碍特征来命名的瘢痕,其产生的原因在于:皮肤缺损面积较大的开放性创面自行愈合而形成的瘢痕,或不恰当的手术切口或特殊部位的、特定走向的皮肤裂伤直接缝合后形成的瘢痕。前者发生瘢痕挛缩始于创缘的向心性收缩以及肉芽组织中大量肌成纤维细胞收缩,使得创面日益缩小;创面愈合后,大量胶原沉积的瘢痕组织及其活跃的肌成纤维细胞的继续收缩导致瘢痕挛缩。后者则完全在于瘢痕组织中的胶原沉积和肌成纤维细胞的不断收缩导致的。挛缩性瘢痕不仅严重影响外观,更重要的是导致功能障碍(图 8-4-9、图8-4-10)。

　　线状瘢痕、蹼状瘢痕、桥状瘢痕均是依据增生性瘢痕呈现出的外观特点所命名的。线状瘢痕多出现在创伤或外科手术切口缝合后,除可见中间部位一条增生性瘢痕外,在其两侧多见缝线拆除后遗留的点状瘢痕。线状瘢痕主要影响外观,但在某

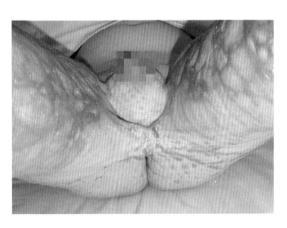

图 8-4-9　双侧大腿内侧与会阴部挛缩性瘢痕

些部位也会因直线瘢痕而引起挛缩影响局部功能(图
8-4-11、图 8-4-12)。蹼状瘢痕呈皱襞状,形似鸭蹼,一般
是在关节屈侧存在的索条状瘢痕挛缩,经历较长时间后
使得挛缩瘢痕两侧皮肤与皮下组织逐渐被拉长,形成蹼
状(图 8-4-13)。蹼状瘢痕多见于颈前、颈侧、腋窝、肘窝、
腘窝等部位,也可见于内外眦角、口角、指蹼、手指掌侧、
鼻唇沟等处,即影响外观,也影响功能。桥状瘢痕,顾名
思义,两端以蒂与皮肤相连,下有通道与基底部分离,其
状似桥而得名(图 8-4-14)。桥状瘢痕多见于眼睑、颏部、
下颌、颈前等部位,多由于创面愈合过程中发生感染,形
成皮下潜行扩展的腔隙,该腔隙顶部的皮下创面与腔隙
的基底创面在不同时间先后愈合所致。桥状瘢痕影响外
观,部分会同时影响功能。

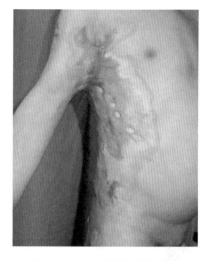

图 8-4-10　右腋部挛缩性瘢痕

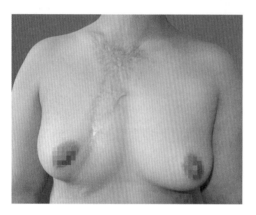

图 8-4-11　胸壁线状瘢痕

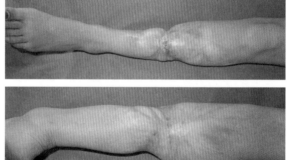

图 8-4-12　左小腿环状线性瘢痕

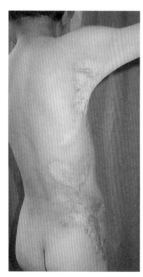
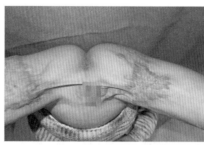
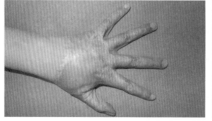
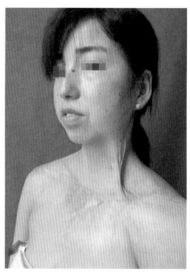

图 8-4-13　各部位蹼状瘢痕

　　从病理学上讲,病理性瘢痕主要有增生性瘢痕和瘢痕疙瘩两类或两种病变。不应将临床上表述的前述各种瘢痕的名称与病理学上瘢痕的分类并列描述,以免造成概念的混淆。病理性瘢痕是防治的重点和主要对象。

二、病理性瘢痕的发生机制

(一)增生性瘢痕和瘢痕疙瘩的区别

　　增生性瘢痕和瘢痕疙瘩是病理性瘢痕的两种基本病理形式,有诸多相似之处,也有显著差别,比如瘢痕疙瘩具有特殊的好发部位、具有良性良性肿瘤样生长趋势、具有切除后复发的倾向,鉴于这些特点,也将瘢痕疙瘩归入良性肿瘤范畴,并称之为"瘢痕瘤"。Mancini 于 1962 年明确提出瘢痕增生病变局限于病损区域之内者为增生性瘢痕,超出病损区域的增生状态称之为瘢痕疙瘩。区分

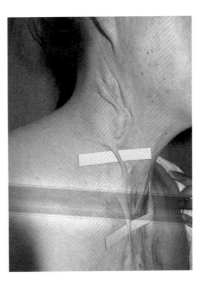

图 8-4-14　颈部桥状瘢痕

增生性瘢痕和瘢痕疙瘩两者的这个简单方法得到业界公认并沿用至今。此外,临床上两者的区别还包括:发生部位的差别,增生性瘢痕发生部位不定,可见于全身绝大多数部位,瘢痕疙瘩则好发于耳垂、胸骨前上区、三角肌区与肩背区等;增生性瘢痕病程短,具有逐渐成熟、自然消退的倾向,但是瘢痕疙瘩病程长,有的可长达数十年,一般不会自行消退;压迫疗法对增生性瘢痕有效,但不宜用于瘢痕疙瘩。组织病理学上,瘢痕疙瘩具有与增生性瘢痕类似的组织学特征,但是它具有独特的生长特性,瘢痕疙瘩组织中含有较多增殖活跃的成纤维细胞,胶原纤维排列方向不规则,可见较多旋涡状结构;增生性瘢痕的胶原纤维排列方向与瘢痕长轴基本平行,比较整齐。细胞学研究显示:瘢痕疙瘩与增生性瘢痕的成纤维细胞在形态上并没有太大区别,但是核仁形成区嗜银染色(AgNORs)检测与腺苷三磷酸(ATP)含量检测显示:瘢痕疙瘩成纤维细胞的染色强度与 AT 含量明显高于增生性瘢痕,说明前者的增殖能力和生长状态强于后者,并有持续增殖而无自行消退的倾向。增殖细胞核抗原(PCNA)检测显示,瘢痕疙瘩成纤维细胞的密度与增殖活性大于增生性瘢痕,由此揭示了瘢痕疙瘩较增生性瘢痕难以控制的原因。此外,研究表明:瘢痕疙瘩成纤维细胞合成、分泌胶原的能力也远高于增生性瘢痕,其受损后的修复能力与抗凋亡能力也远强于增生性瘢痕。

(二)病理性瘢痕的发生机制

　　在创面正常愈合过程中是什么因素导致其转变为异常瘢痕增生的病理状态? 这是人们在探索病理性瘢痕形成的生物学机制一个多世纪后仍无法简单回答的问题。胶原的合成与降解在正常的创面愈合过程中保持着平衡,若这种平衡被打破,使得胶原合成明显超出胶原降解水平,导致胶原大量堆积,就会发生异常瘢痕增生。随着对病理性瘢痕特点和规律的阐释,发现许多因素与胶原代谢的异常改变有关。

1. 体外因素

　　(1)种族与肤色:一般情况下,绝大多数伤口均以正常瘢痕形式愈合,病理性瘢痕的发生率为 5%~15%。手术切口病理性瘢痕的发生率为 39%~68%,而烧伤创面愈合后病理性瘢痕的发生率高达 33%~91%。黑色人种病理性瘢痕的发生率为白色人种的 5~10 倍,其中瘢痕疙瘩的发生率尤为高。肤色比较浅的黄色人种(亚洲人)其病理性瘢痕的发生率介于黑色人

种与白色人种之间。

（2）遗传因素：瘢痕疙瘩具有明显的家族遗传倾向，包括常染色体隐性遗传和显性遗传。在 McCarthy 主编的整形外科学经典专著中，报道了一对孪生姐妹及其母亲、外祖母祖孙三代，在身体多个部位发生非常相似的瘢痕疙瘩。国内专家对 4 例瘢痕疙瘩患者的家族进行了跟踪调查，结果发现，在总共 99 名家族成员中，28 名发生瘢痕疙瘩，占 28.2%。有研究表明，HLA-B14 与 HLA-B16 的东方人形成病理性瘢痕的可能性较大。但是，也有研究认为病理性瘢痕与遗传没有明显联系，因为大多数患者，特别是增生性瘢痕患者并没有明显的家族史。

（3）年龄与个体素质：一般来说，病理性瘢痕可发生在任何年龄，但多见于年轻人，尤其是年龄在 10~30 岁，处于青春发育期的青少年与青年。主要原因为：该年龄段皮肤张力大，真皮内的成纤维细胞增殖活跃，合成分泌胶原纤维等细胞外基质的功能旺盛，而且该年龄段活动多，遭受外伤的概率较其他年龄段高。此外，女性妊娠期病理性瘢痕的发生率也有所增加，而老年人和儿童病理性瘢痕的发生率则比较低。还有一类人特别容易发生病理性瘢痕，无论何种损伤，处于何处，都会发生明显的病理性瘢痕，此种状况与患者体质有关，被称为有瘢痕增生倾向者，更有甚者则被称为瘢痕体质。

（4）部位与皮肤张力：人体各个部位发生病理性瘢痕的概率与程度不完全相同，一般来说，皮肤厚的部位和张力大的部位较皮肤薄、张力小的部位更容易发生病理性瘢痕。眼睑、前额、外生殖器、乳晕区与黏膜等处外伤后发生增生性瘢痕的可能性比较小，手掌和足跖部尽管比较厚，但因该处肌成纤维细胞数量比较少，而且成纤维细胞凋亡速度比较快，所以，外伤后也不易发生增生性瘢痕。瘢痕疙瘩可见于体表任何部位，但好发于耳垂、颏部、胸骨前上区、上肢三角肌区和肩背部等部位。

（5）外伤与处理方法：正如前述，瘢痕形成的程度与受伤程度有关，更与伤口或创面处理方式有密切关系。以烧伤为例，浅Ⅱ度烧伤创面无需特殊处理，只要预防感染，保持创面清洁，创面按期愈合后不会出现瘢痕形成，更不会发生病理性瘢痕。深Ⅱ度烧伤创面愈合后病理性瘢痕的发生率很高，且增生程度较Ⅲ度烧伤创面更甚，主要是由于Ⅲ度烧伤创面多经过切痂与皮肤移植修复，此举有助于减少瘢痕增生。此外，手术切口是否与皮纹、自然皱褶线一致，手术操作是否微创，创面或伤口内是否有坏死组织或异物残留，切口缝合材料选择及缝合是否严密，拆线是否及时，伤口是否清洁抑或发生感染等均与病理性瘢痕的发生密切相关。Deitch 研究发现，创面在 10 天内愈合者，病理性瘢痕发生率为 0%~6%；10~14 天愈合者的发生率为 4%~19%；15~21 天愈合者的发生率增加到 30%~35%；若创面愈合时间超过 21天，病理性瘢痕的发生率将高达 50%~83%。

2. 体内因素

（1）生物活性因子的作用：创伤后伤口或创面局部会立即启动创面愈合过程，通过一系列复杂的病理生理变化，包括多种细胞和生物活性物质聚集并产生各种各样的生物效应，影响伤口或创面愈合以及病理性瘢痕的产生。TGF-β、碱性成纤维细胞生长因子（bFGF）、PDGF、胰岛素类生长因子 1（IGF-1）等生长因子与瘢痕增生关系密切。

（2）免疫与内分泌：病理性瘢痕与机体免疫反应和内分泌系统紊乱有关。研究发现，增生性瘢痕患者血液中 IgE 升高，而瘢痕疙瘩患者血液中 IgM 和 IgG 升高，IgA 却下降，表现出较增生性瘢痕更为显著地变态反应性。瘢痕疙瘩易发于青春期，检测显示，瘢痕疙瘩组织中雄激素水平较高，而雌激素和孕激素水平较低。在女性妊娠期间，其原有的瘢痕病变的症状就会变得更加明显,分娩后症状将逐渐缓解,且绝经后的女性一般不再发生病理性瘢痕。

(3) 分子与基因调控:Cohen 的研究发现,胶原合成的关键酶脯氨酸羟化酶和胶原降解的关键酶胶原酶的活性在病理性瘢痕中显著升高,且明显高于正常皮肤。提示胶原合成与降解的失平衡,不是因为降解减少,而是因为合成代谢不成比例的增加,如何揭示这种失衡及其调控有待深入研究。已有研究显示,某些基因、癌基因、抑癌基因在瘢痕增生中发挥着一定作用,并从细胞凋亡、细胞信号传导等方面探索病理性瘢痕形成的机制。

三、病理性瘢痕的临床评估

建立病理性瘢痕的临床评估体系,有助于对病理性瘢痕做出比较客观、准确的评价,尤其重要的是有助于对病理性瘢痕的各种治疗方法和康复措施的疗效做出比较客观、准确的评价。

(一) 温哥华瘢痕评估量表

以瘢痕的色泽(melanin,M)、厚度(height,H)、血管分布(vascularity,V) 和柔软度(pliability,P)等四个指标,对瘢痕进行描述性评价。

色泽(M):0 分,瘢痕颜色接近正常肤色;

1 分,色泽较浅;

2 分,混合色泽;

3 分,色泽较深。

厚度(H):0 分,正常;

1 分,<1mm;

2 分,1~2mm;

3 分,2~4mm;

4 分,>4mm。

血管分布(V):0 分,瘢痕肤色接近正常肤色;

1 分,瘢痕肤色偏粉红;

2 分,瘢痕肤色偏红;

3 分,瘢痕肤色呈紫色。

柔软度(P):0 分,正常;

1 分,柔软的(在最少阻力下皮肤能变形);

2 分,柔顺的(在压力下能变形的);

3 分,硬的(不能变形,呈块状移动,对压力有阻力);

4 分,弯曲(组织如绳状,瘢痕伸展时会退缩);

5 分,挛缩(瘢痕永久性缩短导致残疾与扭曲)。

该量表总分 15 分,评分越高则瘢痕越严重。该量表是目前国际上通用的病理性瘢痕临床评价方法。

(二) 改良的温哥华瘢痕评估量表

色素沉着(pigmentation,M),应用皮肤分光计检测。

0 分,正常;

1 分,色素减退;

2分,混合型;

3分,色素沉着。

柔软度(pliability,P),应用硬度计检测。

0分,正常;

1分,柔软容易弯曲(没有或仅有很小的抵抗力);

2分,需要一定外力可弯曲;

3分,坚硬、不易弯曲、不易推动、抵抗外力;

4分,条索状、使瘢痕延伸部分绷紧苍白;

5分,瘢痕持久性挛缩造成周围变形或畸形。

厚度(height,H),应用组织活检进行 HE 染色,在显微镜下测定。

0分,平坦;

1分,<2mm;

2分,2~5mm;

3分,>4mm。

血管分布(vascularity,V),应用比色计和皮肤分光计检测。

0分,正常肤色;

1分,粉红色;

2分,红色;

3分,紫色。

疼痛(pain,P),通过与患者交谈获得。

0分,正常;

1分,偶尔出现;

2分,需要药物控制。

瘙痒(pruritus,P),通过与患者交谈获得。

0分,正常;

1分,偶尔出现;

2分,需要药物控制。

改良后的温哥华瘢痕评估量表总分为 18 分,评分越高说明瘢痕越严重。一般情况下,增生性瘢痕 >7 分,分增生性瘢痕≤6 分。

(三) Sawada 评分方法

1990 年,Sawada 根据病理性瘢痕的色泽、高度、硬度以及瘙痒、疼痛等临床表现提出的评分方法,得分 >10 分为重度,6~9 分为中度,1~5 分为轻度。

色泽:0分,正常肤色;

1分,不红,有些灰暗;

2分,淡红,按压后消失;

3分,赤红或鲜红,伴毛细血管扩张。

高度:0分,平坦或凹陷性瘢痕;

1分,1~4mm;

2分,4~8mm;

3分,>8mm。

硬度:0分,接近正常皮肤;

　　　1分,部分柔软;

　　　2分,橡皮样硬度;

　　　3分,硬如软骨。

瘙痒:0分,不痒;

　　　1分,有时痒;

　　　2分,偶尔中等程度痒,能忍受;

　　　3分,剧烈或持续瘙痒,伴抓痕。

敏感或疼痛:0分,不痛;

　　　　　1分,有时痛;

　　　　　2分,中度的激发性疼痛;

　　　　　3分,剧烈的激发性疼痛。

四、瘢痕疙瘩的康复治疗

(一) 瘢痕疙瘩的病因与临床表现

1. 病因　瘢痕疙瘩的发生具有明显的个体差异。多数患者一年内在发生瘢痕疙瘩的部位均有局部损伤的病史,而且因发生部位而异。耳垂部的瘢痕疙瘩一般多有扎耳孔的经历,胸骨前上区多由粉刺、蚊虫叮咬的病史,三角肌区和肩背区或为预防接种,或为手术、文身等原因;也有部分患者无法说明确切原因。

2. 临床表现　瘢痕疙瘩的形态表现各异,多数为单个病灶,少数呈现多部位、多发病灶(图 8-4-15、图 8-4-16);病灶或呈表面光滑的结节状,或为类似增生性瘢痕样,均明显高出皮面,且病灶超出原损伤范围。病灶范围大小不一,自数毫米大小的小结节到直径数厘米至十多厘米大小、表面凹凸不平的哑铃状、球状或片状病灶。病灶质地较硬,弹性差,早期呈红色或紫红色,后期多呈苍白色,或有色素沉着。瘢痕疙瘩在损伤后早期可迅速发展,持续生长

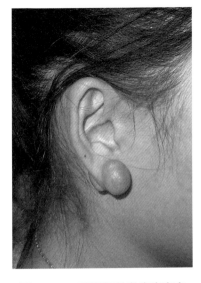 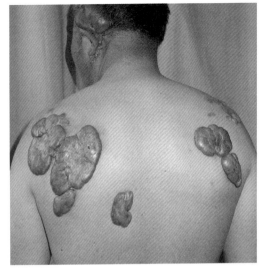

图 8-4-15　耳垂部单发瘢痕疙瘩　　　　　图 8-4-16　肩背部多发瘢痕疙瘩

数年甚至数十年,也可在长时间内处于相对稳定的状态,一旦遭到再刺激,如局部残存的毛囊、汗腺、皮脂腺等皮肤附件发生炎症、感染等,即迅速生长。即使一些病史比较长,呈苍白色,相对稳定的病灶,在其边缘或可见一处或多处鲜红色病灶,仍向周围正常组织浸润性扩展,说明瘢痕疙瘩一般并不会自行消退。伴随着病灶的生长,瘢痕疙瘩还表现出瘙痒、刺痛等不适症状。瘢痕疙瘩一般不发生挛缩,所以不会引起功能障碍,但发生在关节部位者,有可能会影响关节功能。

(二)瘢痕疙瘩的诊断与临床评价

1. 诊断 一般根据病史和临床表现,其诊断标准为:①皮肤损害超过原有损伤范围并向周围正常皮肤侵犯;②瘢痕病程超过 9 个月仍无自发消退征象;③既往手术切除后复发。凡符合上述任何一条或一条以上者即可诊断瘢痕疙瘩。

2. 临床评价 主要按照前述病理性瘢痕常用的三种方法,对瘢痕疙瘩进行临床评价,确定其严重程度,一般按照评分分为:轻度(1~5 分)、中度(6~10 分)和重度(11~15 分),并据此对康复治疗效果进行评价。

(三)瘢痕疙瘩的康复治疗

瘢痕疙瘩的康复治疗应当涵盖患者的精神康复治疗、功能康复治疗和容貌康复治疗。前者主要是针对瘢痕疙瘩的临床表现带给患者精神、心理的影响采取的治疗;后两者则是针对瘢痕疙瘩本身所采取的手术治疗与非手术治疗。

1. 精神康复治疗 耳垂、胸前、肩背及三角肌区是瘢痕疙瘩的好发部位,这些部位恰恰是颈 - 胸 - 乳美学单元、肩部美学单元、耳部美学单元所在,尤其对女性而言,会影响其着装、佩戴饰品等,从而给其心理和精神造成一定损害。瘢痕疙瘩所具有的瘙痒、刺痛等症状以及病灶与衣物间接触时的不适症状会进一步给患者造成心理和精神负担。根据我国缺乏精神心理卫生临床工作者的现状,临床医生与护士就担当了对此类患者进行精神抚慰、心理疏导的职责。针对患者精神、心理的异常改变,耐心予以劝导、解释,正确认识瘢痕疙瘩的本质,以及相关症状和暂时的功能或容貌的改变,努力说服患者增强信心配合治疗。当然,有的放矢地制定合理、妥当的治疗方案,取得良好的治疗效果,才是彻底消除患者的疑虑,实现精神康复的关键。

2. 功能和容貌康复治疗 就瘢痕疙瘩而言,由于其本身的特点,很少造成功能障碍,所以其功能康复治疗和容貌康复治疗是同步进行的。到目前为止,无论是手术治疗还是非手术治疗,没有一种治疗方法单独应用能使瘢痕疙瘩的康复治疗取得满意疗效,尤其是瘢痕疙瘩被单纯手术切除后极易复发,且将比治疗前生长更为迅速、更为严重。所以说瘢痕疙瘩的功能和容貌康复治疗贵在联合,即手术治疗与诸多非手术治疗方法的联合治疗。目前公认的、经临床证实有效地联合治疗瘢痕疙瘩的方法有:手术联合高剂量放射治疗和手术联合局部糖皮质激素注射治疗。

(1)手术治疗:瘢痕疙瘩的手术治疗方法包括:直接切除缝合术、削除术、部分切除缝合术、切除植皮术、切除术 + 细胞膜片修复术、切除术 + 瘢痕表皮回植术、切除术 +(扩张)皮瓣转移修复术和瘢痕剔除瘢痕皮瓣修复术等(图 8-4-17~ 图 8-4-20)。手术方法的选择主要依据病灶的部位、数量、大小或面积等决定。切除病灶时,文献报道了诸如保留病灶边缘瘢痕的病灶内切除法等有助于预防局部复发的技巧和经验,但是,无论采用何种手术方法与技巧,在切除病灶时,都必须更加严格遵守整形外科学原则,尽量减少组织损伤,严密止血,防止出现死腔、感染、组织坏死等情况发生,尤其重要的是要最大限度地预防或减少手术部位的张力。

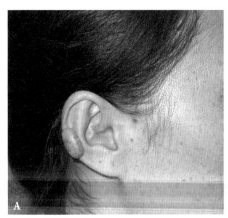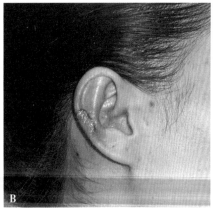

图 8-4-17　右侧耳轮瘢痕疙瘩,行病灶剔除缝合术

A. 术前;B. 术后 7 天

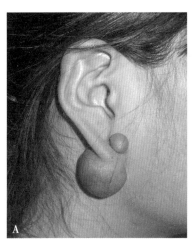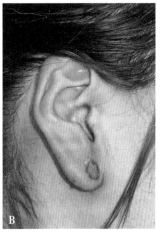

图 8-4-18　右耳垂瘢痕疙瘩,切除植皮术

A. 术前;B. 术后 10 天

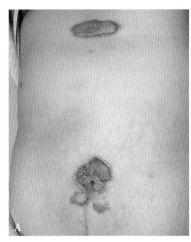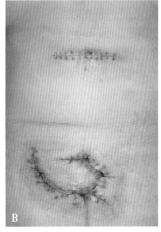

图 8-4-19　胸前瘢痕疙瘩直接切除缝合;脐部瘢痕疙瘩切除,局部皮瓣转移

A. 术前;B. 术后 9 天

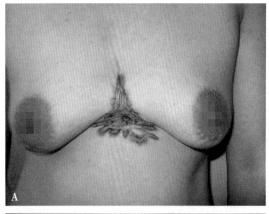
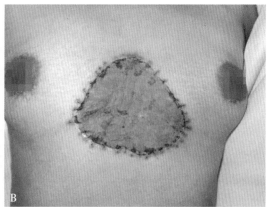
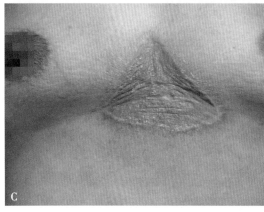

图 8-4-20　胸前瘢痕疙瘩,病灶切除植皮术
A. 术前;B. 术后 10 天;C. 术后 6 个月

　　单纯手术切除对治疗瘢痕疙瘩毫无意义,必须联合其他治疗方法综合治疗。

　　(2) 放射治疗:实验与临床研究表明,放射线能够损伤成纤维细胞,影响细胞外基质基因的表达,减少胶原等的合成与分泌,并使结缔组织干细胞遭受损害。目前,临床上常用的放射治疗包括:浅层 X 线治疗、β 射线治疗、电子线照射治疗等。De Deurman 和 Gorgerot 首先将放射治疗应用于瘢痕疙瘩。采用浅层 X 线治疗瘢痕疙瘩的反应率平均为 56%,手术加浅层 X 线治疗,其反应率则增至 76%。放射治疗效果与照射剂量有关,经验证实,低于 900Gy 的照射量其有效率较低。所以,一般多主张手术后 1 天即开始放射治疗,而且总的照射量必须大于 1500Gy。

　　^{32}P、^{90}Sr 和 ^{90}Y 均释放 β 射线,β 射线的最大能量为 1.71MeV,在组织中的平均射程 4mm,最大射程可达 8mm。^{32}P 可以贴敷或局部注射,以 ^{32}P 贴敷瘢痕疙瘩病灶,通过释放的 β 射线抑制成纤维细胞分裂。一组 579 例瘢痕疙瘩病例采用 ^{32}P 以 0.6~0.7MBQ/cm^2 的剂量,贴敷治疗 70~80 小时,3 个月后重复治疗一次,总有效率可达 100%。若以 3.7~7.4MBQ/1cm 瘤体的剂量,将 ^{32}P 胶体注射液注射到瘢痕疙瘩内,1~2 个月后重复治疗一次,注射一次为 1 个疗程,其 5 个疗程的累计治愈率可达到 100%。^{90}Sr 可释放高能 β 射线,射程能深达组织 11mm,以每次剂量 3Gy,总剂量 12~15Gy,追踪观察 96 例瘢痕疙瘩手术切除后接受治疗的患者,无复发者占 79.1%。另据文献报道,对 102 例经手术治疗的瘢痕疙瘩患者采用 ^{90}Sr~^{90}Y 贴敷器进行治疗,每日一次,每次剂量 3Gy,共计 10 次,有效率为 92.1%,而未接受手术治疗,单纯行 ^{90}Sr~^{90}Y 贴敷器治疗者的有效率仅为 69.1%。

　　电子线照射治疗的特点是在近距离局部放射治疗中,电子线的放射剂量分布均匀,在产生生物学效应的同时,对深部组织的损伤较小。文献显示,对瘢痕疙瘩切除术后局部以每次剂量 5Gy,每日一次,连续治疗 5 天,未发现任何急、慢性放射性皮肤损伤,其总的复发率为 26%。

研究表明,不同部位瘢痕疙瘩放射治疗的疗效不同,位于面颈部者治疗后的复发率最低,仅为 2%,而位于胸部者则高达 49%。不同原因导致的瘢痕疙瘩对放射治疗的反应性也有差异,烧伤所引起的瘢痕疙瘩其疗效较创伤引起者更差,而由痤疮、毛囊炎、术后感染等因素导致的瘢痕疙瘩其治疗后的复发率远高于非感染因素所致者。

放射治疗的副作用一般有局部色素沉着、瘙痒、感觉障碍或疼痛感,但对因放射治疗而导致局部发生癌变的可能性也不容忽视。

近年来,有学者尝试采用重离子加速器释放的 C12 离子束治疗瘢痕疙瘩也取得了满意的治疗效果。

(3)药物治疗:药物治疗瘢痕疙瘩已有数十年历史,使用的药物种类繁多,包括皮质类固醇激素类、化学制剂类、生物制品类、中药类以及复合制剂类等。药物剂型众多,有针剂、粉剂、膏剂、霜剂、凝胶剂、贴剂、糊剂、水剂和喷剂等。应用的方法主要为瘢痕内注射、局部外用和口服等。目前,常用的药物治疗方法为瘢痕内注射和局部外用。

1)瘢痕内注射:瘢痕内注射包括单一药物注射、复合药物注射、与手术切除等其他治疗方法联合的局部注射等(图 8-4-21)。用于注射治疗的药物五花八门,但是,目前临床使用最多,且疗效比较肯定的药物仍为以曲安奈德(去炎松 A)与倍他米松为代表的皮质激素类药物。该类药物注射到瘢痕组织内,通过下调成纤维细胞 mRNA,抑制其增殖并阻止胶原与其他细胞外基质的合成,同时可以减轻局部炎症反应与瘢痕增生。此外,还能加强糖异生,减少胶原酶抑制剂 α 巨球蛋白,从而使蛋白酶增多,胶原降解加速,起到抑制和消除瘢痕的作用。局部注射可使用无针头高压注射器,也可使用普通注射器。注射方法为多点注射,以注射点瘢痕表面呈苍白色为度。注射剂量:曲安奈德,1ml 普通注射器配制成 40mg/ml,每点注射 0.1ml,每 2 周注射一次,8 周为 1 个疗程。对病灶面积比较大者,Ketchum 提出的治疗方案为:成人最大剂量为 120mg,儿童 1~5 岁最大剂量 40mg、6~10 岁最大剂量 80mg;每月重复注射一次,4~6 个月为 1 个疗程。倍他米松,目前使用其长效制剂,每毫升含二丙酸倍他

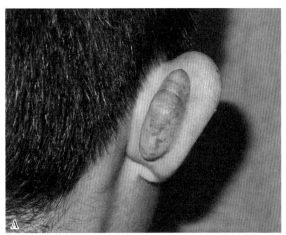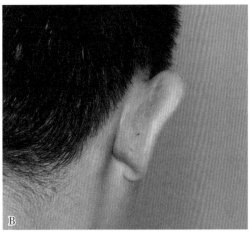

图 8-4-21 右侧耳后瘢痕疙瘩,手术切除术 + 药物注射治疗
A. 治疗前;B. 治疗后 35 天

米松 5mg 和倍他米松磷酸钠 2mg,注射方法同前,每 4 周重复注射一次,一般 3~4 次即可见效;笔者曾使用的最大剂量为 3ml。现多与手术治疗联合应用,效果甚佳。

其他药物的注射治疗(如:博来霉素、干扰素)等在临床实践中均有应用,但并未得到广泛普及。人们仍在不断探索新的、可用于治疗瘢痕疙瘩的药物,如应用 A 型肉毒素注射治疗瘢痕疙瘩就是近年来该领域的探索之一。

此外,为缓解瘢痕内药物注射时的疼痛,可以将治疗药物与盐酸利多卡因等局部麻醉药物以适当的比例配用。

2) 局部外用:用于治疗病理性瘢痕的外用药包括硅酮类、复方制剂类、中药类等,剂型也各不相同,但是主要都用于治疗增生性瘢痕,单纯用于治疗瘢痕疙瘩效果欠佳,临床上一般都与其他治疗方法联合使用,外用药最常使用的为硅酮制剂,比如:瘢痕疙瘩手术切除 + 放射治疗 + 硅酮制剂,瘢痕疙瘩手术切除 + 注射治疗 + 硅酮制剂,注射治疗 + 硅酮制剂,压迫治疗 + 硅酮制剂等。

(4) 压迫治疗:压迫治疗是通过对瘢痕疙瘩施加压力,促使局部血流量减少,形成局部低氧,使得成纤维细胞发生退行性改变,胶原间内聚力降低,使得螺旋状胶原重新排列,成纤维细胞和内皮细胞发生降解与凋亡,血管数量减少,水肿减轻。此外,压迫治疗造成的局部缺血、低氧环境还能使胶原酶抑制剂 α 巨球蛋白减少,胶原酶活性因而增强,造成胶原合成减少,分解增强,从而达到治疗的目的。临床上实施压迫治疗必须遵循"早、长、足"原则,即尽早使用,长期坚持,足够压力。用于预防瘢痕疙瘩时,在伤口愈合后即开始应用;用于治疗时,则在瘢痕疙瘩形成 6 个月内应用;病程超过 6 个月,压迫治疗将难以奏效。目前公认的治疗压力为 20~30mmHg,疗程 3~6 个月,甚至更长时间。

就治疗瘢痕疙瘩而言,压迫治疗与手术治疗或药物治疗配合应用效果会更好。

(5) 其他:激光治疗和冷冻治疗临床上目前已很少用于治疗瘢痕疙瘩。

五、增生性瘢痕的康复治疗

(一) 增生性瘢痕的病因与临床表现

1. **病因** 如前所述,无论何种损伤因素,只要伤及真皮深层就能导致增生性瘢痕的发生,如:深 II 度烧、烫伤,中厚皮片供区等。

2. **临床表现** 根据增生性瘢痕的临床发展与演变,一般将其分为增生期、消退期和成熟期。增生期为瘢痕形成早期 1~6 个月,突出表现为瘢痕增生活跃,显著高于周围正常皮面,厚而硬,且不断在增厚,局部充血,使得瘢痕呈现鲜红色,下垂位呈紫色,瘢痕表皮可见毛细血管扩张;患者均述有程度不同的瘙痒、疼痛症状,并有随环境温度变化而出现的特点。消退期为瘢痕形成后 6~12 个月甚至更长时间,瘢痕增生明显减退,瘢痕厚度和硬度逐渐降低,随着瘢痕充血的减轻,颜色逐渐转变为淡红、红褐或紫色,并开始出现局部色素沉着,表面毛细血管扩张消退;痒、痛症状较前减轻。成熟期为瘢痕形成 12 个月以后,此期突出特点是瘢痕增生完全停止,其厚度和硬度又有新的降低,但仍高出皮面,硬于正常皮肤,且持续时间很长时间,甚至数十年;瘢痕颜色不一,呈褐色、暗褐色或浅褐色,总体趋势是向接近正常肤色转变;痒、痛症状消失或随环境温度变化偶发(图 8-4-22)。

(二) 增生性瘢痕的诊断与临床评价

1. **诊断** 根据病史和临床表现,做出增生性瘢痕的诊断与临床分期一般不难。

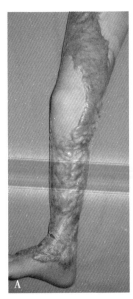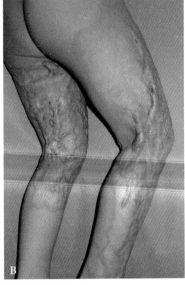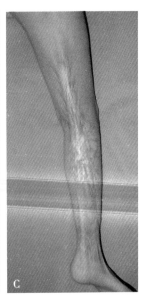

图 8-4-22　不同时期的增生性瘢痕
A. 增生期；B. 成熟期；C. 消退期

2. 临床评价　仍然按照前述病理性瘢痕常用的三种方法，对增生性瘢痕进行临床评价，确定其严重程度，为制定恰当的康复治疗方案提供依据；其次，可以对康复治疗效果进行评价。

(三) 增生性瘢痕的康复治疗

增生性瘢痕的康复治疗同样涵盖患者的精神康复治疗、功能康复治疗和容貌康复治疗，通过系统康复治疗，使患者最终达到身心康复，以健全的心智、健康的体魄回归家庭和社会。与瘢痕疙瘩不同的是：增生性瘢痕的波及范围更加广泛，对功能和容貌的影响程度更加严重，甚至影响到患者的学习、就业、工作、婚恋、生活等诸多方面，因而对患者造成的心理和精神创伤相应也更大。所以，增生性瘢痕的康复治疗不同于瘢痕疙瘩，其难度和任务更加艰巨、更加复杂。

1. 精神康复治疗　首先根据患者增生性瘢痕发生的部位、范围、严重程度及其对功能、容貌的影响，评估患者心理与精神异常的严重程度。尤其对于大面积深度烧、烫伤所致的大范围增生性瘢痕的患者，从意外致伤遭受的精神创伤，到漫长的治疗过程中，多次手术、频繁换药、各种检查和操作等所造成的身体痛苦对心理与精神的影响；以至创面完全修复后，瘢痕增生逐渐导致功能障碍与容貌缺失对心理与精神的影响(图 8-4-23)；再则不同年龄段的患者对未来工作、学习、婚恋、就业、生活、家庭等方面的考虑对心理与精神的影响等，都需要医务人员以高度的责任心和极大的耐心、爱心和同情心，针对患者精神与心理的异常情况，细致入微地制订全面、合理、可行的精神康复计划，分步骤逐步实施，切忌操之过急。

精神康复治疗应当把握的要点：①教育引导，耐心劝解，使患者正确认识增生性瘢痕的特性及其发展、演变规律，增强战胜疾病的勇气和信心，使其逐渐从悲观、失望，甚至绝望的心态中转变过来。②心理疏导，关心体贴，使患者振作精神、消除疑虑，充分发挥患者的主观能动性，积极主动地配合各种手术和非手术治疗。③医务人员应避免急功近利，为求尽快解决患者的心理与精神异常问题，过分夸大各种康复治疗的效果，使患者对治疗的期望值显著超出实际情况，这样会导致适得其反的结果。

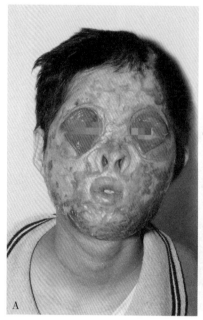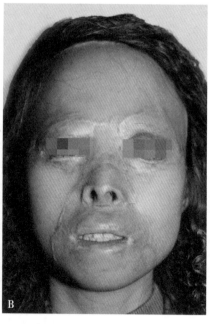

图 8-4-23 面部深度烧伤后增生性瘢痕

A. 术前；B. 术后

2. 功能康复治疗

（1）手术治疗：手术治疗是康复治疗的基础。由于增生性瘢痕的特性，它的增生与挛缩导致所在部位组织、器官的移位、变形，乃至容貌缺失与功能障碍。手术的目的就是切除瘢痕、松解挛缩、恢复受累部位的正常组织学结构与解剖关系。

增生性瘢痕手术治疗的方法很多，主要包括：切除缝合术、分次切除术、切除＋皮片移植术、切除＋瘢痕皮肤回植术、切除＋皮瓣转移术等。具体选择哪一种术式主要取决于增生性瘢痕的部位、面积、病程、对功能与容貌的影响、病灶周围情况、患者对治疗结果的期望等。

切除缝合术适宜于形状规则的线性、椭圆形、梭形或小片状病灶，切除宽度取决于病灶部位，切除原则为病灶切除缝合后不会引起周围组织移位，甚至被牵拉。近来提倡美容缝合技术，即在缝合皮下组织时，为确保表皮与真皮浅层处于外翻状态，采用真皮深层 - 皮下脂肪组织 - 深筋膜间埋植式垂直褥式缝合，缝合的结果不仅达到了确保伤口外翻的目的，同时得到使伤口处于最小张力的效果，其最终结果是伤口局部瘢痕轻微。由于有诸多可供选择的新型伤口缝合材料，应彻底改变片面强调缝合边距、间距的陈旧观念与认识，在缝合表皮与真皮浅层时，应打破传统对针距和边距的要求，根据伤口所处的部位，采用 6-0 或 7-0 美容缝线，以针距和边距 0.2~0.3cm 闭合伤口，这样就可以达到彻底消灭细微死腔甚至缝隙的目的，实现美容缝合。分次切除类似于切除缝合术，只不过病灶较大，一次难以完全切除。两次切除手术间隔一般要求在 3 个月以上。

瘢痕切除＋皮片移植术适宜于任何瘢痕切除后不能直接缝合创面的修复。至于选用何种厚度的皮片或以何种皮片移植方法修复创面，主要取决于病灶所在部位、范围、供皮条件等。选择的原则一般为功能部位、暴露部位、面积较小的创面尽量选择大张全厚或厚中厚皮片移植，以确保远期效果与容貌的恢复（图 8-4-24~ 图 8-4-26）。

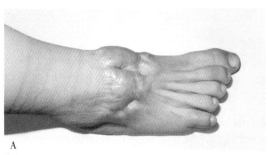
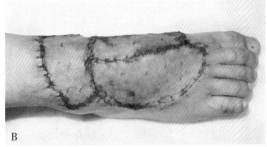

图 8-4-24 足背部增生性瘢痕挛缩,病灶切除 + 中厚皮片移植
A. 术前;B. 术后 10 天

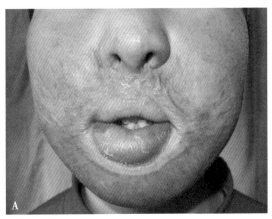
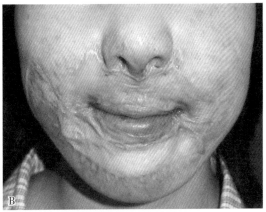

图 8-4-25 口周增生性瘢痕挛缩,病灶切除 + 全厚皮片移植
A. 术前;B. 术后 3 个月

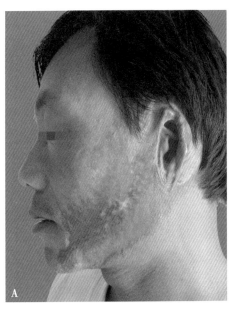
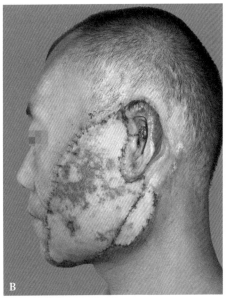

图 8-4-26 耳部与面部增生性瘢痕挛缩,病灶切除 + 瘢痕瓣耳廓再造 + 中厚皮片移植
A. 术前;B. 术后 10 天

瘢痕切除＋瘢痕皮肤回植术适宜于非暴露部位、非功能部位或供皮区缺乏患者瘢痕切除后创面的修复。

瘢痕切除＋皮瓣转移术适宜于暴露部位与功能部位瘢痕切除或瘢痕松解后创面的修复或毁损器官的再造，以最大限度恢复功能与容貌。皮瓣类型涵盖各种随意皮瓣、轴型（肌）皮瓣以及特殊类型皮瓣，如皮管、扩张皮瓣、游离皮瓣、瘢痕瓣等。

（2）放射治疗：增生性瘢痕的放射治疗类似于瘢痕疙瘩，临床上常用的方法有浅层 X 线治疗、β 射线治疗和电子线照射治疗等。放射治疗在增生性瘢痕形成的早期阶段——增生期实施效果比较好，但是，由于增生性瘢痕病灶面积一般都比较大，为避免放射治疗对全身造成损害，放射治疗仅适宜于小面积增生性瘢痕的治疗，并不适宜于儿童或大面积病灶的治疗。

（3）药物治疗：增生性瘢痕药物治疗使用的药物种类和剂型与瘢痕疙瘩相同，应用方法也主要为瘢痕内注射、局部外用和口服等。所不同的是瘢痕疙瘩以瘢痕内注射为主，局部外用与口服治疗比较少用，但增生性瘢痕则以局部外用为主，其他两种方法为辅。

1）局部外用：常用的外用药有硅酮类、复方制剂类和中药类等，剂型有贴剂、凝胶剂、喷剂、粉剂、膏剂、霜剂、糊剂和水剂。临床上目前常与压迫治疗联合应用，效果较单一应用更好。

A. 硅酮类：聚硅酮是一种高分子聚合物，由于具有稳定的理化性质，对人体无刺激性、无抗原性、无致癌性与致畸性，其制品硅油、硅酮凝胶、硅橡胶等在医学领域得到广泛应用。1983 年，Perkins 报道了采用硅酮凝胶治疗瘢痕的经验，由此该方法在世界范围内得到推广。目前该方法已成为病理性瘢痕康复治疗的最常用方法，常用制剂包括凝胶剂、贴剂和喷剂等。使用方法：用于预防瘢痕疙瘩时，一般在伤口愈合后 10~15 天开始应用；用于治疗时，则在瘢痕疙瘩形成 6 个月内应用。根据瘢痕疙瘩的部位选择剂型，而且，临床上多与其他治疗方法配合使用。比如，瘢痕疙瘩手术切除＋放射治疗＋硅酮制剂，瘢痕疙瘩手术切除＋注射治疗＋硅酮制剂，注射治疗＋硅酮制剂，压迫治疗＋硅酮制剂等。具体使用时，一般将凝胶或喷剂用于瘢痕疙瘩表面，每日 3~4 次；贴剂则可以在不影响日常生活的情况下 24 小时连续应用；疗程均应至少在 3 个月以上。

B. 复方制剂类：以复方肝素钠尿囊素凝胶为代表，通过抑制成纤维细胞增殖，抑制瘢痕内炎症反应，抑制细胞外基质的合成等达到消除与软化瘢痕疙瘩的作用。

C. 中药类：以复春散 II 号为代表，为粉剂，使用时临时配制呈混悬液，用棉签或专用涂药刷涂于创面。药液干燥成膜后外用压迫治疗。

2）瘢痕内注射：与瘢痕疙瘩的注射治疗方法完全相同。瘢痕内注射主要用于治疗面积较小、主观症状较重、位于暴露部位或功能部位、处于增生期的增生性瘢痕。

（4）压迫治疗：是治疗大面积增生性瘢痕，尤其是波及全身多部位大面积病灶的主要方法。具体方法包括：海绵加压固定法、热塑夹板加压法、硬硅胶模具加压法、弹力绷带压迫法、弹力衣（套）压迫法等。压迫治疗时，采用固体材料实施压迫治疗时，一般将病灶所在部位固定于一定的体位。如：颈前瘢痕——将头部后仰，固定颈部于头后仰位（图 8-4-27）；颈侧瘢痕——将头部侧向健侧，固定颈部向健侧过屈位；腕、肘、膝部瘢痕——固定关节于伸直位；踝关节瘢痕——固定关节于中立位；手背部瘢痕——固定掌指关节于屈曲 90°位、拇指于对掌位、手指伸直位。

用于治疗增生性瘢痕的压迫治疗也必须遵循"早、长、足"的治疗原则，确保尽早使用、

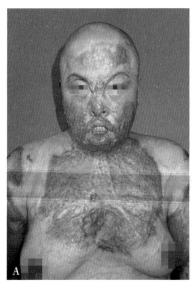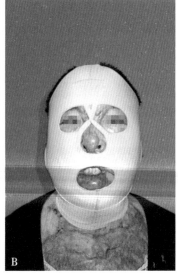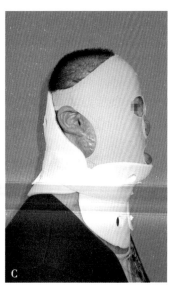

图 8-4-27　面颈胸部增生性瘢痕挛缩,颈部瘢痕切除、松解 + 中厚皮片移植 + 术后压迫治疗
A. 术前;B. 术后配戴弹力面罩;C. 术后配戴颈托固定

长期坚持、足够压力。

(5) 功能锻炼:功能锻炼是功能康复治疗的重要内容,包括主动活动和被动活动,两者必须密切结合。瘢痕形成早期以被动活动为主,主动活动为辅。活动前必须给患者讲清楚功能锻炼的重要性和意义,教会主动活动的正确方法,鼓励患者努力克服功能锻炼时的疼痛,积极进行主动活动,并配合实施被动活动。尔后逐渐过渡到主动活动为主,被动活动为辅。活动量与活动幅度要循序渐进,逐步增加,以防锻炼过度造成新的伤害。

各部位主动活动的具体方法:

1) 颈部:颈前瘢痕:仰卧位时肩背下垫小枕头,使颈部过伸牵拉瘢痕;俯卧位时抬头,使颈前过伸。颈侧瘢痕:头向健侧倾斜和转动,也可让患者手提重物使肩关节向下牵拉以增加患侧颈部过伸程度。

2) 腋部:①上肢外展 90° 或上举过头,仰卧位时双手交叉置头后使腋部伸展;②一侧腋部瘢痕,患侧手放置在肩以上,健侧手放置在腰臀部,双手各握毛巾或布条的一端,做上下擦背动作,牵拉患者瘢痕;③在高过头的位置安装滑轮,在经过滑轮的绳索两端各连接一把手,双手交替上下拉动;④患侧上肢沿门或墙壁上举,手指做向上爬行动作。

3) 肘部:肘前瘢痕:①用手拉门把,利用自身体重产生牵拉作用,也可旋转球柄锻炼前臂旋转运动;②患肢提重物对抗挛缩。

4) 手部:拇指尖掌面与其余四指指尖掌面做对掌运动;屈伸指,握拳,利用健手帮助患手的掌指、指间关节做屈曲活动。指蹼瘢痕:左右手 2~5 指交叉插入指蹼,按压瘢痕。虎口瘢痕:同样以左右拇指交叉压迫。站立位手掌放置桌面,在桌面上依靠自身体重下压使腕背屈,2~5 指指背置桌面上进行掌指关节屈曲运动。

5) 髋部:髋前瘢痕:取俯卧位牵拉瘢痕,仰卧位做下肢外展活动或下肢屈曲抱膝动作;站立位做下肢后伸运动。髋后与臀部瘢痕:仰卧位做下肢抬高运动;站立位搁高患肢,做压腿运动;做下蹲位以牵拉瘢痕。

6）膝部：腘窝瘢痕：俯卧位膝伸直使腘窝伸展；站立位面壁而立胸贴墙壁，从而牵拉腘窝瘢痕；膝前瘢痕：做屈膝活动或单腿站立，用布条、毛巾置患肢小腿下 1/3 用手向上提，使膝屈曲，下地后练习下蹲。

7）足部：仰卧位或坐位行足背屈、跖屈、外翻、内翻活动；站立位穿平底鞋以足跟踩地。

（6）按摩疗法：按摩是被动活动的最主要措施。烧伤后增生性瘢痕硬而韧，缺乏弹性，严重制约关节活动。通过局部按摩，可明显改善瘢痕柔软度，增加血液循环，松解粘连，为增大关节活动度创造外部条件。按摩疗法应在深度创面愈合或修复后尽早开始，但此时由于新愈合的创面表皮与深部组织联系不很紧密，自身也比较娇嫩，按摩时容易碰破及起水疱。所以，刚开始实施按摩时，手法应轻柔，动作不宜过大，局部按摩时间不宜过久，要勤更换按摩部位，循序渐进，逐渐加压，逐步增加治疗时间。

（7）日常生活训练：日常生活训练是实施职业疗法之前的准备阶段。早期可让患者自早晨睁眼开始，尽量独立完成穿衣、起床、下地、洗漱、吃饭、喝水等一系列日常活动，若刚开始自行完成困难，可以协助完成。后期则应在此基础上，由简而繁，由少到多，由轻到重，逐渐增加适当的家务劳动。

（8）职业疗法：在对患者的日常生活训练达到能从事家务劳动的情况下即可开展职业疗法。职业疗法的目的是通过实施某项操作或从事某种劳动或适当的娱乐活动达到功能锻炼。职业疗法有助于提高患者的自信心，从而调动其主观能动性，主动接受或服从为其量体裁衣制订的治疗计划，逐步提高与劳动或专业有关的操作技能，为回归社会，重返工作岗位奠定基础。

（9）器械疗法：所谓器械疗法就是利用各种体疗器械促进功能康复，它是其他各种功能康复治疗方法的有益补充。用于器械疗法的设备或工具种类繁多，选择何种器械进行治疗则取决于瘢痕的部位、大小、临床期别与病程、功能障碍程度等综合考虑。

3. 容貌康复治疗　容貌康复是增生性瘢痕康复的最终目的，也是更高要求。它是实现精神康复，最终实现增生性瘢痕最高标准——身心康复的有力保证。容貌康复治疗包括伴随功能障碍的容貌康复治疗与不伴功能障碍的容貌康复治疗，前者是以实现功能康复治疗为前提；后者为单纯容貌康复治疗。容貌康复治疗措施包括：手术治疗、冷冻治疗、激光治疗、离子导入治疗、矫正性化妆技术等。

（1）手术治疗：涉及单纯容貌康复治疗的手术方法包括：磨削术、头皮扩张术、毛发移植术等。磨削术主要适用于暴露部位表浅性瘢痕、轻度凹陷性瘢痕、成熟稳定的较轻的增生性瘢痕。治疗方法与原理为：局部麻醉下，使用细砂纸或磨钻或砂轮磨去病灶处表皮，必要时可达真皮乳头层，依赖于皮肤附件产生新生表皮修复创面以达到治疗目的。磨削术可以根据病灶的具体情况反复多次实施，直至满意为止。若与离子导入治疗或矫正性化妆配合实施效果会更好。头皮扩张术主要用于治疗瘢痕性秃发。毛发移植术用于再造睫毛、眉毛以及矫正因瘢痕而致的毛发稀疏。

（2）冷冻治疗：冷冻治疗主要采用的冷冻剂为 –196℃液氮，借助低温损害病灶中的细胞和微循环，导致组织缺氧、坏死，主要用于治疗比较小范围的增生期瘢痕。文献报道的有效率可达 76%。目前该方法在临床上已较少使用。

（3）激光治疗：激光治疗原理为通过光波转化的热能使组织产生烧灼、凝固或组织气化效应，从而达到治疗瘢痕的目的。激光治疗主要适用于仅影响美观，伴有痛痒症状的增生性瘢痕，一般多选用 585nm PDL 实施激光治疗。若联合药物注射治疗及压迫治疗，效果会比较好。此外,对于大面积、无条件实施手术治疗或不愿意接受手术治疗者,可以选用CO_2激光、铒激光或点阵激光治疗;对仅累及皮肤的凹陷性瘢痕可单纯采用CO_2激光、铒激光或点阵激光磨削,或采用长脉冲1450nm、1320nm激光治疗,效果较好;桥状瘢痕也可选择CO_2激光和铒激光将皮桥与皮肤相连的"桥墩"切断,再气化磨削治疗。

(4)离子导入治疗:在烧伤创面愈合后,瘢痕增生尚未开始时即应开始治疗。治疗方法为:洁面,面部放松按摩5分钟;以离子导入治疗机将抑制瘢痕增生的药物导入面部10分钟;洁面,面部涂抑制瘢痕增生的中药糊剂30分钟;洁面,治疗结束(图8-4-28)。10次为1个疗程,一般至少进行2个疗程治疗。笔者单位实施该方法治疗近40 000例患者,效果良好(图8-4-29)。

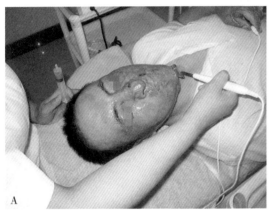
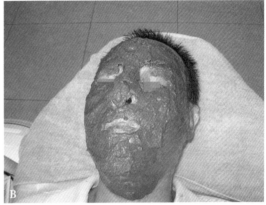

图 8-4-28　离子导入治疗
A. 药物导入;B. 外涂中药糊剂

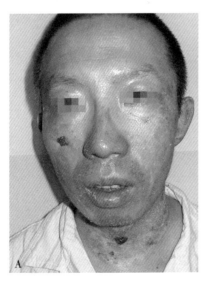
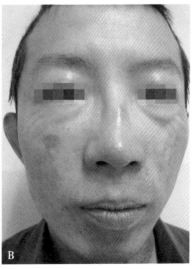

图 8-4-29　面颈部深 Ⅱ 度烧伤创面愈合后行离子导入治疗
A. 治疗前;B. 治疗 2 个疗程后

此外,该方法还通过换用祛红、祛色素及治疗色素脱失的药物,治疗瘢痕充血、色素沉着以及脱色素。

(5)矫正性化妆:利用现代化妆技术,对面部增生性瘢痕予以遮盖,以满足患者回归社会与社交的需要(图 8-4-30、图 8-4-31)。

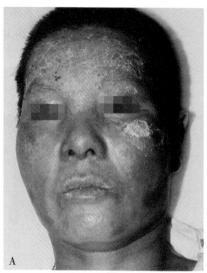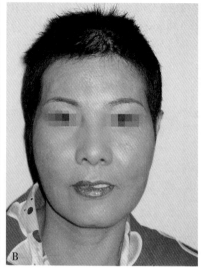

图 8-4-30　面部深Ⅱ度烧伤创面愈合后实施矫正性化妆效果
A. 化妆前;B. 化妆后

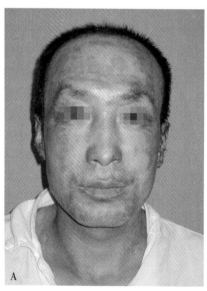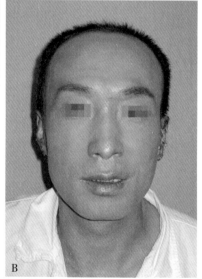

图 8-4-31　面部深Ⅱ度烧伤创面愈合后实施矫正性化妆效果
A. 化妆前;B. 化妆后

(6)其他:锌片、蜡疗、超声波、磁疗、红光等均有报道用于治疗增生性瘢痕。利用生物分子治疗瘢痕目前尚处于实验阶段,比较有希望的治疗方法为干细胞治疗、基因疗法和抗转化

生长因子 -β 治疗。

六、增生性瘢痕的光电治疗

(一) 激光治疗

创面愈合一般分为三个阶段：炎症阶段、增殖阶段、成熟阶段。增生性瘢痕是创伤后组织修复过度的结果。在正常伤口愈合过程中，胶原合成与降解间保持平衡，这种平衡状态一旦被破坏，胶原的合成速度明显超过降解速度，导致其大量不规则堆积，形成增生性瘢痕。伤口愈合过程中胶原合成与降解平衡被破坏的原因尚不清楚，可能与创伤后所致炎症反应、过敏、缺氧、内分泌紊乱及某些生物化学因素持续作用于损伤部位有关。

通常增生性瘢痕具有以下特点：增生性瘢痕一般在创伤后 1 个月内产生，瘢痕早期局部肿胀变硬充血，其组织结构为表层是一层萎缩的上皮细胞，中层为血管扩张，并有炎性细胞浸润，底层为较少的胶原纤维和大量的结缔组织增生。病理学观察表现为细胞外基质的过度沉积，而成纤维细胞数量无明显增加。增生性瘢痕通常高出皮肤表面，早期局部增厚变硬，毛细血管充血呈现红色或暗红色，瘢痕基底部一般不与深部组织粘连，可以推动，且收缩性较小。

增生性瘢痕与瘢痕疙瘩仍有区别，增生性瘢痕通常与周围正常的皮肤有着明显分界，瘢痕组织不会扩展至原有切口以外，通常 6~8 个月后即转入成熟期，瘢痕局部会有不同程度的软化、萎缩；而瘢痕疙瘩通常超出受损区域，即浸润性生长，而且异常增生持续存在，局部痛痒明显。

近年来，激光为增生性瘢痕提供了更多的治疗方式，给患者更多的治疗选择。激光治疗主要用于改善瘢痕的柔韧度、高度、充血状况以及瘙痒等症状。一般增生性瘢痕多用以下几种激光进行治疗：

1. 脉冲染料激光（PDL） 增生性瘢痕中血管密度及血管内皮细胞数量高于正常瘢痕及正常皮肤，且血管的内皮细胞处于激活状态。超声多普勒也证实增生性瘢痕组织的血管较正常瘢痕及皮肤多，并且增生性瘢痕微血管周围的大量周细胞是增生性瘢痕成纤维细胞的重要来源，可以合成大量胶原。因此病理上可见胶原纤维的漩涡状沉积总以微血管为核心。

Alster 等最早报道了闪光灯 - 泵脉冲染料激光（585nm）治疗 1~2 次后显著改善增生性瘢痕的颜色、质地，治疗的有效率达 57%~83%。1998 年，Alster 等首次报道 PDL 联合 CO_2 激光治疗瘢痕的方法，比较了联合治疗和单独使用 CO_2 激光治疗的疗效差异，参数：高能量脉冲 CO_2 激光，能量 500mJ、功率 7W、光斑 3mm；闪光灯 - 泵脉冲染料激光（585nm），能量密度 $6.5J/cm^2$、光斑 7mm。CO_2 激光使其表皮剥脱后立即行 PDL 治疗，结果显示联合治疗更有效。Keyvan 等比较了不同波长 PDL（585nm 与 595nm）治疗外科手术后增生性瘢痕的有效性，据温哥华瘢痕评估量表（VSS）对其色素异常、血管化、柔软度、高度的数据进行统计学分析，发现两种波长的激光对于瘢痕都有效，差异无显著性。

脉冲染料激光根据选择性光热作用原理，选择性地作用于真皮层畸形血管网内的血红蛋白，使血管内的血红蛋白凝固变性坏死，使血管机化栓塞被破坏，抑制瘢痕的血管增生，促进血管内皮细胞热凝坏死，加重组织缺氧，导致胶原酶释放、胶原降解，减少增生性瘢痕的生长因子及成纤维细胞的来源，进而抑制瘢痕的生长并且促进其萎缩，起到对增生性瘢痕的防治作用，并使瘢痕的充血状况得到改善。因此近年有学者认为，在外科手术瘢痕的早期，拆线时便开始使用脉冲染料激光进行治疗会明显改善瘢痕愈合后的外观。

　　脉冲染料激光作为治疗增生性瘢痕最常见的一种激光,疗效确切,治疗采用低能量、多次重复方案治疗,对于肤色深的患者,能量密度应降低10%。最常见的副作用是持续几天到1周左右的紫癜。

　　2. 点阵激光　　人体组织的不同成分在吸收激光光波时具有高度选择性,哈佛大学的专家 Manstein 在这一原理的基础上于2004年首次提出点阵式光热作用理论,得到世界各地专家的认可并迅速应用于临床。与传统剥脱性激光和非剥脱性激光采用脉冲方式发射能量诱导热能集中于靶组织达到皮肤病变全部面积的片状热损伤的原理相比较,点阵激光是以阵列样的微束形式作用于皮肤表面(图8-4-32),使得皮肤含水组织吸收能量后形成微治疗区(microscopic treatment zones,MTZs)(图8-4-33、图8-4-34),每个MTZs周围形成环形组织凝固带或热损伤带,为未损伤的正常组织,通过周围细胞的迁移使得表皮细胞迅速修复,不仅可以保留正常皮肤且利于组织快速愈合,具有微创、治疗效果明显、不良反应小、恢复时间短等优势。

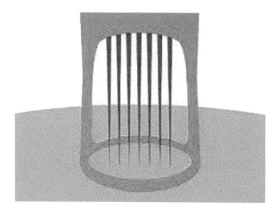

图 8-4-32　点阵激光束

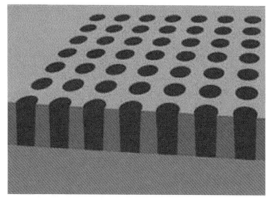

图 8-4-33　点阵激光作用于皮肤后

　　点阵激光可分为剥脱性和非剥脱性点阵。剥脱性点阵激光,被水高度吸收,治疗过程中要汽化全部的表皮和部分真皮,作用强,愈合较慢,可导致炎症后色素沉着、色素减退及瘢痕等并发症。临床上常用的剥脱性点阵激光通常包括:CO_2 点阵和 Er 激光(2940nm)点阵。非剥脱性点阵激光,不损伤表皮角质层,表皮组织凝固但不汽化,通过表皮冷却措施,可在不损伤表皮的情况下加热真皮组织,并发症的发生率减到最低,但由于缺乏真正的创面愈合反应,作用相对温和,多次治疗仅能达到轻至中度的改善,愈

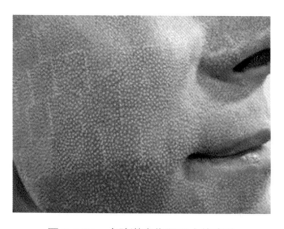

图 8-4-34　点阵激光作用于人体皮肤

合较快,并发症较少。临床上常用的非剥脱点阵激光为1540/1550nm 铒玻璃点阵激光。增生性瘢痕一般使用剥脱性点阵激光治疗。

瘢痕组织中水含量丰富,当点阵激光照射皮肤时,大多数点阵激光可深达真皮组织,组织中的水分可以吸收激光能量发生凝固或汽化,形成矩阵状排列 MTZs,而对其他物质如黑色素、血红蛋白等影响小。真皮组织热损伤后,可持续表达热休克蛋白,刺激周围胶原的增生及组织结构的重建,达到重塑组织治疗瘢痕的目的。有研究表明,点阵激光热损伤的程度与激光能量、光束的脉冲宽度和同一目标靶区的扫描次数相关。在相同波长下,MTZs 的深度与激光能量成正比,激光能量越大越能深入组织内部。脉冲宽度是调节热损伤范围的关键参数,如果脉冲宽度不足则启动的热损伤程度不够,难以启动创伤重塑反应,但过大、过宽又会导致产热过多波及周围组织加重炎症反应及瘢痕增生。同一目标靶基区扫描次数太多会导致上一次治疗产生的余热未消散,叠加作用可能出现大范围的皮肤受损等不良反应。因此,临床治疗中通常根据所需治疗的深度及点密度来选择适宜的能量大小等相关参数,治疗要因人而异,体现个体化原则。图 8-4-35 为经过 4 次点阵激光治疗后瘢痕的改善。

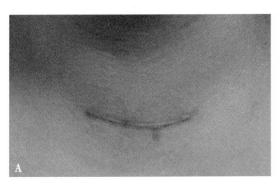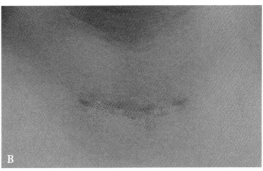

图 8-4-35　颈部瘢痕

患者为 33 岁的女性。A. 治疗前;B. 经过 4 次 CO_2 点阵激光治疗后的效果(该病例来自文献)

3. 药物导入治疗　药物离子导入治疗的基本原理是,利用正负电极在人体外形成一个直流电场,在直流电场中加入带阴阳离子的药物,利用电学上"同性相斥,异性相吸"的原理,使药物中的阳离子从阳极,阴离子从阴极导入皮肤内,达到将药物导入至瘢痕实质中治疗瘢痕的目的。

超声药物导入治疗的原理是:利用混频超声的"推拉"效应,将施与的药物导入到皮肤内。由于表皮的脂质结构,直接导入药物比较困难,故可以采用 CO_2 点阵激光或离子束在皮肤表面打孔后再以超声导入的方法以将抗瘢痕药物导入瘢痕实质内。

通常导入的药物有糖皮质激素治疗、抗肿瘤药物等。

激素类药物用于瘢痕的治疗已有半个世纪,取得了明显的效果。主要有氢化可的松、地塞米松(Dex)、曲安奈德(TAC)、甲泼尼龙(Medrol)、复方倍他米松注射液(得宝松,Diprospan)等糖皮质激素类药物。激素通过抗炎抗过敏作用减少病理性瘢痕中成纤维细胞的增殖和胶原蛋白合成,从而达到治疗瘢痕的目的。

由于瘢痕疙瘩的生长方式类似于肿瘤样,引发了人们研究抗肿瘤药物来治疗瘢痕疙瘩的兴趣。氟尿嘧啶(5-Fu)为嘧啶类似物,可通过抑制 DNA 合成而使细胞凋亡从而抑制成纤维细胞的增殖。Fitzpatrick 于 1999 年首次报道了应用 5-FU 成功地治疗病理性瘢痕的临床研究,大量的随机对照实验证明了其疗效是确切的。

许多研究结果证实,联合治疗往往比使用单一的方法治疗更加有效,因此在针对增生性瘢痕的治疗时,我们可以选用多种方法联合治疗,来达到更好的治疗目的(图 8-4-36)。

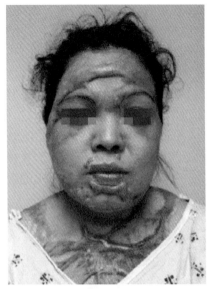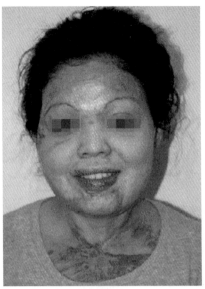

图 8-4-36　病例 1:患者烧伤后全身多处增生性瘢痕
经过 5 次 DPL 治疗,2 次 CO_2 点阵激光治疗以及多次糖皮质激素注射治疗后的瘢痕较前明显好转

(二) 放射治疗

1. 病理性瘢痕术后适形放疗　1895 年伦琴发现了 X 线,1896 年居里夫妇发现了镭以后,放射治疗有着百年以上的悠久历史,目前已经成为治疗恶性肿瘤的主要治疗手段,也是一些良性疾病治疗的重要方法之一。早在 1896 年,Freund 就用 X 线治疗毛痣,使毛痣消失。随后,放射治疗开始应用于如汗腺炎、甲沟炎、退行性骨关节炎、瘢痕疙瘩、格雷夫斯病(甲状腺突眼)及异位骨化等一些良性疾病的治疗,使许多难以治愈的良性疾病得到了有效治疗,充分发挥了放疗在良性疾病治疗上的作用。同时,在临床中逐步探索放疗联合手术或药物治疗对其单独使用不起作用的良性疾病如病理性瘢痕,取得了极大的突破和进展,促使放疗专业与其他学科交叉发展。

病理性瘢痕包括瘢痕疙瘩和增生性瘢痕,其原因是成纤维细胞活性异常增高、胶原组织大量增生所致机体损伤后修复的结果。瘢痕放射治疗是通过电离辐射的直接作用和间接作用,使伤口及其周围组织细胞,特别是成纤维细胞和血管内皮细胞受到损伤,导致迁移、增殖和合成分泌功能出现障碍,进一步影响伤口愈合和胶原合成。另外,电离辐射引起的细胞凋亡也是放疗抑制瘢痕增生的重要机制之一,通过放射治疗可以减少胶原纤维和细胞间基质的合成,并可降低局部组织中转化生长因子 -β1($TGF-\beta1$)的含量,从而抑制病理性瘢痕的发生。日本学者 Ogawa 教授认为,通过手术后联合放射治疗和(或)外用类固醇药物可以完全治愈病理性瘢痕。国内孙玉亮等报道,对 578 例瘢痕疙瘩患者进行放疗疗效观察,随访时间 8~185 个月(中位数 36 个月),846 处瘢痕疙瘩治疗后有效 736 处,总有效率为 87%。近 5 年来,上海市第九人民医院整复外科与上海市杨浦区市东医院放疗科共同开展病理性瘢痕手术后联合 6MeV 电子线放射治疗 2100 例患者,总有效率达 90% 左右。表明病理性瘢痕术后联合 6MeV 电子线放射治疗是一种非常有效的治疗方式。

在临床上,针对病理性瘢痕术后放疗,必须严格掌握适应证,熟练掌握放射治疗技巧,选择适宜能量,剂量宜小不宜大,准确决定照射范围,最大限度地保护术后区域周围的正常组织,确保治疗的质量控制。美国放射卫生局良性病治疗委员会建议良性病放疗应掌握以下原则:①治疗前应对放疗的质量、总剂量、全疗程时间,发生危险的基本因素及保护因素都有充分考虑。②对婴幼儿及儿童,应谨慎评估治疗的利弊,除非必要,不应进行放疗。③对皮肤照射时,应考虑其正面受到照射的器官是否会发生晚期反应,如甲状腺、生殖器、骨髓、乳腺等,尽可能不照射这些器官。④所有病例都应尽可能予以使用放射防护技术实现适形放疗,如限光筒、铅挡块,或其他屏蔽器材。⑤按病理学所见深度,选择适当能量放射线。针对皮肤瘢痕放疗,有 ^{90}Sr、^{32}P 等同位素敷贴、浅层 X 线(100~400kV)和电子线照射等方法,现临床一般选择 6MeV 高能电子线。

2. 放射治疗技术 放射治疗的技术要求,应当选择最佳能量的射线,尽量"宁浅勿深";选择放射剂量则应"宁少勿多";选择适形照射。分次剂量应当考虑瘢痕的病理性质、瘢痕的部位及周围正常组织的耐受程度。治疗中、治疗结束后应密切随访,观察病理性瘢痕治疗疗效及急性及晚期的毒副作用,给予及时处理。为使瘢痕术后照射剂量分布合理,应通过三维治疗计划设计,人造皮等填充物使用等,校正与优化剂量分布。

照射野:对于瘢痕术后放疗一般在术后切口外放 0.5~1cm 为佳,注意放疗时射野平整并保持同一水平面,确保剂量在照射野内分布的均匀性。对于瘢痕切口不在同一水平面或过长不能包括在一照射野内,可分野照射,注意两野衔接,每日变换衔接位置,确保剂量的均匀性,不至于出现冷热点,影响治疗疗效。对于瘢痕在口唇或会阴附件,注意保护口唇和会阴部黏膜,在保证疗效同时,注重对该部位黏膜的保护。

治疗体位:患者体位选择应根据瘢痕部位来进行选择,可使用体膜垫或其他可固定物体帮助患者固定体位,保证照射区域处在同一水平面,避免剂量不均。

时间选择:瘢痕术后 24 小时内,其切口处的肉芽组织中以成纤维细胞和不稳定胶原细胞为主,对放射线敏感,其成纤维细胞多在 24 小时内开始转化为成纤维细胞,故认为术后 24 小时之内放疗是较好的时间选择。已有多篇文献报道,瘢痕术后 24 小时、1~3 天、4~7 天开始放疗,3 组病例疗效差异明显,有统计学意义($P<0.05$),建议患者在术后 24 小时以内尽快安排首次放疗。

放射治疗总剂量、单次量和时间剂量分割选择:从放射生物学角度来看,病理性瘢痕组织 α/β 值低,属于晚反应组织,故主张给予少分次,大分割剂量的放疗。由于不同的剂量 - 时间因素组合及不同剂量率的应用,根据线性 - 平方模式(L-Q 模式),必须应用生物等效剂量(biological effective doses,BED)进行比较。日本 Ogawa 教授建议,有效治愈病理性瘢痕,手术后放射治疗最大的 BED 为 30Gy。根据放射治疗 BED 计算公式,30Gy 可以通过以下几种方式实施:单次放射治疗剂量 13Gy,治疗 1 次;单次放射治疗剂量 8Gy,治疗 2 次单次放射治疗剂量 6Gy,治疗 2 次;单次放射治疗剂量 5Gy,治疗 4 次。国内武晓莉、姚晖等学者联合治疗 2100 例病理性瘢痕,推荐术后每次放射治疗分割剂量 3~5Gy,治疗次数 3~5 次,总生物等效剂量(BED)为 20~30Gy,取得 90% 总有效率。一般来说,面颈部病理性瘢痕术后放射治疗剂量 12~17.5Gy/4~5 次;由于局部皮肤张力过大是病理性瘢痕治疗后复发的主要因素之一,对位于躯干及四肢部位病理性瘢痕术后放射治疗剂量 17.5~20Gy/4~5 次,个别病理性瘢痕增生明显,放射剂量达 25Gy/5 次。

放射治疗源的选择：目前有外照射和近距离照射两种。外照射包括电子线（2~15MeV）、浅层 X 线（60~160kV）及深部 X 线（180~400kV）；近距离照射包括同位素锶 -90（^{90}Sr）、磷 -32（^{32}P）敷贴治疗。目前临床多选择 6MeV 电子线为佳，其有效深度达 1.5~2cm，为提高皮肤表面剂量，在放疗区域敷贴 5mm 聚苯乙烯人造皮，这样可在所需治疗区域产生有效合理的剂量，达到治疗目的。浅层和深部 X 线治疗疗效和电子线类似，其穿透深度比 6MeV 电子线更为浅表，其有效深度 3~5mm，不需在治疗区域敷贴人造皮。同位素敷贴治疗是利用 ^{90}Sr、^{32}P 等放射性核素发射的 β 射线，产生辐射生物效应治疗局部病灶。^{90}Sr 以 28 年的半衰期衰变成钇 -90（^{90}Y），后者再以 64 年的半衰期衰变成锆 -90（^{90}Zr），其发射的 β 射线最高能量为 0.54MeV，在组织中具有一定的射程，距皮肤 0.5mm 百分深度剂量最高（100%）；距皮肤 2.5mm 左右，百分深度剂量为 50%；距皮肤 2.5mm 以后，百分深度剂量迅速下降。与 6MeV 电子线相比较，其能量在皮肤表面即达到最大剂量后衰减明显，治疗剂量分布均匀性不及电子线。

不同放射源选择对治疗疗效评价：目前尚无各种放射源治疗疗效临床随机比较结果，需要临床进一步研究。

3. 高能电子线剂量分布特点　直线加速器产生的高能电子线于 20 世纪 50 年代开始应用于临床治疗，其特点是具有有限的射程，可以有效避免对靶区后深部组织的照射；电子线易于散射，皮肤剂量相对较高，且随电子线能量的增加而增加；随着电子线限光筒到患者皮肤距离的增加，射野的剂量均匀性迅速变劣、半影增宽；百分深度剂量随射野大小特别在射野较小时变化明显；不均匀组织对百分深度剂量影响显著。

高能电子线的百分深度剂量分布可分为 4 部分：剂量建成区、高剂量坪区、剂量跌落区和 X 线污染区。高能电子线剂量建成效应不明显，随着深度增加，百分深度剂量很快达到最大点，形成高剂量"坪区"。这是因为电子线在其运动径迹上，很容易被散射，形成单位截面上电子注量的增加。剂量跌落往往用剂量 G 作为剂量跌落的度量（公式：$G=Rp/Rp–Rq$），该值一般在 2.0~2.5 之间。污染区表现为剂量曲线后一长长的"拖尾"，是电子线在经过散射箔、监测电离室、X 线准直器和电子限光筒装置时，与这些物质相互作用，产生了 X 线，其污染水平为 6~12MeV，电子线为 0.5%~2.0%；12~20MeV 电子线为 2.0%~5.0%。

电子线百分剂量深度分布随电子线的改变有很大变化（图 8-4-37）。随着射线能量的增加，表面剂量增加，高剂量坪区变宽，剂量梯度减少，X 线污染增加，电子线的临床剂量学优点逐渐消失。根据电子线百分深度剂量随深度变化的规律，电子线的有效治疗深度（cm）为 1/4~1/3 电子线能量（MeV）。临床中选择电子线能量，一般应根据深度、靶区剂量的最小值及危及器官可接受的耐受剂量等综合考虑，现一般选用 6MeV 电子线治疗增生性瘢痕。

电子线等剂量分布特点：随深度的增加，低值等剂量线向外侧扩张，高值等剂量线向内侧收缩。故在临床应用时，电子线治疗选择照射野大小的原则，应确保特

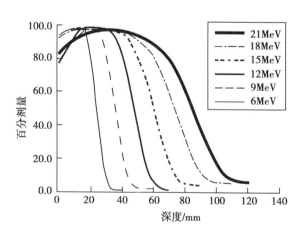

图 8-4-37　电子线百分剂量深度分布随电子线改变曲线图

定的等剂量曲线完全包围靶区。因此表面位置照射野,应按靶区的最大横径而适当扩大。根据 $L_{90}/L_{50} \geq 0.85$ 的规定,所选择电子线应至少等于或大于靶区横径的 1.18 倍。并在此基础上,根据靶区最深部分的宽度的情况,射野再放 0.5~1.0cm。

电子线的补偿技术:补偿人体不规则的外轮廓;减弱电子线的穿透能力;提高皮肤剂量。临床常用的补偿材料有石蜡、聚苯乙烯和有机玻璃。其密度分别为 $0.987g/cm^3$、$1.026g/cm^3$、$1.11g/cm^3$。临床较多使用聚苯乙烯作为皮肤补偿材料。

电子线照射野衔接的基本原则:对于在治疗中采用多个相邻野衔接构成大野进行适形照射,必须恰当处理,避免靶区内超、欠剂量的发生。临床上,需根据射线束宽度随深度变化的特点,在皮肤表面相邻野之间,或留有一定的间隙,或使两野共线,最终使其 50% 等剂量曲线在所需要深度相交,形成较好的剂量分布。为避免固定位置衔接造成过高或过低的剂量。建议在整个治疗过程中,经常变化其衔接位置。

电子线照射野挡铅适形技术:在临床中主要是改变限光筒的标准野为不规则适形野,以适合手术切口的形状,并尽可能保护正常组织。最低的挡铅厚度(mm)应是电子线能量(MeV)数值的 1/2,同时从安全考虑,可将挡铅厚度再增加 1mm。在临床应用时,应注意考虑不同厂家机器电子线限束系统和限光筒设计上的差异,对其规律和变化进行实际测量。

4. 放射治疗适应证及禁忌证 放射治疗适应证为病理性瘢痕术后患者。对婴幼儿及儿童,应非常谨慎评估治疗的利弊,放疗慎之又慎,为相对禁忌证。针对重要敏感组织器官(如甲状腺、生殖器、骨骺、乳腺等)旁的病理性瘢痕,应注意评估放射治疗对该脏器影响及预后。

5. 放射治疗的不良反应 各类射线所引起的不良反应无明显差别。其急性并发症主要发生在放疗后 7~10 天,表现为红斑、色素形成、脱毛、脱屑等。亚急性并发症常发生在治疗后几周,表现为皮肤溃疡、萎缩、毛细血管扩张等,其他罕见并发症有伤口开裂和致癌作用。较常见的不良反应仍以色素沉着为主要表现,放射治疗所致色素沉着等不良反应与每次分割剂量及放射总量相关,故建议在有效剂量前提下,每次剂量不宜过大。电子线和浅层 X 线治疗不良反应类似。对于 ^{90}Sr、^{32}P 等同位素敷贴,不良反应一般有皮肤色素性改变,放射性皮炎,皮肤慢性溃疡等。其中局部色素变化明显,常表现为放疗区域皮肤花斑样改变,严重影响美容效果,违背了治疗初衷,故目前临床使用比较少。至于对放疗区域深部器官影响,由于电子线,浅层 X 线及同位素敷贴照射自身剂量分布特性,一般不会对深部组织器官产生损害。

6. 放射治疗的安全性 放射治疗病理性瘢痕是否会诱发第二原发肿瘤仍存在争论。Ogawa 教授指出,对增生性瘢痕术后采用 15Gy 放射治疗剂量,总有效率达 90%,且致癌风险极低。有学者研究认为,由于照射面积均相对较小,瘢痕术后放疗引起肿瘤的危险性与一次性胸部计算机断层扫描(computerized tomography,CT)相当;也有学者推算瘢痕术后放疗发生第二肿瘤风险可能为 1/3000,其术后放疗诱发恶性肿瘤的危险可以忽略不计。病理性瘢痕术后放疗要掌握好放疗总剂量及分次剂量的选择,在有效控制瘢痕复发的同时,总剂量及分次剂量宜小不宜大,并注意放疗过程尽量保护正常组织器官(如甲状腺、生殖器、骨骺、乳腺等)。对于颈部病理性瘢痕术后患者,应注意放疗对甲状腺功能的影响,可通过 CT 模拟三维适形计划系统,评估颈部瘢痕不同部位手术切口放疗时甲状腺受照剂量,如距离胸锁关节 2cm 以上的瘢痕切口应慎重放射治疗。章一新、姚晖等学者针对部分大范围病理性瘢痕实行游离组织皮瓣手术植皮区及供皮瓣区放射治疗,剂量 17.5Gy/5 次,随访 3~18 个月,平均 12.3 个月,术后皮瓣全部成活良好,局部无瘢痕明显增生,后期无局部再次破溃感染;供皮瓣区无切口裂开,后期无明显瘢痕增生。对婴幼儿及儿童,应谨慎评估治疗的利弊,除非必要,不应进行放疗。

对病理性瘢痕术后放射治疗,总的方针是充分掌握电子线物理和生物特性,选择适宜放疗总剂量及分割次数,同时注意保护放疗周围正常组织器官,必要时可以通过 CT 模拟三维适形计划系统来评估分析放疗的安全性和对邻近的组织影响。总之,通过规范化放射治疗措施,放疗不良反应是完全可控的。

7. 病理性瘢痕术后联合放疗的复发因素 病理性瘢痕术后联合放疗后复发目前仍考虑是多方面因素共同作用的结果,与遗传、感染、瘢痕部位及大小、性质等均有一定相关性,并且与手术及放疗技术也存在一定关联。①基因遗传因素。有家族史的患者复发概率较高,这可能与其遗传基因等相关,需要进一步从遗传基因角度去研究,揭示自发性瘢痕疙瘩形成机制和电子线对瘢痕细胞的影响;②瘢痕术后感染。导致复发概率较大,有文献报道可高达86%;③瘢痕复发与其解剖部位相关。对于胸背部等张力大的部位复发率相对较高;④病理性瘢痕病变面积是影响瘢痕疙瘩复发的因素。病变面积越大,复发率越高;⑤手术范围大小也是复发因素之一。瘢痕手术范围越大,复发率也越高。⑥手术后瘢痕部位的平整性也与复发有一定关联,这主要是因为瘢痕术后区不平整造成放疗剂量不均,导致瘢痕复发率增高。

病理性瘢痕是一种难治性的疾病,需要进一步对瘢痕的发病机制进行探索,并从微观角度探索电子线对瘢痕细胞、分子的改变,寻求更加合适的治疗模式。根据瘢痕解剖部位不同和面积大小以及瘢痕形成因素不同,选择更加适宜放射总剂量及分割次数的治疗方式,通过临床不断实践探索,争取在病理性瘢痕治疗有新的突破,达到更好的疗效。

8. 病理性瘢痕手术 + 放射治疗前后疗效 见图 8-4-38、图 8-4-39。

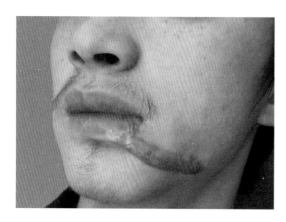 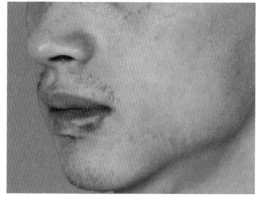

图 8-4-38　病理性瘢痕治疗前　　　　图 8-4-39　病理性瘢痕手术 + 放射治疗后(3 年)

(刘　毅　王　雪　姚　晖　汪华杰　武晓莉)

第五节　畸形与挛缩

烧伤后瘢痕所引发的畸形与挛缩是烧伤后期临床上普遍存在的问题。所谓烧伤瘢痕畸形（cicatricial malformation）是指由于瘢痕所造成的体表形态结构异常,种类繁多(图 8-5-1、图 8-5-2)。而烧伤瘢痕挛缩是指由于缺乏延展性且长度不足的病理性瘢痕取代正常皮肤所导致的相关关节或解剖结构的活动度下降或线性改变,挛缩可以影响皮肤的皱褶、皮肤的连接、边界从而导致继发的邻近正常结构的变形(图 8-5-3),烧伤瘢痕挛缩一般根据所导致的运动障碍、组织偏移以及功能畸形的情况来描述。

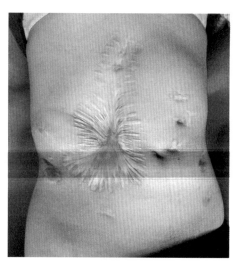

图 8-5-1　腹壁瘢痕畸形

烧伤瘢痕畸形位于体表,影响美观;烧伤瘢痕挛缩将导致体表器官移位、变形、毁损,并严重影响关节活动,导致关节运动功能下降,并有可能造成关节结构与功能的永久性损害。无论是瘢痕畸形或挛缩均会使患者的日常生活受到不同程度的影响,并对一些需要精细操作与协调性的工作影响更为显著。

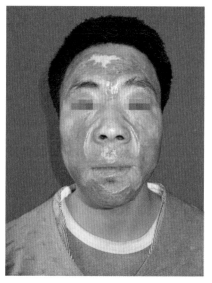

图 8-5-2　面部瘢痕畸形

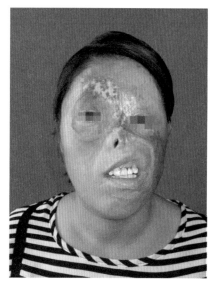

图 8-5-3　面部瘢痕挛缩

一、烧伤后瘢痕畸形与挛缩发生的原因

烧伤是导致瘢痕畸形与挛缩的主要原因之一。瘢痕形成过程也是创面修复过程,由于机体创面修复的复杂性,目前仍不能将瘢痕形成与增生控制到理想程度,瘢痕一旦形成,受机体内外因素的影响会导致畸形与挛缩的发生。挛缩主要见于深度烧伤所导致的瘢痕,尤其是发生在关节部位的瘢痕。这类瘢痕收缩性大,使正常组织变形,邻近组织受到牵拉可造成功能障碍,也可影响到肌肉、血管、神经组织的发育,必须借助手术整复。国外一组 681 例

烧伤患者的回顾性调查结果显示:28%的患者出现了关节的挛缩,手、肘、肩是最多被累及的部位,烧伤面积和深度与挛缩的发生密切相关。据 Kraemer 统计约有 3.7% 的烧伤患者接受了挛缩松解手术治疗,手和腋窝是最易累及的部位,而且烧伤面积与挛缩关节的数量密切相关。Kowalske 报道了 1749 例符合美国烧伤协会严重烧伤诊断标准的患者,在出院时挛缩的发生比例高达 42%,肩、肘、手是最常累及的部位。Schneider JC 对 1993 年至 2002 年间一个区域性烧伤中心的 985 例烧伤患者(住院时间 21.7 天 ±22.9 天,TBSA 25.1% ± 19.7%,12.5% 患者伴随吸入性损伤,年龄 42.5 岁 ± 17.1 岁)大关节的挛缩情况进行了前瞻性的观察,在患者出院时,38.7% 的患者至少发生一个部位的挛缩,在这些发生挛缩的患者,平均每人发生挛缩的关节数为 3 个,发生率肩 38%、肘 34%、膝 22%。这些挛缩中 60% 为轻度、32% 为中度。挛缩发生的高危因素包括:住院时间长、烧伤程度重、接受皮肤移植手术。挛缩严重程度与手术面积、截肢、吸入性损伤有较高的相关性。研究呼吁在烧伤患者急性期应更加重视体位摆放及深入的康复治疗介入。

烧伤后之所以发生瘢痕畸形与挛缩,究其原因在于深度烧伤创面的愈合必将伴随成纤维细胞的增生与胶原纤维的沉积以填补组织的缺损、增加损伤部位的组织强度,而肌成纤维细胞收缩牵拉创缘会使创面缩小,这是创面愈合的机制,但同时也导致了挛缩的出现。此外,细胞因子在瘢痕形成与挛缩中也发挥一定的作用。

一般来说,创面愈合所需时间越长瘢痕增生的概率就越大,超过 3 周愈合的创面往往伴有瘢痕的增生与挛缩。另外,感染在挛缩的发生发展过程中也占有重要地位,感染可以导致创面的延迟愈合以及局部炎症反应的加重,这些问题都可以加重后期的瘢痕增生。

临床治疗中,不恰当的肢体体位摆放、长时间制动、肌肉、软组织及骨性结构的损伤等都可能参与挛缩的发生发展过程。烧伤面积大、伤势重或者局部疼痛、包扎等原因,患者经常处于全身或者局部的制动状态,加上皮肤损伤的同时也常累及皮肤下的软组织、肌肉、骨骼,烧伤患者成为发生关节挛缩的高危人群。

二、烧伤后常见的瘢痕畸形与挛缩及其伴发问题

(一)常见的瘢痕畸形与挛缩

烧伤后由于创面及疼痛的存在,患者往往采取个人感觉舒适的体位并保持不动,但不幸的是舒适的体位往往也是导致各个部位挛缩的体位。表 8-5-1 列出了烧伤后各部位常见的挛缩与畸形(图 8-5-4~ 图 8-5-15)。

表 8-5-1 烧伤后各部位常见挛缩

烧伤部位	常见挛缩	烧伤部位	常见挛缩
颈部	屈曲	髋关节	屈曲
肩关节	内收	膝关节	屈曲
肘部	屈曲或伸展	踝关节	跖屈
腕部	屈曲或背伸	趾跖关节	背伸
掌指关节	过伸	口唇周围	小口畸形
指间关节	屈曲	鼻孔	鼻孔狭窄

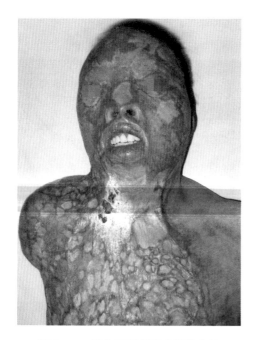

图 8-5-4　烧伤后颈部瘢痕屈曲挛缩

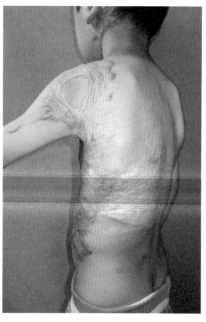

图 8-5-5　烧伤后肩关节瘢痕挛缩

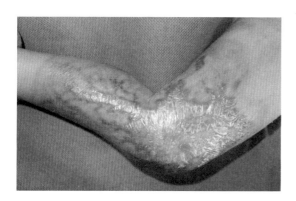

图 8-5-6　烧伤后肘关节瘢痕屈曲挛缩

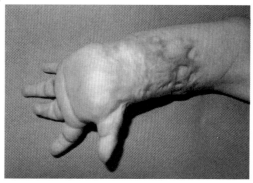

图 8-5-7　烧伤后腕关节瘢痕挛缩（背伸）

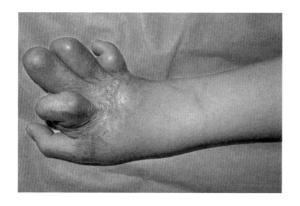

图 8-5-8　烧伤后掌指关节瘢痕背伸挛缩

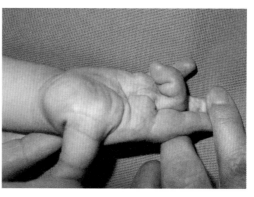

图 8-5-9　烧伤后右手近端指间关节瘢痕屈曲挛缩

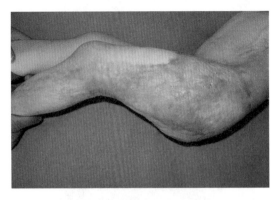

图 8-5-10　烧伤后左髋关节瘢痕挛缩

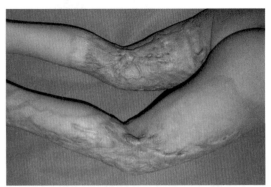

图 8-5-11　烧伤后膝关节瘢痕屈曲挛缩

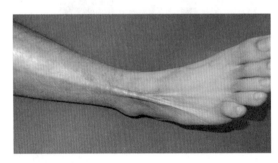

图 8-5-12　烧伤后踝关节瘢痕跖屈挛缩

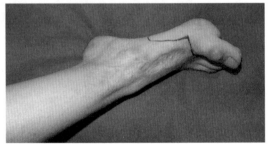

图 8-5-13　烧伤后趾跖关节瘢痕背伸挛缩

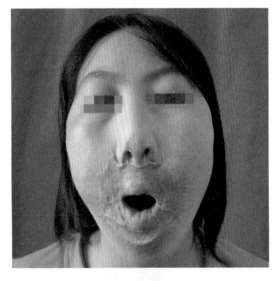

图 8-5-14　烧伤后口周瘢痕挛缩致小口畸形

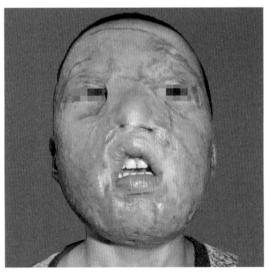

图 8-5-15　烧伤后鼻孔瘢痕挛缩

（二）伴发问题

长时间的瘢痕挛缩会导致肌肉、肌腱、血管神经组织的短缩，关节可能出现脱位或半脱位的情况，同时伴有关节囊、韧带在挛缩方向的短缩（图 8-5-16）。骨性结构也可以在挛缩发生的过程中间受到影响，尤其是对发育阶段的儿童，下颌骨发育不良是面颈部瘢痕挛缩时最常发生的骨性结构异常（图 8-5-17）。

三、烧伤后瘢痕挛缩的评估

1. 了解受伤时间、致伤原因、瘢痕出现时间、挛缩出现时间、功能障碍出现时间。伤后时间是一个很重要的参考指标，一般认为伤后6个月内的瘢痕是不成熟的，具有被拉伸的潜力，因此，如果是伤后半年左右的挛缩，可积极介入物理治疗及应用矫形器有望改善，如果挛缩时间较长可能更多考虑手术的干预，一般来说，关节挛缩时间越长自然回到正常位置的可能性就越小。

2. 了解挛缩发生后接受治疗的情况及其效果，尤为重要的是了解挛缩是否是介入某种治疗后的再次挛缩，如果是再次挛缩，应仔细分析挛缩再次发生的原因：植皮失败；手术后物理治疗、矫形器应用的依从性不佳。分析挛缩再发的原因有助于制定更有针对性的手术或非手术治疗方案。

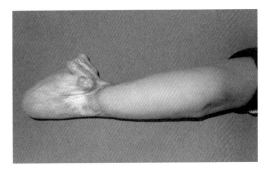

图 8-5-16 手及腕部的多发复杂畸形

表现为腕关节极度背伸致腕关节完全脱位，手背与前臂粘连，手部呈爪形手畸形

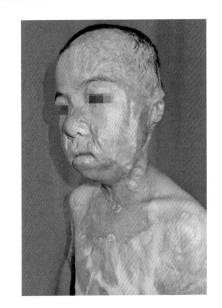

图 8-5-17 幼年烫伤后瘢痕造成患者下颌发育的异常

3. 受累关节活动度、相关肌肉力量的检查、测量与记录。同时关注挛缩是否导致患者日常生活活动的受限，上肢挛缩是否引起了进食、梳洗、如厕的障碍，下肢挛缩是否会影响患者行走、下蹲、坐凳子、上下楼梯等。这些记录有助于治疗效果的评价，更为重要的是，当一个关节的活动度非常小或者完全不能运动时，应该考虑到该关节的软骨面营养障碍，此时单纯的手术可能并不能解决问题。

4. 了解挛缩部位肌肉、肌腱、神经、血管的挛缩情况。肌腱、肌肉、皮肤的挛缩可以通过手术切断或牵伸来松解或改善，但神经血管的挛缩不能通过这种方式解决。在一些挛缩严重的病例，如果在挛缩松解术中有可能会造成血管神经损伤，可以考虑使用骨牵引装置或者截骨术。

5. 对于关节部位的挛缩及明显变形的部位应考虑进行 X 线检查，以明确相关骨与关节的异常。对于严重挛缩的病例 X 线检查更为重要。对于儿童来说，X 线检查还有助于明确挛缩是否影响到骨骺的发育。

四、烧伤后瘢痕挛缩的预防

1. 良好的体位摆放 持续坚持良好的体位摆放是烧伤患者走向康复的第一步,是预防关节挛缩的第一道防线。提倡"体位摆放从受伤后开始并贯穿治疗始终",同时体位摆放还应配合肢体运动,否则长时间的固定体位同样会造成关节活动度下降与挛缩。

2. 尽早完成覆盖创面,最好在伤后 2~3 周内完成创面覆盖 抑制瘢痕挛缩的最重要和最有效的办法就是尽早封闭创面。早期的切削痂植皮有助于减轻愈合后的瘢痕挛缩,在移植皮肤的选择上,整张全厚皮能最大限度地减轻后期的瘢痕挛缩,但由于全厚皮的获取受限,所以对于大多数患者来说常很难做到,因此,只要供皮区足够,整张中厚皮的移植是首选的方法。另外,延迟的皮肤移植在对抗瘢痕挛缩上不如早期手术有效。

3. 使用矫形器预防和纠正挛缩。

4. 预防感染。

5. 应用主动或者被动的拉伸来对抗瘢痕的挛缩过程 瘢痕的胶原组织和弹性纤维在产生的最初阶段交联度较低并具有较大的可塑性,轻柔、被动的持续外力拉伸有助于延长瘢痕组织、增加关节活动度。

五、烧伤后瘢痕挛缩松解手术的注意事项

(一)手术时机的考虑

通常来说,烧伤后瘢痕挛缩的手术介入应避免在瘢痕增生活跃期进行,因为此时手术往往出血较多且止血相对困难,可能会导致受皮能力下降从而出现继发的挛缩。另外,在新愈合的瘢痕下组织可能仍处于挛缩的活跃期,此时的手术创伤可能加重局部反应从而加重挛缩。另外,早期瘢痕具有可塑性,即便不手术,也可能在物理治疗下有较大进步,对于有些瘢痕来说,随着时间的推移配合康复治疗,一些较轻的挛缩也会逐渐改善,最终效果可能较手术治疗更理想。一般认为伤后 6 个月内的瘢痕是不成熟的,具有较大的可塑性,存在可被拉伸的潜力,此时积极的物理治疗和矫形器的应用可能避免手术或者使手术时间延后。但对于以下情况应考虑积极的手术治疗:

1. 眼睑的外翻,尤其是上睑的外翻,有较高导致角膜结膜炎、角膜溃疡、瘢痕、角膜穿孔的风险;

2. 颈部挛缩导致患者不能抬头影响向前方的视野;

3. 严重的小口畸形影响进食导致营养问题或者口腔清洁困难;

4. 手部的严重畸形,尤其是背侧的挛缩伴有掌指关节的背伸畸形引起伸指装置的永久性损伤的;

5. 双侧膝关节的挛缩,使患者不能站立的;

6. 挛缩邻近部位有慢性未愈合创面需要手术覆盖的;

7. 挛缩部位瘢痕感染、脓肿形成需要切除或切开引流的;

8. 任何经过康复治疗无改善、导致患者功能下降的严重畸形。

(二)伴发深部组织挛缩与骨关节结构异常时的处理

深部结构的短缩在临床治疗中具有重要意义,如果瘢痕挛缩发生的时间较长,在首次松

解手术时往往不能达到完全松解的目的,松解过程中常可看到神经、血管、肌肉、肌腱组织呈弓弦样短缩,限制了进一步的松解。过度的拉伸会造成血管的痉挛,从而可能发生远端肢体或指(趾)的循环障碍。即便在麻醉状态下,肌肉肌腱组织也会对外力拉伸产生抵抗。这些结构的松解可能需要一个渐进的过程,此时,借助一些辅助的器具进行持续外力的牵引有助于获得完全的松解。

有时,因为儿童时期烧烫伤造成的年代久远的挛缩可能根本无法达到完全的松解,此时往往合并骨与关节及周围软组织的变形,此时应咨询骨科医生的意见。对于因下颌骨发育障碍所造成的牙齿咬合问题还应请正畸正颌医生在挛缩解除后进行后续的治疗。

(三) 多发挛缩的松解

对于严重烧伤患者来说,挛缩往往是多部位的,同时患者还会有其他的整复要求,诸如为改善秃发、鼻子、耳廓、面容等的重建要求。但由于健康可用皮片或皮瓣供区的缺乏,为达到通过尽量少的麻醉和手术获得最佳的功能和外观的目的,对患者需手术部位、手术方式的选择必须有一个整体的考虑。

眼睑尤其是上睑的外翻需要优先处理,以免造成角膜不可逆的损伤。一般来说,除眼的化学烧伤外,单纯的烧伤很少造成失明,但由于眼睑挛缩导致眼睑闭合不全、角膜暴露进而导致角膜溃疡、角膜薄翳、角膜穿孔、眼球感染甚至眼球摘除的情况时有发生,而这些问题通过及时的眼睑手术都是可以避免的。

在考虑任何需要麻醉的重建手术之前,如果存在影响麻醉插管安全的严重的颈部挛缩和小口畸形也必须先予以纠正。同时,颈部挛缩的彻底松解也将有助于解除对面部结构(口唇、下颌,甚至是下眼睑)的牵拉变形,甚至有助于缓解腋窝及胸部的挛缩情况。

手部瘢痕挛缩的处理中可优先考虑手背侧的畸形,因为当掌指关节出现背伸畸形时,由于可能对手部肌腱运动的平衡、伸指装置的精细结构产生永久性的损害,处理起来非常困难。除非是非常小的孩子,一般来说两只手应该分开处理,以使患者在接受手术期间仍能够完成个人自理方面的一些任务(诸如进食、梳洗、如厕等)。当一侧的腋窝、肘关节、手同时受累时,需要非常充分地评估每个部位手术给患者带来的益处与风险,一般来说,最终能给患者生活自理带来最大帮助的部位应给予优先考虑。腘窝的挛缩因为直接影响患者的站立与行走,也应考虑早期的手术介入。

(四) 供皮区或供瓣区的考虑

对于每个有重建需求的患者,在考虑松解挛缩的同时也应考虑供皮区 / 供瓣区的选择,尤其是对于伴有多部位挛缩的患者,制订一个供皮 / 供瓣区的计划表非常重要,甚至需要具体到"哪个供区对应到哪个受区",对于对皮肤需求比较大的挛缩部位如颈部、腋窝、面部等要有充分的估计。

(五) 术后处理

为获得最佳的治疗效果,对于挛缩部位的手术松解与皮肤移植只是其中的部分工作,术后的良好处置及康复治疗的配合也非常重要,在移植皮肤稳定或者皮瓣缝合部位愈合前应强制性的将术区保持在松解后或纠正后的位置上,由于移植皮片的存活过程不可避免伴有基底和创缘的瘢痕增生,仍然具有挛缩的趋势,因此在术后提倡使用静态或动态矫形器配合每日的物理治疗来维持关节的全范围活动度,这些治疗必须持续进行直到移植皮肤成熟、不再有挛缩的趋势并达到全范围的关节活动度,移植皮肤成熟的标志可以通过皮肤软化程度来判断,一般来说移植皮肤可以被捏起并可在受区上滑动是最为理想的状态,要达到这一效果可能需要 1 年甚至更长时间。

六、烧伤后挛缩的非手术康复治疗

除了积极的手术治疗外,针对烧伤、手术后瘢痕的挛缩与畸形以及不适合采用手术的挛缩瘢痕,还可以采用激光治疗,这对瘢痕的颜色、质地、弹性的改善都有很大帮助。点阵激光照射皮肤后,可深达真皮组织,真皮组织热损伤后,可持续表达热休克蛋白,刺激周围胶原的增生及组织结构的重建,达到重塑组织修复瘢痕的目的,因此也可以用来治疗烧伤后瘢痕的挛缩。

病例 1(来自于文献):患者 A,男性,45 岁,外伤术后左小腿形成瘢痕粘连畸形 2 年,左腿活动受限伴疼痛。治疗方案:CO_2 点阵激光(Lumenis Ltd,Santa Clara,CA),Deep FX 模式,50mJ 能量,5% 密度,经过 4 次点阵激光治疗后,患者明显感到左腿活动较前灵活,活动角度范围较前增大,照片对比也看出腿部瘢痕畸形较前明显减轻(图 8-5-18)。

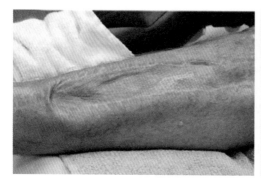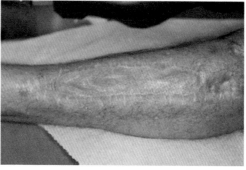

图 8-5-18　左小腿瘢痕粘连畸形治疗前后

病例 2(来自于文献):患者 B,女性,28 岁,车祸后右脚踝瘢痕挛缩导致活动受限。治疗方案:非剥脱点阵激光(1550nm NAFR 激光)治疗,40mJ,17%~26% 密度,8 遍。图片为 5 次治疗后和 3 次治疗后相比,患者右脚踝活动度增加了 5°(图 8-5-19)。

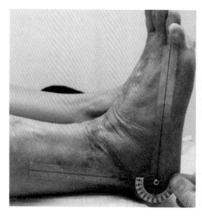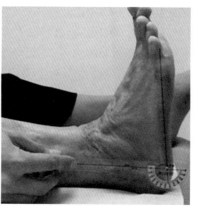

图 8-5-19　3 次治疗后和 5 次治疗后

(刘　毅　陈　建　Frank)

第六节 瘙 痒

一、概述

(一)定义

德国医生 Samuel Hafenreffer 于 350 年前提出瘙痒(pruritus)是多种皮肤病和系统性疾病的自觉症状,是一种令人感觉不甚舒适,进而引发搔抓意愿和搔抓反射的感觉。对于烧伤后瘙痒目前还没有一个公认的准确定义,一般来说指的是对烧伤愈合形成的瘢痕持续存在的一种搔抓意愿。瘙痒,类似于疼痛,是一种复杂的主观感觉,是不可以客观检测量化的。神经系统、免疫系统、炎症反应、药品、神经传导、心理应激等在很多时候均可以激发、改变或加强瘙痒的感觉。

对于烧伤患者来说,瘢痕瘙痒常常引发焦虑、睡眠紊乱、注意力下降等的发生,是患者功能康复的最大障碍。1988 年,Demling 即关注到烧伤治愈患者的瘢痕瘙痒问题,并认为该问题需要更多的关注。目前,瘢痕瘙痒问题被认为是烧伤幸存患者所面临的最大的痛苦体验。瘙痒已经影响到烧伤幸存患者的生存质量,因为它关系到患者的睡眠、饮食、工作、休闲和治疗等方面,并降低患者对康复物理治疗的依从性。

(二)流行病学

据估计,每年全球约有 1.4 万~200 万烧伤患者产生,其中约 7 万人需要住院治疗。烧伤对机体产生显著的损伤和复杂的后遗症,影响患者的身体、精神和心理社会的健康。其中一个最常见的并发症就是烧伤后瘙痒。据文献报道,烧伤后瘙痒的发生率约为 80%~100%,创面愈合时间超过 3 周的发生瘙痒的概率更大,烧伤后 7 年瘙痒的发生率仍可达 40% 以上。

一项研究发现,烧伤总面积小于 2% 的烧伤患者中约有 35% 的人群遭受中等程度的瘙痒体验,而还有 14% 的患者还要遭受严重的瘙痒折磨。另一项研究显示,约有 87% 的中等程度的烧伤住院患者(烧伤面积平均约 19.1%)出院后将产生瘙痒症状。更需要引起人们注意的是接受植皮手术的患者将会在睡眠时由于瘙痒导致抓伤的产生,进而导致损害的加重。因此,瘙痒的诊疗也是烧伤综合救治技术中非常重要的组成部分。

烧伤后瘙痒症不仅发生率很高,而且还具有时间上的持续性。荷兰一项关于烧伤治愈患者的纵向研究显示,虽然瘙痒症状自烧伤后 3 个月开始有所好转,但仍有约 87% 的患者存在不同程度的瘙痒感,直到烧伤后 24 个月仍有 67% 的患者遭受轻度到中度不等的瘙痒痛苦。加拿大科研人员一项关于烧伤治愈患者的横向研究也显示,几乎所有患者烧伤后 12 个月内均有瘙痒发生,平均约有 44.5% 的患者直到烧伤后 4 年仍不得不持续忍受瘙痒的痛苦。

一项在北美和加拿大烧伤中心由护士完成的问卷调查提示烧伤后瘙痒症状高发于夜间,且相比较于大腿和面部,瘙痒更倾向产生于小腿创面。同时,该研究也明确显示瘙痒可使所有类型的烧伤创面包括接受植皮手术后的供皮区和受皮区创面的康复变的更加复杂困难。

另外一项有 58 名烧伤儿童纳入的研究显示,患者在烧伤后 1 个月内遭受最为显著的瘙痒感,而后伤后 6 个月达到高峰,伤后一年瘙痒感开始逐渐减轻。其中研究提示,烫伤是最容易导致瘙痒的烧伤,紧随其后的是火焰烧伤和接触烧伤。

最易产生烧伤后瘙痒的解剖学部位为下肢,随后是上肢与面部。另外,预测瘙痒产生的指标还有烧伤面积(45%)和创面愈合时间(3 周以上)。

（三）临床表现

根据瘙痒产生原因的不同,持续的瘙痒可分为急性瘙痒(烧伤后 6 个月内)和慢性瘙痒(烧伤 6 个月后)。典型的烧伤后瘙痒症状包括:在夜间和卧床休息期间症状加剧,下肢症状要比上肢和面部症状更加严重,干燥、气温升高、活动、出汗、疲劳或接触特殊织物均可加剧瘙痒。烧伤后瘙痒将会影响患者的睡眠、日常生活,甚至会由于搔抓加重创面的损伤或损伤新愈合的上皮组织影响创面,导致再次手术植皮。

二、发病机制

对于烧伤愈合后瘙痒产生的精确机制目前尚缺乏足够的理论认识以至于形成确定的结论,以往认为周围源性的组胺释放作用于初级神经传入纤维是产生瘙痒刺激的主要原因,然而内啡肽、缓激肽以及其他一些血浆酶类物质也可以不依赖组织胺的途径引起瘙痒的产生。研究发现,组胺、白细胞介素(IL-2、IL-6、IL-31)阿片样肽、P 物质、乙酰胆碱,以及蛋白酶活化受体和神经生长因子等都是瘙痒形成的局部介质。在烧伤创面愈合过程中,引起瘙痒的组织胺被释放导致胶原的过度产生与沉积,这一点在肥厚性瘢痕的产生中胶原的过度形成与沉积从而导致瘙痒感的产生得到充分的体现。

Twycross 等人将瘙痒分成以下四类:①瘙痒自身源性的:由于炎症、干燥或其他皮肤损伤导致的起源于皮肤的瘙痒;②神经传导性的:神经传入纤维通路上的任意点的各种疾病导致的瘙痒;③神经源性的:起源于神经中枢但没有确切的神经病理学证据引起的瘙痒;④精神性(心理源性)的瘙痒:与精神状态或疾病相关。烧伤后瘙痒被认为主要是瘙痒自身源性的,但是神经传导性的成分也被认为在烧伤后瘙痒产生的病理生理过程中扮演着越来越重要的角色。

三、康复评定

目前对瘙痒的评估通常借鉴疼痛评估的方法对瘙痒程度进行分级和评估。常用的数字分级法,用 0~10 个数字代表不同的瘙痒程度,随着数字的增加,瘙痒程度不断加大。数字越大,表示瘙痒程度越剧烈。0 级:无痒感;1~3 级:轻度瘙痒;4~6 级:中度瘙痒;7~10 级:重度瘙痒。但由于评定者对程度判定的差异性,因此采用根据主诉瘙痒程度伴皮损症状分级方法可能更为科学。此方法采用 0~5 级线性评分。在标尺的上面,标有 0~5 的数字,随着数字的增加,瘙痒程度不断加大。数字越大,表示瘙痒程度越剧烈,同时皮损也加重,并伴发其他症状。0:无痒感;1 级:有瘙痒感,可忍受、生活正常,正常睡眠,皮肤无抓痕无需外用止痒药;2 级:轻度瘙痒,有瘙痒但可以忍受,生活正常,轻度干扰睡眠,皮肤可有或无抓痕,有时需用外用止痒药;3 级:中度瘙痒,瘙痒明显,但能忍受,生活可正常,干扰睡眠,皮肤有明显抓痕,有新发皮损,需外用止痒药,服用抗组胺止痒药;4 级:重度瘙痒,不能忍受,不能睡眠,影响工作、生活;皮肤有较深抓痕或血性抓痕,皮损加重,可伴有其他症状,除需外用止痒药、服用抗组胺止痒药,还需肌内或静脉用药;5 级:剧烈瘙痒,无法忍受、睡眠受严重干扰而不能入睡,皮肤出现血性抓痕,皮损加重,并伴发其他症状,影响正常生活、工作,需外用止痒药、服用抗组胺止痒药,肌注或静脉用药。

儿童通常采用 Itch Man Scale 五级评定法(图 8-6-1)。0 级:无瘙痒的感觉;1 级:一点点瘙痒,不影响日常生活;2 级:瘙痒加重,有时候影响日常生活;3 级:非常瘙痒,无法集中精神;4 级:剧烈瘙痒;坐立不安。

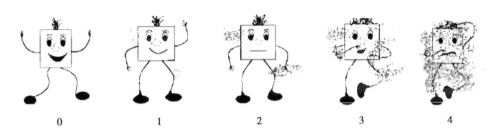

图 8-6-1　Itch Man Scale 瘙痒分级

四、康复治疗

烧伤后瘙痒的治疗包括药物、皮肤湿化、注意力分散、放松疗法及技术,但是治疗效果因人而异,差别很大。

(一) 药物治疗

1. 抗组胺药物　作为逆向拮抗剂通过作用于组胺受体阻止瘙痒信号的产生,比如苯海拉明、羟嗪、氯苯那敏。例如在英国,组胺是瘙痒治疗的主要药物靶标。但是有研究发现,对于进入创面愈合后期的瘙痒患者,抗组胺治疗基本是无效的,因为此时组胺产生导致瘙痒的因素在引起后期瘙痒症状的机制中已经不是那么重要了。

2. 加巴喷丁　主要作用于中枢神经系统,是一种被广泛用来治疗神经传导性疼痛的药物。它的一个主要作用机制就是与电压激活钙通道的辅助亚单位相互作用,从而抑制高阈值神经元钙通道。其他可能的作用机制还包括激活钾通道影响细胞膜超极化,选择性激动 γ-氨基丁酸(GABA)受体以达到抑制兴奋性神经递质的释放。第一个观察加巴喷丁对烧伤患者作用的研究共纳入了 35 名烧伤创面愈合后儿童,年龄分布于 6 个月到 15 岁不等。这些儿童均对氯苯那敏和阿利马嗪治疗无积极反应。但是研究发现在减少甚至停止使用抗组胺药物后,使用加巴喷丁可以显著减轻患者的瘙痒感。加巴喷丁作为具有拮抗组胺作用的单方治疗药物已经被认为是治疗烧伤患者瘙痒的更有效选择。另外,加巴喷丁治疗烧伤患者瘙痒的效果与患者的年龄无明显相关性。这项研究使加巴喷丁不仅仅只使用于成人烧伤患者,还拓宽到了儿童烧伤患者。

3. 原始的 St.Andrew's 抗瘙痒梯度疗法(original St. Andrew's anti-itch ladder)　一种由序贯的步骤组成的分阶段梯度疗法(图 8-6-2),被用来进行烧伤患者瘙痒治疗与控制。其具体步骤大致分如下四个阶段:①创面湿化与冷疗;②应用氯苯那敏治疗;③添加羟嗪和赛庚啶;④添加加巴喷丁。

当然,也有文献报道采用修改版的 St. Andrew's anti-itch ladder 治疗方案,具体如图 8-6-3 所示。

研究结果提示,采用 Original St. Andrew's ladder 的治疗方案后,约 84% 的患者瘙痒症

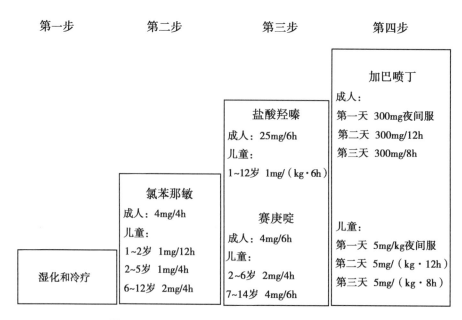

图 8-6-2　Original St. Andrew's 抗瘙痒梯度疗法

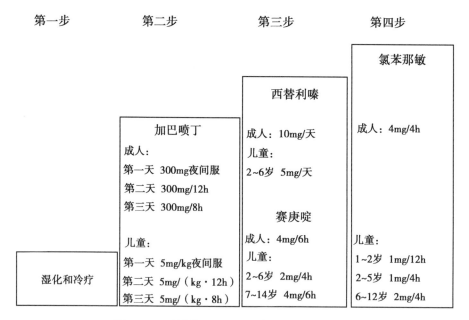

图 8-6-3　改进的 St. Andrew's 抗瘙痒梯度疗法

状得到完全的缓解；而采用 Revised St. Andrew's ladder 的治疗方案后，约 95.12% 的患者瘙痒症状得到完全缓解。另外，统计学分析提示联合加巴喷丁和抗组胺药物治疗方案（Revised St. Andrew's ladder）在抗瘙痒梯度治疗期间可以减少药物剂量。

　　总而言之，目前抗组胺药物依然是治疗瘙痒的首要选择。但是 Vitale 等报道超过 70% 的烧伤患者在使用抗组胺药物后依然有严重的瘙痒感。更为重要的是，抗组胺药物的副作用——镇静，会严重影响到患者的康复训练和日常活动。但是另外的一些研究报道也显示加巴喷丁和按摩疗法均没有获得可靠的临床治疗效果。纳曲酮，是一种治疗肝硬化患者瘙痒的药物。研究发现,它可以抑制嗜碱性粒细胞释放组胺,也可以降低血液透析患者的瘙痒感,这些作用可能与纳曲酮可以作用于阿片类受体有关。因此,目前有尝试将纳曲酮应用于肥厚性瘢痕增生患者的止痒治疗中。另外,其他的药物,比如抗组胺药物、多塞平(doxepin)、局部麻醉药、辣椒碱(capsaicin)、激光、纳米晶体银、压力衣、按摩疗法、经皮神经电刺激疗法(TENS)、心理干预均被尝试应用于烧伤后瘙痒的临床治疗中。最近增加了对加巴喷丁(gabapentin)、昂丹司琼(ondansetron)对烧伤后瘙痒治疗效果的关注、研究与尝试。

（二）物理治疗

1. 冷疗　应用较广泛,常用的方法有降低周围环境温度,用冰水或冰袋局部贴敷,温度控制在 5℃ 左右,每次冷敷 30 分钟。

2. 激光治疗　激光治疗减轻瘙痒症状的机制可能与激光作用于局部微循环,抑制瘢痕组织中引起瘙痒的化学物质有关。激光治疗时要严防照射眼睛,每个区域照射 10~15 分钟,每天一次。

3. 压力疗法　此方法抗瘙痒的机制尚不明确,它可能与下列因素有关:外部压力作用于创面减少了局部微循环中炎症细胞及炎症介质水平;加压使局部瘢痕组织氧和营养相对缺乏,限制了胶原合成,阻止了成纤维细胞向成肌细胞转化。

4. 经皮神经电刺激疗法(transcutaneous electrical nerve stimulation,TENS)　是由适当强度频率的电流,连续、轻柔的刺激神经、肌肉和细胞,激发身体自然产生吗啡,阻断、舒缓疼痛与瘙痒的感觉。其作用机制与兴奋粗神经纤维(运动神经纤维)抑制疼痛与瘙痒感觉传导神经纤维有关,也有报道说其可能还可通过一定的低频脉冲电流刺激,激活了脑内的内源性吗啡样多肽能神经元,引起内源性吗啡样多肽释放从而产生镇痛和止痒效果。

（三）心理治疗

研究发现,烧伤后瘙痒等感觉异常症状发生率极高,严重干扰生存质量,持续的瘙痒会减低患者的生存质量及生活信心。基于有关瘙痒行为具有明确的神经生理和解剖学证据,心理治疗对缓解烧伤后创面瘙痒具有重要作用。

（四）其他康复治疗

烧伤后瘢痕增生和挛缩非常常见,不仅仅是瘢痕愈合过程中,瘢痕稳定期一般最少 6 个月左右,因此预防和治疗瘢痕增生及挛缩是一个长期的过程。瘢痕挛缩松解术后同样需要预防再次发生瘢痕挛缩或瘢痕增生,如前所述,CO_2 激光可用于治疗增生性瘢痕及挛缩性瘢痕,这里再给大家介绍另一种治疗方法:微等离子体射频治疗(plasma 治疗)。

等离子体是一种由自由电子和带电离子为主要成分的物质形态,等离子体具有很高的电导率,与电磁场存在极强的耦合作用,它是部分电离的气体,由电子、离子、自由基、中性粒子及光子组成。等离子体本身是含有物理和化学活泼粒子的电中性混合物。微等离子体技术治疗是基于射频原理的微剥脱技术,是利用多点单极射频激发微等离子作用,当多点单极射频探针靠近皮肤组织时,探针与皮肤间隙中的氮气被激发成微等离子状态,在皮肤组织上建立热通道,可产生多重的、可控的、微穿透的热损伤通道,并且热通道周围的水分子高速旋转摩擦提供了深层加热。等离子射频激发的直接指向皮肤的氮气(N_2)产生,等离子在皮肤表面的上方产生极高的非常表浅、局限的温度,其目的就是重构皮肤表面,使肌肤胶原蛋白再生,从而起到改善瘢痕的作用。适用于烧伤瘢痕、手术后瘢痕、痤疮瘢痕等不适宜用手术治疗的瘢痕。

我们对 24 例面部陈旧痤疮瘢痕患者采用微等离子体射频技术进行功率为 40~80W 的滑动式及定点式双重治疗,每 8 周治疗一次,共治疗 3~5 次,根据 ECCA 评分标准对治疗前后进行疗效评估,多数患者 3 次治疗后获得了满意的疗效,表现为肤色均匀、凹坑变浅,其中疗效显著率 33.3%,有效率 25.0%、轻微好转率 25.0%,认为微等离子体射频技术能够显著改善痤疮瘢痕的色泽、质地和凹陷程度,而且不良反应少,是治疗痤疮瘢痕的有效方法。

微等离子体射频治疗相对于传统激光而言,治疗后色沉风险低,传统激光和物理磨削方式都会造成皮肤组织的物理缺损,使得皮肤色沉的风险大大增加。plasma 治疗不需要和皮肤发色基相作用,也不气化组织,完整保留分离的表皮,利用它作为天然的敷料,可促进瘢痕修复,从而在降低色沉概率和感染率上具有显著的优越性。plasma 治疗对操作者要求比较低,能获得良好且安全的治疗效果(图 8-6-4)。

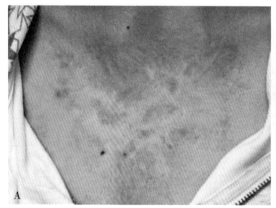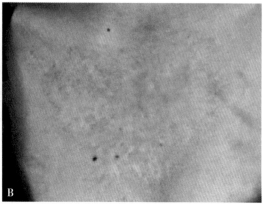

图 8-6-4 陈旧烧伤后瘢痕 plasma 治疗
A. 治疗前;B. 3 次治疗后

(袁志强 武晓莉)

第七节 色素异常

正常皮肤的颜色主要由表皮中黑素(也称黑色素,melanin)的含量多少及黑素小体(melanosome)的数量、大小、传递与再分布来决定,其次也与类黑素、胡萝卜素以及皮肤血液内氧化与还原血红蛋白的含量等有关。皮肤色素异常的表现主要指皮肤颜色的异常,除与上述因素的增加或减少有关外,还可由药物、金属、异物、外伤、代谢产物和皮肤病理改变所致。

色素异常的发生机制较为复杂,有些色素性皮肤病是因遗传因素引起;有些则因继发因素所致,如外伤性文身或烧后色素异常;有的则原因尚未明确。不同种族的人皮肤中黑素细胞(melanocyte,MC)数大体上是相同的,但黑种人角朊细胞内的黑素小体数量多、形大、黑素化程度深、单个散在分布、降解缓慢,而白种人则相反。

黑色素有着重要的生物学意义,黑色素是防止紫外线对皮肤损伤的主要屏障,与此同时,黑色素合成可增加人在炎热气候下的热负荷,所以黑种人吸收阳光中的热量比白种人吸收的热量要多 30%,由于黑色素合成还可妨碍皮肤中维生素 D 的合成,因此在营养不良的黑人儿童中佝偻病更常见。此外,黑色素也是一种稳定的自由基,可参与体内一些氧化还原反应,黑色素合成、代谢及其调控的研究是近年来的热点课题。

一、皮肤黑色素的代谢

黑素细胞(melanocyte,MC)具有合成、分泌黑色素的功能。黑色素是吲哚和醌与蛋白质结合的高分子聚合物,在黑素小体中生成,底物酪氨酸在限速酶——酪氨酸酶(TYR)的催化作用下变成了多巴醌之后,进行一系列的自氧化反应与连接反应,最终生成褐黑素,而褐黑素呈现红色。在正常情况下,黑色素皮质素受体1(MC1R)表达正常,则褐黑素合成会受到抑制;当MC1R发生突变时,褐黑素就会表达,使肤色偏红。而多巴醌又可以形成无色的多巴色素,一方面,多巴色素在无需酶的作用下经过一系列的反应最终形成了黑真黑素,另一方面,它也能在酪氨酸酶相关蛋白2(TRP2)和酪氨酸酶相关蛋白1(TRP1)的催化作用下最终形成棕真黑素,其中黑真黑素呈现黑色,其含量低时呈现灰色;棕真黑素呈现棕色,其含量低时表现为棕色.皮肤中两种真黑素含量的高低形成了不同的肤色。

在角朊细胞分化过程中,黑素小体可被酸性水解酶降解,最终随角质层脱落而排出体外,而角质层下的黑素小体中的氨基酸、脂类及糖类可被重新吸收,参与表皮代谢过程,此外,黑色素还可被白细胞吞噬后进入血液循环。

二、烧伤后皮肤色素改变

浅度烧伤愈合后的创面,易引起色素沉着,色素沉着是皮肤中含有的黑素细胞密度高于正常人群,色素可沉着于表皮、真皮或两处都存在,其产生的机制比较复杂。烧伤时,皮肤组织细胞受热力损伤,发生受伤、坏死等病理改变,其修复过程是一个由细胞、细胞外基质、细胞因子和生长因子相互协调的复杂病理生理过程,不同的烧伤创面有不同的病理基础和过程,即使是同一个创面在不同的时间段也有不同的病理特点,在这一过程中,如果修复细胞周围发生内环境和外环境的改变,使皮肤色素的产生和代谢受到影响,创面愈合后如不能恢复正常水平,就会使创面与周围皮肤出现色差,主要表现为色素细胞的过度增殖和黑色素过量产生2个方面。因此,要减少创面出现色素沉着,就要在创面治疗上尽可能减少对创面的干扰、理化刺激,减轻炎症反应,防止和减轻感染,缩短创面修复时间。

深度烧伤愈合后往往会发生色素脱失,常见于手、面、颈、足等暴露部位,色脱指任何原因导致的表皮内黑色素部分或全部的缺失。深度烧伤损伤了表皮全层和部分真皮,因此黑素细胞大部分缺失,仅残余少量毛囊黑素细胞,色素脱失区病理切片仅见少量黑色素颗粒和大量纤维结缔组织,因此烧伤后色素脱失是一种永久性改变。

色素脱失在很多皮肤病中是常见的症状,如白癜风、银屑病、过敏性接触性皮炎、特应性皮炎、白色糠疹等,这些疾病中色素脱失的症状也与黑素的转运障碍有关。整形外科常见的瘢痕色素脱失、植皮后色素脱失,除了黑素细胞的丧失、黑素小体的转运障碍也是不可忽视的因素,但具体机制还在探索中。

三、色素改变的评估

中国人为黄种人,容易出现深浅不一的色素沉着。皮肤颜色的准确评估在皮肤光生物学研究、皮肤色素研究以及药物治疗功效研究等多方面具有重要价值。对烧伤后皮肤色素异常的诊断和治疗也有实际指导意义。皮肤色素(pigmentation,P)的异常情况有不同的评估方法。根据色素斑点占面部皮肤的比例分为四级:①无色素沉着(P0):面部肤色均匀,无明显色素沉着斑。②轻度色素沉着(P1):色素沉着少于面部1/4,呈浅褐色。炎症及外伤后不易留色素沉着。③中度色素沉着(P2):色素沉着大于面部1/4小于1/3,呈浅褐色到深褐色。炎症及外伤后可留色素沉着,消失较慢。④重度色素沉着(P3):色素沉着大于面部1/3,呈深褐色,炎症及外伤后易留色素沉着,且不易消失。

Fitzpatrick分型也是非常常用的皮肤颜色评估方法,该方法简单实用,被认为是评估皮肤颜色的金标准,主要根据皮肤在日光照射后变黑或灼伤的反应特点,将不同肤色分为Ⅰ~Ⅳ型:Ⅰ型:总是灼伤,从不晒黑;Ⅱ型:总是灼伤,有时晒黑;Ⅲ型:有时灼伤,有时晒黑;Ⅳ型:很少灼伤,经常晒黑;Ⅴ型:从不灼伤,经常晒黑;Ⅵ型:从不灼伤,总是晒黑。一般认为欧美人皮肤基底层黑色素含量少,皮肤属于Ⅰ、Ⅱ型;东南亚黄皮肤人为Ⅲ、Ⅳ型,皮肤基底层黑色素含量中等;非洲棕黑色皮肤为Ⅴ、Ⅵ型,皮肤基底层黑色素含量很高。但对创伤引起的皮肤色素改变适用性不够。

在临床工作中,肉眼仍是最主要的视觉评价工具。诊断皮肤色素异常或是评价药物治疗效果时,大多数是依靠临床医师的肉眼粗估。许多研究表明,如果同时评估不同的皮肤颜色,肉眼可以和任何仪器一样准确区分皮肤颜色。但这种主观评估会因为观察者视觉不同而产生较大差异,即使是同一观察者,也很难记住每例患者数周、数个月前的原始皮肤颜色而影响了治疗前后的疗效观察。在严谨的临床和科研中,要求进行相对准确的半定量评估,此时可通过拟定相应的评分标准,或是参照标准色板,降低观察者间的多样性,促使色素性皮肤病得到更为客观的定量评价。而照相技术的应用使患者各时期皮损面积和颜色得以保存,实现了观察者能在同一时间评估多个患者治疗效果的可能,提高了视觉评价的精确性。

色素性疾病的评分标准可根据患者的实际情况在黄褐斑面积及严重程度评分(melasma area severity index,MASI)基础上加以修改。评分法可半定量评估皮肤颜色,无需借助仪器,再结合照相术,特别适用于缺乏科研设备的基层工作者进行的有效性验证研究(表8-7-1)。

表8-7-1　MASI评分标准

分值	面积(A)	颜色深度(D)	均匀性(H)
0	无	正常皮肤,无色素沉着	正常皮肤,无色素沉着
1	<10%	几乎无色素沉着	色素沉着为小斑点
2	10%~29%	轻度色素沉着	色素沉着斑片直径<1.5cm
3	30%~49%	中度色素沉着	色素沉着斑片直径>2cm
4	50%~69%	重度色素沉着	大片均匀一致的色素沉着
5	70%~89%		
6	90%~100%		

四、烧伤后皮肤色素改变的治疗

(一)浅度烧伤后色素沉着治疗

目前在治疗中多采用综合治疗的手段,如外用药物+激光治疗等。

1. 药物治疗

（1）氢醌（3%）：氢醌乳膏是治疗色素沉着最常用的局部外用药物。氢醌的脱色作用主要是阻断酪氨酸酶，催化酪氨酸转变成二羟基苯丙氨酸，从而抑制黑素的合成。使用方法多采用 3% 乳膏早晚涂擦一次，疗程 5~6 个月，有效率 70%。其作用机制明确，疗效确切，其不良反应有外源性的褐黄病、造血系统及免疫系统的改变、眼内色素沉着及永久性角膜损伤等。

（2）烟酰胺（niacinamide）：烟酰胺可以抑制黑素细胞向角朊细胞转运黑素，同时参与细胞的能量代谢，促进皮肤更新，加速黑素代谢。张汝芝等在试验中应用 3% 和 5% 烟酰胺，综合评估其皮肤色泽变化的效果好于 3% 氢醌。烟酰胺对蘑菇酪氨酸酶的催化活性作用没有影响，并且对单独培养的黑素细胞的黑素合成能力也没有影响。然而，在角朊细胞及黑素细胞的共培养体系及含有黑素细胞的三维表皮模型中，烟酰胺显示对黑素小体的转运系统有 35%~68% 的抑制作用。N-烟酰胺是烟酰胺的衍生物，其不仅具有抑制黑素小体转运的作用，还可以通过基因水平抑制小眼畸形相关转录因子（microphthalmia-associated transcription factor，MITF）的表达来减少黑素合成。

（3）维生素 C：维生素 C 为水溶性维生素，具有抑制皮肤中多巴醌的氧化作用，从而减少黑素的形成，预防色素沉着。目前对于治疗色素沉着，维生素 C 多与维生素 E、激光等治疗方法联合应用，为辅助性用药，一般采用术前 2 天起到术后 3 个月内每日均服用，用量 0.1~0.3g，3 次/天。

（4）熊果苷：熊果苷（arbutin）是一种源于杜鹃花科熊果属的多年生常绿小灌木植物-熊果的叶子细胞里的皮肤脱色成分。熊果苷是氢醌的衍生物，作用途径同氢醌类似抑制酪氨酸酶的酶活：连接至酪氨酸酶活性中心的组氨酸位点，直接抑制黑素的合成，不影响酪氨酸酶基因及蛋白水平的条件下抑制黑素沉着。目前熊果苷的应用多采用复方霜剂，淡明斌采用 3.5%~4.0% 的熊果苷与数味中药（白芷、黄芪等）制成祛斑霜，用于治疗黄褐斑，临床观察总有效率为 83.0%，且未发现不良反应。

（5）壬二酸：壬二酸为 9 碳直链饱和二元酸，为无色至淡黄色晶体或结晶粉末，微溶于冷水，溶于热水、乙醚，易溶于乙醇。壬二酸是天然直链饱和二羟酸，抑制酪氨酸酶的酶活：可连接至酪氨酸酶的氨基及羧基，阻止底物酪氨酸同酶活性中心的连接抑制酶活。张志等应用 15% 壬二酸联合 0.025% 维 A 酸局部外用治疗烧伤后色素沉着取得了满意效果，有效率为 87.5%。

（6）维 A 酸：全反式维 A 酸（ATRA）类外用药物，它可加快黑色素在角质层的降解：促进角朊细胞的增殖以及加速表皮层的脱落。Bulengo-Ransby 等对 54 例炎症后面部色素沉着的黑人患者局部应用 0.1% 维 A 酸霜治疗，皮损部位的色素沉着明显减轻，细胞学检查显示皮损处表皮黑素含量减少。

2. 激光治疗

非相干性脉冲强光（intense pulsed noncoherent light，IPL）也称为强脉冲光，它是宽光谱多波长光，波长 500~1200nm，组织可选择性吸收不同波长的光能量，使色素团和色素细胞破坏、分解，分解的黑素颗粒部分经皮肤渗出，部分经吞噬细胞吞噬后排出体外，从而达到美容效果。

IPL 是一种以皮肤组织对不同波长光具有选择性吸收并产生光热解效应的无皮肤损伤的治疗方法，不同波长的光能够选择性地作用于不同的靶目标，在不破坏表皮和周围正常组织的前提下，对皮下损伤靶组织形成选择性的热破坏。IPL 选择性地损伤或破坏氧合血红蛋白及黑色素颗粒,刺激纤维细胞分泌新胶原蛋白。它不但能够有效治疗色素性疾病,而且也可以有效治疗痤疮、嫩肤等,其治疗机制相似于激光,均是根据光热效应理论进行治疗的。传统的化学剥脱术、磨削法等,虽然有良好的治疗效果,但是在进行治疗后,出现炎症十分显著,具有长期的红斑,尤其是患者在治疗2个月至半年后,发生严重色素沉着现象,因此传统的化学剥脱术等很难快速发展。然而采用IPL治疗不规则色素沉着、皱纹、皮肤粗糙等,都具有显著的效果。

Q-开关Nd:YAG激光,对于患有皮肤色素增加性疾病的患者,可以有效、快速给予治疗。针对表皮色素增加性疾病的治疗,可以选择波长相对比较短的激光,比如:波长532nm;然而对于真皮色素增加性疾病患者的治疗,于是选择波长相对较长的激光给予治疗,比如:波长为1064nm或者是波长755nm,其作用机制:对靶组织的选择性光热作用、光声学机械作业和化学变化等,其中,光声学机械损害是由于靶组织瞬间的热扩张,产生压力波,这样导致色素颗粒的碎化。

(二)深度烧伤后色素脱失治疗

烧伤后色素脱失的病理改变不同于白癜风,深度烧伤损伤了表皮全层和部分真皮,因此黑色素细胞大部分缺失,仅残余少量毛囊黑色素细胞,色素脱失区病理切片仅见少量黑色素颗粒和大量纤维结缔组织,因此烧伤后色素脱失是一种永久性改变;而白癜风则主要是由于免疫紊乱导致黑色素细胞内酪氨酸酶活性减低或消失而不能正常合成黑色素,因此白癜风可以采取外用药物治疗,而烧伤后色素脱失则必须切除或从别处移植黑色素细胞。

1. 切除白斑植皮　传统手术切除植皮方法,不仅切口和缝合会有瘢痕形成,而且还会再次形成二次手术切口瘢痕。

2. 扩张器植入　皮肤扩张术是治疗色素脱失的一种方法。最初人们用它来治疗皮肤缺损和大面积黑色素瘤,疗效确切。它是将组织扩张器埋入皮下,并且定期向扩张囊内注入盐水,使表面皮肤被扩张和面积增大,以此来提供额外的皮肤和软组织,用来替代局部色素缺失组织或者组织缺损的一种技术。优点是可就近提供皮源,修复后皮肤恢复正常肤色,有毛发生长处可重新长出毛发,皮肤弹性及质地接近正常头皮,外观较为美观。对于瘢痕周围有大量正常可扩张皮肤的患者较为适用,而对于正常皮肤稀少的大面积烧伤患者则不适合,同时该方法治疗周期长、手术次数多也是部分患者犹豫的原因之一。

3. 自体表皮移植　深度烧伤可造成皮肤基底层的黑色素细胞受损,从而导致部分患者烧伤区愈合后出现色素脱失性瘢痕,外观与白斑和白癜风极其相似。表皮移植是治疗白癜风的一项成熟技术,在此用作治疗烧伤后色素脱失性瘢痕同样有效。表皮移植术不但解决了表皮色素缺失的问题,而且保护了瘢痕区真皮组织的完整,降低了术后术区瘢痕增生、挛缩的危险,避免了继发畸形的发生,是目前治疗烧伤后色素脱失的有效方法之一。Burm等用表皮磨削和疱皮移植手术治疗浅表烧伤后色素沉着,术后愈合时间短,没有红斑和瘢痕畸形,皮肤颜色和周围匹配度较好。

4. ReCell细胞再生治疗　ReCell技术在1992年由澳大利亚皮肤学专家首创并用于临床,现已广泛应用于医学领域,并在欧洲多国被纳入皮肤创伤、烧伤、瘢痕修复、色素异常等皮肤病变的临床常规治疗。2008年该技术被原国家食品药品监督管理总局批准引入中国。ReCell技术制备细胞悬液可以覆盖80倍的治疗区域面积,而且能够增加表皮厚度,促进基底层细胞的重建,能使创面色素细胞的数量接近正常范围,还因愈合时间缩短而避免了瘢痕的产生。

　　ReCell 自体色素细胞移植方法:①供皮区皮片切取:对患者供皮区常规消毒,0.1% 利多卡因注射液行局部麻醉,用电动取皮刀取刃厚皮片,取皮的大小和细胞喷剂制备的剂量根据色素脱失区面积而定,比例为 1∶80,一次供区取皮面积不超过 2cm×2cm 断层皮片,供皮区用油纱覆盖,外用多层无菌敷料包扎。②自体色素细胞提取:检测 ReCell 自体色素细胞试剂盒工作状态,将自体刃厚皮片置于酶试剂中温浴 15 分钟,分离真皮与表皮,将皮肤标本从酶溶液中移出,置入培养皿中分离表皮如无法分离,应重新浸入 5~10 分钟后再进行分离。分离表皮和真皮后,将其放入 10ml 缓冲液中和消化酶,然后再放回培养皿中,分离并暴露表皮与真皮的连接面。添加乳酸盐溶液,刮除交界处的细胞,转移至装有乳酸溶液的 5ml 注射器中,制备单细胞原液,过滤后,将细胞转移至 5ml 注射器,连接喷嘴。③色素脱失区剥脱:色素脱失区旁放置比例尺并数码照相拍照,常规消毒,局部利多卡因乳膏浸润麻醉,方法同前,电动磨机安装砂磨头以 20 000r/min 磨削色素脱失表皮,生理盐水纱布覆盖待表皮移植。④自体色素细胞移植:根据剥脱创面的大小决定喷洒单细胞悬液的量,将细胞原液均匀喷涂于色素脱失区的创面,后用油纱覆盖,外用多层无菌纱布包扎固定。

(王长林　武晓莉)

第八节　异位骨化

一、概述

　　异位骨化(heterotopic ossification,HO)是指在正常情况下没有骨组织的软组织内形成的新生骨,是一种良性的异位骨化生。常发生于关节周围,尤以肘和髋关节多见。依遗传相关性成因可分成两大类:一类为遗传相关性 HO,如进行性骨化性纤维发育不良;另一类为获得性 HO,常见诱因有创伤(烧伤)、手术及中枢神经系统损伤等,在临床病例中较多见。也有报道将其分为另三大类,即:①创伤后异位骨化,如骨折脱位后;②神经源性异位骨化,如颅脑损伤后;③原发性异位骨化,如进行性骨化性肌炎等。其确切的发病机制尚未完全清楚。Chalmers 等认为 HO 的形成与局部及全身多种刺激成骨因素和抑制成骨因素之间的相互作用有关,提出 HO 形成须具备三个条件:①成骨前体细胞:有研究指出 HO 是多能间叶细胞分化为成骨前体细胞所致,分化过程在创伤后早期就可出现。②成骨诱导因子:Urist 等发现骨形态发生蛋白是其诱导因子之一。③允许成骨的组织环境:如微血管功能紊乱、氧分压、pH 和血流变化等。在创伤(烧伤)、颅脑和脊髓损伤、骨关节手术、围术期使用的药物和遗传因素等相关因素作用下,软组织、骨膜、内皮及骨髓中多能间叶细胞分化为成骨前体细胞,后者分化生长形成 HO;而血肿形成、移位骨块、广泛的手术剥离、延迟的手术干预、僵硬关节的强力推拿和中枢神经损伤等则为其危险因素。烧伤患者 HO 发生率为 1%~3%,主要发生于肘关节,烧伤深度及创面愈合时间与 HO 形成有关。HO 基本病理改变是在纤维结缔组织中,原始成骨细胞增殖活跃伴有丰富的毛细血管网,钙盐沉积,形成骨组织;早期表现为大量成纤维细胞的增殖;成熟后与周围软组织分界清楚,呈现典型的分层现象,内层包含大量未分化的间质细胞,中层有大量骨样组织及丰富的成骨细胞,外层有大量矿物质沉积,形成外壳,最后形成致密板层骨。

二、临床表现及分型

进行性关节活动受限是 HO 最常见的表现。临床上异位骨化可分为早期、进展期和成熟期。早期：未成熟型，在损伤或手术后 3~6 周，异位骨化局部红肿、疼痛，软组织内出现肿块，在 X 线片上表现软组织内絮状、模糊不规则、云雾状钙化影。HO 的早期临床表现缺乏特异性，需与蜂窝织炎、血栓性静脉炎、骨髓炎或肿瘤相鉴别，明确诊断主要依靠 X 线片、B 超检查。进展期：亚成熟型，损伤后 8 周左右，局部肿块增大，疼痛减轻，肌肉萎缩、僵硬，关节功能障碍，X 线片表现为肿块周边花边样钙化影，边界清晰。成熟期：成熟型，经过 7~10 个月，异位骨化局部肌肉萎缩、僵硬，关节功能障碍，X 线片表现钙化块致密，边界清晰。

实验室检查：肌酸磷酸激酶、碱性磷酸酶、前列腺素 E_2、基质金属蛋白酶 -9、活化素 A 受体 1 基因、单核苷酸多态性、结缔组织祖细胞及其靶基因检测等均可辅助诊断，但均缺乏特异性。

影像学检查：X 线检查是最简便经济的 HO 检测手段，一般在伤后 6~12 周即能在 X 线片上发现异位骨化（图 8-8-1）。CT 与 MRI 也可用于早期诊断，且有助于手术完整切除骨化部位。而三相核素骨扫描（RNBI）是目前早期检测 HO 的最佳手段，可以判断 HO 活动性及成熟程度，有助于决定手术时机。

临床分型主要根据异位骨化对关节活动的影响程度和放射学影像改变。Casavant 将肘关节 HO 功能分级为三型：I 型 X 线片显示异位骨化，不影响关节活动

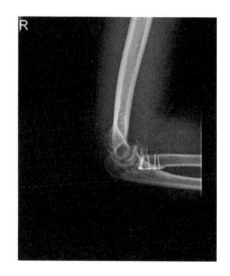

图 8-8-1　右肘部异位骨化

功能。II 型部分影响关节活动功能，又分为三个亚型，II A 型肘关节屈伸受限；II B 型旋前旋后受限；II C 型肘关节屈伸和旋前旋后均受限。III 型 HO 导致关节僵直，肘关节活动完全丧失。Brooker 基于放射学影像的标准，将髋关节 HO 分 4 型，I 型出现骨岛；II 型异位骨距对侧间隙 >1cm；III 型异位骨距对侧间隙 <1cm；IV 型关节强直；该分级最初为针对髋关节 HO 提出，现也被用于评价其他关节的异位骨化。

三、康复评价

肘关节康复评价参照 Morrey 肘关节功能评分。对患者关节疼痛、活动范围、稳定性、特定功能四方面给予评分。评分大于 90 分者为优；75~89 分为好；60~75 分为较好，小于 60 分为差。

1. **疼痛**　量化评定疼痛强度常采用视觉模拟评分法（visual analogue scale/score，VAS），根据患者疼痛感觉程度，在目测表上标记出痛觉评估分数。无痛为 45 分；轻度痛为 30 分；中度者为 15 分；重度者为 0 分。

2. **活动范围**　活动范围大于 100° 者得 20 分；50°~100° 者得 15 分；小于 50° 者得 5 分。

3. **稳定性**　稳定者 10 分；中度稳定者 5 分；重度不稳定者 0 分。

4. 特定功能 包括梳头、进食、个人卫生、扣纽扣、系鞋带五项,每项 5 分。

髋关节康复评定分为六级:无疼痛,上下楼梯自如,生活自理,关节活动度 211° 为 6 级;活动后偶有轻微疼痛,上下楼梯不用扶手,生活自理稍有困难,关节活动度 161°~210° 为 5 级;活动后疼痛,上下楼梯靠扶手,生活自理能力尚能进行,关节活动度 101°~160° 为 4 级;上下楼梯困难,生活自理能力勉强,关节活动度 61°~100° 为 3 级;稍活动即感疼痛,不能上下楼梯,日常生活需人帮助,关节活动度 31°~60° 为 2 级。不能活动,卧床或坐轮椅,生活不能自理,关节活动度 0°~30° 为 1 级。

四、康复治疗

异位骨化的治疗方法众多,依据 HO 临床分期,治疗可采用保守治疗和手术治疗。由于不成熟的骨化组织在切除后尤可重新形成,只有成熟的骨化组织才建议手术切除。在康复治疗中宜依据 HO 的临床分期,早期、进展期多采用保守治疗,成熟期则可实施手术切除异位骨化组织。一旦确诊 HO,在其早期应放弃任何加重局部损伤的活动,及增加局部血液循环的治疗,即停止主被动功能锻炼、手法按摩及理疗等治疗。且目前尚无彻底治愈 HO 发生之法,重点在于预防。治疗效果主要取决于异位骨化的严重性和范围,以及关节功能障碍程度。持续痉挛和神经恢复差的患者 HO 复发率高,且关节活动性差。防治宜从活动关节和物理治疗开始,结合药物治疗和放射治疗,最后对影响关节活动的异位骨化组织进行手术切除。

(一)药物防治

1. 非甾体抗炎药 通过抑制环氧化酶,阻止前列腺素的合成,抑制间充质细胞向成骨细胞分化,从而预防 HO 形成。吲哚美辛为目前报道最多的预防 HO 发生的药物,但有碍骨折愈合。多研究发现综合疗法疗效更好,如吲哚美辛与放疗联合应用可降低 HO 的发生率及复发率。环氧化酶 -2(COX-2)抑制剂美洛昔康和帕瑞考昔能减少 HO 发生,且对中枢神经系统、胃肠道、肾脏和血液的不良反应较少,建议采用选择性 COX-2 抑制剂。

2. 抑制维生素 K 类药物(如华法林) 通过抑制体内维生素 K 的还原反应,减少骨钙素、骨基质形成及骨质矿化。

3. 磷酸盐类药物 通过抑制非晶形磷酸钙转化成羟基磷灰石,从而阻止骨基质矿化。由于 EHDP 只能抑制骨基质的矿化,而不能阻止骨基质的合成,因此,一旦停药,容易再发,目前临床已较少应用。

4. 其他药物 生物蛋白胶对肱骨髁间粉碎性骨折术后异位骨化有良好的预防效果;脂多糖可促进破骨细胞形成和阻碍成骨细胞的分化,局部注射能减少 HO 的形成;选择性激动视黄酸 α 受体能有效地阻止异位骨化形成;自由基清除剂、前列腺素受体拮抗剂、秋水仙碱及 HO 切除后游离脂肪移植能有效预防 HO 的发生,目前主要在动物实验取得进展,应用于临床尚需进一步的探索。

(二)放射治疗

通过离子射线快速分化细胞核 DNA 的结构,阻止多能间充质细胞向成骨细胞的分化。近年来国内外学者在围术期应用单剂量 7~8Gy 放疗,可预防和减少 HO 复发。药物(如吲哚美辛)与放疗联合应用可通过不同途径减少和减轻 HO 的发生,取得更好的疗效。

(三)物理疗法

各种物理方法包括短波疗法、石蜡疗法、直流电碘离子导入、低强度的电磁场疗法等通过增加受伤和炎症部位的血流,提供充足的氧气以及带走有害物质,减轻关节的肿胀和渗出,改善局部血液循环对预防 HO 起作用。但也有人认为短波、超短波等热疗有可能加重骨化,需把握好适应证。

(四) 运动疗法

减少局部压力和适当活动患肢是预防该病发生的基本方法;但当怀疑 HO 发生时,应停止过度被动活动,主动活动宜限制在无痛范围内。在创伤早期,为预防 HO 发生,可采用休息、冰敷、短期夹板固定。因创伤后早期肢体固定可减少血肿的形成,建议轻微伤者固定 24 小时,严重伤者固定 48 小时,之后可做一些在疼痛允许范围内的活动;而适度的关节运动有助于扩张血管和增加血运,增加氧供,清除有害物质,防止肌肉痉挛,促进关节液扩散,改善关节营养。Van Susante 等动物实验后提出连续被动活动有助于维持膝部活动范围,并不增加创伤性 HO 的形成。但也有人认为术后早期被动伸屈可加重软组织损伤,不适当的关节活动可造成微损伤,诱发异位骨化的形成。因此,建议若异位骨化已发生,仍进行运动治疗则有加重异位骨化的可能;对于发生异位骨化的关节,功能康复手法治疗首要目的是维持关节活动度,其次是在不引起疼痛及关节肿胀情况下逐步缓慢增加关节活动度。一般术后 3 周可采用关节松动术Ⅳ级手法,在关节活动最大角度的终末位持续牵伸 5 分钟左右;注意关节牵伸的时间要长,在牵伸过程中逐渐增加关节的活动范围,每日关节伸屈进展的角度依靠持续牵伸;关节牵伸、松动治疗每日 1 次,如关节肿胀较重则改为隔日 1 次、3 日 1 次,甚至每周 1 次。关节松动治疗后加用冰敷,时间为 20~30 分钟,每日 4~6 次,同时停止热疗。如作低速持续被动屈伸活动,活动幅度宜从最大伸展度到最大屈曲度,每个周期为 60 秒,每天被动活动 12 小时,夜间用限制性矫形器将关节交替固定于最大屈曲位和伸直位至少 3 个月。

(五) 基因治疗与金属微粒治疗

基因治疗已成研究热点。研究比较多的是使用 Noggin 治疗 HO。Noggin 是骨形态发生蛋白(bone morphogenetic protein,BMP)4 的拮抗物,可直接结合 BMP,阻止 BMP 与受体结合,而抑制 HO 的形成。而且,研究显示局部注射 Noggin 可抑制 HO 发生,而全身应用则无效。多研究也试图通过抑制 BMPs 信号传导,从而减少 HO 发生。Yuan 等提出在 HO 周围区域嵌入金属粒子治疗 HO 的方法。这些微粒包括聚甲基丙烯酸甲酯、聚乙烯、金属磨损产物等,可激活巨噬细胞产生各种炎性介质,通过级联反应使破骨细胞成熟,并通过破骨细胞刺激骨的再吸收,抑制 HO 发生。但基因治疗、金属微粒治疗等分子水平的疗法,尚处于动物实验阶段,有待临床研究的证实。

(六) 手术治疗

由于不成熟的骨化组织在切除后又可重新形成,只有成熟的骨化组织才建议手术切除。手术切除是异位骨化形成后导致严重关节功能障碍患者的较有效的治疗手段,通过切除骨化组织,可以明显改善关节功能和缓解疼痛等症状,但手术本身是种创伤,甚至可能诱发新的异位骨化形成,故需要严格掌握手术适应证及手术时机。理想的手术时机为经药物的有效控制,病情稳定,骨化成熟。如骨折、伤口愈合;无局部发热、红肿;AKP 等正常、X 线摄片和骨扫描证实骨化成熟;而对于 HO 已导致关节功能障碍者,应尽早手术,避免严重的骨质疏松和病理性骨折。术中结合 X 线摄片和参照 CT 检查结果将其周围低密度结缔组织一并切除,减少其复发。手术选择正确的手术入路,术中尽量避免外科截骨及对肌肉、骨膜和关节囊周围损伤,尽可能取出骨化块,并充分冲洗和彻底止血,避免骨屑进入软组织,术后充分引流。Maender 等对烧伤后肘部 140 例采用多切口切除肘部异位骨块,术中用咬骨钳切除包绕在尺神经周围的异位骨块,而不是用凿骨刀,效果较好。Carland 提出了不同病因的 HO 手术时机:创伤后异位骨化 6 个月;脊髓损伤后异位骨化 12 个月;脑外伤后异位骨化 18 个月。一般认为,一般认为术前 4 小时进行一次放射治疗,术后口服吲哚美辛 6 周,进行放射治疗,或两者联合可较好地预防 HO 复发。

(李志清)

第九节　烧伤后神经损伤

近年来,烧伤神经系统损伤的特点和表现逐渐得到系统深入的了解。烧伤早期即出现中枢神经系统的血液、淋巴循环障碍,神经细胞及其突触发生营养不良性改变,甚至出现某些神经元死亡。同时,烧伤致周围神经损伤亦常见,其病变发生发展及修复过程均沿神经干及分支进行,与一般神经损伤和修复的形态变化一致。全面了解烧伤后神经系统损伤有助于提高疾病诊疗水平。本章内容将按照烧伤所致中枢神经系统损伤与周围神经系统损伤分类分别介绍。

一、烧伤相关中枢神经系统损伤

中枢神经系统损伤作为烧伤后常见并发症一直是近年研究热点,由于烧伤后中枢神经系统的临床表现多样且无特异性,同时危重烧伤患者本身存在的情绪应激和多种干预措施的应用,造成主观和客观上对烧伤后中枢神经系统损伤认识上的不足,影响了对烧伤后中枢神经系统损伤的诊治。此外,中枢神经系统损伤发病机制目前尚不明确,对烧伤后中枢神经系统损伤的研究和报道相对较少。因此,对于从事危重烧伤救治的医务工作者来说,努力提高对烧伤后中枢神经系统损伤的流行病学、风险因素、发病机制、病因学、临床表现及诊断方法的认识将有助于对其进行早期识别和诊治。

(一)烧伤后中枢神经系统损伤流行病学及风险因素

1. Palmu 等人研究,在平均烧伤面积为 9% 总体表面积(total body surface area,TBSA)的烧伤患者中精神疾患发病率为 60%,另有研究表明,烧伤面积平均大于 5% TBSA 就能够引起精神症状,同时烧伤面积与精神症状严重程度呈正相关,发生精神症状的患者中大约有 28% 的患者脑组织有明显改变,表现为脑组织血流动力学的下降和大脑皮质及海马组织神经元的缺失。Tegenthoff M 等人也得出类似结论,烧伤面积在 7%~30%TBSA 的患者有 48% 出现中枢神经功能异常。重度烧伤患者由于其致伤原因的特殊性,加之上述各种原因的存在极易混淆甚至掩盖患者本身的神经系统症状和体征,所以估计其实际发病率应不低于甚至高于目前所报道的发病率。

2. 一般风险因素包括年龄、性别、有嗜酒史、营养不良以及精神药物使用史,休克、电解质紊乱。医源性因素包括手术创伤以及镇静、麻醉药物的使用等均可增加烧伤术后中枢神经系统损伤发生率。烧伤特殊风险因素包括烧伤面积、烧伤深度、手术次数、疼痛、机械通气、感染以及住院时程等。

(二)烧伤后中枢神经系统损伤机制

烧伤后中枢神经系统损伤生理学机制尚不明确,目前普遍被认可的机制有以下几种。

1. 胆碱能系统缺陷机制　该机制目前被认为是烧伤后中枢神经损伤形成的主要机制。胆碱能系统在意识、注意力、知觉、思考能力、记忆力、情感以及睡眠觉醒周期中起着重要的调节作用。解剖上,胆碱能通路一般是从前脑基底及脑桥中脑投射到纹状体的中间神经元,最终投射到相应的皮质。完整的胆碱能信号传导通路包括:胆碱能突触、胆碱能递质两个主要环节,通路上任何一个环节出现异常都有可能导致中枢神经功能异常的发生。首先,胆碱能突触的损伤,包括突触前、突触及突触后功能的损伤。M1 受体广泛存在于中枢神经系统中,M1 受体活性与大脑注意力、认知功能有密切的关系。抗胆碱能物质,可以抑制突触后 M1 受体活性,导致大脑产生幻觉以及认知功能障碍。另外,烧伤治疗中,使用的麻醉、止痛后镇静药物调节 G 蛋白偶联受体抑制钙离子通道的开放、阻碍前突触去极化而影响胆碱能通路,也可以引起胆碱能神经元细胞凋亡,突触随之受损,促使中枢神经功能异常发生。其次,递质合成及效能的改变。由于乙酰胆碱作为神经递质在感知觉调节中作用最为明显,所以它的降低将直接导致中枢神经功能异常的发生。从生物化学角度判断,乙酰胆碱是由胆碱与乙酰辅酶 - A(CoA)相结合形成;烧伤患者由于蛋白消耗增加、吸收功能降低,造成严重的营养不良,糖酵解三羧酸循环中产生 CoA 水平降低,限制乙酰胆碱合成。实验表明,认知改变的小鼠海马及中枢神经功能异常患者的血清和脑脊液中,乙酰胆碱水平均是降低的。研究表明:除乙酰胆碱变化外,其他中枢神经递质的变化也与认知障碍发生有关,如:①血清素为兴奋性神经递质,该递质合成增加,可抑制乙酰胆碱合成,作用于海马组织中 5 - 羟色胺 -3,6 受体,可减少乙酰胆碱的释放。血清素还可以刺激多巴胺活性,降低乙酰胆碱在前脑皮质的表达。②多巴胺分泌过剩,在应激状态下,钙离子内流导致多巴胺水平升高,线粒体产能减少,使多巴胺在前额皮质中合成增加和降解下降;③去甲肾上腺素控制脑中间皮质多巴胺能神经元,并影响前脑皮质胆碱能系统。

2. 应激机制　中枢神经功能异常的病理生理学领域中,存在另外一种机制,即异常应激机制,主要是外界刺激而造成个体应激通路缺陷。外界刺激范围很广,小到可以是皮肤的裂伤,大到可以是严重的创伤,而烧伤是外界刺激的一种极端情况,该损伤引起的应激反应时程长,对患者预后有着长期的不良影响。正常机体中,下丘脑释放促肾上腺皮质激素释放激素作用在垂体,垂体释放促肾上腺皮质激素入血,促肾上腺皮质激素作用于肾上腺,肾上腺释放皮质醇激素入血,即下丘脑 - 垂体 - 肾上腺(LHPA)轴。机体受外界创伤之后,来自于损伤部位的传入神经信号,增加垂体腺分泌激素,同时因破坏 LHPA 轴反馈回路,导致皮质醇激素合成增加。而且,皮质醇激素性质为脂溶性,在应激状态下血脑屏障通透性增加,导致皮质醇激素极易通过血脑屏障,作用于细胞核受体。细胞核受体包括糖皮质激素受体(GR)和盐皮质激素受体(MR)两类,糖皮质激素受体广泛存在脑组织各个区域(尤其是海马、小脑及前额皮质),MR 不如 GR 存在广泛,主要局限于海马、外侧隔核、杏仁核等,应激状态下高水平皮质醇激活海马等神经 GR 和 MR,MR 对皮质醇激素亲和力比 GR 高,低浓度皮质醇首先与 MR 结合,主要维持皮质醇激素作用;随着皮质醇激素进一步升高,激素与 GR 结合,影响 LHPA 轴负反馈作用。烧伤引起的应激反应是剧烈的,会生成大量皮质醇激素,同时激活 MR 和 GR 受体,从而引起海马神经细胞兴奋性降低。总之,LHPA 轴功能紊乱导致中枢神经系统功能异常的物质可以通过两点证据阐述:应激下认知损害的患者皮质醇激素维持较高水平;维持高水平皮质醇激素可以引起神经精神损害。Robertsson 等与 O'Keffe 和 Devlin 进行地塞米松抑制试验(DST),直接证明了皮质醇激素是神经损伤诱发因素。血清皮质醇激素增加导致胰高血糖素增加,最终的结果就是血糖升高,增加感染概率,而感染也是重要风险因素之一。

3. **炎性反应** 炎症是当机体受到损害时先天免疫应答的一部分,可以通过循环系统累及全身各处。促炎及抗炎存在一种平衡,大面积烧伤打破这种平衡。大于 20%TBSA 烧伤患者中,通常出现中枢系统炎症反应表现,机制如下:血脑屏障通透性增加;炎症细胞、促炎因子、补体、细胞毒素蛋白酶、活性氮物质和活性氧物质间接或直接对神经系统的损伤。当外周组织遭到严重的烧伤时,外周组织释放大量促炎因子、细胞毒素蛋白酶、活性氮物质和活性氧物质。分子层面,白细胞介素 -1β(IL-1β)、肿瘤坏死因子 -α(TNF-α)、白细胞介素 -6(IL-6)、干扰素 α/β(INFα/β)引起全身反应,促使大脑微血管通透性增加,炎性介质进入脑组织,直接导致神经损伤和大脑水肿。体循环中炎症因子还可以刺激脑血管内皮细胞分泌前列腺素进入到脑实质中,通过神经通路活化迷走神经,从而导致血脑屏障通透性进一步增加,加重脑实质的损害。烧伤后机体补体激活,也是脑损伤及脑膜炎神经病理生理学一个关键因素。根据动物实验可知,大于 30%TBSA 的烧伤中促酰化蛋白受体(C5L2)表达上调,在损伤后期可以导致神经系统的炎症反应。细胞层面,大面积烧伤活化的中性粒细胞以及巨噬细胞,一方面来自于大脑内部活化的中心粒细胞和巨噬细胞,另一方面则是血脑屏障受损后,外周巨噬细胞进入大脑,释放大量炎性因子、活性氧和活性氮,造成中枢神经细胞的损害。

(三)烧伤后中枢神经系统损伤病因学

烧伤作为特殊的损伤因素不仅仅对局部组织产生影响,更对整个机体多脏器打击是巨大的。尤其是烧伤后中枢神经损伤,其发生的原因复杂,且机制尚不十分清楚,往往为多因素造成。所以,单纯关注于烧伤创面造成机体的影响是片面的,要想全面、客观了解烧伤后中枢神经系统的损伤的病因,需要注意以下几个方面:

1. **缺氧** 为常见原因之一。严重的烧伤休克、呼吸道烧伤、严重面颈部烧伤水肿压迫咽喉部、肺水肿、严重的肺部感染、深麻醉或镇静剂用量过多引起呼吸抑制、高热、严重溶血、输液反应等。由于缺氧,脑内能量迅速消耗,神经细胞膜电位差不能维持,钠、氯离子及水分进入细胞内,产生脑细胞水肿,更进一步加重中枢神经的损伤。

2. **酸中毒** 上述引起缺氧的诸多原因以及电解质紊乱、代谢紊乱等,均可导致酸中毒。呼吸性酸中毒时,尚由于二氧化碳的积蓄,血脑屏障通透性增加,使一些平常不能进入脑组织的物质如炎症介质、外毒素、内毒素、大分子蛋白等进入脑组织,造成中枢神经功能紊乱。

3. **补液错误** 输液过多、过快引起所谓"水中毒",造成脑水肿加重中枢神经系统的损伤。

4. **中毒** 如一氧化碳、苯、汽油中毒等。其中发生机制与缺氧相似。

5. **代谢紊乱** 如尿毒症、肝功能障碍所致之血氨增高等。

6. **严重感染** 细菌毒素如内毒素血症,以及严重败血症或脓毒败血症并发多发性脑脓肿、脑膜炎、静脉窦血栓形成等。

7. **合并脑外伤。**

(四)中枢神经系统损伤临床表现

1. **认知功能障碍** 认知障碍指机体认识和获取知识的智能加工过程、学习、记忆,以及思维判断有关的大脑高级智能加工过程出现异常,从而引起严重的学习、记忆障碍,同时伴有失语或失用或失认或失行等改变的病理过程。该障碍是烧伤后中枢神经损伤的早期临床表现,临床表现不仅包括记忆障碍、失语、失认、失用、视空间障碍等,还可发生焦虑、抑郁、激越等情感障碍。例如，早期损伤的患者会故意将临床管路(气管切开套管、动静脉置管以及尿管等)拔除，且极为不配合医护人员的正常医疗行为，或者会表现出无法正确回答评估量表中的问题，对外界的刺激很难给出准确适当的反应。无法辨别身处何地，经常从睡梦中惊醒等症状。Agarwal 等人统计发现，认知障碍平均时间一般为 3 天。但患者病情越危重，认知障碍程度越重，持续时间也就越长。

2. 创伤后应激障碍　创伤后应激障碍(PTSD)是指应激原具有异常惊恐或灾难性质，常引起个体极度恐惧、害怕、无助之感，是烧伤后中枢神经损伤的晚期临床表现。烧伤本身的严重程度，暴露于这种精神创伤性情景的时间，都是影响病程迁移的因素。PTSD 的发病多数在遭受创伤后数日至半年内出现。大多数患者 1 年内恢复，少数患者持续多年不愈而成为持久的精神病态。

(五) 烧伤后中枢神经损伤诊断

1. 量表评估　医师评估患者意识状态、中枢神经损伤程度现主要是使用以下几种评估量表：简易精神状态评价量表(mini mental state examination，MMSE)、ICU 意识模糊评估法(confusion assessment method for ICU，CAM-ICU)、镇静程度评估量表(richmond agitation sedation scale，RASS)、记忆中枢神经功能异常评估量表(memory delirium assesment scale，MDAS)等。

(1) 简易精神状态评价量表：是一种床边监测评价认知功能的工具量表。该量表有 11 个问题，可以评估患者的注意力、计算能力、记忆力、方向感及语言能力。0 分代表认知能力缺陷，30 分代表认知能力正常。小于 24 分则代表认知能力开始受损。此量表最开始用于有精神疾患的患者，逐渐应用于影响认知障碍的其他疾病诊断中。

(2) ICU 意识模糊评估法：CAM 主要用于辅助未经精神疾病培训的医师来鉴别中枢神经功能异常症状。该量表基于美国《精神障碍诊断与统计手册》(第 4 版)(DSM-Ⅳ)而设计，在过去的 10 年间一直被用于评估中枢神经功能异常的发生、风险因素及症状。扩大了应用范围，不仅可以应用于非机械通气的患者，还可以应用于机械通气无法语言交流的患者。大面积的烧伤患者机械通气率很高，这样一来该量表可以准确地评估用于机械通气的大面积烧伤患者的精神状态。CAM-ICU 有 4 种诊断运算方法，能够鉴别并且有效地监测中枢神经功能异常的发生发展。CAM-ICU 应用简单快捷，并且具有优良的可信性和有效性。CAM-ICU 唯一不足之处是无法应用于对语言刺激无法做出反应的患者。

(3) 镇静程度评估量表：RASS 应用于评估患者镇静程度的量表。该量表划分为 10 档，从 0 分开始记。0 分代表警觉或者是冷淡。正向 RASS 最少为 +1，最多为 +4。负向 RASS 最多为 1，最少为 4。5 分则为患者无反应状态。其中 +1 代表中等不安状态，+4 则代表严重焦虑。负向 RASS 代表意识开始下降，区分对语言刺激的反应(1~3)和肢体刺激(4~5)。

(4) MDAS：MDAS 是基于中枢神经功能异常 10 项特征而设计的评估量表，每一项特征从 0 到 3 分，最高分为 30 分，分值越高代表患者中枢神经功能异常状态越严重。10 项特征包括意识水平降低、方向感错乱、短期记忆障碍、识数能力障碍、维持及改变注意力障碍、思维奔逸、感知觉紊乱、幻觉产生、精神运动活跃以及睡眠觉醒紊乱。MDAS 基于 DSM-Ⅳ-TR 诊断标准设计，应用快捷，原理通过行为上的观察从而评估患者的认知能力的改变，MDAS 诊断中枢神经功能异常有效性高，并且能够较好的辅助其他评估量表比如 CAM-ICU 量表完成对中枢神经功能异常的诊断。

(5) 急性生理与慢性健康评分(APACHE)和序贯器官衰竭评估(SOFA)评分：APACHE

和 SOFA 评分是疾病严重程度的评分系统,其评分从 0(最优情况)到 71(最差情况),SOFA 从 0(最优情况)到 24(最差情况)。例如大面积烧伤患者,还要结合烧伤面积、烧伤深度和药物对患者损伤的机制。

2. 生物标志物诊断 为了提高中枢神经功能异常的诊断准确度,大量的血清生物标志物可以作为中枢神经功能异常风险评估、诊断、监测及病因学分析的一种有潜力的工具。但是,就目前为止,还没有一种生物学标志物能够特异性判断烧伤中枢神经功能异常的发生、发展过程。

(1)载脂蛋白 E4:载脂蛋白 E4(ApoE4)通过胆固醇动员修复髓磷脂及神经细胞膜的一种蛋白,与精神状态有关的载脂蛋白大致为载脂蛋白 E2(ApoE2)和 ApoE4,Regal 等人研究表明,ApoE4 可以更好地预测认知障碍的发生。ApoE4 通过增加胆碱酯酶突触合成数量、限制乙酰胆碱转移酶表达和降低 γ-氨基丁酸(GABA)清除率损害胆碱能神经元。ApoE4 等位基因与中枢神经功能异常发展有较大的相关性。在认知损伤的人群中,ApoE4 等位基因的表达延长中枢神经功能异常持续时间(中值为 4 天)。但是当持续时间为 2 天时,ApoE4 则不表达。

(2)皮质醇、IL-8:高水平皮质醇、IL-8 也预测着神经症状的发生。Kban 等人通过对比发生中枢神经功能异常和未发生中枢神经功能异常患者的细胞因子和皮质醇水平,结果表明未发生中枢神经功能异常患者皮质醇低于 45nmol/L,IL-8 低于 20pg/ml。而发生中枢神经功能异常前皮质醇为 666nmol/L,IL-8 为 27.1pg/L。上述数据也有力地证明,IL-8 和皮质醇可作为预测神经损伤的标志物。

(3)胰岛素类生长因子 1(IGF-1):IGF-1 是缩氨酸家族之一,血清水平与多种脑功能症状相关。IGF-1 受体大部分存在于脑组织中,在免疫反应中表达 IGF-1 并且占据 IGF-1 绑定靶位,与绑定蛋白相互作用,调控 IGF-1 的血清水平,IGF-1 单方面刺激其他生长因子,这些因子反馈作用于 IGF-1。Wilson 等人研究表明低水平 IGF-1 可被认定为中枢神经功能异常发展的风险因素,在老年患者当中也有类似状况。

(4)血清乙酰胆碱拮抗剂(SAA):血清抗乙酰胆碱拮抗剂水平测定精神患者抗胆碱药物对身体的负担。根据胆碱能系统功能不全的理论(详情可见"胆碱能系统缺陷机制"部分内容),SAA 被认定为中枢神经功能异常活动程度和诊断的工具。

(5)S100 钙离子绑定蛋白 B(S100β):S100β 是最近比较新的检测中枢神经功能异常的工具之一,主要测定严重疾病患者中枢神经功能异常的生物标志物。S-100β 主要由星形胶质细胞表达,高分子水平 S100β 可以说明由神经胶质间接损害导致的中枢神经功能异常。S-100β 和促炎因子 IL-6、IL-8 在炎症反应及大脑损伤有复杂的关联。

(6)神经元特异性烯醇化酶(NSE):NSE 是参与糖酵解途径的烯醇化酶中的一种,存在于神经组织和神经内分泌组织中。NSE 在脑组织细胞的活性最高。当神经细胞受损引起中枢神经功能异常时 NSE 大量释放。同时,小细胞肺癌患者、神经母细胞瘤、血清甲状腺髓样癌、嗜铬细胞瘤、转移性精原细胞癌、黑色素瘤、胰腺内分泌瘤等 NSE 也明显增高,因此,作为中枢神经功能异常生物学标志物缺乏特异性,NSE 水平升高与中枢神经功能异常并没有确切联系。

(六)烧伤后中枢神经损伤的治疗

1. 非药理学方法对中枢神经功能异常的防治 住在 ICU 的烧伤患者比其他患者暴露于更多的诱发因素,重症监护室中有更多医护人员,昼夜不停地工作和暴露在噪声和灯光之中。非药理学方法防治中枢神经功能异常策略主要是减少中枢神经功能异常潜在的诱发因素。例如,早期锻炼活动、避免制动、减少噪声、夜晚使用耳塞、增加暴露在自然光下的时间。Zaal 和 Slooter 发现监护室的患者中枢神经功能异常持续的时间要比住在单间患者要长,缘于单间噪声小,通常暴露在正常的阳光下。住在单间患者中枢神经功能异常持续时间要比 ICU 病房患者平均缩短 0.4 天,使用耳塞可将 ICU 烧伤患者中枢神经功能异常发生率由 40% 降低到 15%。总而言之,对于中枢神经功能异常患者的非药理性防治可以缓解中枢神经功能异常发生发展的过程。

2. 早期预防及对症治疗

(1) 持续肾脏替代治疗(continuous renal replacement treatment,CRRT):Vriese 等人研究 CRRT 对炎症介质的清除状况,结果表明:超滤液中能够检测到 IL-6 和 TNF-α,不能检测到 IL-10。炎症介质 IL-6 和 TNF-α 的清除在 CVVH 开始 1 小时后最高。5 小时后炎症介质的清除显著减少。炎症介质的清除主要是依靠对流和吸附,对流清除量相对恒定而吸附清除量在 CRRT 刚开始和刚换滤器的时候最大,随着治疗时间的延长而逐渐减少。在烧伤患者早期治疗中,可以应用该项技术,减少患者伤后早期炎症介质,减轻炎症反应对机体的打击。

(2) 糖皮质激素:烧伤患者早期糖皮质激素可以缓解早期炎症反应,一方面,减少血管扩张水平,防止大分子蛋白过度渗出,减轻血容量丢失以及第三间隙水肿,降低低血容量休克风险。另一方面,保护血脑屏障功能,避免血液中炎症介质、有害大分子通过血脑屏障进入脑组织,对中枢神经系统造成直接的打击。

3. 烧伤后中晚期治疗

(1) 防止去甲肾上腺素(NE)系统的敏感性:临床前和临床的研究表明一些合理方法可用于治疗创伤早期过度觉醒、增强的 NE 能活性及敏感性。朗格汉斯细胞的活性可通过多种神经递质以及神经肽进行调节:cRF 和 Glu 具有刺激作用;NE、肾上腺素、神经肽 Y(neuropeptide Y,NPY)、内源性鸦片肽、GABA、苯二氮䓬及复合胺具有抑制作用。因此,通过干预参与应激的多种神经递质和神经肽可对 PTSD 进行有效的预防和治疗 PTSD。

(2) 抑制 Glu 的兴奋性:PTSD 患者早期出现的分离症状可由一系列与应激相关的神经生物学系统的变化所引起。因此,多种药物干预可能对分离的症状具有潜在的作用。例如减少单胺类物质的释放,由此而削弱 Glu 的活性将会是治疗分离的一个合理方法。另外一个治疗途径可能涉及通过内源性阿片肽或 GABA 来恢复有缺陷的抑制机制。尽管苯二氮䓬和阿片肽并没有特别推荐作为长期治疗 PTSD 的药物,但是它们很可能会减少创伤幸存者分离症状的频率和程度。

4. 应用精神类药物的治疗
文献表明药理性防止中枢神经功能异常发生是有效的,所以在 ICU 患者或者是烧伤等严重创伤的患者有必要用药物防治中枢神经功能异常。

(1) 一代抗精神药物:氟哌啶醇是一代抗精神药物,广泛用于 ICU 患者,氟哌啶醇可以口服、肌内注射和静脉给药,然而迄今为止,美国食品药品监督管理局并未批准静脉给药途径为常规用药途径,仅应用在肠道吸收功能下降的中枢神经功能异常患者中。氟哌啶醇易引起神经阻滞剂恶性综合征及锥体外系副作用等。

(2) 二代抗精神药物:奥氮平是二代抗精神病药物,和氟哌啶醇相比有着相同的疗效,降低锥体外系副作用,神经阻滞剂恶性综合征,扭转型室性心动过速,QT 间期延长,较氟哌啶醇更加安全。奥氮平的不足之处是不能够静脉给药,不能够用于肠道吸收功能下降的患者。

(3) 胆碱酯酶抑制剂:早期研究表明,乙酰胆碱缺失可以引起中枢神经功能异常,理论上讲,胆碱酯酶抑制剂能够降低胆碱酯酶活性,促使乙酰胆碱水平升高,从而达到治疗预期。然而在临床上的观察发现,胆碱酯酶抑制剂对中枢神经功能异常症并没有治疗效果,反而会给患者不必要的副作用。

(4) 其他药物:左旋美托咪定与氟哌啶醇相互对比,使用患者可以减少插管时间及缓解中枢神经功能异常症状。哌甲酯能够改善低活性性中枢神经功能异常认知能力及精神运动功能,其副作用能引起精神错乱症状。内生性褪黑色素治疗中枢神经功能异常治疗顽固性中枢神经功能异常,也仅仅是在个案中使用过,需要大量的临床资料加以佐证。

(七) 总结

1981 年,Robet Ader 博士提出心理神经免疫学的理论,阐述了免疫系统、神经系统和精神状态相互影响的关系。为烧伤后中枢神经系统损伤能提供了强有力的理论依据,但损伤机制尚不明确,多种机制混杂在一起,无法单纯说明某一机制起决定性作用,为此明确烧伤引起脑实质损伤的病理生理过程,深入研究烧伤中枢神经损伤中蛋白表达基本通路,在临床中早期干预疾病发生、发展过程,提高患者生活水平,已成为我们下一个研究目标。

二、烧伤相关周围神经损伤

周围神经是指中枢神经(脑和脊髓)以外的神经。包括 12 对脑神经、31 对脊神经和植物性神经(交感神经、副交感神经)。周围神经损伤是指周围神经及其所形成的神经丛由于各种原因所致的损伤,以及受该神经支配的区域出现感觉障碍、运动障碍和营养障碍。周围神经常见的病因是各种爆炸伤,枪弹贯通伤,切割伤,刺伤及绞轧伤等所致的神经完全断裂过破坏以及挤压伤、牵拉伤、打击伤、压迫伤、挫伤、冷冻伤、烧灼伤、化学刺激等所致的不同程度的神经损伤。其主要受伤机制是神经受压、切断、缺血、炎症、神经元变形以及辐射暴露。

(一) 病因学及分类

大面积烧伤后患者周围神经损伤发病率可达 15%~29%。老年人,重症患者,电击伤和酗酒者烧伤后更为常见。神经损伤的严重程度与烧伤深度有关。通常,烧伤皮肤区支配神经会不同程度受累。如Ⅲ度烧伤后皮肤全层损伤导致该区域皮肤感觉丧失。Ⅱ度烧伤,需根据损伤真皮层的程度判断是否损伤神经。Ⅰ度烧伤则不影响局部神经功能。大面积烧伤后继发引起全身系统反应,可造成远离损伤区域的神经功能障碍。Higashimori H 在动物实验中发现当Ⅲ度烧伤面积达 20%TBSA 时,出现远离烧伤部位的神经功能障碍表现,实验结果表明感觉和运动神经对于烧伤相关全身因素敏感。

烧伤所致周围神经损伤一般包括三类:单神经损伤、多神经损伤及多发性神经损伤。单神经损伤一般为热力、电流、压迫及化学物质等因素导致;多神经损伤常见于大面积烧伤出现的神经毒素性物质所引起的继发性反应,如多发性神经炎等;多发性神经损伤则是局部或全身多种损伤共同导致,如多发性挤压综合征。

(二) 病理变化

热力损伤后根据病程及病变严重程度,周围神经可发生一系列不同程度的病理形态学改变,初期多为神经纤维变性,病情加重可以出现神经纤维渐进性坏死或急性坏死,以及神经炎等改变,后期则出现神经再生和修复。

热力损伤引起局部神经损害,首先是由于蛋白质的热凝反应。随后局部炎性介质释放,水肿形成,以及血流动力学改变,继发感染的形成进一步加重神经损伤。1984 年 Mackinnon

等人建立模拟人体周围神经慢性卡压损伤的动物模型,发现损伤的病理变化主要是阶段性脱髓鞘及轴突变性,指出了慢性缺血、血-神经屏障改变、以及严重的瓦勒变性作为病理过程的 3 个基本变化。

与神经损伤相关介质包括环磷腺苷(cyclic AMP)、环磷鸟苷(cyclic GMP)、前列腺素 E_2(PGE$_2$),一些促炎因子如一氧化氮(NO)、IGF-1、IGFBP-3 和 TNF-α 也起作用。同样在 Higashimori H 的动物模型实验中,伤后全身反应早期抑制 NO 释放后防止了运动神经元轴突结构和功能缺陷。同时,神经损伤诱导施万细胞、巨噬细胞活化增殖,释放大量的炎性介质、细胞因子,从而活化成纤维细胞,造成卡压段神经的纤维化,阻断轴索的连续性和轴突生长,逐渐造成神经束内纤维化,最终造成中心区域的神经纤维坏死。原发神经感染少见。除了对周围神经直接损伤之外,系统性反应也会影响神经功能。烧伤后周围神经病变的病理生理学仍然值得进入探讨。未来治疗可能针对如何抵消通路中释放的介质。

（三）临床表现

临床症状和体征取决于受累的神经,但共同的表现是受累神经分布区的运动、感觉、自主神经功能障碍和腱反射减低或消失。运动功能障碍表现为受累肌肉萎缩无力,结果可使肢体出现一些特殊的姿势,如爪形手、猿手、腕下垂及足下垂等。感觉功能障碍主要表现为自发疼痛、痛觉过敏、痛觉减退及痛觉丧失等。自主神经受累表现为皮肤干燥、发绀、发冷及指甲粗糙脆弱等。神经部分损伤时,感觉症状主要表现为痛觉过敏或剧烈烧灼痛。少数病例可有交感神经刺激症状,如皮肤多汗等。神经再生或功能恢复时亦能开始恢复,腱反射一般无明显的变化。

（四）辅助检查

1. **伤处检查**　仔细检查创面,评估范围和深度、软组织损伤情况以及有无感染。是否存在复合伤,有无血管伤、骨折或脱臼等。如创面已愈合,观察瘢痕情况和有无动脉瘤或动静脉瘘形成等。

2. **检查姿势**　观察肢体有无畸形。桡神经伤有腕下垂;尺神经伤有爪形手,即第 4、5 指的掌指关节过伸,指间关节屈曲;正中神经伤有猿手;腓总神经伤有足下垂等。如时间过久,因对抗肌肉失去平衡,可发生关节挛缩等改变。

3. **运动功能检查**　根据肌肉瘫痪情况判断神经损伤及其程度,用六级法区分肌力。

0 级——完全无感觉;

1 级——深痛觉存在;

2 级——有痛觉及部分触觉;

3 级——痛觉和触觉完全;

4 级——痛、触觉完全,且有两点区别觉,但距离较大;

5 级——感觉完全正常。

4. **营养改变**　神经损伤后,支配区的皮肤发冷、无汗、光滑、萎缩。坐骨神经伤常发生足底压疮,足部冻伤。无汗或少汗区一般符合感觉消失范围。可做出汗试验,常用的方法有:

（1）碘-淀粉试验:在手指掌侧涂 2% 碘溶液,干后涂抹一层淀粉,然后用灯烤,或饮热水后适当运动使患者出汗,出汗后变为蓝色。

（2）茚三酮(ninhydrin)指印试验:将患指或趾在干净纸上按一指印(亦可在热饮发汗后再按)。用铅笔画出手指或足趾范围,然后投入 1% 茚三酮溶液中。如有汗液即可在指印处显出点状指纹。用硝酸溶液浸泡固定,可长期保存。因汗中含有多种氨基酸,遇茚三酮后变为紫色。通过多次检查对比,可观察神经恢复情况。

5. 电生理检查 周围神经损伤最重要的客观检查手段是肌电图检查(EMG)和神经传导检查(NCS)。肌电图在周围神经损伤 2、3 周时出现大量的纤颤电位和正锐波等自发电位;肌肉大力收缩时运动单位明显减少的神经源损害的表现。感觉和运动神经传导速度根据神经受累的程度表现为传导速度减慢,神经动作电位波幅降低以及消失等。神经传导速度的测定还可以帮助定位,判断损伤的速度和估计预后。

此外,根据肌肉瘫痪情况,腱反射消失或减退。神经近侧断端有假性神经瘤,常有剧烈疼痛和触痛,触痛放散至该神经支配区。当神经损伤后或损伤神经修复后,在损伤平面或神经生长所达到的部位,轻叩神经,即发生该神经分布区放射性麻痛,称 Tinel 征阳性。

（五）一般治疗原则

周围神经损伤后的处理,目的是修复和功能重建。修复重建的重点在于恰当的清创和有效覆盖,在治疗时不能只局限于神经本身,还应考虑关节僵直,瘢痕等情况。治疗方式包括手术治疗和非手术治疗。

1. 神经减压 神经血管损伤是四肢烧伤,尤其是手部烧伤的主要并发症之一。其发病原因在于环形焦痂形成,或大量的复苏液导致肌间室压力上升。减压治疗包括焦痂切开减张术,筋膜切开术和周围神经松解。神经松解的主要目的是改善损伤部分神经的血液供应,促进功能恢复。烧伤后急性期神经卡压可使神经局部血流受阻导致神经功能受损,早期解除卡压可有效恢复神经功能。随着烧伤创面的修复,神经纤维化形成,慢性神经卡压少见,但值得注意的是,慢性卡压症状不明显或被掩盖出现神经内部缺血,缺氧,微观结构改变进而影响神经传导功能,如不解除卡压,可致神经营养障碍及结构紊乱,最终导致不可逆性损害。针对烧伤患者系统而全面的神经检查非常重要,同时正确的摆放体位,可以有效预防日常神经受压。如避免关节长时间过度屈曲以及髋关节的外旋外翻等。

2. 神经吻合 对于烧伤并发外伤,伤口比较整齐,污染不重,条件允许,尽可能做一期修复缝合。二期神经修复时,神经断端与瘢痕组织紧密粘连,注意神经保护。为避免神经纤维错长,注意不应扭转缝合。

3. 神经移植 自体不带血管神经皮片移植是周围神经损伤常用的重建桥接技术。但是受缺损面积、受体神经分布、创面床等因素的条件限制。相关文献报道了带血管与不带血管周围神经皮片的比较,认为带血管周围神经移植血运稳定,更利于神经修复和再生。理论上神经重建很大程度上取决于创面床是否适合。

4. 神经移位 神经缺损通常利用关节屈曲进行直接缝合。如果缺损过多,考虑神经移植。

5. 肌肉肌腱重建 除修复神经外,在治疗上有时还需要行肌腱肌肉移位,以改进运动功能。

6. 非手术治疗包括 物理治疗、针灸和电针疗法、功能锻炼、神经营养药物的应用。

（六）烧伤典型神经疾病

除烧伤直接损伤外,周围神经继发性损伤部位也常位于神经行径的狭窄区,造成典型神经损伤症状。

1. 正中神经腕部损伤 症状可类似于典型腕管综合征(CTS)的特点,正中神经支配区域疼痛或感觉异常,并累及手部外侧。这些症状通常会在夜间加剧,典型情况下会使受累患者从睡眠中醒来。保守治疗包括腕夹板疗法,而保守治疗无效的中至重度腕管综合征(CTS)患者可考虑接受糖皮质激素注射疗法和手术松解。

2. 正中神经前臂处损伤　当正中神经发生部分纤维化或营养血运发生变化时,可在正中神经于穿过旋前圆肌处被卡压,发生类似于旋前圆肌综合征的表现。

3. 桡神经肘上损伤　桡神经容易在其沿靠近肱骨走行的区域(称之为螺旋沟)内受压。肱三头肌肌力未减弱,但是会出现腕伸肌无力(即"腕下垂")、手指伸肌和肱桡肌无力、手背感觉丧失,并可能向上延伸至前臂后侧。骨间后神经受累患者通常会出现前臂疼痛和手指背屈无力。对于单次桡神经压迫性损伤患者,其原则为采用保守疗法。对于确诊的前臂骨间后神经受压,在排除神经痛性肌萎缩病因后,可行神经减压术。

4. 尺神经　肘部尺损伤若病情轻微,症状表现为无名指和小指感觉丧失和感觉异常。若病情较严重,就会出现手部骨间肌无力。偶见腕部尺神经受压,症状轻微经保守治疗后病情就能得以缓解,或是保持稳定。对于肌无力和麻木症状持续超过 6 个月的患者,应转诊并考虑手术干预。

5. 腋神经病变　腋神经由臂丛后束发出。它向肩外侧的椭圆区域传递皮肤感觉纤维,并支配三角肌(肩外展)和小圆肌(肩外旋)。腋神经病变最常见的病因是创伤,通常由肩关节脱位或肱骨骨折引起。全身麻醉或手臂高于头部的俯卧睡姿也可引发腋神经病变。此外,四边孔内的神经很少发生卡压,在个别病例中出现需提高鉴别能力。四边孔是由小圆肌(上界)、肱骨(外侧界)、肱三头肌长头(内侧界)以及大圆肌(下界)构成。

腋神经受累也可以是神经痛性肌萎缩综合征的一部分,但很少单独发病。腋神经病变的临床特征包括肩外侧边界清楚的感觉丧失区域。由于其他肌肉可协助肩外展和外旋,因此肌无力的程度各不相同,但重度肌无力较为少见。保守治疗包括旨在保持关节活动度的物理治疗和体育锻炼。不完全神经损伤患者通常需要 3~4 个月恢复。对于重度病变患者、保守治疗的前几个月未见缓解的患者以及复发性肩关节脱位患者,可考虑接受包括神经移植术等手术干预治疗。

总结来说,烧伤累及周围神经损伤较为常见,且损伤严重程度重,修复起来困难,复杂性高。应当遵循神经修复的一般准则。一般来说,伤后早期清创可以有效控制全身性反应以及随后的神经病变程度,并且有助于早期重建。

(陈欣欣　周　鑫　于家傲)

第十节　烧伤后营养代谢改变

一、烧伤患者的营养评定

在烧伤外科临床工作中,给予患者比较准确的营养状况评定能够帮助临床医生给予烧伤患者有效营养支持。烧伤患者各个治疗阶段均需要进行营养状况评定,这与各阶段的营养治疗及病情变化密切相关,因此,对于营养状况的评定应该是动态的、连续的过程。患者烧伤后天数、伤后的治疗、合并伤、伤前的身高、体重,以及入院时的临床表现可作为入院时患者营养状况评定的依据。营养风险评估对于烧伤新入院患者也很必要,营养风险是指已存在或潜在的营养与代谢状态导致疾病或术后出现相关临床结局的概率,即出现与营养因素有关的临床并发症的风险。营养风险不仅与患者当时的营养状态有关,还与影响患者利用营养成分的因素如烧伤的严重程度、年龄、并发症(吸入性损伤和器官功能障碍)等情况有关。

目前,用于监测营养状况的指标有很多,但严重烧伤引起的剧烈的生理学改变使大多数评价营养状况的指标效果不理想。正常人群营养评定时,我们最常用的简单指标就是体重,这是反映营养的一个有效指标,但烧伤引起的体液大量丢失、水肿、抗休克治疗大量输液,切、削痂清除坏死组织都对患者体重均有明显影响。而如上臂周径、肱三头肌皮褶厚度、上臂肌肉周径等,这些常用的营养评估指标对于烧伤患者并不适合,因为烧伤引起的水肿和焦痂使其不能准确地反映烧伤患者的营养状况。

我们经常用血清蛋白含量评定大面积烧伤患者的营养状况。血清蛋白中白蛋白(albumin,Alb)、前白蛋白(prealbumin,PreAlb)、转铁蛋白(transferrin,TFN)和视黄醇结合蛋白(retinol binding protein,RBP)主要都在肝脏合成。脏器蛋白缺乏、生物合成降低会导致上述几种血清蛋白浓度降低。而这些蛋白的半衰期决定了这些指标在营养评估中的敏感性,其中白蛋白的半衰期为 20 天,前白蛋白半衰期只有 2 天、转铁蛋白的半衰期为 8~10 天,而视黄醇结合蛋白的半衰期最短,仅为 10 小时。而在临床实际工作中,白蛋白则是最直接的评定指标。而大面积烧伤患者白蛋白多会显著下降,究其原因较多,烧伤后血管通透性增高,多种细胞因子增加抑制了肝脏白蛋白合成,白蛋白分解代谢增强,进食蛋白不足,都会造成一定程度的低蛋白血症。然而,在烧伤休克期为维持胶体渗透压,我们常会给患者大量输液、输血及输注白蛋白,这会明显影响我们通过监测血浆白蛋白浓度评价营养状况的准确性。因此,白蛋白对于严重烧伤患者,特别是烧伤早期并不能很好地反映营养状况,而转铁蛋白、前白蛋白、视黄醇结合蛋白往往同白蛋白水平同步下降。然而,目前为止,血清蛋白降低仍然是患者预后不佳的一个重要指标。因此,对那些血清白蛋白水平低下的患者在寻找病因的同时应早期给予适当补充是有必要的。虽然血清白蛋白不能作为烧伤后最初营养状态评估的一个很好指标,但在休克期后就有较大的临床意义。因此,有学者提出同时测定血清蛋白水平与急性期蛋白水平,两者结合可能是评估营养状况的好方法。当营养摄入充足时,前白蛋白会随着烧伤休克期的消退逐渐增加。

另外一个评定烧伤后患者营养状况的指标是氮平衡,氮平衡是摄入氮量(食物中的蛋白与静脉输入的血浆、蛋白、氨基酸)和排出氮量(尿氮、粪氮、皮肤)的差。摄入和排出的氮量大致相等,称为氮平衡。严重烧伤患者排出氮量大于摄入氮量,机体处于负氮平衡状态。氮平衡的研究由于创面等原因偏差较大,但尿氮排泄对营养治疗计划的制订有一定指导意义。连续测量尿中尿素氮的方法尽管不完全准确反映蛋白分解的量,但可以在一定程度上反映这一情况。

二、烧伤患者的代谢变化及热能需要

基于以往的研究,部分学者将烧伤后代谢变化分为两个时期,即抑制期(ebb phase)与亢进期(flow phase)。这些学者认为,抑制期与休克期大致重叠,持续时间与烧伤的严重程度相关,小面积烧伤时抑制期多不明显,大面积烧伤时抑制期平均持续 2~3 天。抑制期主要表现为氧耗量减少、代谢率降低、心输出量下降。然而,另一种分类方法将烧伤后代谢变化分为缓升期与亢进期(高代谢期)。亢进期则随烧伤严重程度可自伤后 2~3 天持续至伤后数周甚至数月,而其高峰多出现在烧伤后 7~21 天。有文献报道,烧伤面积大于 40% 的患者烧伤创面完全愈合时静息能量消耗是正常的 150%,烧伤后 6 个月静息能量消耗是正常的 140%,烧伤后 9 个月静息能量消耗是正常的 120%,烧伤后 12 个月静息能量消耗是正常的 110%。因此,严重烧伤患者代谢的亢进期持续的时间较长。

近年来,针对烧伤后高代谢发生的原因国内外学者进行了广泛研究。我们知道,严重烧伤时机体处于应激状态,应激状态下神经内分泌的改变主要表现为交感 - 肾上腺髓质轴和下丘脑 - 垂体 - 肾上腺皮质轴的强烈兴奋。目前的研究表明,这两个系统的兴奋及其调控的与代谢有关的激素水平的失衡在烧伤后高代谢的发生中起重要作用。当前的研究认为,儿茶酚胺、糖皮质激素与胰高血糖素等分解代谢激素的增加是烧伤后高代谢发生的重要原因。同时,部分研究结果也表明细胞因子(TNF-α、IL-1、IL-6、γ- 干扰素)与脂类介质(如血小板活化因子、前列腺素 E_2、血栓素、白三烯 B4)等也参与烧伤后高代谢反应的发生,但其机制仍在进一步研究中。

1. 烧伤后高代谢发生时,环境、创面、感染等因素对高代谢的程度和变化均有明显的影响。

(1) 环境温度:大面积烧伤患者水分丢失增加,水分蒸发过程中机体热量大量散失,机体需要补偿水分蒸发引起的热量散失,干燥温暖的环境下机体代谢率明显下降,其主要原因是蒸发散热所需热能主要是由环境温度所提供,因此,机体在干燥温暖的环境中热能净丢失减少。目前认为将环境温度控制在 30~32℃ 较为合适。

(2) 烧伤创面:烧伤创面是烧伤后所有病理生理变化的根源,烧伤后代谢的变化与烧伤创面密切相关。因为影响因素众多,烧伤面积与代谢率并非严格的直线正相关,但当烧伤总面积相同时,Ⅲ度面积越大,代谢率往往也越高。而大面积深度烧伤患者创面坏死组织切除后,机体整体代谢率明显降低,且尽早封闭创面也可以显著降低代谢率,有学者研究表明,异体皮与生物工程皮肤覆盖创面在降低高代谢的作用上也能取得与部分接近自体皮的效果。

(3) 严重感染:严重感染是烧伤患者代谢率增高的又一重要影响因素,当烧伤患者并发脓毒症时,在原有高代谢的基础上,静息能量消耗(REE)更有进一步的升高,REE 峰值前移,高代谢持续时间也更长,随着脓毒症得到有效控制及创面的及时覆盖、愈合,REE 逐渐下降。除了上述描述的三个重要因素外,患者的心理状态、疼痛耐受程度、焦虑程度等也是影响代谢率的因素,同样需要临床医生的重视。

2. 烧伤后高代谢状态下,体内多种营养物质的代谢均会发生变化,以下将简单阐述几种重要的营养物质的代谢变化。

(1) 蛋白质代谢:正常成人每天尿氮 10g 左右,而严重烧伤可引起机体蛋白分解代谢明显增强,尿氮可达 30g。高代谢状态下,蛋白分解代谢主要是为机体提供能量和支持重要脏器功能,分解代谢强于合成代谢,机体在短期内陷入负氮平衡和营养不良。因为骨骼肌是机体最大的氮库,占机体细胞干重的 50% 以上,所以分解的蛋白主要来源于骨骼肌,所以骨骼肌是受蛋白分解代谢影响最大的器官。长期持续的负氮平衡和骨骼肌萎缩将导致一系列严重后果,会导致患者机体免疫力下降,伤口愈合延迟,感染率增加等。而以往的部分研究结果表明,单纯补充氨基酸并不能有效地降低骨骼肌蛋白的高分解代谢,这说明自噬性和强制性是严重烧伤状态下骨骼肌蛋白的高分解代谢的一大特点。

近年来,国内外学者对于烧伤后骨骼肌蛋白高分解代谢的发生机制进行较深入的研究,目前研究认为,泛素 - 蛋白酶体途径是烧伤时骨骼肌蛋白高分解代谢的主要途径,而烧伤及脓毒症状态下泛素 - 蛋白酶体途径的活化是骨骼肌蛋白高分解代谢的主要原因,而其他蛋白降解途径在其中可能不起主要作用。另外,糖皮质激素与 TNF-α 对泛素 - 蛋白酶体途径具有正向调控作用。此外,研究表明骨骼肌核凋亡也是严重烧伤后骨骼肌蛋白高分解的又一重要原因。这些因素的综合作用,部分揭示了烧伤后蛋白质代谢变化形成的机制,也为临床上对骨骼肌蛋白高分解代谢的针对性治疗上提供相关依据。

(2) 糖代谢:在严重烧伤后可发生应激性高血糖,大面积烧伤患者早期即可出现血糖增高,甚至近 50% 的大面积烧伤患者于伤后 2 小时内即可出现高血糖。烧伤后患者于伤后第 1 天起血糖水平即急骤上升,并很快达到峰值。烧伤患者在早期就有高乳酸血症,这是因为升高的血糖起初来自肝糖原分解,肌糖原不能直接分解为葡萄糖,必先经无氧酵解为乳酸,再由肝脏转化为葡萄糖。应激性高血糖对机体的危害极大,严重影响烧伤患者的预后。高血糖可以降低机体免疫能力、增加感染的易感性,影响胶原合成致使伤口愈合延迟;高血糖可使白细胞趋化、吞噬作用减弱,中性粒细胞、巨噬细胞功能受损,免疫球蛋白产生减少、功能降低,补体结合作用减弱,还可直接抑制白细胞氧化爆发;高血糖可通过促使线粒体氧自由基过度产生,增强氧化应激、提高脂肪乳剂过氧化作用,致线粒体等细胞器损伤;高血糖可使体液平衡紊乱,促血栓形成等;高血糖还有显著促炎作用。

烧伤后血糖升高是葡萄糖生成增多,而组织对葡萄糖的利用率相对减低所致。烧伤后胰岛素的反向调节激素分泌增加,而胰岛素的分泌却相对减少,虽然胰岛素在血中绝对浓度通常并不低于正常,甚至还较正常为高,但与增高的血糖比较,存在相对不足,胰高血糖素 / 胰岛素比例增大。同时常伴有胰岛素抵抗(insulin resistance,IR),IR 是指胰岛素的外周靶组织(主要为骨骼肌、肝脏和脂肪组织)对内源性或外源性胰岛素的敏感性和反应性降低,导致生理剂量的胰岛素产生低于正常的生理效应。IR 是严重烧伤患者发生能量缺乏的重要原因之一,烧伤时机体处于高代谢状态,而此时细胞对于葡萄糖的利用却发生了障碍,IR 与应激反应的严重程度密切相关。另外,细胞因子的大量释放,如 TNF-α、IL-1、IL-6 等作为全身性炎症介质通过刺激胰岛素反向调节激素的分泌和导致胰岛素抵抗,进而产生高血糖效应。

(3) 脂肪代谢:严重烧伤会破坏脂解作用与再酯化在脂肪组织中的动态平衡,体内脂肪发生分解,波及皮下组织及体内其他脂肪储备。烧伤的水肿液中含有甘油三酯、胆固醇、磷脂及未酯化脂肪酸等。而在烧伤发生 6 小时后,血浆总脂含量(甘油三酯)急剧上升,血浆游离脂肪酸与总胆固醇水平也上升,在 2 天内恢复正常。而烧伤后脓毒症患者脂蛋白酯酶活性也明显降低,脂肪消除能力下降,表现为高甘油三酯血症。烧伤后未酯化脂肪酸的含量增加,数日后开始下降。烧伤面积愈大,这种变化也愈大。烧伤患者肝脏内可出现大量脂肪,这可能是由于动员的脂肪酸在数量上超过了代谢的需要,从而淤滞于肝脏。

(4) 微量元素代谢:目前对于微量元素在烧伤后代谢变化的研究还处于起步阶段,只对几种,如锌、铜、硒等与创面愈合、抗氧化作用、免疫反应有关的微量元素进行了研究。而结果表明,烧伤后血浆铜、锌明显降低,烧伤后血浆锌水平下降一方面可能是由于排泄增多,另一方面可能是体内锌的再分布。而血浆中铜浓度的降低与血浆中铜蓝蛋白水平降低相关。烧伤后锌与铜的丢失具有重要意义,这是因为它们都作为抗氧化剂,特别是超氧化物歧化酶的重要组成成分。锌对于创面愈合,胶原交联(影响骨的钙化)以及免疫功能都有影响。另有研究表明,烧伤后血浆与红细胞中硒的浓度下降。关于硒减少的原因,有人推测可能是硒与创面用的银有拮抗作用有关。烧伤后不同器官硒的再分布是血浆中硒水平减少的又一种解释。

三、烧伤患者的营养支持

大面积烧伤患者营养供应不足可以使患者创面愈合延迟、感染概率增加,严重者可进一步导致多器官功能障碍,甚至死亡。因此,给予烧伤患者足量、有效的营养支持治疗是烧伤治疗的重要组成部分,也是烧伤患者成功康复的基础。目前,大面积烧伤患者的营养支持治疗的目的主要在于提供充足的蛋白质,减少肌肉总体的消耗,满足创面修复时蛋白合成所需要的原料,同时足够的营养供给也能显著提高患者的免疫力,所以,我们将营养治疗也称为免疫营养支持治疗。

(一) 营养支持时机的选择

严重烧伤后给予充足、有效的营养支持治疗毋庸置疑,但选择合适的给予时机对于烧伤患者的治愈及康复具有重要意义。早期、适宜的营养支持能安全、快速、有效地逆转高代谢反应对患者的影响,从而提高患者生存率。Raff 等发现,在伤后 18 小时内进行肠内营养可明显提高喂养的成功率,而在伤后 18 小时后开始其效果则不理想。Pereira 等将 64 例患者分为伤后 24 小时内肠内营养和伤后 48 小时内肠内营养两组,发现前者脓毒症发生率为 26%,而后者为 54%。Hansbrough 等通过对烧伤后 6~10 小时实施早期肠内营养支持的患者的观察,认为早期实施肠内营养,可以在很大程度上减轻肠麻痹。临床上,我们常规给予肠内营养支持宜从小剂量开始逐渐增加需求量。部分学者认为,营养支持治疗需要持续足够长的时间,甚至到康复期,直到高代谢状态得到明确改善。

(二) 营养支持的途径选择

临床上常用的营养支持给予途径无非两种,即肠内营养与肠外营养。而在患者情况许可的前提下,肠内营养为主而肠外营养为辅则是营养给予的原则。

1. **肠内营养** 肠内营养对肠道的防御功能意义重大。肠道对能量和营养需要量很大,这是因为肠上皮细胞代谢活跃,平均 3 天左右肠上皮细胞更新一次。肠道黏膜的营养 30% 来自肠系膜动脉血液供应,70% 来自肠腔内营养物质。肠内营养能调节上皮细胞的更新,提供能量和营养素,这些能量和营养是上皮细胞更新所需的。同时,肠内营养还能促进绒毛顶端细胞的脱落和刺激对肠黏膜有营养作用的胃肠激素的分泌。而且,肠内营养对于肠道的免疫功能起着重要作用。除此之外,肠内营养还可以减少了细菌易位的发生,降低了患者的感染率,改善了预后。

肠内营养除了上述作用外,其与肠外营养相比还具有以下优点:①肠内营养可改善和维持肠道黏膜细胞结构与功能的完整性,维持肠道机械屏障、化学屏障、生物屏障、免疫屏障功能,减少应激性溃疡的发生率,防止细菌易位的发生,减少了肠源性感染的发生率;②肠内营养获得营养更加全面,营养吸收更加符合生理,有利于内脏(尤其是肝脏)蛋白质的合成与代谢;③肠内营养可以刺激消化液和胃肠道激素的分泌,促进肠蠕动恢复,有助于消化。促进胆囊收缩,减少肝、胆并发症的发生;④在同样热量和氮水平的治疗条件下,给予患者肠内营养后,患者体重的增加和氮平衡均优于肠外营养;⑤操作简单、安全、并发症少、费用低;⑥符合生理。

临床上,口服、鼻胃肠置管、胃肠造口置管是肠内营养的 3 种途径。严重烧伤患者临床以口服与鼻胃肠置管方法进行肠内营养为主,这其中又以口服为最佳途径,这是因为口服营养物质,通过咀嚼吞咽既增加肌肉活动,又促进消化液分泌。但如果患者不能进行口服或者口服剂量不足够时,则选择胃肠置管途径。胃肠置管途径给予营养物质的频率有 3 种,为一次性、间歇性和连续性,采用何种方法主要取决于置管位置和配方种类。

肠内营养成分的选择要具有个性化,且营养全面。临床上目前使用的肠内营养产品种类繁多,一般可分为要素膳、非要素膳。要素膳是单体物质为氨基酸、葡萄糖、脂肪、矿物质和维生素的混合物,并经胃肠道供给。要素膳既能为人体提供必需的热量及营养素,又可直接或接近直接吸收和利用,适用于有消化功能障碍的烧伤患者。非要素膳以整蛋白或蛋白质游离物为氮源,渗透压接近等渗(300~450mOsm/L),口感较好,口服或管饲均可,使用方便,耐受性强。适于肠道功能较好的患者。非要素膳主要包括匀浆膳与混合奶。无论是要素膳还是非要素膳,除了营养成分全面之外,针对严重烧伤患者,通常还需添加特殊的营养物质。严重烧伤时,机体对谷氨酰胺与精氨酸等条件必需氨基酸的需求量明显大于其他氨基酸,有针对性地补充机体需要的氨基酸对于严重烧伤的治疗及康复都具有积极的意义。

制定肠内营养方案时,临床上我们还需要注重给予营养物质是的浓度与温度,调配好的标准肠内营养液的热量密度一般为 1kcal/ml,从低浓度逐渐过渡到高浓度是应用时需要注意的事项。而通常情况下,我们不会在增加浓度的同时增加容量,一般选择交错进行。而给予温度一般以接近体温为宜。

2. 肠外营养 20 世纪 60 年代,肠外营养开始广泛应用于临床,并迅速得到了广泛推广,但随着研究的不断深入,其不足之处逐渐显现出来。肠外营养逐渐成为肠内营养起的辅助措施。

临床上常用的肠外营养途径有 3 种,分别为外周静脉置管、中心静脉置管以及外周静脉置入中心静脉导管(PICC)。这三种途径各有优势和不足,临床上的使用更应该个体化的选择。①应用外周静脉置管:严重烧伤患者在肠内营养不能满足机体需要时,可采用外周静脉营养。外周静脉途径可避免中心静脉途径可能发生的导管性感染,但外周静脉管径细,血流量小,输入高渗或偏酸的液体易引起静脉损伤,最好选用等渗液体。②应用中心静脉置管:严重烧伤患者当肠内营养与外周静脉营养不能满足机体需要时,可考虑中心静脉营养。中心静脉管径粗,血流量大,不易产生静脉炎或栓塞,输入营养液的速度明显快于外周静脉,高渗性营养液对静脉的刺激也较小,可满足输入较多营养素的需要。中心静脉置管主要是以锁骨下静脉、颈内静脉和股静脉为入路,中心静脉插管有时会出现(血)气胸、出血、感染等并发症,且留置导管时间不宜过长。一般认为导管入口的保护、严格无菌操作、限制置管时间 72 小时内、更换部位等至关重要,可减少导管感染的发生。③应用外周静脉置入中心静脉导管(PICC):是由外周静脉(贵要静脉、肘正中静脉、头静脉、头皮静脉、腘窝静脉)穿刺插入导管,其尖端定位于上下腔静脉或锁骨下静脉的方法。该方法由于与中心静脉途径相比,优势明显,近年来得到临床的广泛应用。PICC 只需外周穿刺,穿刺点位于肘关节处,置管快速、方便,无需使用麻醉药,创伤小、危险小、成功率高,并发症少。非烧伤患者 PICC 管留置时间可持续几个月甚至 1 年以上,但大面积烧伤患者在使用 PICC 时需注意留置时间,特别是穿刺口离创面较近的情况,部分患者双上肢均为烧伤创面时,PICC 则并不适合烧伤患者使用。

临床上常用的肠外营养液成分包括极化液、氨基酸、脂肪乳。这三种成分可分别单独输注,也可相互配比输注,目前临床上也有已经配比好的符合营养成分,应用也较广泛。①极化液:通常由普通胰岛素、氯化钾、10% 或者 50% 葡萄糖溶液组成。极化液除有保护心肌的作用外,还能改善机体的物质代谢与能量代谢。极化液中的葡萄糖是机体利用的主要能源物质之一,红细胞、白细胞及肾上腺髓质只能靠葡萄糖供能,中枢神经系统以是以葡萄糖供能为主。极化液中的胰岛素还可以使葡萄糖转移至细胞内,主要为骨骼肌细胞,增加细胞内糖原贮存,同时还能使血中钾、脂肪酸及氨基酸含量降低,促进蛋白合成(主要为肝脏与骨骼肌),进而改善全身的代谢情况。②氨基酸:临床上经常使用复方氨基酸溶液,可为人体蛋白质合成提供可利用的各种氨基酸,合成其他生理活性物质(激素、酶类)和提供机体热量。严重烧伤患者由于各种氨基酸均被消耗,因此,临床上常采用氨基酸种类较多的复方氨基酸注射液作为首选。③脂肪乳:目前临床常用的脂肪乳主要为长链脂肪乳或中长链各半的脂肪乳剂。严重烧伤后多伴有胃肠消化吸收功能障碍,口服脂肪量大易引起腹泻,所以烧伤早期补充脂肪应以静脉输入脂肪乳剂为主,待胃肠功能恢复后再逐渐增加肠内脂肪入量。应用脂肪乳时应警惕可能会出现过敏反应,常表现为寒战、发热、胸痛、气急等,临床上应注意观察,防止输入过快。如条件许可,可采用三升袋将各种营养液混合,使用输液泵恒速输入,这较单独应用脂肪乳剂等单一营养液更为安全有效。

(申传安)

参 考 文 献

1. Girtler R, Gustorff B. Pain management of burn injuries. Anaesthesist, 2011, 60(3):243-250.

2. 李玉香,陈红香,白彩锋,等. 欠发达地区烧伤疼痛管理现状研究. 护士进修杂志, 2012, 27(23):2132-2133.

3. de Castro RJ, Leal PC, Sakata RK: Pain management in burn patients. Braz J Anesthesiol, 2013, 63(1):149-153.

4. Yang HT, Hur G, Kwak IS, et al. Improvement of burn pain management through routine pain monitoring and pain management protocol. Burns, 2013, 39(4):619-624.

5. Brahmbhatt A, Adeloye T, Ercole A, et al. Assessment of post-operative pain in children: who knows best? Pediatr Rep, 2012, 4(1):e10.

6. Jain AA, Yeluri R, Munshi AK. Measurement and assessment of pain in children--a review. J Clin Pediatr Dent, 2012, 37(2):125-136.

7. Wong C, Lau E, Palozzi L, et al. Pain management in children: Part 1-Pain assessment tools and a brief review of nonpharmacological and pharmacological treatment options. Can Pharm J(Ott), 2012, 145(5):222-225.

8. 黄跃生. 烧伤外科学. 上海:科学技术文献出版社, 2010.

9. 罗乐,何于江,周章武. 激光镇痛及其机理分析. 应用激光, 1997, 17(1):47-48.

10. 陈静静,杨华元,马忆南,等. 低强度激光镇痛效应及其机理探讨. 中华中医药学刊, 2011, 29(10):2368-2372.

11. 沈洁,杜培花,赵文凤. 弱激光照射治疗急慢性疼痛的疗效观察. 激光杂志, 2017, 28(2):157-160.

12. 毛和水,姚敏,方勇. 弱激光疗法在创面愈合中的作用研究进展. 中华烧伤杂志, 2012, 28(6):462-465.

13. 杨宗城. 中华烧伤医学. 北京:人民卫生出版社, 2008.

14. 刘毅. 皮肤肿瘤治疗学. 北京:人民军医出版社,2012.

15. 蔡景龙. 瘢痕整形美容外科学. 杭州:浙江科学技术出版社,2016.

16. 苑凯华,余文林,李勤. 激光美容外科治疗学. 北京:人民军医出版社,2011.

17. 李荟元. 创伤研究动物模型. 西安:第四军医大学出版社,2005.

18. Liu Y,Zhang C,Song M,et al. Our preferred surgical approach to cicatricial cryptotia. Burns,2013,39(8):1639-1646.

19. 盛志勇,郭振荣. 危重烧伤治疗与康复学. 北京:科学出版社,2000.

20. 赵贤忠,孙记燕,葛永忠,等. 瘢痕移除后瘢痕皮回植原位皮肤再生治疗增生性瘢痕. 中国组织工程与康复,2010,14(18):3327-3330.

21. 杨东运,李世荣. 瘢痕的手术治疗原则与术式选择. 中华医学杂志,2013,93(14):1044-1046.

22. 黄国锋,夏照帆. 瘢痕防治的临床方案与国际推荐意见. 中华烧伤杂志,2011,27(3):240-242.

23. 蔡景龙,杨东运. 瘢痕防治应密切结合损伤修复研究. 中华医学杂志,2011,91(14):2594-2596.

24. 马骁,金增强,杨文峰,等. 瘢痕疙瘩的综合治疗. 中国美容医学,2010,19(3):318-320.

25. 瞿晓梅,秦恳,刘林嶓,等. 瘢痕疙瘩发病及治疗后复发的临床相关因素分析. 中华医学美学美容杂志,2011,17(3):171-173.

26. 鲁开化,李荟元,夏炜,等. 病理性瘢痕防治研究的探讨. 中国美容整形外科杂志,2010,21(4):193-197.

27. 李新技,夏廷毅,常冬姝,等. 三种不同方法治疗瘢痕疙瘩的疗效比较. 中国美容医学,2011,20(6):949-951.

28. 王量,李世荣,陶林,等. 增生性瘢痕和瘢痕疙瘩的非手术治疗. 中国美容整形外科杂志,2012,23(4):437-439.

29. 罗旭松,汪希,杨群,等. 重度颈部瘢痕的序贯修复治疗策略. 中华医学杂志,2013,93(14):1050-1053.

30. Dale E,Lisa MZ,Ben MW,et al. Prevention of neutral hypersensitivity after acute upper limb burns:development and pilot of a cortical training protocol. Burns,2011,37:698-706.

31. Cowan AC,Stegink-Jansen CW. Rehabilitation of hand burn injuries:Current updates. Injury,2013,44(3):391-396.

32. 刘晓燕. 瘢痕治疗的策略回顾及进展. 中国美容整形外科杂志,2016,27(11):641-644.

33. Hultman CS,Edkins RE,Lee CN,et al. Shine on:Review of Laser- and Light-Based Therapies for the Treatment of Burn Scars. Dermatol Res Pract. 2012,2012:1-9.

34. Jang JU,Kim SY,Yoon ES,et al. Comparison of the Effectiveness of Ablative and Non-Ablative Fractional Laser Treatments for Early Stage Thyroidectomy Scars. Arch Plast Surg,2016,43(6):575-581.

35. Koike S,Akaishi S,Nagashima Y,et al. Nd:YAG Laser Treatment for Keloids and Hypertrophic Scars:An Analysis of 102 Cases. Plast Reconstr Surg Glob Open. 2014,2(12):e272.

36. 谭军. 激光皮肤再生美容. 长沙:湖南科学技术出版社,2014.

37. 王斌,瞿伟,周粤闽. 激光治疗瘢痕疙瘩的进展. 中国皮肤性病学杂志,2015,28(9):963-965.

38. 郭君,谭军,李高峰. 增生性瘢痕的激光治疗进展. 中国美容医学,2012,21(5):878-900.

39. 周展超. 皮肤美容激光与光子治疗. 北京:人民卫生出版社. 2009.

40. Avram MN,Tope WD,Yu T,et al. Hypertrophic Scarring of the Neck Following Ablative Fractional Carbon Dioxide Laser Resurfacing. Lasers Surg Med,2009,41(3):185-188.

41. 李桂锋,王春梅. 病理性瘢痕的药物治疗进展. 中国美容医学. 2014,23(9):765-769.

42. 李明,杨森,张学军,等. 瘢痕疙瘩的研究进展. 国外医学:皮肤性病学分册,2002,28(6):353-355.

43. 汪杰华,姚晖. 瘢痕疙瘩术后辅助放射治疗研究进展. 医学综述. 2015,21(9):2968-2970.

44. 周诚忠,夏海波,宋永浩,等. 70 例瘢痕疙瘩术后即时辅助电子线放疗的疗效观察. 肿瘤基础与临床, 2014,27(1):35-37.

45. Ogawa R,Akaishi S,Kuribayashi S,et al. Keloids and Hypertrophic Scars Can Now Be Cured Completely: Rencent Progress in our Understanding of the Pathogenesis of Keloids and Hypertrophic Scars and the Most Promising Current Therapeutic Strategy. Joumal of Nippon Medical School,2016,83(2):46-53.

46. 孙玉亮,连欣,刘楠,等. 578 例瘢痕疙瘩放疗疗效观察. 中华放射肿瘤学杂志,2013,22(6):443-445.

47. 李威扬,简彩,楚菲菲,等. 手术切除联合即时放射疗法治疗瘢痕疙瘩疗效分析. 中国美容整形外科杂志,2013,24(3):157-159.

48. 荣玲,武晓莉,白永瑞,等. 53 例瘢痕疙瘩患者手术后电子线照射治疗远期随访观察. 中华整形外科杂志,2014,30(4):270-274.

49. 高立伟,杨顶权,王继英,等. 瘢痕疙瘩术后即时放疗 83 例临床分析. 中日友好医院学报,2014,28(1):15-17,32.

50. 李蜀光,魏海刚,邱雅,等. 瘢痕疙瘩术后电子线治疗 66 例临床观察. 中国美容医学,2007,16(7):944-947.

51. 程光惠,姜德福,韩东梅,等. 手术联合术后放射治疗瘢痕疙瘩的疗效观察. 中华放射医学与防护杂志,2006,26(3):274.

52. Flickinger JC.A radiobiological analysis of multicenter data for postoperative keloid radiotherapy.Int J Radiat Oncol Biol phys,2011,79(4):1164-1170.

53. 柯朝阳,曾凡倩,张静,等. 手术加放疗治疗耳部瘢痕疙瘩的疗效分析. 中华耳科学杂志,2012,10(3):368-370.

54. 王庆国,李晓梅,张敏,等. 107 例瘢痕疙瘩术后两种分割剂量放疗疗效分析. 北京大学学报:医学版,2014,46(1):169-172.

55. Cho SB,Lee SJ,Kang JM,et al. Treatment of scars with flexion contracture using carbon dioxide laser and fractional photothermolysis. J Dermatolog Treat,2010,21(4):218-220.

56. Finney R,Torbeck R,Saedi N. Non-ablative fractional resurfacing in the treatment of scar contracture. Lasers Surg Med,2016,48(2):170-173.

57. Kwan JM,Wyatt M,Uebelhoer NS et al. Functional Improvement After Ablative Fractional Laser Treatment of a Scar Contracture. PM R. 2011,3(10):986-987.

58. Uebelhoer NS,Ross EV,Shumaker PR. Ablative fractional resurfacing for the treatment of traumatic scars and contractures. Semin Cutan Med Surg,2012,31(2):110-120

59. 易南,胡大海,朱雄翔. 烧伤后增生性瘢痕和瘢痕挛缩的康复处理. 中国康复理论与实践,2007,13:949-951.

60. Reilly MJ,Cohen M,Hokugo A,et al. Molecular effects of fractional carbon dioxide laser resurfacing on photo damaged human skin. Arch Facial PlastSurg,2010,12:321-325.

61. Parnell LK,Nedelec B,Rachelska G,et al. Assessment of pruritus characteristics and impact on burn survivors. J Burn Care Res,2012,33(3):407-418.

62. Binder A,Koroschetz J,Baron R. Disease mechanisms in neuropathicitch. Nat Clin Pract Neurol,2008,4(6):329-337.

63. Bell PL,Gabriel V. Evidence based review for the treatment of post-burn pruritus. J Burn Care Res,2009,30

(1):55-61.

64. Schmelz M. Itch and pain. Neurosci Biobehav Rev,2010,34(2):171-176.

65. Goutos I. Neuropathicmechanisms in the pathophysiology of burns pruritus:redefining directions for therapy and research. J Burn Care Res,2013,34(1):82-93.

66. Zachariah JR,Rao AL,Prabha R,et al. Postburnpruritus--a review of currenttreatmentoptions. Burns,2012, 38(5):621-629.

67. Parnell LK,Nedelec B,Rachelska G,et al. Assessment of prurituscharacteristics and impact on burn survivors. J Burn Care Res,2012,33(3):407-18.

68. Nedelec B,Rachelska G,Parnell LK,et al. Double-blind,randomized,pilot study assessing the resolution of postburn pruritus. J Burn Care Res,2012,33(3):398-406.

69. 武晓莉,高振,刘科,等. 微等离子体射频技术治疗痤疮瘢痕效果,中华医学杂志,2011,91(31):2604-3606.

70. 金春玉,朱莲花. 微等离子体射频技术在瘢痕治疗中的应用. 中国医学文摘皮肤科学,2015,32(1),37-40.

71. Wang S,Mi J,Li Q,et al. Fractional microplasma radiofrequencytechnology for non-hypertrophic post-burn scars in Asians:A prospective study of 95 patients. Lasers Surg Med,2017,49(6):563-569.

72. 陆树良,烧伤创面愈合机制与新技术. 北京:人民军医出版社,2003.

73. Mann-Salinas EA,Baun MM,Meininger JC,et al.Novel predictors of sepsis outperform the American Burn Association sepsis criteria in the burn intensive care unit patient.J Burn Care Res,2013,34(1):31-43.

74. 曾鸿孟,王宇,唐乾利. 烧伤的分子机制研究现状与进展. 中国烧伤创疡杂志,2016,28(3):197-201.

75. Ahuja RB,Chatterjee P.Comparative efficacy of intralesionalverapamil hydrochloride and triamcinolone acetonide in hypertrophic scars and keloids.Burns,2014,40(4):583-588.

76. 王斌,何娅,郁韫超. 氢醌乳膏制剂的评价. 中国医院药学杂志,2002,22(11):687-689.

77. Kim B,Lee SH,Choi KY,et al.N-nicotinoyl tyramine,a novel niacinamide derivative,inhibits melanogenesis by suppressing MITF gene expression. Eur J Pharmacol,2015,764:1-8.

78. 张志,李孝建,梁达荣,等. 壬二酸和维A酸治疗面部烧伤后色素沉着的疗效观察. 医学研究生学报, 2006,19(9):803-806.

79. Hannapel C. 强脉冲光子治疗皮肤光老化. 彭国红,译. 中国美容医学,2001,2(10):22-23.

80. Burm JS,Rhee SC,Kim YW.Superficial dermabrasion and suction blister epidermal grafting for postburn dyspigmentation in Asian skin.Dermatol Surg,2007,33(3):326-332.

81. Wood FM,Kolybaba ML,Allen P.The use of cultured epithelial autograft in the treatment of major burn wounds:eleven years of clinical experience.Burns,2006,32(5):538-544.

82. 余泮熹,蔡景龙. Recell 细胞自体体外再生技术研究进展. 中华医学杂志,2015,12(95):955-957.

83. Gilleard O,Segaren N,Healy C.Experience of ReCell in skin cancer reconstruction.Arch Plast Surg,2013,40 (5):627-629.

84. 王亦璁,姜保国. 骨与关节损伤. 第4版,北京:人民卫生出版社,2011.

85. 石伟哲,肖海军. 异位骨化早期检测研究进展. 国际骨科学杂志,2013,34(5):345-347.

86. Casavant AM,Hastings Ⅱ H. Heterotopic ossification about the elbow:a therapist's guide to evaluation and management. Journal of Hand Therapy,2006,19(2):255-266.

87. 吴骅,张光铂. 中国骨科康复学. 北京:人民军医出版社,2011.

88. 张敏,申文江,高献书,等.放疗联合吲哚美辛对髋关节异位骨化切除术的辅助治疗作用.中国微创外科杂志,2011,11(4):335-337,341.

89. 杨绍春,王可良,赵成礼,等.选择性COX-2抑制剂与非选择性COX抑制剂预防全髋关节置换术后异位骨化的Meta分析.实用医学杂志,2014,30(8):1299-1302.

90. 吴江,肖海军.异位骨化的治疗新进展.医学综述,2012,18(22):3808-3811.

91. 王磊,蔡益民,郑宪友.放疗治疗肘关节异位骨化的疗效评价.中国矫形外科杂志,2010,18(18):1523-1525.

92. Lin L,Chen L,Wang H,et al. Adenovirus-mediated transfer of siRNA against Runx2/Cbfal inhibits the formation of heterotopic ossification in animal model.Biochem Biophys Res Commun,2006,349(2):564-572.

93. Yuan P,Wang WC,Li ZH,et al. Could inseion of the particlesthat induce osteolysis be a new treatment option in heterotopic ossification.Med Hypotheses,2009,73(1):27-28.

94. Maender C,Sabajpal D,Wright TW.Treatment of heterotopic ossification of the elbow following bum injury:recommendations for surgical excision and perioperative prophylaxis using radiation therapy.J Shoulder Elbow Surg,2010,19(8):1269-1275.

95. Palmu R,Suominen K,Vuola J,et al. Mental disorders among acute burn patients. Burns,2010,36(7):1072-1079.

96. Field R R,Wall M H. Delirium:past,present,and future [C]//Seminars in cardiothoracic and vascular anesthesia. SAGE Publications,2013:1089253213476957.

97. Neufeld K J,Thomas C. Delirium:definition,epidemiology,and diagnosis. Journal of Clinical Neurophysiology,2013,30(5):438-442.

98. Quinn DK. "Burn Catatonia":A Case Report and Literature Review. Journal of Burn Care & Research,2014,35(2):e135-e142.

99. González-López A,Albaiceta GM,Talbot K. Newly identified precipitating factors in mechanical ventilation-induced brain damage:implications for treating ICU delirium. Expert review of neurotherapeutics,2014,14(6):583-588.

100. 蓝海珍,于布为.术后中枢神经功能异常的进展.上海医学,2013,36(2):161-164.

101. Allen SR,Frankel HL. Postoperative complications:delirium. Surgical Clinics of North America,2012,92(2):409-431.

102. Finnerty CC,Mabvuure NT,Ali A,et al. The surgically induced stress response. Journal of parenteral and enteral nutrition,2013,37(5 suppl):21S-29S.

103. Boettger S,Jenewein J,Breitbart W. Delirium in advanced age and dementia:A prolonged refractory course of delirium and lower functional status. Palliative and Supportive Care,2015,13(04):1113-1121.

104. Maclullich AM,Ferguson KJ,Miller T,et al. Unravelling the pathophysiology of delirium:a focus on the role of aberrant stress responses. Journal of psychosomatic research,2008,65(3):229-238.

105. Zeng CW,Kamei Y,Wang CT,et al. Subtypes of hypoxia-responsive cells differentiate into neurons in spinal cord of zebrafish embryos after hypoxic stress. Biology of the Cell,2016,108(12):357-377.

106. Holtzmann K,Gautier HO,Christ AF,et al. Brain tissue stiffness is a sensitive marker for acidosis. Journal of Neuroscience Methods,2016,271:50-54.

107. Kozler P,Riljak V,Pokorný J. Both water intoxication and osmotic BBB disruption increase brain water

content in rats. Physiological Research, 2013, 62: S75-S80.

108. Boettger S, Jenewein J, Breitbart W. Delirium in advanced age and dementia: A prolonged refractory course of delirium and lower functional status. Palliative and Supportive Care, 2015, 13 (04): 1113-1121.

109. Fok MC, Sepehry AA, Frisch L, et al. Do antipsychotics prevent postoperative delirium? A systematic review and meta-analysis. International journal of geriatric psychiatry, 2015, 30 (4): 333-344.

110. Zhao JC, Xian CJ, Yu JA. Parsonage-Turner Syndrome in Second-Degree Contact Burns. Journal of Burn Care & Research, 2014, 35 (4): e276-e280.

第九章

特殊部位烧伤康复治疗

第一节　头、面、颈部

颜面部烧伤的康复治疗比较复杂,大多数的畸形发生在三角区包括眼、鼻、唇、和口,常常造成五官扭曲、变形以及部分功能缺失。这些脸部的畸形都会造成患者颜面形象的伤害,也对脸部卫生的照顾造成困扰。毋庸置疑,脸部畸形的重建,是需要多次复杂与困难的外科手术,对烧伤患者而言,也是一条漫长而艰辛的路。因此,脸部烧伤的康复治疗能否早期介入,并持之以恒,是有效地预防烧伤后遗症,减少这些畸形的发生的重要手段。

因此兼顾功能和容貌这两个方面是头颈、脸等特殊部位的康复治疗原则。对于头面颈部的深度烧伤(包括深Ⅱ度或全层烧伤),因早期手术止血困难,多采取保守换药,待肉芽创面形成后行大张中厚皮分区手术移植。也有学者提出头面颈部的深Ⅱ度烧伤创面早期使用磨痂或削痂手术治疗,并行大张中厚皮分区移植,有助于缩短创面愈合时间,使康复治疗尽早介入。

治疗措施,早期主要原则是尽早促进创面愈合,康复治疗应尽早介入,包括体位的摆放,关节功能、眼耳口鼻外孔大小的维持。康复期主要是进行瘢痕的治疗,防止因瘢痕过度增生造成的挛缩畸形,主要的治疗手段包括弹力面罩及 3D 打印面罩、矫形器、物理治疗、药物治疗,在普通治疗手段无效或效果欠佳的情况下建议尽早手术治疗。

1. 体位摆放

(1) 头部烧伤:患者烧伤后若有休克,应采取头抬高、下肢抬高的"V"形体位,下肢抬高 30°~45° 相当于自体输血可达 500ml 以上,既有利于静脉回流,还可防止输液时发生气栓;头抬高 15°~30° 有利于呼吸动作和恢复正常体位性血管舒缩反射,对脑的血液供应有益,患者觉得舒服,护理亦方便,抬高头与下肢被认为是治疗休克适当的体位。休克期过后若头面部有烧伤应采取头抬高位约 30°,有利于头面部消肿。1 周后恢复平卧位。

(2) 颈部烧伤:颈前烧伤,要采取去枕保持头后仰位,可在颈部放一长枕头,使头后仰,防止颈前创面愈合过程中出现挛缩。若颈后烧伤要调整好枕头,使颈略前屈防止颈挛缩,若颈两侧烧伤要保持颈部中立位。

康复期时若有残余创面可行低功率激光、紫外线、红光等治疗。

2. 矫正器

(1) 鼻部矫正器:鼻部畸形通常是两侧鼻翼的畸形或鼻孔的狭窄,对于此类患者可用低温塑形板或外科医用较粗口径组织引流管,也可用硅树脂鼻扩张器,但不管用哪种材料的扩张器,都必须根据鼻中隔的宽度及鼻孔的大小制备多种尺寸的鼻矫形器来应用。临床治疗时要注意鼻矫形器在手术纠正狭窄或畸形后使用至少 6 个月。

(2) 耳廓矫正器:由于耳朵外露而突出,易于烧伤及继发耳软骨炎,而出现耳廓变形,甚至出现耳轮缺损、外耳道狭窄等,因此康复过程中要特别注意保护新生的上皮,维持外形,防止受压。外耳受伤后应平躺,避免侧睡受压。热塑耳套可以用来保护耳不受外力压迫,利用低温热塑材料制作耳支架可以用来帮助移植皮片及其组织修复的塑形,保持合适位置,防止粘连。

(3)开口器:预防和治疗小口畸形是面部烧伤康复治疗的重要问题。矫形器主要有热塑成形的椎体,防止口变小的器具以及牙正畸用制式热塑器具等。动态结构的张口器可借助弹簧的弹力,在进行牵伸口轮匝肌的同时,能辅助口周肌群的动态训练,增加口周软组织的弹性,又方便患者佩戴,因此易于被患者接受,保证疗效。

(4)面罩:弹力面罩,价格低,但缺点很明显,如受力不均,对凹陷部位无有效压力,舒适度较差,且不利于观察,对于儿童,特别是幼儿,压力过大可造成颅骨轻度变形。3D打印面罩与弹力面罩相比,其优点在于对面部外观的改进,舒适度较好,可以在加压困难的部位施加有效的压力,由于其具有立体压力的优势,比弹力面罩的压力更加均匀,有效地维持了脸部形状,而且透明材料有利于动态观察面部受压情况。

(5)颈托:颈部烧伤后常出现瘢痕挛缩畸形及功能障碍,颈部烧伤植皮术后姿势的维持对于保证手术效果有重要意义。因此,颈部烧伤后一旦创面愈合应尽早使用颈部矫形器。包括全接触式,弹性颈托,颈部术后固定颈托,软性预制颈托。

3. **物理治疗** 康复早期如有残余创面可使用低功率激光、红光、紫外线来促进创面的愈合,完全愈合的创面可使用等幅中频、超声波、离子导入、蜡疗等来对瘢痕进行软化,缓解瘙痒等症状。

4. **药物治疗** 包括激素治疗,其中皮质类固醇激素是目前药物治疗的首选。有学者对前瞻性随机对照试验的文章进行Meta分析,结果显示曲安奈德与5-Fu联合应用于瘢痕疙瘩的注射治疗不仅疗效更显著,而且能减少复发及糖皮质激素的不良反应。还包括氟尿嘧啶、博来霉素、咪喹莫特、洋葱提取物、A型肉毒毒素、血管紧张素转换酶抑制剂等。此外,中药在治疗瘢痕方面也有着独特的功效,如丹参酮、积雪草苷。

5. **放射治疗** 瘢痕的放射治疗主要包括软X线、电子线、β射线治疗,其作用机制是加速瘢痕组织中增殖细胞、成纤维细胞的凋亡,减少细胞外基质合成,抑制血管再生。单独应用放射治疗瘢痕疙瘩,其有效率不稳定,原因主要是瘢痕疙瘩内的主要成分成纤维细胞和胶原纤维对放射性不敏感。目前认为瘢痕疙瘩术后联合放疗治疗是一种较好的治疗方式。

6. **激光治疗** 近年来,激光在瘢痕的治疗中逐渐得到推广,其通过减轻瘢痕的厚度、挛缩程度以及获得一定的美容效果达到减轻症状的作用。现应用较多的包括:585nm和595nm脉冲染料激光、剥脱性点阵激光(CO_2点阵激光、Er:YAG点阵激光)、非剥脱性点阵激光(1540nm铒玻璃激光等)以及强脉冲光。此外,还有可调脉宽倍频Nd:YAG激光、Q-开关或长脉宽1064nm Nd:YAG激光的应用。例如CO_2点阵激光通过产生数以千计的微治疗区(microscopic treatment zones,MTZs)以加速创面的愈合,从而改变瘢痕的硬度和异常结构。脉冲染料激光通过对显微毛细血管的光热作用,减轻瘙痒和红斑症状。有学者建议585nm脉冲染料激光用于改善瘢痕红斑,CO_2点阵激光用于改善瘢痕的硬度和质地,而强脉冲光用于改善瘢痕的色素不均。一些临床工作者,通过药物疗法联合激光治疗瘢痕,取得了一定的效果。

虽然临床上激光治疗有显著的效果,其不足之处也很明显,即激光治疗时引起的疼痛常难以忍受,尤其是对儿童来说。有学者研究在激光治疗时使用全身麻醉,同时加强围术期护理,以确保治疗的安全性和舒适性。该方案有待进一步的研究来巩固。且由于病理性瘢痕治疗的复杂性,需要将激光治疗与药物疗法、放疗、压力治疗等联合,才能获得较好的效果。

7. 吞咽动作训练 对于口腔、面部或颈部烧伤,吸入性损伤,气管造口术,插管周期大于 48 小时,伴有神经损伤,严重脓毒症,高龄和有显著并发症的患者,都有增加发展成吞咽困难的风险。对于合并吞咽困难的康复治疗,除了体位摆放,矫形器等的使用外,通过加强吞咽功能训练,有助于吞咽功能的恢复。

8. 手术治疗 虽然非手术治疗可以取得确切的疗效,但是对于头、面、颈部的皮肤全层烧伤,康复治疗所需的时间相当长,如口周的全层烧伤,其康复周期长达 2 年之久,且从远期疗效观察来看仍可能存在一定的功能受损。

其他运用于瘢痕的治疗还包括冷冻疗法、电穿孔疗法等。然而,对于瘢痕增生,任何一种单一的疗法都很难取得满意的效果,临床上需要多种治疗手段相互配合,联合治疗。也需要不断的探索,改进方案。

一、唇颊部

(一) 唇颊部烧伤创面处理

唇颊部组织疏松,血液循环丰富,故烧伤后水肿明显,张口及闭口困难。常有口腔分泌物溢出,应注意及时清除以减少其对唇颊部创面的污染。

唇颊部血液循环好,皮肤附件较多,故烧伤后愈合能力强。

处理要点:

1. 中小面积烧伤者,只要唇颊部不是明确的Ⅲ度,急救时可用 10℃ 以下洁净水清洗并冷敷 10 小时左右,能减轻疼痛,清洁创面,减少渗出及防治或减轻继发性损害。

2. 经常清洁口腔,及时引流分泌物,减少创面污染和感染。

3. 此部位不便包扎,可使用半暴露疗法,或外涂水凝胶类生长因子并以湿性敷料覆盖。

4. 与面部烧伤一致,其Ⅲ度创面一般不采用早期切痂植皮。这是因为其早期深度不易分辨,切痂平面不够清楚,以及面部血液循环丰富,切痂时出血多,植皮存活率低。一般在伤后 2~3 周焦痂分离、创基肉芽组织形成时予以清创及大张中厚自体皮覆盖。

5. 唇颊部植皮应选用大张自体皮,皮片不宜过薄,以 0.3~0.6mm 为宜。皮片的放置应根据唇颊部分区排列,将皮片缝合 (图 9-1-1)。以减轻愈合后的功能障碍。

6. 植皮成活后,若面部条件允许,应行长期(>3 个月)口周及面部弹力衣 / 绷带压力治疗。

7. 术后及时运用头部弹力套、颈托等,加强塑性,防止皮瓣回缩,一般应用 6~12 个月;

8. 口周瘢痕整形修复需放置口角撑开器,加强张口训练等;

9. 理疗、软化瘢痕药物康复治疗。

(二) 唇颊部畸形与烧伤早期治疗的关系

唇颊部属面部功能区,烧伤后轻则遗留色素

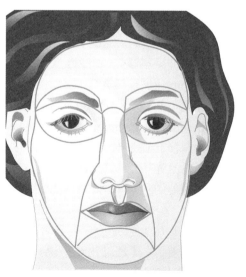

图 9-1-1 皮片的分区排列

改变影响容貌,重者遗留瘢痕导致毁容和口部功能障碍。故烧伤早期治疗时应予以重视,对浅度烧伤应早期予以冷敷、选用吸收性敷料;继而使用内活性敷料并配合外用生长因子促进创面尽快愈合。对新愈创面应注意避免过度日晒、尽早进行面部色素康复治疗。对于深度创面应尽量避免面部污染和感染导致的创面加深和后期过度瘢痕化。避免延误植皮时机。植皮应尽量选择中厚甚至全厚皮;供皮区尽量选择与面部质地、色泽相近的部位;如有可能应尽量对毁损较深的面颊部创面施行皮瓣覆盖。

（三）口唇、口腔口周后期整形修复

由于唇颊部本身质地较柔软的特性,在此部位出现的畸形和缺损难以通过保守的康复理疗及功能锻炼的方式得到纠正,因此手术治疗是最直接有效的方式。

1. 唇颊部畸形修复的原则　唇颊部畸形修复应根据造成畸形的原因、组织缺损的范围和供区组织的质地、组织量等情况,而采用不同的修复方法。

（1）供区组织部位的选择应遵守"就近取材"的原则;供区组织不应有明显的毛发;还应考虑供区组织的供量是否足够、供区术后是否会造成更大的畸形和功能等。

（2）口腔属于污染区域,无法彻底灭菌。故唇颊部手术全程应常规应用抗生素,加强抗感染措施。

（3）较小的唇颊部缺损常利用邻近组织修复。如缺损范围过于广泛,可采用带蒂或游离的远位组织皮瓣修复。

（4）烧伤造成的唇颊部畸形,常见的有唇外翻,瘢痕挛缩变形,多使唇红与黏膜组织过度外翻,修复时为使唇部恢复到正常的解剖部位、使修复和唇部外形满意,有时需将多余的组织切除。

（5）唇组织严重外翻畸形,有时可伴有口轮匝肌不同程度的缺损,应对其加以修复。下唇修复日久可形成外翻,修复时应注意采取预防措施。

（6）唇颊组织严重缺损畸形,常伴发或导致牙齿与颌骨缺损畸形,造成咬合错乱、开𬌗畸形等功能障碍。此种畸形的修复次序上必须遵循一条重要原则:即先整复骨组织,装戴义齿,后再修复软组织(因为先修复骨组织、安装义齿,在取戴义齿上均较方便;其次,在恢复咬合关系后,对唇组织的真正缺失量也便于正确估计;再次,对修复后的唇颊部组织可起到支撑和固位作用,使外形恢复更加满意)。

2. 唇颊部畸形修复的方法

（1）植皮:植皮的主要目的是覆盖创面,难以对面部软组织进行有效的形态功能重建,原则上不建议对面颈部烧伤畸形患者,特别是儿童进行植皮治疗。目前植皮技术在面修复中应用范围缩小,主要适用于面积较小的畸形矫正,如上睑外翻、口唇外翻、鼻翼畸形等。

（2）皮瓣移植:皮瓣组织具有可靠血供,含有一定厚度的皮下组织,移植后不易发生收缩,可提供较多高质量的皮肤软组织。主要包括以下皮瓣:局部皮瓣、游离皮瓣、穿支皮瓣和超薄皮瓣、预构(置)皮瓣等。

（3）皮肤软组织扩张技术:在面部修复重建中,皮肤软组织扩张技术已成为广泛应用的治疗手段。当任何缺损不能直接闭合或供区皮瓣不能提供足够多的组织时,可通过组织扩张技术增加组织量。组织扩张技术可扩展传统局部皮瓣、邻位皮瓣或游离皮瓣的应用范围,同时减少供区损伤,是面部烧伤重建的核心技术之一。

（4）皮肤替代物:各类脱细胞真皮、人工皮肤产品等,主要用于广泛烧伤、机体缺乏供皮区的患者。

（5）其他：激光、磨削、药物可治疗不影响功能的表浅性瘢痕。

对于颊部、口周部分缺损的创面，建议治疗技术为局部皮瓣、颊部扩张皮瓣、颈部扩张皮瓣；对于颊部和口周完全缺损的创面，建议治疗技术为颈部扩张皮瓣、扩张锁骨上皮瓣、扩张胸廓内动脉穿支皮瓣。

二、颈部

（一）摆位

若于颈部的前方或有环状的烧伤时，则很容易造成患者颈屈曲（neck flexion）的挛缩形成，因此绝不可以使用枕头垫着，而且颈部必须摆位于伸直，或者是过度伸直（hyperextension）的位置（图9-1-2）（有文献表示颈部应该摆位于伸直或轻微伸直10°~15°），以防止旋转或横向弯曲。可以将毛巾折叠后放于患者的肩膀下，或者置于患者的两肩胛骨间，或是将床垫往床尾拉，让床垫上缘与肩膀对齐，这样可使头部躺不着床垫，可以达到颈部过度伸直的摆位。假使颈部烧伤部位是不对称的，则会产生侧屈（lateral flexion）的挛缩现象，因此可摆放毛巾、海绵垫，或是沙袋于头部的侧边，即烧伤部位的那一侧，来减少侧边的紧缩现象产生。

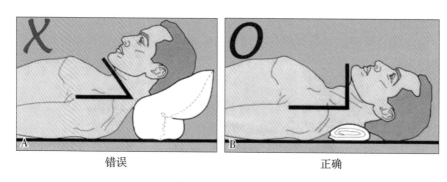

图9-1-2　颈部摆位
A. 颈部保持屈曲位；B. 颈部保持伸直位

体外摆放的实施，应因地制宜，可利用棉垫、枕头、泡沫垫、矫形器、约束带等一切可以利用的辅助器具来帮助维持体位。颈前烧伤，采取去枕头后仰位，可在肩下垫一个长枕头使颈部充分后伸。颈后烧伤要调整好枕头，使颈略前屈防止颈后挛缩，颈两侧烧伤要保持颈部中立位。

（二）副木

烧伤患者应遵循正确摆位原则，在卧床或休息时间，肢体的摆放应在能对抗挛缩的位置。但若干不易自行维持的姿势，或是患者无法配合（如：幼儿、意识不清等），则可以利用副木协助一般摆位之不足处，将肢体固定在功能位置，以达到预防挛缩的功能。颈部通常使用伸直副木（neck extension splint）将颈伸直＞0，并维持下巴到颈部的曲线。随着伤口痊愈，瘢痕的增生及挛缩逐渐形成，副木也扮演矫正的重要角色。副木功能除了烧伤初期协助维持姿势、预防挛缩外，在烧伤中后期的挛缩或变形的矫正中，有其必要性。

1. 环状泡绵的颈圈　常使用于组织非常脆弱，且颈部须摆位时，适用于烧伤治疗的各种时期，是一种易于穿戴且非常舒适地维持正中姿势、防止颈部侧弯的辅助器具（图9-1-3）。

2. 量制型颈部副木　一般都是利用低温塑料材料制成沿着患者颈部成型,因为是完全接触患者的颈部外形,所以可以给予颈部较牢靠的固定角度(如:加大后仰伸直角度),以及较大的压力支撑,可以防止颈部转动及侧弯,也适用于烧伤治疗的各种时期(图9-1-4)。

3. 头圈式颈部副木　利用低温塑料材料制作,由后侧将颈部摆位于伸直的位置,优点是可看得见伤口,对于新植皮的区域能方便照顾。缺点是若于头部上方有较深度的烧伤,则不适合穿戴,此外,因前颈部无接触面的压力支撑,因此无法避免颈部前方组织的挛缩,仅适用于烧伤伤口尚未痊愈的时期(图 9-1-5)。

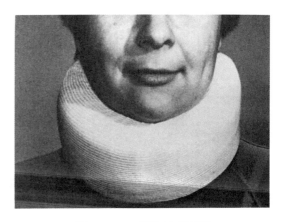

图 9-1-3　环形泡绵的颈圈

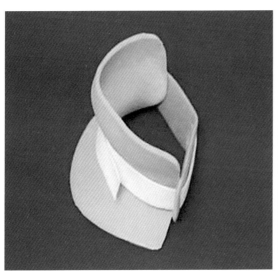

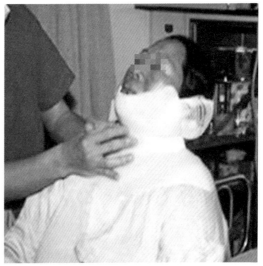

图 9-1-4　量制型颈部副木

4. 管状颈圈(Watusi collar)　由许多条塑料管所缠绕而成用来支撑颈部伸直姿势。优点是使用于瘢痕的控制时,给予适度的压力,并可做适当的高度调整,以维持伸直,保持颈部形状,避免侧弯。缺点是塑料管过于密闭不透气,因此需时常检查是否有湿热或伤口恶化的情况产生(图 9-1-6)。

(三) 运动

运动不仅可维持关节的活动度,避免挛缩发生,预防肌肉萎缩及肌腱粘连外,更可促进血液循环,减低水肿,增进造血功能,使患者能保持体能状况,增强患者痊愈的能力。对于意识清楚的患者,应鼓励做主动关节运动。对于疼痛忍受力较低者,或关节活动有部分限制者,可利用患者尽力主动运动时,加以辅助运动,以达到完全的关节活动。对于意识不清,或较

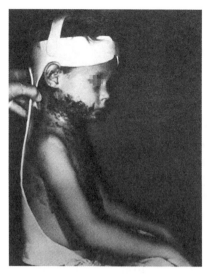

图 9-1-5 头圈式颈部副木

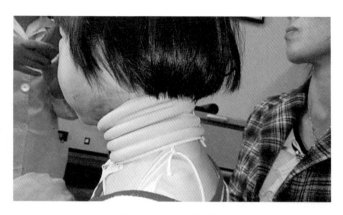

图 9-1-6 管状颈圈

不能合作的患者,可采取被动运动,以维持其关节的活动度。但必须小心执行,避免造成施行中的抗拒,反而引起患者的痛苦与畏惧。颈部运动方向包括:前屈、后仰、侧倾、旋转等动作(图 9-1-7),应一一切实执行。进入恢复期阶段,除了颈部的主动运动执行外,对挛缩的组织或受限的关节活动,必要时可加以被动牵张(图 9-1-8),以增进其关节的活动度。

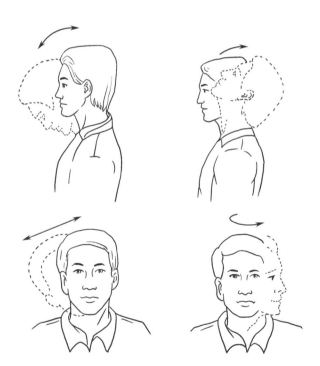

图 9-1-7 颈部运动方向包括:前屈、后仰、侧倾、旋转等动作

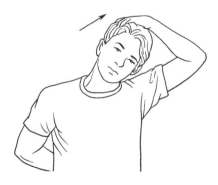

图 9-1-8 对挛缩的组织或受限的关节活动,必要时可加以被动牵张

(四) 压力治疗

对于瘢痕部位实施持续压迫而达到预防与治疗瘢痕增生的办法,称为压力治疗。压力治疗系指利用各种可提供压力的材料,如:弹性压力衣、束套、弹性绷带、衬垫、副木、透明塑料面具等(图 9-1-9)。临床上,长期的使用低压力即可得到正面的效果,而高压力(25~35mmHg)则可促进增生性瘢痕的成熟。通常烧伤瘢痕的控制以定制的弹性压力衣治疗为主。患者应每天穿戴不少于 23 小时(即沐浴、清洁或涂抹润滑油时除外),并持续 1 年以上,确定瘢块成熟不再增生为止。

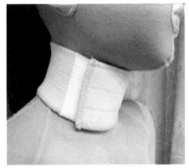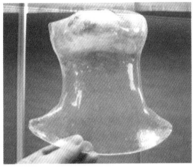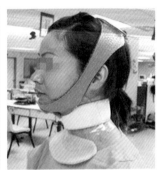

图 9-1-9　压力治疗

三、脸部

(一) 摆位

脸部的基本结构是颅骨加上其他皮下组织,外观上除了皮肤外,还有重要的器官,包括眼睛、鼻子、嘴巴以及耳朵。这个架构界定出一个人脸部特有的形状,脸部表情是借着神经与肌肉间复杂的协调运作来展现的。眼睛是我们视觉的重要器官;鼻子是嗅觉的重要器官,鼻腔是呼吸的重要通道;嘴部是正常进食与语言的重要器官,口腔内舌头则是重要的味觉器官;耳朵则是收集声音进入耳道的听觉器官。当烧伤在这些部位时,就必须减轻这些部位的伤害到最轻程度。在急性照护期或皮肤移植后,都应避免压迫到这些部位。所以正确的摆位应先将患者平躺,避免侧睡以及垫枕头,以避免耳朵受压迫产生软骨发炎,造成耳朵的变形。因此耳朵敷药包扎后,可使用中空的海绵圈或纱布圈来环绕耳朵,避免受压。也可利用塑料的呼吸口鼻罩或是专用的耳罩,用带子固定于头部。优点是容易穿脱,圆形可保护整个耳朵,不影响纱布的使用(图 9-1-10)。

(二) 副木

1. 眼睛部位　眼睑外翻,是眼部烧伤后常见的后遗症(图 9-1-11)。由于眼睑附近新生长的组织收缩拉力,造成眼皮无法闭合,眼球干涩。外科医师通常会在发生眼睑外翻时,尽早做眼睑部位的全皮层植皮手术,甚至会将上下眼睑局部缝合一段时间,避免眼睑再次挛缩外翻(图 9-1-12)。眼睑伤口痊愈或植皮手术后,应尽早给予压力辅助器具(如透明面具、硅胶垫),可以有效减轻眼睑的挛缩外翻(图 9-1-13)。

2. 鼻子部位　鼻子烧灼伤后瘢痕挛缩,常会造成鼻孔变小,原因主要是瘢痕挛缩的结果(图 9-1-14)。如鼻翼或鼻底部外伤或其他炎症感染愈合后,遗留瘢痕会使鼻孔狭小。此

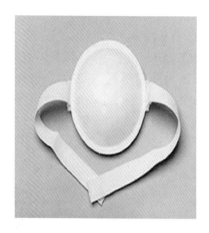
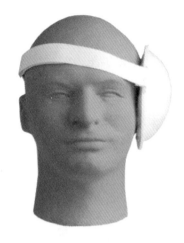

图 9-1-10 耳罩

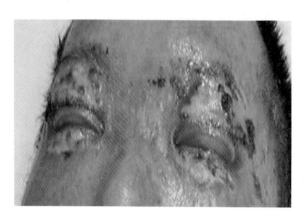

图 9-1-11 眼睑外翻

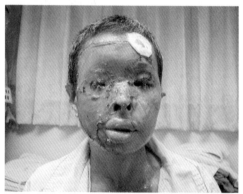

图 9-1-12 眼睑全皮层植皮手术,上下眼睑局部缝合

时可利用鼻孔扩张器,避免鼻孔缩小,影响呼吸道的顺畅。鼻孔扩张器的制作有多种选择,包括利用低温热塑材料制作前细后粗圆锥状的中空管,因硬度较强,可以逐步撑开已紧缩鼻孔(图9-1-15)。或利用硅胶黏土(Otoform),做成圆锥状的中空管,其材质较柔软,似橡胶状,穿戴较舒服,适用于鼻孔开始挛缩之初使用(图9-1-16)。若无上述材料制作,也可使用一般的硅胶软管,只要选择适合患者鼻孔管径的大小,也能制作适用的鼻孔扩张器(图9-1-17)。

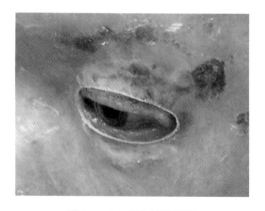

图 9-1-13 压力辅助器具

　　3. 嘴巴部位 嘴部是正常进食与语言的重要器官,因此与嘴部活动相关的结构(如含颞颌关节、口部肌肉、嘴唇及口周围软组织等),若因嘴巴烧伤导致瘢痕的挛缩,瘢痕会将嘴唇拉紧,并在嘴角处挛缩而影响张口,造成口腔卫

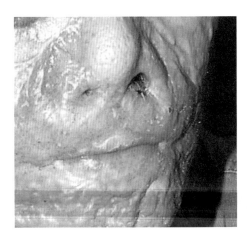

图 9-1-14　鼻子烧伤后瘢痕挛缩

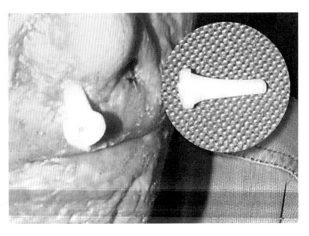

图 9-1-15　鼻孔扩张器 - 低温热塑材料

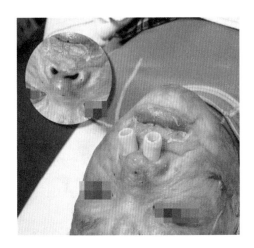

图 9-1-16　鼻孔扩张器 - 硅胶黏土

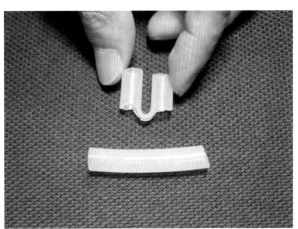

图 9-1-17　鼻孔扩张器 - 硅胶软管

生变差,日常生活不便与外观上的问题,如小口畸形(图 9-1-18)、嘴唇外翻(图 9-1-19)等情形,进而会影响颞颌关节的活动度。为了预防嘴巴挛缩,治疗师应鼓励患者尽量做口腔按摩及嘴巴拉直运动,使得瘢痕放松,并且早期给予扩嘴器配戴,避免嘴角挛缩。此外,亦可配合外科医师所做的瘢痕切开术,避免瘢痕再次挛缩。

一般扩嘴器有以下几种做法:

(1)插入式口副木:利用低温塑料材料制成前窄后宽两侧圆凸的形状,可以逐步撑开已紧缩的嘴角(图 9-1-20)。

(2)吊钩式口副木:利用低温塑料材料制成两个吊钩的形状,利用弹性带串接,勾住双侧嘴角,以达到拉张嘴巴宽度的效果(图 9-1-21)。

(3)弹簧式口副木:利用细钢丝缠绕成 W 形

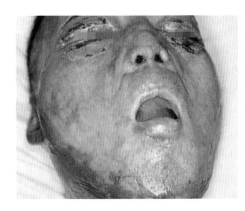

图 9-1-18　小口畸形

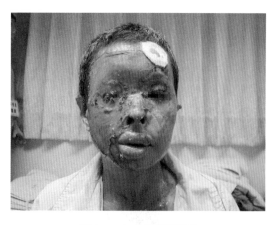

图 9-1-19 唇外翻畸形

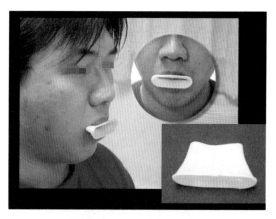

图 9-1-20 插入式口副木

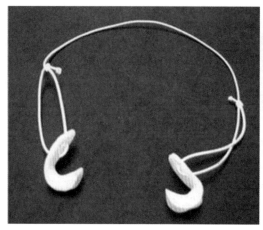

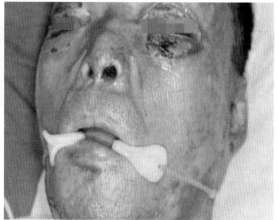

图 9-1-21 吊钩式口副木

弹簧,两端再包覆低温塑料材料制成支撑套顶住双侧嘴角,利用 W 形弹簧的外张弹性,以达到撑大嘴巴宽度的效果(图 9-1-22)。

(4)可调式口副木:利用两支有曲度的钢丝与螺帽结合的设计,钢丝两端再包覆低温塑料材料制成支撑套顶住双侧嘴角,利用螺帽的调整钢丝的外张长度,可以依患者嘴巴挛缩的情形,逐步调整宽度,达到撑宽嘴巴的效果(图 9-1-23)。

4. 耳朵部位 耳朵的结构主要是软骨,外面包覆的是薄薄的皮肤。因为突出的位置,以及盘旋状的轮廓,对热伤害特别敏感,易破坏但不易恢复旧观。除了正确的摆位,避免侧睡以及垫枕头,造成耳朵的变形外,治疗师也可以在早期帮患者制作合适的耳朵副木,配合敷料的覆盖,以维持耳朵外观,避免严重的萎缩和变形(图 9-1-24)。伤口逐渐痊愈过程,仍应该持续配戴耳朵副木,以维持对抗挛缩的力量,预防耳朵过度变形(图 9-1-25)。

(三) 运动

脸部烧伤的患者,只要是意识状况良好,应该在住院第一天,就要教育患者运动能维持肌肉收缩力量、减轻水肿、拉长组织,预防挛缩的重要性,并教导患者如何自主去练习脸部的

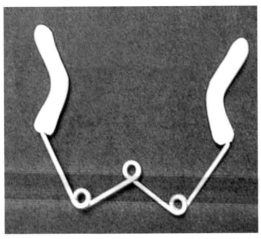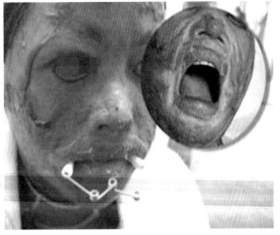

图 9-1-22　弹簧式口副木

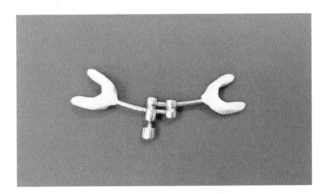

图 9-1-23　可调式口副木

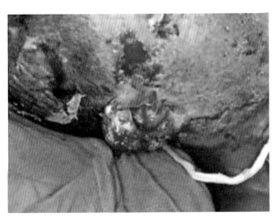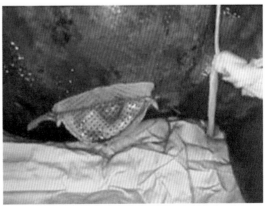

图 9-1-24　耳朵副木

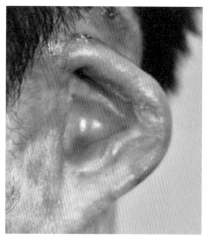
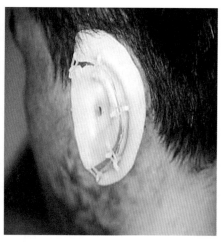

图 9-1-25　持续配戴耳朵副木

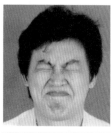
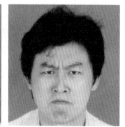
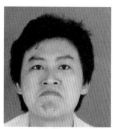
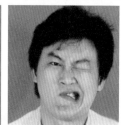
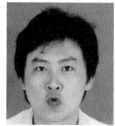
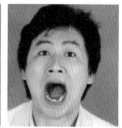

图 9-1-26　脸部运动

运动,包括用力紧闭双眼、皱眉、扬鼻、歪嘴挤眼、嘟嘴、张口等动作(图 9-1-26)。脸部的运动除了补皮期间(5~7 天)需暂停运动外,一般在清醒时最好每小时执行一次上述运动,每次 3~5 分钟,而且要持续到伤口痊愈,瘢痕成熟稳定,不再挛缩为止。

（四）压力治疗

通常烧伤瘢痕的控制以定制的弹性压力衣治疗为主,弹性衣对于身体的圆突部位能提供很好的压力,但是对于身体有凹陷的部位(如:手掌心、乳沟、背脊、鼻翼底部等处),则弹性衣则是像在洼地搭帐篷一样,跨越在瘢痕上方,毫无压力可言,甚至周围压力过大,使得凹陷部位形成皱褶。此外在眼、鼻、口、耳等处,因弹性衣需留该部位的开口,却造成开口附近压力的丧失(图 9-1-27)。因此在处理脸部瘢痕就需要寻求其他更精准的压力治疗方式,才能达到更好的治疗效果。

1. **透明塑料面具**　在 1979 年,Rivers 等人报道了利用透明塑料面罩(transparent face mask)来治疗脸部瘢痕,由于是直接由患者取模所制成的 3D 立体面具,其压力比弹性头套更均匀且不受张力拉扯,能有效地维持脸部形状,预防瘢痕对眼口鼻等处的拉扯变形。因为它是透明性的,所以患者的脸部瘢痕以及表情随时都可被观察,接受度高。这种透明面罩利用患者的脸部石膏模来成型,它提供脸部全接触的压力,使得患者或医护人员可以清楚地看到压力的效果,并侦测面罩的服帖性(图 9-1-28)。透明面膜涵盖范围远小于弹性头套,尤其在后颈及耳下,必要时可另外加上耳朵副木及颈部弹性带,或建议患者弹性头套及透明面膜交替穿戴,以达到最佳效果(图 9-1-29)。

402

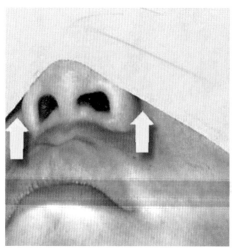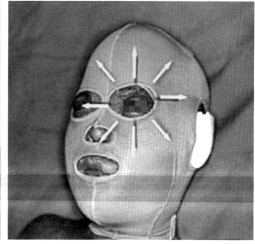

图 9-1-27　弹性衣无法在特殊部位提供足够的压力

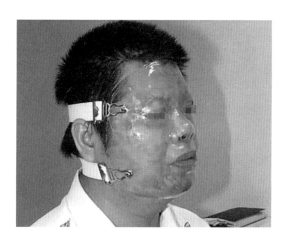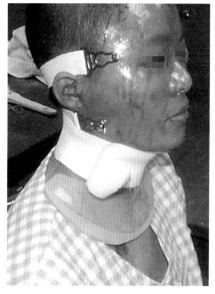

图 9-1-28　透明塑料面具　　　　图 9-1-29　软质材料面具当作瘢痕加压材料

　　透明塑料面具的制作必须先由患者脸上取模,再翻制成石膏模,之后模具经过修整,使用透明高温塑料材料,加热到 160℃时,利用真空成型方式,制作出完全贴合脸型的透明面具(图 9-1-30、图 9-1-31)。

　　2. 硅胶透明塑料面具　1996 美国 Bio Med Sciences 公司研发,将很薄的硅胶膜黏附到高温透明塑料上的面具材料(STS)(图 9-1-32),除了有硬式透明塑料面具的治疗外,内层与皮肤接触面又加上了硅胶成分,对瘢痕压抑有了双重治疗效果。这款材料比传统塑料面具材料更易被患者所接受,理由是硅胶膜不但穿戴柔软、凉爽、舒适外,临床上硅胶对瘢痕治疗的效果,早已经受到肯定了。

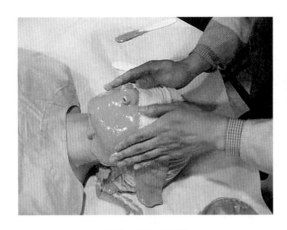

图 9-1-30　取模

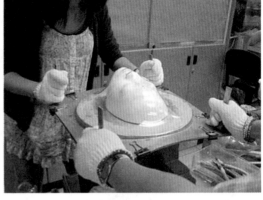

图 9-1-31　成型

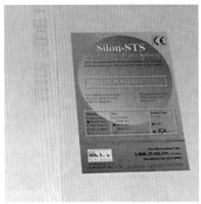
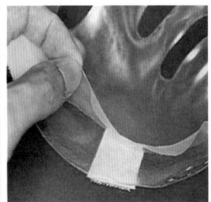

图 9-1-32　硅胶透明塑料面具

3. **软式透明塑料面具**　2010 比利时 Orfit 公司研发出低温热塑成型的软质透明材料（Crystal），除了可制作柔软的副木外，也可以当作瘢痕加压材料，此材料已被运用到透明塑料面具之制作上。这款面具系内层使用 Crystal 软质透明材料，外层硬质透明塑料组成之双层透明塑料面具（图 9-1-33）。其优点是改善硬式透明面具在眼睑、鼻翼底部加压的不适感，因为软质材料可以当作硬质面具与脸部皮肤之间的缓冲物，借由这缓冲设计，脸部烧伤之患者配戴得更为舒适，压力也更为均衡（图 9-1-34、图 9-1-35）。

4. **耳朵瘢痕压力辅助器具**　针对耳朵瘢痕要提供压力治疗是比较困难的，原因是耳朵的结构细致且多皱褶，结构主要是软骨，外面包覆的是薄薄的皮肤，压力很难均匀提供，同时也不易妥当固定。制作耳朵压力辅助器具，如同制作透明塑料面具一样，必须先从患者耳朵取模，再翻制成耳朵石膏模后，才能进行后续压力辅助器具的制作。若耳朵瘢痕增生严重，石膏模就需要适度整修这些不平整的瘢痕，才能制作出带有适度紧迫压力的辅助器具（图 9-1-36、图 9-1-37）。若采用软式材料（如 Crystal）制作，戴上辅助器具后，可以在外侧加上硬质塑料作的 C 夹，以增加压力及固定（图 9-1-38、图 9-1-39）。若使用薄的低温硬质塑料材料（如 1.6mm 厚）制作，则可以用小橡皮圈来增加压力及固定（图 9-1-40）。

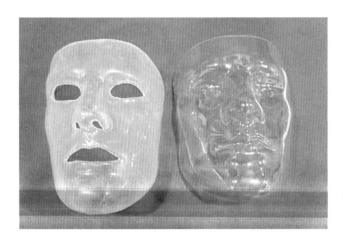

图 9-1-33 内层软质（左）与外层硬质（右）材料，组成双层透明塑料面具

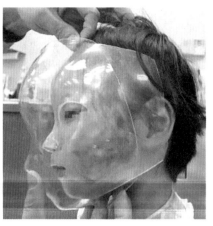

图 9-1-34 软质材料可以当作硬质面具与脸部皮肤之间的缓冲物

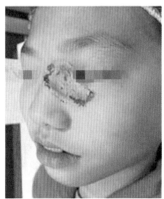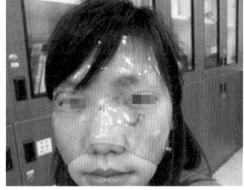

图 9-1-35 软质材料面具当作瘢痕加压材料

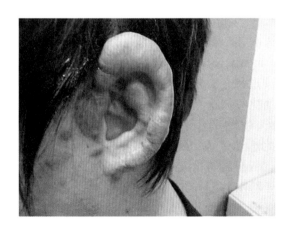

图 9-1-36 耳朵瘢痕增生严重

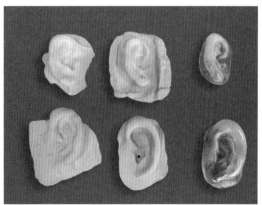

图 9-1-37 石膏模

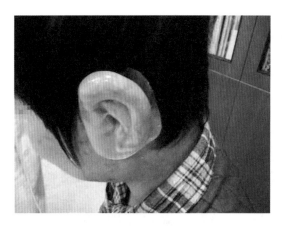

图 9-1-38 耳朵辅助器具

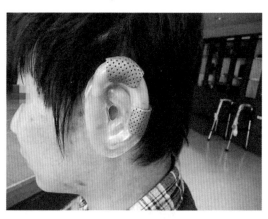

图 9-1-39 C 夹

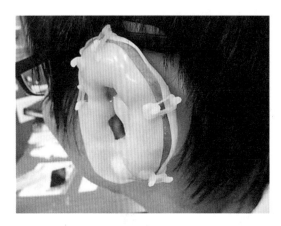

图 9-1-40 硬质塑料材料制作的耳朵辅助器具,用小橡皮圈增加压力及固定

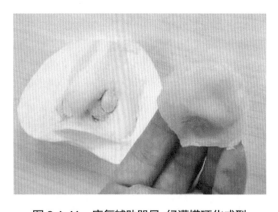

图 9-1-41 康复辅助器具,经灌模硬化成型

5. **康复辅助器具** 严重烧伤导致颜面部分残损(如鼻翼、耳朵),常需要多次的外科重建手术,不仅手术有一定的难度,成效也往往差强人意。烧伤患者若不愿接受手术的煎熬,也可选择制作残缺部位的康复辅助器具,也可重建完整的颜面外观。康复辅助器具的制作过程又更为复杂,需要取模、注蜡、翻模、脱蜡,并利用液态硅胶液调色,经灌模硬化成型(图 9-1-41)。一般使用水性黏剂,将康复辅助器具粘贴到残缺的部位上(图 9-1-42)。

6. **遮瑕化妆** 颜面烧烫伤的患者,因为脸上瘢痕颜色深浅不一或五官变形缺损,往往受外界异样的眼光看待,甚至背后指指点点,长期下来不但丧失自信心,也造成心理难以磨灭的伤害。遮瑕化妆(corrective cosmetics; camouflage)是一种创意性的化妆技巧,首先透过颜色分析,选择适合陪衬伤者的色调,而化妆的重点在于眉毛、唇形以及肤色的搭配,让伤者凹凸不平、不协调的五官能够因此达到遮瑕目的(图 9-1-43)。这种遮瑕化妆所使用的化妆品还有个很特殊的地方,由于特殊的配方与一般水性化妆品不同,因此只要涂抹少量就能达到有效的修饰皮肤颜色不一致的效果,同时能有长时间不脱妆与防水作用。利用特殊的遮瑕化妆、色彩分析及服装搭配,以及辅导社会适应技巧,让颜面烧伤者可以摆脱过去阴霾,重建形象与自信心面对人群。

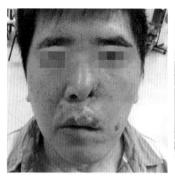
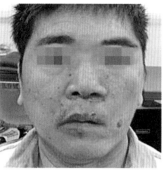

图 9-1-42　鼻翼康复辅助器具用水性黏剂粘贴到残缺的部位上

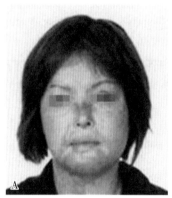
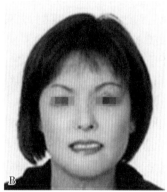

图 9-1-43　遮瑕化妆
A. 化妆前；B. 化妆后

7. 三维打印辅助器具　由于面部解剖结构的特殊性，眼、鼻、口周瘢痕行局部压力治疗效果不佳；弹力面罩开孔处压力较小，影响疗效。采用传统的石膏获取患者轮廓，对于小孩以及心理承受能力差、伤口脆弱的患者，无法进行制作，造成一部分患者无法使用面具。同时传统的方式，获取的面部轮廓不是特别精准，造成部分患者的透明面罩不服帖、不精准，造成治疗效果欠佳。三维扫描技术可以模拟患者需要修复整形的部位，在术前进行手术模拟、设计，提供个性化治疗，提高手术成功率及患者满意度。此外，三维扫描技术可获得三维数字化模型，再通过三维打印技术将模型制造出来，如各类面具、康复辅助器具等。由于模型指标更加精确，制造出来的模型会更加符合患者的实际需求。

（徐庆国　范锟铻　夏正国　周贤良）

第二节　手、足部

一、手部

手是人体的重要器官之一，手的结构精细，功能复杂，手部烧伤，尤其是深Ⅱ度以上烧伤，瘢痕增生或挛缩常会导致手部畸形和功能障碍，烧伤后期还会对患者造成不同程度的心理障碍,以及社会参与度降低等问题,生存质量均有不同程度的下降。

手部烧伤康复的目的是,最大限度地恢复烧伤后所致各种功能障碍。一般而言,烧伤后手功能恢复由一个治疗小组共同完成。在这个小组中有烧伤医师、康复医师、物理治疗师、作业治疗师、康复护士、心理治疗师等。此外,还应包括社会工作者、职业顾问等的参与。因此,康复治疗组成员之间配合与协作是患者顺利康复的重要保障。

(一)手的解剖

手的特殊功能是由其精细结构决定的,其复杂功能是在日常运动和学习中逐渐形成的。所有烧伤后手功能障碍产生的基础是组织损伤及瘢痕的形成。然而充分掌握手部的解剖结构是深入了解烧伤手部畸形的发生机制,是制订合理的治疗方案和有效的康复计划的基础,其中对手生理解剖及功能解剖的了解尤为重要。

1. 手部骨的组成　手部共有 27 块骨头、17 个活动的关节、19 块肌肉以及 24 根来自前臂的肌腱。这组织通过上肢神经的支配,尤其是桡神经、正中神经和尺神经的支配下构成了复杂精细的动力系统。

(1)桡骨:位于前臂外侧部,分一体两端。桡骨下端前凹后凸,外侧向下突出,此为茎突。下端内面有关节面,为尺切迹,与尺骨头相关节,下有腕关节面与腕骨相关节。桡骨茎突和桡骨头在体表可被扪到。

(2)尺骨:居前臂内侧,分一体两端。下端为尺骨头,其前、外、后有环状关节面与桡骨的尺切迹相关节,下面光滑借三角形的关节盘与腕骨隔开。尺骨头后内侧的锥状突起为尺骨茎突。在正常情况下,尺骨茎突比桡骨茎突约高 1cm。

(3)手骨:包括腕骨、掌骨和指骨。

1)腕骨共 8 块。近侧列由桡侧向尺侧依次为:手舟骨、月骨、三角骨和豌豆骨;远侧列为:大多角骨、小多角骨、头状骨和钩骨。8 块腕骨构成一掌面凹陷的腕骨沟。各骨相邻的关节面,形成腕骨间关节。手舟骨、月骨和三角骨近端形成椭圆形关节面,与桡骨腕关节面及尺骨下端的关节盘构成桡腕关节。

2)掌骨共 5 块。由桡侧向尺侧,依次为第 1~5 掌骨。近端为底,接腕骨;远端为头,接指骨;中间部为体。第 1 掌骨最短且粗,其底有鞍状关节面,与大多角骨的鞍状关节面相关节。

3)指骨共 14 块,属长骨。拇指有 2 节,为近节指骨和远节指骨;其余各指为 3 节,为近节指骨、中节指骨和远节指骨。每节指骨的近端为底,中间部为体,远端为滑车。

2. 手部关节结构　手部关节均为滑膜关节。相对骨面间有滑液腔隙,充以滑液,因而一般以具有较大活动性为其特征。骨面间互相分离,仅借其周围的结缔组织相连接。包括桡腕关节、腕骨间关节、腕掌关节、掌间关节、掌指关节和手指间关节。

桡腕关节:又称腕关节,是典型的椭圆关节,由桡骨的腕关节面和尺骨头下方的关节盘作为关节窝,手的舟骨、月骨和三角骨的近侧关节面作为关节头而构成。关节囊松弛,关节腔间隙宽广,关节的前、后两侧均有韧带加强,其中掌侧韧带较坚韧,因而腕背伸运动受到限制。桡腕关节可做屈伸、展收及环转运动。

腕骨间关节:相邻各腕骨之间构成的关节,可分为:①近侧列腕骨间关节。②远侧列腕骨间关节。③近侧列与远侧列腕骨之间的腕中关节。但各骨又借韧带连接成一整体,各关节腔彼此相通,属微动关节,只能做轻微的滑动和转动。在实际生活中,腕骨间关节常与桡腕关节做联合运动。

腕掌关节:由远侧列腕骨与5个掌骨底构成。除拇指和小指的腕掌关节外,其余各指的腕掌关节运动范围极小。拇指腕掌关节由大多角骨与第1掌骨底构成,是典型的鞍状关节。关节囊松弛,可做屈伸、收展、环转和对掌运动。由于第1掌骨的位置向内侧旋转了近90°,故拇指的屈、伸运动发生在冠状面上,即拇指在手掌平面上向示指靠拢为屈,离开示指为伸;而拇指的收、展运动发生在矢状面上,即拇指在与手掌垂直的平面上离开示指为展,靠拢示指为收。换言之,如以手背平置于桌面,将拇指来回沿桌面伸向外侧并复原的运动是拇指的伸、屈运动;将拇指提起对向房顶的运动是展;反之,复原位则为收。对掌运动是拇指向掌心,拇指尖与其余4个指的掌侧面指尖相接触的运动。这一运动加深了手掌的凹陷,是人类进行握持和精细操作时所必需的主要动作。

掌骨间关节:第2~5掌骨底相互之间的平面关节,其关节腔与腕掌关节腔交通。

掌指关节:共5个,由掌骨头与近节指骨底构成。关节囊薄而松弛,其前、后有韧带,前面有掌侧韧带,较坚韧,并含有纤维软骨板;囊两侧有侧副韧带,从掌骨头两侧延向下附于指骨底两侧,此韧带在屈指时紧张,伸指时松弛。当指处于伸位时,掌指关节可做屈伸、收展及环转运动,旋转运动因受韧带限制,幅度甚微。当掌指关节处于屈位时,因掌骨头前面的关节面不是球形的,同时侧副韧带特别紧张,故仅允许做屈伸运动。手指的收展是以通过中指的正中线为准,向中线靠拢为收,远离中线的运动是展。握拳时,掌指关节显露于手背的凸出处是掌骨头。

指骨间关节:共9个,由各指相邻两节指骨的底与滑车构成,属典型的滑车关节。除拇指外,各指均有近侧和远侧两个手指间关节。关节囊松弛,两侧有韧带加强,只能做屈、伸运动,指屈曲时,指背凸出的部分是指骨滑车。

3. 手部肌肉结构 活动手指的肌肉除来自前臂的长腱外,还有很多短小的手肌,它们全部集中于手的掌侧,分为外侧、中间和内侧三群。

(1) 外侧群:为鱼际,较发达,有4块肌,分浅、深两层排列。①拇短展肌:浅层外侧。②拇短屈肌:浅层内侧。③拇对掌肌:位于拇短展肌的深面。④拇收肌:位于拇对掌肌的内侧。上述4肌的作用是分别使拇指展、屈、对掌和内收。

(2) 内侧群:为小鱼际,有3块,也分浅、深两层排列。①小指展肌:浅层内侧。②小指短屈肌:浅层外侧。③小指对掌肌:位于上述两肌深面。上述3肌作用是分别使小指屈、外展和对掌。

(3) 中间群:位于掌心,包括4条蚓状肌和7块骨间肌。

1) 蚓状肌:为4条细束状小肌,均起自指深屈肌腱桡侧,经掌指关节的桡侧至第2~5指的背面,止于指背腱膜。蚓状肌的作用是屈掌指关节、伸指间关节。

2) 骨间肌:位于掌骨间隙内。分为掌侧骨间肌,3块,收缩时使第2、第4和第5指向中指靠拢(内收);背侧骨间肌,4块,它们以中指的中线为中心,能外展第2、第3和第4指。且能协同蚓状肌屈掌指关节和伸指间关节。手和手指的用力运动主要靠来自前臂的长肌,而手精细的技巧动作则主要由手肌来完成。拇指和小指短肌的作用如其命名。屈掌指关节、伸指间关节的动作主要是蚓状肌和骨间肌收缩的结果。

4. 手部血管分布 动脉血管,掌浅弓和掌深弓是两层相互连通的血管弓。掌浅弓位于掌腱膜深面,由尺动脉末端和桡动脉的浅支组成;其凸缘位于掌横纹近侧。自弓发出三条指掌侧总动脉和小指尺掌侧动脉;指掌侧总动脉行至掌指关节附近,每条又发出指掌侧固有动脉,分布于相邻两指的侧缘;小指尺掌侧动脉由掌浅弓发出后下行,至小指的掌面尺侧缘。

掌深弓位于屈肌腱深面,由桡动脉终支和尺动脉的掌深支组成,平掌指关节高度。由掌深弓发出的三条掌心动脉,下行至掌指关节附近,分别注入相应的指掌侧总动脉。

静脉血管,手部静脉分成浅层和深层两部分。浅层回流是主要的。浅层静脉在背侧,外观显著,从手指末端开始。指背侧浅静脉汇聚由指掌侧及侧方的静脉丛回流的血液,到中节指背更为显著。静脉和手指的纵轴平行。诸手指静脉,经指蹼回到手背的静脉网,最后回流至头静脉和贵要静脉。手深层静脉常伴随手掌的浅弓和深弓,一条动脉常有两条静脉伴行,大多回流到尺静脉和桡静脉,也有一些直接回流至背侧浅静脉。

5. 手部神经支配

(1) 臂丛及分支:臂丛锁骨下部分支发自臂丛的 3 个束,多为较长分支,分肌支和皮支,其纤维可追踪至有关的脊神经(表 9-2-1)。

表 9-2-1　臂丛锁骨下部分支的起点及纤维来源

外侧束分支	内侧束分支	后束分支
胸外侧神经 C_5、C_6、C_7	胸内侧神经 C_8、T_1	上肩胛下神经 C_5、C_6
肌皮神经 C_5、C_6、C_7	前臂内侧皮神经 C_8、T_1	胸背神经 C_6、C_7、C_8
正中神经外侧根 C_5、C_6、C_7	臂内侧皮神经 C_8、T_1	下肩胛下神经 C_5、C_6
	尺神经 C_7、C_8、T_1	腋神经 C_5、C_6
		桡神经 C_5、C_6、C_7、C_8(T_1)

1) 腋神经($C_5 \sim C_6$):在腋窝发自臂丛后束,穿四边孔,绕肱骨外科颈至三角肌深面。

肌支:支配三角肌和小圆肌。

皮支:(臂外侧上皮神经)由三角肌后缘穿出,分布于肩部和臂外侧上部的皮肤。

神经损伤临床表现:肱骨外科颈骨折、肩关节脱位或腋杖的压迫,都可能损伤腋神经而导致三角肌瘫痪,臂不能外展,肩部、臂外上部感觉障碍。由于三角肌萎缩,肩部骨突耸起,失去圆隆的外形观。

2) 肌皮神经($C_5 \sim C_7$):自外侧束发出后斜穿喙肱肌,经肱二头肌和肱肌间下行。

肌支:支配三角肌、肱二头肌和肱肌。

皮支(终支):在肘关节稍下方穿出深筋膜延续为前臂外侧皮神经,分布于前臂外侧的皮肤。神经损伤临床表现:肌皮神经的单纯性损伤较少见,往往在上肢、肩关节损伤和肱骨骨折时伤及此神经。损伤后,由于肱二头肌及肱肌大部分麻痹,屈肘无力,伴有前臂外侧皮神经分布的前臂外侧感觉减弱。此区的疼痛或感觉异常在伸肘时可加重。

3) 正中神经($C_5 \sim T_1$):由分别发自内、外侧束的内、外侧头合成,内外侧头间夹持着腋动脉,向下呈锐角汇合成正中神经干。在臂部,正中神经沿肱二头肌内侧沟下行,由外侧向内侧跨过肱动脉下降至肘窝。从肘窝向下穿旋前圆肌,继续在前臂正中下行于指浅、深屈肌之间达腕部。然后自桡侧腕屈肌腱和掌长肌腱之间进入腕管,在掌腱膜深面到达手掌。正中神经在臂部一般无分支,在肘部、前臂发出许多肌支,支配除肱桡肌、尺侧腕屈肌和指深屈肌尺侧半以外的所有前臂的屈肌。在屈肌支持带下缘的桡侧,发出一粗短的返支,行于桡动脉掌浅支的外侧并进入鱼际,支配拇收肌以外的鱼际肌。

正中神经手部分布:在屈肌支持带近侧约 5cm 处,正中神经从指浅屈肌外侧缘显露,在腕近侧区变浅,然后通过屈肌支持带深面进入手掌。

掌皮支:起于屈肌支持带的近侧,在深筋膜深面或穿出深筋膜后分成内侧支和外侧支。外侧支:分布于拇指表面皮肤,并与前臂外侧皮神经相联系。内侧支:分布于手掌中心的皮肤,并与尺神经掌皮支相交通。此交通支有多种类型,常发自前臂近侧,有时发自骨间前神经,行于指浅屈肌与指深屈肌之间的内侧,在尺动脉的后方与尺神经交通。在解释手肌异常的神经因素时,应考虑到此交通支可能存在。

掌肌支:短而粗,在屈肌支持带远侧,由正中神经外侧缘发出,向外侧走行到达鱼际肌,它可以是正中神经第 1 条掌侧分支,或是发出手指分支后的终末支。此肌支可发出细返支行于掌腱膜鱼际部深面,分布于拇短屈肌。拇短屈肌肌支经肌内侧缘进入该肌,然后向深面发出分支,经拇对掌肌内侧缘穿入并支配该肌。肌支的终末支有时可发出一支至第 1 背侧骨间肌,全部或部分地支配此肌。正中神经的肌支也可发自腕管内,穿出屈肌支持带走行。叙述手指皮肤的神经支配时,必须注意手指近侧尚未分支的神经称为指掌侧总神经。

手指的神经分支常以下列方式分布:在掌浅弓及其分支的深面和长屈肌腱的浅面向远侧走行,至手掌的远侧部;到拇指的两条指掌侧固有神经常起于一条总干,与长屈肌腱一起从掌腱膜中央部外侧缘穿出,分布到拇指两侧,至拇指外侧面的分支横过拇长屈肌腱前面;到拇指的分支还分布到拇指远节指背的皮肤;到示指外侧缘的指掌侧固有神经还分支分布于第 1 蚓状肌;另两条指掌侧总神经在长屈肌腱之间行向远侧,外侧的指掌侧总神经分成两条指掌侧固有神经,分布到示指和中指的相邻缘,并发分支分布于第 2 蚓状肌;内侧的指掌侧总神经分成两支指掌侧固有神经,分布于中指与环指的相邻缘;同时内侧指掌侧总神经尚接受来自尺神经分出的指掌侧总神经的交通支,并分支供应第 3 蚓状肌。总之,正中神经在掌部通常发出的分支分布于外侧 3 个半手指的皮肤(即拇指、示指、中指和环指的外侧缘皮肤)。

神经损伤临床表现:正中神经干如在臂部受损伤,运动障碍表现为前臂不能旋前,即旋前肌综合征;屈腕能力减弱,拇指、示指不能屈曲,即腕管综合征;拇指不能对掌。由于鱼际肌萎缩,手掌显平坦,称为"猿手"。感觉障碍以拇指、示指和中指的远节最为显著。

4)尺神经($C_8 \sim T_1$):发自臂丛内侧束,在肱动脉内侧下行,至三角肌止点高度穿过内侧肌间隔至臂后面,再下行至内上髁后方的尺神经沟。在此处,其位置表浅又贴近骨面,隔皮肤可触摸到,易受损伤。再向下穿过尺侧腕屈肌起端转至前臂掌面内侧,继于尺侧腕屈肌和指深屈肌之间、尺动脉的内侧下降,在桡腕关节上方发出手背支,本干下行于豌豆骨的桡侧,经屈肌支持带的浅面分为浅深两支,经掌腱膜深面进入手掌。尺神经在臂部未发出分支,在前臂上部发出肌支支配尺侧腕屈肌和指深屈肌的尺侧半。手部尺神经穿过屈肌支持带浅部深面,分成深、浅两终末支。

掌皮支:也称尺神经掌支,约在前臂中部发出,穿过深筋膜,终于手掌,在与正中神经的掌支交通后分布于手掌皮肤。

背侧支:也称尺神经手背支,起于腕关节近侧约 5cm 处,在尺侧腕屈肌深面向远侧及手背走行,穿出深筋膜后,沿腕部及手的背内侧缘下行,然后分成 2~3 支指背神经,第 1 支分布于小指内侧缘,第 2 支分布于小指和环指的相邻缘,而第 3 支分布到环指和中指的相邻缘,但此支可以部分或全部由桡神经的分支所代替。到小指的指背神经仅延伸到末节指骨底,在环指仅延伸到中节指骨底。这些指的远侧部大部分由尺神经的指掌侧固有神经的背侧支分布,在环指远端外侧则由正中神经的分支分布。

浅终支:除供应掌短肌和掌内侧半的皮肤外,还分成两支:其中一支分布到小指掌面内侧缘;另一支为指掌侧总神经。后者发出一支与正中神经相交通后,余部又分成两条指掌侧固有神经,分布到环指和小指的相邻缘。指掌侧固有神经在手指的分布状况与正中神经的同名分支相同。

深终支:穿过小指展肌和小指短屈肌之间,然后穿出小指对掌肌,随掌深弓到达指屈肌腱的深面。在深终支起始处,发出分支支配运动小指的小鱼际诸肌。在尺神经深终支伴掌深弓横过手掌深部时,不断发支分布于骨间肌及第3、第4蚓状肌,最终分布到拇收肌、第1掌侧骨间肌,还常分布到拇短屈肌,深终支还发出关节支分布于腕关节。

指深屈肌内侧半由尺神经支配,第3、第4蚓状肌连于指深屈肌腱也受尺神经支配。同样,指深屈肌外侧半与第1、第2蚓状肌相连,也都接受正中神经的支配。第3蚓状肌常由尺神经和正中神经两者支配。一般认为,尺神经深终支发出几条关节支分布于某些腕骨间关节、腕掌关节和掌骨间关节。也像正中神经一样,这些区域的分布范围不恒定。尺神经也在前臂和手部发出血管运动支,分布到尺动脉和掌部的动脉。

神经损伤临床表现:尺神经干受伤运动障碍表现为腕屈能力减弱,环指和小指的远节指骨不能屈曲。小鱼际肌萎缩变平坦,拇指不能内收,骨间肌萎缩,各指不能互相靠拢,各掌指关节过伸,第4、第5指的指间关节弯曲,出现"爪形手"。感觉丧失区域以手内侧缘为主。

5) 桡神经($C_5 \sim T_1$):由后束发出的一条粗大神经,在腋窝内位于腋动脉的后方,并与肱深动脉一起行向外下方,先经肱三头肌长头与内侧头之间,然后沿桡神经沟绕肱骨中段背侧旋向外下,在肱骨外上髁上方穿外侧肌间隔,至肱桡肌之间,在此分为浅、深两支。桡神经在臂部发出的分支有:

皮支:在腋窝处发出臂后皮神经,分布于前臂背面皮肤。

肌支:支配肱三头肌、肱桡肌和桡侧腕长伸肌。

桡神经浅支为皮支,沿桡动脉外侧下降,在前臂中、下1/3交界处转向背面,并下行至手背,分布于手背桡侧半和桡侧两个半手指近节背面的皮肤。深支较粗,主要为肌支,经桡骨颈外侧穿旋后肌至前臂背面,在前臂伸肌群的浅深层之间下行至腕部,支配前臂的伸肌。

桡神经分支包括肌支、关节支、皮支、浅终支和骨间后神经。浅终支约在腕关节上方7cm处,向下绕过桡骨外侧缘进入手背区,穿出深筋膜,分成4~5支指背神经。在手背区,通常与前臂外侧皮神经和前臂后皮神经的分支相交通。

指背神经一般有4~5条较小分支。第1支指背神经分布于拇指桡侧缘的皮肤和相邻的鱼际区皮肤,并与前臂外侧皮神经分支相交通;第2支指背神经分布于拇指内侧缘;第3支指背神经分布于示指外侧缘;第4支指背神经分布于示指和中指的相邻缘;第5支指背神经与尺神经背侧支的分支相交通,并分布于中指和环指的相邻缘,但此支常由尺神经背侧支所取代。拇指的指背神经仅到达指甲根部,至示指的指背神经仅分布到示指中部,至中指的指背神经和至环指外侧缘的指背神经的分布不超过近侧指骨间关节;其余指背远侧区的皮肤由正中神经和尺神经的指掌侧固有神经的背侧支分布。

神经损伤临床表现:肱骨中段或中、下1/3交界处骨折时,容易合并桡神经损伤。损伤后的主要运动障碍是前臂伸肌瘫痪,表现为抬前臂时呈"垂腕"状态。感觉障碍以第1掌骨、第2掌骨间隙背面"虎口区"皮肤最为明显。桡骨颈骨折时,也可损伤桡神经深支,其主要症状是伸腕能力弱和不能伸指。

6. 手部的皮肤 为适应手部功能的需要,手掌侧和背侧的皮肤形态结构有很大不同。为了适应手的捏、持、抓、握及与物体直接接触的需要,手掌及手指掌侧的皮肤厚而坚韧,厚约 1~4mm。角质层厚,皮下有较厚的脂肪垫。并且有许多垂直的纤维间隔,将皮肤与掌腱膜、指骨、腱鞘等深部组织相连,以避免皮肤的过度滑动。手掌侧的皮肤富有汗腺,但没有毛发,因此也没有皮脂腺。

手背及指背皮肤则相反,薄、软而富有弹性。皮下组织松软,可以滑动,利于关节的屈曲关节。在背侧行皮肤游离移植时,必须充分考虑握拳时的最大缺损面积。否则,会由于植皮面积小或植皮挛缩而影响充分握拳的功能。

皮纹的产生常和关节的活动相适应,因之皮纹如同皮肤的关节。手掌部有三条皮纹,它们分别适应拇指、示指和其他三个手指的活动。从手掌的三条皮纹可以看出,手虽然是个整体,但可人为的分为三个部分。拇指活动度大,有独立的内在肌和外在肌,并具有特殊的关节结构,因此成为独立的一部分。在示指,远端掌横纹并不到达示指处,屈指时掌中纹明显。肌肉方面,示指的屈指浅肌和屈指深肌进化较好,可以和其他手指分开而单独屈曲,而示指除伸指总肌外,还有固有伸肌,可进行独立的伸指功能。其余尺侧的三个手指组成另一部分,屈曲时,掌远纹明显。其中,小指有独立的小鱼际肌,可完成小指的外展和对掌功能;也进化出独立的小指固有伸肌,可单独完成伸小指的功能。在手背,指蹼位于近节指骨的中部,指蹼从最高点以 45°角向延向背侧。

指甲是皮肤的特化组织,位于指端背侧,由多层连接紧密的角化上皮细胞构成。具有保护指端,对手指功能的发挥起支持作用。指甲外露部分为甲体,与下方甲床紧密相贴,甲体基部有半月形区,称甲半月。指甲近端及两侧有隆起的皮肤皱襞,称为甲襞。覆盖甲根的角质层向远端延伸一薄的表皮皱襞,掩盖甲半月的一部分,为上甲皮。

(二) 烧伤后常见的手功能损伤

1. **烧伤后水肿**　烧伤后在氧自由基、组胺、前列腺素、激肽和缓激肽等炎性介质的作用下,血管的通透性增加,血管内的溶液、溶质渗出到组织间液,导致血浆 - 组织间隙压力梯度变化。浅度烧伤这种变化轻微且短暂,深度烧伤此种变化明显而持久。一般在手部烧伤中,组织水肿 72 小时达到高峰,严重的组织水肿会使组织间隔内压力明显升高,导致动、静脉和淋巴回流的障碍,而加重组织损伤。因此,烧伤后水肿不仅是烧伤早期继续损伤的原因,也是烧伤早期畸形的始动原因。

2. **烧伤后瘢痕增生**　烧伤引起的瘢痕增生是直接或间接损伤因素导致炎性反应介导的纤维组织异常增生,常受患者年龄、种族和遗传因素、感染、治疗方式、损伤部位和局部张力等因素的影响。瘢痕形成的机制是损伤部位胶原代谢失平衡、成纤维细胞增殖和收缩、基质中蛋白多糖成分的比例改变。炎性反应是瘢痕形成的启动因素,任何原因引起的炎性反应增强都会加重瘢痕的增生。而炎性反应的载体是多种细胞释放的细胞因子和生长因子,如转化生长因子 -β(TGF-β)、血小板衍生生长因子(PDGF)、成纤维细胞生长因子(FGF)、肿瘤坏死因子 -α(TNF-α)、表皮细胞生长因子(EGF)、γ- 干扰素(IFN-γ)、白细胞介素 -1(IL-1)等。

众多炎性细胞和炎性因子作用的关键细胞是肌成纤维细胞(myofibroblast)。肌成纤维细胞兼具成纤维细胞核平滑肌细胞的特征,是非典型的成纤维细胞,有大量粗面内质网和密集的肌丝,并有多个伪足样突起,具有收缩功能。创伤后创缘的成纤维细胞迁移到创伤区,通过 TGF-β 诱导使 70% 成纤维细胞转化为肌成纤维细胞,并逐渐增多;伤后 1 年处于增生期瘢痕中,肌成纤维细胞可高达 96%。而肌成纤维细胞胞质内含 α 平滑肌肌动蛋白和波形蛋白等骨架蛋白,并逐渐表达 α 平滑肌肌动蛋白,使细胞具有收缩功能。肌成纤维细胞的肌浆蛋白骨架肌丝沿收缩方向排列,通过自身收缩的张力可影响周围的胶原和基质,使胶原纤维重新排列,向一圆心缠绕成团块状,切面呈轮生样结节。另外,成纤维细胞转化为肌成纤维细胞时,基质成分也发生了改变。原来仅微量的硫酸软骨素 A 和硫酸角质素 -4 含量显著增加。这些蛋白多糖质地硬,沉积于胶原团块周围,使瘢痕变硬。在瘢痕组织中,这些质硬的基质在胶原团块周围形成一道屏障,阻碍胶原酶对胶原的降解。而随着瘢痕的成熟,肌成纤维细胞逐步减少,基质中蛋白多糖成分又回到以硫酸软骨素 B 和硫酸角质素为主的状态,是瘢痕变软。所以,肌成纤维细胞是创面收缩的动力细胞,是引起瘢痕挛缩的主要因素。

在临床上,我们经常会遇到一些有趣的现象:深度越深的创面,往往瘢痕越重;同一深度的创面,继发感染会加重瘢痕增生;同一深度而无感染发生的情况下,切削痂后即刻移植自体皮,瘢痕最轻,切削痂后数日再行自体皮移植,瘢痕次之,切削痂后形成肉芽创面再行自体皮移植,瘢痕最大。基于上述机制,可以推断出瘢痕增生的程度等于局部炎性反应程度的时间累加,而归根结底为肌成纤维细胞为主的炎性反应的时间累加。而应用各种方法减少肌成纤维细胞的转化、加速成纤维细胞的凋亡,就会减少瘢痕的增生和挛缩。

3. 周围神经损伤和感觉异常 所有累及真皮层的烧伤均有感觉功能的损伤,其中极少部分可以恢复,而绝大多数都会遗留有永久性的感觉缺失。Hermanson 等人对烧伤皮肤移植的手部感觉功能进行了 2~3 年的随访,发现术后 1 个月后,感觉功能就已无继续恢复的可能。而周围神经的损伤与多种因素有关,如电流对神经的直接损伤、组织水肿对周围神经的压迫或不恰当的体位对神经的牵拉。而周围神经的损伤会降低整个手的功能。

4. 常见烧伤后手部畸形 早期手部烧伤的治疗在很大程度上就已决定了最终的功能。但有时无论多么积极的治疗,畸形有时也不可避免。在 Achauer 手部畸形分类的基础上,将烧伤手部的畸形分为六类:①手指畸形(phalangeal deformities);②手掌挛缩(palmar contracture);③瘢痕束带畸形(scar-band deformities);④瘢痕增生(hypertrophic scars);⑤缺如畸形(amputation deformity);⑥甲床畸形(nail bed deformity)。

一般烧伤患者可同时并发多种畸形。但从根本上说,绝大多数畸形的本质是瘢痕,表现为瘢痕增生、瘢痕疼痛、瘢痕挛缩等。而这些瘢痕可来源于烧伤,也可来源于移植厚度和大小不合适的皮肤,或不正确的康复训练。

(1)手指畸形:手指畸形是最常见的手部畸形,因损伤的主要部位和累及的深面组织的不同,分为爪形指畸形、纽扣指畸形和鹅颈指畸形。虽表现形式不同,但均为损伤手指的伸肌腱或伸指腱器所造成的。

爪形指畸形(claw hand deformity):爪形指畸形可因组织水肿、肌腱损伤或瘢痕挛缩,在烧伤早期就可出现。烧伤后组织水肿即可导致掌指关节(metacarpophalangeal,MP)的过度背伸和指间关节屈曲(interphalangeal,IP),即爪形指畸形。此畸形的严重程度与组织水肿程度相关。掌指关节的过度背伸一方面是由于液体的渗出造成手背皮肤紧张和手掌变平引起的,另一方面是由于伸指总腱水肿引起的。掌指关节的过度背伸继发性的引起近端指间关节(proximal interphalangeal,PIP)的屈曲。如果手背皮肤被烧伤,MP 关节过度背伸的程度会进一步增加。而在无妥善治疗和早期手术干预的情况下,爪形指畸形呈进行性发展,特别是组织水肿长期存在的情况下。Graham 等发现,环、小指占整个畸形的 65%。

纽扣指畸形(boutonniere deformity):纽扣指畸形的典型表现是手指 PIP 关节的过度屈曲和远端指间关节(distal interphalangeal,DIP)的过度背伸。而畸形形成的关键是伸指腱器在 PIP 关节水平的损伤。手背、指背和拇指背的深度烧伤均可引起伸指腱器在 PIP 关节处的损伤。此处伸指腱器的缺血可以是热损伤直接造成;也可以是 PIP 关节屈曲,近节指骨头与焦痂挤压造成。伸指腱器在 PIP 处断裂,导致 PIP 屈曲,随后可导致伸指肌腱侧束无支点而逐渐向掌侧滑移。表现为中央束无法伸直PIP;而侧束反而使PIP屈曲,而使DIP过度背伸。伸指腱器损伤的范围和程度通常只有在术中才可知晓。所以,在手部或手指深度烧伤时,如果不能进行早期手术,可以先假定伸指腱器损伤,而予以保护措施。如伸指腱器在 PIP 处裸露,为防止伸指腱器因裸露而干燥、断裂,该关节应固定在伸直位并保持肌腱湿润直至肌腱不再暴露。

鹅颈指畸形(mallet and swan-neck deformities):鹅颈指畸形典型表现为 DIP 关节的屈曲和 PIP 关节的过度背伸,其主要是伸直肌腱侧束在 DIP 水平的损伤。其原因可以是热力直接损伤,也可是 DIP 关节屈曲时,远侧指骨基底与焦痂对侧束的挤压造成的缺血坏死。侧束的损伤引起 DIP 关节的伸直功能障碍,而 PIP 的过度背伸可以是由于伸指总腱的粘连、骨间肌的缺血挛缩、不欠当固定的关节僵、烧伤瘢痕挛缩引起的。

(2) 手掌挛缩:烧伤后手掌侧的挛缩主要由于创面的延迟愈合或手位置保护不佳造成的,也可以发生于手术成功后。手掌侧的挛缩可以导致腕、掌、指各关节的屈曲以及拇指的内收畸形。随着挛缩时程的延长,皮下的神经、血管束、肌腱、关节囊也会逐渐形成挛缩。因此,要求在早期将手保持在内在肌阳性位(intrinsic-plus position)和虎口开大位。通常,全厚皮肤移植是修复松解后缺损的常用方法。而对于周围有充足组织的线性或片状瘢痕,采用一个或几个"Z"改形皮瓣一般可以得到良好的效果。但需注意,对于严重挛缩的病例,过度要求关节的松解程度可能会使神经、血管束牵拉而发生远端组织的缺血、坏死。对于此类病例,可在松解挛缩组织较为松弛的位置上修复缺损,而后期用康复锻炼的手段逐步将手达到较为理想的位置。严重手掌侧挛缩中的为掌凸畸形(palmar cupping deformity)。掌凸畸形的典型表现为手掌瘢痕的挛缩造成的手掌接触面积减小和拇指掌指关节的背伸。由于手掌有掌横弓和纵弓的解剖特点,这使掌凸畸形临床表现尤为突出。掌凸畸形通常为手掌皮肤的接触性热损伤,特别是儿童手掌烧伤后由于深度判断较为困难,通常采用保守治疗,伤后发生此畸形较多。此畸形主要引起手掌感觉功能的缺失和抓持稳定性的下降。

(3) 瘢痕束带畸形(scar-band deformities):瘢痕束带通常是由于创面跨越张力线和垂直于关节运动轴后纤维增生、瘢痕挛缩而形成的条索。常累及多个相邻关节、植皮边缘和深度保守治疗区。典型的瘢痕束带包括指蹼处的瘢痕条索、拇指和小指背侧方的条索和手指掌侧的瘢痕条索。其中最为典型的为引起指蹼挛缩的瘢痕条索。

指蹼挛缩(web space deformity)常是深度烧伤保守治疗后的并发症,也可发生于手术后。正常情况下指蹼有一从背侧向掌侧逐渐上升45°的斜角。而在大部分烧伤中,此角度常被破坏。轻度的指蹼挛缩采用局部 Z 形皮瓣或 Y-W 皮瓣常可解决,而稍重一点的指蹼挛缩常需植皮加以配合。

而虎口是特殊的第 1、2 指蹼,其挛缩常合并与第一骨间背侧肌和拇收肌的挛缩。在较轻的病例,一般 Z 形皮瓣或 Butterfly 皮瓣可解决,而对于术中发现合并有第 1 骨间背侧肌或拇收肌挛缩的情况,需切断松解第 1 骨间背侧肌或拇收肌挛缩部分来达到彻底松解的目的。对于皮肤缺损较大的病例,可采用髂腹股沟或骨间背侧逆行岛状皮瓣来修复。

(4) 瘢痕增生:一般烧伤瘢痕需要至少 1 年才能成熟。因此,此期间均应加强瘢痕的治疗。当瘢痕引起功能障碍时,如关节挛缩,应需及早手术。周围有丰富健康软组织的孤立性瘢痕可以通过小的、局部皮瓣来矫整,如 Z 形皮瓣、临指皮瓣或指动脉逆行皮瓣。而量身定制的压力手套可以有效地减少瘢痕增生和瘢痕挛缩。

(5) 手指缺如畸形:在严重烧伤,如高压电击伤,常可缺失拇指或其他手指。常用于修复外伤性缺指的手术方法,也适用于烧伤程度比较局限的烧伤残指畸形,但效果会因合并一些重要组织的损伤而下降。常用的方法有指蹼加深的指成形术、掌骨延长术、示指拇化术后足趾游离移植。上述方法均需在有良好软组织覆盖的基础上,所以损伤范围较广时常需应用游离组织移植。

(6) 甲床畸形:烧伤后指甲的生长异常比较常见。其中直接损伤甲床和甲基质较少见,更主要的原因是甲床近端软组织的挛缩。这会引起甲基质的外露,指甲与甲床和指甲与甲上皮的分离,表现为指甲有纵行甲皱。现有多种方法来治疗甲基质外露,包括局部皮瓣和植皮来解决近端软组织的挛缩。

(三) 烧伤手功能评估

只有对烧伤后手部功能进行系统完善的评估,才能在患者损伤后尽早给予干预和治疗。根据烧伤后不同临床发展过程进行系统评估,制定相应的康复治疗方案,同时根据不同临床时期的评估结果,不断完善和调整康复治疗计划,来达到烧伤后临床治疗与康复治疗相互结合。最终才能尽可能保护和维持患者手功能的完整性。

1. 初始评估　了解烧伤事故发生的周围环境以及对患者的现场急救措施处理是必要的,掌握事故的致病物质和致病因素,比如火焰、油脂、化学品、水或电流的接触时间,对制订伤员的治疗计划和创面处理也是必要的。同时应了解患者的惯用手、职业、既往和目前的疾病信息,比如烧伤创面的冷疗和冲洗情况,某些物质的热力会在创面较长时间停留,比如热油脂以及碱液的腐蚀性需要在事故发生后采取不同的处理和护理方法。这对手伤后的下一步治疗至关重要。

(1) 手烧伤深度的评估:伤后检查必须包括评估烧伤创面的程度。评估一个创面的深度用人的肉眼来分辨烧伤创面的深度是很困难的。通常来说,鉴别Ⅰ度和浅Ⅱ度烧伤通常比较容易,表现为红斑、疼痛和水疱,创面受压时很快变白等,基本在没有其他因素干扰的情况下,大多能够在 10~14 天内自行愈合,且对今后手的功能影响不大。

一般深Ⅱ度烧伤的创面可能表现为苍白色或者红白相间。感觉变化的程度并不相同。Ⅲ度烧伤呈苍白色和棕褐色。创面麻木和呈皮革样。很容易见到栓塞的血管网。虽然将累及皮下软组织和(或)骨骼的烧伤创面分为四度,很少创面的划分会归入如此明确的深度分类,往往这类烧伤都会不同程度的影响手的功能。

皮肤及其下的软组织的厚度可根据手部部位以及患者年龄不同而变化;这些因素经常会影响损伤的程度。例如,手背的皮肤较薄,尤其是在儿童和老年人。因此,这一区域常会遭受较深损伤;这一部位易于发生水肿和肿胀,在损伤急性期常常需要积极减压等。

(2) 烧伤面积及可用皮源的评估:在保证患者生命体征的前提下为提高大面积烧伤患者生存质量,优先考虑将优质皮源用于覆盖手的创面,这样对后期手功能康复至关重要。同时要尽可能达到早期覆盖,一般伤后 2 周内能够覆盖的手,后期功能恢复都能达到较为理想的水平。

2. 瘢痕的评估　烧伤后瘢痕是限制关节运动造成手功能障碍的首要因素,了解瘢痕的病理生理过程,并给予相应的干预措施是烧伤手康复治疗必不可少的一部分,因此只有对不同时期的瘢痕变化做出准确的评估才能检验康复治疗的效果。

3. 手部肌力的评估

(1) 握力评定:主要反映屈肌肌力,正常值约为体重的50%。使用标准可调的手测力计,常用Jamar测力计评定双手握力。尽管有些因素如年龄能影响肌力测定,但一般在第1或第2次抓握时即可获得最大读数。握力正常值一般用握力指数来表示。

$$握力指数 = 健手握力(N) / 体重(kgf) \times 100\%$$

正常握力指数应>50。测试时受试者坐位,肩内收,肘屈90°,前臂中立位,连续3次用力握测力计,如果可能应双手交替,健手用作比较。

据统计,利手握力比非利手超出5%~10%;女性握力仅为男性的1/3~1/2;男性在50岁以后,女性在40岁以后常比年轻时的握力小10%~20%。手握力计测出的是等长收缩的肌力,而不是等张收缩的肌力。

(2) 捏力评定:主要反映拇对指肌力,约为握力的30%。使用标准捏力计测试捏力。掌捏(拇指尖对示指尖),约为51.94N(5.3kgf);侧捏或钥匙捏(拇垫对示指中节侧面),约为73.5N(7.5kgf);三点捏(拇尖对示、中指指尖),约为77.42N(7.9kgf)。分别检测3次,并双侧比较。

(3) 徒手肌力评定(MMT):用Lovetter的6级分类法定量评定上肢功能,这对患者肌腱转移或其他重建手术时肌力精确评定尤为重要。

M0级:无肌肉收缩。

M1级:肌肉轻微收缩,不能带动关节活动。

M2级:关节有活动,但不能抵抗地心引力。

M3级:抗地心引力,关节活动到位,但不能抵抗阻力。

M4级:可抵抗一定的阻力,活动到位。

M5级:完成正常的生理活动,并抵抗强阻力。

Lovetter分类法对单块肌肉的肌力测定较准确,但对活动一个关节相关肌肉的评定不够确切。一个关节的活动由于受多块肌肉、多根神经的作用,因此,1954年英国医学研究会(BMRC)为综合评定一个肢体近端肌肉与远端小肌肉的恢复情况,以及肢体协调能力的恢复制订了评定标准。

(4) 等速肌力测试:利用专门的等速肌力测试仪分别对肢体如腕关节屈伸活动的相应肌群进行肌力测试。测试时预先设置关节活动角速度,一般以慢速60°/s测试肌力,以快速180°/s测试耐力。

4. 手部关节活动度的评估

手的运动与手的骨骼、肌肉、神经、血管、皮肤密不可分,其中任何一部分发生障碍均会导致关节运动变化。手由27块小骨构成,其关节比人体其他任何部位的关节小,由于这些骨骼和肌腱的作用使手关节能进行复杂的运动。为了能快速得到客观正确的评定结果,康复工作者必须具备关节运动学的基础知识、熟练的评定方法及丰富的临床经验。

(1) 关节活动度评定的意义:关节活动度(range of motion,ROM)是关节被动及主动活动时的可动范围,关节活动度测定的目的有:①找出关节活动障碍的原因。②判断障碍程度。③提示治疗方法。④评定治疗、训练效果。

原则上,一般用于被动运动评定,但为了了解关节障碍的原因,也要对主动活动范围进行评定。

（2）评定方法

1）评估工具：评定手关节活动范围的方法常用的是角度计和尺。角度计种类很多，手指常用圆形角度计，测腕关节背伸时，全圆形角度计应放在桡侧。另外，必须根据关节大小选择角度计。

2）被动和主动活动评定法：测量关节活动范围有两个目的：一个是评定肌肉主动收缩时关节活动的范围（AROM）；另一个是评定肌肉完全松弛状态时关节在外力作用下被动活动的范围（PROM）。除禁忌情况外，先评定主动活动的范围，若正常就不必评定被动活动范围。

主动活动范围：评定主动活动范围。手指主动屈曲是使所有手指屈曲即呈握拳状态下对 3 个关节同时进行评定。伸展是测量手指都张开时的角度。一般来说，拇指完全屈曲时，拇指尖端触及小指基节远端掌横纹；手指完全屈曲时，指尖到达手掌远端掌横纹。此时，各指长轴的延长线通过舟骨结节。在固定活动肌腱情况下，指屈曲时腕关节背屈，伸展时则掌屈。因此，检查手指时应记录腕关节的位置。

被动活动范围：在肌肉充分放松状态下评定各个关节活动度。应尽量排除肌肉缩短和肌腱粘连的影响。评定关节本身的活动范围比主动活动范围更客观。但由于检查者捏着关节远端指节活动，此外力可能影响评定结果。一般，以疼痛及最终活动范围的阻力感为界。对急性期和术后患者必须注意不要因检查而损伤组织。

手指关节总活动范围：这是手指 3 个关节（拇指 2 个关节）的总屈曲度数减去伸展不足的总度数。被动活动测出的总度数用 TPM 表示；主动活动测出的总度数用 TAM 表示。主动、被动屈伸角度都应在全指屈、伸状态下进行。手指的总屈曲度，除了用角度表示外，还可用指腹和远端掌横纹的距离表示，即手指最大屈曲时指腹前端触及手掌的远侧掌横纹和中掌横纹之间的距离。这种距离测定法是粗略了解活动范围的简便方法。当手部肿胀用角度计不便测量时，可用距离表示。当手指长短有个体差异时，不能用绝对值来进行比较。

表示方法：表 9-2-2 是日本矫形外科学会和日本康复学会对手关节正常范围规定的标准。

5. 手肿胀评定

（1）单个指或关节肿胀的评定方法：使用软尺测量手部各标志性部位的周长，每次测量位置固定，在治疗前后对比，尤其在关节牵伸训练或应用热疗或矫形器之后，要评定肿胀情况，记录客观数据有助于治疗师明确治疗效果。

（2）手肿胀评定方法：对手部组织水肿的测定，figure-of-eight 技术较水容积分析法（water volumetry）易于实施，并在临床上已经验证了它的有效性和可靠性，并被认为是手部组织水肿检测的金标准。了解治疗和康复效果。要求在同一日不同时间测量手容积，观察手静息与活动时对肿胀的影响，手矫形器应用后对水肿的影响。用容积测量计评定手肿胀情况，测量计按以下方式操作，可精确到 10ml：①空塑料容积测量计，逐渐倒入 500ml 水直至出口平面，然后将量筒倒空并彻底干燥。②手朝前浸入容器。③手慢慢浸入水中，中、环指间隙搁置在杯内木钉上，但对手不能施压。④手一直保持到没有水漏进量筒。⑤取出手，量筒水平放置，读数。影响测试精确度的因素有：①空容器用水龙头和软管填充时空气进入水槽。②水槽内手臂运动。③作用在木钉部位处不均匀的压力。④容积测量计位置的变动。

6. 感觉功能评定

（1）塞姆斯 - 温斯坦（Semmes Weinstein）单纤维感觉测定器：是一种精细的触觉检查，测

表 9-2-2 手关节正常活动范围

关节	活动方向	正常活动范围(°)	角度计放置法 固定臂 活动臂 轴心	注意事项
拇指	桡侧外展	0~60	示指拇指腕掌关节	活动方向在掌面上
	尺侧内收	0	示指拇指腕掌关节	
	掌侧外展	0~90	示指拇指腕掌关节	活动方向与掌面成直角
	掌侧内收	0	示指拇指腕掌关节	
	屈曲(MP)	0~60	第 1 掌骨 拇指基节 MP 关节	
	伸展(MP)	0~10	第 1 掌骨 拇指基节 MP 关节	
	屈曲(IP)	0~80	拇指基节 拇指末节 IP 关节	
	伸展(IP)	0~10	拇指基节 拇指末节 IP 关节	
指	屈曲 MP	0~90	2~5 掌骨 2~5 基节 MP 关节	
	伸展 MP	0~45	2~5 掌骨 2~5 基节 MP 关节	
	屈曲 PIP	0~100	2~5 基节 2~5 中节骨 PIP 关节	也可用测距法测指端与掌横纹距离
	伸展 PIP	0	2~5 基节 2~5 中节骨 PIP 关节	
	屈曲 DIP	0~80	2~5 中节骨 2~5 末节骨 DIP 关节	
	伸展 DIP	0	2~5 中节骨 2~5 末节骨 DIP 关节	
	外展		第 3 指轴 2、4、5 指轴两轴交点	在掌面上分开和并拢,也可测指尖间距
	内收		第 3 指轴 2、4、5 指轴两轴交点	
	对掌	由外展、旋转、屈曲 3 种动作构成,用角度计测量困难。常用测量法:测拇指端和小指 MP 间距离			

定从轻触到深压的感觉。可客观地将触觉障碍分为 5 级,以评定触觉的障碍程度和在康复过程中的变化。

测定器由 20 根不同编号的尼龙单丝组成,最细的是 1.65 号,单丝直径为 0.064mm,最粗的是 6.65 号,单丝直径为 1.143mm。号码代表折弯单丝所需的力用 10 的对数取值 (10gf)。1.65 号所用的折弯力为 0.04×10^{-3}N(0.045gf),6.65 号所用的折弯力为 4.39N(448gf)。检查时需要有一个安静无干扰的环境,受试者闭眼,只凭感觉回答知或不知,10 次中答对 7 次即为正确。

评定标准分级:①正常轻触觉 1.65~2.83。②轻触觉减退 3.22~3.61。③保护性感觉减退 4.31~4.56。④保护性感觉丧失 4.56~6.65。⑤感觉完全丧失 >6.65。

(2) 两点分辨试验(2PD):人体任何部位皮肤都有分辨两个点的能力,但不同的部位,两点之间的距离不一样,当两点之间的距离小到一定程度时便难以分辨两点。2PD 试验是一种重要的检查方法,是对周围神经损伤修复后,感觉功能恢复的一种定量检查,这是对感觉客观有效的反映。

根据美国手外科学会的标准,2PD 的正常值与手功能的关系见表 9-2-3。

表 9-2-3　两点间距分辨能力临床意义功能

正常	2PD<6mm,能做精细工作
尚可	2PD 在 6~10mm,可持小器件或物品
差	2PD 在 11~15mm,能持大器件
保护性	仅有一点感觉,持物有困难
感觉缺失	无任何感觉,不能持物

7. 疼痛的评定

(1) 世界卫生组织(WHO)将疼痛等级分为:

0 度:不痛;

Ⅰ度:轻度痛,为间歇痛,可不用药;

Ⅱ度:中度痛,为持续痛,影响休息,需用止痛药;

Ⅲ度:重度痛,为持续痛,不用药不能缓解疼痛;

Ⅳ度:严重痛,为持续剧痛伴血压、脉搏等变化。

(2)语言评价量表(VAS):采用 10cm 长的水平线,两端具有"无疼痛"到"重度疼痛"的描述性语言,让患者用具体数值来描述自己对疼痛的评价。

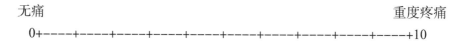

无痛　　　　　　　　　　　　　　　　　　　　　　　　　　重度疼痛

0cm:0 分,无痛,无任何疼痛感觉;

1~3cm:1~3 分,轻度疼痛,不影响工作,生活;

4~6cm:4~6 分,中度疼痛,影响工作,不影响生活;

7~10cm:7~10 分,重度疼痛,疼痛剧烈,影响工作及生活。

(3) 按 Swanson 标准分级:①+ 极轻度:刚好有不愉快的感觉,示有 0%~25% 的损伤。②++ 轻度:影响某些动作,示有 25%~50% 的损伤。③+++ 中度:影响大部分动作,示有 50%~75% 的损伤。④++++ 重度:影响全部或绝大部分动作,示有 75%~100% 的损伤。

8. 手部作业功能的评定

(1) 在 20 世纪 80 年代,瑞典 Sollerman 提出了一种试验方法,主要测定手完成 20 种日常生活活动功能的能力,相应的操作试验项目有:①将钥匙插入锁;②拾起硬币并放入钱包;③从钱包拿出硬币;④开、闭拉链;⑤拿起方木;⑥拿起电熨斗;⑦用螺丝刀上螺丝;⑧在螺栓上套进螺母;⑨在水平放的广口瓶上取下瓶盖;⑩扣上四颗扣子;⑪切模拟的肉卷;⑫戴上手套;⑬用笔写字;⑭折叠信纸并放入信封;⑮夹上纸夹子;⑯拿起话筒;⑰旋转门把手;⑱将无柄罐内水倒入杯中;⑲将有柄罐内水倒入杯中;⑳将杯中水倒回罐中。

评定指标是观察患者完成 20 项试验所需的时间。左右手分别测试,将治疗前后结果相比较即可了解有无进步。评分标准如下:①20 秒内轻易完成无障碍,抓握质量正常 4 分;②可以完成,有点困难或未在 20 秒内完成但不超过 40 秒,离正常稍有差距 3 分;③较困难的完成,时间超过(大于等于 40 秒,小于等于 60 秒),也无预期手握持 2 分;④在 60 秒内部分完成 1 分;⑤完全不能完成 0 分。其中 4、8、10 项被认为较有代表性,可选取这 3 项做快速测试用。

(2) Jebsen 手功能评定:为设计的标准任务提供客观测量,利于患手比较。其优点是测试费时短,易于管理,费用少。测试内容由 7 个部分组成:①书写短句。②翻转 7.6cm × 12.6cm 卡片。③拾起小物品放入容器内。④堆积棋子。⑤模仿进食。⑥移动轻而大的罐头筒。⑦移动重而大的罐头筒。

每项测试为优势和非优势手提供评定标准,对性别和年龄也应区别对待。

(3) Carroll 手功能评定:用于测量日常生活活动中整个上肢及手的活动能力,用复杂上肢运动完成一般的 ADL,减少特定抓握模式及手握动作。测试由 6 个部分构成:①分别抓住和举起 4 个体积逐渐增大木块以评定抓握能力。②抓住和举起 2 块体积逐渐增大的柱状木块,以测试抓握圆柱的能力。③抓住和放置 1 个球,测试球形抓握能力。④拾起和放置 4 块大小逐渐增加的大理石,测试指尖抓或捏能力。⑤在钉子上放置 1 个小垫圈和将 1 个铁块放置到书架上,测试放置能力。⑥将大水罐里的水倒入玻璃杯和从玻璃杯倒入玻璃杯;手放在头顶、头后和嘴里及书写名字评定旋前、旋后及上抬臂的能力。测试时使用简单便宜及容易获得的材料。

评分标准:

0 分:全部不能完成,包括将物体推出其原来位置、推出板外、推到桌外,或能拿起笔,但写不出可以辨认的字。

1 分:只能完成一部分:能拿起物品,但不能放到指定的位置。

2 分:能完成,但动作缓慢或笨拙。

3 分:能正常完成。

9. 手部灵巧度的测定 用测定手指协调的九孔插板试验进行。九孔插板如无市售商品,可自制。九孔插板为一块 13cm × 13cm 的木板,上有九个孔,孔深 1.3cm,孔与孔之间间隔 3.2cm,每孔直径 0.71cm,插棒为长 3.2cm、直径为 0.64cm 的圆柱形棒,共 9 根。其试验方法如下述:在板旁测试手的一侧放一浅皿,将 9 根插棒放入其中,让患者用测试手一次一根地将木棒插入洞中,插完 9 根后再每次一根地拔出放回浅皿内,计算共需的时间,测定时先利手后非利手。

(四) 手烧伤的手术治疗

1. 早期切开减张 烧伤后在氧自由基、组胺、前列腺素、激肽和缓激肽等炎性介质的作用下,血管的通透性增加,血管内的溶液、溶质渗出到组织间液,导致血浆 - 组织间隙压力梯度变化。浅度烧伤这种变化轻微且短暂,深度烧伤此种变化明显而持久。一般在手部烧伤中,组织水肿 72 小时达到高峰,严重的组织水肿会使组织间隔内压力明显升高,导致动、静脉和淋巴回流的障碍,而加重组织损伤。因此,烧伤后水肿不仅是烧伤早期继续损伤的原因,也是烧伤早期畸形的始动原因。

一旦判断出受伤肢体的血流供应受到影响,即应在床旁用电烧或者手术刀施行焦痂切开减张术。在内侧或外侧正中线皮肤表面做切口,深至肌肉层。松解线的两端应当超出组织肿胀的边缘以保证充分松解。手指的切口沿侧中线切开可能包括 Cleland 韧带在内的神经血管束。在拇指桡侧做一个切口,在尺侧做手指的切口。松解切口可延伸至趾蹼以保证手内在肌血流供应的完整性。电击伤的切开松解可能包括前臂肌肉筋膜室、腕管和腕尺管。切开减张操作后的创面可用异体皮移植或者整合有抗菌药物的非黏附性敷料来覆盖。持续抬高肢体以减轻水肿是很重要的。这些创面可在 10~14 天后处理,如果有指征可实施创面清创,可通过植皮和(或)皮瓣技术闭合创面。

2. 手烧伤创面的覆盖 尽快消灭创面,早期活动是最大限度地保存手部功能的根本措施,否则,创面长期裸露,坏死组织不能及时清除,炎症细胞的浸润,就会加重感染。另外,创面加深的同时,也会限制手部的关节活动,使肌肉萎缩,关节僵硬,故应抓紧时机及早消灭创面,尽早系统康复治疗。

我国烧伤治疗历史悠久,早在 20 世纪 80 年代老一辈烧伤治疗专家就提出手部分区植皮对后期手功能的恢复的重要性。手部深度烧伤可按其解剖特点、功能状态和伤势情况分区:①手背区:包括手背及手指近节;②手指区:包括指背及全坏指;③鱼际区;④掌指区。

深Ⅱ度和Ⅲ度烧伤仅波及皮肤,没有肌腱、骨质及关节的损伤,手的基本结构存在,处理得当,手部功能会恢复良好,否则,会遗留严重的功能障碍,即使是深Ⅱ度烧伤,一旦患者全身情况允许,宜早期行削痂植皮术。行削痂植皮术的具体时间以在伤后 3 天内为宜,如条件许可在急诊手术。其具体方法是采用麻醉、清创、抬高患肢、上止血带,然后切痂或削痂植皮。中期治疗手术易做,层次清楚,愈合快,感染轻,植皮成活率高。

Ⅲ度烧伤的治疗与深Ⅱ度烧伤相同,但植皮厚度及范围有所不同。有人主张分区植皮,有人则主张整张植皮。植皮要取断层皮,这样功能恢复好。也有人主张用全层皮,这种皮颜色好,不产生挛缩,功能恢复也很好,但缺点是成活率低,供区不愈合(需要薄皮),因此,切痂时要注意止血,植皮时要考虑指蹼功能的恢复。如果条件允许(供皮区充分),应尽量采用全厚整张皮或带蒂薄皮瓣修复手部Ⅲ度烧伤,采用这种方法患者功能恢复好,外表美观。然而,国外也有人报道应用 1∶1 或者 1.5∶1 的网状植皮覆盖,远期效果也比较理想。此外,人工真皮再生模板材料也可用作初始创面的覆盖。人工真皮覆盖后,在创面产生的完全血管化后再可通过中厚植皮覆盖。同样的,也可应用无反应性的异体真皮。

包括手掌在内的烧伤,其创面深度在大多数情况下是表浅的,因为手掌皮肤较厚的表皮层可提供保护作用。因此其恢复也较快,与手背的开放性创面相比起恢复也相对平稳。与涉及手掌的损伤相比,手背开放性创面保守治疗后会导致愈合时间更长。全厚植皮看起来会提供良好的结果,但是可能仅限于面积较小的创面。此外,有人报道全厚植皮的有效性并不明确。

手部关节易于暴露,尤其是背侧,因为其皮肤较薄且易于损伤。为了减少纽扣状畸形的发生,应当用克氏针髓内固定远端指间关节和近端指间关节于完全伸直位一段时间。当关节、肌腱以及神经血管结构表明完全没有软组织覆盖是,应用皮瓣是必要的。由于关节结构表面的皮肤过厚,应用皮瓣,尤其是使用远位皮瓣后的效果并不是完全令人满意的。

3. 已明确形成的手烧伤畸形的处理

(1) 基本原则:虽然烧伤后手部畸形重建的主要目标是修复手的功能,即使早期创面覆盖、持续应用矫形器以及运动治疗、物理治疗等方法干预。可能也避免不了瘢痕增生、关节挛缩和僵硬的发生。当手部烧伤不是唯一烧伤部位,尤其是在大面积烧伤患者手部重建措施可能被延迟或推迟,其他总要组织及器官的畸形重建,比如眼睑、嘴或者颈部畸形的重建可能有时会优先于手部畸形时的重建。而往往重建手术的操作可能会因重建可用的供区组织缺乏而更改。

(2) 重建方法:以下是矫正手部畸形最常用的方法。

1) 创面一期闭合:这种技术用来闭合瘢痕组织切除后的创面。

2) 创面植皮:由于大面积的组织缺损导致创缘一期对合不可能的情况下,也就是说创面一期闭合不可能的情况下,可从远位切取皮片植皮覆盖创面。植皮可分为中厚植皮和全厚植皮。含有皮肤所有层的一块皮肤称为全厚皮片（full-thickness skin graft，FTSG），只包含表皮和真皮浅层的称为中厚/断层皮片（split-thickness skin graft，STSG）。人们认为开放性创面用全厚皮片移植后的功能和美学效果要优于用断层皮片移植。在实践中，结果是无法预测的。此外，当创面基底缺少血液供应、肌腱、骨骼和神经血管束表面缺乏软组织覆盖时植皮是禁忌的。

3）皮瓣：一段皮肤，其位于皮下组织的血流供应不受损从而形成皮瓣蒂部。当皮瓣转移修复瘢痕切除和（或）松解后的组织缺损时，产生的皮瓣供区创面多数情况下一期闭合。在很少情况下需要植皮闭合创面。

4）Z字成形术和改良Z字成形术：在瘢痕区，沿某一方向上紧张的瘢痕带多通过将两个三角形皮瓣易位进行松解。收缩的瘢痕被松解，产生的创面可通过两边的两个皮瓣闭合。

5）肌皮瓣（MC）和筋膜皮瓣（FC）：皮肤的血流供应可通过整合肌肉或肌肉下面的筋膜来加强。这种皮瓣可用来闭合瘢痕松解后产生的缺损。

6）其他皮瓣：许多技术被用来构建复合皮瓣重建烧伤后手部畸形。这其中包括动脉化皮瓣，轴型皮瓣和远位复合皮瓣。皮瓣的设计、切取以及转移在技术上来讲是很烦琐的。此外，转移的臃肿的皮瓣组织经常会限制关节活动。

4. 指骨畸形的重建

（1）屈曲挛缩畸形：跨关节表面的手和手指屈曲挛缩可归因于瘢痕收缩，并且这种挛缩可被手部屈曲肌肉的收缩加重。可通过Z字成形术或者在收缩的瘢痕做切口松解挛缩的关节。如若可能，由此产生的创面可通过皮瓣易位技术修复，即Z字成形术。如果术区周围的软组织条件不适合做皮瓣，通常可用植皮覆盖创面。在很少情况下，挛缩的完全松解可能需要将紧张的腱性结构、神经血管束以及关节结构进行松解。应用远位皮瓣技术，即邻指皮瓣技术，对覆盖肌腱、手指神经血管束以及关节暴露的创面是必要的。指侧轴型皮瓣、神经血管岛状皮瓣对感觉丧失手指的修复是有必要的，这不仅可修复软组织缺损，还可提供感觉。通过髓内或屈肌腱鞘下插入克氏针将手指维持在完全伸直位固定10~14天。

（2）背伸挛缩畸形：包括近端指间关节和掌指关节的手指过伸挛缩畸形，可归因于这些关节表面瘢痕形成。在临床实践中，畸形通常向远端和近端延伸从而将整个手指和腕关节表面包括在内。虽然应用手和手指夹板固定可预防这些畸形的发生，伤后立即用夹板固定这些损伤关节是困难的，并且其真实的有效性也难于确定。对于已明确的畸形手术干预是必要的。

挛缩可通过在畸形手指关节的表面做切口进行松解，包括畸形的远端指间关节、近端指间关节和掌指关节。从近节指骨穿入克氏针，穿过掌指关节直至掌骨，保持掌指关节屈曲90°从而使近端指间关节和远端指间关节屈曲。通过应用易位皮瓣，即34-Z字成形术，可用来覆盖手指关节的创面缺损，掌指关节表面的创面需要用全厚植皮来覆盖。当远位皮瓣也许有一定优势，但其臃肿的体积将不可避免的限制手指活动从而需要二次手术，例如切除脂肪组织和重新再植等操作。

（3）指蹼挛缩：指蹼狭窄，即瘢痕性并指畸形，是手部烧伤后常见的后遗症。虽然许多不同的技术用来矫正这种畸形，将背侧未烧伤组织置于趾蹼是重建的关键。将手指桡侧或尺侧转移的三角形皮瓣使这一点很容易做到，尤其是对于第2、3、4指，将皮瓣旋转置于收缩的指蹼以达到松解的目的。额外的物理疗法是没必要的。每日反复用手劳动会修复指蹼和手指的运动功能。

1) 虎口挛缩:虎口,即手部最宽的指蹼,位于拇指和示指之间,发生挛缩较常见。传统的技术,比如 Z 字成形术、植皮等可用于这种畸形的重建,这种技术由 2 个 Z 形皮瓣和中央的 Y-V 皮瓣组成,通常被称作三叉戟皮瓣技术,"jumping-man"技术,也叫做海鸥翼皮瓣技术或五瓣术,是松解虎口简单而有效的方法。应用这种松解技术可使虎口张开的幅度增加30%~40%。

2) 拇指畸形的重建:拇指缺损后大约有 45%~50% 手部功能丧失。如果将远节修复,患者可重新获得抓捏物体等基本的手部功能。虽然有人提倡应用拇指延长术,比如骨移植、骨牵引以及脚趾移植重建拇指,但这些方法都不适合替代手部烧伤后的拇指,尤其是在儿童。供区缺乏、皮肤缺乏弹性而不易牵引、技术失败的高发生率以及这些方案本身的发病率都是在实践过程中遇到的困难。

3) 拇指重建的手指叠加技术(示指拇化):将残留的第二指易位至第一指处以延长残留拇指的技术已经在 Galveston 应用超过 30 年。残留的第二指在腕骨间水平离断。远节部分被构建成带有完整神经血管束的复合组织移植物。骨性末端在残留拇指远端"叠加"。当延长残留拇指时,切除后残留的第二指可行虎口加深的操作。其操作虽然在技术上是烦琐的,但其发病率较低并且可在门诊手术间施行。

(4) 手背畸形的重建:将挛缩的瘢痕组织切开松解从而恢复关节活动、产生的创面通过植皮或皮瓣技术闭合是畸形重建的基本原则。游离掌指关节、近端指间关节和远端指间关节周围的组织有时是必要的。将手术松解后的关节固定于 90° 并维持 10~12 天是必要的。

植皮技术是覆盖瘢痕切除或挛缩松解后开放性创面最常用的方法。远位皮瓣看起来好像避开了植皮技术的不良后遗症,例如瘢痕增生和瘢痕挛缩,但是臃肿的组织将不可避免的干扰手指和手部活动。为恢复关节活动度,打薄皮瓣的操作有时需要重复进行。

(五) 手部烧伤的物理治疗

物理治疗是康复治疗的主体,可以分为两大类,一类是以功能训练和手法治疗为主要手段,又称为运动治疗或运动疗法;另一类是以各种物理因子(声、光、冷、热、电、磁、水等)为主要手段,又称为理疗。手部烧伤后的物理因子治疗要根据烧伤后不同临床时期做出的平价结果选择适当的物理因子治疗方法,早期是选择减轻水肿、预防感染、加速植皮后残余创面的愈合及瘢痕早期反复形成的水疱的物理治疗。后期选择改善瘢痕组织、恢复 ROM、增强手部肌力、改善手的灵活性的综合物理因子治疗。

1. 手部烧伤早期物理因子疗法

(1) 水疗:烧伤水疗是利用水的温度、静压、浮力和所含成分治疗疾病的方法。手烧伤患者生命体征平稳的情况下,经植皮手术后双手植皮成活良好的情况下,一般在术后 4~5 天植皮皮片血运建立完善,即可以介入水疗,一般以双手浸浴治疗为主,水温控制在 38~39℃为宜,浸浴时间控制在 10~15 分钟,水温不宜过高,浸浴时间不宜过长,否则易引起瘢痕水疱的发生。烧伤水疗可以清洁创面,减少残余创面换药的疼痛及出血,减少残余创面的带菌量,控制感染,促进创面愈合,还可以借助水的温热作用软化瘢痕,改善瘢痕质地,促进血液循环、减轻水肿,同时借助水的浮力可行肢体活动训练、关节主被动牵伸训练、改善 ROM,增强肌力改善患者肢体功能。

治疗作用

1) 减少植皮后残余创面的带菌量、减轻换药疼痛浸浴和冲浴可以减少创面的细菌与毒素,可于浸浴的水中加入适当的消毒剂,碘伏是碘与表面活性剂、无菌增效剂的络合物,可杀灭各种细菌繁殖体与芽胞、真菌和病毒。浸浴常用浓度:0.3%,可以明显减少植皮后残余创面的带菌量,同时,烧伤后严重感染和损伤的部位很容易和纱布黏在一起,用水冲洗或浸泡,使纱布软化,即易于使纱布和创面分离,可以极大地减少患者的疼痛。

2) 促进残余创面愈合温热水浴的温热作用和机械作用,能扩张血管促进血液循环,对于存在脓痂的创面进行浸浴可以比较彻底地清除创面的脓汁及疏松的脓痂和坏死组织,可使痂皮或焦痂软化,促进分离,便于剪痂及引流痂下的脓汁,清洁创面,肉芽创面新鲜、健康、加快创面愈合。

3) 促进血液循环,减轻水肿水的温热作用增加促使血管舒张,并且局部血液循环加快。加速组织对局部水肿吸收,可减轻植皮后手的水肿,但过高的水温或过长的治疗时间会促使血管过度扩张,从而加重组织损伤程度和诱发水肿,故该严格控制浸浴的水温及治疗时间方可达到最佳效果。

4) 软化瘢痕水的温热作用,能降低瘢痕组织的表面张力,放松肌肉,缓解局部由于挛缩和瘢痕牵拉引起的不适,有利于抑制瘢痕增生及软化瘢痕。

5) 提高手部运动功能及感觉功能烧伤手浸浴时,可于水中行运动治疗,可有效地减轻患者的活动疼痛,提高其治疗积极性,同时借助水的浮力可行肢体活动训练、关节主被动牵伸训练、改善 ROM,增强肌力,促进功能恢复。在水中运动治疗还可促进瘢痕微细血管的循环,清除代谢产物。一般烧伤患者因合并皮神经损伤可能出现感觉过敏或感觉减退。水的温热刺激能使烧伤后可能存在的感觉过敏或感觉减退脱敏或感觉重塑。

(2) 紫外线照射治疗

1) 紫外线的生物学效应

A. 光化学效应:紫外线光量子能量高,有明显的光化学效应,包括光分解效应、光合作用、光聚合作用、光敏作用和荧光效应。

B. 人体皮肤对紫外线的反射、散射和吸收

a. 反射:皮肤对紫外线的反射程度与波长有关,如对波长 220~300nm 的紫外线反射为5%~8%,对波长 400nm 的紫外线反射约为 20%。皮肤的颜色也影响对紫外线的反射程度,白种人对长波紫外线的反射比例高于黑人。皮肤表层对中短波紫外线有很好的吸收作用,所以皮肤颜色对中短波紫外线的反射程度影响不大。

b. 散射:紫外线波长越短,皮肤的散射作用越明显。皮肤角质层扁平细胞对紫外线的散射显著,脱氧核糖核酸分子、蛋白纤维原的张力丝、透明角质颗粒都可散射紫外线。散射的存在影响了紫外线的透入深度。

c. 吸收:人体皮肤对不同波长紫外线的主要吸收部位不同,200nm 的紫外线 97% 在皮肤角质层被吸收,400nm 的紫外线 56% 在真皮层被吸收。

C. 紫外线反应

a. 定义:以一定剂量的紫外线照射皮肤后,经过一定时间,照射野皮肤上呈现的边界清楚、均匀的充血反应叫紫外线反应。

b. 潜伏期:紫外线照射后必须经过一定时间才能出现红斑反应,这段时间称为红斑反应的潜伏期。潜伏期的长短与紫外线的波长有关,长波紫外线红斑的潜伏期较长,一般为4~6 小时,短波紫外线的潜伏期较短,一般为 1.5~2 小时。红斑反应于照射后 12~24 小时到达高峰,之后逐渐消退。

c. 红斑反应与波长的关系:紫外线的波长不同,皮肤的红斑反应亦不同。254nm 波长

的紫外线红斑反应较强,而 280nm 波长的紫外线红斑反应较差。

d. 红斑反应与剂的关系:不同波长的紫外线引起红斑反应所需的剂量不同。254nm 波长的紫外线,较小剂量即可引起红斑反应,剂量增加红斑增强,但增强不显著,当剂量增加 3~4 倍时,红斑反应仅增加 1~2 倍。对于 297nm、302nm、313nm 的紫外线,需用较大剂量才可引起红斑反应,但剂量增加,红斑反应即明显增强。

e. 组织学改变:紫外线红斑的本质是一种光化性皮炎,属于非特异性炎症。局部组织学改变为血管扩张、充血、渗出、白细胞增多。通常于照射 30 分钟后发生变化,8~24 小时达高峰,24~48 小时表皮细胞和组织间水肿,72 小时丝状分裂、增生,表皮变厚,1 周内棘细胞层厚度达最大,7~10 天后细胞增生减弱,30~60 天逐渐恢复正常。

2) 紫外线的治疗作用

A. 杀菌作用:大剂量紫外线可以使 DNA、RNA 严重受损,蛋白质分解和蛋白变性,酶的活性和组织结构改变,引起细胞生命活动的异常或导致细胞的死亡,这是紫外线杀菌、消毒、清洁创面作用的机制。波长 300 nm 以下的紫外线皆有杀菌作用,波长为 253.7nm 的短波紫外线杀菌作用最佳。

B. 促进伤口愈合作用:小剂量紫外线照射后,DNA、RNA 的合成先被抑制而后合成加速,可以促进肉芽、上皮的生长和伤口的愈合。

C. 致癌作用:目前认为正常人体有切除性修复功能,不至于因紫外线对 DNA 的影响使细胞畸变,因此,一般紫外线的照射不致引起癌变。患着色性干皮病者缺乏切除修复功能,照射紫外线有可能致癌。

D. 脱敏作用:紫外线照射后蛋白质分解形成的组胺,会刺激组胺酶的产生,足够的组胺酶能够分解血液内过多的组胺,从而起脱敏作用。因此紫外线多次反复照射可以治疗支气管哮喘等过敏性疾病。

E. 对钙磷代谢的影响:紫外线可以使人体皮肤中的 7- 脱氢胆固醇转变成维生素 D_3,再经肝、肾羟化后的二羟维生素 D_3 具有促进肠道对转、磷的吸收及骨组织钙化作用。波长 275~297nm 的紫外线促维生素 D 合成作用较显著,以 283nm 和 295nm 为最大吸收光谱。利用紫外线调节体内钙磷代谢的作用,可以治疗小儿佝偻病、成人的骨软化病。另外,钙离子有降低血管的通透性和神经兴奋性的作用,可以减轻过敏反应是紫外线脱敏的机制之一

F. 对免疫功能的影响:紫外线照射可刺激网状内皮系统,激活皮肤结缔组织中的巨噬细胞、淋巴组织中的网状内皮细胞、血液中的单核细胞,使其吞噬功能增强;可加强白细胞的吞噬能力;可增加补体和凝集素;可增加调理素;可活化 T 细胞和 B 细胞;总之,紫外线照射可提高人体的免疫功能。

(3) 红外线照射治疗:红外线疗法:用红外线治疗疾病的方法为红外线疗法。

1) 红外线疗法的生物学效应

A. 光量子能量:红外线的波长长,光量子能量低,作用于组织后只能引起分子转动,不引起电子激发,其主要的生物学作用为热效应,没有光化学作用。

B. 皮肤反应:红外线治疗时皮肤因热作用而出现斑纹或线网状红斑,可以持续 10 分钟~1 小时。反复多次照射后皮肤将出现分布不均的脉络网状色素沉着,而且不易消退。它的形成机制是:血管中血液富含水分,水对红外线有强烈吸收作用,而红细胞的血红蛋白对短波红外线亦有较强的吸收,故血管内温度升高,促使血管周围基底细胞层中黑色素细胞的色素形成。人体对红外线的耐受与皮肤升温有关。红外线照射后皮肤温度达 45~47℃时,

皮肤出现痛感,温度再升高,皮肤出现水疱。

2)红外线疗法的治疗作用

A. 皮温升高:皮肤温度的升高与波长有关。相同强度的长波红外线、短波红外线及可见光照射后皮温的升高,依次为长波红外线 > 短波红外线 > 可见光。

B. 改善局部血液循环:红外线照射时皮肤及表皮下组织将吸收的红外线能量转变成热,热可以引起局部血液循环改善、组织的营养代谢加强。

C. 促进肿胀消退:由于循环的改善,可加快局部渗出物吸收,从而促进肿胀的消退。

D. 降低肌张力:热作用可使骨骼肌肌张力降低,缓解痉挛。热作用可使胃肠平滑肌松弛蠕动减弱。

E. 镇痛:热可降低感觉神经兴奋性,提高痛阈。同时血液循环的改善、缺血缺氧的好转、渗出物的吸收、肿胀的消退、痉挛的缓解等都有利于疼痛的缓解。

F. 表面干燥:热作用使局部温度升高,水分蒸发对于渗出性病变可使其表层组织干燥、结痂。

(4)磁疗法

1)磁疗法的生物学效应

A. 调节体内生物磁场

a. 生物电流:人体内存在生物电流,一切生命现象都与机体中电子的传递或离子转移有关。人体在疾病状态时生物电流发生改变。心电图、脑电图、肌电图等检测方法就是将人体内的生物电流进行记录,通过分析判定所记录的生物电信号是否正常,从而达到诊断疾病的目的。

b. 生物磁场:根据磁电关系,电流可以产生磁场。人体内的生物电流就产生了体内的生物磁场。目前的检测手段已经证实了人体生物磁场的存在,并用于疾病的诊断,如脑磁图、胃磁图等。正常生理情况与病理情况人体内的生物磁场是不同的。在病理状态下,应用外加的磁场对体内的生物磁场进行调节,使体内生物磁场趋向正常,是磁场疗法的重要作用原理。

c. 产生感应微电流:根据磁电关系,磁场可以产生感应电流。人体含有丰富的血管,血管是导体,当磁场作用于人体时,由于血管的舒缩运动和血流的流动,或由于磁场本身的运动能够产生切割磁力线的作用,由此产生感应微电流。在人体内形成的感应微电流又对机体的生物电流产生影响,进而影响机体的功能,从而达到磁场对人体的治疗作用。

B. 局部作用和神经体液的作用

a. 局部作用:在局部作用中,磁疗对穴位的作用效果尤为明显。大量研究表明磁场作用于人体穴位,可以出现类似针刺穴位的感觉,即凉感、热感、麻感和冷风吹动感。穴位有电磁特性,穴位是人体电磁的最活跃点。对穴位的磁场疗法可以达到调节经络平衡的作用。

b. 神经作用:当磁场作用于人体时,可刺激人体的感受器,感觉传入沿神经传导通路直达脊髓和脑,通过神经反射影响局部直至整个机体。可在局部产生反射性的血管扩张,血流加快,可对大脑皮质产生镇静作用。

c. 体液作用:磁场对体液的影响是使血管扩张,血流加快,各种致痛物质迅速被稀释和排出,使疼痛减轻和缓解。在磁场作用下,各种内分泌素和各种酶的含量和活性发生改变,通过这些改变可达到各种治疗效果。如脑垂体和下丘脑中脑啡肽含量明显增高,通过体液循环起到镇痛效果。在磁场作用下,体液中钾、钙、钠、铁、铜、锌等离子也发生变化,从而达到治疗疾病的效果。

d. 细胞膜通透性的改变：人体的细胞膜具有重要的生理功能，细胞内外进行物质交换，细胞膜内外需要正常的离子分布，细胞膜中含有大量的酶和神经递质受体。在磁场作用下，细胞膜的膜蛋白分子的取向出现重排现象，干扰了膜的特性与膜的功能，使细胞膜的通透性发生改变，引起生物学效应，达到治疗疾病的效果。

2）磁疗的治疗作用

A. 止痛作用：磁疗的止痛作用明显而迅速，对创伤性疼痛、神经性疼痛、炎性疼痛、肿瘤所致的疼痛都有较好的镇痛效果。磁场疗法的止痛机制是：①磁场降低了感觉神经末梢对外界刺激的反应，减少了感觉神经的传入，因而达到止痛效果。②在磁场作用下机体血液循环增加，使炎症渗出物的吸收与消散加快，降低了钾离子、组胺、缓激肽、5-羟色胺、乙酰胆碱等致痛物质的浓度，减轻了肿胀对神经末梢的压迫作用。③在磁场作用下平滑肌痉挛缓解，从而使疼痛缓解。④在磁场作用下，甲硫氨酸脑啡肽、内啡肽、精氨酸加压素等内分泌素增多，这些物质具有吗啡样物质的性质，有止痛作用。

B. 镇静作用：磁场的镇静作用表现在改善睡眠，延长睡眠时间，减低肌张力，缓解肌肉痉挛，其机制与中枢神经的抑制有关。

C. 消炎作用：磁场作用于机体产生血管扩张，血液循环加速，组织通透性改善，有利于炎性渗出物的吸收和消散，有利于炎症局部改善营养，增加氧供，提高局部组织的抗炎能力和修复能力。磁场能提高机体的免疫功能，如免疫球蛋白增高、白细胞数量增多、吞噬能力增强等，因此对细菌性炎症有一定的治疗作用。磁场对部分细菌有抑菌或杀菌作用。磁疗对于急性炎症、亚急性炎症和慢性炎症均有很好的治疗作用。

D. 消肿作用：磁场作用下使血液循环加快，促进渗出液的吸收，磁场可改变渗透压和通透性，加速蛋白的转移，降低组织间的胶体渗透压。因此，磁疗对于炎性肿胀、非炎性肿胀和血性肿胀均有很好的消肿作用。

E. 促进创面愈合作用：在磁场作用下，血管扩张，血流加快，血液循环改善，为创面提供了更多的血液，提供了更多的营养物质和氧，有利于加速创面的愈合。

F. 软化瘢痕作用：在磁场作用下血液循环改善，渗出物吸收和消散加速，为减少瘢痕形成创造了条件，磁场作用下成纤维细胞内水分和盐类物质增加，分泌功能障碍，成纤维细胞内溶酶体增加，促进细胞吞噬作用，阻止了瘢痕的形成。

2. 手部烧伤中后期物理因子疗法

（1）电疗法

1）直流电药物离子导入疗法：根据电学"同性相斥"原理，直流电使电解质溶液中的阳离子从阳极、阴离子从阴极导入体内。此法除电流作用外，主要为导入药物的药理特性。如透明质酸酶软化瘢痕和粘连，抗生素治疗伤口感染和炎症等。

适应证：神经损伤、瘢痕和组织粘连、伤口和窦道等。

禁忌证：皮肤急性湿疹，对直流电过敏、出血倾向者。

2）低频电疗：对失神经肌肉，低频电刺激引起肌肉收缩产生肌泵作用，改善血液循环，促进肌肉收缩，防止肌肉纤维化，故能延迟神经纤维和神经肌肉接合部的变性及萎缩过程，促进神经再生和神经传导功能恢复。因此，常用于治疗周围神经损伤。此外，低频电刺激使兴奋阈上升，具有一定的镇痛作用。低频电疗由强度、波宽、波形三要素构成。最好使用前沿呈慢坡状的三角波形。根据电诊断确定时间（T）升值。轻度失神经 10~50ms，中度失神经 50~150ms,重度失神经 150~300ms,极重度失神经 400~600ms。刺激时间与疗效间的关系以 30 分钟较理想。相关研究的实验结果是:红肌(含 I 型——慢肌纤维,ⅡA 型——快肌纤维)对低频刺激收缩好,白肌(ⅡB 型——快肌纤维)对较高频率刺激收缩好。因此,从理论上讲,红肌占优势的肌肉用低频率电刺激,白肌占优势的肌肉用低频范畴内较高频率电刺激。失神经支配后 1 个月,肌肉萎缩最快,故确诊后应尽早(一般损伤后 2~3 周末)开始电刺激,失神经后数月仍应坚持治疗,以防发生肌纤维化。治疗若用点状电极,则阴极刺激病肌;若用双极法,则阴极置远端,电流强度以引起病肌明显收缩为佳。每块病肌一次治疗收缩 40~60 次。分 4 段进行,每段间歇 3~5 分钟。每天治疗 2~3 次,直到恢复神经支配,再改为主动练习。

3)中频电刺激:目前认为,刺激病变肌肉最合适的电流已不是单纯的低频电流,而是由低频调制的中频电流。常用的有:干扰电疗、等幅调制中频电疗,即音频电疗。

A. 干扰电疗:将两种不同频率的正弦电流,交叉输入人体,在电力线的交叉部位形成干扰场,在组织深部产生低频调制的中频电流治疗疾病。它兼有中频和低频电流的特性。

方法:采用 4 个电极将两路电流在病损处交叉固定,电流为耐受量,每次 20~30 分钟。

适应证:周围神经损伤、肌萎缩、关节和软组织损伤等。

禁忌证:急性炎症、局部有金属异物、出血倾向等。

B. 等幅调制中频电疗(音频电疗):对术后和烧伤瘢痕有明显的镇痛、止痒、消炎、消肿作用,还能软化瘢痕和松解粘连。电极置病变区域或周围,以耐受量为宜,每次 20~40 分钟。

适应证:瘢痕增生与组织粘连、肌腱粘连、关节僵硬等。

禁忌证:同干扰电疗。

4)高频电疗:治疗作用表现在非热效应与温热效应两个方面。

非热效应:中小剂量的高频电疗能消炎,加速组织生长与修复,提高机体免疫力。

温热效应:中等剂量高频电的温热作用可改善血液循环,加速神经组织、肉芽组织再生,提高神经系统兴奋性。

常用治疗方法:短波疗法、超短波疗法和微波疗法。

A. 短波疗法:温热效应明显,一般治疗时间每次 10~20 分钟。

适应证:组织扭挫伤、关节炎等。

禁忌证:恶性肿瘤、怀孕、出血倾向、安装心脏起搏器患者、金属异物等。

B. 超短波疗法:兼有温热效应和非热效应,一般治疗时间 10~15 分钟;急性炎症 5~10 分钟。

适应证:皮下软组织、骨关节急性感染或扭挫伤时为首选。

禁忌证:同短波。

C. 微波疗法:临床常用分米波和厘米波。分米波温热效应较厘米波明显,而厘米波的非热效应明显。

适应证:主要用于慢性病治疗,亦可用于急性、亚急性疾病,但要用小剂量。

禁忌证:同短波。

(2)石蜡疗法:石蜡可用于已愈合或者植皮创面。石蜡疗法不应在开放性创面上使用。石蜡疗法和被动运动在烧伤康复中是可以结合的。除了热效应对胶原组织的影响,石蜡的益处可能还来源于其中的矿物油,因为此物质可软化瘢痕。应用石蜡疗法时常把手或脚浸渍在其中。在关节附近包扎石蜡浸渍的纱布,以及采用磷酸氢钙将石蜡固定在被拉伸的关节上,会帮助改善运动范围。理想的情况下,组织应处于最大伸展位。

1)石蜡疗法的生物学效应

A. 温热作用:石蜡的温热作用可以减轻疼痛、缓解痉挛、加强血液循环、改善组织营养、促进炎症消散吸收、加速组织修复、降低结缔组织张力、增加其弹性。

B. 机械作用:石蜡具有良好的可塑性、柔韧性、黏滞性和延展性,因此治疗时石蜡可紧贴皮肤,冷却时体积缩小10%~20%,对组织产生机械压迫作用,从而促进水肿消散。

C. 滑润作用:石蜡具有油性,可滑润敷蜡部位的皮肤,软化瘢痕。

2)石蜡疗法的治疗作用

A. 适应证:软组织扭挫伤恢复期、肌纤维组织炎、慢性关节炎、肩关节周围炎、腱鞘炎、术后或外伤后瘢痕增生、骨折或关节术后挛缩、肌痉挛、坐骨神经痛、皮肤美容等。

B. 禁忌证:高热、昏迷、急性化脓性炎症、风湿性关节炎活动期、结核、孕妇腰腹部、恶性肿瘤、出血倾向者。周围神经损伤等引起的局部感觉障碍者慎用。

(3)超声波疗法

1)超声波疗法的生物学效应

A. 机械作用:超声波在介质中传播时,介质质点在其平衡位置附近作往复运动,使介质内部发生有节律的疏密变化,这种疏密变化形成了压力变化,能对人体组织细胞产生微细按摩作用。微细按摩作用是超声波治疗疾病的最基本的机制。超声波对机体的其他作用都是在超声波的机械作用基础上产生的。超声波对细胞的微细按摩作用可以改变组织细胞的体积,减轻肿胀,改善膜的通透性,促进代谢物质的交换,改善细胞的功能,提高组织细胞的再生能力。

B. 温热作用:超声波在机体中传播时,由于其机械作用,使介质质点之间相互摩擦产热,从而将超声波的机械能转变为热能。超声波的热作用与超声的频率和剂量相关,频率越高或剂量越大,热作用越强。超声的热作用还与介质的物理特性和界面有关。在人体组织中神经组织吸收声能最多,肌肉次之,脂肪较差;在不同组织的界面处产热较多,如皮下组织与肌肉组织的界面、肌肉组织与骨组织的界面。由于超声波是近乎直线传播的,在机体中产生热作用的部位是以声头为底面向组织深处延伸的圆柱体。虽然超声波有很好的热作用,但产生的热量多随血液循环散发,少数通过组织传导散失,因此超声波治疗过程中一般不会引起人体组织局部烫伤。温热作用使组织局部血液循环加快,新陈代谢加速、细胞缺血、缺氧状态得以改善,肌张力下降,疼痛减轻或缓解,结缔组织延展性改善。高强度聚焦超声所产生的高热可用于恶性肿瘤的治疗。

C. 理化作用:超声波在液态介质中传播时产生声压。当产生的声压超过液体的内聚力时,液体中可出现细小空腔,即空化现象。空腔分为两种,稳定的空腔和暂时的空腔。稳定的空腔在声压的作用下来回振动,使空腔周围产生局部、单向的液体流动,形成微流。微流在超声波治疗中起到重要的作用。可改变细胞膜的通透性,改变膜两侧的钾、钙等离子的分布,因而加速组织修复过程,改变神经的电活动,缓解疼痛等。暂时的空腔在声压变化时破灭,产生高热、高压、发光、放电等现象,对机体有破坏作用。

2)超声波疗法的治疗作用

A. 局部作用:超声波作用于人体组织产生机械作用、温热作用和空化作用,可引起人体局部组织血流加速,血液循环改善,细胞膜通透性增强,离子重新分布,新陈代谢加速,组织中氢离子浓度减低、酶活性增强,组织再生修复能力加强,肌张力下降,疼痛减轻等。

B. 神经系统:神经系统是对超声波非常敏感的器官。大剂量的超声波可引起神经系统的不可逆损害。在治疗剂量范围内,超声波可提高周围神经兴奋性,加快神经传导,减轻神经的炎症反应,促进周围神经损伤的愈合,提高痛阈,减轻疼痛,作用于大脑可刺激神经细胞的能量代谢,使脑血管扩张、血流加快,从而加速侧支循环的建立,加速脑细胞功能的恢复,作用于间脑可使心跳加快、血压升高,作用于脊髓可改善感觉、运动神经的传导功能,作用于自主神经系统,可引起皮温升高、血液循环加快等。

C. 皮肤:超声波作用于皮肤可提高皮肤血管的通透性,使皮肤轻微充血,但无红斑。超声波可增强皮肤汗腺的分泌,促进皮肤排泄功能,增强真皮再生能力。大剂量超声波可引起皮肤损害。人体不同部位的皮肤对超声波的敏感性不同,头面部皮肤对超声波敏感,腹部皮肤次之,肢体皮肤的敏感性较差。

D. 肌肉与结缔组织:骨骼肌对超声波非常敏感,治疗剂量的超声波可使肌张力降低,大剂量超声波则可引起肌肉损伤。超声波作用于结缔组织可改善其伸展性,并可促进结缔组织增生。

E. 骨骼:骨骼对超声波的声阻很大,吸收较强。小剂量超声波治疗可以促进骨痂生成,大剂量超声波可延缓骨折愈合。超声波在骨与周围组织界面上反射明显,易产生较强的局部热作用,引起骨膜疼痛。

(4) 压力治疗:压力治疗(pressure therapy)又称加压疗法,是指通过对人体体表施加适当的压力,以预防或抑制皮肤瘢痕增生,防治肢体肿胀的治疗方法。是经证实的防治增生性瘢痕最为有效的方法之一,常用于控制瘢痕增生、防治肢体肿胀、预防深静脉血栓和促进截肢残端塑形。

1) 压力疗法的生物学效应:压力疗法用于治疗瘢痕的机制尚不清楚,目前普遍认为压力疗法对瘢痕治疗作用的关键在于通过持续加压使局部的毛细血管受压萎缩,数量减少,内皮细胞破碎等,从而造成瘢痕组织局部的缺血、缺氧,而缺血、缺氧又可导致下面一系列变化:

A. 在缺氧状态下承担细胞氧化功能的线粒体形态学发生改变,如肿胀、空泡化等,其功能明显减退甚至停止,使成纤维细胞增生受阻及合成胶原等细胞外基质障碍,产生胶原纤维的能力大大降低,从而抑制瘢痕的生长。

B. 肌成纤维细胞发生退行性变,释放出的溶酶体酶水解包绕在胶原结节外的异常黏多糖,使胶原结节能被组织中的胶原酶水解,从而使螺旋状胶原变为平行排列。

C. 缺血后 α 巨球蛋白减少,对胶原酶的抑制作用减弱;利于胶原酶的出现,从而破坏胶原纤维。

D. 缺血后合成黏多糖的酶减少,水肿减轻,减少了黏多糖的沉积与合成,使胶原生成减少,瘢痕减轻。

E. 此外,加压可减轻局部的水肿,减弱葡萄糖氨基淀粉酶的水合作用,减少了黏多糖的沉积与合成,也可抑制瘢痕的增生。

2) 压力治疗的合理应用:烧伤后压力治疗的基本原则为早期应用,持之以恒,压力适中,防治并重。

早期应用压力疗法应在烧伤创面愈合后尚未形成瘢痕之前就开始。有研究指出,加压治疗开始时间越早,其治疗和预防效果越好。一般 10 天内愈合的烧伤不用压力疗法,10~21 天愈合的烧伤应预防性加压,21 天以上愈合的烧伤必须预防性加压,已削痂植皮的深Ⅱ度、

Ⅲ度烧伤应预防性加压。

持之以恒为保证压力治疗效果,压力治疗应用时间应该足够长,每天应保证23小时以上进行加压,只有在洗澡或特殊治疗需要时才解除压力,且每次解除压力的时间不应超过30~60分钟。对于可能增生的瘢痕,需要从创面基本愈合开始,持续加压至瘢痕成熟,通常需要一年左右,有的需要1~2年甚至3~4年。

压力适中有学者认为压力治疗的理想压力为24~25mmHg,接近皮肤微血管末端压力,有效压力为10~40mmHg。若压力过大,皮肤会缺血而溃疡,躯干过大会抑制肺扩张,影响呼吸,头面部加压过大时可能会使人有头晕或不适感。李曾慧平教授等研究指出,10~15mmHg的压力已取得良好效果。此外,需要注意,在不同体位或姿势下压力应始终保持在有效范围,如腋下为最易发生瘢痕严重增生的区域,当肩关节活动时,腋部压力衣的压力会明显下降,因此需要应用"8"字带来保证活动时有足够的压力。一般压力衣最大只能提供20mmHg左右压力,如需要更大的压力必须用双层或使用压力垫。此外,压力衣的压力会随着使用时间的增加而降低,有文献报道,压力衣在应用1个月后,压力会下降50%左右。所以应用压力衣时应定期复诊,评定压力衣所提供的压力是否合适并进行调整。

防治并重深度烧伤后瘢痕的增生是个必然的过程,因此预防和治疗同等重要,对于可能增生的瘢痕,要在增生前就开始应用,而不能等到瘢痕增生甚至明显增生才应用。

(5) 激光治疗:有人认为低功率激光如氦氖激光可促使开放性伤口愈合。其他报道发现它可以促进胶原蛋白形成,增加血流量,促进细胞内的基质和血管生成,减少微生物的数量,减轻疼痛。低功率激光器的一个主要优点是达到预设治疗目标的时间短。根据激光的类型,约15单位强度的治疗持续约10~20秒可促使伤口愈合,而10单位强度的治疗持续20~30秒可减轻疼痛。

目前低功率激光或冷激光已经被开发应用在疼痛管理和伤口管理上。在理论上,激光治疗可促进病变组织细胞恢复正常生理状态。例如,在治疗无痛伤口时,激光刺激成纤维细胞,增加胶原蛋白;在治疗增生性瘢痕时,调节亢奋的细胞机制,减少瘢痕。

(6) 冲击波治疗:体外冲击波疗法(extra-corporeal shock wave therapy,ESWT)应用于医学治疗已有30余年历史,其适应证已由最初的粉碎尿路结石扩大到多个领域,目前已应用于骨骼缺血性疾病和骨折、骨骼肌肉性(肌肉、肌腱、筋膜、韧带)疼痛、软组织创面等,尤其是对软组织粘连和肌腱钙化疗效显著,具有安全、有效、无感染风险、不良反应少等优点。目前广泛用于软组织创面和肌肉/肌腱性疼痛的ESWT属于放散式压弹道式冲击波,通过探头产生脉冲压强波,压缩空气来回推动手柄中的射弹,后者撞击冲击头使治疗能量进入目标组织内。这种形式的冲击波能量为非聚焦式,输出的波形相对平缓,可使每次治疗的平均冲击能量足够高,从而达到最佳疗效,同时使局部损伤降至最小。

体外冲击波按作用形式大致分为放散式和聚焦式2种;根据能流密度不同可分为高能量和低能量2种,但具体标准尚无统一定论。有学者认为,能流密度小于或等于0.12mJ/mm² 时为低能量,大于0.12mJ/mm² 时为高能量1。也有学者将能流密度0.15mJ/mm² 作为分界点用来界定高、低能量ESWT:尽管 Haupt 和 Chvapil 早在1990年即已报道 ESWT 可促进创面愈合,但 ESWT 对创面愈合作用的系统研究近年来才真正开始。研究表明,ESWT 作为创面治疗的一种新型辅助方法,无创、安全、经济,其治疗效果已得到广泛认同,然而其可能作用机制尚无统一共识和定论。

1) 体外冲击波促进创面愈合的可能机制:目前研究显示,ESWT 促进创面愈合的机制涉及多种因素,主要包括促进创面血管生成,增加组织血供。刺激创面细胞增殖、分化和再生,抑制早期的炎症反应,减轻创面细菌定植,募集间充质干细胞和内皮祖细胞至创面等方面。

2）体外冲击波对增生性瘢痕的影响:ESWT 无创、安全、操作方便且耐受性良好。不同能量 ESWT 均可软化 HS,改善其色泽、减少瘢痕皱褶,但对瘢痕直径、面积和黑色素水平均未见明显影响。此外,低能量 ESWT 还可显著改善瘢痕粗糙度。病理学检查显示,不同能流密度 ESWT 均可减轻炎症细胞浸润程度,减少纤维蛋白原(Fb)数量和密度,降低瘢痕厚度,改善胶原纤维排列。

低能量 ESWT 可早期抑制增生性瘢痕组织中 Smad3 信号转导因子和 α-SMA mRNA 和蛋白表达水平。高能量 ESWT 在后期虽可显著抑制 α-SMA 和 PCNA mRNA 和蛋白的表达水平,然而也可显著升高具有促进瘢痕形成作用的 Smad2 和 Smad3 mRNA 和蛋白的表达水平,高能量 ESWT 对瘢痕的影响有待于进一步研究。

（六）手部烧伤的运动治疗

运动治疗是通过功能锻炼,促进功能恢复或功能代偿的一种方法。对手部烧伤而言,康复基本内容包括伤后早期的体位摆放、关节活动度训练、手部内在肌群与外在肌群肌肉功能的训练及瘢痕的被动按摩治疗等。

1. 体位摆放 随着烧伤后水肿的出现,烧伤手部将会常于伤后 24 小时内呈现非功能位,类似于爪形手的特点,即腕关节屈曲、桡偏、掌指关节伸展或过伸、指间关节屈曲及拇指内收。因此,烧伤早期应抬高患手以减轻水肿,如果水肿不能及时消除,患手将会继续维持在爪形手的位置,那么恢复正常的运动模式将会更加困难。抬高患手常用的方法包括:用枕头垫高患侧手臂、使用肩部悬吊带、用枕头套或卷起的毛巾包住患手后再悬吊在挂衣架上。医护人员必须向患者强调抬高患肢的重要性,并指导非住院的患者在家中自行抬高患手。

2. 手部烧伤后关节活动度训练

（1）烧伤后关节活动度受限的原因

1）手烧伤后早期创面焦痂、肿胀、疼痛、影响指、关节和肌肉正常力学功能,进一步发展到纤维化。反之,纤维化可引起手持续肿胀和僵硬,最终出现永久功能丧失。

2）造成手关节活动范围受限的原因另一个重要原因就是"制动",制动使关节囊和韧带挛缩,关节活动度丧失。

关节挛缩是关节及其周围结缔组织病变所致的活动范围减少,发生骨性愈合则称为僵直。结缔组织由纤维成分、基质、细胞组成。纤维成分包括网硬蛋白、胶原纤维、弹力纤维、血纤维蛋白等。其中胶原纤维交错排列成为不溶性的牢固结构,有抗张力特性,在关节挛缩的发生中起主要作用。关节囊、筋膜、肌肉层、皮下组织等活动多的部位由疏松结缔组织组成,其胶原纤维和网硬蛋白呈网状结构,所以有一定程度的可动性。若关节不活动,胶原纤维变粗、密集而产生挛缩。胶原纤维持续牵拉时,其长度有一定的延长,温热时其伸展性增加。

正常关节固定 4 天,在组织学上就可发现挛缩现象;固定 4 周,关节功能降低或丧失。受伤关节固定 2 周,关节活动度丧失。固定时间在 3 周内,其变化是可逆的,40 天以上恢复减慢,60 天以上则不可逆。

3）关节周围结构紧张或手内在、外在肌紧张也是限制关节活动的常见原因。

手外在肌紧张:MP 关节被动伸展及 PIP 关节被动屈曲,然后 MP 关节屈曲,PIP 关节再次被动屈曲,如果 MP 关节伸展时,PIP 关节能容易屈曲,但在 MP 关节屈曲时,PIP 关节不能屈曲,则说明外在伸肌粘连。

手内在肌紧张:被动伸展 MP 关节,然后屈曲 MP 关节,并分别在 PIP 关节远端施加压力,当 MP 关节被动伸展时若有更大阻力,提示内在肌紧张。当 MP 关节处于伸展或屈曲位时,PIP 关节被动活动无差异及在任何位置 PIP 关节屈曲受限,提示关节紧张,治疗开始时应减少关节僵硬。

4) 手部烧伤创面覆盖后,随着时间的变化,渐渐出现瘢痕增生甚至挛缩,增生的瘢痕组织也是造成关节活动度受限的重要原因。

(2) 改善手部关节活动度的训练方法:改善关节活动度的训练方法包括被动运动、主动助力运动、主动运动、关节的牵伸训练。外力作用使关节达到其正常的活动范围之前,患者在可活动范围内应尽快完成主动助力运动,这有助于患者能协调地产生肌收缩,并可以增加运动弧。牵伸和用力主动活动有助于活动粘连肌腱,尤其是受累关节附近的粘连。通常情况下,较轻微和较长时间收缩是使粘连肌腱活动的唯一动力。因此,牵伸后在主动活动范围内的有效运动能促进粘连肌腱的活动。

对紧缩和挛缩关节,若在无外力作用下仅进行轻微主动助力运动,类似关节的延时制动,而制动使肌力下降;肌力丧失或肌失神经支配会减少关节活动度,使关节进一步紧缩和挛缩。当手或前臂制动使肢体不能按正常方式活动时,肩部会出现僵硬或疼痛。因此,为了帮助患者维持肩和肘的活动范围,即使手制动,也要进行上肢所有关节练习。患者可在仰位、坐位、站位完成这些练习。仰位能使患肢放松,能避免误用和过度使用。

1) 主动助力运动:烧伤急性期手部的主动运动和助力运动是手部治疗技术的最佳选择,其既能够维持关节活动度和肌肉力量,又可以保持手部的正常运动模式。如若患者拒绝或不愿意主动活动患手,治疗师可以利用辅助装置,协助患者完成手部运动。对于那些手部完全不能主动活动的患者,治疗师需要帮助其进行被动活动,预防手部挛缩或畸形的发生。康复训练过程中,治疗师必须严格遵守无菌操作的原则,因为烧伤后的创面是无菌的,伤口很容易被污染的环境或者未受损的组织所感染。部分烧伤患者可能被隔离护理,所有的医务人员必须严格遵守烧伤病区的感染控制守则,进出病区需要穿戴无菌衣、手套和口罩。

2) 主动运动:手部烧伤后 2~3 天,经过系统的临床治疗,其循环系统的问题会被解决,水肿亦有所减退,手部关节活动度将会有所增加,功能训练也变得较为容易。此时期,应鼓励患者做无负重的主动的训练,必要时,治疗师可以轻柔地辅助患者完成全范围的关节活动。烧伤手部的训练必须循序渐进且反复练习,最大限度地扩大手部关节活动度。手部的活动:①腕关节屈伸、桡尺偏。②掌指关节屈伸。③指间关节屈伸。④拇指对掌、对指。⑤手指内收、外展。训练过程中,必须限制指间关节屈曲,以保护跨过近端指间关节的伸肌腱,避免肌腱拉伤。此外,应鼓励患者在日常生活中使用患手,将治疗性活动逐步转化成手部功能性活动。值得注意的是,即使患者仅仅是手部烧伤,亦应鼓励患者进行肩、肘与腕部的主动运动,以及前臂的旋转运动,预防关节因长期制动而僵硬。

3) 被动运动:是在治疗师的帮助及患者健侧手辅助下完成的全关节运动治疗。进行被动活动时一定要完全放松肌肉,预防额外作用力造成的损伤。轻微延时牵引力比高变形短时作用力更有效、更安全。随着组织弹性和顺应性进一步恢复,在不引起疼痛、肿胀或疲劳情况下增加练习重复次数。那么手烧伤后最常用、最有效的被动运动治疗当属关节松动治疗。

关节松动治疗是一种由治疗师实施的被动运动。这种被动运动技巧可以是快速振动动作,或持续牵张,目的是减少关节疼痛或增加关节活动度。其运动方式可以是被动的生理性运动,或者是被动的附属运动。①生理性运动:是指关节在其自身生理允许的范围内发生的运动,是患者能够主动完成的动作,如肩关节的前屈、后伸、外展、内收、内旋、外旋。②附属运动:是正常关节活动度必须具备的关节内或关节周围组织的动作,但是患者无法主动完成,只能被动完成,如肩关节屈曲时产生的肩胛骨和锁骨向上旋转。又如关节面的牵张、挤压、滑移、转动和旋转。这些动作是关节在生理范围之外,解剖范围之内完成的一种被动运动,是关节发挥正常功能不可缺少的运动,通常自己不能主动完成,由他人或健侧肢体帮助完成。

关节松动治疗的作用是:①恢复关节内结构的正常位置或无痛性位置,从而恢复无痛、全范围的关节运动。②关节固定时间过长时,会导致关节软骨萎缩,关节活动可使滑膜液流动而刺激生物活动,提供及改善软骨的营养。③关节固定后,关节内纤维组织增生,关节内粘连,韧带及关节囊挛缩,关节活动可维持关节及其周围组织的延展性和韧性。④关节受伤或退化后本体感觉反馈将减少,从而影响到机体的平衡反应。关节活动可为中枢神经系统提供有关姿势动作的感觉信息。例如,静态姿势及活动速度的感觉传入;运动速度改变的感觉传入;运动方向的感觉传入;肌肉张力调节的感觉传入和伤害性刺激的感觉传入。

4）手关节牵伸训练:关节挛缩或粘连已经形成者,需逐步牵伸挛缩及粘连的纤维组织,以恢复关节活动度。纤维组织具有黏弹性,在适度的外力牵伸下会发生延伸。其中大部分为一时性的弹性延长,在外力去除后将回缩;一小部分为持久性的塑性延长,是关节活动度改善的基础。纤维组织在牵伸力量较大、持续时间较长以及组织温度较高时作牵伸可获得较大的塑性延长。故无论用主动、被动或助力运动进行关节活动度练习,均需要用一定的力量,持续较长时间,或多次反复进行,可获较好效果,在热疗后或温水浴中进行也可获得较好效果。但是用力过大,引起明显疼痛提示有组织损伤,可能引起修复反应,增加瘢痕形成。同时疼痛引起保护性肌痉挛,保护纤维组织免受牵伸,治疗反而不能奏效。故操作时用力程度应考虑患者局部感觉,以有一定的紧张、酸胀感觉,不引起明显疼痛及肌痉挛为宜。关节活动度练习时依每一关节所有受限的活动方向依次进行主动、助力或被动运动,可由治疗师或患者的健肢进行被动运动或施加助力。

3. 手部肌肉功能的训练　烧伤后制动及邻近关节停止运动可迅速引起失用性肌肉萎缩。肢体制动使肌肉停止收缩,反射引起肌肉的收缩大大减少,神经电活动减少,引起肌肉萎缩。早期预防萎缩特别重要。肌肉失用性萎缩一般是可逆的,但长期严重的肌萎缩可引起肌肉变性,最后出现不可逆转的肌肉纤维化。预防肌肉萎缩的主要措施是在不影响创面愈合的前提下,尽量不停止肌肉活动或尽早恢复肌肉的主动运动。任何被动的疗法都未被证实有确切的效果。

主动运动引起肌肉内能源物质、收缩蛋白及酶蛋白的消耗,肌肉收缩能力随之下降,是肌肉疲劳的重要原因。在随后的休息中物质消耗获得补充,收缩功能也随之恢复。在物质和功能的恢复达到运动前水平后,还可继续上升,超过原有水平,此现象称为超量恢复,然后又渐回到原有水平。如下一次运动训练在超量恢复期间进行,肌肉内物质增加和收缩力增强可逐步积累,使肌肉的形态和功能得到逐步发展。

常用的肌肉练习的方法:

（1）等张练习:用等张收缩的方式进行练习称为等张练习。肌肉收缩时克服阻力进行自由的缩短,带动关节远端肢体做大幅度运动,此时肌肉内张力取决于所受外加阻力的大小,在收缩过程中大致恒定,故称为等张收缩。由于伴有大幅度关节运动,故又称为动力性练习。阻力增大时,可以募集更多运动单元投入工作,产生更大的张力,这种大阻力的练习迅速引起肌肉疲劳,但可取得较好的增强肌力及增加肌肉体积的效果。

(2) 等长练习:用等长收缩的方式进行肌肉练习称为等长练习,由于不引起明显的关节运动,故也称为静力性练习。等长练习操作方便,可在肢体被固定、关节活动度严重受限或存在关节伤病不宜进行关节运动时进行,以及时防治肌肉萎缩,故使用广泛。其缺点是被认为主要增加静态肌力,对改善肌肉运动的精确性和协调性无明显帮助,同时可能有角度特异性,即只对增强练习角度 20°~30° 范围的肌力有效。近年来,有人提出 "tens 法则",即主动收缩 10 秒,休息 10 秒,重复 10 次为一组练习,每次做 10 组练习。为了克服等长练习的角度特异性,又有人提出多点等长练习,即在条件许可时,在现有关节可动范围内每隔 20°~30° 做一组等长练习,以全面增强肌力。

(3) 等速练习:运动时肢体推动练习器杠杆使之绕着关节运动轴心做相一致的机械轴心运动。此机械轴的旋转速度预先设定,当肢体运动达到设定速度后,运动以相等的速度进行,故称为等速运动。肌肉收缩产生的运动力矩与仪器产生同样大小的阻力矩相匹配,使整个运动幅度中的每段都能承受预期的适宜阻力,以达到较理想的练习效果。肌肉疲劳致肌力下降时,阻力也随之下降,肌肉停止收缩时阻力即消失,不易引起肌肉过度疲劳或拉伤,故较安全。当设定的运动速度较低时,如每秒为 60°~120°,肌肉最大收缩产生的力矩较大,有利于发展肌力;设定的运动速度较高时,如每秒为 180°~300°,产生较低的力矩,但可多次重复进行,有利于增强肌肉耐力。当关节活动度受限,或运动至一定角度引发关节疼痛时,可将等速练习幅度设定在合适的弧度内进行,称为短弧等速练习。对手而言,目前只有腕关节可进行等速练习。

(4) 手内肌肌力练习:橡皮筋网与皮球练习方法可对指屈、伸肌进行训练,也可对所有手内部肌进行训练。练习时应按肌力练习的原则,尽量用力挑动橡皮筋网或捏皮球,维持数秒,然后放松。要求肌肉经 10~20 次收缩即感到肌肉疲劳时为完成一次练习。各种动作依次进行,每天练习 1 次。

(5) 肌力和耐力:手外伤后,手部肌力和耐力都应逐渐增加,强化肌力前患者一定要在相对无痛的情况下接近全范围活动。肌力练习早期,徒手抗阻练习很重要,患者使用健手提供阻力能监测力的大小。通过未受累肢体逐渐增加阻力完成渐进抗阻练习。逐渐增加练习的重复次数可提高耐力。同样缓慢增加阻力可提高肌力。为了增加阻力和耐力,逐渐延长患者日常生活活动或具体功能活动时间,但在活动和练习时不能引起疼痛,不能出现过度使用体征。

(6) 手部抗阻训练:抗阻训练亦是康复项目的一个重要组成部分,其不仅可以提高肌肉力量和增加握力,而且能够有效对抗潜在的关节挛缩,常见的抗阻练习包括橡皮泥、手上肢功能电脑辅助训练(MULE)、手指重锤训练器、举哑铃、推磨砂板、上肢捆绑沙袋后进行关节活动度的训练等。当手部完全没有创面和水疱时,橡皮泥是最有效的手部力量训练的方法。

4. 瘢痕按摩与皮肤护理　烧伤后新生的皮肤较为脆弱,容易干燥和裂开,所以治疗师需要指导患者,经常在皮肤上涂抹润肤膏或润滑油,并且进行轻柔的按摩,以保持皮肤清洁、湿润。当烧伤后皮肤或手术皮瓣成熟后,可以增加按摩的深度,目的是软化纤维组织和放松已经挛缩的软组织,按摩时应避免过度摩擦皮肤而产生水疱。对于那些强度大、韧性差的纤维组织和挛缩的软组织,可以配合使用超声波治疗。

烧伤康复期通常开始于患者在烧伤病区不再需要紧急的医疗护理,此阶段大部分伤口已经愈合,瘢痕开始形成,患者常常口述手部关节出现紧绷感,且活动受限,不能完成抓握或全范围伸展运动,大部分日常活动不能完成。一旦皮肤没有伤口,便可以去除无菌手套,植皮区皮肤亦可以去除轻薄的油纱布敷料。由于新生的皮肤和移植的皮瓣较薄弱,容易破损和产生水疱,因此,在进行手部康复训练的同时,应保护新鲜的皮肤,避免过度牵伸与皮肤摩擦。如果有水疱形成,应使用消毒针头将水疱抽吸干净,然后用薄层的油纱布或者创可贴敷在创面上,直至创面干燥且愈合。

烧伤康复期手部皮肤护理技术目的是保护烧伤后皮肤的完整性与柔韧性,避免压力治疗与牵伸运动所致的皮肤破损,去除死皮,保持皮肤干净、湿润,降低皮肤敏感性。润滑与瘢痕按摩即按摩的同时需要在瘢痕区皮肤涂抹润肤露,每日须按摩三到四次,或者每当患者感觉手部干燥、紧绷、瘙痒时,即刻进行瘢痕按摩。瘢痕按摩能够有效降低瘢痕区皮肤的敏感性,保持瘢痕组织柔软湿润,缓解关节被动牵伸时所致的紧绷感。条索状瘢痕进行按摩前,治疗师必须确定瘢痕已经最大范围的牵伸,并润滑瘢痕,以预防不成熟、不稳定的瘢痕组织因牵伸而裂开或破损。瘢痕按摩时,治疗师用拇指在瘢痕区向同一方向循环移动,按压深度逐渐递增,在患者耐受范围内进行维持性加压按摩。

(七)手部烧伤的作业治疗

除了物理因子治疗及运动治疗以外,作业治疗(OT)在手部烧伤应用逐渐兴起并日趋重视,正发展为新的治疗体系,临床上与物理治疗难以分开。它是手烧伤康复治疗必不可少的一部分。作业疗法是针对伤手的功能障碍,从日常生活活动(activities of daily living,ADL)、手工操作劳动和文体活动中选出一些有助于恢复伤手功能和技能的作业,让伤者参与"适应性活动",并按指定的要求进行训练,逐步恢复伤手最大的功能。作业治疗是将脑力和体力综合运用于日常生活活动、游戏、运动和手工艺等活动中,针对手功能障碍进行治疗的方法。大致分为生活自理能力、创造价值的职业工作能力和消遣娱乐活动的能力。

烧伤急性期或卧床时,患者便可以开始一些简便的手上肢功能性作业活动的训练,例如多米诺骨牌、纸牌、宾戈游戏、绘画、马赛克、组装模型汽车或飞机的机构,以维持患者肌力、关节活动度与协调性,并且给予患者精神方面的慰藉。当患者能够下病床活动或独立步行时,又或是依靠轮椅、腋杖、手杖等辅助装置,能够转移至病区范围活动时,应鼓励患者在病区内进行功能性作业活动训练。手术后早期(术后第1周),手术部位及其邻近关节需要制动3~5天,此时,应鼓励患者继续非手术部位的功能性训练活动,避免非手术部位由于制动引起的关节僵硬和挛缩。

1. 作业治疗的作用　作业治疗能够促进机体功能的恢复,包括肌力、耐力、关节活动度、感觉,各种动作的柔和性、协调性和灵巧性等;促进工作能力的恢复。伤残者或急性病恢复期患者要恢复正常生活和工作能力,必须经过一段时间的调整和适应过程,作业治疗则是恢复他们这方面能力的有效形式,能促进手残余功能最大限度地发挥。作业治疗可帮助伤残者在功能残缺的情况下,通过训练并安装假肢或辅助器具等,使残余功能最大限度地发挥;可以预防肌肉萎缩、关节僵硬、减轻或预防畸形的发生。

作业治疗的程序可分为早期、中期和后期阶段。每个阶段都有其预定的治疗目标,根据该目标选择与其相适应的活动,从而达到治疗目的。作业治疗主要从三个方面进行:①ADL训练。例如,穿衣、梳洗、用餐、如厕等。②轻度作业活动训练。例如,手术后早期,通过治疗性娱乐、绘画、剪纸、编织等手工艺品制作等活动,以达到减少水肿、增加关节活动度、增强肌力、改善眼 - 手协调能力的目的。③重度作业活动,根据伤者的原先职业和现有的手功能情况,可分别选择相关的木工、金工、电器等作业活动,进行增强肌力、耐力和协调性的强化训练,为伤者重新就业做职业前的训练。

2. 手部烧伤后的常用作业治疗方法

(1) ADL 训练:日常生活活动,狭义的 ADL 是指人类为了达到独立生活而每天必须反复进行的最基本的、具有共同性的动作群,即进行衣、食、住、行及个人卫生等基本动作和技巧。广义的 ADL 还包括与他人的交往,以及在社区内乃至更高层次上的社会活动。狭义的 ADL 我们称为躯体或基本的 ADL(physical or basic ADL),广义的 ADL 我们称为工具性 ADL(instrumental ADL)。

烧伤患者由于烧伤直接或间接导致肢体或不完整,或关节功能障碍,或瘢痕增生,或创面水疱干扰,或感觉过敏等因素导致了烧伤患者参与 ADL 活动不同程度的受限,给患者或照顾者带来不同程度的压力和负担。为了促进烧伤患者的独立生活能力,减轻照顾者的负担及家庭经济压力,应针对烧伤患者不同时期的功能情况给予个体化的 ADL 训练,帮助患者生活自理,提高患者的家庭及社会参与能力。本节就烧伤患者住院期间的 ADL 训练从体位摆放、自我照顾活动训练、家务活动训练、社区适应训练、康复宣教、训练注意事项方面进行详细介绍。

(2) 自我照顾活动训练

1) 自我照顾活动训练:当患者可以部分或完全离床时鼓励患者利用烧伤手独立完成进食、修饰、洗澡、穿衣、如厕等自理性活动。

2) 自我照顾技巧学习:当肢体功能不能满足按照往常的生活习惯来进行一些自我照顾活动时,自我照顾技巧的学习可以帮助这类患者。如穿衣技巧,先穿活动受限的一侧,再穿健侧;在手部穿上一塑料袋或一次性手套后再穿压力衣比较容易穿进;穿胸衣时如关节活动度不允许在背后扣扣子就先在胸前把扣子系好再调整内衣的前后位置。

3) 辅助器具使用和训练:当应用一些技巧仍不能够较好地完成自我照顾活动时,作业治疗师可以向患者提供适应性辅助用具,如加粗或加长手柄的勺子辅助进食、以提高患者自我照顾能力。常用的辅助器具总结如下:

进食辅助器具:如加长 / 加粗手柄勺子、带弹簧片的筷子、万能袖套、C 形夹。

洗澡辅助器具:长柄沐浴刷、带圈的长条沐浴球、洗澡椅。

穿衣辅助器具:拾物夹、扣扣子辅助器具、拉链圈。

沟通辅助器具:电脑敲击棒、书写辅助器具等的使用训练。

(3) 手精细动作及协调能力的综合训练

1) 治疗泥:手锻炼 OT 用的黏土主要采用普通的黏土或着色的橡胶黏土。根据早期、中期和后期的不同治疗目的,可调节黏土的量及其软硬度。该作业有增强手指肌力、耐力及改善手指灵巧性、协调动作的效果。

A. 粗大对指锻炼:将治疗泥捏成一锥体形,黏在平面上,将手指、拇指放入治疗泥,使手指在锥体上靠近。将治疗泥做成扁盘黏在一平面上,将手指和拇指从圆盘上插入并向圆盘中心靠拢。

B. 粗大手指屈曲锻炼:将治疗泥放在手掌,屈曲手指成握拳状,使劲捏治疗泥。

C. 单独手指屈曲锻炼:将治疗泥放在任一手指掌侧,用力屈曲手指,其他指重复该项运动。

D. 单独分指对指锻炼:将治疗泥球放在拇指和示指之间,捏球直到手指相碰,用其他手指重复该项运动。

E. 指外展锻炼:将治疗泥环套在近端和远端指间关节之间,将手指伸展分开泥环。

F. 粗大手指伸展:将手指和拇指放在对指位,将泥环套在掌指关节和近端指间关节之间,向外伸展手指(伸展和外展)。将治疗泥扁盘按在桌上,用手指将治疗泥按薄,即伸展手指。保持手指呈伸展位,将治疗泥揉成一卷条。

G. 手指内收锻炼:将一片治疗泥置于两手指之间,将两手指靠拢。

H. 拇指屈伸锻炼:将治疗泥做成一圆柱状,放在一平面上,手呈中间位,将拇指向圆柱体深深按压,然后拿出。

I. 腕背伸锻炼:将前臂和肘放在桌子上,腕在桌边缘外放松,同时握住治疗泥,用另一只手抓住治疗泥的另一端,用腕部向上拉治疗泥。

2) 弹力带锻炼根据弹力强度和治疗用途不同,治疗带可分为轻度、中度和重度等数种强度,因此,可进行分级别的抗阻力练习。在手部作业治疗中,治疗带主要用于肌力、耐力、协调性和关节活动度的训练。①指伸及指外展锻炼。②拇外展及拇伸锻炼。③指伸屈掌指关节锻炼。

3) 各种娱乐性作业治疗:袖珍玩具和游戏机在手作业治疗中是非常有用的练习器具。它具有趣味性、治疗针对性强等优点,对于改善手的灵巧性、手眼协调、感觉训练、脱敏治疗和掌指关节、指间关节的主动屈曲有明显的治疗效果。

A. 利用斜板支架训练腕关节屈伸运动

a. 屈腕训练:①将跳棋放置于桌面,毗邻斜板高的一端。②前臂安置于斜板上,腕关节位于顶端的外方。③患者必须尽最大努力屈腕,才能捡起跳棋。然后,将拾到的跳棋放入另一盒中。

b. 伸腕训练:①将跳棋放置于斜板的最高端。②前臂放置于斜板上,同时肘部支撑于桌面。③患者需要最大程度伸腕才能捡到跳棋,然后将捡到的跳棋放入另一盒中。④肢体抬高也有助于消肿。

c. 旋前/伸腕训练:患者前臂旋后,将跳棋放入邻近盒中,当跳棋放回原位时,便训练了前臂旋前伸腕动作。

B. 掌指关节屈曲和对指练习:以改善掌屈,或者感觉训练,或者脱敏训练。训练方法:伤手从盒子孔中捡起某小件物品(例如:玻璃球),然后又将该物品放回盒中。如此反复进行,并记录每次花费的时间。目的是改善腕关节、掌指关节屈曲和手指灵巧度。

C. 利用镊子或衣夹进行对指、夹捏和手的灵巧和协调性的练习:假如,调节衣夹的弹簧强度不同,可进行轻度、中度及重度的肌力、耐力训练。

D. 插孔板游戏:可单人进行,也可双人或多人进行。记录每人完成动作花费的时间,花费时间短者为优胜者。练习的目的是消除肿胀,主动活动肘关节、肩关节。为了防止身体侧弯的代偿动作,应让患者坐下,稳定骨盆。

训练方法:插孔板可平放于桌面,也可斜置于桌面,或悬挂于墙面。木销钉口径可制成宽度为2.5~5cm,长度为7.5~15cm。嘱咐患者按要求将木销钉插入孔中。

强化训练:增加木销钉的长度。增加木销钉的重量(用铅皮包裹)。用布带蒙住患者的眼睛,以增加感觉刺激。将插孔板放置于各个方向,练习肩关节内旋、外旋活动。

E. 串珠子游戏:目的:增强手的灵巧性和眼手协调能力。训练方法:嘱咐患者,将木质制成的大小各异的珠子或玻璃球,按要求串在圆柱上,并记录每次完成的时间。强化训练:①可增大各圆柱间的距离。②加高圆柱的高度。

F. 套环器锻炼:铁丝制成形状各异的环圈。铁丝上有垫圈。让患者手握把柄,设法让垫圈从铁丝的一端移动至另一端。目的是进行腕关节屈伸、旋转练习。

G. 手灵巧度练习:用测定手指协调的9孔插板进行。9孔插板和插棒:9孔插板为一块13cm×13cm的木板,上有9个孔,孔深1.3cm,孔与孔之间间隔3.2cm,每孔直径0.71cm,插棒为长3.2cm、直径为0.64cm的圆柱形棒,共9根。练习方法:在板旁测试手的一侧放一浅皿,将9根插棒放入其中,让患者用测试手每次1根地将木棒插入洞中,插完9根后再每次1根地拔出放回浅皿内,计算共需花费的时间,测定时先利手后非利手。

(4) 改善心理状态作业训练:心理治疗可通过作业活动减轻伤残者和手外伤患者的抑郁、悲观、恐惧、愤怒、依赖等心理平衡失调和行为异常,帮助他们树立康复信心,自强、自立、自尊,提高康复效果,重返工作岗位,重返社会。

1) 转移注意力的作业训练:书法、绘画、编织、插花、木工等。

2) 镇静情绪的作业训练:园艺、音乐欣赏、书法、绘画等。

3) 增强自信心的作业训练:绘画、编织、木工、泥塑等。

(5) 家务活动训练:家务活动训练对于患者出院后回归家庭十分重要。在家务活动训练中患者被期待更多的主动参与角色,虽然有些患者仍然对家务活动有余悸,如煤气爆炸伤的患者不敢接近煤气炉。作业治疗师可以从以下三方面帮助患者。

1) 具体家务活动训练:具体家务活动如备餐、清洁、整理衣物、整理房间、家电使用等训练。在训练中等应注意帮助烫伤、火烧伤的患者克服对热水、热炉子、火、电熨斗等热源的恐惧。

2) 辅助器具使用训练:隔热手套、特制砧板等辅助器具的使用训练。

3) 预防损伤技巧的学习:如何避免烧伤皮肤感觉障碍区的烫伤、切割伤、磨损伤等二次伤害。

(6) 再就业前的职业训练和评定:再就业前的职业技能指导和训练,可帮助手外伤患者选择合适的工种,增加就业的机会。如木工、黏土、编织刺激、缝纫等。

(八) 矫形器治疗

矫形器(orthosis)是在人体生物力学的基础上,作用于人体四肢或躯干,以保护、稳定肢体,预防、矫正肢体畸形,治疗骨关节、神经与肌肉疾病及功能代偿的体外装置。在手烧伤后的各个时期,要提高手烧伤治疗效果,恢复功能,必须经过综合系统的康复治疗,其中借助矫形器固定或持续牵引,以预防瘢痕、固定皮片、预防肌腱挛缩及畸形形成,尤为重要,特别是持续牵引矫形器在手烧伤后畸形的预防和治疗上,具有明确的治疗效果。 所以矫形器的使用应本着尽早、全程使用的原则,并与手的主、被动功能锻炼相互配合。

根据患者具体情况和需求而研发的矫形器种类及材质繁多,但使用矫形器的宗旨始终是伸展组织、对抗瘢痕挛缩。手部矫形器的制作应视烧伤部位、烧伤深度、康复阶段和患者的需求而定。通常,浅度烧伤或能进行主动全幅关节活动的患者不需应用矫形器。而深度烧伤或全层皮肤烧伤应用矫形器有助于防止瘢痕挛缩。手部植皮术后的患者强烈推荐使用矫形器。另外,意识水平下降和不能配合治疗的患者如不能有效地保持关节活动,也强烈建议使用矫形器治疗。而应用矫形器的时间根据患者烧伤的具体情况及康复不同时期适当调整:在早期应用矫形器维持患者体位或皮片移植后辅助制动时,建议持续应用矫形器;在中后期需要运动治疗或作业治疗时,可在夜间或康复锻炼间歇期应用矫形器。在使用过程中,当发现关节运动下降时,应适度调整矫形器佩戴时间,延长功能锻炼的时间。

矫形器通常将手保持在对抗畸形的位置,最常见的体位仍然是手的功能位,其适用于因水肿等因素可能会发生爪形指畸形、伸指总腱或伸指肌腱损伤或手、手指背部烧伤的患者。而当创面封闭完成后,其他形式的矫形器也可根据情况应用于手部。当手掌或腕掌侧烧伤时,通常会利用矫形器将掌指关节、指间关节固定于伸直位。但需注意的是,掌指关节的侧副韧带在 MP 关节伸直位时张力较小、处于短缩位,长时间可造成侧副韧带挛缩。此种情况下,应平衡功能锻炼和矫形器治疗的时间比例。

小儿手掌烧伤后瘢痕挛缩出现快且严重,畸形程度易被正常组织的生长发育"放大",演变成烧伤瘢痕合并发育畸形的复合畸形,对手功能破坏严重,所以小儿手烧伤患者的矫形器治疗更为重要和精细。小儿应用矫形器治疗时,还应充分了解小儿组织解剖特点,如小儿皮肤薄、娇嫩以及关节活动度大等。不同于成人,小儿在长时间固定后,不易产生关节僵硬。而有些适用于成人的矫形器并不适合而儿童。例如,因为儿童很难配合和被约束在规定的体位上,动态型的矫形器多适用于成人而不适合应用于儿童;反而静态型矫形器或石膏对小儿更为有效和实用。儿童的肢体短小,手部矫形器在制作时应稍长,以保持腕关节的背伸;否则,矫形器往往滑向远端,反而使腕关节的位置处于畸形位。

另外,矫形器使用过程中应注意,矫形器边缘要制作光滑,并在矫形器内或边缘加衬棉垫、外用弹力绷带固定,矫形器应用初期应定时检查皮肤,特别是关节突起部位,防止划伤或压迫皮肤及矫形器滑脱。

(九) 瘢痕的预防和治疗

瘢痕是造成烧伤后手部畸形的一个重要原因,瘢痕治疗最好的方法是预防。瘢痕的预防和治疗讲究尽早开始,采用多种手段相结合的个体化综合治疗。预防和治疗手段主要包括:压力治疗、外用药物治疗、注射药物治疗、激光治疗、手术治疗、放射治疗、冷冻治疗、物理治疗等。

1. 压力治疗 在瘢痕治疗的早期,套筒式的弹力手套耐受性差,而自黏性弹力绷带可以有效地完成加压治疗。这种薄的、自黏性绷带可用在敷料外部,也可直接应用于手指。而后,在手部水肿消退前,建议对环形烧伤的患者先应用规格化的手套;待水肿彻底消退后,再使用定制的加压手套进行治疗。

在烧伤中期和后期,压力是减少瘢痕增生的最常用手段。预制的或成规格的弹力尼龙纤维手套可用于早期,或用于对压力耐受性差,或终末期无需对瘢痕施加太大压力,或单纯为了保持指蹼等部位填塞物压力等的情况下。而定制的弹力手套在愈合时程较长的中后期应在最初 6 个月持续穿戴。指蹼、手掌、腕掌背侧横纹是需要压力干预的敏感部位。但单纯依靠弹力手套或自黏性绷带不能对上述部位施加有效地压力。所以,有时需要联合应用适当形状的硅胶的填塞物。加用硅胶填塞物的手套便于穿戴,也可提高戴手套时手的功能。

儿童增生性瘢痕和瘢痕束带的发病率较高,特别是愈合时间超过 2 周的患儿。儿童患者通常每 2~3 个月需要重新评定和调整弹性手套,以适应生长和瘢痕变化的需要。对于特别小的患儿,制作合适的弹力手套有一定的难度,可以选用自黏性绷带进行治疗。在指蹼间应用窄的条状泡沫衬垫的手套可有效防止指蹼挛缩、指蹼间皮肤的浸渍。对于未累及指蹼的手掌烧伤患儿,可仅使用弹力手套,将保持拇指在对掌位。也可使用掌侧加衬了硅胶垫的弹力手套。

2. 药物治疗　目前应用于瘢痕防治的外用药物以硅酮制剂为主,瘢痕有保湿、促软化的作用。有证据表明单纯使用硅酮制剂即可起到一定的抗瘢痕作用,配合局部按摩及压力治疗效果更好。特别是除了涂抹应用的硅酮凝胶及乳霜制剂外,硅酮贴膜具有更强的水化作用。而且其具有一定的厚度及弹性,配合压力手套治疗时可增加瘢痕局部压力,特别适用于指蹼等凹陷部位的瘢痕。

除了外用药物外,瘢痕治疗常应用局部药物注射。除了可以促进瘢痕软化消退外,还能缓解瘢痕的瘙痒及疼痛症状。但因注射药物常采用皮质类固醇激素类药物,故应严格限制单次应用剂量及治疗间隔。治疗过程中也要跟踪患者不良反应的发生情况,及时调整用药频次、剂量,尽量减少对患者全身情况的影响。

3. 激光治疗　因手部位置特殊,属于暴露部位及重要功能部位,故相比其他部位的瘢痕,患者常对此部位的瘢痕治疗要求更高。激光治疗技术在近几年获得飞速发展及推广,其对瘢痕的预防及治疗效果已经的得到证实。针对手部瘢痕,利用激光的选择性光热解原理,应用脉冲染料激光及强脉冲光等光电治疗手段靶向损伤瘢痕内微血管及色素,缩短瘢痕增生期、减轻瘢痕的色素沉着。另外,有研究表明,单纯应用超脉冲二氧化碳点阵激光可松解轻度瘢痕挛缩和改善烧伤后手掌感觉。

4. 手术治疗　因手部解剖结构特点,烧伤后常造成瘢痕畸形,故常需要手术治疗。手术方式常选用:Z 字成形术、V-Y 推进术、五瓣成形术等瘢痕松解手术,皮片移植术,皮瓣移植术,复合瓣移植术,手指重建术等。但要注意的是,手术必须结合适当地体位固定及功能锻炼才能保证功能修复及预防再次形成挛缩畸形。

另一些瘢痕防治方法,如冷冻、放射及中医中药等治疗均可改善瘢痕,随着治疗技术的发展,如冲击波等新技术也开始应用于瘢痕的治疗。而瘢痕的预防治疗应从早期一直持续到康复期。手烧伤后的康复治疗应一直进行到手功能恢复正常或治疗已无明显效果。对于康复过程中出现的效果欠佳或无效、进展停滞或倒退的病例,也可再次考虑用手术的方法来解决影响康复进行的主要问题。有时瘢痕挛缩不仅存在于皮肤,也可以存在于皮下受损的肌腱、肌肉、韧带、关节囊,因此手术应尽量松解彻底,而松解后形成的皮肤缺损的修复,应根据后续的整体治疗方案而确定。可以选择髂腹股沟皮瓣、骨间背动脉逆行岛状皮瓣、掌背动脉皮瓣等,如受区血管条件良好而缺损范围较大时,也可考虑选用游离皮瓣。近年来,由于供区所限或减少对机体的损伤,采用人工真皮或人工皮肤来修复此类缺损也取得了良好的临床效果。

绝大多数烧伤瘢痕的成熟需要 12~24 个月,而伤后皮肤改变会历时数年。在此期间,均有可能改善和影响瘢痕组织。因此,在这段时间应鼓励患者在烧伤或康复中心持续治疗和随访。而对于烧伤患儿,这项工作会更长。即使在瘢痕成熟后,也应密切观察患儿在成长过程中功能的恢复情况。如在生长发育过程中,如瘢痕等影响了发育,应及时进行手术和其他治疗进行干预,尽快消除影响生长发育的因素。

手烧伤的康复是一项艰巨且关键的治疗工作。而烧伤康复治疗从最早期的水肿控制、体位维护,到后期的瘢痕挛缩防治和功能恢复,自始至终贯穿于整个治疗之中。而完成此项艰巨任务既需要对局部组织解剖、损伤病理生理、疾病发展规律的深入掌握,又需要对矫形器的设计、功能锻炼的原则、压力治疗的原理有充分地了解。这不仅需要医生、护士、康复治疗师,更需要患者本人及患者家属共同参与!

二、足部

双足的主要功能是作为一种半刚性基柱为躯干提供牢固的支撑,担负着负重、行走和吸收震荡等功能。足弓是足部功能得以完成的结构基础。足弓依靠跗骨、跖骨的拱形砌合,以及足底的肌肉、肌腱、韧带和跖腱膜等共同构成。包括内侧和外侧两个纵弓以及一个横弓,可将重力从踝关节经距骨分别向前和向后分散到跖骨小头和跟骨,以保证直立时足底支撑的稳固性,是保证人体完成站立、步行、跳跃等动作的基本保证。烧伤后引起的足部畸形,可造成患者站立、行走困难,严重者需长期以轮椅代步,是造成患者劳动力丧失、回归家庭和社会困难的主要原因之一。踝足烧伤后的康复至关重要。

(一) 烧伤后足畸形机制类型和原因

足下垂、弓形足、足内翻和足外翻等是烧伤后常见的足部畸形,常可导致穿鞋、穿袜困难,站立不稳,行走疼痛、困难等症状。儿童患者足部瘢痕可影响患足的生长发育。烧伤后足部畸形的主要原因包括:深度创面愈合后瘢痕组织挛缩、牵拉;足部周围皮肤烧伤后因组织直接损伤以及长期炎症、水肿等原因导致的关节周围纤维增生;大面积烧伤患者长期卧床,缺乏运动导致踝关节囊增厚挛缩、周围组织粘连、肌腱挛缩等。

足下垂(含马蹄足)是烧伤后最为多见的踝、足畸形。表现为:足前部跖屈、足不能完全背屈、立位时足跟不能着地、膝关节伸直时踝关节不能背伸超过中立位、足部负重点转移至跖骨头或足外侧缘。烧伤后足下垂(马蹄足)最多见于小腿后侧皮肤深度烧伤,由于小腿后侧及跟腱部位挛缩瘢痕的牵拉作用,使足围绕横轴旋转,距骨与根骨间关系改变,足后内侧被牵拉向下,足向下、内扭转,造成跟腱紧张,长时间可致跟腱挛缩。此外,大面积烧伤患者长期卧床,如不注意足部体位摆放,足部长时间保持于休息位,即跖屈位,小腿三头肌挛缩,也可导致足下垂,此时小腿后侧也可无明显瘢痕形成。足下垂时间较长者,踝关节周围形成厚层瘢痕组织,肌腔短缩粘连,关节间隙变小,患者无法实施主动活动,导致关节僵硬,可使足下垂进一步加重。

足部烧伤多见于足背,足背深度烧伤可因足背瘢痕挛缩造成足背和(或)足趾背屈,跖趾关节脱位或半脱位。足趾根部瘢痕增生,可致趾蹼粘连,足趾包埋于瘢痕组织中。足底深度瘢痕常同时有跖筋膜挛缩,形成高弓足。踝关节内、外侧瘢痕挛缩可分别形成足内翻和足外翻畸形。

(二) 烧伤后足畸形的预防及康复治疗

通过积极创面处理,配合体位摆放、主/被动运动、物理治疗等综合康复治疗措施,常可避免足部烧伤后畸形的发生,或减轻足部畸形的程度。

1. 创面处理

(1) 足部浅度创面,估计经换药可愈合者,可视创面深度、清洁或污染程度、患者全身情况等,分别选用凡士林纱布、磺胺嘧啶银等局部抗菌药物以及水胶体、水凝胶或泡沫敷料等创面敷料,尽可能预防或减轻创面感染,营造创面愈合的适宜环境,促进创面尽早愈合。

(2) 足部深度烧伤有手术指征者,在全身条件允许的情况下应早期行切/削痂手术。足趾部位削痂较困难,可以借助"水动力清创系统"即水刀等设备进行相对"精准"的手术扩创,并以自体刃厚皮片覆盖切/削痂创面。

早期没有手术条件者,可局部外用酶性制剂促进溶痂,如胶原酶、菠萝蛋白酶等。水凝胶、水胶体敷料具有促进深度创面溶痂的作用,可视创面情况联合应用含银敷料,促进坏死组织及早脱落,然后在肉芽组织上植皮。

早期手术修复创面可以减轻足部瘢痕组织形成,减少足部包扎、固定时间,使患者能及早离床活动,并及早开始足部康复锻炼,有利于足部功能恢复。

2. 体位摆放 足部烧伤后应尽量卧床休息,避免过度行走导致创面水肿、肢体肿胀,影响愈合。

(1)伤后早期,特别是伤后 72 小时内,最好利用体位垫或枕头、棉被等垫高下肢,超过心脏水平,以利创面局部水肿消退。

(2)足部静止姿势的维持:踝关节缺乏支撑而趋向于跖屈并导致跟腱缩短,造成足下垂。大面积烧伤患者、应用机械通气需长期卧床以及其他原因不能正常行走的患者,足下垂发生率很高。应注意该类患者足部静止时体位的摆放:患者仰卧时,抬高患肢 30°~45°,以促进静脉及淋巴回流,改善局部循环。要始终保持足部处最大限度背屈或中立位。烧伤后立即用夹板固定于抗痉挛位,将足掌与小腿置于 90° 背屈位使跟腱保持在最长位置;或者在足底放置踏板或夹板,保持足尖向上,使足踝关节处于背屈 90° 位置。卧位时,根据患者的下肢长度及足部位置调整床垫的长短,使床垫边缘与踝关节平齐,或在踝关节以上小腿部位搁置厚度超过 20cm 的棉垫,使双足悬空以尽量保持踝关节处于中立位。在应用这些康复措施时需注意足跟部的防护,以免形成压疮。

3. 足部运动 足部创面愈合后根据患者具体情况进行功能锻炼。能自主活动的进行下肢主动活动。不能自主活动者,需进行被动锻炼,加强足部背屈、后伸和旋转运动,避免关节僵直。

主动运动:伤后早期即可先做膝、趾间关节的屈、伸、内外旋转运动,然后重点在踝关节做屈、伸和内、外旋转运动。患者在恢复期可逐步开始下地活动。鼓励、指导患者早日下床站立活动。应根据各自情况循序渐进,可先坐在床边、双足下垂锻炼,活动踝关节。而后扶床站立,站立时尽量保持足跟与地面的接触,同时做下蹲和行走练习。逐渐增加走动时间。如果足跟不能着地,可穿特制的坡跟鞋锻炼,活动量逐渐增加,然后再慢慢用平跟鞋代替,恢复正常的功能活动。

被动运动:主动运动能力较差的患者,护理人员帮助进行被动运动,有利于缓解关节囊挛缩。一般于伤后 1 周,患者全身情况平稳后开始进行踝关节、足趾关节的被动运动,包括足背屈、旋转、内翻及外翻等运动,每日 4~5 次,每次 15~30 分钟,尤其以踝关节活动最为重要。植皮手术后 1 周可开始进行被动活动,具体开始时间应根据皮片成活情况调整,应避免过早、过度活动,影响皮片成活。按揉手法需循序渐进,以关节无痛或轻痛为原则,如活动后关节出现肿胀或损伤,需暂停被动活动。

深度烧伤创面经长期换药愈合后的新生皮肤多菲薄、干燥,可因摩擦而出现水疱、血疱、皮肤干裂等,甚至形成经久不愈的溃疡创面。故足部运动过程中需注意皮肤护理,保持皮肤湿润。也可先对足部皮肤进行浸浴,清洁、软化皮肤,再外用甘油、凡士林油膏等制剂,在皮肤表面形成脂质保护膜。运动过程中可逐渐加大活动量。

4. 抗瘢痕治疗

(1)足部瘢痕组织的物理治疗:瘢痕组织增生可造成足部畸形并影响足部功能时,需及时处理。可选用压力疗法、硅凝胶疗法、石蜡疗法、水疗等综合措施抑制和减轻瘢痕增生、松解瘢痕粘连、促使瘢痕成熟。

创面一旦愈合，即应及早开始使用硅酮类抗瘢痕外用药物，同时结合弹力绷带、弹力袜套等压力治疗。足踝部、足趾深度创面可采用可塑夹板固定，也可配合使用足矫形器。应将足置于中间位，足背屈90°，足趾伸直位。单纯足趾和足背烧伤，可将足趾固定于伸直水平位，将夹板置于足背。

（2）足部瘢痕组织的手术治疗：足部明显瘢痕形成、足部畸形，保守治疗无效则需手术彻底松解瘢痕。

足背瘢痕挛缩，应彻底切除挛缩的瘢痕组织，松解挛缩。有跖趾关节脱位者，需手法复位，必要时用克氏针将跖趾关节固定于伸直位，创面移植中厚或全厚皮片。

足背瘢痕有足趾伸肌腱缩短者需行肌腱延长术，必要时切断肌腱，软组织覆盖缝合。足下垂者可行跟腱延长术，然后移植中厚或全厚皮片。

（洪 雷 谢春辉 于家傲 刘 琰）

第三节 肘 部

肘部位于上肢中部，指肱骨内上髁与外上髁间线上下各两横指的环形线区域，其主要结构为肘关节与肘窝。肘关节是肘部形态结构的基础，介于上臂和前臂之间，使两者构成一个完整的机械链，与上肢肌群一起，共同完成前臂的屈伸、旋转等功能。肘窝为位于肘部前面的凹陷，窝内有肱二头肌腱，腱内侧可及肱动脉搏动。单纯肘部烧伤比较少见，多因上肢烧伤而被波及，以屈侧烧伤居多。涉及肘部的上肢大范围深度烧伤，若创面愈合后未能实施良好的抗瘢痕治疗及康复锻炼，常可导致肘部屈曲挛缩畸形。

一、肘部的解剖生理特点

（一）肘关节

肘关节是人体四大关节之一，属复合关节，包括肱骨滑车与尺骨半月切迹所形成的肱尺关节，肱骨小头与桡骨头凹形成的肱桡关节，以及尺骨上端的桡切迹与桡骨环状关节面形成的桡尺近侧关节，三个关节被包裹在共同的关节囊内。肘关节两侧可触及肱骨内上髁与外上髁，后侧可见突出的尺骨鹰嘴。肘关节伸直时此三个骨点在一条直线上，屈肘90°时，三个骨点呈等腰三角形。

肘关节的血液供应主要包括肘前动脉网和肘后动脉网，前者由尺侧下副动脉前支与桡侧返动脉组成，肱动脉在关节间隙水平发出肱肌关节动脉支参与动脉网；后者呈"H"形，其内侧纵干由尺侧上、下副动脉后支与尺侧返动脉后支在鹰嘴突和内上髁之间的内侧沟吻合而成，外侧纵干由中副动脉、骨间返动脉及桡侧返动脉后支在鹰嘴突和外上髁之间的外侧沟吻合而成，横干位于鹰嘴窝内，由尺侧下副动脉后支和中副动脉吻合而成。肘关节丰富的动脉吻合确保了其充分的血液供应。

肘关节的神经支配来源于桡神经关节支、肌皮神经关节支、正中神经关节支、前臂内侧皮神经关节支以及尺神经关节支。尺神经位于肱骨内上髁后方的尺神经沟内。

从解剖结构上,肘关节包括三个部分,由于共有一个关节腔,可看作为单一关节。但在生理功能上,肘关节却具有两种完全不同的功能:①屈伸运动;②前臂的旋前、旋后运动。屈伸运动若以伸直位为 0°,屈伸范围为 0°(伸)~150°(屈)。前臂的旋前、旋后运动一般以拇指向上的中立位为 0°,正常旋转范围约 80°~90° 至 100°~110°。此外,肘关节在上肢运动和负重方面也发挥着重要作用,主要是与肩关节协同,确保手能在距身体一定距离的空间任意移动与停留,充分发挥手的功能。

（二）肘窝

肘窝位于肘前区,呈倒三角形。其底边相当于肱骨内外上髁连线,内侧界相当于旋前圆肌和尺侧屈肌的隆起,外侧界为肱桡肌和桡侧伸肌共同形成的隆起。

肘窝皮肤较薄,皮下比较有规律的分布着浅静脉和皮神经。外侧可见头静脉和前臂外侧皮神经,内侧有贵要静脉和前臂内侧皮神经,内外侧之间可见肘正中静脉。在肱骨内上髁上方的肘窝浅筋膜内有 1~2 个肘浅淋巴结,在肱动脉末端,尺、桡动脉起始部有 1~4 个肘深淋巴结。肘浅、深淋巴结输出管均注入上臂淋巴结或直接注入腋窝淋巴结外侧群。

肘窝深部包含有肌肉、肌腱、血管和神经,通常以肱二头肌腱为标志。在肱二头肌腱外侧分布有桡神经和桡侧副动脉,它们在肱桡肌与肱肌之间进入肘窝。在肱二头肌腱内侧分布有肱动脉及其两条伴行静脉,其内侧为正中神经。

二、肘部浅度烧伤的康复治疗

肘部 I 度烧伤创面无需处理,可视情况给予冷疗以缓解疼痛、不适等主观感觉。

肘部浅 II 度烧伤创面早期清创时,注意动作轻柔,尽可能保留完整水疱皮。小水疱无需处理,可待其自行吸收;大水疱可在创面清洁后以粗针头或组织剪在低位刺破水疱或在烫伤表皮上剪开小口,轻柔挤出疱内液体。水疱液引流完毕后,尽可能将浮动的坏死表皮铺展开、覆盖创面。未分离的表皮应予保留。水疱皮可作为一种创面覆盖物,起到保护创面、减轻疼痛、预防感染的作用。临床观察以及实验研究均发现:缺乏表皮保护的浅度创面,可因创面暴露、干燥、细胞脱水而继发坏死,使创面加深。局部抗菌药物可起到预防和控制局部感染、保护创面的作用,但其细胞毒性也应予考虑。以磺胺嘧啶银为代表的银制剂抗菌药物或含银敷料的细胞毒性已获实验证实,这些药物的细胞毒性也是创面加深的原因之一。故对于那些创面清洁、较少污染可能,又不存在明显全身性感染易感因素的患者,可仅以凡士林纱布覆盖创面、纱布包扎;也可选用水凝胶、水胶体、泡沫敷料等创面敷料。对于创面污染严重、有感染可能,存在明显全身性感染易感因素,以及应用上述措施处理过程中出现创面感染征象者,可选用局部抗菌药物或抗感染制剂。创面应尽可能包扎。头面部、会阴部等难以包扎部位,如表皮完整,创面可行暴露;如表皮破溃,应以局部抗菌油膏保护创面或选用水凝胶、水胶体等创面敷料。全身情况良好患者,创面一般无需外用生长因子等促愈药物,遇老年患者、合并有严重基础疾病或其他特殊情况,如:肿瘤、应用免疫抑制药物、糖尿病、放化疗术后等,可适当选用粒细胞 - 巨噬细胞集落刺激因子(GM-CSF)、表皮细胞生长因子(EGF)、成纤维细胞生长因子(FGF)等。

创面如无感染或因创面暴露等原因加深,浅 II 度烧伤创面一般于 2 周内愈合,愈合后创面基本不会有瘢痕形成。一般无需制作特殊矫形器具,可通过包扎将肘部固定于相应体位,如:屈侧烧伤,将肘关节固定于伸展位;伸侧烧伤,固定于屈曲位;环形烧伤通常将肘关节固定于功能位。伤后数天内注意抬高患肢,以利水肿消退。卧位时,可用体位垫将患肢抬高30°。也可利用枕头、棉被等垫高患肢。

创面愈合后 3~6 个月,创面局部注意避免阳光暴晒,预防或减轻可能出现的色素沉着。也可局部外用含维生素 C 的霜剂、乳膏或硅凝胶制剂,减轻局部色度沉着。

三、肘部深度烧伤的康复治疗

深Ⅱ度烧伤损及真皮深层,创面修复主要通过创面肉芽组织形成和表皮再上皮化完成。即通过成纤维细胞和血管内皮细胞增殖、迁移、分化,形成新的创基;由真皮深层残存皮肤附件——毛囊、汗腺和皮脂腺内的上皮组织,以及创面周边的表皮细胞通过增殖、迁移、分化等过程完成再上皮化。该过程往往需要 3~4 周,也有长达 2~3 个月创面方才愈合者。创面肉芽组织形成可致创面愈合后产生不同程度的增生性瘢痕,影响外观和功能。深度创面经长期换药愈合后的创面因表皮和基底膜成熟、分化、构建不良,多表现为上皮菲薄、易反复发生水疱、破溃,长期存在残余创面,影响康复治疗实施。此外,深Ⅱ度烧伤创面存在坏死组织,若处理不当容易因创面感染而加深,进一步延迟愈合、加重瘢痕增生程度。此外,肘关节屈侧的皮肤厚度较薄,同样致伤条件下,烫伤程度相对较深。基于肘部功能与外观恢复考量,肘部深Ⅱ度烧伤创面手术治疗的指征可适当放宽。

肘部Ⅲ度烧伤创面,除了手术治疗别无选择。

(一) 手术康复

深度创面及早手术去除坏死组织、移植自体皮片覆盖创面,是影响肢体功能、康复治疗效果和患者预后的关键因素。应积极创造条件及早实施手术,暂时不能实施切、削痂手术者,可通过酶性创面、创面外用水胶体 / 水凝胶敷料等方法促进坏死组织及早脱落,不宜被动等待创面坏死组织自行脱落后再行植皮,以免在此过程中创面瘢痕组织大量形成,影响关节和肢体功能。

1. **深Ⅱ度烧伤**　只要全身条件允许,供皮区充分,选择削痂术去除痂皮,以自体大张刃厚或中厚皮片移植修复创面。肘部移植中厚皮片有利于肘部功能恢复,但烧伤创面局部细菌定植往往不可避免,中厚皮片移植存在一定感染风险,可以考虑用相对较厚的刃厚皮片移植。若供皮区不足,可以采用大张网状皮片移植。为对抗皮片移植后继发性皮片回缩,皮片移植时肘部屈侧宜采用"分区植皮"技术,即以肘横纹为界,将肘部屈侧分为上、下两个区域分别植皮,皮片连接处无论采用间断缝合或连续缝合,均应采用皮片 - 皮下组织 - 皮片"三点式"缝合技术。若为肘部环形烧伤,伸侧无需分区。屈侧和伸侧皮片如需拼接,宜在肘部两侧侧中线进行,宜斜行拼接,或将拼接线修整成锯齿形,以防止直线挛缩。

皮片移植后,以浸湿抗生素溶液的网眼纱布覆盖,外层以浸湿抗生素溶液的绷带环绕固定,外加多层厚纱布加压包扎、固定。单纯屈侧植皮者,将肘部固定于伸直位;单纯伸侧植皮者,将肘部固定于 70°~90° 屈曲位;环形植皮者,将肘部固定于伸直位。上述体位摆放,也可借助石膏托或可塑材料制作的矫形器完成。卧位时,用体位垫将患肢抬高 30°。

2. **Ⅲ度烧伤**　切痂术目前仍是去除Ⅲ度烧伤创面焦痂的常规方法。

对于损伤未波及皮下脂肪组织的Ⅲ度烧伤创面,可以采用"浅层切痂"技术去除焦痂,即全层切除坏死焦痂,保留皮下脂肪组织;若损伤波及部分皮下脂肪组织,可采用脂肪层切痂,将坏死焦痂连同坏死脂肪组织一并切除,尽量多地保留皮下健康脂肪组织;若皮下脂肪组织全层坏死,则采取深筋膜层切痂术,切痂层面至深筋膜层,将坏死焦痂连同皮下脂肪组织一并切除。切痂后创面若没有大血管、神经、肌腱、骨等深部组织暴露,且可采用皮片移植一期修复创面者,切痂应尽可能彻底,不宜保留过多间生态组织,以确保移植皮片成活。若烧伤面积较大,无法采用皮片移植一期修复创面者,创面可保留一定量间生态组织,暂时以异体或异种生物敷料覆盖,等待二次植皮覆盖创面。切痂后若有大血管、神经、肌腱、骨等深部组织暴露,应采用皮瓣修复创面。

选择皮瓣修复创面应遵循"宁近勿远,宁简勿繁"的原则,尽量减轻创伤程度。按照此原则,优先选择局部皮瓣,为实现功能重建,也可考虑肌皮瓣。若局部没有条件,再考虑选择远位皮瓣或游离皮瓣修复。股前外侧皮瓣、足背动脉皮瓣因比较薄,是常用的修复肘部深度创面的游离皮瓣,若可能的话尽量以穿支皮瓣的方式转移修复。皮瓣转移后,瓣下应放置1~2条负压引流管。

选择皮片移植修复时,可以采用全厚皮片,也可以采用大张中厚皮片。若供皮区不足,则采用大张网状中厚皮片移植。移植方式、包扎、固定等同前。

（二）非手术康复

按照"早期介入,综合治疗,全程关注"的现代康复治疗理念,肘部深度烧伤伤后早期就应当开始进行康复治疗,并采取综合康复治疗措施,通过体位摆放、维持和扩大关节活动度（range of motion,ROM）的主 / 被动运动以及物理治疗等方法,以尽可能获得最佳的功能和外形预后。

1. **体位摆放** 将肘关节固定在对抗可能发生挛缩的位置。肘部屈侧烧伤,则固定于伸展位;伸侧烧伤固定于屈曲位;若为环形烧伤,将肘部固定于功能位。尔后,根据不同的治疗方法,采取相应的康复手段。

特别需要注意的是:前臂近端有旋前圆肌、前臂远端有旋前方肌,前臂背侧的旋后肌和肱二头肌旋后肌力较弱,这使前臂具有强大的旋前功能。此外,前臂的骨间膜在旋前位最为松弛,处于半旋前位时,骨间膜呈最大宽度,最为紧张。患者受伤后,前臂及肘部易摆放至其自我感觉最为舒适的旋前位,如不加纠正,易在创面长期换药过程以及随之发生的瘢痕形成过程中逐渐出现前臂的旋前挛缩。有鉴于此,同时伴有前臂深度烫伤的肘部深度烫伤患者,体位摆放时除了注意肘关节位置外,尚应注意将前臂固定于半旋前或半旋后位,以防止旋前挛缩和骨间膜挛缩发生,影响前臂的旋转功能。

2. **维持和扩大关节活动度的主 / 被动运动** 中小面积烧伤患者以及生命体征相对平稳的重症烧伤者稳定期应进行肘关节主动、被动活动,每天至少 2 次;治疗过程中应严密观察患者生命体征变化,并可根据关节活动度、患者全身情况、治疗过程中患者生命体征变化等指标调整治疗的持续时间、活动幅度以及训练强度等,以不引起生命体征明显变化为前提,同时又能满足关节功能活动的需要。可在换药、清洁伤口的同时进行,以减轻患者疼痛及不适。

3. **物理治疗** 无论是采取保守治疗自愈的深Ⅱ度烧伤,还是经手术植皮、消灭创面的深Ⅱ度和Ⅲ度烧伤,创面愈合后均会出现不同程度的增生性瘢痕。若不予早期及时干预、任其发展,将会因瘢痕挛缩而致肘关节功能障碍。创面位于屈侧者会导致肘关节屈曲挛缩;创面位于伸侧者会导致肘关节伸展挛缩,整个肘部的深度烧伤则会使肘关节屈伸受限、提携角增大或变小、关节旋转受限。所以都应在创面出现增生性瘢痕前,及早开始抗瘢痕治疗。所选用的物理疗法包括:压力疗法、硅凝胶疗法、石蜡疗法、水疗等综合措施抑制和减轻瘢痕增生、松解瘢痕粘连、促使瘢痕成熟,防止或减轻肘关节瘢痕挛缩的发生。同时,可以配合使用矫形器。如屈肘矫形器主要用于肘部伸侧烧伤早期摆位,通常固定于功能位,肘关节屈曲90°;伸肘矫形器主要用于肘部屈侧烧伤早期维持肘部伸直位,预防可能出现的屈曲挛缩。肘部屈侧烧伤也可利用夹板维持肘部于伸直位。

自愈的深Ⅱ度烧伤创面一旦完成再上皮化过程即应开始治疗。经手术治疗的深度创面,无论采用皮片移植还是皮瓣转移方式修复创面,手术后仍需采用系统康复治疗措施,一方面预防或减轻手术切口、皮片拼接处以及网状皮片移植后网眼处的瘢痕增生,另一方面在于恢复肘关节的功能。一般植皮创面可在皮片移植后一周左右,皮片成活后开始抗瘢痕治疗,避免过早锻炼,影响皮片的黏附、成活。皮瓣移植后可根据具体术式以及皮瓣成活情况决定开始物理治疗时间及具体方式。也配合使用矫形器具。

四、肘部瘢痕挛缩的康复治疗

对于因各种原因造成肘部瘢痕增生与瘢痕挛缩的患者,应根据瘢痕增生与挛缩程度,以及所造成的肘关节功能障碍情况,决定应采取非手术康复还是手术康复。

(一) 手术康复

对于肘部瘢痕增生明显,因瘢痕挛缩而导致肘关节功能障碍者,应实施手术康复,以彻底切除增生性瘢痕,完全松解瘢痕粘连,尤其是深部组织的挛缩。对于病程较长,组织挛缩较重,经过常规松解难以完全恢复肘关节伸直位者,宜采用术中手法牵引,直至达到松解目的。对肘关节因长时间屈曲挛缩,关节囊发生严重挛缩,关节僵硬,肌肉、肌腱挛缩,血管、神经呈弓弦状,肘关节经术中手法牵引仍无法达到伸直位的患者,可以采用异体皮或其他生物敷料暂时覆盖创面后包扎,采用骨科常用的牵引支架持续牵引,直至肘关节达到伸直位,再行二期手术。

肘部蹼状或条索状瘢痕挛缩,可使用单个Z成形术或连续多个Z成形术,进行瘢痕松解。如转移后有皮肤缺损,也可同时移植中厚皮片。

肘部广泛瘢痕,挛缩较严重者,可在彻底切除瘢痕组织、充分松解挛缩后,移植大张自体中厚或全厚皮片。肘部屈侧瘢痕挛缩。肘窝部位作横形或梭形切口,逐渐切除瘢痕并伸直前臂,创缘两侧可添加辅助切口,使之成为锯齿形。术中注意防止深部血管、神经暴露,必要时创面上可保留一薄层瘢痕组织。肘部伸侧的瘢痕挛缩手术。肘关节伸侧上下各作一横行切口,直达深筋膜,松解挛缩,逐渐屈曲肘关节,尽量保留尺骨鹰嘴上的皮肤或瘢痕组织,创面移植中厚或全厚皮片。术后石膏托固定肘关节于屈曲位。

肘部瘢痕与深部组织粘连、瘢痕切除后有深部血管、神经、骨质暴露者,也可使用邻近任意皮瓣、轴型皮瓣或岛状皮瓣修复创面。如:背阔肌皮瓣、桡侧返动脉皮瓣、侧胸壁皮瓣、前臂旋转皮瓣等。

(二) 非手术康复

对于肘部增生性瘢痕明显,但是瘢痕挛缩较轻,对肘关节功能没有明显影响或仅有轻度影响者,可以采用非手术康复治疗。

1. 物理疗法　物理疗法包括:压力疗法、硅凝胶疗法、石蜡疗法、水疗等。可以根据患者的具体情况选择几种方法组合应用,以抑制和减轻瘢痕增生程度、促使瘢痕及早成熟,预防或减轻肘关节瘢痕挛缩的发生。

其中压力疗法结合硅凝胶疗法仍是目前临床应用最为广泛的手段。可根据患肢粗细订制上肢弹力套。并根据患者皮肤耐受情况选用硅酮凝胶或硅凝胶贴片治疗。

2. 运动疗法　运动疗法是促进肘关节功能恢复的积极措施。其活动范围：屈伸 $0°\sim150°$。

包括主动运动和被动运动。以肘关节为例。

（1）主动运动：弯曲肘部，掌心向上，尽量使用手指触肩的最高部位；坐位时将上肢放于齐胸高的桌子上，伸直肘部，尽量使手指接触桌面。也可鼓励患者同时进行前臂、肩部和手部主动运动。如：手部伸指、屈指、伸腕、曲腕；前臂外旋、内旋；肘部托板、夹板或简易固定下行肩关节外展、前/后伸运动等。

（2）被动运动：使用持续被动活动（continuous passive motion，CPM）装置进行被动活动。具体做法是：将上肢固定于活动器上，根据瘢痕增生的程度，调节肘关节活动度，早期运动速度调在低档，5次/分，每次治疗1小时，3~5天后可将速度调至中档。瘢痕增生严重者，如为屈曲位挛缩，可固定上臂前臂用适当重量的沙袋加压；如为伸直位挛缩，则可固定上臂在牵引前臂的同时，进行屈肘动作。

也可由患者自己或家人帮助进行活动。肘部屈侧瘢痕：①在伸肘位用健手的拇指、中指分别压住瘢痕上下两端向两边牵拉，绷紧瘢痕；②步行摆臂时注意伸直肘关节；③夜间睡眠可使用肘关节伸直矫形器。肘部伸侧瘢痕：桌前坐位，臂靠在桌面上，屈肘的同时握拳和屈腕，可用健手帮助。肘部外侧瘢痕：握拳伸肘位，前臂旋前的同时屈腕。

运动疗法的注意事项：灼伤后自愈的深度创面及刃厚皮植皮创面，因皮脂腺破坏、表皮分化未完全等多种因素，致皮脂分泌减少、皮肤水分蒸发量明显增高。创面皮肤干燥、过度角化现象多见。如运动过程中不注意皮肤滋润和保湿护理，则容易因干燥导致皮肤反复破溃，有的甚至形成慢性难愈创面，长期慢性创面恶性变为皮肤肿瘤的例子亦不鲜见。可在运动前先予沐浴或清洗皮肤，以清洁、软化皮肤，再外用甘油、凡士林油膏或富含亚油酸、亚麻酸等脂肪酸酯的皮肤外用制剂，在皮肤表面形成脂质保护膜，限制表皮水分流失，防止皮肤干燥。

3. 矫形器　对于已发生的瘢痕挛缩或关节挛缩，通常需要使用持续静态或动态矫形器予以纠正。维持体位多使用静态矫正器；矫正瘢痕挛缩时，白天使用动态矫形器，夜间使用静态矫形器。

（1）屈肘矫形器：用于肘部伸侧瘢痕挛缩，通常固定于肘关节屈曲90°位，以矫正肘关节伸直挛缩。

（2）伸肘矫形器：用于肘部屈侧瘢痕挛缩，维持肘部伸直位，矫正屈曲挛缩。

4. 其他　治疗肘关节瘢痕挛缩的其他非手术康复治疗方法有：按摩疗法、日常生活训练、职业疗法和器械疗法等。

（刘　琰）

第四节　膝　　部

膝部是指从髌骨上缘上方3横指水平到胫骨粗隆高度平面的范围。膝部可分为膝前区和膝后区。此部的主要结构为腘窝和膝关节。膝部是下肢主要的负重和活动部位，包含丰富的肌肉、韧带、神经、血管和骨;主要由膝关节及其前方的股四头肌腱,后方的股二头肌、半腱肌及半膜肌肌腱,膝关节由股骨内、外侧髁,髌骨和胫骨内、外侧髁组成。是全身结构最复杂的关节。髌骨与股骨的髌面相接,构成髌股关节;股骨的内、外侧髁分别与胫骨的内、外侧髁相对,组成内、外侧胫股关节,胫股关节内有内外侧半月板,加深关节窝的深度,协助完成膝关节的运动。关节囊薄而松弛,附于各关节面的周缘,周围有韧带加固,以增加关节的稳定性。关节囊内衬滑膜,形成滑液,有润滑关节及营养关节软骨的作用。关节囊外有多个肌肉与相应骨连接,完成膝关节的各种运动。关节两侧的内、外侧副韧带,关节中的前、后十字韧带,以及穿行的腘动静脉、膝关节动脉网,股神经的肌支、闭孔神经前后支、隐神经、胫神经、腓神经等共同组成。当发生深度烧伤、热压伤、高压电击伤等情况下,膝部的骨关节及周围软组织将受到严重破坏,以及由于机体修复愈合后产生瘢痕组织,将极大地影响患者膝部功能;因此需尽早采用适当的手术和非手术方法进行治疗和康复,以求最大可能的恢复患者局部功能和整体功能。

一、膝部的血管损伤及修复

髂外动脉自腹股沟韧带终点下移行至股动脉,股动脉在股深动脉起点的近心侧为股总动脉,远心侧称为股浅动脉,股浅动脉出内收肌管裂口后即为腘动脉,走行于膝部后方的腘窝深处,邻贴股骨腘面及膝关节囊后部,沿半腱肌外缘向外斜行,至股骨髁间窝水平居膝后中部,而后垂直向下达腘肌下缘,在胫骨关节面下约5.8cm分成胫前动脉和胫腓动脉干。前者经骨间膜上缘进入小腿前区,后者经比目鱼肌腱弓深面至小腿后区。膝部的血供主要由股动脉、腘动脉、胫前动脉和股深动脉供给,这些血管分支构成膝关节的动脉网。动脉网的侧支循环较多,其中两条最主要:①膝上内侧动脉副弓;②股深动脉副弓。

膝部血管损伤的常见原因有:①股骨下段或胫骨上段骨折,骨折断端或骨折片直接损伤血管;②膝关节脱位及骨折移位,腘动脉受到强力牵拉而损伤。膝部虽有两支主干动脉以及丰富的血管网,但膝部的严重烧伤不仅可能损伤多支血管,而且伤后易受周围软组织肿胀压迫而引起肌间隔压力增高,致使局部主干或侧支动脉闭塞及继发血栓形成,进而使得下肢远端处于严重缺血状态,其后果比锐器伤更为严重。另外,由于腘静脉与腘动脉伴行,且共同包于一个血管鞘中,当膝部损伤累及血管鞘时,容易发生动静脉瘘。

膝部血管损伤后初期处理是否适当关系到治疗效果及预后,应遵循下列原则:①止血:一般可施用外部压迫达到止血目的,但应避免使用止血带,以防加重处于缺血状态的肢体血供,以及由止血带完全阻断肢体血流引起的侧支动脉闭塞。在未作暴露时,不应用止血钳盲目钳夹,以免加重血管损伤。②根据临床表现和动脉造影迅速明确诊断,尽早行动脉重建术。③早期截肢的指征:肢体软组织、神经、血管和骨骼四个系统中三个系统严重损伤时均应考虑早期截肢;单纯的血管严重损伤并非截肢的决定因素。④早期作深筋膜切开的指征:严重的肌-骨骼损伤及肢体肿胀,动、静脉联合损伤,腘静脉被结扎后等。在腘动脉损伤病例中,约有60%需作深筋膜切开术。⑤若动脉损伤已造成远端缺血,或静脉损伤引起静脉高压时,应迅速重建血流;先修复静脉通路,有利于提高动脉重建的成功率。合并骨折时,宜先修复损伤血管,尽快恢复血流,再作骨骼的修复,或暂时行外固定。处理骨折时应注意避免造成血管的再次损伤。

膝部血管的重建方法根据损伤程度不同而有所不同。常见的动脉侧壁裂伤可直接缝合或用补片缝补。经清创处理后,如血管缺损较小,仍可作端 - 端吻合术。对腘动脉损伤,置膝关节屈曲位可以减少吻合口张力;较大的动脉缺损,则需植入血管或行旁路术。腘动脉损伤中,约有 80% 的病例需要作血管移植,自体大隐静脉是最佳移植材料。膝部动脉损伤常伴有静脉损伤:腘静脉是小腿静脉唯一的回流通道,损伤后应积极予以修复。修复主干静脉恢复下肢静脉回流,可防止创伤肢体急性静脉高压,保证动脉修复术获得成功,并防止创伤静脉继发血栓形成和静脉瓣膜功能的损毁,避免由此引起的下肢静脉功能不全和长期水肿。

二、膝部的神经损伤及修复

膝部位于下肢中部,前部由股神经的肌支,闭孔神经前支以及隐神经支配,后部则由坐骨神经及其分支胫神经和腓总神经,以及闭孔神经后支支配。其中股神经起自腰丛,由 L_2~L_4 脊神经纤维组成,支配股四头肌;股神经损伤后,可以由于臀大肌、腓肠肌、阔筋膜张肌、股薄肌的作用,伤员仍略能伸直膝关节并保持关节稳定。胫神经是坐骨神经的一个较大的终末分支,由 L_4、L_5 及 S_1~S_3 脊神经纤维组成,支配小腿后部肌肉及足内在肌,并支配小腿后部及足底的感觉;伤后除上述运动与感觉功能丧失外,还可产生“仰趾足”及“爪形足”畸形,并可因足底无感觉而引起慢性溃疡。腓总神经是坐骨神经的一个较小终末分支,起自骶丛,由 L_4、L_5 及 S_1、S_2 脊神经纤维组成,支配腓骨长、短肌和胫前肌群,并支配小腿前外侧及足背的感觉;伤后产生典型的垂足畸形并有单独支配区的感觉丧失。

膝部神经损伤的致伤原因各不相同,受伤程度有轻有重,其病理变化也不一致;通常由开放性或闭合性创伤所引起,可导致神经功能失用,或轴索断裂,或神经断裂等情况。开放性神经损伤包括刺伤、切割伤、电击伤和严重烧伤等,闭合性神经损伤包括神经挫伤、神经压迫伤及神经牵拉伤。神经挫伤常由外来钝性暴力,或骨折时骨折断端移位所致;神经压迫伤常因伤员在丧失意识或感觉情况下,神经遭受直接压迫,或某种特殊体位导致神经受压,以及骨筋膜室综合征等所致;神经牵拉伤常发生在骨、关节的骨折或脱位,或其他急性损伤等情况,如膝关节内翻损伤导致腓总神经牵拉伤。

膝部神经损伤的常用治疗方法分为保守治疗和手术治疗两种。保守治疗的目的是为了防止瘫痪肢体关节的僵硬,肌肉的纤维化、挛缩,以及皮肤发生营养性溃疡。其具体措施有:①保护肢体的无感觉皮肤及瘫痪肌肉免受创伤。②将患肢关节用支架固定于功能位。这样既可防止瘫痪肌肉的过度被动牵伸,又可防止其纤维化及挛缩;同时也可防止未挛缩对抗肌的过度收缩及肢体重力所产生的畸形。③对伤肢关节和瘫痪肌肉进行轻柔的按摩、被动运动锻炼以及电疗,以促进静脉和淋巴回流,减少水肿、纤维化,从而改善肢体的血液循环。常用的手术治疗方法有神经缝合术、神经松解术、神经移植术、自体肌肉移植术修复神经缺损等。

三、膝部的骨骼肌肉损伤及修复

膝部是股骨与胫骨、腓骨和髌骨相关联的部分,由丰富的肌肉、韧带、神经、血管和骨关节构成。其中膝关节是人体关节面最大、负重多、运动量大、构造复杂的关节;它由股骨下端与胫骨上端及髌骨构成,是一个前屈后伸的关节。膝关节的主要功能是负重及屈、伸活动,为适应此功能,在膝关节的前方有股四头肌肌腱,髌骨居其中,在膝关节后方有股二头肌、半腱肌及半膜肌肌腱。其周围有较多韧带,如居关节两侧的内、外侧副韧带,在关节中有前、后十字韧带。内、外侧半月板介于较圆的股骨髁关节面与较平的胫骨髁关节面之间。半月板具有一定弹性,能缓冲两骨面的撞击,吸收震荡,保护关节,使关节构造复杂化。这些运动的配合,使人们能完成日常生活的站立、除行走、上下台阶、跑、跳等活动。

膝部损伤的常见原因有以下3种:①负重及高强度运动:膝关节是人体最大的滑膜关节,它负担着全身的重量,在运动和工作时要承受比全身大几倍的重量,超负荷的运动和工作,使关节过度损耗,引起膝部损伤。最常见的有韧带损伤、半月板损伤和肌肉拉伤等。②关节损伤:因外伤(如车祸、烧伤、热压伤、电击伤等)引起的膝部损伤,常常损伤程度较重,导致膝关节韧带损伤、脂肪垫损伤、半月板损伤、创伤性滑膜炎、膝关节骨性关节炎等。热压伤由于热力作用时间较长,常常形成深度烧伤创面,真皮层以下的组织坏死,甚至伴有肌肉、骨骼的坏死,以及关节的外露。③退行性病变:随着年龄的增长,身体各器官功能逐渐减退,关节腔黏液分泌减少,关节软骨干燥,逐渐磨损、变薄,关节骨质疏松加之关节周围肌肉生理性萎缩,韧带弹性减弱,膝关节活动能力逐渐减退。

由于膝关节结构复杂,膝部损伤常伴有周围软组织严重破坏,膝关节的功能严重受损;因此,应尽早选择适当的方法修复损伤,并尽可能恢复膝关节的功能。修复膝部损伤通常采用以手术为主、康复为辅的综合治疗,根据损伤严重程度、具体损伤部位和组织结构,以及后期功能恢复和外观改善的效果,在病程的不同时期采取相应的治疗措施。传统的方法是采用转移局部皮瓣或远处带蒂皮瓣等,并结合自体皮片游离移植进行治疗。一般情况下,修复膝关节损伤首选局部皮瓣、轴型皮瓣、肌皮瓣和岛状皮瓣,局部无条件时可选用游离皮瓣。小腿后侧筋膜皮瓣和膝内侧皮瓣是最常用的两种皮瓣:前者以腘窝外侧动脉为营养动脉,皮瓣切取面积可达15cm×30cm,适用于修复小腿上部、膝前、外的皮肤软组织缺损。后者以膝降动脉的隐支为营养动脉,通过伴行静脉与大隐静脉回流。皮瓣感觉神经为隐神经,适用于膝前方、后方及膝上部皮肤软组织缺损的修复。如膝关节周围组织缺损较多,伴有肌腱、骨及关节腔外露时,可采用股内侧肌肌皮瓣和腓肠肌肌皮瓣,股内侧肌肌皮瓣的滋养血管来自股动脉和旋股内侧动脉的肌支,可用于修复膝前软组织缺损及重建伸膝功能。也可选择逆行皮瓣(如股前外侧皮瓣)、交腿肌皮瓣(如胫后动脉交腿皮瓣)或游离肌皮瓣移植的方式修复创面,以取得满意的治疗效果。

膝关节周围皮肤创面软组织缺损可供考虑的皮瓣大体分类如下。

1. **局部皮瓣** 局部皮瓣移植是最基本的修复重建方法之一,对于膝关节周围的皮肤软组织缺损而言,可以采用膝内侧皮瓣、膝下内侧皮瓣等局部皮瓣修复,操作简便,其不足是组织量较少,难以修复较大面积的缺损,适用范围有限。

2. **周边皮瓣或肌皮瓣** 当膝关节周围尚可有利用血管时,根据就近和简便原则,应尽量利用周边血管设计皮瓣修复创面。膝部上方可以选用膝最上动脉,由此设计轴型皮瓣或者岛状皮瓣;膝下方可选膝降动脉皮瓣和小腿后侧、外侧的带蒂皮瓣。对于膝外侧皮肤软组织缺损,可选用膝上外侧皮瓣或腓肠肌外侧头肌皮瓣;对于膝内侧较深皮肤软组织缺损,可选用缝匠肌逆行岛状肌皮瓣、隐动脉穿支皮瓣、隐动脉皮瓣或腓肠肌内侧头肌皮瓣等;对于腘窝处皮肤软组织缺损,可选用膝上外侧皮瓣、大腿后侧皮瓣及小腿后侧皮瓣等修复。当存在深洞样缺损,需要较大体积的组织填充或对抗骨坏死、骨髓炎的感染威胁时,优先选择肌瓣或肌皮瓣。膝关节上方和下方的肌肉组织都比较丰富,小腿后侧的腓肠肌及比目鱼肌、大腿的股内侧肌及股外侧肌、阔筋膜张肌、股薄肌等常用于深洞样缺损的移植修复。

3. 筋膜皮瓣　筋膜皮瓣拥有深筋膜血管网的血供,加之筋膜皮瓣的长宽比例较普通肌皮瓣更大,成活能力更强,易设计成逆行皮瓣或岛状皮瓣,因此在膝关节周围皮肤软组织缺损修复中得到广泛应用。筋膜皮瓣既可以是随意皮瓣,也可以通过知名动脉的穿支得到更稳定的血供,后者比较典型的有膝上内侧筋膜皮瓣、股前外侧筋膜皮瓣、腓肠动脉筋膜皮瓣等。膝关节周围可选择的筋膜皮瓣种类较多,充分利用大腿、小腿知名血管的穿支和皮支,是目前临床应用的首选方法。皮神经营养血管皮瓣,本质上也可看作特殊类型的筋膜皮瓣,下肢的隐神经、腓肠神经、股后皮神经等相应的营养血管皮瓣可用于修复较大面积的膝关节周围皮肤软组织缺损。

4. 带蒂穿支皮瓣　目前修复膝关节周围创伤和髌前缺损的穿支皮瓣主要有股前外侧穿支皮瓣、腓动脉穿支皮瓣、腓肠内侧动脉穿支皮瓣和胫前动脉穿支皮瓣等。术中需解剖出穿支血管,整个皮瓣以穿支血管束为蒂,进行一定角度旋转后修复创面,手术操作简便,同时最大限度降低了供瓣区的损伤,符合"缺什么,补什么"的修复原则,具有广阔的应用前景。

5. 游离皮瓣或肌皮瓣　在修复重建的原则上,过去强调能使用带蒂皮瓣就不使用游离皮瓣,游离皮瓣一直作为备选。就膝关节周围皮肤软组织缺损而言,由于周边可以利用的组织比较丰富,大多数情况下都可以采用带蒂皮瓣修复,只有在少数情况下,当皮肤软组织损伤面积巨大,周边组织也损伤殆尽难以利用时,才考虑使用游离皮瓣。然而近些年来,随着显微外科技术的普及,国内越来越多的单位开展游离皮瓣移植,相应的技术水平提高较快,游离皮瓣成活率在稳步提高,在此前提下,选用游离皮瓣的适应证可适当放宽。修复膝关节周围创面的游离皮瓣和肌皮瓣主要有背阔肌肌皮瓣、腹直肌肌皮瓣、股前外侧皮瓣、腹壁下动脉穿支皮瓣等。肌皮瓣移植后的修复重建效果确切,有助于膝关节功能的恢复,不足之处是局部臃肿,影响美观且妨碍膝关节的正常活动,常需多次手术修薄;切取大量肌肉组织时,对供区功能和外形影响较大。近年来广泛开展了穿支皮瓣的游离移植术,它对供区损伤小、修复面积大、修复部位灵活、外形美观不臃肿,获得较好的治疗效果。

要掌握好手术的适应证,治疗方案应根据患者的具体需求和创面大小位置形态、污染程度、有无骨及肌腱外露、腱膜及韧带是否发生断裂或缺损等条件进行综合考虑而做出妥善的选择。对伴有膝关节外露的缺损创面,选择具有填充无效腔、提供丰富血运、改善创面缺氧等优点的皮瓣进行修复可获得较好的疗效。测量膝盖部位创面大小时,应将膝关节置于屈曲位,以此设计皮瓣。修复膝关节周围广泛皮肤软组织缺损首选游离背阔肌肌皮瓣;修复膝前侧创面首选股前外侧逆行岛状皮瓣,其次是隐动脉皮瓣;修复膝外侧创面主要选择股前外侧逆行岛状皮瓣,较小创面可考虑膝上外侧皮瓣;修复膝内侧创面首选改良缝匠肌肌皮瓣和隐动脉皮瓣;修复膝后侧创面采用股后侧逆行岛状皮瓣或膝上外侧皮瓣;感染重或腔隙大的创面首选腓肠肌肌皮瓣或肌瓣或改良缝匠肌肌皮瓣;需髌韧带重建者首选股前外侧皮瓣(可携带阔筋膜)或腓肠肌肌皮瓣(可携带部分跟腱)。

（1）股前外侧皮瓣:旋股外侧动脉是股深动脉的最大分支,它再发出升支、横支和降支。旋股外侧动脉的降支于股外侧肌和股中间肌之间向下走行,而通常情况下是在股内、外侧的肌间隔内,在此间隔内不能直接发现该降支,其在血管的远端位于股外侧肌肌膜内,10% 位于股外侧肌前方,90% 位于肌内。该血管于股外侧肌内终止于膝关节,在终末端时仍发出肌皮穿支至股外侧的下方。股前外侧皮瓣供血的穿支有肌间隙穿支（直接穿支）和肌皮穿支（间接穿支）2 种类型。旋股外侧动脉降支在股直肌与股中间肌之间分为两支,外侧支沿股外侧肌与股直肌之间向外行,沿途发出分支穿过股外侧肌或肌间隙,至股外侧皮肤,多数为肌皮穿支,少数为肌间隙皮支。以第1支皮动脉穿支为最粗大,外径0.5~1.0mm,是皮瓣的主要血管。与动脉伴行的有1~2条静脉,其外径均大于动脉。

手术方法:根据清创后软组织缺损面积大小设计皮瓣。在髂前上棘设A点,髌骨外上缘B点,两点间连线为AB,该连线中点为O点,即为第1肌皮穿支的浅出点。腹股沟韧带中点为E,OE连线远端2/3相当于旋股外侧血管降支的体表投影。或用多普勒血流探测仪在O点附近示出回声最强点,则定位更加可靠。首先作皮瓣内侧切口,找到股外侧皮神经并切断标记。在股直肌与股外侧肌间隙,找到旋股外侧血管降支及伴行的股神经肌支。探查其皮支的浅出点,以此点为中心确定皮瓣其余边界。血管周围要保留1~2cm的肌袖。如果皮瓣面积较大,尽量包括2支以上肌皮动脉穿支。按设计切取皮瓣,皮瓣除蒂外已全部游离,检查皮瓣血运并确定所需血管蒂的长度。

特殊情况的处理:如果在探查皮动脉时,发现肌皮穿支或肌间隙支缺如,或者皮支细小无法利用旋股外侧血管降支为蒂形成皮瓣,则向上找到旋股外侧血管横支。根据血供代偿原则,近端肯定存在粗大的高位皮动脉,该皮支大多为经阔筋膜张肌至皮肤。确定由横支发出的皮支走行后,调整皮瓣设计,切取皮瓣。观察皮瓣血运后断蒂移植于受区创面。

供区创面处理:创面宽度<6cm,可直接减张缝合;如创面较大取断层皮片植皮闭合。

血管的吻合:在放大10倍的显微镜下进行血管吻合,一般使用9/0无损伤缝合线。缝合1条动脉,2条静脉或1条粗大静脉。

(2)岛状腓肠肌肌皮瓣:腓肠肌位于小腿后面浅层,以内、外侧头起于股骨内外髁后方。二肌腹下行至小腿中部与比目鱼肌腱膜合成跟腱。腓肠肌内外侧滋养动脉位于膝关节水平,分别起于腘动脉内外侧。在分出肌皮穿支进入皮下组织,供应该肌及其表面皮肤。临床上可以形成内外两个独立的肌皮瓣。内侧头肌皮瓣切取范围上至腘窝中部,下至内踝5cm,前至胫骨内侧缘,后至小腿正中线。外侧头肌皮瓣范围较小,外侧至腓骨缘,远侧至外踝上10cm。一般以内侧头为首选带蒂转移。

手术方法:首先进行受区扩创,确定所需皮瓣的面积。标明腘窝横线内或外侧半中点,此为皮瓣旋转轴,从该点至皮瓣最远端距离,应大于至创面最远端距离,根据创面大小、形状画出皮瓣轮廓。以内侧腓肠肌肌皮瓣为例,在靠近腘窝处作皮瓣后切口,切开深筋膜,在小腿后正中线找到小隐静脉和腓肠神经,将两者牵向外侧保护。在腓肠肌二头之间钝性分离,找到腓肠肌内侧头与比目鱼肌间隙。该间隙为疏松结缔组织,用手指很容易将两者分开,然后依次做前及远侧切口。切断基部皮肤,游离腓肠肌至股骨附着部,必要时将该肌在靠股骨附着部处切断,皮瓣向上旋转,直接或通过皮下隧道转移修复膝及大腿下部创面。

四、膝部功能障碍的康复治疗

(一)膝关节烧伤后瘢痕增生的特点

膝关节烧伤达到或超过深Ⅱ度时,会形成局部瘢痕增生,并不可避免地出现瘢痕挛缩,影响膝关节运动功能。

1. 膝前方烧伤瘢痕特点及对策 瘢痕集中于膝关节前方,影响膝关节的屈曲功能,造成患者下蹲不能或不便。主要影响患者如厕、坐姿以及上下床等动作。膝前方组织需要拉伸空间较大,在早期修复和后期瘢痕修复时,应尽量选择厚皮片或皮瓣修复,已提供将来可能的弹性空间,并注意尽量减少基底部增殖的肉芽组织。

2. 膝后方烧伤瘢痕特点及对策　烧伤累及腘窝部分或全部,瘢痕组织将腘窝结构替代,主要造成膝关节不能完全伸直,造成行走蹒跚;长时间卧床的患者可能出现膝关节屈曲畸形,难以下床进行康复训练;远期局部瘢痕组织堆积,影响屈曲功能的角度范围,造成深蹲不能。膝后方烧伤应注意抗瘢痕治疗的早期介入,应用压力治疗、牵拉治疗等,防止局部瘢痕挛缩。

3. 全膝烧伤瘢痕特点及对策　烧伤累及膝关节周围全部组织,深度烧伤时甚至累及髌骨等骨质。可造成全膝关节瘢痕固定、膝关节骨性关节炎、关节腔积液、关节脓肿等关节问题;瘢痕增生后显著影响膝关节活动,造成伸直不能、屈曲不良,最终形成"筷子"样下肢。康复治疗的重点应早期进行,侧重于膝关节运动范围的训练,主动运动和被动运动结合,逐渐增加膝关节运动的范围。

（二）膝关节烧伤后康复治疗措施

1. 体位摆放　膝关节周围皮肤烧伤后,局部创面逐渐形成坚硬的痂皮,患者长时间卧床,均限制了该关节的活动范围。对下肢烧伤尤其是膝关节烧伤者,应长时间保持膝关节中立位,前侧烧伤则保持膝部微屈位,以预防与对抗愈后关节挛缩。

2. 温水浸浴疗法　当患者肉芽屏障形成、创面基本愈合、仅剩余残余创面时,可规律行温水浸浴疗法。温水浸浴疗法不仅是有效的清创手段,可以有效去除定植于患者创面的细菌、分泌物、痂皮等物质,促进创面愈合;还是减重状态康复锻炼的好时机,借助水的浮力作用,肢体主动活动省力,被动活动可明显增大活动度。由于水的温热作用可使瘢痕表面张力降低,缓冲局部挛缩、牵拉引起的不适,有抑制瘢痕增生、促进瘢痕软化的作用,出浴后利用瘢痕尚未硬结之前继续行按摩体疗,其效果远优于干燥体疗。

3. 气压疗法　主要通过气压泵血装置,通过规律的充气和放气,使气压均匀地由远端至近端顺序加压于患肢上,可将静脉血液和淋巴液驱向近心端,起到类似"肌肉泵"的作用。另外,顺序挤压患肢可加快肢体血液流速,促进静脉及淋巴回流,利于局部代谢产物和炎性物质清除达到消肿的目的;同时还能通过压力挤压瘢痕从而对瘢痕进行按摩。该装置通常覆盖小腿及大腿的肌肉并覆盖膝关节,可有效压迫腘窝处的瘢痕,对腘窝处的血管、肌腱、神经等进行按摩,防止短缩畸形。

4. 局部按摩创面　愈合后轻揉局部皮肤,以促进血液循环、软化愈后皮肤,增强皮肤弹性,预防软组织粘连。对已形成瘢痕、有软组织粘连或老化性瘢痕应增加按摩手法,如搬法、推法、捏拿法,并与屈伸膝关节与抖拉下肢等手法相配合,促进功能恢复。对膝关节已发生屈曲畸形者,每天除按摩外,晚间还须用夹板行伸直位固定,并根据畸形好转程度将甲板反复软化造型,逐渐纠正关节畸形。

5. 压力疗法　压力疗法是烧伤康复中最具专科特色的康复治疗措施之一。压力疗法原理主要是通过对瘢痕施加压力,使得瘢痕局部缺血、缺氧,成纤维细胞增生受抑制,胶原合成减少,从而实现抑制瘢痕增生。其治疗原则主要是"一早、二紧、三持久"。要求一早是尽早应用,深度烧伤创面一旦愈合,就应当及时施行压力疗法;二紧即是在不影响肢体远端血供的情况下,加压越紧越好,其压力一般要求是在 1.33~3.33kPa 为宜,如果患者两腿下垂时有充血感觉,就预示压力小,要加大压力,早期以患者刚刚感觉到有压力为准,随着创面的愈合,压力套越紧越好,以患者最大承受极限为准;三持久是要求持续穿戴,必要的清洗和功能锻炼除外,治疗时间一般需 8~12 个月,甚至更长。膝关节烧伤后的压力治疗主要用于压力腘窝部的瘢痕,可应用弹力绷带、弹力套等器具。应注意连同侧足底、足背和小腿一起佩戴压力装置,减少静脉回流障碍。

6. **音频电疗法** 又称等幅中频正弦电疗法,是指通过运用 1~5kHz 的正弦电流对瘢痕进行治疗的方法。主要机制是电流使结缔组织纤维震动,产生微细的按摩作用,达到瘢痕松解及软化的效果,并且有一定的镇痛与止痒作用。尤其在尚无明显的瘢痕纤维化的瘢痕前期疗效最佳。对于膝关节来说,需要瘢痕远期也能具有较大的弹性来满足运动要求,早期应用音频电疗可以降低瘢痕硬度和韧性,更利于康复锻炼的效果。

7. **超声波疗法** 超声波主要是通过其在介质中传播而产生的机械作用产生一种压缩与伸展交替的机械震动波,对细胞有轻微的按摩作用,来实现瘢痕的软化、松解致密瘢痕组织和改善局部血液循环的作用。应用于膝关节也可以减轻瘢痕。

8. **蜡疗** 蜡疗具有较强、较持久的温热作用,可减轻疼痛,加速组织的修复生长,松解粘连,软化瘢痕,促进炎症消散,消肿,以及润滑皮肤。但此法不适用于肥厚性瘢痕增殖期。

9. **器械疗法** 应用不同的器械促进功能康复的疗法称之为器械疗法。随着科技的不断进步,各种健身康复手段不断应运而生,使各部位关节活更能得心应手,极大方便了患者的治疗。如:CPM、JAS、阿基米德悬吊系统等。

(1)持续被动运动:是指对膝关节持续被动活动,从而增加患者膝关节的关节活动度(range of motion,ROM)。对于膝关节烧伤后瘢痕形成的患者,应每日检查其自然的 ROM,并在此基础上增加 5°~10° 进行锻炼,锻炼时间为 2 次 / 天,每次 0.5~1 小时。当膝关节周围有散在小创面时,关节伸屈活动时不渗血的情况下调整 CPM,注意保护创面。停机时指导和鼓励患者积极做膝关节的主动伸屈训练。

CPM 装置的早期应用有利于防止下肢静脉血栓形成,促进下肢肌肉等长收缩等功能。肌肉是重要的震动吸收装置,有利于稳定关节肌力的下降导致关节稳定性下降。下肢严重烫烧伤植皮术后,被动训练常难进行,术后长时间包扎均会发生不同程度的肌肉萎缩和肌力下降,体力不支,主动训练亦无法进行。CPM 装置的早期应用则可发挥肌肉对血液循环的水泵作用,推动静脉回流,改善下肢血液循环,改善肌肉营养,增加肌力,减少静脉血栓,同时促进了关节滑液循环,增加了关节内结构的营养,避免了挛缩;并有效地降低肌腱的粘连,维持有效活动。此外,CPM 装置运动时相对无痛,消肿快,减轻了患者由于训练的疼痛而造成的心理压力,能得到患者的积极配合,大大提高了患者康复的信心。连续被动活动膝关节功能训练对恢复膝关节功能非常重要。

(2)关节活动系统或甲板:是指给关节或软组织一个持续的应力进而增加关节活动度。可在创面愈合后将患关节固定在 0° 至正常值的任意角度,用多轴关节量身定制动态关节矫形器或低温热塑板材制作,并随时调整关节角度,除运动训练和洗澡外,全天穿戴。尤其适用于仅有膝关节后侧烧伤导致腘窝瘢痕挛缩的患者。可以逐渐增加膝关节的角度,使膝关节逐渐实现伸直位,改善跛行、蹒跚的症状。此系统为静态持续应力系统,可在早期应用预防瘢痕挛缩,不会造成局部创面反复破溃的情况。

(3)阿基米德悬吊系统:是运动功能康复的综合辅助悬吊系统。对于膝关节康复作用显著,主要原理是减重状态下逐渐康复。可让患者在悬吊状态减轻下肢负重的状态下,逐渐锻炼下肢的承重能力和肌肉活动度。首次下地练习可从全体重的 40% 开始,逐渐增加体重比例,直到下肢能够完全承受全部体重。下肢完全承重后,仍可在此系统辅助下练习上阶梯动作练习、下蹲动作练习等。

五、心理康复

医护人员应对患者的心理状况进行评估,如发现存在焦虑、抑郁、自卑等问题,可用访谈等方式进行治疗。向患者交代清楚康复锻炼的重要性,鼓励患者树立与伤残长期斗争的勇气,要求患者积极主动配合治疗,以坚韧的意志和持久的毅力,忍受疼痛,持之以恒地坚持锻炼,为获得满意的康复效果打下坚实基础。

(王一兵)

第五节 会阴部、髋部

一、髋部

(一)部位特点

髋部烧伤在其局部的病理反应过程中,其炎症反应范围甚广,各组织层次之间,如肌肉、肌腱、骨与关节囊之间出现不同程度的粘连。韧带和筋膜的水肿,关节囊皱襞间的粘连,均可使这些组织丧失弹性和伸展性。关节囊一般早期多无损害,以后则由于感染等原因而被破坏,致关节腔暴露、软骨破坏,继而骨质融合,发生严重功能障碍。此外,严重烧伤患者长期制动或卧床会导致肌肉萎缩,骨骼脱钙,关节软骨因缺乏正常的营养供应而萎缩变性。髋关节周围肌肉萎缩后,可使肌力下降,协调作用变差。因此,髋部烧伤患者应早期进行髋关节活动,避免出现关节强直及功能严重障碍。

(二)康复评定

1. 关节活动度的评定

(1)内收外展:测量器轴心在腹股沟韧带中点,固定端与躯干平行,活动端与大腿平行,活动度随大腿移动计数。正常值:内收外展均为45°。

(2)屈曲与伸展:患肢仰卧,测量器轴心放置髋关节外侧中点,固定端与躯干平行,活动端与大腿平行,随大腿活动而移动。正常值:髋关节伸展位为0°,屈膝时髋屈曲活动范围为125°,伸膝时屈髋为90°。

(3)屈曲位旋转:患者仰卧位,屈髋屈膝各90°,测量器轴心放置髋骨下缘。固定端与床面垂直,活动端与小腿平行,随髋关节旋转移动。正常值:内旋约40°,外旋约60°。

2. 疼痛的评定 必要时评定。

3. 运动功能及日常生活活动能力的评定 包括肌力,肌张力以及 ADL 评定。

(三)预防和治疗

1. 康复治疗 髋部康复治疗的目的是增强髋部的肌力以维持髋部的稳定,最终恢复下肢的负重和行走功能。髋关节锻炼的作用可促使局部肿胀的消退,减轻肌肉的萎缩,防止关节僵硬,防治骨质疏松和各组织层次间包括肌腱、韧带的粘连等。髋部康复锻炼的进度应视创面修复的情况而定,损伤或手术治疗后的早期不宜做软组织牵伸活动或做肌肉的抗阻力练习。髋部烧伤者应使其髋关节保持中立位至外展 15°位。翻身治疗时应注意避免髋部创面受压,导致创面加深。若合并髋关节脱位、髋臼骨折等且无需手术治疗者,可予牵引治疗,

辅以早期功能锻炼。

功能训练包括关节功能范围的训练、肌力训练、后期步态矫正及辅助治疗等。

(1) 关节功能范围训练：保持仰卧中立位，双髋关节外展30°，双下肢间放置梯形外展垫，避免患肢内收内旋；增强下肢肌肉力量训练，逐渐增加屈髋、屈膝幅度；平卧时伸直膝关节，进行抬高下肢练习（距离床面10cm），至感觉大腿肌肉疲劳为止；进行坐位训练，伸屈髋及屈髋位旋转练习。

(2) 肌力训练：可分为等长收缩、等张收缩及等速收缩。早期肌力训练应行髋部屈曲肌、伸直肌、外展肌及内收肌的等长收缩训练，至患者感觉有轻微的肌肉酸困疲乏感为宜。然后以抗肢体重力训练为主，使等长收缩与等张收缩交替运动，也可以根据自身情况辅以抗轻微阻力机械训练。后期可适当地增加抗阻力等训练，尽可能地恢复肌力，剩余肌力的康复训练则往往要持续训练数月甚至更长时间。

(3) 步态矫正：开始练习步行时，可手扶床栏、桌椅等练习站立、踏步、双足前后、左右移动。当可站稳能保持身体平衡后，可腋下架腋杖练习步行。逐步在家属的保护下练习上下楼梯，以掌握日常生活动作的能力。练习中应循序渐进地增加活动量及活动的时间，避免重体力劳动及剧烈的体育运动，正确使用拐杖，定期复诊。

(4) 辅助治疗：低、中频电刺激可使对无力的肌肉产生收缩，改善肌肉萎缩。微波治疗具有改善局部血液循环作用，促进消肿止痛及关节功能的恢复。

2. 非手术治疗

(1) 对于较浅的髋部烧伤创面采取半暴露或者包扎方法，防止感染，促进愈合。创面感染较重者，可予湿敷，清除坏死组织。

(2) 翻身治疗时应注意避免髋部创面受压，导致创面加深。

(3) 若合并髋关节脱位、髋臼骨折等且无需手术治疗者，可予牵引治疗，辅以早期功能锻炼。

3. 手术治疗 髋部深度烧伤应早期切痂植皮，覆盖创面，防止关节囊破坏。若伤后关节囊已经破坏，关节腔暴露者，如全身情况允许，早期应彻底清除坏死组织，用皮瓣、肌瓣或肌皮瓣覆盖，封闭关节腔，消灭创面。若组织破坏严重，无法一期修复创面，可用异体皮、脱细胞真皮等生物敷料覆盖暴露的关节腔，以减少污染机会。待肉芽组织生长后，再移植自体皮封闭创面。关节部位移植大皮片时，要注意皮片连接线应与关节纵轴垂直，以减轻瘢痕挛缩引起的功能障碍。植皮后应置髋关节于伸直位，注意关节短期制动，防止皮片移动。当合并有关节骨折时，可用外固定架固定骨折部位，以便在骨折处有良好的固定又不影响烧伤创面的治疗。髋部愈合创面出现瘢痕挛缩，影响关节活动，可手术切除瘢痕并移植大张皮片，恢复其功能。

二、会阴部

(一) 部位特点

会阴部比较隐蔽，一般不易烧伤，但站立时下肢火焰烧伤或臀部跌坐在高温热源上，也可烧伤会阴部。此区创面因其位置特殊，毛囊、皮脂腺和汗腺丰富，加之创面易被大小便污染，容易发生感染，菌种与粪、尿细菌一致，并扩散到其他烧伤创面。会阴部外形起伏不平，敷料不易固定。会阴部深度烧伤很容易遗留瘢痕挛缩、粘连和畸形，进而影响髋关节及下肢功能。

（二）康复评定

1. 关节活动度的评定

（1）内收外展：测量器轴心在腹股沟韧带中点，固定端与躯干平行，活动端与大腿平行，活动度随大腿移动计数。正常值：内收外展均为 45°。

（2）屈曲与伸展：患肢仰卧，测量器轴心放置髋关节外侧中点，固定端与躯干平行，活动端与大腿平行，随大腿活动而移动。正常值：髋关节伸展位为 0°，屈膝时髋屈曲活动范围为 125°，伸膝时屈髋为 90°。

（3）屈曲位旋转：患者仰卧位，屈髋屈膝各 90°，测量器轴心放置髌骨下缘。固定端与床面垂直，活动端与小腿平行，随髋关节旋转移动。正常值：内旋约 40°，外旋约 60°。

2. 疼痛的评定 必要时评定。

3. 运动功能及日常生活活动能力的评定 包括肌力，肌张力以及 ADL 评定。

4. 大小便功能和性功能的评定

（三）预防和治疗

1. 康复治疗 会阴部烧伤愈合过程中，应注意将双侧髋关节保持伸直位，且外展 45°，避免臀沟两侧创面粘连愈合而形成蹼状瘢痕，必要时可使用髋部矫形器等（图 9-5-1）。女性外生殖器烧伤后应注意分开阴唇，防止粘连愈合后致瘢痕闭锁。为了防止继发挛缩和有利于恢复会阴部功能，创面愈合即可穿戴弹性短裤进行局部压迫治疗，防止皮片挛缩及切口瘢痕增生，同时进行两侧髋关节功能锻炼，逐渐增加锻炼强度和幅度。

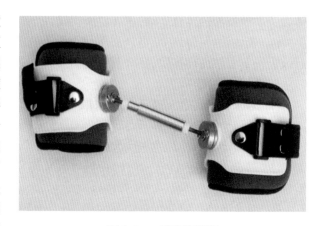

图 9-5-1 髋部矫形器

2. 非手术治疗 因会阴部血运较丰富，Ⅱ度及小面积Ⅲ度创面多能自行愈合，一般不需手术治疗。

（1）会阴部包扎不方便，且包扎后易使创面潮湿软化，大小便污染敷料，增加创面感染机会，故一般均采用暴露疗法。双下肢应分开，使会阴部能充分暴露。局部潮湿、感染较重而全身烧伤面积不大者，可予湿敷或浸泡，清除坏死组织。

（2）会阴部烧伤创面极易受到大小便污染，应常规留置导尿。注意局部清洁干燥，便后用消毒液冲洗，冲洗后用干棉球或吸水纱布拭干。大小便污染的敷料应及时更换。

（3）会阴烧伤因部位特殊，患者存在害羞心理，以及对功能恢复的重视会引起患者的焦虑与抑郁，这些负面情绪都会影响到患者创面的修复。因此在医护过程中应与患者建立良好关系，获得患者的信任，及时发现患者出现的不良情绪并给予适当干预，增强患者康复的信心。

3. 手术治疗 会阴部Ⅲ度创面及毁损性烧伤，应于伤后早期切痂，选择皮片移植或邻近皮瓣转移修复，可避免严重感染及后期遗留严重瘢痕挛缩畸形。

（1）阴茎环形深度烧伤，切痂时不可损伤白膜层，以免影响日后阴茎勃起功能。可移植环形皮片,并予缝合固定。若包皮较长,可背侧切开,利用其未烧伤的内层皮肤,翻转移植于创面上。

(2)阴囊皮肤皱缩,有伸缩性,故烧伤后凭借上皮生长和瘢痕收缩,多能自行愈合,一般不需切痂植皮。对于小面积Ⅲ度烧伤创面,可切除并拉拢直接缝合;创面较大者可游离植皮。若睾丸大部分烧伤,应尽量保留残余部分,以保持内分泌功能。

(3)为保持女性外阴部形状,一般不切痂,保留脂肪垫,大片植皮治疗。

(4)肛门区一般采用3块植皮法,即肛门前会阴中部三角区移植大片皮片;肛门两侧移植长条皮片,皮片与肛门边缘缝合;女性两侧大阴唇和耻骨上移植整张皮片,大腿内侧到臀皱襞移植长条皮片。

(5)会阴部瘢痕整形:首先以恢复外生殖器及肛门的正常位置和功能为主要目的。其次在手术过程中,要避免做直线切口,肛门及外生殖器周围应以其为中心做星状切开,尽可能利用周围正常皮肤及较为软化的瘢痕组织制成局部皮瓣,覆盖外生殖器及肛门周围的创面。对于小面积瘢痕松解、切除后可采用全厚皮片移植。皮片打包固定要确实,以保证皮片成活。

(宋华培)

第六节　异体脸移植

一、带血管复合组织异体移植概况

带血管复合组织异体移植(vascularized composite allotransplantation,VCA)是指从某一个体到另一个体多种组织类型(骨、肌肉、神经、皮肤、血管)作为一个功能单位的复合移植。以显微外科技术、器官移植和免疫抑制为基础的 VCA 是一项快速发展的领域。它为复杂而严重的组织缺损的修复提供了一种新的选择,能够获得自体组织游离移植难以达到的功能和美学效果。其取得的进步经历了探索和尝试的长期过程。二战期间,用异体甚或异种皮肤移植覆盖创面来治疗严重的烧伤。因异体皮肤移植排斥不可避免,从而促进了早期的移植免疫研究。受到早期皮肤移植尝试的鼓舞,约瑟夫·默里(Joseph Murray)于 1954 年第一次成功进行了一例同卵双胞胎之间器官移植。1959 年,在使用全身放射治疗的情况下,默里和他同事又成功地进行异卵双胞胎之间的肾移植。在 20 世纪 60 年代早期,化学免疫抑制剂硫唑嘌呤和类固醇激素的出现和应用,使得异体肾移植的成功成为可能。文献报道的第一例带血管复合组织异体移植是由厄瓜多尔的团队于 1963 年进行的单上肢移植的尝试,尽管他们使用化学免疫抑制剂硫唑嘌呤和泼尼松,但当时人们对人体免疫应答知之甚少,不可逆转的急性排斥导致移植后 2 周内即去除了移植物。

20 世纪 60 年代,免疫抑制剂的应用是实体器官移植进步的关键。尽管实体器官移植取得了进步,但在带血管的复合组织异体移植方面并没有得到相应的发展,与之相关的原因是皮肤为最强的免疫器官之一。之后,随着更强免疫抑制剂的出现,包括钙调磷酸酶抑制剂(calcineurin inhibitors)和抗增殖剂如吗替麦考酚酯(mycophenolate mofetil,MMF),促进了VCA 动物模型的成功建立,保证了后续的临床尝试。显然,全球范围内带血管复合组织异体移植的需求在增加,1988 年,第一例喉气管成功移植后,很多医学中心由此积累了信心和经验。20 世纪 90 年代在德国进行了一系列的膝和股骨移植,尽管移植最初取得了成果,但移植组织的长期存活仍然不确定。1998年法国学者Dubernard JM等在里昂成功进行的第1例同种异体人手移植。此后，VCA经历了快速的发展，次年，在美国的路易斯维尔成功地进行了单手移植。世界第一例双上肢亦于2000年移植成功。2017年的文献报道全球26个医学中心已进行了72例共107只手/上肢移植。国际手和复合组织移植登记组织（the International Registry on Hand and Composite Tissue Transplantation，IRHCTT）定期地统计来自各个带血管蒂复合组织异体移植中心全面或专题报道的临床结果显示，上肢感觉和运动功能测量结果显示既往认为"残缺的臂、肩、手"经移植后获得了显著改善。而这些经验积累为无数的团队和中心提供了进行后续带血管蒂复合组织异体移植的基准。截至2014年，世界有些医学中心如美国的迈阿密、佛罗里达和意大利的博洛尼亚等报道了腹壁移植的良好结果。其他难以修复的区域如喉、舌及最终的全颜面本身都进行了移植。考虑显微外科和免疫抑制技术的发展，既往对面部移植手术是否能做已变为手术该不该做的讨论。

2005年，在经历了激烈的伦理争论后，法国亚眠和里昂两地外科学家成功实施了世界第一例同种异体颜面部复合组织移植。随之，我国于2006年在空军军医大学（第四军医大学）西京医院韩岩教授和郭树忠教授主导下成功进行了世界第二例、国内首例异体面部复合组织移植术，此例也是世界第一例男性异体颜面复合组织移植手术。随后，法国又进行了第三例面部移植，而美国分别于2008和2009年在克利夫兰和波士顿进行了相似的手术。全颜面复合组织异体移植手术在2010年和2011年分别在西班牙和美国波士顿进行，波士顿的移植团队在2011年底报道了3例系列全颜面移植受术者的早期结果。面部移植的结果是如此之好，仅有轻微的不良反应和可控的并发症。几家医学中心已经报道面部异体移植组织感觉趋于稳定恢复，运动功能同步恢复显著，接近正常水平，如患者口语能力、语言、面部表情及重返社会等能力都得到改善。

正是因为有良好临床结果的支持，世界各地的医疗团队当前正致力于实施颜面复合组织移植机构的批准。随着世界范围内150余例带血管复合组织异体移植手术的实施，证明该技术是可行的。它能将失去的组织代之以供体的"相同"组织，如以手代手、以脸代脸，减少了自身组织的切取带来的损伤，减少了修复重建手术次数。此外，移植体内包含的皮肤组织允许持续的监测表面的排斥迹象，一旦发生排斥反应，皮肤色泽质地就会有所改变，从而让患者和医生能快速辨认。手术后美学结果远优于分次的、传统的重建方法，更重要的是，功能的恢复令人鼓舞。

二、同种异体面部复合组织移植术

（一）移植现状

面部复合组织移植（facial composite tissue allograft/allotransplantation，facial CTA），通常又称颜面移植（facial transplantation，FT），是带血管复合组织异体移植（VCA）的一部分。区别于实体器官移植，其包含了诸如面部甚至头颈部皮肤、皮下、肌肉、骨骼等多种组织类型的一种修复重建方法。各种先天畸形、创伤、感染、肿瘤等均可造成人体大范围组织缺损，导致严重的功能障碍、毁容甚至残疾。而面容和肢体的残缺会对人的自理能力乃至社会心理产生严重影响。因此组织修复的需求十分强烈。传统采用游离植皮、皮瓣转移、皮肤扩张术等的自体组织修复，虽然可以明显改善外形、部分或全部恢复功能，但势必造成供区破坏，面对大面积或是截肢等不可替代的缺损时更是捉襟见肘。且外观上，与正常颜面比较，存在颜色、质地、轮廓和面部表情活动等多方面的差异,即使多次修复,也与与正常容貌相差太远。功能上,颜面在感知外界信息和释放内心信息具有重要作用,除表面的一层皮肤,深部有皮下脂肪和表情肌,而肌肉的活动受神经的支配与控制,没有颜面部肌肉的正常运动,说话、闭眼甚至饮食等活动都不可能;而没有骨骼的结构支撑的外观,功能则不能发挥,美观更无从谈起。社交上,面容是人体表最重要的标志,具有美感或正常的容貌对于人的社交活动非常重要,严重的面部畸形与缺损对患者心理方面会造成严重的创伤,患者往往不能被社会正常人群所接受,而是受到歧视、嘲笑和排斥。颜面部的重建非常困难,即使是最有经验的整形外科医生、采用目前最先进的组织修复方法,也不可能完全重建颜面部这个人体最复杂的器官。传统方法的根本局限是修复组织异于需要修复的部位。强烈的再造需求与自体供源有限这一矛盾呼唤一种根本性的解决办法。随着异体器官移植技术的日益成熟,同种异体复合组织移植应运而生。同种异体面部复合组织移植术是目前彻底地解决面部重建问题的一项有效技术。目前,异体颜面复合组织移植术已经不再是能不能做的问题,而是涉及伦理及心理层面上此项技术该不该做的问题。因为同种异体复合组织移植不同于一般的器官移植,在多数情况下其目的是提高患者生存质量而不单纯是治疗疾病或挽救生命。

自从 2005 年面部复合组织同种异体移植术开展以来,截至 2016 年 4 月,在世界各地已经公开的报道了共 37 例(表 9-6-1,20 例部分移植和 17 例全面移植)。在欧洲,面部移植在法国、西班牙、比利时、土耳其和波兰,中国是唯一开展过面部移植的亚洲国家,美国也是美洲国家中唯一能完成这类手术的国家。有 6 例患者死亡。面部复合组织移植的适应证包括烧伤、毁损性创伤、神经纤维瘤病等。大多数患者在此手术之前接受多次重建手术而没有获得可接受的功能和外形效果。随着技术的成熟,而未来可能的适应证还有:战争所致面部组织缺损、先天性畸形,严重感染性损伤等。

表 9-6-1 全球面部复合组织移植情况

	年度	城市	国家	年龄(岁)	性别	移植类型	适应证	当前存亡
1	2005 年 11 月	亚眠	法国	38	女	部分颜面	狗咬伤	死亡(小细胞肺癌)
2	2006 年 4 月	西安	中国	30	男	部分颜面	熊抓伤	死亡(排斥反应)
3	2007 年 1 月	巴黎	法国	29	男	部分颜面	神经纤维瘤病	存活
4	2008 年 12 月	克利夫兰	美国	45	女	部分颜面	弹道伤	存活
5	2009 年 3 月	巴黎	法国	27	男	部分颜面	弹道伤	存活
6	2009 年 4 月	巴黎	法国	37	男	部分颜面	热烫伤	死亡(脓毒症)
7	2009 年 4 月	波士顿	美国	59	男	部分颜面	电烧伤	生存
8	2009 年 8 月	巴黎	法国	33	男	部分颜面	弹道伤	生存
9	2009 年 8 月	巴伦西亚	西班牙	42	男	部分颜面	放射烧伤	死亡(癌)
10	2009 年 11 月	亚眠	法国	27	男	部分颜面	爆炸伤	生存
11	2010 年 1 月	塞维利亚	西班牙	34	男	部分颜面	神经纤维瘤病	生存
12	2010 年 4 月	巴塞罗那	西班牙	30	男	全颜面	弹道伤	生存
13	2010 年 7 月	巴黎	法国	35	男	全颜面	神经纤维瘤病	生存
14	2011 年 3 月	波士顿	美国	25	男	全颜面	电烧伤	生存

续表

	年度	城市	国家	年龄(岁)	性别	移植类型	适应证	当前存亡
15	2011 年 4 月	波士顿	美国	30	男	全颜面	电烧伤	生存
16	2011 年 4 月	巴黎	法国	45	男	部分颜面	弹道伤	不详
17	2011 年 4 月	巴黎	法国	41	男	部分颜面	弹道伤	死亡(自杀)
18	2011 年 6 月	波士顿	美国	57	女	全颜面	黑猩猩咬伤	生存
19	2011 年 12 月	根特	比利时	54	男	全颜面	弹道伤	生存
20	2012 年 1 月	安塔利亚	土耳其	19	男	全颜面	热烫伤	生存
21	2012 年 2 月	安卡拉	土耳其	25	男	全颜面	热烫伤	生存
22	2012 年 3 月	安塔利亚	土耳其	20	女	未知	弹道伤	生存
23	2012 年 3 月	巴尔的摩	美国	37	男	全颜面	弹道伤	生存
24	2012 年 5 月	安塔利亚	土耳其	27	男	全颜面	烧伤	生存
25	2012 年 9 月	亚眠	法国	不详	女	未知	血管瘤	生存
26	2013 年 2 月	波士顿	美国	44	女	全颜面	碱烧伤	生存
27	2013 年 5 月	格利维采	波兰	32	男	全颜面	钝挫伤	生存
28	2013 年 7 月	安塔利亚	土耳其	27	男	部分颜面	弹道伤	生存
29	2013 年 8 月	安塔利亚	土耳其	54	男	部分颜面	弹道伤	死亡(淋巴瘤)
30	2013 年 12 月	格利维采	波兰	26	女	全颜面	神经纤维瘤病	生存
31	2013 年 12 月	安塔利亚	土耳其	22	男	部分颜面	弹道伤	生存
32	2014 年 3 月	波士顿	美国	不详	男	全颜面	弹道伤	生存
33	2014 年 9 月	克利夫兰	美国	不详	男	部分颜面	钝挫伤	生存
34	2014 年 10 月	波士顿	美国	31	男	全颜面	弹道伤	生存
35	2015 年 2 月	巴塞罗那	西班牙	45	男	全颜面	动静脉畸形	生存
36	2015 年 5 月	彼得堡	俄罗斯	不详	男	部分颜面	电烧伤	生存
37	2015 年 8 月	纽约	美国	41	男	全颜面	烧伤	生存

(二) 免疫移植药物的应用

在带血管复合组织异体移植中,追求理想的免疫抑制剂是一项挑战。皮肤长期以来被认为有很强的免疫原性,因此在 VCA 条件下的免疫抑制具有挑战。但它易于监测排斥反应而能接受系统的和局部的早期治疗。同时,所转移皮肤和组织的数量也是一个考虑因素,即表面积较大的移植体如多个肢体或肢体与面部联合移植与少量移植体是否需要不同的免疫策略。这个问题已集中在后来许多联合 VCA 移植中,包括 2008 年第一例双臂移植及 2011年的第一例双下肢移植。在一次性手术进行双上肢和单下肢移植的尝试中,因组织排斥与免疫抑制剂使用的问题术后早期就去除了移植的下肢;之后的四肢移植也导致患者术后 3天死亡。尽管没有这些病例的全部细节报道,但他们强调了适应证的问题、VCA 技术限制及必要的免疫抑制。

VCA 免疫移植方案由现有的实体器官移植策略修正而来。典型的诱导方案始于多克隆抗胸腺细胞球蛋白(甲状球蛋白)或抗白细胞介素 -2 单克隆抗体(抗 Tac 单抗 / 达克珠单抗和巴利昔单抗),其他还有抗 CD52 单克隆抗体(阿仑珠单抗)以及抗 CD3 单克隆抗体。移植后,钙调磷酸酶抑制剂(如他克莫司),抗增殖剂(如吗替麦考酚酯),以及类固醇激素不同剂量的联合应用。几乎所有面部和手复合组织移植患者均有不同程度发生急性排斥反应。对此,典型的控制方案是类固醇(口服或静脉注射)的冲击疗法和局部和(或)系统地使用他克莫司。此外,一旦急性排斥对类固醇耐药,抗胸腺细胞球蛋白或单克隆抗体可以起到同样的治疗效果。

过去的 25 年里实体器官移植的免疫抑制治疗取得了巨大的进步,包括他克莫司及吗替麦考酚酯的使用,但在 VCA 中广泛应用仍因治疗相关的明显的副作用而受到巨大限制。又鉴于此,不同的移植中心根据各自的临床经验采用了不同的治疗方案(表 9-6-2)。此外,许多其他策略包括体外光疗、供体造血干细胞输注等尝试诱导免疫耐受的方法在临床中也取得一定的效果。VCA 患者中输注自体干细胞使嵌合体形成,促进耐受和减少移植后的免疫抑制。虽然诱导耐受的前景非常乐观,但在此目标实现之前仍存在大量的工作。当前,大多数医学中心尝试降低使用免疫抑制药物水平,以及使某些患者脱离激素来降低必要的免疫抑制和与之相关的副作用。虽然对这些进步及相关的供体特异性耐受的研究持乐观态度,但终身免疫抑制相关的副作用仍限制了 VCA 的推广应用。

表 9-6-2 各移植中心临床免疫抑制方案

免疫抑制剂	带血管的复合组织移植实施中心
诱导期	
甲状腺球蛋白	巴塞罗那、波士顿、克利夫兰、里昂、巴黎
抗白细胞介素 -2 受体单克隆抗体(抗 Tac 单抗 / 达克珠单抗与巴利昔单抗)	中国,美国路易斯维尔
造血干细胞移植 + 连续体外光化学治疗	里昂
阿仑珠单抗(抗 CD52 单抗)	路易斯维尔
维持期	
三联:他克莫司 + 吗替麦考酚酯 + 泼尼松	巴塞罗那、波士顿、克利夫兰、里昂、巴黎
二联:他克莫司 + 吗替麦考酚酯(撤用类固醇后)	波士顿
二联:他克莫司 + 泼尼松(撤用吗替麦考酚酯后)	克利夫兰
撤用激素报道	波士顿
挽救性治疗	
糖皮质激素丸剂	典型方案:所有中心
临时增加免疫抑制剂维持量(含类固醇)	里昂、巴黎
只增加他克莫司剂量	波士顿
阿仑珠单抗	因斯布鲁克(奥地利西部城市)
局部使用他克莫司	路易斯维尔
局部使用他克莫司 + 氯倍他索 + 糖皮质激素	中国,美国路易斯维尔,法国里昂
兔抗胸腺细胞球蛋白	美国路易斯维尔,法国里昂
抗淋巴细胞血清	巴黎

(三) 有关复合组织异体移植的主要并发症

根据文献报道来看,VCA 患者较实体器官移植患者并发症轻,这可能与 VCA 能直接观察到排斥反应的早期变化而调整治疗策略有关。复合组织移植的主要并发症可以分为两大类,一类是移植免疫排异引起的并发症,另一类则是应用免疫抑制治疗后引起的并发症。前者有急性排斥反应,慢性排斥反应,更后者则主要有:机会感染(条件致病菌、真菌、巨细胞病毒、疱疹病毒、EB 病毒感染等)、机体代谢紊乱(糖尿病、库欣综合征、甲状旁腺功能亢进等)及癌变(基底细胞癌、鳞状细胞癌)。

1. 急性排斥　反应如前所述,几乎所有面部和手复合组织移植患者均有不同程度发生急性排斥反应。表现为皮肤红斑、肿胀,充血等,而更为客观的是其组织病例变化。为此,2007 年移植相关的学者制定了复合组织移植病理学分级指南(表 9-6-3)。当前,VCA 相关文献没有治疗急性排斥反应的特殊适应证,相应的治疗指征一般是基于临床表现和大于Ⅱ级的病理学依据。

表 9-6-3　2007 年 Banff 含皮肤的复合组织异体移植病理学分级指南

0 级		无或者极轻的炎性浸润
Ⅰ级	轻度急性排斥	轻度血管周围浸润;未侵犯至表皮层
Ⅱ级	中度急性排斥	中度至中度血管周围炎,伴或不伴有表皮或附属器侵犯(局限于网状层和炎症细胞外涉),无表皮角化不全或凋亡
Ⅲ级	重度急性排斥	致密的炎性反应和表皮层侵犯伴表皮细胞凋亡
Ⅳ级	坏死性急性排斥	表皮或其他皮肤结构直接坏死

2. 慢性排斥反应　慢性排斥反应在 VCA 患者中并未证实,严重的血管内膜增生引起的缺血导致一名患者术后 275 天移除肢体,而较长时间的随访需要确认其真正的发生率和其对移植物存活和功能的影响。VCA 早期的研究说明内膜增生并未像实体器官移植一样反复急性排斥后致后续的慢性排斥增加,但已有实验证实反复的急性排斥反应会影响到功能恢复。尽管 VCA 组织可视化监测相对简单,但没有像监测实体器官移植功能失调一样的实验室检查。已有报道血管变形和内膜增生在表浅的排斥中存在,提示慢性排斥反应最终会发生于 VCA。这些结果说明进行皮肤检查和活检并不能全面地监视急性或慢性排斥现象。

3. 机会感染　机会感染是使用免疫抑制剂最常见的副作用,尤其多见的是巨细胞病毒感染和皮肤真菌病,有些患者甚至发展为肺炎、单纯性疱疹等。而所有这些,都与患者免疫抑制剂的使用密切相关。

4. 相关代谢性疾病　免疫抑制剂除所共有的血清病、机会感染、恶变、药物毒性等副作用外,均具有特异性的副作用。环孢素(CSA)具有肾毒性,能够引起高血压、高血糖症、多脂血症和胃肠炎等疾病,其中肾毒性的发病率报道高达 70%。类固醇激素可引起糖尿病、库欣综合征、伤口愈合延迟和胃肠穿孔等。尽管停用类固醇以后可以逆转,但有些患者最终却发展成为糖尿病。罕见的并发症有精神错乱、无菌性血管坏死等,因此,在治疗过程中,需根据患者的敏感性不同而选择合适的药物。

5. 其他　除手术的常见的术后血栓形成、血肿、皮肤坏死、手术部位感染外,还包括股骨头无菌性坏死、肾功能减退、移植后淋巴增生性紊乱(ost-transplant lymphoproliferative disorder，PTLD）等。极端的并发症有移植失败和患者死亡。文献报道已有数例肢体移植失败，法国第二例颜面并双上肢移植（世界第一例面－双上肢联合移植）患者死于颌面部手术后常见并发症（呼吸道梗阻），另一例中国患者则因居住偏远地区，缺乏依从性而导致移植后2年死亡。VCA受者在免疫抑制治疗期间其并发症具有很大的可变性。免疫抑制治疗缺乏依从性导致不可逆转的排斥，造成移植失败甚至患者死亡。因此强调依从性已成为VCA成功的持续优先要素。一方面要提高患者对医生的依从性，促其遵从医嘱、服用药物（不服或不按时服）及术后随访康复治疗；另一方面是提高患者对药物的依从性。急慢性排斥反应几乎见于所有CTA病例，主要见于因各种副作用（如感染、高血糖等）而需下调免疫抑制剂剂量的情况。但更常见的诱因是患者依从性降低，如无法耐受长期服药、无法坚持频繁的门诊复查和血药浓度监测。药物依从性因素已成为制约CTA发展最重要的因素之一，如何寻找简便、有效、安全的给药方法和途径，已成为CTA面临的一项极为迫切的课题。

（四）颜面部复合组织异体移植术的伦理问题

　　近年来，由国内外对自身组织扩张预构（置）颜面部器官技术越来越成熟，国内整形外科多中心研究平台就总结颜面严重毁损的治疗指南。亚全面／全面部缺损的修复采取血管增压的颈胸预构扩张皮瓣和二期多次器官形态再造与皮瓣塑型两方面进行。通过预构和预置皮瓣形成复合组织，以满足复杂畸形或器官再造的需要。预构（置）皮瓣技术可以克服传统轴型皮瓣有赖于人体原有血供和组织类型的限制，结合扩张器技术，可形成适合大面积或复合组织缺损修复的皮瓣，成为亚全面／全面部缺损自体组织治疗的首选方法。诚然，CTA的开展引发了激烈的伦理学争论，焦点在于其并非挽救生命的治疗措施，所以，是否值得承担可能导致死亡的免疫抑制剂副作用。随着显微外科手术进步及免疫抑制治疗等的进展，血管化的复合组织异体移植技术已经取得了阶段性成果。异体面部移植患者从外观到功能得到了极大程度的恢复，生存质量得到了很大的提高。因此，伦理学的争论已经从过去质疑该技术是否可行转化为免疫抑制的技术是否应推广应用等。经过10多年的面部移植手术，在所有的死亡病例中，或多或少都与免疫抑制有关，因此使得这一问题尤为凸显。异体移植的目的在于重建一个同时具有感觉和运动功能的人体部分，恢复患者自理甚至参与社会生活的能力，同时治疗生理和心理的双重创伤，以重拾生活信心，而这一目的单凭自体移植或假体是无法实现的。只要能实现极高的疗效－风险比值，仍可考虑进行面部复合组织移植。目前其并发症均在可控范围之内。但我们应清醒地认识到，面部移植手术仍存在着极大的风险。显微外科手术风险、移植后急性排斥、慢性排斥反应及长期应用免疫抑制治疗后副作用所导致的并发症等。这都需要医生严格掌握手术的适应证。随着免疫学技术和新型免疫抑制剂的发展，排斥反应有望在未来得到有效控制，异体移植的前景依然广阔。

　　异体移植涉及供、受体两个家庭。因此，必须注意供受体双方的知情同意，知情权和医生的技能在伦理学中同样重要。供体虽一般是尸体，但捐赠者必须在生前痛下决定才能将器官捐献出来。在选择意外死亡者做供体时，从切除至移植到受体的时间必须尽可能缩短，最好在24小时内完成，而要求死者亲属这么快做出同意的决定也绝非易事。我国由于受传统观念的影响，供体来源移植比较紧张。因此，在法律允许的范围内，无论是公开还是私下答谢是适当的，这样才有可能使工作得以进行，同时也承认了捐赠家庭的勇气和善举。而那些不负责任的和过于渲染的报道将可能打击捐赠者及其家庭的积极性，从而整体上减少器官的捐赠。另外,一个不容忽视的问题是,相比实体器官采集,面部移植组织的切取造成一个最引人注目的畸形。出于这个原因,西方大多数面部移植机构认为需要修复供者面部缺损,以保存捐赠人的尊严。常用的材料有石膏、硅胶假体及树脂面具来提供可接受面部拟合。这样会使捐赠人、家庭、社会更接受颜面移植。

与供者相比,受者需要承受更多的心理压力和伦理考验。受者并不知道这其中的任何事情,也不知道供者的任何信息,捐赠的地方是被隐藏起来的。同样,供者的家庭人员也可能会了解到受者的身份和命运。这就无意中先给受者增加了很大的责任和心理负担。容貌是一个人区别于另一个人主要标志,而人类社会非常注重人体的外表。所以面部复合组织移植给患者、双方家属、朋友及社会带来一系列的心理问题,因此,在移植实施前后心理上要有一个逐渐适应的过程。

(五) 康复治疗

复合组织异体移植不仅要使移植组织成活,还必须最大限度地恢复其功能和外观。相关的康复治疗相当重要,应引起足够的重视。必须建立一个整体的、系列的、全程的复合组织异体移植的康复观念。目前对异体手移植发展最为迅速的是术后康复计划,国外不仅已有详尽的理疗及功能锻炼方法,而且已经发展到注重移植手与脑神经支配的早期重建。通过功能性磁共振(functional MRI)监测大脑皮质运动感觉区的血流,术前可以用冥想、理化刺激等方法促使长期失用的断肢对应的脑皮质区重新激活,术后还能对"脑 - 移植手"神经支配的恢复情况进行量化评估。有的团队更为患者制作了个性化的移植手感觉训练手套,术后早期就着眼于"眼 - 移植手"及肢体位置感觉的协调性功能锻炼,大大促进了移植手的功能重建。借鉴手移植康复经验,许多颜面复合组织移植中心的计划书中已经涉及了康复训练。对于颜面移植患者,康复治疗师必须以患者的目标和期望设计一个全面的康复治疗计划,应该在筛选阶段告知物理治疗方式、频率、目标和期望,以增加患者恢复过程的理解,入选者必须遵守康复计划,因为物理治疗是面部功能恢复的关键措施。手术前的肌肉训练也被纳入康复护理的范畴,并与术中微创操作、术后不同时期的积极功能锻炼一起形成一个完整的、紧密衔接的康复链。世界第一例面部移植的患者物理治疗开始于术后48小时,术后4个月之内每天两次,此后每天一次。康复计划包括主动和被动面部练习,而这些训练主要是围绕唇部运动和口张合而进行的。尤其需训练移植后的呼吸道适应,咀嚼和吞咽、语言等。虽然移植治疗策略因计划不同而变化,但大多数物理治疗的开始时间是在完成手术后48~72小时进行。每天进行运动康复评估,微笑训练,发元音字母(a,e,i,o,u)、感官和面部接受再教育等,直到患者出院。完整的康复计划还包括出院后数月甚至数年的训练日程表。康复还能进一步辅以辅助神经认知的面部治疗,并在必要时进行言语治疗。虽然这些康复尝试常常合并视觉练习协助功能恢复,但许多是基于非视觉的反馈治疗。此外,许多文献已报道存在适用于盲人特殊需求的标准物理治疗措施。术后严格物理、职业、语音训练和吞咽治疗对面部肌肉组织的功能恢复至关重要,因此,多学科的参与非常重要。

复合组织异体移植患者的心理与其他内脏器官移植患者的心理有所不同。在颜面移植中,当患者由毁损的面孔换为另外一个陌生的面孔,在看得见的情况下进行面部表情、吞咽、咀嚼、语音、嗅觉等功能训练,其心理变化是复杂的。患者由渴望移植到愿望实现,对面孔由陌生、拒绝到熟悉、视为自体的一部分,由无功能到有功能,需要一个过程,只有经过良好的心理康复指导和心理干预,患者才能完全接受它、爱护它、听从医生的指示进行功能锻炼,取得良好的功能恢复。因此,在面部复合组织体移植中,心理康复显得尤为重要。

复合组织移植的功能康复是一个长期的系统工程,患者虽然在住院期间受到了系统的治疗和康复护理,但尚需在家庭和社会进行系统的后期康复治疗,包括职业训练等。因此,应对家属进行必要的功能康复训练指导,使患者继续得到正规、连续的功能康复训练。另外,社会应正确对待移植患者,多给他们一些机会去从事他们力所能及的工作,使他们在生理功能得到健全后,社会角色也能进一步得到完善。

(刘虎仙　韩　岩)

参 考 文 献

1. Murphy BD, Zuker RM, Borschel GH. Vascularized composite allotransplantation: An update on medical and surgical progress and remaining challenges. J Plast Reconstr Aesthet Surg, 2013, 66(11): 1449-1455.

2. Diaz-Siso JR, Bueno EM, Sisk GC. et al. Vascularized composite tissue allotransplantation – state of the art. Clin Transplant, 2013, 27(3): 330-337.

3. Brown JB, Mcdowell F. Massive repairs of burns with thick split-skin grafts: emergency "dressings" with homografts. Ann Surg, 1942, 115(4): 658-674.

4. Tobin GR, Breidenbach WC Ⅲ, Ildstad ST, et al. The history of human composite tissue allotransplantation. Transplant Proc, 2009, 41(2): 466-471.

5. Brown JB, Mcdowell F. Epithelial healing and the transplantation of skin. Ann Surg, 1942, 115(6): 1166-1181.

6. Gibson T, Medawar PB. The fate of skin homografts in man. J Anat, 1943, 77(Pt 4): 299-310.

7. Harrison, JH, Merrill JP, Murray JE. Renal homotransplantations in identical twins. Surg Forum, 1955, 6: 432-436.

8. Merrill JP, Murray JE, Harrison JH, et al. Successful homotransplantation of the human kidney between identical twins. J Am Med Assoc, 1956, 160(4): 277-282.

9. Murray JE, Merrill JP, Dammin GJ, et al. Study on transplantation immunity after total body irradiation: clinical and experimental investigation. Surgery, 1960, 48: 272-284.

10. Merrill JP, Murray JE, Takacs FJ, et al. Successful transplantation of kidney from a human cadaver. JAMA, 1963, 185: 347-353.

11. Gilbert R. Transplant is successful with a cadaver forearm. Med Trib Med News, 1964, 5: 20.

12. Gilbert R. Hand transplanted from cadaver is reamputated. Med Trib Med News, 1964, 5: 23.

13. Ustuner ET, Zdichavsky M, Ren X, et al. Long-term composite tissue allograft survival in a porcine model with cyclosporine/mycophenolate mofetil therapy. Transplantation, 1998, 66(12): 1581-1587.

14. Strome M, Stein J, Esclamado R, et al. Laryngeal transplantation and 40-month follow-up. N Engl J Med, 2001, 344(22): 1676-1679.

15. Duque E, Duque J, Nieves M, et al. Management of larynx and trachea donors. Transplant Proc, 2007, 39(7): 2076-2078.

16. Delaere P, Vranckx J, Verleden G, et al. Tracheal allotransplantation after withdrawal of immunosuppressive therapy. N Engl J Med, 2010, 362(2): 138-145.

17. Hofmann GO, Kirschner MH, Wagner FD, et al. Allogeneic vascularized transplantation of human femoral

diaphyses and total knee joints–first clinical experiences. Transplant Proc, 1998, 30 (6): 2754-2761.

18. Dubernard JM, Owen E, Herzberg G, et al. Human hand allograft: report on first 6 months. Lancet, 1999, 353 (9161): 1315-1320.

19. Petruzzo P, Badet L, Gazaarian A, et al. Bilateral hand transplantation: six years after the first case. Am J Transplant, 2006, 6 (7): 1718-1724.

20. Petruzzo P, Lanzetta M, Dubernard JM, et al. The international registry on hand and composite tissue transplantation. Transplantation, 2010, 90 (12): 1590-1594.

21. Handregistry. The International Registry on Hand and Composite Tissue Transplantation. (2012-04-21). http://www.handregistry.com.

22. Levi DM, Tzakis AG, Kato T, et al. Transplantation of the abdominal wall. Lancet, 2003, 361 (9376): 2173-2176.

23. Cipriani R, Contedini F, Santoli M, et al. Abdominal wall transplantation with microsurgical technique. Am J Transplant, 2007, 7 (5): 1304-1307.

24. Devauchelle B, Badet L, Lengele B, et al. First human face allograft: early report. Lancet, 2006, 368 (9531): 203-209.

25. Guo S, Han Y, Zhang X, et al. Human facial allotransplantation: a 2-year follow-up study. Lancet, 2008, (9639): 631-638.

26. Lantieri L, Meningaud JP, Grimbert P, et al. Repair of the lower and middle parts of the face by composite tissue allotransplantation in a patient with massive plexiform neurofibroma: a 1-year follow-up study. Lancet, 2008, 372 (9639): 639-645.

27. Sienionow MZ, Papay F, Alam D, et al. Near-total human face transplantation for a severely disfigured patient in the USA. Lancet, 2009, 374 (9685): 203-209.

28. Pomahac B, Pribaz J, Eriksson E, et al. Restoration of facial form and function after severe disfigurement from burn injury by a composite facial allograft. Am J Transplant, 2011, 11 (2): 386-393.

29. Barret JP, Gavalda J, Bueno J, et al. Full face transplant: the first case report. Ann Surg, 2011, 254 (2): 252-256.

30. Pomahac B, Pribaz J, Eriksson E, et al. Three patient swith full facial transplantation. N Engl J Med, 2012, 366 (8): 715-722.

31. Ravindra KV, Wu S, Bozulic L, et al. Composite tissue transplantation: a rapidly advancing field. Transplant Proc, 2008, 40 (5): 1237-1248.

32. Bueno EM, Diaz-Siso JR, Pomahac B. A multidisciplinary protocol for face transplantation at Brigham and Women's Hospital. J Plast Reconstr Aesthet Surg, 2011, 64 (12): 1572-1579.

33. Ravindra KV, Wu S, Bozulic L, et al. Composite tissue transplantation: a rapidly advancing field. Transplant Proc, 2008, 40 (5): 1237-1248.

34. 易成刚, 郭树忠, 韩岩. 同种异体全颜面复合组织移植进展. 中华整形外科杂志, 2005, 21 (3): 222-224.

35. 张旭东, 郭树忠, 韩岩. 复合组织同种异体移植的治疗进展. 中华整形外科杂志, 2006, 22 (1): 68-71.

36. Pomahac B, Nowinsk D, Diaz-Siso JR, et al. Face transplantation. Curr Probl Surg, 2011, 48 (5): 293-357.

37. Lee WP, Yaremchuk MJ, Pan YC, et al. Relative antigenicity of components of a vascularized limb allograft. Plast Reconstr Surg, 1991, 87 (3): 401-411.

38. Machens HG. The first bilateral arm transplantation in the Klinikum rechts der Isar, Technische Universität

München. Handchir Mikrochir Plast Chir, 2008, DOI: 10.1055/s-2008-1038946.

39. de Lago M. World's first double leg transplantation is carried out in Spain. BMJ, 2011, 343: d4541.

40. CBS NEWS. World's first quadruple limb transplant fails at Turkish Hospital. (2012-02-27). http://www.cbsnews.com/8301-504763_162-57385722-10391704/worlds-first-quadruple-limb-transplant-fails-at-turkish-hospital/.

41. Gordon CR, Siemionow M, Papay F, et al. The world's experience with facial transplantation: what have we learned thus far? Ann Plast Surg, 2009, 63(5): 572-578.

42. Schneeberger S, Gorantla VS, van Riet RP, et al. Atypical acute rejection after hand transplantation. Am J Transpl, 2008, 8(3): 688-696.

43. Hivelin M, Siemionow M, Grimbert P, et al. Extracorporeal photopheresis: from solid organs to face transplantation. Transpl Immunol, 2009, 21(3): 117-128.

44. Dubernard JM, Lengele B, Morelon E, et al. Outcomes 18 months after the first human partial face transplantation. N Engl J Med, 2007, 357(24): 2451-2460.

45. Siemionow M, Ozturk C. An update on facial Transplantation cases performed between 2005 and 2010. Plast Reconstr Surg, 2011, 128(6): 707e-720e.

46. Leventhal J, Abecassis M, Miller J, et al. Chimerism and tolerance without GVHD or engraftment syndrome in HLA mismatched combined kidney and hematopoietic stem cell transplantation. Sci Transl Med, 2012, 4(124): 124-128.

47. Del Bene M, Di Caprio AP, Melzi ML, et al. Autologous mesenchymal stem cells as a new strategy in immunosuppressant therapy in double hand allotransplantation. Plast Reconstr Surg, 2013, 131(2): 305e-307e.

48. Breidenbach WC, Gonzales NR, Kaufman CL, et al. Outcomes of the first 2 American hand transplants at 8 and 6 years posttransplant. J Hand Surg Am, 2008, 33(7): 1039-1047.

49. Brandacher G, Ninkovic M, Piza-Katzer H, et al. The Innsbruck hand transplant program: update at 8 years after the first transplant. Transpl Proc, 2009, 41(2): 491-494.

50. Knoll BM, Hammond SP, Koo S. et al. Infections following facial composite tissue allotransplantation --single center experience and review of the literature. 2013, 13(3): 770-779.

51. Unadkat JV, Bourbeau D, Afrooz PN. et al. Functional outcomes following multiple acute rejections in experimental vascularized composite allotransplantation. Plast. Reconstr Surg, 2013, 131(5): 720e-730e.

52. Hofmann GO, Kirschner MH, Wagner FD, et al. Allogeneic vascularized transplantation of human femoral diaphyses and total knee joints–first clinical experiences. Transplant Proc, 1998, 30(6): 2754-2761.

53. Pei G, Xiang D, Gu L, et al. A report of 15 hand allotransplantations in 12 patients and their outcomes in China. Transplantation, 2012, 94(10): 1052-1059.

54. Jaimie T. Shores, MD, Joseph E. et al. The Current State of Hand Transplantation. Hand Surg, 2011, 36(11): 1862-1867.

55. Dickenson D, Widdershoven G. Ethical issues in limb transplants. Bioethics, 2001, 15(2): 110-124.

56. 裴国献. 国际异体复合组织移植发展现状与展望. 解放军医学杂志, 2012, 37(12): 1097-1102.

57. Pomahac B, Papay F, Bueno EM, .et al. Donor Facial Composite Allograft Recovery Operation: Cleveland and Boston Experiences. Plast Reconstr Surg, 2012, 129(3): 461e-467e.

58. Kay S, Wilks D. Invited Comment: Vascularized composite allotransplantation: An update on medical and

surgical progress and remaining challenges. J Plast Reconstr Aesthet Surg, 2013, 66(11): 1456–1457.

59. Petit F, Paraskevas A, Minns AB, et al. Face transplantation: where do we stand? Plast Reconstr Surg, 2004, 113(5): 1429-1433.

60. 潘华, 郭树忠. 复合组织异体移植后功能恢复的研究进展. 中国美容医学, 2009, 118(11): 117-120.

61. Neugroschl C, Denolin V, Schuind F, et al. Functional MRI activation of somatosensory and motor cortices in a hand-grafted patient with early clinical sensorimotor recovery. Eur Radiol, 2005, 15(9): 1806-1814.

62. Siemionow MZ, Papay F, Djohan R, et al. First U.S.near-total human face transplantation: A paradigm shift for massive complex injuries. Plast Reconstr Surg, 2010, 125(1): 111-122.

63. Fisher FR. Rehabilitation of the blind amputee: A rewarding experience. Arch Phys Med Rehabil, 1987, 68(6): 382–383.

64. Turner M, Siegel IM. Physical therapy for the blind child. Phys Ther. 1969, 49(12): 1357-1363.

65. Pillar T, Gaspar E, Dickstein R. Physical rehabilitation of the elderly blind patient. Int Disabil Stud, 1990, 12(2): 75-77.

66. Matthew JC, Ericka MB, Lisa SL. et al. A position paper in Support of face transplantation in the blind. Plast Reconstr Surg, 2012, 130(2): 319-324.

67. Diaz-Siso JR, Parker M, Bueno EM.et al. Facial allotransplantation: A 3-year followup report. J Plast Reconstr Aesthet Surg, 2013, 66(11): 1458-1463.

68. Kueckelhaus M, Lehnhardt M, Fischer S, et al. Progress in face transplantation. Handchir Mikrochir Plast Chir, 2014, 46(4): 206-213.

69. Shores JT, Malek V, Lee WP, et al.Outcomes after hand and upper extremity transplantation J Mater Sci Mater Med, 2017, 28(5): 72. doi: 10.1007/s10856-017-5880-0.

70. Sosin M, Rodriguez ED, The Face Transplantation Update: 2016.Plast Reconstr Surg, 2016, 137(6): 1841-1850.

71. 昝涛, 李青峰. 面部烧伤畸形诊疗指南. 中国修复重建外科杂志, 2015, 29(5): 529-533.

72. Boonkaew B, Kempf M, Kimble R, et al.Cytotoxicity testing of silver-containing burn treatments using primary and immortal skin cells.Burns, 2014, 40(8): 1562-1569.

73. 崔胜勇, 韩立中, 肖淑珍, 等. 局部抗菌药物对甲氧西林耐药金黄色葡萄球菌的抗菌活性研究. 中华烧伤杂志, 2014, 30(1): 21-24.

74. 许伟石, 刘琰, 乐嘉芬. 烧伤创面修复. 第2版. 武汉: 科学技术出版社, 2013.

75. Klotz T, Kurmis R, Munn Z, et al.The effectiveness of moisturizers in the management of burn scars following burn injury: a systematic review.JBI Database System Rev Implement Rep. 2015, 13(10): 291-315.

76. 李桂峰, 王春梅. 病理性瘢痕的药物治疗进展. 中国美容医学, 2014, 23(9): 765-769.

77. 闫艺之, 姜佳霖, 张国林, 等. 瘢痕疙瘩的临床治疗最新探索 中国美容医学, 2016, 25(6): 34-37.

78. Nast A, Eming S, Fluhr J, et al. German Society of Dermatology. German S2k guidelines for the therapy of pathological scars (hypertrophic scars and keloids). J Dtsch Dermatol Ges, 2012, 10: 747-762.

79. 宋黎, 熊琳. 激光机强脉冲光治疗病理性瘢痕的研究进展. 中国美容医学, 2015, 24(16): 76-79.

80. Hultman CS, Friedstat JS, Edkins RE, et al. Laser resurfacing and remodeling of hypertrophic burn scars: the results of a large, prospective, before-after cohort study, with long-term follow-up. Ann Surg, 2014, 260: 519-532.

81. Anderson RR, Donelan MB, Hivnor C, et al. Laser treatment of traumatic scars with an emphasis on ablative

fractional laser resurfacing: consensus report. JAMA Dermatol, 2014, 150: 187-193.

82. 徐阳, 杨蓉娅. 增生性瘢痕的激光治疗进展. 中国美容医学, 2014, 23 (5): 420-424.

83. Wong BM, Keilman J, Zuccaro J, et al. Anesthetic practices for laser rehabilitation of pediatric hypertrophic burn scars. Journal of Burn Care & Research, 2017, 38 (1): e36-e41.

84. Cheung W, Clayton N, Li F, et al. The effect of endotracheal tube size on voice and swallowing function in patients with thermal burn injury: an evaluation using the Australian Therapy Outcome Measures (AusTOMS). Int J Speech-Lang Pathol, 2013, 15 (2): 216-220.

85. Clayton NA, Ward EC, Maitz PK. Intensive swallowing and orofacial contracture rehabilitation after severe burn: a pilot study and literature review. Burns, 2017, 43 (1): e7-e17.

86. Clayton NA, Ward EC, Maitz PK. Full thickness facial burns: outcomes following orofacial rehabilitation. Burns, 2015, 41 (7): 1599-1606.

87. Harth A, Germann G, Jester A. Evaluating the effectiveness of a patient-oriented hand rehabilitation programme. The Journal of Hand Surgery (European Volume), 2008, 33 (6): 771-778.

88. Mohammadi AA, Bakhshaeekia AR, Marzban S, et al. Early excision and skin grafting versus delayed skin grafting in deep hand burns (a randomised clinical controlled trial). Burns, 2011, 37 (1): 36-41.

89. Cowan AC, Stegink-Jansen CW. Rahabilitation of hand injuries: Current Uptates. Injury, 2013, 44 (3): 391-396.

90. Arno AI, Gauglitz GG, Barret JP, et al. New molecular medicine-based scar management strategies. Burns, 2014, 40 (4): 539-551.

91. Baack BR, Osler T, Nachbar J, et al. Steam press burns of the hand. Annals of Plastic Surgery, 1993, 30: 345-349.

92. Birchenough SA, Gampper TJ, Morgan RF. Special considerations in the management of pediatric upper extremity and hand burns. J Craniofac Surg, 2008, 19 (4): 933-941

93. Dewey WS, Richard RL, Parry IS. Positioning, Splinting, and Contracture management. Phys Med Rehabil Clin N Am, 2011, 22 (2): 229-247.

94. Uygur F, Sever C, Evinc R, et al. Reverse flow flap use in upper extremity burn contractures. Burns, 2008, 34 (8): 1196-1204.

95. Feldmann ME, Evans J, O SJ. Early management of the burned pediatric hand. J Craniofac Surg, 2008, 19 (4): 942-950

96. Schneider JC, Holavanahalli R, Helm P, et al. Contractures in Burn Injury Part Ⅱ: Investigating Joints of the Hand. Journal of Burn Care & Research, 2008, 29 (4): 606-613.

97. Kamolz LP, Kitzinger HB, Karle B, et al. The treatment of hand burns. Burns, 2009, 35 (3): 327-337.

98. 李奎成. 压力治疗技术的应用. 现代职业安全, 2012, 12: 110-113.

99. Moore ML, Dewey WS, Richard RL. Rehabilitation of the Burned Hand. 2009, 25 (4): 529-541.

100. Namazi MR, Fallahzadeh MK, Schwartz RA. Strategies for prevention of scars: what can we learn from fetal skin?. Int J Dermatol, 2011, 50 (1): 85-93.

101. Kreymerman PA, Andres LA, Lucas HD, et al. Reconstruction of the Burned Hand. Plastic and Reconstuctive Surgery, 2011, 127 (2): 752-759.

102. Lin SY, Chang JK, Chen PC, et al. Hand function measures for burn patients: A literature review. Burns, 2013, 39 (1): 16-23.

103. Sidgwick GP, Bayat A. Extracellular matrix molecules implicated in hypertrophic and keloid scarring. J Eur Acad Dermatol Venereol, 2012, 26(2): 141-152.

104. Widgerow AD. Current concepts in scar evolution and control. Aesthetic Plast Surg, 2011, 35(4): 628-635.

105. 赵景春,薛岩,于家傲,等. 体外冲击波疗法促进创面愈合机制研究进展. 中华烧伤杂志,2015,31(4): 315-317.

第十章	# 特殊人群烧伤康复治疗

第一节 新生儿烧伤康复

一、新生儿烧伤康复概述

新生儿为胎儿娩出至出生后 28 天这段时间的婴儿;也就是 0~28 天内的婴儿。胎儿在未出母体时,它的生存环境是恒定的,如温度、湿度等。所需要的一切营养、排泄完全通过胎盘进行。一旦出生,在它脱离母体后它的新陈代谢的方式就会发生改变,而且尚未发育成熟的全身各个系统都需要进行很大的调整才能适应新的环境改变和生活的需要,这是它的特点。因此任何外界对新生儿的刺激和干扰,特别是各种应激和微生物的侵袭等,都会直接影响新生儿的生命。

近年来年轻父母的大意和医护人员的粗心,导致新生儿烧伤较以前高发。新生儿烧伤常见的致伤病因多为热液(洗澡)所为,很少是火焰烧伤。烧伤是一种十分严重的创伤。由于新生儿各系统发育均不成熟,故其烧伤后的病理生理特点及临床表现也与一般小儿和成人烧伤有明显不同,对其的救治和康复也和小儿或成人有明显的差异。

二、新生儿烧伤的治疗

(一) 新生儿烧伤严重程度的分类

新生儿的烧伤和成人不同,由于皮肤薄、体液少,极容易出现休克和器官障碍。因此,一般小儿烧伤严重程度的分类不能适用于新生儿。根据我们的实际工作和体会,也参考国内一些文献,我们初步提出新生儿烧伤严重程度的分类标准,可供参考:

轻度烧伤:总面积在 1% 以下的Ⅱ度烧伤。

中度烧伤:总面积在 2%~3% 的Ⅱ度烧伤者或 <1% 的Ⅲ度烧伤者。

重度烧伤:总面积在 3%~5% 的Ⅱ度烧伤或 1%~3% 的Ⅲ度烧伤者。

特重烧伤:总面积 >10%,或Ⅲ度烧伤 >3% 者。

此外,凡属高危新生儿或同时合并肺炎、硬肿、败血症等,无论其烧伤表面积多大,以及凡有吸入性损伤者,无论同时有无体表皮肤烧伤,均属重度或特重烧伤。需要立即收入院进行抢救。

(二) 新生儿烧伤休克的前期症状

认识新生儿烧伤休克的前期症状非常重要,与其他休克有相同之处,也有不同之处。主要是血管收缩的表现如皮肤苍白、肢端发凉。上肢达肘部,下肢达膝部且会出现硬肿。心率增快,安静时 >160 次 / 分。会较早地出现脑缺氧症状,表现为反应低下(嗜睡、迟钝),双眼凝视,肢体肌张力降低,这些都是新生儿的特殊症状。还可检查前臂内侧皮肤毛细血管再充盈时间,$t>2$ 秒为异常,结合皮肤颜色及肢端发凉,说明微循环障碍,这些对诊断新生儿早期休克有重要意义。

(三) 新生儿烧伤休克期的处理

新生儿体液少、免疫力差,由于刚离开母体,缺乏对创伤的防御抵抗能力,再加上体内的储备少,难以对付或代偿创伤应激反应,受伤后极易出现休克。因此,新生儿烫伤或烧伤无论面积多大均应争分夺秒地做好救治,即使是轻度烧伤也要收入院,才能抓住出现休克的时机,使其得到及时救治,生命得到挽救。新生儿休克可分为代偿期(早期)、失代偿期(中期)和不可逆期(晚期)。由于新生儿代偿能力差,早期表现常不典型,发展较快,很快由早期进入中、晚期。但要掌握新生儿休克的评分方法(Cabal 法,表 10-1-1),其休克期的处理应包括以下几个方面:

表 10-1-1 新生儿休克评分表

评分	四肢温度	股动脉搏动	血压 (收缩压)	皮肤色泽	前臂内侧毛细血管再充盈时间
0	正常	正常	>8.0kPa	正常	<3 秒
1	凉至膝肘以下或肛 - 指温差 6~8℃	弱	6.0~8.0kPa	苍白	3~4 秒
2	凉至膝肘以下或肛 - 指温差 6~8℃	未触及	<6.0kPa	花纹	>4 秒

5 分为轻度休克,6~8 分为中度休克,9 分为重度休克

1. 一般处理

(1) 保暖:新生儿烧伤的保暖十分重要,应将烧伤新生儿置恒温保温箱(新生儿培养箱)保暖,箱内适宜温度为 28~30℃,适宜的相对湿度,室温调整到 26℃。这样箱内温度与室温相差不大,在医疗护理操作时不易使新生儿受凉,也不易出现硬肿。

(2) 给氧:由于新生儿本身的代谢水平及氧耗量高,在正常情况下主要以增加呼吸频率来代偿。一旦发生烧伤,血容量减少或气道损伤而导致氧耗进一步增加。因新生儿对缺氧无耐受能力,故烧伤后无论临床有无休克的表现均应常规给氧,氧的浓度一般不超过 30%,若给氧浓度过高,时间过长可致新生儿发生视网膜剥离。严重的烧伤可以面罩法给氧或 APCP 给氧。应维持足月新生儿的氧分压 9.3~12kPa(70~120mmHg),早产新生儿的氧分压 9.3kPa(70mmHg)左右。

(3) 保持呼吸道通畅:对头面部有烫伤、烧伤或疑似吸入性损伤者特别重要,要及时清除分泌物,有指征者应果断气管插管,不要做气管切开,不可等待观察。

2. 新生儿烧伤的液体疗法和休克的治疗 出生 7 天以内的新生儿和高危新生儿,不管烫伤面积多大,烫伤后均应住院给予适当静脉补液为妥。其他时期的新生儿一般中度烧伤可收入院,并进行液体治疗。

(1) 液体疗法

1) 补液方式为:伤后第一个 24 小时输入液量为胶体与晶体按 1% 烧伤面积 2ml/kg,胶:晶为 1:1,糖水为 100~150ml/kg,其中半量于伤后第一个 6~8 小时输入。胶体宜用新鲜血浆。晶体中钠的输入量应为估算量的一半,第二个 24 小时输液量,胶晶体为第一个 24 小时半量至 3/5 量,水分相同。

2) 补液中应注意:新生儿的心、肺功能及肾脏的代偿能力以及观察这些器官的功能指标的变化,调节补液量。

（2）休克的治疗

1）补充血容量改善微循环

第1阶段扩容输液:(0.5~2小时内)主要输入胶体溶液为宜。新生儿休克时首先选用新鲜冷冻血浆,既可有效维持容量负荷,疏通微循环,改善动脉血压与心输出量,又可补充大部分水平低下的凝血因子,防止DIC的形成与进展。一般为1015ml/kg,次选为5%~20%的人体白蛋白,10ml/kg加入生理盐水中滴注或直接推注。如无以上2种血制品可用低分子右旋糖酐10ml/kg。

第2阶段继续输液:(第2~6小时内)一般以晶体与胶体液交替或同时输注为宜。在第1阶段扩容完成后,可用1/2~2/3张力晶体溶液,30~50ml/kg,6小时内输入,同时可继续输以低分子右旋糖酐10ml/kg。

第3阶段维持容量输液(第7~24小时):一般以晶体液为主,1/3张力为宜,60~80ml/kg。其中Na^+、K^+、Cl^-的含量应在血清电解质测定后加入为准;同时在扩容开始12小时以后再输入新鲜冷冻血浆5~10ml/kg,维持足够的胶体容量。

2）纠正代谢性酸中毒和心血管支持药物的应用:几乎在扩容补液的同时,即应对代谢性酸中毒进行纠正,以血气分析的剩余碱为基础进行计算并补充碱溶液。应用碱溶液为5%碳酸氢钠,以超过等量的5%葡萄糖稀释后快速静脉内滴注或推注。

心血管支持药物有多巴酚丁胺、多巴胺和肾上腺皮质激素。多巴酚丁胺:一般多巴酚丁胺有明显的增加心肌收缩力和扩张小动脉的作用,可作为首选药物。剂量每分钟为2~20μg/kg,应根据容量负荷和血压予以调整,一般每分钟以5~10μg/kg输入为宜。多巴胺:不同剂量对血管的影响不一样,不同的个体对剂量的反应也不一致(尤其是新生儿),在每分钟0.5~5μg/kg时主要扩张脑、肾血管;每分钟5~8μg/kg轻度增加心脏收缩力与部分小血管β受体的兴奋从而产生扩血管作用;每分钟>10μg/kg主要为受体兴奋作用,即对大部分血管为收缩作用,也有报告在新生儿每分钟至15~20μg/kg才出现。受体兴奋即血管收缩作用,一般先以每分钟5μg/kg试行输注,根据血压予以调整。肾上腺皮质激素:肾上腺皮质激素可以保护与稳定细胞膜功能。新生儿肾上腺皮质发育不成熟,应激能力差,休克时可以中至大剂量短期应用。一般每日以地塞米松1~2ml/kg均分为2~3次静脉内推注,以不超过72小时为宜,并应在休克控制后减少剂量。

（四）新生儿烧伤的抗感染措施

常规使用抗生素,一般采用预防感染措施,可用氨苄西林加三代头孢类抗生素,同时可以静脉应用大剂量丙种球蛋白,除抗感染作用外,还可提高胶体渗透压,每日400~600mg/kg,应用5~7天。

（五）新生儿烧伤创面的处理

新生儿烧伤创面的处理基本上与一般小儿烧伤创面处理的原则相同,但有它的特点,详见创面康复一节。

（六）新生儿烧伤的营养康复治疗

新生儿烧伤的营养康复治疗在新生儿烧伤康复中非常重要,如何正确地进行营养康复,直接关系到预后的好坏。

1. 正常新生儿生理需要量 新生儿的正常需要量可因出生的天数而有所不同。一般出生后1~3天需水量为50~60ml/kg,第4天为80ml/kg,1周末可为100ml/kg左右,至第2周内可按120~150ml/kg计算。早产儿在出生后10天内每日所需的液体量(ml)=(出生后

天数 +10)× 小儿体重 /100,出生后 10 天以上的早产儿 24 小时所需奶量及液体量可按早产儿体重的 1/5~1/4 计算。

2. 正常新生儿每日所需热卡和蛋白 正常新生儿以母乳喂养者其蛋白质需要量为 2~2.5g/(kg·d),需脂肪 4~6g/(kg·d),总热卡包括代谢、生长发育、活动、食物特殊动力作用及排泄消耗等的需要量。在出生后第 1 天为 251~452J [60~108J/(kg·d)],第 2~3 周需 418~628J [100~150J/(kg·d)]。可见新生儿的营养需要高于儿童及成人。因新生儿出生后脱离了其营养供应,烧伤后给机体带来的超高代谢,加上新生儿出生后的生理性体重下降等,均可使新生儿在短时间内出现营养不良,从而使机体抗感染能力下降,创面愈合延迟等。因此,新生儿烧伤后的营养康复是十分重要的。

3. 肠道营养 对于烧伤新生儿,其摄入途径主要为吮吸,当出现败血症休克、胃肠功能衰竭和头面部烧伤时可用鼻胃管喂养。肠道营养分两种,即母乳及其代用品和营养素。母乳是最为理想的新生儿营养物质,其他代用品如有牛奶、羊奶或奶制品等。

奶粉的配制方法为,按容积比:1 份奶粉加 4 份水;按重量比:1 份奶粉加 8 倍水。新生儿期,尤其是出生后第 1~2 周,不宜用纯牛奶或羊奶喂养,即使是在烧伤后的超高代谢状况下,过高的蛋白质热量和电解质可造成肾脏负荷过重,高渗脱水,诱发出血性肠炎等不良后果。故应予以稀释。

牛奶和羊奶是良好的母乳代用品,但羊奶中叶酸和铁的含量较少,应注意补充。新生儿的贲门括约肌发育较弱,而幽门括约肌较强,加之胃呈水平位,容量较小,故易引起溢乳或呕吐。人工喂养容易发生消化道功能紊乱和肠道感染,应注意定时定量及喂养用具的消毒等。另外,做气管切开和用人工呼吸机的患儿插管后需 6 小时后再进食。

4. 静脉内营养 可补充经胃肠喂养的不足,以减少分解代谢,其补充内容和其他外科的小儿静脉营养大致相同,水分可以以维持液的形式给予。以脂肪乳剂、氨基酸、葡萄糖的混合液输注。若进食量达 100ml/(kg·d),即可停止静脉内营养(TPN)。

严重烧伤的救治往往需要多学科的共同协作,特别是新生儿烧伤还需要与新生儿病房的专科医师密切合作,才能争取达到更好的救治效果。

(七) 新生儿烧伤救治时需注意的其他损伤

1. 新生儿吸入性损伤 由于新生儿处在的特殊时期,出生和喂养时极易引起吸入性损伤。因此,对烧伤的新生儿首先就应该判断有无吸入性损伤,并对能引起吸入性损伤的致病因素进行分析,如果不能及时发现就会带来严重的后果。决不能因为毫无休克的烧伤而忽视存在着严重吸入性损伤的可能性。吸入性损伤是对新生儿生命威胁最大的因素之一。

(1) 引起新生儿吸入性损伤的常见原因:吸入羊水、胎粪或乳汁以及热液等。

(2) 新生儿吸入性损伤的临床表现:对送来的新生儿出现哭声低时要加以重视。有呼吸急促(新生儿呼吸次数大于 60 次 / 分称为呼吸急促,严重时呼吸频率可增至 80~100 次 / 分或以上)、呼吸减慢(呼吸次数小于 20 次 / 分称为呼吸减慢)、呼吸暂停(指呼吸在短时间内完全停止,其严重程度视每次呼吸停止的时间长短和频率而定)。早产儿因呼吸中枢发育不成熟,呼吸暂停多见,且胎龄越小越易发生。有吸气性凹陷或伴鼻翼扇动都是吸入性损伤呼吸困难的表现。如果有出现心动过缓,末梢青紫,双肺湿啰音和喘鸣,应该诊断有新生儿吸入性损伤。一旦诊断出之后,应该积极予以抢救。即使只有一般的小面积的新生儿烧伤,也应全力抢救。新生儿烧伤的孩子有两种吸入性损伤,一种是生产和喂奶引起的吸入性损伤,一种是原发烫伤引起的吸入性损伤。实验室检查可做血气分析,了解通气 / 换气功能及酸碱紊乱类型的重要检查,对于呼吸困难程度的判定、呼吸衰竭时类型的鉴别及机械通气指征的掌握、疗效的评估具有指导意义。通气不足者(如严重气道阻塞、严重肺炎、呼吸肌麻痹及呼吸中枢抑制)常有$PaCO_2$明显升高,而气体交换障碍者(如各种肺疾患)则主要表现为PaO_2下降。X线检查:胸片对呼吸困难的病因诊断,发现心肺疾患是十分必要的,应强调早期摄片、动态观察。呼吸窘迫综合征(RDS)、胎粪吸入综合征(MAS)、湿肺、肺炎、肺水肿、气胸、胸腔积液、异物、肺囊肿、肺发育不良、膈疝等在胸片上均有特征性表现。CT:头颅CT有助于发现中枢性呼吸困难。头面部、颈部、胸部横断扫描可清楚地观察鼻咽、口咽、喉和气管及其周围解剖结构,确定狭窄原因,区别肺、纵隔或胸膜病。另外,胸部CT对慢性肺弥漫性病变的诊断是X线胸片所不能比拟的。对原因不明的吸入性损伤可做支气管镜检查,有助于了解喉头、气管、支气管病变。

(3) 新生儿烧伤吸入性损伤的救治:无论有无体表烧伤,一旦诊断新生儿吸入性损伤都要进外科重症监护病房(SICU)。其处理重点在于始终维护呼吸道的通畅,把肺水肿与肺部感染并发症的发生持续时间及其严重性减小到最低的程度,以期尽早恢复肺功能。气管插管是经常采用的手段,特别是对哭声低,心动过缓,末梢青紫,呼吸暂停次数过多、持续时间较长者,应该机械通气。

2. 败血症 即使是正常新生儿也可能存在着多种感染的途径,如宫内感染、产程及助产中的感染及产后细菌经由脐部、皮肤、黏膜、呼吸道、消化道的入侵等。

新生儿屏障保护作用差,免疫功能不完善,加之烧伤,进一步为细菌的入侵开放了门户。因此新生儿烧伤并发败血症的发病率较高,是新生儿烧伤的常见并发症。新生儿的皮肤、皮下各层次组织对细菌及其毒力的耐受性与抵抗力绝不能与成人甚至儿童相比。且新生儿烧伤后侵袭性感染的临床表现也显然不同于成人。症状累及多个系统但又缺乏特殊性。感染若不及时控制容易造成炎症扩散而产生肺炎、脓胸、脑膜炎、骨髓炎等。故对新生儿烧伤并发败血症的诊断除了及时诊断还应连续多次每天取血做细菌学培养包括厌氧菌的培养,还应加强临床的仔细观察。新生儿烧伤败血症除其创面有类似小儿烧伤败血症时的创面变化外,主要表现还有发热或体温不升,对外界反应低下,少动和软弱无力状,无原因的烦躁哭闹或抽搐,尖声喊叫或哭声极低甚至无哭声,抵抗减少、吮吸无力或拒绝哺乳,面色苍白或口唇皮肤青紫,肝脏肿大,黄疸逐渐加重,腹胀,呕吐或腹泻,心音低钝、心率快,肺部干性啰音,呼吸困难或不规则,或呼吸暂停,皮疹或皮下出血点等。新生儿烧伤败血症或脓毒症的治疗原则与小儿烧伤的侵袭性感染引起的脓毒血症相同。

3. 新生儿硬肿病 新生儿烧伤极易出现新生儿硬肿病,尤其在寒冷的地区。新生儿硬肿病是新生儿期由于寒冷损伤、感染或早产引起的一种综合征,其中以寒冷损伤为最多见,称寒冷损伤综合征。以皮下脂肪硬化和水肿为特征。多发生在寒冷季节,多见于重症感染、窒息、早产及低出生体重儿。严重低体温、硬肿病者可继发肺出血、休克及多脏器功能衰竭而致死。有时新生儿烧伤肿胀要和硬肿病区分开来,而且,如果新生儿烧伤同时伴有硬肿病,就给治疗带来了更大的困难。因此,要认识这种疾病,才能更好地进行新生儿烧伤康复。

(1) 新生儿硬肿病的临床表现:本症多发生在出生后7~10天内,开始表现为体温不升,约比正常体温低5℃以下,重症低于0℃,体核温度(肛温)可能低于体表温度(腋温),这时皮肤和皮下组织开始出现硬肿,皮肤呈浅红或暗红色,严重循环不良者可呈苍灰色或青紫色。硬肿首先出现在循环不好的位置如下肢,以后向臀部、面颊和下腹部过渡,然后至上肢和全身。有时只硬不肿,则皮肤颜色苍白,犹如橡皮,范围较局限,只影响大腿和臀部,这种情况常发生在有感染性疾病引起的硬肿病。烧伤后合并硬肿,表现为下肢和臀部在创面下和整个肢体硬肿。重型硬肿病可发生休克、肺出血和弥散性血管内凝血(DIC),应该引起重视。

(2) 新生儿硬肿病的治疗

1) 复温是治疗的首要措施。轻症患儿在温水浴后用预暖的棉被包裹,置于24~26℃的暖室中,可用暖毯,体温可较快上升至正常。中度和重度患儿可先安放在远红外线开放型保暖床上,将温度调节到高于小儿体温1.5~2℃处,约每30分钟能使体温升高1℃,随患儿体温的上升继续提高保暖床的温度,当体温升到4℃时可移至封闭式保暖箱中,保持箱温在35℃左右。为减少辐射失热,在稍离小儿身体的周围罩一透明塑料布。复温除上述方法外还可采用温水浴、温盐水灌肠各种方法。

2) 营养和液体:要保证供应足够的热卡和液体,因低温时心肾功能减低,输液量不宜过多。对低血糖小儿适当提高葡萄糖进入量。

3) 药物:对心肾功能较差者可给多巴胺和多巴酚丁胺等心血管活性药物。因小剂量有扩张肾、脑血管的作用,可以增加尿量。多巴酚丁胺有增加心肌收缩的作用,但不增快心率,可和多巴胺合用。应用抗生素,尤其是烧伤面积大的患儿。另外,使用肝素治疗至凝血酶原时间和凝血时间正常后逐渐减少给药次数,7天为1个疗程。

(八) 新生儿烧伤不易被发现的并发症的防治

1. 新生儿皮下坏疽　新生儿烧伤时容易出现大面积的皮下坏疽,病变大多在腰、骶部以及背部、臀部,也可见发生在肩部、枕部。在冬季烧伤的新生儿较多见。由于烧伤时同时伴有皮下坏疽,就极难发现本病,以为是烧伤引起的感染。

(1) 临床表现:本病的发病特点是起病急、发展快,病变皮肤开始呈广泛性充血肿胀,毛细血管反应明显,周围边界不清,指压后变白,抬手后立即恢复原来的红色,压之稍有凹陷,触之有肿胀感。随着病情的进展,皮下组织出现坏死、分离、液化,使红肿的中央呈暗红色,触之变软。皮下组织坏死液化积脓,触之有皮肤与皮下组织分离之感,称之为漂浮感。随后,范围可逐渐扩大,而表皮完整,晚期皮肤呈黑紫色,溃破后流出稀薄脓液。皮肤可坏死脱落。体质较强的新生儿病变局限可形成脓肿,预后相对良好。

全身症状为感染性中毒表现,患儿精神萎靡,食欲下降或拒奶,患儿哭吵不安,多数发热,体温在38~39℃,高者可达40℃。少数患儿可无发热甚至表现为体温不升。

(2) 诊断:根据上述局部典型病变,诊断一般并不困难。

(3) 治疗:对于烧伤创面外的肿胀,压之变白的皮下肿胀,要强调早期诊断、早期治疗。每当新生儿烧伤有发热、哭吵、拒乳时,应做全身皮肤检查,尤其在烧伤周围有无发红、肿胀。要早期诊断,以免延误诊断而加重病情。应注意仔细检查皮肤,尤应注意后腰背部、臀部的皮肤。如有可疑时,应密切动态观察,可使诊断及早确立,对患儿有更大意义。治疗要在烧伤病变区以外的肿胀区,做多个小切口,引流和排除坏死组织。

2. 急性坏死性筋膜炎　新生儿烧伤极易发展成急性坏死性筋膜炎。主要发生于全身抵抗力低下的新生儿的Ⅲ度烧伤后,起病急、发展迅速。急性坏死性筋膜炎是位于皮肤、皮下脂肪、浅筋膜以及深筋膜的细菌感染,感染后会出现筋膜及皮下组织广泛的坏死。它的特征是局部的坏死和严重的全身中毒反应,而不累及其深部的肌肉组织。这是一种严重的、危及生命的新生儿烧伤合并感染的并发症。

（1）临床表现：急性坏死性筋膜炎可发生在身体的任何部位，如颈部、背部、腹股沟等处，但以四肢末端、腹壁为最常见。在新生儿烧伤病例中，仍以脐部感染所引起的腹壁坏死性筋膜炎多见。这可能由于烧伤后新生儿免疫力低下，致使细菌从脐带脱落的伤口进入体内。再加上早产，低体重儿、全身抵抗力下降等，就会引起急性坏死性筋膜炎的发生。

急性坏死性筋膜炎临床表现的特征是皮下脂肪和邻近筋膜的快速进行性水肿、坏死，呈蓝灰色。沿皮下迅速扩散，不累及肌肉。皮下脂肪和筋膜水肿、僵硬，呈暗灰色。感染开始通常发生于烧伤或手术后。病情进展异常迅速，对常规使用的抗生素无明显效果。虽然很少发生淋巴结炎和淋巴管炎，但局部易红肿、疼痛。由于皮肤滋养血管栓塞，皮肤由红变紫，局部皮肤与皮下组织分离、漂浮，并有水疱形成。在脐部开始表现为脐部脓性渗出、脐周蜂窝织炎、坏死性筋膜炎。脐部分泌物恶臭，局部发红、硬结。继而迅速出现皮下坏疽，皮下脂肪和筋膜水肿、坏死，皮肤溃烂。坏死范围迅速扩大，向四周延伸至侧胸壁、胸壁、大腿上 1/3 和外阴部，累及四肢则影响四肢运动。局部损害可引起严重的全身反应和中毒。患儿发热、寒战或体温不升，严重的脱水、电解质紊乱，代谢性酸中毒，低蛋白血症，并可继发严重的水肿。细菌的溶血作用可致严重的贫血和高胆红素血症。

（2）治疗：立即行外科手术。肌鞘及局部缺血或坏疽的组织区域，并将深部的肌肉做游离，创面用浸有抗生素，或过氧化氢溶液，或 1% 聚维酮碘液的纱布疏松填塞，每日检查伤口。若创面坏死区域进一步扩大，必须再次手术。组织及血样做细菌学检查及药物敏感试验。切除范围包括皮肤、筋膜等，以控制感染的扩散。发现的当天需换药 3~4 次，除外科手术处理外，还需选用大剂量广谱抗生素进行药物治疗。若细菌涂片染色为 G⁻ 球菌时，必须首先大剂量应用抗青霉素酶性青霉素，若为 G⁺ 菌混合感染时，加用氨基糖苷类抗生素。如果仍控制不住，可升级抗生素。同时纠正酸碱平衡及水电解质平衡，必要时进行抗休克治疗和早期应用免疫球蛋白。

其他：如化脓性脑膜炎、心衰、肺炎、脑水肿、肺水肿等常见新生儿烧伤的并发症都要及时发现，以免治疗中途出现意外而引起患儿死亡。

三、新生儿烧伤康复的特点及注意事项

（一）创面的康复特点

新生儿创面的处理有其特殊性，也有和其他年龄段的共同特点，因此，我们要注意其特殊的情况，又要兼顾一般的处理。

1. 新生儿烧伤创面的深度易估计过浅。新生儿的皮肤及皮下脂肪均较薄，因此有些表面看起来像Ⅱ度或深、浅Ⅱ度相间的创面，实际上均为Ⅲ度创面。特别是有的足跟部像Ⅱ度的创面可深达骨质。对此要有充分的估计。

2. 新生儿皮肤娇嫩，干燥的暴露疗法往往易使创面加深，故对非脸部和会阴部的浅Ⅱ度及深Ⅱ度创面，最好在清创后立即用敷料和药物包扎。

3. 特殊部位烧伤如会阴、臀部的Ⅱ度烧伤也可采用暴露疗法或以烫伤油等行半暴露疗法，既可避免创面干燥，也便于随时更换，并要加强大小便护理。

4. 新生儿肢体血管细微，在形成环形焦痂时，更容易发生肢体血运障碍，甚至坏死，应及早行切开减压术。

5. 新生儿肢体创面出现肿胀时,要及时切开减压,否则会出现肢体坏死。

6. 新生儿烧伤绝大多数是烫伤,且临床见绝大多数为面积在 10% 以下的Ⅱ度伤,除个别病例外其Ⅲ度烧伤的范围往往不是很大,因此对新生儿烧伤的Ⅲ度创面绝大部分可采用脱痂植皮的方法来处理。由于新生儿Ⅲ度烧伤的焦痂分离较早,故可在伤后 10 天左右局部用凡士林包扎,逐步消除焦痂、经创面湿敷处理后即行植皮,一般自体皮移植的植皮,在吸入性麻醉下进行。

7. 包扎时要注意新生儿肢体和手,不宜包紧。注意不要用有线类绷带,以免发生勒伤而发生肢体手指坏死。

8. 尽量少使用负压治疗,如果采用负压治疗,要用低负压治疗。负压为 50~75mmHg。

(二) 新生儿烧伤疼痛康复的特点

1. 新生儿疼痛的判断　新生儿特别是早产儿,对于伤害性刺激比年龄较大的儿童更为敏感,因此在烧伤后镇痛显得尤为重要。但需要对疼痛进行评估,以及如何判断。目前采用 FLACC 量表来进行评估(表 8-1-8)。

2. 新生儿烧伤后疼痛的康复治疗　分非药物性治疗和药物治疗。非药物性治疗有口服蔗糖水、非营养性吸吮、襁褓包裹及袋鼠式护理。而药物治疗有镇静和麻醉药,如瑞芬太尼与丙泊酚和七氟烷等。

(三) 新生儿烧伤康复的固定特点

1. 新生儿皮肤娇嫩,瘢痕连接较软而易断裂。

2. 新生儿的皮肤及皮下脂肪均较薄,受压部位的固定要防压疮。

3. 由于洗澡和意外引起的特殊部位的烧伤多,如会阴部,采用较特殊固定后要加强大小便护理。

4. 新生儿肢体血管细微,易形成环形缺血,故固定时不宜太紧。

(四) 新生儿烧伤康复的作业治疗

新生儿烧伤康复要不要作业治疗存在着争议。多数学者认为可以小心地温柔地进行作业治疗。①日常被动活动能力的训练,新生儿应该从进食开始,人为地用奶瓶喂养,可以根据口部的形态制造特殊的奶嘴,循序渐进地训练吮吸。排便和换尿布的训练,如果有植皮部位,则由于皮肤较脆弱,可利用柔软的棉花球物品轻轻蘸洗。②家长对新生儿的功能性作业锻炼,可根据烧伤患者功能障碍的受限程度进行作业活动。如手部可被动反关节活动,每日 3~6 次,其他关节活动受限的新生儿可被动反关节活动每日 10 次。作业活动时最好辅以音乐,这样可以改善患儿的一般状态,还可以很好地改善患儿的心理状态、调整新生儿的注意力,达到真正的康复。

(五) 新生儿烧伤康复的注意事项和并发症的处理

新生儿烧伤康复时要注意康复时机、康复的内容、康复的手法以及康复出现的并发症的处理。①新生儿烧伤康复时机:新生儿时期的烧伤康复时机的选择,我们认为和其他时期的烧伤康复时机是一样的,应该早期康复。那应该早到什么时候,有很多观点。一般认为在烧伤的一开始就要开始康复治疗。②康复的内容:采用各种物理和治疗手段消除或减轻新生儿因烧伤所致容貌和各种肢体器官的功能障碍,帮助新生儿能够正常生长发育。③常采用的几种康复方法:物理康复方法、手术康复方法、矫形器康复方法。

(沈卫民)

第二节 儿童烧伤康复

一、儿童烧伤康复概述

小儿烧伤为小儿创伤中的常见病与多发病,因此,儿童烧伤的救治与预防具有极重要的意义。由于大面积烧伤中儿童占了较大比例,如何救治、如何令其康复就显得尤为重要。这使得儿童烧伤康复在儿童烧伤的救治与预防中就更具有极重要的意义。如何康复并早期康复,使患儿能够正常地回归社会就是烧伤康复要研究的问题。小儿烧伤有着许多与成人不尽相同的病理生理特点,而小儿又处于生长发育阶段,只要救治及时、正确,其创面愈合较成人快,但各种瘢痕引起的功能障碍也出现得较快。因此,做好小儿烧伤的预防与康复救治工作,不但有利于小儿身心健康,同时对其家属与社会也十分重要。

(一)儿童烧伤康复的概念

儿童烧伤康复就是使用各种手段和治疗方法让烧伤儿童恢复正常躯体及心理功能,提高烧伤儿童的生存质量,帮助烧伤儿童完美地回归社会。

(二)儿童烧伤的早期康复治疗

烧伤早期康复的概念中的"早"到底要多早?多数学者认为越早越好,有学者认为伤后48小时就应该开展康复。由于儿童特殊的解剖生理特点,其康复的理念和做法与成人有所区别。儿童的烧伤较深,瘢痕较重,而儿童正处在快速生长发育期,烧伤后瘢痕出现极易引起功能障碍。特别是关节部位、口周部位、颈部易出现严重的挛缩,所以畸形和功能障碍较成人更加显著多变。早期康复势在必行,它可以防止出现严重的功能障碍,保障儿童的生理和心理健康及正常发育。

二、儿童烧伤早期开始康复前的评定

(一)康复评定的概念

儿童烧伤康复评定是在治疗前对烧伤儿童的病情、身体功能、心理状态,以及生活、学习和社会适应等能力进行评估,找出问题,进行康复治疗。一般康复评定采用体格检查、仪器检测、问卷调查等。康复前的评定是康复治疗的基础,没有评定就无法规划治疗方案和评价治疗效果。因此,康复评定不是寻找疾病的病因和诊断,而是客观地评定儿童的伤情,有无功能障碍,受伤的部位、严重程度、发展趋势、预后和转归。这种康复评定不仅需在康复治疗前进行,还应该在康复治疗的过程中及结束后进行,以不断了解患者的康复治疗效果,并据此调整康复治疗方案,以期达到最佳治疗效果。

(二)儿童烧伤康复评定的主要内容

1. 了解病情评估烧伤程度 了解烧伤的部位和如何开始治疗,病程进入什么阶段。具体详细了解烧伤的部位、深度、面积及前期治疗的经过。要介入康复治疗是在烧伤早期还是中期,还是康复期。

2. 评定各个器官肢体的功能

(1)烧伤早期、中期的器官功能和四肢、口周、肛周、眼周、鼻周、耳周的烧伤情况。

（2）评定孩子日常生活活动（activities of daily living, ADL）能力。评定包括进食、梳妆、洗漱、洗澡、如厕、穿衣等日常活动能力。低龄儿童的翻身、抬头、爬和坐，从床上坐起、转移、行走、驱动轮椅、上下楼梯等功能性移动能力。常用的 ADL 评定量表为 Barthel 指数评定。

（3）四肢功能评定

1）手功能评定：包括手运动功能评定、手感觉功能评定、手关节活动度评定、手灵巧度评定及手的整体功能评定。整体功能包括 Carroll 手功能评定法、Jebsen 手功能测试及 Sollerman 手 ADL 能力测试。

2）关节活动度评定：关节活动度是患者活动能力的基础。关节活动度评定可采用角度尺进行测量。儿童的关节活动度普遍较成人大，测量时应注意观察是否为关节的全范围活动。

3）肌肉神经评定：肌肉力量评定包括徒手肌力评定及握力计测定。神经肌肉的电生理检测常用的有肌电图、神经传导测定、诱发电位检查等。

（4）残肢和假肢的评定

1）假肢的评定：包括全身状况评定、了解截肢原因及是否患有其他系统的疾病。目的是判断患者能否承受装配假肢后的康复训练和有无终身利用残肢活动的能力。假肢评定还要包括其他肢体的评定，其他肢体的状况直接影响截肢后的康复过程。一侧下肢功能障碍时会严重影响对侧下肢假肢的安装。

2）残肢的评定：残肢的状况对假肢的安装和假肢的代偿功能有直接的影响。残肢的评定包括以下内容：残肢外形、关节活动度、残肢畸形、皮肤情况的评定、残肢长度、肌力评定、残肢痛、幻肢痛。

（三）评定中的注意事项

1. 注意烧伤的时期，要注意早期、中期和恢复期烧伤患儿康复的内容不同。

2. 评估时要注意身体功能和心理状态的共同评定，为确保其准确性，评定最好由一位治疗师进行。

3. 对于儿童每次评定时间要尽量缩短，不要引起疼痛，否则就不能进行评估。

4. 在康复过程中，应反复多次进行康复评定，及时掌握患儿的功能状态，不断完善、修正康复治疗计划。

5. 烧伤儿童评定时应注意，年龄较小的和年龄较大的，要区分开来评估。年龄小的应侧重观察其基本生活功能状况。

三、儿童烧伤的序列康复治疗步骤

通过烧伤康复前的评估，我们可以了解需要进行哪些康复，进而知道下一步如何做康复、做什么。对于烧伤儿童我们认为应该进行序列康复治疗，由于儿童依从性较差，序列康复治疗可以帮助儿童完成整个康复治疗过程。

第一步是烧伤早期的疼痛和心理康复，第二步是保护功能的康复训练，第三步是防止功能障碍的预防性功能康复，第四步是功能障碍出现后的功能重建的康复。这就是儿童烧伤康复的序列康复治疗全过程。这些过程依据不同的情况采用不同的康复措施。而这些措施就是我们康复各论中提到的康复方法。

四、儿童烧伤康复治疗各论(使用的各种康复方法)

（一）物理治疗

1. 概念及内容 物理治疗是应用力、电、光、声、磁和热动力学等物理因素来治疗患者的方法。其中，徒手的运动疗法不在其列，物理治疗就是利用了物理学中的力学因素；利用各种冷、热方法进行的各种治疗也就是热动力学因素的治疗方法；还有电、光、声、磁等治疗方法，都是利用了相应的物理学基础进行的治疗方法。

2. 可用于儿童的物理治疗方法 主要应用于烧伤儿童康复的治疗方法。

（1）电疗法：应用电治疗疾病的方法称为电疗法。根据所采用电流频率的不同，电疗法分为低频、中频、高频三大类，此外，还有直流电疗法和静电疗法。主要应用于烧伤康复的为中频电疗法和直流电疗法。

1）等幅中频电疗法

A. 定义：采用 1000~5000Hz 的等幅正弦电流治疗疾病的方法。

B. 原理与作用：改善局部血液循环及营养，促进组织再生及神经功能的恢复。由于血液循环和局部营养改善，起到镇痛、消炎、消肿、促进组织再生及神经功能的恢复作用。起作用为镇痛和消肿、软化瘢痕、松解粘连。

C. 适应证：增生性瘢痕、瘢痕粘连，瘢痕所引起的疼痛、瘙痒等。

D. 用法：每日一次，每次 20 分钟，15 次为 1 个疗程。效果好可连续 3 个疗程。

E. 禁忌证：急性感染性疾病、肿瘤、出血性疾病、严重心力衰竭、肝肾功能不全，局部有金属异物、心区带有心脏起搏器者。

2）直流电药物离子导入疗法

A. 定义：利用电荷同性相斥，异性相吸的原理，使药物离子或带电胶体微粒，在直流电的作用下发生定向移动，从相应电极经瘢痕处皮肤导入治疗瘢痕的方法。

B. 原理与作用：治疗时，将药物浸过的电极衬垫置于瘢痕表面，通过直流电，药物直接导入病灶局部，这样可使瘢痕局部形成较高的药物浓度，此法除药物作用外，由于直流电的效应，还可以增强药物的作用。

C. 适应证：治疗早期瘢痕水肿，肢体增生性瘢痕。

D. 禁忌证：恶性肿瘤局部、高热、昏迷、出血倾向、急性化脓性炎症、急性湿疹、局部皮肤破损、局部金属异物、心脏起搏器及其周围对直流电过敏、对拟导入药物过敏者。

（2）超声波疗法

1）定义：利用每秒振动频率在 20kHz 以上的声波作用于人体达到治疗疾病促进康复的方法称为超声波疗法。

目前超声波疗法有单纯超声波治疗、超声药物导入治疗、超声雾化治疗以及超声与其他治疗联合的疗法。

2）原理与作用

A. 温热作用：作用机制是温热，利用超声波通过组织的产热达到治疗目的。

B. 微动按摩：超声波可使组织发生机械性轻微震动，即组织受到微动按摩引起膜渗透性增加、细胞间按摩、胞质的搅拌、水离子的移动、凝胶相的改变等许多现象。

C. 对神经系统的作用：通过神经中枢及自主神经系统的间接作用。

3) 适应证:临床可用于关节挛缩。具有软化瘢痕、镇痛作用和肌肉弛缓作用。

4) 超声波疗法与超声药物导入疗法

A. 超声药物透入的用药:选择药物时应注意对金属无腐蚀性的药,以免损坏声头。常用的药物有组胺、烟酸、乙酰胆碱、抗生素类、可的松类和维生素类的药物。如针对烧伤后瘢痕增生可选择凝胶制剂的药物,例如复方肝素钠、医用硅酮凝胶敷料等。

B. 操作方法

a. 直接法:①固定法:治疗部位的皮肤上涂以耦合剂,声头固定于治疗部位,治疗时声头必须与皮肤紧密接触,超声剂量宜小,一般强度小于 0.5W/cm²,时间 3~5 分钟,多用于小部位。②移动法:治疗部位涂以耦合剂,声头置于患处,与皮肤紧密接触,操作者在声头上稍加用力,做缓慢螺旋形或直线形反复移动,强度 0.8~1.5W/cm²,时间 6~12 分钟。

b. 间接法:①水下法:水槽或盆,盛 37~38℃的水作为介质,治疗部位浸在水中,声头放入水内对准治疗部位,固定好声头与皮肤间距离 1~2cm,强度 0.5~1W/cm²。多用于治疗表面不平的部位,如手、足。②水袋法:用塑料或乳胶膜做成大小不同的袋,内灌满水后密闭(袋内绝不允许有空气),治疗时将水袋置于声头与体表之间,使声头紧压水袋并涂少量耦合剂,用于体表不平的部位,如会阴部等。③漏斗法:采用上口大、下口小的特制漏斗,下口大小按治疗部位选择,治疗时下口紧压治疗部位,斗内充满水,声头从上口浸入水中,适用于小部位治疗。④反射法:水下治疗时,用以平面或凹面的反射器已改变声束的投射方向,使声能作用于声头不易直接投射的部位。

5) 超声波治疗一般每日一次,12~15 次为 1 个疗程。

6) 禁忌证:高热、炎症感染的急性期、菌血症及败血症患者不适于行超声波治疗。大剂量超声波作用于未骨化的骨骼,可导致骨发育不全,因此对幼儿骨骺处禁用超声。

(3) 传导热疗法

1) 定义:将加热后的介质作用于人体表面,使热传导到疾患部位以发挥治疗作用,促进康复的方法称为传导热疗法。可用于传导热疗法的介质有水、泥、蜡、砂、盐、中药、化学盐袋等。

2) 原理与作用:由于其热容量大,而导热系数小,保温和散热时间长,又有很好的黏滞性和可塑性,所以是良好的热传导介质。对于关节及其他部位的疼痛有缓解作用,同时还具备机械压迫作用,可以增加纤维组织的可伸延性。松解瘢痕,减轻肌腱挛缩。石蜡疗法可软化松解瘢痕组织,减轻肌腱挛缩。石蜡本身的油质和其冷却凝固时对皮肤的压缩,可使皮肤保持柔软、弹性。对瘢痕、肌腱挛缩等有软化及松解作用,并可减轻因瘢痕挛缩引起的疼痛。

3) 禁忌证:急性化脓性炎症、厌氧菌感染、肿瘤、结核病、出血倾向、心功能衰竭、肾衰竭、皮肤对蜡疗过敏者。对温热感觉障碍者及低龄婴儿也不适于热传导疗法。虽创面愈合但瘢痕较新,瘢痕表面尚薄时,最好不采用该疗法。

4) 石蜡疗法

A. 定义:用加热后的石蜡治疗疾病,促进康复的方法称为石蜡疗法。

B. 用法:常用的方法有蜡饼法、刷蜡法、浸蜡法。蜡饼法常用于大面积瘢痕。每日一次,每次 20~30 分钟,15 次为 1 个疗程。

5) 热袋温敷法

A. 定义:将加热的特制吸水热袋置于患处,以治疗作用的方法。

B. 用法:将热袋从加热器内取出,挤出多余水分、垫多层毛巾后置于治疗部位,外包毛巾、棉垫、毛毯保温。每次 20~40 分钟,每日一次,10 次为 1 个疗程。

（4）水疗法

1）定义:利用水的物理特性以各种方式作用于人体,以治疗疾病、促进功能康复的方法称为水疗法。

2）原理与作用:因所应用的水温、水的成分以及作用方式、作用压力与作用部位的不同,其治疗作用及适应范围也不同。既是一种运动疗法,也是一种物理疗法。通过水中的温度刺激、机械刺激和化学刺激来缓解痉挛、改善循环、增加关节活动度、增强肌力、改善协调性、纠正平衡能力、纠正步态等。尤其这一疗法对于儿童还可增加训练的兴趣,树立自信心,改善情绪,参与娱乐活动,对于其各方面的发展都有极大的好处。

3）用法:大面积烧伤后期残余大量小创面时,常采用浸浴疗法,一则便于创面清创,二则借助水的浮力作用帮助患者主动活动,促进功能恢复。浸浴的水温通常不超过40℃,初浴时 15 分钟左右,适应后可逐渐延长至半小时,每 1~2 天一次,15~20 次为 1 个疗程。瘢痕增生期的水中运动,患儿在工作人员的指导下还可进行平衡训练、步行训练等。水中运动的强度和时间视患儿病情及体质而异。在治疗过程中,必须有工作人员陪同、严密监护。

4）禁忌证:精神意识紊乱或失定向力、恐水症、皮肤传染性疾病、频发癫痫、严重心功能不全、严重的动脉硬化、心肾功能代偿不全、活动性肺结核、癌瘤恶病质、全身极度衰弱及各种出血倾向者。此外,月经期、过度疲劳者等也不能全身浸浴。对血压过高或过低患者,可酌情选用水中运动,但治疗时间宜短,治疗后休息时间宜长;大便失禁者,入浴前排空大便,宜做短时间治疗,防止排便于池水中。

（5）压力治疗

1）压力治疗的概念:在身体病患部位的外部施加压力以治疗疾病的方法称为压力治疗。这种皮肤表面加压疗法具有相当悠久的历史,早在 1607 年 Fabricine 就提出持续对瘢痕加压可促进手功能的恢复,1968 年 Larson 等开始应用压力疗法治疗烧伤后瘢痕增生,取得了良好的临床效果。烧伤后的肢体肿胀可采用局部加压的方式治疗。压力绷带、压力套、压力衣等进行的压力疗法可用于烧伤后瘢痕。通过持续加压使局部毛细血管受压萎缩、减少局部血流量,造成瘢痕组织局部缺氧,抑制胶原纤维的合成,减轻瘢痕的形成。

2）压力治疗的方法:常用的压力疗法措施有弹力绷带、弹力套和压力衣。主要是根据患儿的烧伤部位以及烧伤面积来决定各种措施的选择和使用。增生性瘢痕常在伤口的愈合过程中就开始,因此压力治疗一般应尽早开始。在不影响肢体远端血供的前提下,压力越大,持续时间越长,对瘢痕的抑制作用越明显。一般治疗压力在 1.33~3.33kPa。不同部位、不同患者对压力的耐受有较大差异。幼儿能承受的压力比较有限。治疗中应根据患者的具体情况,调整合适的压力。用于压力治疗的压力衣(套)应持续穿戴,仅清洗和活动锻炼时间中断。治疗时间一般需 8~12 个月以上,直至瘢痕基本软化为止。

3）注意事项:要注意压力衣弹力套压的时间过长引起新生皮肤破损,也要注意压力治疗中穿戴压力衣弹力套过程时造成愈合后新生皮肤破损,一旦出现应该立即停止加压,换药愈合后再行压力治疗。另外要注意作用于肢体部位的压力应由远及近均匀加压,防止仅近端施压造成远端淤血肿胀。还要注意压力衣及弹力绷带使用一段时间后弹性下降,应及时更换以保持压力治疗的效果。儿童和其他群体不一样,好奇心强、不易配合,部分低龄患儿在治疗过程中无法清楚表达个人感受等。因此,根据患儿情况的不同,可选择不同的治疗方法。治疗全程保持密切监控,注意治疗的安全性。

（二）运动疗法

1. 定义　运动疗法是以运动作为治疗手段的方法。也就是说运动疗法是利用运动的方法,改善身体的功能障碍和能力低下的部位的功能,能够起到预防、改善和恢复功能的一种特殊疗法。运动疗法通过运动改善和维持关节的活动范围,保持肌力和肌耐力,对于烧伤患者的康复具有重要意义。它分为主动运动康复和被动运动康复。

2. 主动运动和被动运动的概念

（1）主动运动:指患者肌肉主动收缩所产生的运动,又分为随意运动、阻力运动、抗阻力运动。主动运动既增加肌力,促进血液循环,又可防止关节粘连和异位钙化。卧床期间练习闭眼、张口、双臂上举、外展、屈伸肘、腕、前臂旋前旋后、握拳、伸指、双下肢外展,直腿抬高,屈伸髋、膝、踝,尤其注意练习足背伸。

（2）被动运动:指人体运动完全通过外力来完成。外力可以是治疗师徒手操作,和各种矫形器械或人体自身康复。用以维持关节活动度,防止粘连和挛缩形成,保持肌肉弹性。烧伤瘢痕硬韧,缺乏弹性,严重制约着关节活动。通过按摩可改善瘢痕的柔软度,增加血液循环,松解粘连,为增大关节活动度创造外部条件。

3. 运动疗法的目的　①扩大关节活动度;②增强肌力和耐力;③保持各肌群相互间的协调性;④通过运动刺激改善心脏、肺、肝脏等功能。

4. 运动疗法的评价　实际是一种康复前的评价,随着儿童的生长发育,有必要进行综合的评价。粗大运动、基本动作的运动功能及各种发育,日常生活动作等进行多方面的评价。运动疗法运用于烧伤儿童,早期以改善关节活动度、预防肌萎缩为目的。防止四肢及躯干肌群的挛缩,关节变形。伤后早期适当进行手部粗大动作,立位、步行及床上动作的肌力增强训练可以维持关节的功能。早期采用呼吸系统运动疗法,维持心肺功能等作为目标,可以恢复心肺功能,加快治愈烧伤。评估时应该掌握:掌握儿童的整体情况,进行现病史和体格检查,对小儿局部或全身的运动功能进行评价,要详细观察。观察小儿日常生活动作时的精细运动能力,如准确性。评价不限于病室,也可在生活场所等地进行。在问病史时要掌握患儿生活环境和协助者。对于一个有疾患和障碍的小儿来说,对其养育者(父母及家属)的指导和宣传具有特别意义。患儿父母对其病情、障碍的理解、接受治疗的时间和建立信任关系是十分必要的。

5. 运动疗法的方法　运动疗法是以运动来治疗,但怎么做,做多少,要根据个体来制定标准。运动的基本类型包括被动运动和主动运动。运动疗法包括关节松动技术、按摩、推拿等。

（1）主动运动:烧伤早期各个部位循环活动,每日 2 次,每次 10~15 分钟。到恢复期每日4~6 次,每次 10~15 分钟。在烧伤患儿生命体征平稳的早期阶段即可在医务人员及家属的指导和帮助下开始进行主动运动锻炼。随着患者全身情况的稳定和创面的逐渐修复,可增加抗阻主动运动,以预防肌萎缩和组织粘连,保持肌力。长期卧床患儿下地之前先坐在床边,双下肢下垂,每日 2~3 次,每次 10~20 分钟,能下地时下肢戴弹力套,可以以游戏方式指导患儿首先练习站立,继而走路,弯腰转体,下蹲拾物,爬楼梯,利用儿童康复器械进行各种锻炼等。

（2）被动运动康复(矫形器在烧伤儿童康复中的应用):被动运动可预防挛缩和粘连的形成,维持和增加关节活动度,改善肢体血液循环,消除肢体肿胀。保持肌肉休息时的初长度,为主动运动作准备。被动运动一部分由治疗师完成,但多数由矫形器来完成。

儿童不能理解矫形器治疗的重要性,难以合作,增加了应用难度。因此,在应用前,要打消孩子的顾虑,使他们不害怕,愿意玩和尝试佩戴。因此就要求在为儿童制作矫形器时,要选择质量轻、硬度强度适中的板材,设计要新颖好玩,能够吸引孩子寓玩于治疗。制作材料可采用彩色或带有图案的板材,或附加小装饰物,使儿童更易接受。在玩的时候让试穿试戴,并且营造轻松的环境氛围,减少患儿的紧张情绪,争取其合作。可采用分散注意力的方法,如播放动画影片,或先以游戏的方式进行主动关节活动,然后在患儿情绪放松的情况下佩戴。儿童活泼好动,如矫形器固定不当,易发生旋转、滑移等位置改变,在设计制作时应加以考虑。儿童通常不能充分表达矫形器佩戴的感受,同时因为儿童本身生长发育快,所以要定期复查,根据使用情况调整以增加治疗依从度和治疗效果。

6. 运动疗法注意事项 ①患儿应取舒适放松体位;②控制不必要的运动;③运动要反复进行;④定期判断治疗效果;⑤治疗前应向患儿或其家属说明运动目的。

(三) 烧伤儿童心理治疗

1. 儿童烧伤后心理疗法的概念 心理疗法又称精神疗法,是运用心理学的理论和方法,促进被烧伤儿童在认知、情绪、行为、人际关系等有关问题上发生改变的方法。儿童心理治疗是通过治疗者建立和发展与儿童之间的关系来帮助其深刻认识自己,找出一条合理表达其情绪的途径,建立一个较为合理的心理平衡状态。

2. 烧伤儿童心理治疗要解决的问题 儿童烧伤后最大的问题是疼痛和恐惧、恢复后的瘙痒以及各部位产生瘢痕增生及挛缩影响容貌从而易受其他儿童歧视而心理受创并产生自闭倾向。因此烧伤儿童的心理治疗有以下特点:①减少疼痛和恐惧的疏导。可以在治疗减轻疼痛的同时疏导孩子,建立治疗信心。②开展鼓励和物质刺激。由于儿童的年龄小,精神功能尚未完全发展,即使有情绪障碍,也很少诉说,更不会主动找专业人员治疗,最多只会向自己的父母申诉,这时要家长鼓励孩子,接受心理治疗,并给予一些物质鼓励。③缺乏沟通能力。受父母或监护人的影响大,不善用言语表达自己的心情。受父母的直接影响,其心理障碍可能与家庭环境有关,与自己的父母行为有密切关系。因此,要解决父母和监护人的心理问题,再一同解决孩子的心理问题。④处于发育和转变的心理阶段。⑤富有治疗潜力。

3. 如何进行烧伤儿童的心理治疗和心理护理 心理治疗和心理护理是相一致的,精心的心理护理会给心理治疗带来很好的依从性和治疗效果,目前采用的方式是:

(1) 单独、家庭与集体的混合治疗方式:可采取单独与儿童会谈、父母参与的家庭会谈以及许多儿童参与的集体治疗方式进行。对大孩子单独会谈有利于观察儿童在没有父母在场时会如何表现自己的行为,也可增加儿童与治疗者谈自己问题的意愿的可能性。当治疗师与儿童交谈时,有的父母会禁不住替儿童回答,或做多余的提示,影响观察结果,或妨碍治疗者与儿童建立关系。

一般来说,对4~5岁及以上的儿童即可采取单独会谈的方式,特别是十几岁的少年,往往不愿意父母在场,听其与治疗师的谈话,宜进行单独会谈。一方面可向父母解释儿童心理问题的性质及治疗的方向,另一方面可对父母进行辅导,协助治疗。两方面的工作可同时进行,也可由社会工作者或其他人员承担。家庭会谈有利于直接观察父母与儿童的行为及关系,了解与障碍有无联系,又可以寻找机会当场指导父母与儿童相处、教育儿童,达到治疗目的。集体治疗比较经济,1名治疗师可治疗10个左右的儿童,但治疗师需要有一定的经验,把握好集体治疗的要领。但年幼儿常害怕单独与陌生人相处,不愿离开父母,治疗师勉强与其独处,因此不宜采用单独谈话的方式,应该采用家庭与集体的混合治疗方式,由家长来协助解决孩子的问题。

（2）分析、认知行为、情绪与关系治疗：儿童的情况不同，所选择的治疗模式也不尽相同。首先要对患儿家长进行认知行为的心理治疗，患儿的父母担心子女的身心健康及未来生活，往往会出现恐惧、精神退行性改变、抑郁、自责、焦虑等负性情绪。因此，儿童的心理治疗模式要先家长、再儿童，对大龄儿童既可选用以支持为主的情绪治疗或分析性治疗，也可选用行为治疗或以人际关系为着眼点的家庭治疗等。选择不同的治疗模式时，既要考虑儿童心理障碍的性质，又要考虑儿童的年龄。对于婴幼儿，最好采用情绪治疗模式，而且由家长来完成。对 4~5 岁的儿童，可应用认知行为治疗模式。对 6 岁和 8 岁以上儿童，除运用行为治疗来改善其问题外，还要运用情绪与关系治疗。对于 10 岁以上的儿童仍不适宜采用成人的分析性治疗。治疗师可运用分析性治疗的原理来了解儿童的心理，但不能直接运用于治疗过程中。要家长和孩子一起进行治疗，要考虑各种因素而选择恰当的治疗模式，可单独使用某种模式，也可以多种模式混合使用。治疗师应了解各种模式的原理及特点，熟练掌握各种模式的治疗要领。

4. 烧伤儿童心理治疗效果的评估 常见的烧伤心理康复方法包括支持性心理治疗、认知治疗、行为治疗、放松治疗、音乐治疗、游戏治疗、药物治疗、家庭治疗、集体治疗、催眠及虚拟现实治疗等。如何评估心理治疗效果可从如下方面进行：

（1）烧伤早期（伤后 1~2 周）：这时的心理治疗好的结果就是患儿治疗依从性好。能够配合医护人员的治疗。由于此时患者的生命体征不稳定，突如其来的受伤使患儿产生恐惧、焦虑、失眠、紧张的心理问题。正确的认识病情能让患儿解除恐惧，医务人员应对患儿及其家长耐心讲解有关烧伤的知识，使其详细了解自己发生什么事，治疗后就不疼了等，可消除患儿因烧伤而造成的焦虑及恐惧心理。对无需隔离的轻中度烧伤的小儿烧伤患儿，应该允许家长留院陪护，对于隔离治疗的重症患儿，应通过定时视频探视等方式让患儿与家人保持联系，避免突如其来的烧伤及全隔离入住陌生病房加重患儿的焦虑和紧张。

早期心理治疗应该和镇痛结合，只有无痛和无身体不适才能使患儿情绪稳定。因此，积极的补液和创面治疗加镇痛治疗是儿童烧伤早期的心理治疗的一部分。对于大孩子可以直接告诉他治疗不会引起疼痛。对于小婴儿则只有治疗做完后，他才能放弃恐惧和害怕的心理回到治疗上来。

（2）创面愈合期：这时的心理治疗好的结果是患儿开朗，爱说笑，治疗时很配合，很愿意讲述自己的病情。随着病情逐渐稳定，手术和监护逐渐减少，相对的康复治疗逐渐增多，患儿慢慢了解自己的损伤程度和对未来可能产生的影响表现出抑郁。有将近 30% 的患儿存在创伤后应激障碍（post-traumatic stress disorder，PTSD），表现为敏感、恐惧、睡眠障碍等，对大孩子医护人员可以通过解释、支持、鼓励安慰、暗示等方式缓解患儿的过度紧张、焦虑心理，促使其正确面对挫折。对于小婴儿，则多以不疼的治疗和放松心情玩耍来让孩子放开心情，不去想和接触烧伤的部位。实施个体化的心理咨询与心理疏导后患儿的焦虑值较干预前明显降低，患儿的躯体功能维度、心理功能维度及整体生存质量都有较大提高。

（3）痊愈期：对于大龄儿童，在出院后的 1~2 年里，患儿往往有情感上的问题，在身体存在各种限制的情况下需要适应家庭、学校环境，同时还会受到 PTSD 的影响。许多患儿会出现不同程度情绪低落、烦躁、孤僻。在没有得到及时有效的治疗时会进一步加重。这些心理问题需要患儿和心理治疗师建立长期的治疗关系。对于小婴儿，则出院后家长要细心照顾，以玩游戏和各种玩具来减少敏感和恐惧。家长的细心交流能够减少 PTSD 的影响。

五、儿童烧伤康复的作业治疗

儿童烧伤康复的作业治疗是儿童烧伤康复的主要内容,也是后期实施功能重建的必要手段。但现在越来越多的治疗已经提到预防功能障碍的康复治疗期了。

（一）儿童烧伤康复作业治疗的概念

1. 作业治疗（occupational therapy,OT） 是指为烧伤患儿为了恢复功能,有目的、有针对性地从日常生活及活动中选择一些治疗项目作为作业进行训练,帮助患儿逐步恢复生活和学习能力,达到最终重返学校和社会的目的。因此,它是烧伤恢复期的康复治疗。作业治疗是连接患儿个人、家庭和社会的桥梁,通过患儿参与的训练活动,不仅提高其生活自理和运动能力,还能提高自我观念、自我控制能力、社交技巧及生活满足感。作业包括在体能上、心理上、行为上、感知上、情感上或社交上的训练,例如手工艺制作等。现在一些模拟娱乐和体育以及生活场景的计算机虚拟治疗已经应用于烧伤患儿的康复治疗。

2. 作业治疗的功能和作用

（1）作业治疗的功能

1）在提高生活自理能力方面。通过日常生活活动训练和使用自助具,能提高患儿翻身、起床、穿衣、进食、洗浴、修饰、行走、如厕等日常生活活动能力。

2）提高患儿的生活认识,改善其自卑自闭和不愿见人的精神状态。

（2）作业治疗的作用

1）精神上的满足:在作业活动中,不只是付出精力和时间,而首先能在心理上增强独立感,对生活建立起信心。通过自己努力制出一件成品或获得成果,使患儿在心理上感到一种收获后愉快和满足。通过宣泄作业活动,给患儿提供一种适当而安全的宣泄情感机会,使得患儿在心理上得到某些平衡。文娱性作业活动可以调节情绪,放松精神,发展患儿的兴趣爱好。通过集体和社会性活动,能培养患儿参与社会和重返社会的意识。

2）在功能障碍方面的作用:能增强患儿的体力和耐力。改善各个关节的功能,尤其对手的精细活动功能的恢复,具有重要意义。还可以改善患儿截肢术后运动的协调性,增强身体的平衡能力。

（二）如何制订作业治疗计划

1. 开具作业治疗处方

（1）确定治疗目标与项目。功能评定之后条件,明确作业疗法的目标,选择作业训练的项目和重点,如:改善肢体运动功能、增强肢体肌力、转移训练等。

（2）确定治疗剂量。某一项作业的强度与作业时患儿体力与脑力、体位和姿势、作业的材料与用具、技巧、是否加用辅助用具等多种因素有关。制定处方时必须详细具体规定,并在疗程中根据患儿的适应性与治疗反应予以调整。强度的安排必须遵照循序渐进的原则。

（3）确定治疗时间和频率。根据患儿的具体情况和循序渐进的原则进行安排,一般每次开始的第一周在 10~15 分钟,之后为 30~40 分钟,每日 1~2 次。出现疲劳等不良反应时应缩短时间,减少频率。

（4）注意事项

1）作业疗法的患儿主动性不足时,应找出存在的原因如:病情、兴趣等,随时调整治疗处方。

2）作业疗法内容的选择必须参照患儿的体力、病情、兴趣、生活与学习的需要,因人而异。

3）作业疗法的方式因场地不一样而因地制宜,如医院、社区、家庭都可按场地的条件设计作业疗法的方式。

4）患儿具有不同程度的身心障碍,行作业疗法时必须有医务人员或家人监护和指导,对患儿加以保护,防止发生意外。

5）疗程中要定期评定,根据病情的变化及时调整修订治疗处方。

6）作业疗法的同时,还可以开展物理治疗、心理治疗、康复工程、药物疗法等治疗,可以协同治疗,提高治疗效果。

2. 不同年龄的烧伤儿童的作业治疗

（1）婴幼儿期:以被动运动的作业治疗交给家长进行,定期治疗师指导。主要进行大关节功能的康复,帮助患儿恢复功能性活动。

（2）学龄期儿童:帮助患儿完成日常生活活动受限制的部位,以完成部分日常生活活动,扩大关节活动度和增强肌力,帮助患儿恢复功能性活动。维持关节活动度并逐渐增加锻炼量改善关节活动度。定期测量关节活动度,及时修正治疗目标。通过作业改善运动功能措施。维持、改善患儿的肌肉运动能力。在选择活动上要选择增强肌群的运动,活动时间、反复活动次数应根据患儿情况予以调整。要改善患儿协调性。烧伤后截肢的患儿,其运动的正确性和身体的协调性,可以通过作业活动不同阶段的内容来考察和实现。同时也需要物理治疗师的协助,应用于身边动作、游戏动作、职业活动等。促进社会交流能力的措施。年龄较大患儿,其对运动、活动的失败容易记忆,对于烧伤感到自卑和难过,表现为不安和恐惧。所以应多创造和其他烧伤儿童接触、交流,建立朋友伙伴关系,组织参加集体活动小组,通过游戏发展其社会性和人际交流关系,实施集团作业疗法。

（3）青春期儿童的作业疗法

1）改善运动功能。

2）提高生存质量。

3）通过交朋友,和朋友之间的活动进行比对的作业训练促进社会交流能力的措施。

（三）作业评定

1. 评定内容　主要包括收集患儿资料,观察其四肢功能、日常生活活动能力、粗大动作及精细动作等。现在可以运用录像资料进行比对。对上述内容进行集中整理,分析功能障碍情况。分析时应注意弄清导致障碍的主要原因。如进食、更衣、书写困难的原因是由于瘢痕导致关节活动受限或长期制动导致肌力不足等。

2. 评定后再次制定作业目标　根据患儿的需求(年龄、病情、家庭生活适应状况、潜在能力等)制定目标,分长期目标、中期目标及短期目标。

（四）如何实施烧伤儿童的作业治疗

1. 以日常生活的活动作为作业治疗内容能力来提高日常生活活动(activity of daily living,ADL)能力。首先训练进食和排便,根据患儿情况制定特殊餐具,循序渐进。排便要进行每日 3 次的扩肛。再进行穿脱衣物、扣扣子、洗漱及家务活动等训练。早期由于植皮部位皮肤较脆弱,利用柔软的棉花球、纱布球等物品鼓励患者进行主动的抓、握训练,再开始开关水龙头、拧毛巾、擦拭身体等操作能力训练。日常活动训练应在创面愈合后 2~4 周进行。

2. 功能性作业活动可根据烧伤患者功能障碍的受限程度、兴趣爱好等来选择适宜的作业活动。如手部烧伤的患者可设计进行铁插钉、木插板以及拧螺丝、写字等;肩关节活动受限的患儿可进行磨砂板、投篮等活动。作业活动的设计以及实施过程都是较为娱乐性的,不仅可以改善患儿的功能障碍,提高生活活动能力,还可以很好地改善患儿的心理状态、调整患儿的注意力,真正实现患儿身心的康复。

3. 手工艺活动结合患者兴趣,进行作业治疗,如黏土作业、编织作业、画画等,均能帮助患儿改善上肢及手功能。

4. 娱乐性活动现在是儿童最容易接受的,手机、电脑等都可以用于作业治疗。根据患者个人兴趣,选择适当的娱乐作业方法,如玩小手机的游戏、玩电脑游戏等。再就是到游乐场在父母监护下进行跳床运动、球池运动等。还可充分利用网络资源,使用在线或下载游戏进行训练。可以使用游戏控制手柄、特制手柄、改装键盘或鼠标进行输入和游戏,有条件的单位最好使用触摸屏以提高患者的直接参与,也可使用自助具帮助抓握困难的患者完成训练。可针对性地选择相应的游戏进行训练,也可对游戏进行改装,使游戏易于调节难度、力量或 ROM。对于烧伤截肢术后的患儿可增加跳床运动等进行平衡功能的锻炼。对于年龄较小的烧伤儿童可运用球池运动来提高他们对功能运动的兴趣。

六、儿童烧伤家庭康复治疗

将一部分作业治疗的内容带入家庭,这个时期的康复治疗就是家庭和康复医院一起完成的时期。

(一) 烧伤儿童的家庭康复

烧伤儿童出院后要继续康复治疗,那么家庭是儿童康复最后的场所,也是最终的场所。对儿童来说家庭是他们成长生活的地方,也是第一线的康复地点,没有父母、没有家庭的支持就无从开展儿童康复。家庭康复服务是社区康复服务的主要组成部分,是实践的基本形式和有效的途径,同样应包括综合康复的各个方面。

烧伤儿童从医院出院,在出院前应该规范地制订家庭康复计划。烧伤儿童出院后应该继续在家中进行治疗。有条件者可以建立家庭病床,但对于儿童,目前是不可能的。当然在家若由康复治疗师定期指导,效果将是比较好的。也可以将治疗方案与社区中全科医师、康复人员、父母或家庭成员研究,由他们实施治疗方案。因此,可以在社区建立康复训练培训学校,其中儿童康复最关键的家庭成员是父母或其他成员,他们可接受培训、承担训练。家庭康复训练当然要从简单易行、涉及面广、综合性强的促进日常生活的动作开始,控制瘢痕增生、关节挛缩、增强肌力等一步一步地争取全面康复,进而坚定父母和孩子的康复信心。

(二) 在家庭中帮助烧伤儿童康复

1. **出院前制订家庭康复训练计划** 一般是父母和孩子监护人,也可能是爷爷奶奶,在康复治疗师、全科医师的培训与指导下,依靠烧伤儿童主动运动和被动运动,在家人协助下,采用最简单的方法进行训练,然后定期到社区和医院复查,继续制订下一步的康复计划。

2. **训练项目** 要因人而异,主要包括运动训练、生活自理的训练、交流的训练。

(1) 运动训练:改善粗大运动功能,改善姿势增加关节活动度,增强肌力,常用的方法有各种被动运动,分节体操、步行、协助患儿站、立、走等训练。必要时还可以借助于康复器械进行运动训练。

(2) 生活自理能力训练:如穿衣、洗浴、进食、如厕、干家务等。

（3）理疗：适用于家庭的有很多，如水疗、蜡疗、热疗、针灸等。亦可利用仪器进行治疗，有改善周围血液循环、减轻疼痛、增强训练效果的作用。

（4）家庭作业治疗：把进行康复的项目带回家继续作业训练。以陶器、手工、搭积木、玩具、拉小车、跳方格等为主趣味性作业训练。

（5）交流的训练：烧伤儿童功能障碍的加重、瘢痕的过度增生及烧伤后各种不便，都会产生心理问题，出现心理和交流的障碍。因此，家庭成员如父母及监护人亦可多和孩子交流且达到一定的时间，以便帮助烧伤儿童重返社会。

（三）烧伤儿童重返社会的前期和进入社会的心理疏导

与成人患者相比，瘢痕等对儿童的心理伤害更大，可影响到其正常的人格发育和教育。我国已开展许多夏令营帮助烧伤儿童重返社会，能够帮助这些儿童增强勇气和自信，减少孤独感，逐步适应烧伤带来的变化并重新回到学校和社会。由于种种原因，国内烧伤患儿出院后得到的社会支持很少。目前的现状是缺少足够的夏令营。夏令营对于数量庞大的中国大陆烧伤儿童应该是很受欢迎的形式，但由于缺乏经费来源和人力物力，如何推广尚需进一步探索。

七、儿童烧伤的预防与健康教育

小儿烧伤特别是小儿严重烧伤后所造成的死亡或伤残发生率较高。除了给小儿本身的生长发育带来严重影响外，必将给家庭、社会增加很多负担。因此，如何预防，不让烧烫伤发生，应该是重中之重。加强宣传教育，普及烧伤知识，督促家长及儿童监护人员加强对小儿的看护与照顾，小儿烧伤是完全可以预防和杜绝的。因此，要加强家长，监护人和学校、医院的安全教育。分期、分时进行预防。

1. 分期预防 从小儿烧伤的发病年龄来看，以学龄前儿童占绝大多数。因此，小儿烧伤预防的重点应放在学龄前儿童。对于新生儿主要是热水取暖引起，故做好新生儿期保暖，就可减少烧伤的放生。对婴幼儿期烧、烫伤的预防主要注意洗澡。所以儿童烧伤的发病时间并无明显的季节差异，说明小儿烧伤的预防是一个每时每刻都需重视的问题。

2. 对危险的因素预防

（1）远离热源：冬天取暖时应严防容器（热水袋、玻璃瓶等）内灼热液渗漏，并不可使这些容器直接接触皮肤，容器外面应用布套妥善包裹，并注意温度不能太高。夏天用蚊帐但室内点燃蜡烛或蚊香、油灯，如果同时刮风，室内不得离人。一切温度较高的液体包括其容器如牛奶、米汤、稀饭、开水瓶、热水壶、炉子上的锅等，其放置的高度或距离均应在小儿不能拿到或撞到的地方。

（2）洗澡放水的顺序要做对，先冷后热。切不可先加热水，而应先放入冷水后再加入热水，或在放入热水后，大人不得离开以免小儿跌入盆内引起烫伤。

（3）远离易燃物品：家庭中一切易燃物品如火柴煤油等均应放置于小儿不能涉及的安全地方。教育小儿认识到烧伤的危害，不要燃放鞭炮。提倡小儿不穿用易燃衣服（如涤纶等化纤织物）。

（4）在农村的儿童要远离石灰坑，因为资料表明小儿化学烧伤中主要为石灰烧伤，大多数均因在石灰坑旁玩耍而误跌入坑内所致。石灰烧伤后创面往往较深且易感染，后果远较一般烫伤为严重，故要教育小儿勿在石灰坑旁玩耍，且应争取做到石灰坑上设护栏，以免小儿跃入坑内而致伤。

（5）远离电源：教育儿童不要摆弄家用电器，不要玩耍和接近一切电源开关与插头等。在高压变压器附近应设置一定高度的围墙或护栏，并应有表明危险的标记，以免小儿误入玩耍而致高压电击伤。

（6）近来家庭管道煤气或液化石油气使用已渐普遍，应加强安全管理，不让小儿自行摆弄或使用，以免引起火灾。

（7）不要让小儿单独留在厨房中或火炉旁，特别是火炉取暖时要注意炉边的防护措施。要改造我国东北、西北某些地方的连锅炕，以防小儿烧伤。

（沈卫民）

第三节　老年人烧伤康复

一、老年人的生理特点

（一）体液成分的改变

老年人随着年龄增长，蛋白质消耗多，肌肉萎缩，全身含水量减少，特别是细胞内水分减少。而细胞外液量相对增加。细胞内液是细胞外液及体内电解质改变的缓冲系统，在细胞内液减少情况下，调节水、电解质平衡的功能减低。

（二）神经系统功能减退

据报道，65岁以上老年人中10%有智力障碍。主要原因是胆碱能神经递质活动障碍。

（三）心功能减低

特别是心脏的储备能力减少。稍加负荷容易发生心功能不全。同时，老年人动脉弹性低，耐受能力差，当收缩压超过180mmHg，可导致心衰和脑缺血。老年人心律失常十分常见，65岁以上心律失常达67.6%。

（四）糖代谢异常

老年人随年龄增长，糖耐量减低。由于胰岛β细胞对葡萄糖耐受性随年龄增长而减低，容易发生糖尿病。

（五）肾功能减退

老年人随年龄增长，肾小球滤过率、肾脏有效血流量以及肾小管吸收和排泄功能均减低，尿浓缩和稀释功能差。由于尿浓缩功能减低，容易发生高张性脱水。由于尿稀释功能减低，加上老年人细胞外液量大，对输液的容量负荷减低。又因老年人的肾脏对内分泌因子反应性减低、排酸功能减退，容易发生酸中毒和电解质紊乱。

（六）免疫功能低下

特别是细胞免疫功能下降，T细胞的功能差，免疫监视功能减退。老年人的中性粒细胞吞噬功能和杀菌能力均减弱，对细菌感染的易感性增加。

（七）皮肤结构与功能变化

老年人皮肤随年龄增长而变薄，皮肤的附属器如毛囊、汗腺及皮脂腺均衰退，对周围环境温度调节功能差。表皮细胞生长和增殖力均较小儿青年和壮年缓慢。

二、老年人烧伤的特点

(一) 并发症多,死亡率高

老年人常患有多种慢性疾病,并且由于其机体功能减退,免疫功能降低,代偿及抵抗能力差,对缺氧和补液的耐受性差等因素,老年人烧伤后容易出现休克和其他脏器功能损害,包括心功能不全、应激性溃疡、呼吸衰竭等。随着烧伤程度的加重,老年人脏器损害易发展成多器官功能衰竭,死亡率高。

(二) 易感染

老年人免疫功能低下,蛋白合成能力差,创面愈合慢,创面及全身感染发生率较青壮年明显增高。

(三) 创面较深,生长能力差,愈合速度慢

老年人皮肤感觉迟钝、皮下脂肪少,皮肤变薄,并且由于活动不便,皮肤受热力作用时间长,因此伤情常易波及深部组织,甚至达到肌肉、骨骼。另外,老年人机体组织衰退,细胞生长及增殖能力差,若合并有糖尿病,创面愈合速度更慢。浅Ⅱ度创面修复需 2 周,深Ⅱ度创面需 4 周;Ⅲ度创面的创缘整齐似刀切,容易感染,肉芽创面由于低血浆蛋白易致水肿,植皮失败的机会也多。

(四) 易出现药物不良反应

老年烧伤患者若合并有慢性疾病除烧伤治疗药物外常需使用多种药物,由于老年人肝、肾功能减退对药物的代谢能力降低,使得药物易于在体内蓄积从而出现不良反应。

三、老年人烧伤的治疗

老年人烧伤的治疗原则上同一般成人的烧伤治疗,但应注意以下几点:

(一) 监护措施

原则上老年人烧伤的治疗均应在良好的监护条件下进行,包括心电监护、血氧保护度监测、血压监测等,若病情严重或本身有心肺等脏器慢性疾病,更应做好监护措施。

(二) 复苏补液

烧伤后应尽快输液以维持有效血容量和保证组织灌注。当烧伤面积 >10% 或Ⅲ度烧伤面积 >5% 应立即补液;或烧伤面积不及 10%(Ⅲ度 5%),有心、肺、肾功能障碍者仍应补液,但要限量,并需密切观察患者对输液反应。

输液过程中要严格控制单位时间内液体输入量,预防发生肺水肿,输液量应根据以下几个指标进行调整。

1. **尿量** 老年人每小时尿量维持在 20~30ml。在发生血红蛋白尿时,输液量应增加,并需碱化尿液,尿量应超过 30ml/h。

2. **脉搏** 老年人脉搏因较少随休克的严重程度而增快,如超过 120 次 / 分就能伴严重休克。

3. **血压** 原有高血压者,血压应维持在 140mmHg;无高血压的患者,血压应维持在 90mmHg 以上,脉压在 20~30mmHg。

4. **血细胞比容** 老年人多有贫血,血细胞比容偏低,如果血细胞比容上升,常代表血液

浓缩。血细胞比容一般维持在 40%~42%。

5. 测血尿渗透压、血气分析及肾功能,以便及时调节酸碱平衡和机械通气治疗。

（三）保持呼吸道通畅

若老年人原有肺部疾病,伤后易发生肺部并发症。当病程中发现呼吸困难,气管分泌物增多或出现支气管痉挛等症状时,应鉴别是肺源性或是输液引起。属于输液引起,立即限制输液量,静脉给予呋塞米、毛花苷丙以预防心力衰竭。

（四）保护肾脏功能

输液量应按计划平均输入,保证肾脏有效血浆流量。以尿量为输液的主要依据,同时要测尿 pH、尿比重和尿常规。对老年肾功的监护,内生肌酐清除率、钠滤过分数（FF_{Na}）、血及尿渗透压以及自由水清除率变化,也应作为监护指标。在治疗中,尽量不使用对肾脏有损害的药物,用量为成人用量的 2/3。

（五）保护心脏功能

休克、疼痛、缺氧均可引起心律失常,因此预防休克、早期供氧、控制感染、减少疼痛和刺激是保护心脏的主要措施。

（六）创面处理

老年人深度烧伤治疗的效果,关键在于快速有效地封闭创面,因此手术切削痂仍是治疗深度烧伤创面的有效措施。对于面积较小的创面,由于老年人皮肤松弛,可以切除后直接皮肤缝合。对于面积较大的创面,手术时机的选择仍是值得关注的问题。一般来说,如果没有明确的手术禁忌证,仍应考虑行手术治疗,但应注意一次手术时间不可过长（2 小时以内）,面积不可过大（小于 10%）,术中注意控制出血及出入量。

（七）营养支持治疗

老年人伤前大多有不同程度的营养不良,而且营养储备不足、伤后疼痛、胃肠缺血等引起的食欲差、胃肠消化吸收功能减弱更进一步加剧了营养不良。胃肠道功能正常者应以肠道营养支持为主,肠道营养不仅能有效的补充营养要素,而且能维持肠道功能及黏膜完整,防止肠源性感染。当肠道不能耐受或者肠内营养不能满足患者需求时,需考虑肠外静脉营养。应注意纠正老年人营养不良不能操之过急,尤其是严重营养不良时,应先补给半量,再逐步增加至所需营养素的全量。

四、老年人烧伤的康复治疗

由于老年人机体功能衰退,器官功能代偿能力差并且伤前可能患有多种疾病,其对内、外环境的适应能力降低,因此烧伤后易出现关节挛缩、便秘、体位性低血压、体力衰退、坠积性肺炎等并发症。因此老年人烧伤后及时有效的康复介入对于老年人烧伤的预后大有益处。

（一）康复评定

老年人烧伤康复治疗应根据情况综合评定,从而制订康复计划。一般应包括:①烧伤引起的功能障碍情况;②患者原有的功能障碍;③日常生活活动能力状况;④对康复治疗和预后有影响的伴发病及并发症等;⑤社会背景情况;⑥生存质量等。康复评定应该是综合的,应包括躯体,生理、心理和社会等各方面因素。既要评定身体结构的功能损害、个体活动能力、社会参与能力等,还要注重影响整体活动能力水平的累积效应（如环境、社会、心理、陪护、功能等）的相关因素。

(二)老年人烧伤康复的适应证与禁忌证

康复治疗或康复指导能够改善老年烧伤患者的功能,提高其生存质量。但在患者病情过于严重,生命体征不稳、手术后暂不宜活动或者意识不清不能配合的情况下,应暂时停止主动训练。但应强调的是没有绝对的禁忌证,当病情稳定后,禁忌证同样可转化为适应证。并且在不能进行主动康复期间,应重点做好预防性工作,防止出现关节挛缩或肌肉萎缩等情况出现。

(三)明确障碍种类及程度

康复治疗前应进行全面评定,明确患者的障碍种类及程度,哪些是烧伤引起的,哪些是机体衰老引起的,哪些是原有疾病引起的。同时要判断影响患者目前生活状况、康复效果和预后的主要因素,明确什么是可逆的和可治疗的,什么是需要优先处理的。另外还要掌握患者康复过程中存在的潜在风险(如潜在的并发症、跌倒、病情加重、死亡等),在康复方案选择和实施时应谨慎,不能片面地追求康复方案的最佳化。

(四)简化康复程序

老年人大多难以耐受大的训练强度和复杂的治疗项目,再加上烧伤后创面疼痛等影响,康复训练的强度和量更会大打折扣。因此不但要减少主要训练内容和训练量,而且考虑到老年人记忆力差,必须简化康复程序,活动量遵循"少量多次"的原则,重点进行基本动作训练,尽快恢复生活自理能力,逐渐增强体质。

(五)康复早期介入,避免失用和误用

老年人由于衰老和烧伤以外的疾病,其许多功能和能力已有明显的损害,如进一步出现失用,很可能使老年人丧失康复的机会。老年烧伤患者早下床、早活动非常重要,不能因为烧伤创面(有生命危险除外)而让老年长期卧床。另外老年人对各种治疗的耐受程度差,治疗过程中一定要小心谨慎,防止出现医源性损害。

(六)充分利用辅助器具

辅助器具如矫形器、拐杖、助行器等有利于老年患者尽早活动和活动安全等。

(七)注重疼痛治疗与心理康复

老年烧伤患者创面长时间不愈合或疼痛等不适容易使其产生焦躁、抑郁等不适,并且由于老年人伴随疾病比较多,若家庭或子女等存在不和谐因素更容易产生心理问题,因此必须及早干预,进行心理辅导及卫生教育。

五、康复手段

(一)肌力训练

常用的肌力训练方法包括等长和等张肌力训练。对于早期瘢皮牵拉关节不易活动或者术后关节暂时不能活动的患者常予以等长肌力训练,防止出现肌肉萎缩;而对于关节活动无明显障碍的患者,则应两种训练方式交替进行。

(二)关节活动训练

适宜的关节活动可以促进关节内滑液循环,防止关节僵硬,保持或增加关节运动度,预防关节挛缩。可先进行关节不负重的主动运动,如肩、肘、腕等关节常采用摆动运动训练的方式。如关节活动障碍明显、可利用康复器械进行关节持续被动活动(CPM)训练。

（三）物理治疗

早期创面炎症渗出时可采用红光或蓝光照射疗法，控制创面炎症，减少渗出。后期创面愈合后瘢痕增生、肢体肿胀时可采取蜡疗、电疗等方法改善局部血液循环，缓解肌肉痉挛。

（四）有氧运动

有氧运动可明显改善患者心肺功能，防止出现肺炎等长期卧床导致的并发症。

（五）矫形器的应用

对于烧伤创面位于关节部位的患者早期均应使用矫形器固定关节位置，防止出现关节挛缩，并且术后也应及早配合矫形器的使用，巩固手术效果，防止皮片挛缩导致的关节功能障碍。

（六）瘢痕治疗

瘢痕增生影响美观及功能，应综合应用压力治疗、外用抗瘢痕药物或瘢痕贴、药物注射、激光治疗等措施控制瘢痕生长，必要时可通过瘢痕整复手术改善外观及功能。

（七）疼痛治疗

在烧伤创面治疗及功能康复治疗中，烧伤部位的疼痛会严重影响患者的生存质量及治疗效果。根据患者疼痛程度使用阿片类、非阿片类止痛药或抗焦虑药，也可通过"虚拟现实"治疗（virtual reality，VR）给予高清、3D、拟真、临境的视觉和听觉刺激，从而分散或转移患者的注意力，达到痛觉减弱或丧失的效果。

（八）心理治疗

通过与患者的接触及交谈注意了解其心理状态，有焦虑、抑郁、烦躁等心理问题时应及早干预，给予心理教育及相应药物治疗。

（宋华培）

参 考 文 献

1. 吴玉斌,韩玉昆. 新生儿休克诊断标准的探讨. 中国实用儿科杂志,1997,12(2):86-88.

2. Schulman CI,King DR. Pediatric Fluid Resuscitation After Thermal Injury. J Craniofac Surg,2008,19(4):910-912.

3. Schulman CI,Ivascu FA. Nutritional and Metabolic Consequences in the Pediatric Burn Patient. J Craniofac Surg,2008,19(4):891-894.

4. Merkel SI,Voepel-Lewis T,Shayevitz JR,et al. The FLACC:a behavioral scale for scoring postoperative pain in young children.Pediatr Nurs,1997,23(3):293-297.

5. Ranger M,Johnston CC,Anand KJ. Current controversies regarding pain assessment in neonates. Semin Perinatol,2007,31(5):283-288.

6. Hummel P,van Dijk M. Pain assessment:current status and challenges. Semin Fetal Neonatal Med,2006,11(4):237-245.

7. Duke JM,Boyd JH,Randall SM,et al. Childhood burn injury-impacts beyond discharge. Transl Pediatr,2015,4(3):249-251.

8. Jeschke MG,Gauglitz GG,Kulp GA,et al. Long-term persistence of the pathophysiologic response to severe burn injury. PLoS One,2011,6(7):e21245.

9. 温学辉,朱敬民,郝天智,等.严重烧伤早期康复治疗对后期功能评价的影响.中华烧伤杂志,2010,26(6):425-426.

10. 崔晓林,朱婕,张博.ICU内重度烧伤患者早期康复治疗97例疗效观察.中华全科医师杂志,2014,13(9):756-758.

11. Feldmann ME,Evans J,O SJ. Early Management of the Burned Pediatric Hand. J Craniofac Surg,2008,19(4):942-950.

12. Bass MJ,Phillips LG. Economics of pediatric burns. J Craniofac Surg,2008,19(4):888-890.

13. Bakker A,Maertens KJ,Van Son MJ,et al. Psychological consequences of pediatric burns from a child and family perspective:a review of the empirical literature. Clin Psychol Rev,2013,33:361-371.

14. Sheridan RL,Lee AF,Kazis LE,et al. The effect of family characteristics on the recovery of burn injuries in children. J Trauma Acute Care Surg,2012,73:S205-S212.

第十一章

特殊原因烧伤康复

第一节 电 烧 伤

电烧伤是一类特殊烧伤,其中包含电接触伤和电弧烧伤。电弧烧伤类似于火焰烧伤,瞬间产生的高达2500~3000℃的高温可致皮肤软组织不同程度烧伤;电接触伤也就是常说的电击伤,因损伤常常涉及深部重要的组织,造成神经、血管、肌腱、骨不同程度的外露或坏死,导致功能丧失或截肢,增加家庭及社会经济负担。电烧伤的治疗最终目的在于最大限度地恢复受伤部位的功能,因此,其治疗应该包括早期创面修复、中期功能重建、晚期全面康复和必要的器具功能替代,是一个系统治疗过程。

一、概述

自从200多年前人类发明电以来,随着工业生产和现代文明的不断发展,电已成为各行业和人们日常生活不可缺少的最重要的能源。虽然国家制定了相应的法规、法律,企业和人们对电的安全防范知识有了很大的提高,由于电被广泛应用,电引起的损伤仍时有发生,有的仍相当严重。

引起电烧伤的原因很多,其中大多数与工作中失误有关。在我国,主要是缺乏安全用电知识及事故防范措施的落实,如工作人员违反操作规程或误送电,电工未经安全用电培训不懂电的基本知识,私接私拉电线;随着家用电器的普及和发展,因电器的质量问题和使用不当等也使电烧伤的患者逐步增多。常见为高压及低压交流电烧伤。直流电烧伤很少见,常为实验室或汽车蓄电池漏电所致。

国内外一般将1000V以上定为高压电。高压电较低压电对组织损害大,但组织电烧伤的损害程度与电流强度及触电时间和方式亦有很大关系。人体为电流的良好导体,1949年,Kouwenhoven提出电流对人体致伤作用有六种因素,即电流的种类、电压的高低、电流强度、身体对电流的阻力、电流通过身体的途径、身体接触电流的时间。实际上,电流引起机体损伤的机制十分复杂,可造成局部和全身性病理改变。电烧伤病例在西方国家占所有烧伤病例的3%~7%,在发展中国家可高达18%,美国和加拿大电烧伤死亡率达百万分之七。其中上肢电烧伤占电烧伤病例的75%~88%,85%的高压电烧伤病例遗留畸形及功能障碍。

高压电所造成的电烧伤,有时并非人体和电源直接接触,而是高压电流通过空气和高电阻的皮肤角质层产生电弧放电和击穿效应。因此在电流"入口"处及"出口"处所致电烧伤,实际上与高温所致的热烧伤相似,皮肤常被烧焦呈炭化状。并造成深部组织的热烧伤。此外,在电击伤时,由于身体各种组织对电流的电阻不同,电流流经体内各种组织的强度也不同。皮肤和脂肪组织的电阻大,通过的电流弱,因此损伤的范围小。血管、神经和肌肉等深部组织电阻较小,是电流的良好导体,所以电烧伤引起的深部组织损伤范围既广且深。电烧伤造成的深部组织的损害,主要是由于电流通过身体引起的。电流在人体沿直线最短距离通过,在肢体多沿屈侧向心方向走行,因此烧损的深部组织多限于屈侧,流经体内的电流产生的热量与该组织的电阻大小成正比。因此,电阻小的血管、神经和肌肉烧损的范围虽较皮肤广泛,但损伤程度较轻;烧损的深部组织与解剖层次并不相符,而是与电流走行的直线方向一致。有时肌肉浅层坏死而深层却仍正常;有时浅层、深层都正常而中心则呈凝固坏死;有时仅有少数几个肌束部分坏死,而大部分肌肉正常。深部组织、血管、神经和肌肉等坏死范围参差不齐,极为复杂。

人体不同组织对电流的阻力也不同,从小到大的顺序为血管、神经、肌肉、皮肤、脂肪、肌腱、骨组织,这是由各组织本身不同成分的理化特性和组织结构特点所决定的。

二、电烧伤后各组织的改变

1. **皮肤** 正常结构破坏,缺乏完整的皮肤附件,皮肤呈玻璃样变性,皮下有凝固性坏死,皮肤毛囊、血管周围炎性浸润。

2. **肌肉** 初期肌纤维间有散在性充血,水肿,结构模糊,肌线融合成团块状或空泡状。此后肌纤维大部分凝固,肌肉内有明显充血、淤血。后期可见肌纤维结构溶解,个别呈脂肪变性及空泡变性。

3. **血管** 充血、水肿,严重的血管损伤可见血管壁全层坏死;结构模糊,管腔内血栓形成,大量炎性细胞浸润。

4. **神经** 神经外膜结构存在,神经细胞崩解,结构不清。

三、电烧伤修复治疗与功能重建

电烧伤的系统治疗

肢体是电烧伤常见的入口和出口部位,因此电烧伤多见肢体,特别是上肢,尤其手腕部,常造成严重的肌腱和神经损伤,致残率、截肢率极高。电烧伤深部组织的损伤范围、程度不同,早期清创时鉴别组织损伤程度以及界定切除范围比较困难:MRI检测无血流灌注、无水肿的肌肉的方法判定组织坏死程度目前存在争议;动态检测皮温、动态闪烁扫描检测肌肉血流灌注、Xe-133清除率试验、微球标记的放射性核素动脉造影技术等都没有明显的优势进行坏死组织判定。血管造影也无助于组织存活的判定,由于可以检查组织血流灌注,因此可用作肢体截肢的早期指征之一。目前临床主要根据术中肉眼观察组织外观特征来进行识别。烧损的肌肉呈熟肉样,色苍白,按压无弹性,刺激无收缩反应,切割无出血,止血带下组织呈红色,而正常肌肉在这种状态下应该表现为苍白缺血。松开止血带后烧伤的肌肉为暗红苍白,正常肌肉为鲜红色。肌腱、神经烧损后外观黯淡无光泽,质地变硬无柔韧性,色灰白。腱膜血管或神经营养血管栓塞。损伤的血管为青紫色,管径膨大,血流停止,切开断端可见凝固血栓。

1. **临床表现** 高压电击伤的电流入口为一圆形的凹陷焦化损伤,环以蜡黄色或灰白色皮革样坚韧的皮肤,其外是狭窄的、红色的、边缘隆起的环。入口的大小变异较大,但这并不反映其下面组织的损伤范围及情况。出口处的皮肤也呈环行,但较小、干燥,可能不止1个。如手握电源未能摆脱,接触时间长,则手指及掌部出现炭化、干枯。触电的肢体因屈肌收缩,关节处于屈位。在肘关节、腋部、腘窝部及腹股沟部,其相互接触的近关节的皮肤可因电流经过而产生间断性创面。电击伤创面最突出特点为,皮肤的创面很小,而皮肤下(正常皮肤下)的深部组织的损伤却很广泛。损伤的肌肉往往与正常肌肉分界不清,深浅层次不规则,可能浅层肌肉正常,而深层肌肉缺血、坏死,且其发展可为渐进性。血管病变为多发性栓塞、坏死。(图 11-1-1~ 图 11-1-5)

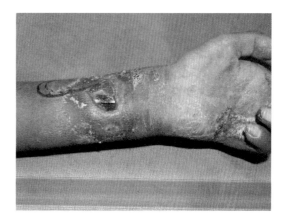

图 11-1-1　腕部电烧伤Ⅰ型

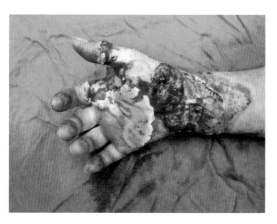

图 11-1-2　腕部电烧伤Ⅱ型

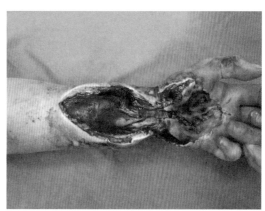

图 11-1-3　腕部电烧伤Ⅲ型

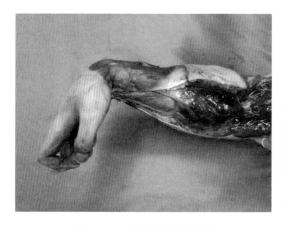

图 11-1-4　腕部电烧伤Ⅳ型

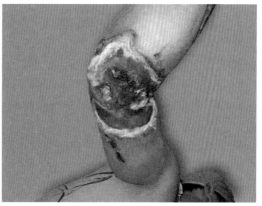

图 11-1-5　肘部电烧伤

2. 治疗原则

（1）早期治疗原则：电烧伤深部组织坏死范围广泛且境界不清，20世纪50~60年代多采用保守治疗的原则，待坏死组织溶解脱落，肉芽组织生长后植皮覆盖创面。由于坏死组织未及时清除，释放大量肌红蛋白和毒性物质，使肢体坏死和感染加重、并发症增多，那时电烧伤截肢（指、趾）率、病死率均高。20世纪70年代，由于"血管进行性损伤导致组织渐进性坏死"概念的提出，衍生了"早期清创、迟延创面覆盖"的治疗措施，其目的在于分次清创、彻底去除坏死组织。此期间减少了并发症，降低了截肢（指、趾）率和病死率，但大多遗留严重的伤残。为了保留肢体功能，北京积水潭医院在同期提出了早期选择性清创、一期皮瓣修复的处理原则即：早期彻底切除明确坏死的组织，保留变性的肌腱和神经组织，用血运丰富的皮瓣一期覆盖，有利于组织的再生和修复，从而保留肢体的部分功能。目前这一原则广泛应用于临床。

施行一期皮瓣修复手术，存在着两个关键性的技术难题。一是早期清创时对坏死组织与活组织的界限不易区分，很难把烧损或坏死的组织，尤其是肌肉组织彻底切除干净。二是烧损变性处于间生状态的组织还要继续发生"渐进性"坏死。无论是发生以上两种情况的任何一种，皮瓣下都会因有坏死组织而感染、液化，使手术彻底失败。如果坏死和变性的肌肉被彻底切除干净，就有可能防止皮瓣下发生感染，取得皮瓣修复手术的成功，而烧损变性的肌腱和神经，在有血运的皮瓣覆盖保护下，有利于烧损变性的肌腱和神经组织的再生和恢复。而这种选择性（保守）清创、一期皮瓣修复成功的前提是，在创面尚未发生感染或感染轻微的情况下尽早清创，即手术时机的把握。一般认为，在患者全身状况稳定的前提下早期手术，伤后1周以内手术比较恰当：一是患者伤后需要有一个恢复的时间，利于手术安全；二是经过一定处理，创面尚未感染或感染较轻微，利于术后恢复；三是坏死组织境界相对清晰，利于较为彻底的清创。

1）清创术：电烧伤患者清创时，首先应切除坏死的及其周围的深Ⅱ度烧伤皮肤，然后向上、向下两端尤其是向肿胀的近心端延长切口，充分暴露烧损的深部组织。例如，在腕部屈侧电烧伤，切除坏死的皮肤和筋膜后，切口沿肿胀的前臂延长，逐层探查前臂肌群如指浅屈肌、指深屈肌、拇长屈肌和旋前方肌。对于肌肉，应彻底切除所有失去活性的部分包括间生态组织，以防止渐进性肌肉坏死，引起继发性感染，同时还可减少坏死肌肉释放的肾毒性物质对肾脏的损害。对于手指屈肌群，应尽可能保存一组手指屈肌，最好是保存指深屈肌及其肌腱和拇长屈肌及其肌腱，以争取保存和恢复屈指及屈拇功能，如果肌腱确已明确坏死也应多保留有活力的残端，利于后期功能重建。对于烧损的正中神经和尺神经，除明显液化、感染、坏死者需要切除外，对部分烧损的或肉眼显示充血但仍保持神经结构完整者，应尽可能保存其解剖连续性，争取在皮瓣或肌皮瓣的覆盖保护下，使神经再生和恢复其功能。损伤的血管应及时探查，必要时行血管重建。关节部位的清创原则上也应彻底，但早期尽量保留变性的重要肌腱、韧带，关节囊坏死部分应切除，然后尽可能缝合关节囊来关闭关节腔。

2）创面的覆盖：电烧伤清创后的创面要立即用皮瓣覆盖，一方面封闭创面，防止深部组织暴露、感染，加重组织的渐进性坏死；另一方面对于暴露的烧损肌腱、神经、血管、骨关节等组织，可通过皮瓣供应血运，有利于这些组织的再生和恢复。电烧伤坏死皮肤及周边深Ⅱ度烧伤切除的创面可以移植游离断层皮片，封闭部分创面以缩小需要皮瓣覆盖的创面面积；但对肌腱、神经、血管、骨关节暴露者，必须用带血运的皮瓣或肌皮瓣覆盖闭合创面。

病例 1 见图 11-1-6、图 11-1-7。

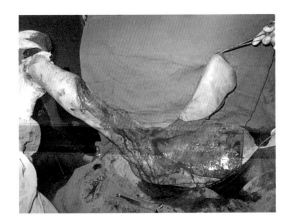

图 11-1-6　清创和背阔肌肌皮瓣掀起

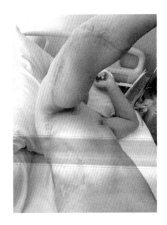

图 11-1-7　肌皮瓣术后 1 年

病例 2 见图 11-1-8~ 图 11-1-17。

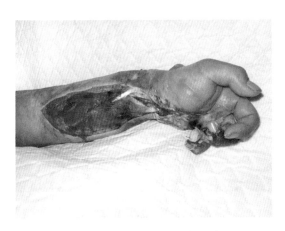

图 11-1-8　腕部电烧伤(掌侧)

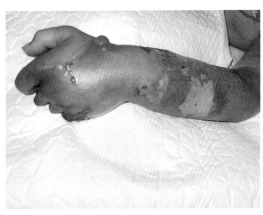

图 11-1-9　腕部电烧伤(背侧)

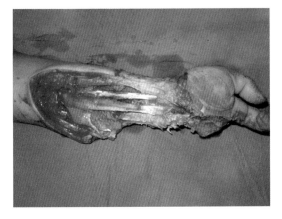

图 11-1-10　清创

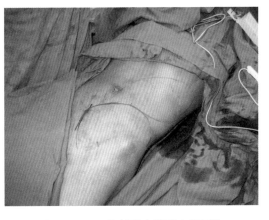

图 11-1-11　腹部联合轴型皮瓣设计

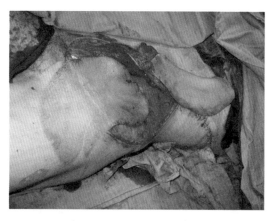

图 11-1-12 皮瓣切取

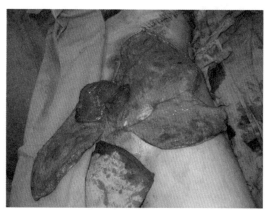

图 11-1-13 皮瓣掀起

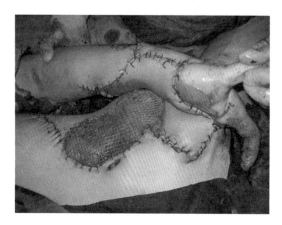

图 11-1-14 皮瓣转移掌侧

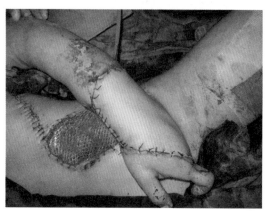

图 11-1-15 皮瓣转移背侧

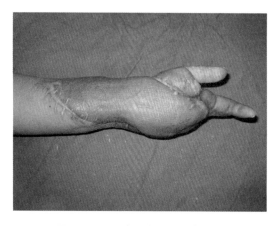

图 11-1-16 术后半年外观(掌侧)

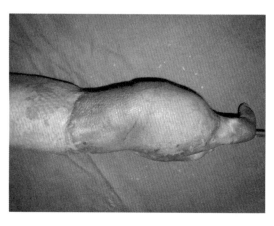

图 11-1-17 术后半年外观(背侧)

病例 3 见图 11-1-18~ 图 11-1-21。

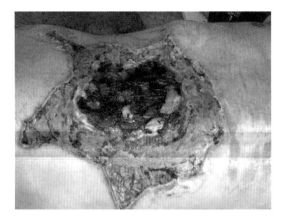

图 11-1-18　腹部电烧伤

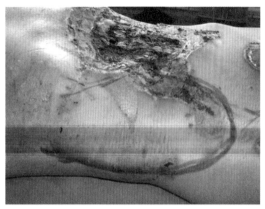

图 11-1-19　腹直肌肌皮瓣设计

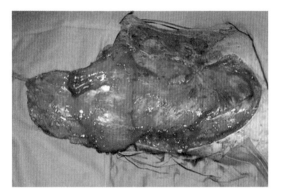

图 11-1-20　肌皮瓣掀起

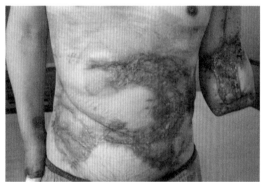

图 11-1-21　肌皮瓣术后半年

病例 4 见图 11-1-22~ 图 11-1-25。

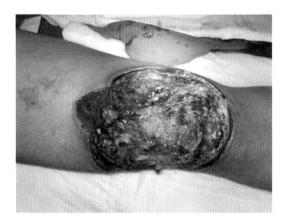

图 11-1-22　膝部电烧伤

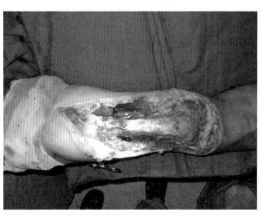

图 11-1-23　清创后

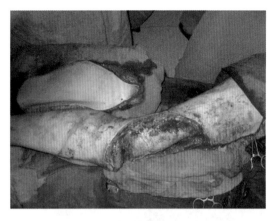

图 11-1-24 背阔肌肌皮瓣切取后

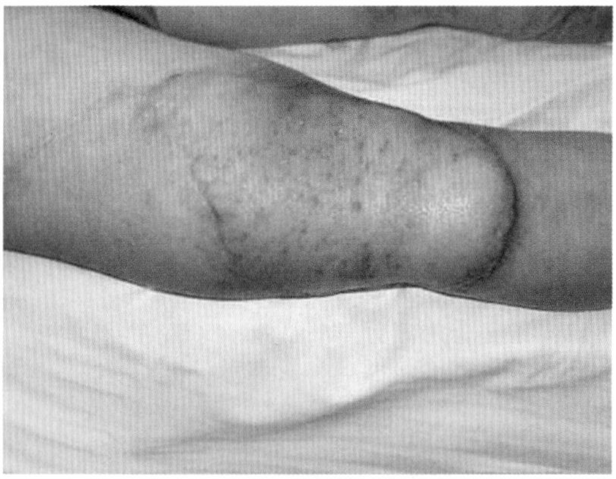

图 11-1-25 游离肌皮瓣术后 1 年

病例 5 见图 11-1-26、图 11-1-27。

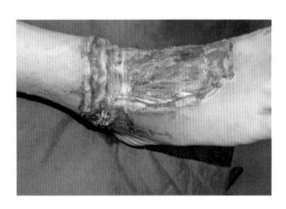

图 11-1-26 踝及足背电烧伤

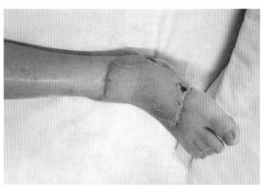

图 11-1-27 腓肠神经营养血管逆行岛状皮瓣后

病例 6 见图 11-1-28、图 11-1-29。

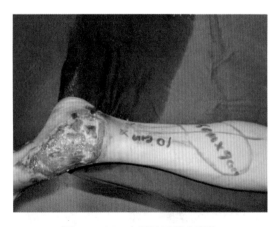

图 11-1-28 内踝及足背电烧伤

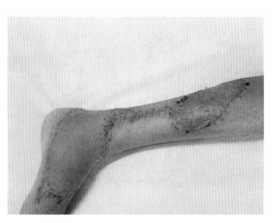

图 11-1-29 胫后动脉穿支皮瓣修复

病例 7 见图 11-1-30~ 图 11-1-32。

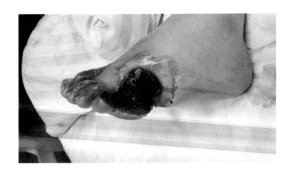

图 11-1-30　足远端电烧伤

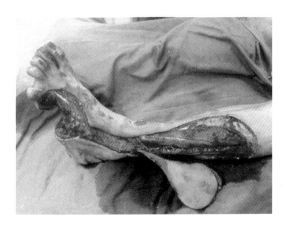

图 11-1-31　清创及改良的外踝上皮瓣掀起

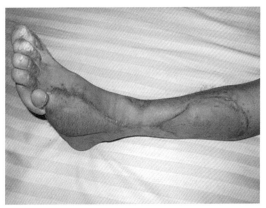

图 11-1-32　皮瓣术后 1 年

病例 8 见图 11-1-33~ 图 11-1-35。

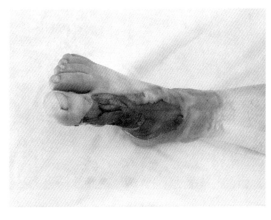

图 11-1-33　踝及足背电烧伤

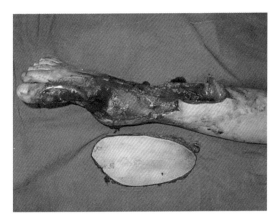

图 11-1-34　清创及皮瓣切取

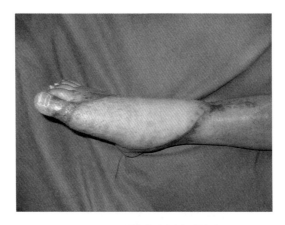

图 11-1-35　游离皮瓣术后半年

病例 9 见图 11-1-36~ 图 11-1-38。

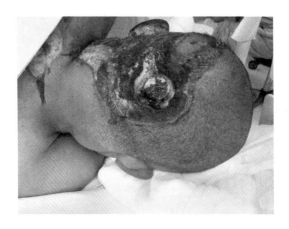

图 11-1-36　颅骨电烧伤

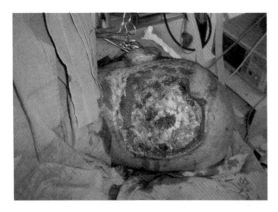

图 11-1-37　创面清创

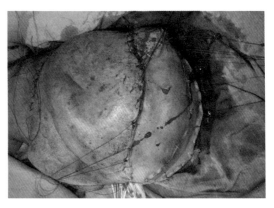

图 11-1-38　右侧颞浅动脉为蒂的头皮皮瓣修复，供瓣区行中厚皮移植覆盖

病例 10 见图 11-1-39~ 图 11-1-44。

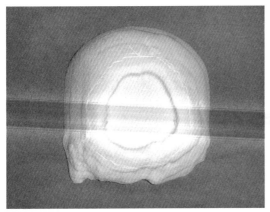
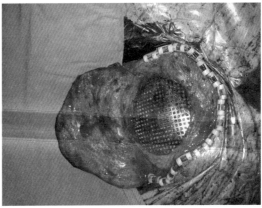

图 11-1-39 数字化成形钛网修复颅骨缺损

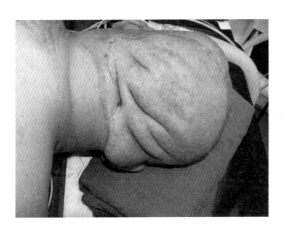

图 11-1-40 创面愈合良好

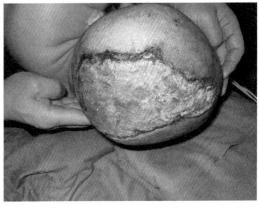

图 11-1-41 颅骨电烧伤

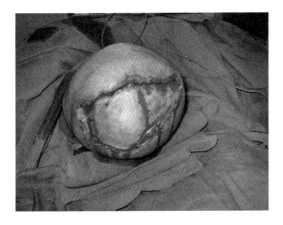

图 11-1-42 创面清创

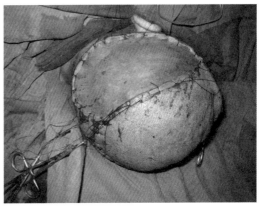

图 11-1-43 颞浅动脉头皮皮瓣转移修复,供瓣区行中厚皮移植覆盖

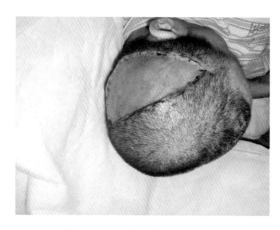

图 11-1-44 术后创面愈合情况

3）血运的重建：手部接触电源的机会最多，故手部常成为电击伤的入口。在肢体被电损伤时，通过血管的电流较其他组织为多，易导致血管壁损伤、血管栓塞、肢体坏死。前臂及腕部损伤严重者，如桡动脉、尺动脉损伤，可直接影响手部血运，重者往往导致血运中断，肢体远端坏死，截肢(指)率高。

临床表现例如以腕部为损伤中心的上肢电烧伤，腕部皮肤烧焦或呈缩窄性凝固坏死，影响静脉回流，动脉缺血。因此，伤后早期颜色青紫，温度降低，毛细血管充盈缓慢，手部肿胀。行减压术后，静脉回流可稍有改善，但手的颜色、温度、毛细血管充盈度不见明显好转或仅短时间血运改善。随病情进展，伤手逐渐变黑，皮温下降，甚至干性坏死。这是由于电流造成腕部动脉壁水肿、坏死或血栓形成、血运中断所致。其静脉虽亦有广泛损伤，但深部组织仍有一定数量的静脉回流。故对此类伤者，首先在腕部行切开减压术，若血运障碍继续存在，则应及早手术，重建动脉血运，或可防止远端肢体坏死。

① 动脉搏动肢体远端动脉搏动消失是动脉栓塞的有力指征。但在早期如可触及动脉搏动，并不能除外动脉壁损伤，因血栓尚未形成，故未导致栓塞。另外临床上常常出现皮瓣术后患肢血运障碍，此时应该立即进行血管重建。因此，应对动脉搏动进行全程动态观察。

② 动脉造影一般遇到伤肢血运障碍进行性加重，即可作出动脉损伤的诊断，无需依靠动脉造影证实。但对保守治疗后伤肢血运障碍有所缓解者，是否应做血管游离移植术或游离皮瓣移植术存有疑虑，在准备扩创手术前，血管造影有助于了解伤手血运供应情况。为动脉壁损伤尚未血栓栓塞者作动脉造影时，表现为管腔曲线不如正常的匀整、规则和有节段性扩张、曲折、狭窄或不光滑，有时呈串珠样。上肢动脉造影可见桡动脉和(或)尺动脉的血流中断，远端不显影，而骨间动脉及动脉弓显影。损伤动脉的切除应超过病变范围3cm处正常动脉处切断。肉眼观察，断端内膜应完好，管壁有收缩功能，近端喷血良好。必要时可作冷冻切片活检，以保证将损伤部分完全切除。

静脉移植选用自体大隐静脉，对于修复四肢中小动脉的损伤、缺如，大隐静脉是良好的移植材料，可弥补桡动脉、尺动脉缺损的长度。移植时，为了避免静脉瓣阻碍血流，需逆向放置，将近、远端分别与动脉的远、近端吻合。静脉血管直径较动脉粗时，需将动脉断端自一侧稍冲开，加大吻合口径；移植的静脉长度宜比动脉缺损稍长，避免吻合口张力过大。近年来国内外开展血流桥接皮瓣的临床研究，利用吻合血管的游离皮瓣作为血流桥接皮瓣，在修复创面的同时,重建患侧手部血运,一期完成血管重建和创面修复。

　　4) 骨组织的处理:烧伤的骨组织一般不需作彻底切除,明显炭化或坏死发黄的骨皮质可予凿除,露出髓腔或松质骨,在皮瓣覆盖下,如无感染可以一期愈合,并由骨的爬行替代逐步修复。这种对烧伤骨组织的保守清创、一期皮瓣修复的前提是早期清创,迟延清创可能增加骨感染的概率,而且受伤的骨组织将成为感染源。如已发生感染,常需要反复扩创彻底将死骨去除后才能愈合。烧伤死骨易骨折及吸收,指骨易发生扭曲变形,骨的爬行替代难以跨越关节,故完全烧伤坏死的指骨应予切除。

　　手指电烧伤好发于主力手的拇、示、中指,根据其深度将坏死组织切除后用皮片或皮瓣修复,也可根据需要行吻合血管的拇甲瓣或部分足趾移植来修复。手指近环状的深度烧伤,可作段截术,将其有生机的远端进行再植。单个手指严重烧伤,如无望恢复较好功能,应果断截除,不应强求保留而妨碍其他手指及全手功能的发挥。

　　(2) 功能重建治疗原则:功能重建比较复杂,涉及多个学科,具体到每一个病例应根据具体的畸形来制定相对应的手术方案,应遵循相关原则:

　　1) 详细的专科检查:通过详细的专科查体确定具体的畸形以及形成畸形的原因,明确神经及动力缺损的范围,了解残余肌肉的情况,整理出一个清晰的治疗思路。

　　2) 有序的治疗程序

　　A. 先进行外层组织的修复:部分患者肢体表面属于瘢痕愈合或植皮愈合,应先将挛缩的、血运差的、与深部组织粘连的瘢痕切除,用柔软的、血运丰富的皮瓣替代,以形成良好的软组织床,为功能重建打下基础。瘢痕切除的范围不应仅局限于瘢痕本身,而是要兼顾外观的美观,所以切除范围要适当扩大。以腕部电烧伤后期修复为例,其瘢痕切除范围应尽量以前臂、腕掌背侧的交界线作为皮瓣的边缘。临床常采用腹部皮瓣与瘢痕皮瓣互换来进行修复,同时避免供区的植皮。

　　B. 功能重建:依据功能缺损的情况以及可选择的动力来源,选择不同的方法来重建手的握持功能。如正中神经损伤拇指对掌功能重建,尺神经损伤手内在肌功能重建,屈伸指功能重建等。其总体原则是根据条件,量材而行,因材施治。

　　C. 关节、肌腱松解:对早期粘连或移位后粘连的肌腱进行松解,恢复手指的主被动屈伸功能,松解挛缩的关节,恢复关节活动度。

　　D. 功能康复训练:应用矫形器、理疗等手段恢复及保持关节的活动度,恢复软组织平衡。

　　3) 制定合理的、有计划的分步治疗方案:由于电烧伤后遗留的畸形及功能障碍比较复杂,因此需要多次手术改善功能,这就要求术者统筹安排分期手术以及每期手术的时间及间隔时限,选择合适的术式。对于双侧烧伤的病例更应合理安排,双侧交叉或同时进行以缩短疗程。应遵循功能重建的原则,例如移位的供体肌肌力不小于四级,尽量选择协同肌作为移位的动力,松解术与肌腱移位术不能同时进行,对屈伸活动均受限的关节,先松解相对于最大活动度受限最明显的一侧等。

四、电烧伤截肢

　　(一) 概述

　　四肢电烧伤(尤其高压电烧伤)后,烧伤面积大、深层重要组织损伤严重或肢体坏死,目前技术手段无法修复,往往不得不进行截肢,以促进创面愈合,挽救生命。同时,截肢术对患肢功能保留、假肢安装、生存质量保证至关重要,因此,电烧伤截肢术是电烧伤治疗的一个重要组成部分,从康复角度来说,截肢术也是一种建设性手术,截肢后安装假肢更有利于功能恢复。

适应证:组织损伤严重或肢体完全坏死(包括受伤时即刻坏死、伤后继发性坏死及血管移植后坏死),目前医疗技术条件无法修复;反复出现大血管出血,严重感染(如气性坏疽)、大量坏死组织导致急性肾功能衰竭,为挽救生命;肢体修复后功能丧失,足底无感觉,反复出现神经性溃疡。

截肢应达到的目标:截肢残端应该获得永久性覆盖,尽量以肌肉和皮瓣覆盖残端,呈圆柱形,耐磨抗压,以便早期适应及安装假肢,假肢安装后肢体功能良好。

(二)截肢平面

截肢平面:根据存活组织的情况决定,在保证伤口愈合的前提下实现最远端的截肢,旨在尽可能保留足够长度以便安装假肢后获得较好的功能和外观。

1. 上臂截肢 以肩峰为基点,以健侧肢体长度百分比表示。

短残肢:残肢长度 <50% 上臂长度

中残肢:残肢长度相当于 50%~90% 上臂长度

长残肢:残肢长度 >90% 上臂长度

2. 前臂截肢 以尺骨鹰嘴为基点,以健侧肢体长度百分比表示。

极短残肢:残肢长度 <35% 前臂长度

短残肢:残肢长度相当于 35%~55% 前臂长度

中残肢:残肢长度相当于 55%~80% 前臂长度

长残肢:残肢长度 >80% 前臂长度

3. 大腿截肢 以会阴或坐骨结节为基点。

短残肢:相当于大腿上 1/3 部位截肢

中残肢:相当于大腿中 1/3 部位截肢

长残肢:相当于大腿下 1/3 部位截肢

4. 小腿截肢 以胫骨髁横径或髌韧带中点为基点。

短残肢:基点下 5cm 左右

中残肢:残肢长度 <50% 小腿长度

长残肢:残肢长度为 50%~90% 小腿长度

(三)各截肢平面处理原则

1. 上肢截肢 下肢需要保证足够负重功能,而上肢则没有此种要求,因此,上肢电烧伤后应该保留足够的长度,这样患者能够很好使用假肢并充分发挥假肢功能。在前臂应尽可能保留足够长的屈伸肌肉,并且使保留的肌肉跨越骨残端,以便获得好的功能。在较长的前臂截肢残端,应该采用无创的方法处理肌腱和肌肉,使前臂获得良好的旋前和旋后功能。上臂截肢应该尽可能保留长度,以便安装假肢后获得足够的动力。上臂截肢后可以采用带蒂皮瓣(如背阔肌肌皮瓣)、游离皮瓣移植覆盖残端,以便获得足够长度。如果上臂截肢后残端较短,可以采用 Ilizarov 牵引成骨技术来获得一定的长度。

(1)肩部:尽量保留肱骨头,不作肩关节离断。因为保留肱骨头后,肩部丰满,外观好,安装假肢功能较好。

（2）上臂：尽量保留残肢长度，越长越好，以便安装假肢后获得更好的功能。

（3）肘关节：肘关节离断是可取的部位，适合于安装假肢。

（4）前臂：与上臂类似，尽量保留长度，以便安装假肢后获得更好的功能。

（5）腕部：腕关节离断是可取的部位，安装假肢后功能比前臂截肢效果好。

（6）手部：原则上尽量保留各骨长度，如示指指骨无法保留，可将第二掌骨去除，仅保留掌骨基底部，这样可加深虎口，有利于手功能。

2. 下肢截肢　下肢电烧伤截肢平面可以参照外周血管病变截肢技术，截肢平面应相应高一点，以便截肢残端永久性覆盖，早日安装假肢并行走。尽量避免开放性截肢（气性坏疽除外）。截肢残端尽量避免用断层皮肤移植修复，因为在植皮与正常皮肤交界处或骨表面植皮后常常会出现破溃，还需要进一步手术处理。当然，如果采用皮片移植能保留足够的残端长度，还是值得努力一试，因为后期或许可以采用整形手段来改善软组织条件或者安装特殊的假肢。一般的原则是，大腿及小腿截肢平面在相应肢体中 1/3 位置进行比较好，这样保留的残肢长度是一个较为理想的长度，首先不影响假肢功能，另外，在这个平面有足够量的肌肉组织包裹骨残端，避免残端骨嵴突出于皮下，否则突出于皮下的骨残端在安装假肢行走后，会对皮肤产生一定的剪切力，引起疼痛和皮肤破溃。电烧伤由于组织损伤较重，既要消灭创面，又要尽可能保留足够的残肢长度，因此电烧伤截肢不同于常规截肢，在遵循一般原则的基础上应根据不同的部位进行相应的处理：

（1）髋部：尽量不作髋关节离断，在股骨大粗隆部位以下作截肢较好。这样有利于外观、坐姿以及安装假肢以便获得较好的功能。

（2）大腿：残肢越长越有利于安装假肢。

（3）膝部：膝关节离断是可取的部位，安装假肢能获得较好的功能。

（4）小腿：最短应保留髌韧带和胫骨结节，否则应作膝关节离断，因为在髌韧带附着点以上截肢，膝关节将失去屈伸功能。残肢应保留适当长度，以胫骨平台下 12~17cm 较为适合，依据患者身高进行调节。因为小腿下段血运较差，保留过长，会造成血运障碍，同时皮肤不耐受摩擦，安装假肢后容易破溃。

（5）踝部：不宜作踝关节离断，可作 Syme 截肢或 Body 截肢。

（6）足部：足部截肢可根据情况选择经跗骨截肢、截趾术或趾列截肢术。足趾截肢对行走功能损伤不大。跗骨截肢对行走、负重功能影响较大，尤其是第 1、5 跖骨头能否保留对功能影响巨大。跗跖关节近端截肢，由于伸趾肌腱止点破坏，会造成足下垂，因此不宜采用。

（四）截肢残端处理

1. 皮肤处理　残端应该设计皮瓣覆盖。皮瓣应能完好覆盖残端，以达到良好封闭创面的目的。皮瓣应松紧适宜，皮瓣过紧容易造成术后皮肤张力过大，引起皮肤坏死或骨残端突出；皮瓣过松，容易形成死腔，引起术后积液、积血、感染，形成脓腔。

上肢残端覆盖时，皮瓣以前后等长皮瓣覆盖为宜；下肢残端覆盖时，皮瓣以前短后长皮瓣修复为佳，如能保留较长的腓肠肌，形成腓肠肌肌皮瓣，将肌皮瓣向前翻转覆盖残端创面，则最为理想。

2. 血管处理　由于电烧伤后血管受损严重，血管壁脆性大，因此，电烧伤截肢应在止血带下进行，在截肢平面近端寻找出大血管，直至健康处进行高位结扎。所有的大血管均应进行双重结扎，二处结扎点应相隔一定距离。对于主干血管（股动脉、肱动脉）应采用缝扎＋结扎的方式。小血管也应充分止血,避免术后出血形成血肿。如作高位截肢,在无法应用止血带的情况下,处理血管应加倍小心,以免引起血管破裂造成大出血而危及患者生命,此时可作预防性高位血管结扎或栓塞。在上肢高位截肢(如上臂或腋部电烧伤作肩关节部位截肢)可预防性作锁骨下动静脉结扎或血管介入治疗;下肢高位截肢(如大腿近端或腹股沟电烧伤作髋关节部位截肢)可预防性作股浅动静脉结扎或血管介入治疗。

3. 神经处理 神经截断平面应在截骨平面以上 3~5cm,以锐刀切断,使其处于健康软组织包裹之中。神经伴随的血管用细线结扎。主干神经截断处,最好将神经外膜进行缝合,可防止神经纤维末梢生长粘连形成神经瘤,造成残肢疼痛。

4. 肌肉处理 截肢残端肌肉应进行肌肉固定术或肌肉成形术。固定术是指肌肉截断后会产生回缩,如回缩后肌肉短于骨残端,可以在骨残端钻若干小孔,将肌肉固定于骨残端,使肌肉的拉紧状态接近于正常时张力,术后残肢能获得较好的动力,安装假肢后能获得较好的功能。肌肉成形术是指肌肉截断后有足够的长度,对侧可拉拢相互缝合,包埋骨残端。肌肉缝合时应保持正常的紧张度,可使术后残肢能获得较好的动力,安装假肢后能获得较好的功能,同时避免了术后肌肉萎缩,而且还能改善截肢残端的微循环。

5. 骨残端处理 根据软组织及骨组织情况决定截骨平面。截骨时尽量保留更多骨膜,如能以骨膜包裹开放的骨髓腔更好。需要注意的是,不能过多剥离骨膜,以免造成骨残端坏死。骨残端应保持圆滑,避免存在骨性突出,以利于安装假肢。膝下截肢时,既往要求腓骨的截肢平面应高于胫骨,现在认为胫腓骨可以等长。也有观点认为,截肢残端作骨成形术(在胫腓骨之间用骨质及骨膜搭桥相连),有利于二骨端融合,能够更好负重。

(五)截肢手术注意事项

1. 截肢残端应具有适当的长度。原则上要求在保证截肢残端伤口愈合的条件下,应尽量在最远端进行截肢。这样做的目的在于保证足够的杠杆和动力作用,以便更好控制假肢活动,获得最大限度的功能代偿。但是截肢残端不是越长越好,否则会引起循环障碍、水肿甚至破溃,不利于假肢安装和活动。

2. 截肢残端有良好的软组织覆盖且残端形态稳定。电烧伤伴有广泛的皮肤软组织烧伤时,患肢本身无足够的皮瓣包裹残端,可采用邻位、远位或游离皮瓣覆盖。肌肉表面植皮覆盖创面,在安装假肢前最好行皮瓣移植改善局部软组织条件,因为所植皮片不耐磨、易破溃,而且植皮间隙有瘢痕增生易形成瘢痕溃疡。

3. 截肢残端皮下尽量不留异物(如骨蜡、缝合线、止血纱布等),以免影响伤口愈合。

4. 处理好残端神经,以免形成神经瘤,产生残端疼痛。

(六)术后处理

截肢残端包扎可采用硬包扎和软包扎。硬包扎是指用石膏绷带进行包绕残端,形成一个石膏接受腔,可以预防残端肿胀,减轻假肢疼痛。不过需要根据残端体积变换多次更换石膏接受腔。由于残端肿胀程度不一,石膏固定不能随着肿胀程度进行相应伸缩,可能造成骨筋膜室综合征,不便于进行残端皮肤清洁等原因,目前较少应用。软包扎是指用纱布、棉垫及弹力绷带进行残端包扎,目前较为常用。

(七)电烧伤截肢术后并发症

1. 感染 电烧伤截肢大多数不是在急诊进行,因此该类手术基本上是Ⅱ类、Ⅲ类手术。为了保留肢体长度,截肢手术极有可能在创面范围内进行。另外,在肢体损伤严重、坏死组织广泛、无法修复的情况下才会考虑电烧伤截肢术,因此,存在术后感染的风险。其次,电烧伤组织坏死有"夹心样"及"渐进性"坏死的特点,彻底清除存在困难,也是术后感染的一个因素。电烧伤术后渗血、出血也可引起感染。

感染预防应全程关注:在全身状况稳定的前提下,尽早手术,去除坏死组织,预防感染的发生;术前外用磺胺嘧啶银保痂,切开减张切口应用抗感染敷料保护;术中严格无菌操作,彻底去除坏死组织,充分止血;围术期抗生素应用、全身状况调整、营养免疫支持等都有益于感染的预防。

一旦出现感染,首先需要切开引流感染坏死组织,同时加强抗感染及全身支持措施,局部清创换药,必要时再次手术治疗。

2. **出血和血肿** 烧、创伤手术如果在炎性反应较重的情况下进行,手术出血多,止血不容易彻底,引流措施不到位,特别容易引起积血和血肿。另外,患者术中血压低或应用了缩血管药物,容易使术者产生止血彻底的错觉,术后血运恢复正常,可引起广泛出血。

术中必须充分止血,大血管双重结扎,肌肉和神经营养血管也应结扎或电凝止血。骨髓腔出血用骨膜封闭或骨蜡填塞(后期可因骨蜡应用产生伤口破溃),分层放置抗压引流管可能效果较好(以肌肉包裹骨残端时,在肌肉下发的骨髓腔附近放置一根抗压引流管;皮瓣包裹肌肉时,于皮下低位放置一根抗压引流管),缝合口放置引流条,充分引流渗出液和血液。

如术后早期出血局部肿胀、疼痛、有波动感,多为引流不畅,有血肿形成,可拆除部分缝合线,引流出血凝块或及时进行伤口止血。

3. **皮瓣或植皮坏死** 皮瓣坏死的主要原因是皮瓣张力过大(如残端骨组织保留过长,而皮瓣长度不够,强行牵拉缝合造成皮瓣张力过大)或皮瓣设计长宽比例不当所致。植皮不存活的原因有伤口基底条件差,仍有坏死组织存在,术后感染和出血以及皮片位置移动。

术后出现皮瓣坏死需作残端修整,去除过长的骨组织和坏死的皮瓣,重新用健康的皮瓣包裹骨组织。植皮坏死需根据具体情况作相应处理,如基底清创,去除坏死组织,无菌操作,彻底止血,牢靠固定植皮。

4. **残肢疼痛** 残肢疼痛原因有三种类型:神经瘤、幻肢痛、瘢痕疙瘩。

(1) 神经瘤:是神经残端纤维再生所致,疼痛范围较局限。截肢时将神经外膜缝合有助于较少此并发症。持续且严重的疼痛,需要手术切除神经瘤。

(2) 幻肢痛:产生机制尚不清楚,有少数患者会出现此并发症,疼痛为泛发性。可采用药物、物理治疗,必要时可考虑神经阻滞。

(3) 瘢痕痛:是由于手术切口产生严重的瘢痕增生所致。截肢术后可采用预防瘢痕措施,如使用抗瘢痕药物配合弹力绷带加压包扎残端,必要时需手术修整。

(八) 电烧伤截肢的康复治疗

截肢是一种严重的破坏性手术,术后患者将终身失去部分肢体,丧失一定的功能和造成某些残疾,截肢患者术后安装假肢可取得部分代偿功能,因此,截肢前后的康复治疗对患者肢体功能恢复及患者截肢后独立生活能力的提高等问题具有重要意义。

1. **截肢术前康复治疗** 若截肢侧为利手,应进行利手交换训练,集中手部功能训练、手指灵活性训练。单侧下肢截肢患者,需让患者进行力量训练,并进行拄拐和步行训练,如三点步、小摆步等方法。

2. 截肢术后康复治疗

（1）残肢的体位摆放：截肢后由于主动肌与拮抗肌的不平衡致使残肢在短时间内会在错误肢位下造成挛缩，对安装假肢造成不良影响。术后早期，应保持在合理的残肢体位、避免发生关节挛缩，如手背烧伤，宜将腕关节置于掌屈位，手掌或环形烧伤，以背伸为主，全手烧伤，将腕关节微屈，各指蹼间用无菌纱布隔开，掌指关节屈曲 70°~90°，指间关节伸直，拇指持外展对掌位，必要时采用塑料夹板作功能位固定（晚间夹板固定，白天取下活动）或矫形器应用。上肢截肢患者要预防肩关节内翻挛缩，取肩关节充分外展位；前臂截肢患者要预防肘挛缩，取肘伸直位；膝下截肢，膝关节应伸直，坐位更要注意，避免长时间屈膝，必要时用夹板作伸直位固定。足部截肢患者，踝关节保持中立位，对无自控能力的可在床尾放置海绵垫或弹簧板装置，让患者脚蹬在垫子或板上，尽量保持踝关节背屈位。

（2）弹力绷带的应用：绷带技术可以减少残肢肿胀、促进残肢定型、预防肢体不良体位、关节挛缩等并发症，并为尽早安装正式假肢创造条件。包扎时从远端开始螺旋状向近端包扎，压力逐渐减小。该方法的优点是便于观察截肢伤口的愈合情况，不影响肌肉收缩和关节运动。上臂残肢应缠至对侧腋下；前臂残肢要缠至肘上部，但将肘关节后方暴露。小腿残肢须缠绕到膝上部，为了不影响关节活动，髌骨应暴露在外。白天更换 4~5 次，夜间不要去除。为防止残肢体积增加，只要脱掉假肢，残肢就要用弹力绷带包扎。

（3）物理治疗

1）物理因子疗法

A. 电疗主要用于残端瘢痕粘连，局部疼痛明显者。

B. 磁疗主要用于残端血液循环和组织营养差、慢性炎症或局部疼痛明显者。

C. 水疗可以软化挛缩的关节周围组织，水疗常结合运动疗法，即在水疗的同时进行主被动的关节活动度及力量训练。

D. 红外线主要用于残端肿胀、疼痛者。

2）运动疗法

A. 关节活动度训练：关节活动度差甚至关节畸形会严重影响假肢代偿功能的发挥。主要以主动和被动关节运动疗法改善关节活动度，必要时可持续牵伸。术后 3~4 天即开始。肩部截肢患者练习双侧肩胛带的上提、下降、内外旋等运动；上臂截肢时做肩关节的屈伸、外展，以及内外旋等运动，肘以下截肢主要做屈伸肘运动。训练每日 2~3 次，以后逐渐增加运动时间、次数。

B. 肌力训练：当肌力达到 3 级或以上才可装配假肢。因此应主动进行肌力锻炼。截肢术后就进行残肢相关肌肉等长肌力训练。以后逐渐过渡到有关节活动的等张肌力训练，并循序渐进抗阻。

（4）日常生活活动能力训练：重点训练健侧代偿截肢侧，优势侧截肢者训练以非优势侧代替优势侧，以求能够部分代偿功能，提高患者日常生活活动能力。训练动作由简单到复杂，使患者逐渐达到生活自理。单侧上肢截肢患者可强调把持固定训练，如利用残臂将茶叶桶固定在腋下，健侧手打开。

（5）增强残肢皮肤强度训练：每日多次给予残端均匀的拍打、按摩、由软到硬逐渐过渡，每日 2 次，每次 15~30 分钟。此外，下肢截肢患者常会出现幻肢和幻肢痛，也可指导患者用手轻拍叩击残肢末端，让患者从触觉上接受肢体已缺失的事实，或局部热敷、理疗及普鲁卡因敏感点封闭，早期下床活动早期装配假肢，均有利于消除幻肢和幻肢痛。

（6）穿戴假肢的康复训练

1）假肢穿脱训练：教会患者穿戴假肢的方法，要求残肢与接受腔全面接触。

2）假肢的训练：上肢截肢者应熟悉假肢和假肢控制系统，然后训练假手的开合和抓握，最先抓海绵块、纸杯，再到橡皮快、木块等，再将块状转为圆形。下肢截肢者应进行姿势控制平衡、行走等各方面训练。

3）日常生活活动能力训练：穿戴假肢后，应尽快开始日常生活的功能训练，如穿脱衣服、进食等训练。当截肢者熟练和掌握以上技能后，便可进行更为复杂的加强训练，如家居清洁、洗衣做饭等活动。借此增加截肢者的自信，协助他们重新主动投入正常的生活。

（7）截肢的心理康复：截肢对人体造成重大创伤，不仅使肢体外观遗留永久性的缺陷，且留有一定的功能障碍，影响正常的劳动生活与社会交往，患者会有比较复杂的心理变化，应鼓励患者，针对不同的情绪变化用安慰性或鼓励性语言，建立自尊和乐观生活的勇气。还应正确引导患者，辅助患者选择能达到功能最大化的假肢，重新实现自身的价值。

（九）电烧伤截肢后假肢应用

电烧伤截肢后，患者不仅永久失去了肢体功能，同时会造成患者严重的精神和心理创伤，引发社会和家庭矛盾。及时、合理装配假肢，可以弥补患者肢体缺陷，并获得一定的功能代偿，使患者恢复一定的生活自理能力和工作能力，增强患者的生活信心，减轻社会和家庭负担，增加社会和家庭稳定。

1. 假肢对截肢残端的要求

（1）截肢残端应具有适当的长度：随着假肢制造技术的发展，任何平面的肢体截肢均可安装假肢。但是，适当的截肢残端长度能够为假肢提供足够的杠杆作用和良好的肌肉动力及控制力量。残肢过长，可能引起残端血液循环障碍，造成残肢水肿、溃疡，不利于假肢安装；残肢过短，假肢安装后稳定性差，残存肌肉负担加重，假肢的功能发挥将受到限制。一般来说，上下肢残肢长度都是以中 1/3 部位截肢所留长度为理想长度。

（2）截肢残端稳定：截肢残端早期可因创伤后炎性反应会有一定程度的水肿、增粗，通常需要等待 4~6 个月，待水肿消退后安装假肢。目前的技术可以通过早期假肢安装法使患者能够尽早安上假肢（尤其下肢），减少卧床时间，早日下地活动，避免全身并发症产生。一般于截肢后 3~4 周，截肢残端愈合后，在患者全身状况允许的条件下，安装所谓的临时假肢。通行的做法是，先用石膏或塑料做成临时接受腔，下面配以假肢部件，制成临时下肢假体，供患者早期训练。在残端稳定后再安装正式的假肢。

（3）截肢残端的关节具有一定的活动度：关节活动度对于保持残肢肌肉力量及充分发挥假肢功能具有重大作用。截肢术后，如果缺乏运动或肢体体位摆放不佳，会造成关节挛缩或僵直，不利于安装假肢，即便安装，也不能获得较好的功能。

（4）截肢残端愈合良好、无疼痛及骨性凸起：截肢残端（尤其负力处）瘢痕增生过高或面积大，容易破溃，骨残端过长或有骨性凸起，也可引起皮肤破溃。残端疼痛会影响假肢安装后的功能活动。如果出现上述情况，应根据具体情况分别进行残端处理。

2. 假肢　上肢假肢主要指经肩部、上臂、前臂、腕部等部位截肢后装配的假肢。一般包括：装饰性上肢假肢、锁控式 / 机械上肢假肢、肌电 / 开关控制电动上肢假肢（图 11-1-45~ 图 11-1-48）。

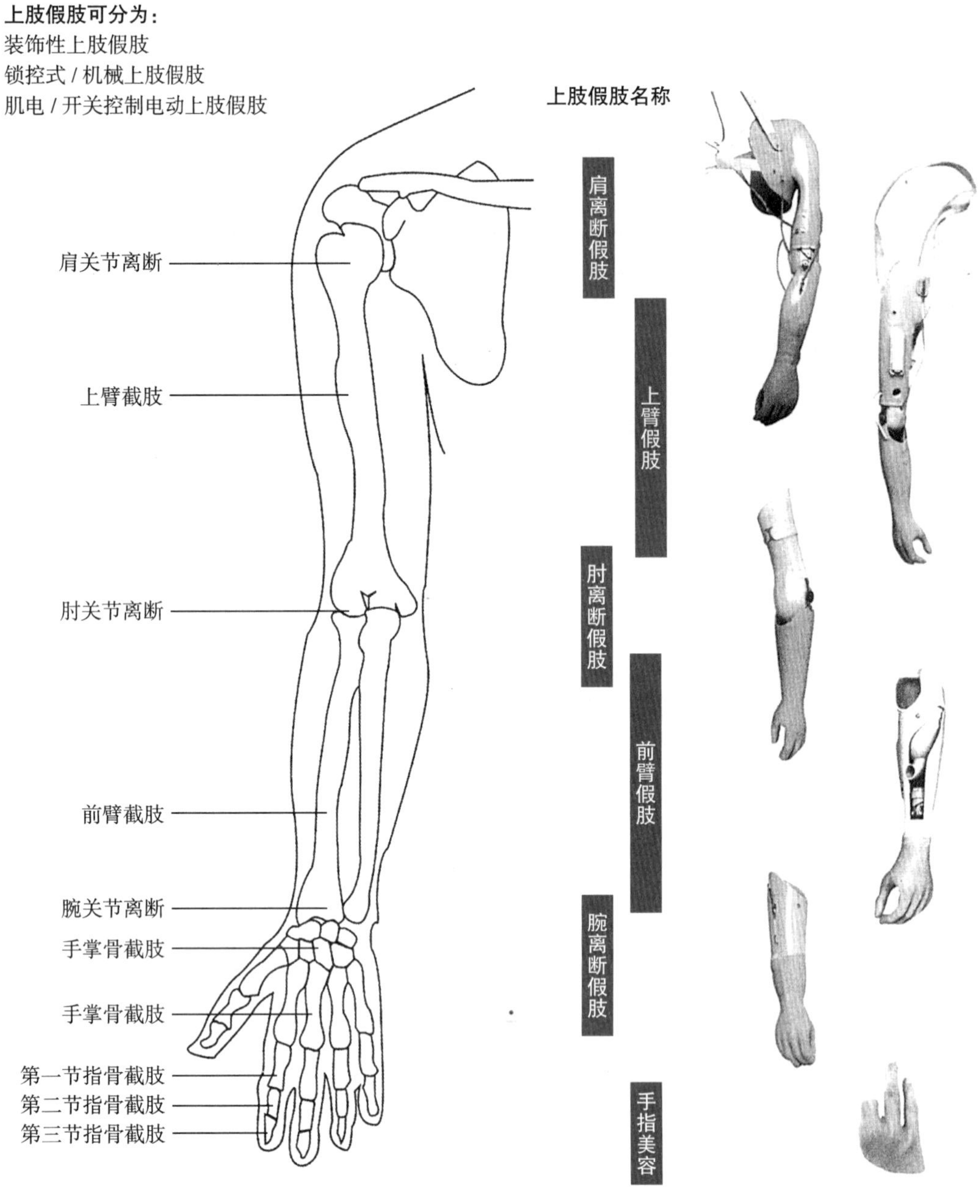

上肢假肢可分为：
装饰性上肢假肢
锁控式/机械上肢假肢
肌电/开关控制电动上肢假肢

上肢假肢名称

肩关节离断

上臂截肢

肘关节离断

前臂截肢

腕关节离断
手掌骨截肢

手掌骨截肢

第一节指骨截肢
第二节指骨截肢
第三节指骨截肢

肩离断假肢

上臂假肢

肘离断假肢

前臂假肢

腕离断假肢

手指美容

图 11-1-45　上肢不同截肢平面假肢汇总图

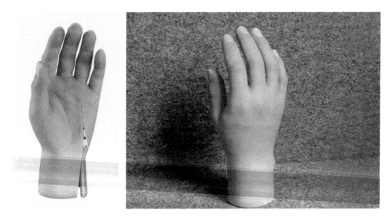

图 11-1-46 美容手

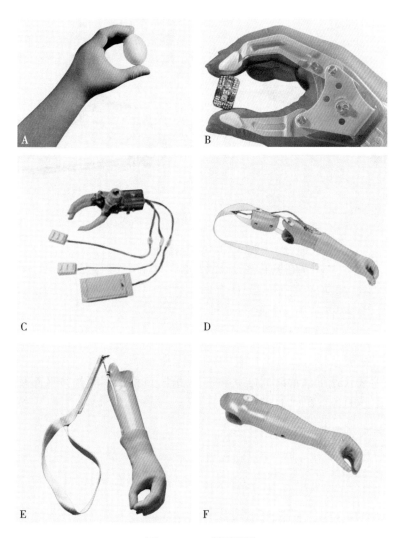

图 11-1-47 前臂假肢

A. 肌电手;B、C. 肌电手头;D、E. 前臂机械手;F. 前臂肌电手

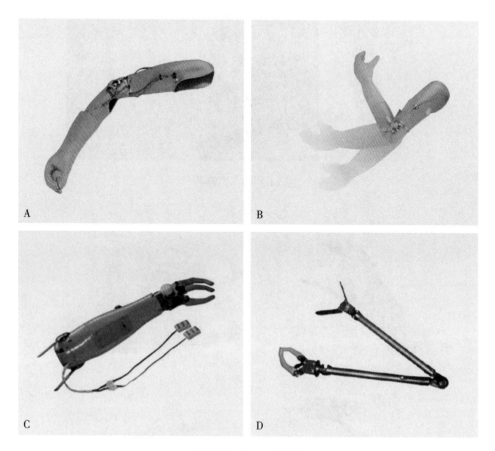

图 11-1-48 上臂假肢

A. 上臂机械手；B、C. 上臂肌电手；D. 上臂美容手配件

下肢假肢主要代偿下肢截肢后站立和行走功能,可根据不同截肢平面及不同要求配制不同的假肢(图 11-1-49~ 图 11-1-55)。

截肢部位

下肢假肢名称

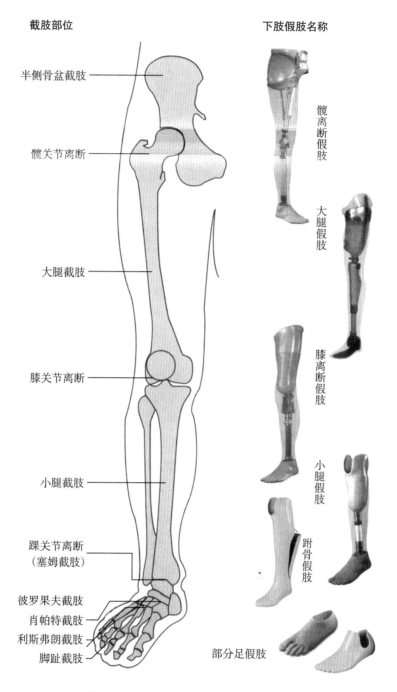

半侧骨盆截肢

髋关节离断

大腿截肢

膝关节离断

小腿截肢

踝关节离断
（塞姆截肢）

彼罗果夫截肢
肖帕特截肢
利斯弗朗截肢
脚趾截肢

髋离断假肢

大腿假肢

膝离断假肢

小腿假肢

跗骨假肢

部分足假肢

图 11-1-49　下肢不同截肢平面假肢汇总图

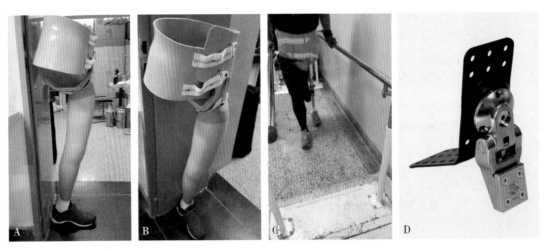

图 11-1-50 髋离断

A. 髋离断假肢;B. 髋离断假肢;C. 髋离断假肢试穿;D. 髋离断配件

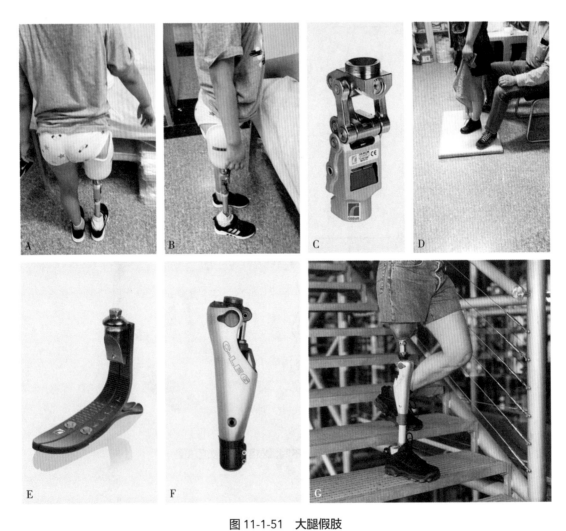

图 11-1-51 大腿假肢

A、B. 大腿假肢;C. 假肢膝关节;D. 大腿肌电假肢;E. 储能脚板;F. C-leg;G. C-leg 大腿假肢交替下楼梯

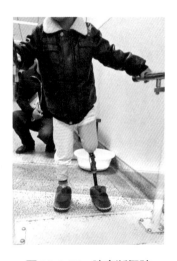

图 11-1-52　膝离断假肢

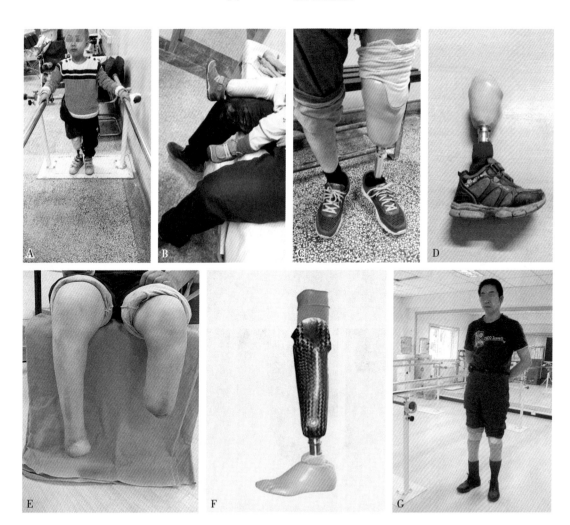

图 11-1-53　小腿假肢
A. 小腿假肢;B. 小腿假肢 2 岁;C. 小腿;D. 小孩小腿假肢;E. 双小腿残端;F. 小腿带硅胶套假肢;G. 双小腿站立位

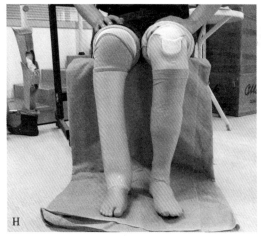

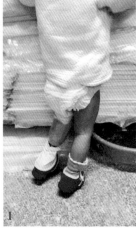

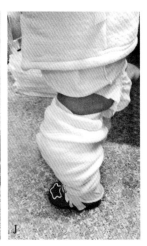

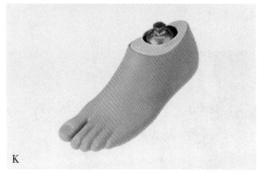

图 11-1-53（续）
H. 双小腿坐位；I.小腿假肢膝关节瘢痕导致屈曲；
J. 小腿假肢膝关节屈曲；K. 假肢脚板

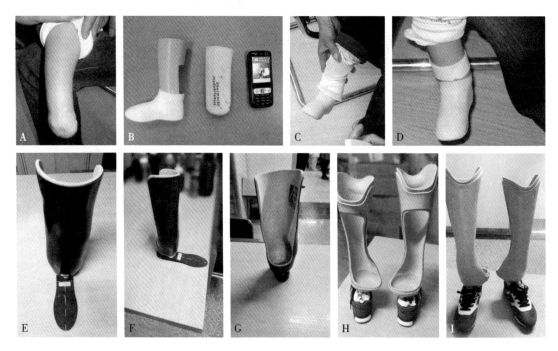

图 11-1-54　踝离断假肢
A. 踝离断患肢；B. 踝离断假肢（1 岁小孩）；C. 踝离断假肢穿戴效果；D. 踝离断试穿；E. 塞姆假肢；F. 塞姆假肢侧面；G. 塞姆假肢后面；H. 双踝离断假肢后侧；I. 双踝离断假肢前侧

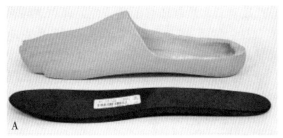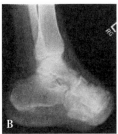

图 11-1-55 半足假肢

A. 半足假肢;B. 半足假肢 X 片

3. 假肢安装注意事项 假肢安装需要从截肢手术设计、假肢制作、安装假肢后功能康复全面入手,才能使患者装配一个理想假肢,并且充分发挥假肢功能。

外科医生进行电烧伤截肢时,必须尽可能保留良好的肢体残端,为日后安装假肢创造条件。在患肢组织条件允许的情况下,尽量保留足够的残肢长度,以及肌肉和关节功能,并使肌肉保留良好的张力和收缩能力,产生适当的肌电信号,为后期安装肌电假肢创造条件。假肢制作工程技术人员应针对患者不同年龄、职业、生活习惯及对假肢要求进行精心制作。康复医生在患者康复过程中应耐心、细致对患者进行正确的指导。当然,要想获得一个功能良好的假肢,也离不开患者本人的坚忍的意志和刻苦训练。

五、电烧伤的功能恢复与康复

(一)康复医学的定义

康复(rehabilitation)是指综合、协调地应用医学、社会、教育、职业措施,以减轻病伤残者的身心和社会功能障碍,使其得到整体康复而重返社会。由于病伤残者是具有身体、语言、心理、精神、家庭、教育、职业、社会等多方面的障碍,须通过多种康复手段平行介入进行治疗,由此决定了康复的多学科性和综合性。

康复医学(rehabilitation medicine)是一门研究残疾人及患者康复的医学应用学科,其目的在于通过物理疗法、作业疗法、言语训练和心理治疗等不同手段使病伤残者尽快得到最大限度的恢复、重建或代偿功能,使身体残留部分的功能得到充分的发挥,尽可能达到最大化的生活自理、劳动工作的能力,为病伤残者重返社会打下基础。

(二)康复医学的组成

康复医学工作主要包括:康复预防、康复评定和康复治疗三大部分。

1. 康复预防 对继发性残疾的预防是指在预计出现功能障碍之前开始进行康复治疗。

2. 康复评定 康复评定不是寻找疾病病因和诊断,而是客观地、准确地评定功能障碍的原因、性质、部位、范围、严重程度、发展趋势、预后和转归,为康复治疗计划提供牢固的基础。

3. 康复治疗 康复治疗是临床康复医疗工作的基本内容,常用方法如下

(1)运动疗法:包括医疗体操、医疗运动、牵引、按摩、生物反馈、电刺激、超声、热疗、冷疗、光疗、蜡疗、水疗、磁疗等。

(2)作业治疗:包括日常生活活动训练、职业性劳动训练、工艺劳动训练(泥塑、陶器工

艺、编织等),以及其他促进生活自理、改善日常生存质量的适应性处理和训练。通过作业治疗,使患者出院后能适应个人、家庭及社会生活的需要。作业治疗部门还负责向残疾者提供简便器具作为居家日常生活活动的辅助工具,以进一步弥补功能上的缺陷。

(3) 语言治疗:对语言发育迟缓、听觉障碍、构音障碍、失语等患者进行言语训练,改善其交流能力。

(4) 心理治疗:通过疏导、认同、暗示、松弛、行为矫正等心理治疗方法对心理、精神、情绪和行为有异常的患者进行个别的或集体的心理治疗。

(5) 康复工程:应用电子、机械等工艺技术,为残疾者设计和制造辅助器具或其他器械,以补偿功能上的不足,进一步提高患者生活自理能力,增强工作及重返社会的能力。

(6) 康复护理:通过体位处理、膀胱护理、肠道护理、辅助器械使用指导等伤病残患者的护理,促进患者康复,预防继发性残疾的发生。

(7) 文娱活动训练:文娱活动训练不仅可以调整患者的身心状态,也可以进一步改善功能障碍,促进重返社会。

(8) 其他:药物疗法、饮食疗法以及就业咨询、就业前训练等。

(三) 电击伤的康复治疗

电击伤多发在四肢部位,一般有入口和出口,尤其是进入口多被烧焦炭化,为口小底大的形态,周围组织严重凝固坏死,深部肌肉、肌腱、神经、血管、骨骼严重损伤;而血运不良等原因又进一步造成渐进性坏死,常导致功能障碍和截肢。

1. 电击致体表烧伤的康复 植皮术在电烧伤治疗中是一种常用的方法。大部分患者都需要植皮,以预防创面感染,减少创面渗出和体液丢失,促进创面愈合等。但严重的电烧伤患者创面愈合后会产生瘢痕增生和挛缩,弹性及延展性很差,不随骨生长而延长,瘢痕越厚重,对骨关节的牵拉越强,也越限制关节活动度,甚至造成关节脱位,加重畸形,继发关节周围韧带、肌腱、血管、神经短缩,造成无法修复的功能障碍,尤其是对处在生长发育期的青少年,可造成难以修复的发育畸形,影响其身心健康成长。

(1) 良肢位的摆放:早期正确的体位是预防挛缩的关键。患者为了减轻烧伤组织牵拉导致的疼痛,会下意识地使肢体和躯干保持在屈曲内收的舒适体位,但长时间保持在非功能位,进而又会加重挛缩。康复师应当早期告知患者及家属良肢位的摆放方法及重要性。抗挛缩体位可以通过多种方式辅助来完成,如夹板、枕头、器械、一系列的支架等。针对不同部位的烧伤采取不同的体位摆放。

面部烧伤并没有合并臀部烧伤患者,需将头部抬高 30°~45°。

颈前部的烧伤应将肩背部垫高,致颈部后伸,一侧有瘢痕时,头要偏斜向健侧。

腋部烧伤患者应外展上肢达到 90°。

腹、胸、背部烧伤患者应将上肢外展 45°~50°,防止上臂与腋部及侧胸壁粘连。

肘部烧伤患者掌侧有创面应置于伸直位,背侧有创面应置于屈曲 70°~90° 位。

手部烧伤患者取功能位不能过久;全手烧伤腕关节应置于背屈位 15° 左右;各指间关节用消毒纱布隔开,掌指关节自然屈曲 45°~50°,指间关节伸直;拇指外展位,必要时可借助夹板作功能固定;创面在腕关节时,置于屈掌位,不宜过度拉伸。

臀部、会阴部烧伤患者应伸直髋关节并外展 45°;小儿可用蛙形石膏床。

下肢烧伤患者应保持膝关节伸直;创面在前侧时,膝关节应微屈 10°~20°,在腘部垫高 15°~30°;创面在腘部时,保持伸直位,或俯卧位。

小腿及踝部烧伤患者应保持踝中立位 90°,足底放置顶踝托或用石膏托固定。

（2）加压疗法:加压疗法是由弹性织物对烧伤愈合部位持续压迫达到预防和减轻瘢痕增生的方法,是烧伤康复中最具专科特色的康复治疗措施。对经 2~3 周愈合的偏浅的深Ⅱ度创面最好尽早加压,否则有可能产生瘢痕;而 3 周以上的愈合创面往往会有不同程度的瘢痕增生,必须进行加压。植皮术、局部皮瓣转移等整形外科手术术后,配合加压疗法,可以明显减少瘢痕的发生。压力疗法的原理是当局部压力达到一定时会造成组织缺血缺氧,使螺旋状胶原重新排列,成纤维细胞增生受阻,胶原酶使胶原合成减少从而抑制瘢痕增生。为治疗增生性瘢痕,在不影响肢体远端血供的前提下,加压越紧越好,一般要求压力在 1.33~3.33kPa 为宜,每日持续穿戴 23 小时左右(除洗澡和训练之外),治疗时间一般需 6~18 个月,甚至更长,直至瘢痕成熟。常用的压力疗法措施有弹力绷带、弹力套和压力衣等。

（3）物理治疗:物理治疗是电击伤康复中的重要组成部分,通过研究和运用天然或人工的物理因子作用于人体,以达到控制感染、减轻疼痛、软化瘢痕、松解粘连、改善关节活动度、增加肌力和耐力等作用。主要包括物理因子疗法和运动疗法两大类。

物理因子疗法可以分为电烧伤早期和后期两个阶段:

电烧伤早期:指创面愈合以前。理疗主要为了控制感染,减轻疼痛,加速供皮区和植皮区皮片生长愈合。

1）紫外线疗法

A. 植皮术前:术前 3 天,供皮区以 3MED 紫外线照射。植皮区以 5~6MED,术前 2 天停止照射。

B. 植皮术后:创面愈合缓慢或出现感染时,可行温水浸浴,并配合紫外线照射,3~4MED,隔 2~3 天进行一次,共 2~4 次。

2）超短波疗法用于深度烧伤,可促进坏死组织分离、干燥、脱落,以达到消炎的作用。采用对置法或并置法,可隔着敷料进行。

3）高压氧治疗可以促进创面愈合并显著提高植皮成活率。每次 60 分钟,每日 1 次,10~15 次为 1 个疗程。

4）蜡疗法具有较强而持久的热透入作用,结合体疗可用于防止皮片收缩和肢体挛缩,大网眼蜡纱布法,宽 10~15cm,网眼大小 3mm×3mm。消毒后,将蜡纱布直接盖于植皮区上,1~2 周后皮片基本愈合,拆除纱布。拆除前局部温水浸浴,然后将泡软的蜡纱布剪开。

电烧伤后期:指创面基本愈合以后。理疗主要为了促进血液循环、软化瘢痕、预防或减轻挛缩、止痛止痒等作用,结合运动疗法,可共同促进身体的康复。

1）超声波疗法:超声波是一种压缩和伸展交替的机械振动波,有轻微的按摩细胞作用,能松解致密瘢痕组织和改善局部血液循环。但超声波大剂量使用可使骨愈合延迟,故幼儿骨骺处应当禁用。

2）等幅中频正弦电疗法:又称音频电疗法,运用 1~5kHz 的正弦电流进行理疗。主要机制是电流使结缔组织纤维震动,产生细微的按摩作用,达到软化瘢痕、松解粘连、消炎消肿的临床效果。

3）磁疗法:一般用脉冲磁场法。可促进分解和转化致痛物质,减少渗出、消除水肿。

4）浸浴疗法:可在不同水温、水静压及水冲击力的作用下,达到软化瘢痕、牵伸挛缩组织以及促使血液重新分布等目的。

（4）运动疗法:宜少量多次进行。自体植皮后一般应持续固定矫形器 5~7 天,术后 7~9

天可进行辅助下的主动活动,9~12天可被动伸展活动,并逐步增加活动范围。

1) 被动活动:通过按摩、牵伸、关节活动度训练等方法,使关节恢复一定的活动度。电击伤愈合后产生的瘢痕缺乏弹性,通过按摩可以增加瘢痕的柔软度,改善粘连。对新鲜的瘢痕按摩动作应该轻柔缓和,以按压、摩揉为主,随着瘢痕的老化,应逐渐加大力度,增加推、拿等手法(图11-1-56)。瘢痕组织被动牵伸时,治疗师一手固定患肢近端,另一手握住远端进行温和持久的牵拉(图11-1-57)。手电击伤患者可通过手掌活动进行手内部肌牵伸(图11-1-58),躯干前部电击伤患者需要加强躯干屈伸、旋转和双肩水平外展的牵伸训练,以预防肩部前缩和胸部下陷。患者各关节被动活动度训练,治疗师一手固定关节近端,另一手握住关节远端,缓慢轻柔地进行被动活动,尽可能达到全关节活动度,每天至少3次,可配合水疗同时进行(图11-1-59、图11-1-60)。

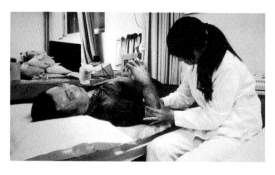

图 11-1-56　肘关节处瘢痕的按摩

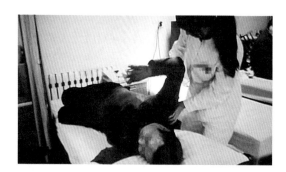

图 11-1-57　腋下瘢痕牵伸

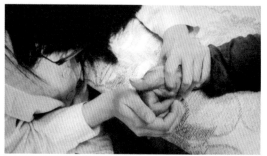

图 11-1-58　手背侧瘢痕牵伸

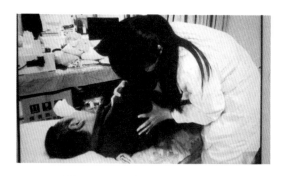

图 11-1-59　肩胛骨的被动活动

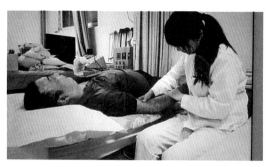

图 11-1-60　肘关节被动活动

2) 各功能部位的瘢痕自我牵伸方法:颈部颈前瘢痕在仰卧位时可肩背下垫枕,颈部过伸牵拉瘢痕或俯卧位抬头使颈过伸;颈部一侧瘢痕,头向健侧倾斜、转动,或手提重物使肩关节向下沉,以伸展颈部侧方组织。

腋部患侧手放在患肩上方,健侧手放在健侧腰部,双手各握毛巾一端,做擦背动作,牵拉患侧瘢痕,或患者站在墙边,上肢尽力伸直,手指触墙,五指交替用力向墙上爬行,直到不能再伸直为止,并持续牵拉一段时间。

肘:肘前瘢痕用手拉门把,利用自身重力牵拉,或患肢提重物对抗屈曲挛缩。

手:双手的五指指腹相对,最大幅度按压,持续一段时间,然后自然回收,反复运动,不适或疼痛感会逐渐减轻,每回至少反复做20次,以后逐渐增加次数。可拉伸各掌指关节和指间关节,最大限度地伸展各指蹼和加大虎口,并同时有助于改善肌腱粘连。

髋:俯卧位或站立位作下肢后伸运动可牵拉前侧瘢痕;仰卧位作直腿抬高、站立位搁高患肢、压腿或下蹲可牵拉髋后和臀部瘢痕。

膝:俯卧位膝伸直或站立位面壁而胸贴墙壁牵拉腘窝部瘢痕,膝前瘢痕做屈膝活动,下地后练习下蹲。

足:进行屈伸、内外翻活动,站立位穿平底鞋使足跟踩地。

3)主动活动:主动运动可以防止关节挛缩、增强肌力和全身体力、改善心肺功能。电击伤肢体可先进行肌肉等长收缩,逐步过渡到等张收缩,活动度从小到大,活动范围逐渐增大至引起疼痛感的位置,可循序渐进增加阻力,进行主动抗阻运动,特别是肩周肌群和股四头肌力量训练,可提高患者的上肢活动范围和下肢支撑能力。如起蹲可锻炼下肢各关节及肌力。方法是让患者站在床头,双手握拉床头横杆,做蹲起动作,不能下床者,在床上将下肢悬高,作蹬踏作用。此外,还应对病情稳定的患者进行有氧训练,提高心肺功能,增强体质,如游泳、自行车训练等。

(5)作业治疗:肢体和手部的深度电烧伤可严重导致患者日常生活活动能力和重返工作岗位等受限。因此,日常生活活动能力和功能性作业活动的训练则显得尤为重要。日常生活活动能力的训练主要包括患者的穿衣、进食、如厕、修饰等练习,可最大限度地提高自我生活能力,减少对家属或陪护的依赖,尽早实现日常生活的全面独立。功能性作业活动可依据烧伤患者的功能障碍程度、兴趣爱好等来选择适宜的作业活动,如腕和手部烧伤的患者可设计拧螺丝、折纸等活动,肩关节活动受限的患者可进行磨砂板、投篮等具有娱乐性的作业活动,不仅可以提高关节活动度、协调性和灵活性,保持一定的肌肉力量与耐力,还可使身心愉悦、改善不良的心理状态,真正全面实现患者的康复。

(6)矫形器疗法:自体植皮后,需制动植皮部位及其相邻关节一段时间。此时,可利用矫形器进行固定,直至移植皮肤着床为止。在后期电烧伤的康复治疗中,植皮术后瘢痕增生、粘连可导致组织挛缩和关节畸形,采用矫形器可以与之抗衡,特别是对手部瘢痕有明显的治疗效果,可以减轻手部畸形。矫形器的设计应当具有以下一些特点:可制动保护关节或新的开放组织,维持或增加关节活动度,重塑关节,辅助无力肌肉完成训练和功能活动。在矫形器应用期间,每日须两次除去矫形器,观察创面情况,并配合运动疗法进行治疗。

(7)心理治疗:手术是电烧伤瘢痕整形治疗的主要方法,但并非唯一治疗方法,还要分阶段地、有针对性地进行物理疗法、作业疗法等,并且自始至终应该强调心理治疗,使患者形体、功能、心理均得到康复。患者焦虑烦躁、身心憔悴,此时应该采取各种方式来鼓励患者克服思想和心理紊乱状态,比如组织他们进行适当的文体活动等。

2. 电击致其他合并伤的康复

(1)骨关节伤:视患者自身和骨关节伤情况,可通过创面外固定架复位固定长骨骨折,或给予内固定、骨牵引等方法以达到骨折复位固定的目的。伤情稳定后可进行骨关节的康复治疗,如主被动活动防止关节僵硬、主动肌力训练等。

(2) 颅脑损伤:早期积极处理,防治脑水肿和感染,保护神经系统的功能,预防并发症的发生。伤情稳定后可积极针对症状进行康复,如一侧中枢性瘫痪所致肌张力增高,可进行被动活动及牵张进行治疗等。

(沈余明　胡骁骅)

第二节　化 学 烧 伤

一、概述

(一) 化学烧伤的概念

所谓化学烧伤是指以化学物质作为致伤因子,与皮肤或黏膜接触后所造成的损伤。通常发生在化工行业、腐蚀性化学物质等危险品的运输和处理,家庭、工厂及学校。化学物质与皮肤或黏膜接触后其损害作用是进行性的,作用时间也较热力损害长,而且,某些化学物质还可以通过创面吸收或呼吸道吸入等途径进入体内,从而导致中毒或脏器损害。所以,无论是烧伤因素、致伤机制、创面特点,还是治疗与康复,化学烧伤都不同于普通的热力烧伤。

业已证实,用于工业、农业、房屋清洁、家庭或其他领域的化学物质大约有 25 000 种,其中大多数具有导致化学烧伤的危险。此外,战时所使用的化学武器是大规模杀伤性武器,包括糜烂性毒剂、神经性毒剂、刺激性毒剂、失能性毒剂等,化学武器烧伤患者人数多,损害重。据统计过去几年化学武器烧伤以白磷烧伤为主。

国内资料显示,化学烧伤仅次于热力烧伤,占平时所有烧伤病例的 6.56%,有的报道甚至达到 22.90%。

(二) 病理生理学

机体对热、电、辐射和化学烧伤等的特殊保护及修复机制很少。蛋白变性是所有烧伤的共同表现之一。然而,化学烧伤与热力烧伤相比,有许多重要的不同点。化学烧伤常见于化学物质的长时间接触,即使在现场急救处置后,后送到医疗机构,在急救室化学物质仍会持续损伤机体。热力损伤常见于热液或蒸气的短时间接触,损伤很快即停止。

化学烧伤的生物学不同点:一个生物活性蛋白结构不仅与氨基酸序列有关,还与其通过氢键或范德华力等分子力形成的三维结构有关。蛋白质三维结构是蛋白表现生物活性的重要因素,它很容易受到外界因素而破坏。热力、化学物质,尤其是 pH 的改变均可导致该结构的破坏。在热力损伤中,由于不可逆的交联反应致蛋白质快速凝固;化学烧伤则是通过另一机制——水解作用将蛋白结构破坏。由于化学物质的残留,它可以持续性损伤,尤其是深部残留。另外,化学烧伤可因化学物质进入循环系统而导致全身反应,有潜在的危害性。

化学烧伤损伤的严重程度取决于化学物质的浓度、腐蚀性、皮肤接触时间、渗透性及其损伤机制。

化学烧伤可按化学物质性质或化学物质损伤机制分类。

(三) 化学烧伤的损伤机制

1. **化学物质的种类**　基于化学物质促发的化学反应将化学物质分为:酸、碱、有机和无机溶液四类。这种分类方法没有基于蛋白变性分类来的精确。影响 pH 的能力是能引起损伤的一个非常重要的特点,化学物质的浓度在化学反应中起着重要作用。尽管个别酸或碱损伤机制有所不同,但所造成的创面在整体上极其相似。

(1) 酸是质子供体,它释放氢离子降低 pH。当酸的 pH<2 时,可使皮肤发生凝固性坏死。一个更好预测酸的方法是中和 pH 所需的碱量,它可以反映出酸的强度。

(2) 碱是质子受体,它可从质子化的胺基团和羧酸基团分离氢离子。pH>11.5 的碱可导致组织严重的液化坏死,进而导致组织结构疏松,有利于碱性物质进一步渗透。基于该机制,碱烧伤往往比酸烧伤严重。

(3) 有机溶液溶解细胞膜脂成分并破坏细胞的蛋白结构。

(4) 无机溶液通过与皮肤组织直接结合形成盐物质造成损伤,更值得一提的是,所有反应伴随着放热,它可加重组织损伤。

2. 化学烧伤的损伤机制　化学烧伤的严重程度主要取决于致伤化学物质的性质、浓度、剂量、接触时间、穿透组织的能力以及其所特有的致伤机制。由于化学物质性质不同,局部损害的方式也各不相同。在局部损害中,液态或固态的化学物质往往通过皮肤表面,向深部组织进行性侵害,有的甚至伤及骨组织。气态的化学物质,如浓硫酸具有吸水性,含有三氧化硫,在空气中冒烟;浓硝酸与空气接触后会产生刺激性的二氧化氮;浓盐酸可呈现氯化氢气态等,它们均可引起呼吸道、消化道、眼部等黏膜的损伤。

化学物质在机体有六种损伤机制。

(1) 毒性:通过插入氧、硫、卤原子至可接受蛋白而致蛋白变性。如:次氯酸钠、高锰酸钾和铬酸等。

(2) 还原:通过结合自由电子使组织蛋白还原,还原产生的热量亦会造成损伤。如:盐酸、硝酸和烷基汞化合物等。

(3) 腐蚀:通过接触使蛋白质变性,趋向于使组织形成一层软痂,进而发展成浅表溃疡。如:酚、次氯酸钠和白色磷等。

(4) 原生质毒物:通过与蛋白形成酯,或结合或抑制钙离子及其他使组织发挥功能及活力的必需成分——有机离子。酯形成物有:甲酸和乙酸;抑制剂有:草酸和氢氟酸。

(5) 发疱剂:可导致接触部位缺血缺氧坏死。该类化学物质以皮肤起水疱为特点。如:芥子气、二甲基亚砜和路易氏剂。

(6) 干燥剂:可导致组织脱水,并由此加剧热量产生与释放。如:硫酸和盐酸等。

(四) 化学烧伤的现场急救

现场急救是烧伤救治最早、最重要的环节,"急"的关键是争时间、抢速度,"救"的关键是迅速去除致伤因素,使患者尽快脱离现场,并及时给予适当的处理。所以,就化学烧伤而言,现场急救的原则应该是:尽快使患者脱离现场,迅速去除致伤因素,及时给予适当的治疗。现场急救若实施及时、方法得当,将会极大地减轻化学烧伤严重程度及其全身中毒或对脏器的损害程度,有利于后续治疗。

二、化学烧伤的康复治疗

(一) 化学烧伤的临床表现

1. 酸烧伤　酸烧伤创面一般呈现痛性、凝固性坏死的干痂。痂的颜色主要取决于酸的种类与浓度,硫酸烧伤创面依其浓度可为青黑色、棕黑色或黑色(图 11-2-1);硝酸烧伤为黄色、黄白或黄褐色(图 11-2-2);盐酸烧伤为黄褐或黄蓝色(图 11-2-3);三氯醋酸烧伤早期为白色,继而演变为青铜色;氢氟酸烧伤依浓度创面颜色分别呈红色、伴中央发白的红斑或出现白色水疱。痂的软硬度体现创面的深浅,痂软则较浅,痂硬则较深。痂的脱水程度也能体现创面的深与浅,若痂脱水明显低于正常皮面,则提示创面较深。总之,若创面痂色深、较韧、低于皮面,如皮革样,创面为Ⅲ度。酸烧伤创面创面渗液少,肿胀较轻,少有水疱;而且,由于创面干痂的保护,阻止了酸的进一步损害作用,创面疼痛比较轻,但氢氟酸烧伤是例外,创面剧痛。美国卫生署工业卫生体系将氢氟酸烧伤根据所暴露的氢氟酸浓度进行等级分类:浓度大于 50% 可立即引起组织破坏并产生剧烈疼痛;浓度在 20%~50% 的,暴露在氢氟酸数小时会造成明显的烧伤;浓度小于 20% 的,烧伤可能需要长达 24 小时才能显现出来。氢氟酸损伤最易发生在手指,甲床组织特别容易受到影响。

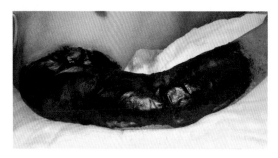

图 11-2-1 右上肢浓硫酸Ⅲ度烧伤创面

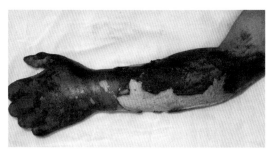

图 11-2-2 左上肢硝酸Ⅲ度烧伤创面

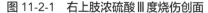

酸烧伤干痂的另一个特点是自然脱痂时间长,脱痂后创面愈合困难,瘢痕增生期长,瘢痕挛缩严重。

此外,浓硫酸在空气中形成的烟雾,浓硝酸与空气接触后形成的刺激性的 NO_2,盐酸的氯化氢气态等均可经气道吸入,导致气道刺激症状,甚至肺水肿;经眼部黏膜,导致眼睑痉挛、角膜溃疡等。氢氟酸也可引起吸入性损伤和眼烧伤,而且,严重氢氟酸烧伤还可引起由于氟离子而导致全身性中毒,在心脏、呼吸道、消化道和神经系统有各种各样的表现,其最突出的症状取决于氢氟酸的吸收途径。一般情况下,典型的低钙血症和低镁血症并不存在。血清钙水平和心电图是监控患者状态的重要指标。一旦发生心律失常,则很难恢复至正常心率。氟离子可能是一种心肌代谢毒物,增强了心肌的应激性。典型的心电图变化是 QT 间期延长。氟离子可以通过血液透析或阳离子树脂交换去除。

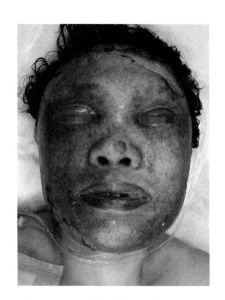

图 11-2-3 面部稀盐酸Ⅱ度烧伤创面

2. 碱烧伤 碱烧伤创面,尤其是强碱烧伤创面的特点为:创面黏滑或呈肥皂样改变,痂皮比较软,创面因进行性加深,疼痛剧烈。此类创面应及时处理,否则,易发生感染,继而易发创面脓毒症。

此外,一些碱类化学物质在导致碱烧伤的同时,其蒸气,比如氨水蒸气等经气道吸入,可导致吸入性损伤,乃至肺水肿等。

3. 磷烧伤　创面有明显的大蒜样臭味,依创面深度而呈现不同的颜色,一般Ⅱ度创面为棕褐色,Ⅲ度创面为黑色。创面界限清楚,疼痛明显,一般无水疱。

磷烧伤的全身性临床表现比较突出。首先,无论烧伤面积大小,多数患者表现为头痛、头晕和全身乏力,少数患者甚至表现为烦躁不安。磷中毒者,则出现肝区疼痛、肝肿大和黄疸,以及相应的化验检查异常;个别患者可出现少尿、血红蛋白尿以及出现各种管型,曾有发生急性肾功能衰竭的报道;化验检查可见低钙血症和高磷酸血症;心电图检查显示:QT延长,ST段下降,T波双相,QRS低电压或传导阻滞等。若有磷化合物或烟雾,特别是P_2O_5和P_2O_3吸入时,可导致吸入性损伤,乃至肺水肿、窒息发生。

(二) 化学烧伤入院后急救措施

化学烧伤入院后的急救措施包括以下几个方面:明确详尽的病史,确定致病的化学物质;评估烧伤严重程度;进一步去除化学物质;中和剂的使用;一般性的支持治疗;针对化学物质副作用的系统性治疗;涉及特殊化学物质的治疗;创面局部处理等。

1. 去除化学物质　与热力烧伤不同,化学烧伤的特点是只要化学刺激性物质存在就会发生持续性的组织损伤。正因为如此,迅速清除化学物质就显得至关重要。化学烧伤后在实施康复治疗前必须进一步清除创面的化学物质,以从根本上减轻损害因素。

在事故现场要除去沾染化学物质的衣物,用水做彻底的清洗。患者到达专业医疗机构时应再次用水做彻底清洗。患者可站在地上或特制的水槽中,用大量流水做冲洗;禁忌让患者坐于浴盆中,以免化学物质扩散到先前未接触到的部位从而加重损伤的程度。美国国家标准学会制订的通行标准Z-358.1-1998,适用于皮肤和眼睛化学烧伤在紧急情况下,用水清除化学物质的设备。它明确要求必须同时具备用于紧急状况下淋浴和眼部清洗的场所。冲洗可以稀释并清除皮肤接触的化学试剂,有助于纠正特定化学物质在组织上产生的吸湿性影响。冲洗并不会显著影响组织pH的变化。早期、大量的流水冲洗可以降低烧伤的严重程度,缩短住院日。如果有可能,在有充足准备的情况下,通过监测清洗液的pH可以很好地显示清洗的效果和完成度。30分钟到2小时的清洗过程中,通常pH的变化在5~11。

2. 中和剂的使用　在化学烧伤治疗中,中和剂是最具争议性的学术论点之一。一些学者认为,治疗化学烧伤的关键是对化学物质的稀释而非中和,因为稀释可以有效地降低酸和碱的暴露量。然而,理论上中和剂可以有效地清除创面的活性化学物质,减轻进一步的损伤。主要难点在于控制中和剂的剂量。中和剂在使用过程中会产生相应的问题,包括产热反应造成的进一步热损伤和水疗法应用的延迟。还有很重要的一点是,中和剂本身就会引起毒性反应。不过,在某些情况下当应用适合的解毒剂,就可以取得一定疗效。此外,还可以先采用大量的水进行冲洗,紧接着使用中和剂中和,然后再使用大量的水进行冲洗。

氢氟酸烧伤应在彻底冲洗创面的基础上,选用镁化合物、季铵化合物、钙凝胶等外用药物或在创面周边部位深入到相关皮下组织注射10%葡萄糖酸钙,通过生成一种不可溶的氟化物盐来灭活游离氟离子活性。也可选择动脉输注钙溶液,提高组织内钙离子浓度,以中和大量吸收入血的氟离子。

磷烧伤的冲洗是最重要的处理方法,水可以阻挡未燃磷与患者皮肤的接触。若选择使用0.5%硫酸铜溶液,可阻止磷氧化并使磷颗粒变黑,易于鉴别和移除。

3. 全身毒性及吸入性损伤处理　必须警惕因化学物质的吸收而导致的任何可能的毒性反应。氢氟酸中毒可导致低钙血症和心室颤动;甲酸吸收可导致血管内溶血、肾功能衰竭、坏死性胰腺炎。尽管其他化学物质造成全身毒性的很少,但医生必须始终意识到这种可能性。有机溶剂和稀释在碳氢化合物里的化学物质亦可导致肝功能衰竭。一旦发现,必须立即采取相应措施予以积极治疗。

吸入化学物质可造成吸入性损伤。应该像治疗吸入烟雾所致的损伤那样,予以气道保护、氧疗、机械通气,确保呼气末正压,积极胸部理疗。中度及重度损伤预后差,可以快速演变为呼吸窘迫综合征。

4. 一般支持治疗 治疗原则和方法与热力烧伤基本相同。

(三) 化学烧伤的康复治疗

化学烧伤的康复治疗包括精神康复治疗、功能康复治疗和容貌康复治疗。通过精神-运动-容貌一体化的系统康复治疗,有助于帮助患者恢复身心健康,早日回归家庭和社会。

1. 精神康复治疗 化学烧伤大多数为职业或生活致伤,主要伤及双手、面部等暴露部位,因多为喷溅所致,所以也可伤及身体其他部位,但创面一般比较小而散在。化学烧伤面积一般都不是很大,所以对患者的精神、心理影响有限,只要及时、果断、正确地处理创面,尽最大可能得到功能与容貌的恢复,此类烧伤患者的精神康复治疗会比较顺畅,效果也比较好。但是,对如下几种情况的化学烧伤,它们均会对患者的精神、心理造成比较明显的影响,从而使患者出现比较严重的精神与心理异常,应该给予足够的关注与重视。①化学烧伤面积大,且伴有全身中毒、甚至重要脏器损害者;②化学烧伤造成面部深度创面,并波及五官毁损,造成严重毁容者;③化学烧伤造成四肢大关节损伤或肢体的毁损性损伤,面临截肢者;④遭受意外伤害,尤其是对于青年女性,遭受以毁容为目的的面、颈部等暴露部位严重损伤者。这些患者从致伤开始到漫长的治疗与康复过程,反复手术、频繁换药、各种检查和操作、各种功能康复措施等,由此造成的身体痛苦,如同雪上加霜,给患者的心理与精神造成叠加式的影响。不同于一般的热力烧伤,化学烧伤,特别是酸烧伤创面完全修复后,其瘢痕增生时间长,瘢痕挛缩异常严重,往往导致所在部位的严重畸形和功能障碍,更会使患者丧失对后续治疗的信心,并产生更加负面的心理与精神压力。而且,这些患者对未来工作、学习、婚恋、就业、生活、家庭等方面的考虑与焦虑对心理与精神的影响也会增加精神康复治疗的难度。

针对出现严重心理与精神异常的化学烧伤患者,医务人员应该以高度的责任心、职业素养以及普世的耐心、爱心和同情心,针对患者精神与心理的异常情况,细致入微地、针对性地制订切实可行的个性化精神康复计划,逐步实施。

烧伤患者精神康复治疗的要点:①正确引导,耐心抚慰,使患者正确认识化学烧伤的危害性及其治疗原则和方法;②心理疏导,关心体贴,使患者振作精神,消除疑虑,增强战胜疾病的勇气和信心;③充分发挥患者的主观能动性,积极主动地配合各种手术和非手术治疗;④医务人员应避免急功近利,实事求是地让患者了解化学烧伤的危害,以及治疗的艰巨性和复杂性,坚决避免过分夸大各种康复治疗的效果,使患者对治疗的期望值显著超出实际情况;⑤通过宣教,诱导患者逐步接受每一步康复治疗所获得的效果,以增强其战胜疾病的信心和期待。

2. 功能康复治疗

(1) 手术治疗:手术治疗是化学烧伤康复治疗的基础。对于常见的碱烧伤和磷烧伤而言,致伤因素有使创面进一步加深的危险,所以,对于碱烧伤和磷烧伤,因为其具有进行性损害深部组织的特点,一经确诊,应当立即行急诊手术,切除坏死组织,阻止致伤物质对深部组织的损害,并且根据烧伤面积与部位,选择以大张中厚或全厚皮片修复创面;对于酸烧伤,则根据烧伤部位和深度,确定治疗方法。对于浅度创面则通过清洁创面,外用功能敷料使其自然愈合;对于深度创面则行切、削痂术,并根据部位分别选择大张中厚、全厚皮片移植或皮瓣转移修复创面(图 11-2-4~ 图 11-2-7)。

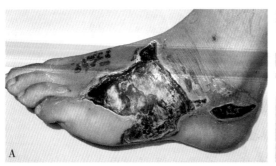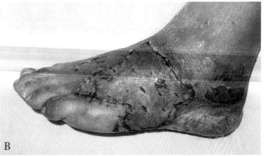

图 11-2-4　右足背浓硫酸Ⅲ度烧伤创面,切痂植皮手术后 10 天
A. 术前;B. 术后

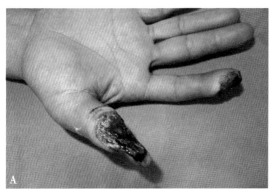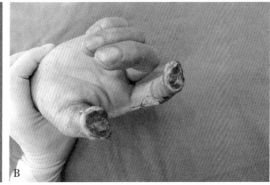

图 11-2-5　右手拇、示指氢氟酸烧伤,切痂 + 皮瓣移植
A. 术前;B. 术中切痂后与皮瓣设计;C. 术后 1 个月

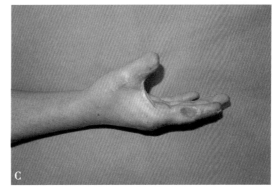

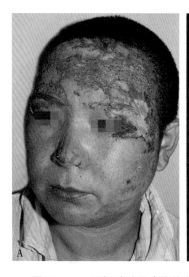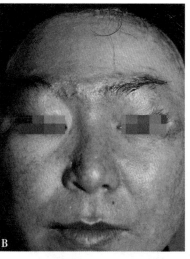

图 11-2-6　面部硝酸Ⅲ度烧伤创面,切痂 + 全厚皮片移植植术后
A. 术前;B. 术后

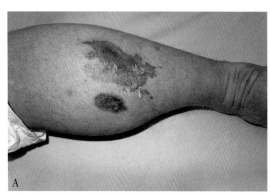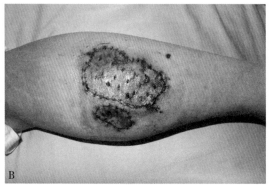

图 11-2-7　右小腿后侧硝酸烧伤,切痂 + 中厚皮片移植
A. 术前;B. 术后 10 天

　　酸烧伤,尤其是深Ⅱ度酸烧伤,创面愈合后瘢痕增生较一般的热力烧伤持续时间长,瘢痕挛缩严重,宜尽早手术治疗。

　　(2) 放射治疗:由于酸烧伤具有较普通热力烧伤所导致的增生性瘢痕更为严重的特点,所以,有时可以选择放射治疗作为治疗此类增生性瘢痕的方法,而且可以选择使用浅层 X 线治疗、β 射线或电子线照射治疗等方法。为避免放射治疗对全身造成损害,放射治疗也仅限于小面积化学烧伤所致病理性瘢痕的治疗,也不适宜于儿童或大面积病灶的治疗。

　　(3) 药物治疗:由于化学烧伤,尤其是针对酸烧伤创面愈合后局部病理性瘢痕产生严重的特点,局部药物治疗是必然的选择,包括局部外用和瘢痕内注射治疗,具体方法可参阅相关章节。

　　此外,压迫治疗、功能锻炼、按摩疗法、日常生活训练、职业疗法以及器械疗法均为化学烧伤,尤其是酸烧伤创面愈合所必须选择的康复治疗方法。具体请参阅相关章节。

　　3. 容貌康复治疗　容貌康复当然也是化学烧伤治疗的最终目的,有助于患者的身心康复,也是实现精神康复,最终实现化学烧伤的最高标准——身心康复,回归社会的有力保证。容貌康复治疗包括伴随功能障碍的容貌康复治疗与不伴功能障碍的容貌康复治疗,前者是以实现功能康复治疗为前提;后者为单纯容貌康复治疗。容貌康复治疗措施包括:手术治疗、离子导入治疗和矫正性化妆技术等。

(1) 手术治疗:涉及单纯容貌康复治疗的手术方法包括:磨削术、头皮扩张术、毛发移植术等,具体实施方法和适应证参见相关章节。

(2) 离子导入治疗:离子导入治疗是预防各种化学烧伤创面愈合后的基础治疗,配合预防瘢痕增生的药物外用、压迫治疗,甚至放射治疗,可以取得比较理想的治疗效果。当然也可以同时选择应用祛红、祛色素及治疗色素脱失的药物,治疗瘢痕充血、色素沉着以及脱色素。

(3) 矫正性化妆:利用现代化妆技术,对化学烧伤后暴露部位增生性瘢痕的遮盖有益,而且可以最大限度满足患者回归社会与社交的需要。

(刘 毅)

第三节 冻 伤

一、概述

人作为一类特殊的温血性有机体,其最适生存环境温度为 27℃ (81℉) 左右。通常在无风情况下,皮肤在 −2℃ (28℉) 左右的环境中即会被冻伤;而在 0℃ 的环境中,只要风速达到 10km/h,即可通过对流的方式来加速热量的损耗。

中国国土不但疆域辽阔,且地跨众多温度带以及干湿地区,加上我国地形复杂,地势高低悬殊,更是增加了我国气候的复杂多样性。诸多因素导致国内各地域存在气候特点以及生产、生活习惯的差异。例如我国北方地区冬季普遍漫长,且气温较低,因此所导致的冻伤发生率较高。而与北方地区相较而言,南方地区普遍虽相对温暖,然而在接近 0℃ 抑或生产生活中防护措施的疏漏,亦时有冻伤的发生。同时,随着中国工业化进程的迅猛发展,在生产进程中,应用液氮、干冰等化工产品时,也可能会造成冻伤事故的发生。以上即为导致国内冻伤发生率增加的主要因素。

冻伤组织几乎均无法完全恢复。目前根据国内外学者多年的研究及临床观察,总结出了许多有关冻伤后所导致的早期或长期的并发症,其中大部分并发症都会累及运动系统,将势必导致其相关部位器质性或是功能性的变化。对于此问题的规避,国际上目前尚无针对性的康复指南。正因如此,才促使我们对这个问题展开了深入的探讨及研究,希望能最大限度地改善冻伤患者的预后以及远期生存质量。

二、流行病学

目前对于全国冻伤的发病率,尚无权威的数据统计结果,导致该现象的原因可能与该病种的地域及患病群体对于该病种的认识度不够深抑或就诊率相对较低有关。笔者单位隶属于吉林省境内,地处我国东北地区,据我们近年来所总结的数据结果表明,每年因冻伤及其相关性疾病前来就诊的患者人数只占总就诊人数的 10% 左右;然而在冬季,该数值可高达 40% 左右。

根据相应的权威调查数据结果显示,冻伤发生率最高的群体,主要是 30~49 岁的成年男性。而在相同条件下,婴幼儿与老年人则更易被冻伤。冻伤所累及的部位,通常为手部、足部、颜面部、头部、唇、耳等经常暴露在外的体表部位。据相关结果所示,其中,肢体是最易受到累及的病变部位,其中仅手和足的冻伤发生率就占到总数的 90% 左右。

在职业的分布上,军人仍然是冻伤的高发群体。然而根据近年来统计结果显示,普通人群体中,尤其是低收入群体、嗜酒、嗜药及患有精神疾病的人群中,在发病率上,呈现出逐渐上升的趋势。而根据国外统计数据结果则显示,在冻伤的患者群体中,患有精神疾病的占 10~100%、嗜酒的占 35~53%、服食药物的占 4% 左右。

三、损伤机制

在皮肤中,同时存在着"冷受体"和"热受体",且"受体"的数量以及分布都有所不同,其中"冷受体"的数量是"热受体"的 3~10 倍,这也就意味着,相较于烧伤而言,机体对冻伤更为敏感,所导致的机体反应亦是更为强烈。冻伤对于组织造成的损伤主要包括两个方面:直接冻结伤和再灌注损伤。

(一)直接冻结伤

当人体体表温度降至 27℃ 以下或是核心温度降至 37℃ 以下时,"冷受体"会将刺激信号传输至中枢神经系统,中枢神经系统随即介导相应拮抗剂而产生不规则运动(即寒战)以及血管交替收缩及舒张(即狩猎反射)等生理学行为,以增加产热或减少热量损失的形式来尽可能的维持体表温度。但倘若外界温度持续性的下降,那么这些指令所发出的产热效能,与外界环境相较而言便显得微乎其微了。且此时这些动作非但不能储热,反而会增加局部组织对氧气及能量的消耗。当人体核心温度降至 28℃ 以下时,拮抗肌收缩运动停止,外周血管将始终处于收缩状态,使得局部组织血流量锐减,会进一步加重局部组织的缺血缺氧。而当外界温度降至 -2℃ 时,细胞外液开始结晶为表面有棘状突起的结晶体。因其"形态学"特点,会"刺破"其周围的其他细胞,与此同时在细胞外液中,水的结晶会导致细胞外液的电解质浓度的升高,而浓度的升高所导致的浓度差会使周围细胞的细胞内液外流,进而引发细胞皱缩、脱水、功能丧失、甚至是破碎、凋亡等损伤。另外,血管内水的结晶会增加血液的黏稠度,血液黏稠度的增加将导致血流淤滞、血栓形成等情况出现,将加重受损组织的缺血、缺氧状态。若上述状态持续存在,会使受累组织无论是器质上,还是功能上,均将遭受巨大的影响,且其中大部分损伤皆为不可逆的。

(二)再灌注损伤

当体表所处的外周环境温度上升后,原本处于收缩状态的血管开始逐步扩张,会使组织得到再灌注,但与之相伴随的是,因血管内膜破坏所引发的血栓进一步的形成。因损伤的血管内皮细胞会释放花生四烯酸及氧自由基等炎性介质,将驱使多形核白细胞、肥大细胞渗透入局部组织,进一步造成组织内弥漫性的血管反应,冻伤后的再灌注损伤因此而发生。

(三)冻伤的分类

临床上,根据损伤组织中是否有冰晶形成,抑或周围环境温度下降速度的快慢,可将冻伤分为以下四类:

1. **冷伤**(frostnip) 是由于短时间暴露于极低温度或长时间暴露于冰点以下低温所引起的,但组织中无冰晶形成。其主要表现为皮肤苍白、麻木,局部疼痛等特点,且此种损伤是完全可逆的。

2. **冻疮**(pernio) 是由于环境温度缓慢下降且组织反复暴露于寒冷的环境条件下造成的,但受损组织内无冰晶形成,主要表现为慢性血管炎。局部皮肤呈紫罗兰色,当遭受低温刺激时,多表现为疼痛及瘙痒,且大多数都为自限性。

3. **快速冻结伤**(flash freeze injury) 是由于环境温度快速下降所导致的,且组织内有冰晶形成,常见原因为直接接触液氮、干冰、冷金属等原因。主要表现为接触部位的皮肤发生改变,其改变程度会因为致伤温度的高低或接触时间的长短而产生不同的差异。

4. **冻伤**(frostbite) 是由于环境温度缓慢下降导致的,且组织内有冰晶形成,临床上常见的冻伤均属此类,因此本章将主要针对此类损伤进行详尽阐述。

四、冻伤的分度及临床表现

临床上,根据冻伤的分布范围,将其分为四度:

Ⅰ度 表浅性的损伤。常为感觉正常,皮肤颜色正常或充血,然而复温后没有水疱形成。也可能表现为短暂性的烧灼感、刺痛或跳痛。

Ⅱ度 表浅的损伤。其水疱常以清亮或牛奶样为主要特征,水疱皮脱落后,遗留的真皮组织有活性且常伴疼痛,水肿比较常见且显著,常可自行愈合。

Ⅲ度 深度损伤。常会引起小的血疱,通常见于肢体稍近端。皮肤呈紫罗兰色,柔软,创面按压时不褪色。开始时没有感觉功能障碍,随后逐渐加重,直至后期发展为剧痛、跳痛、烧灼痛、感觉异常及灼性神经痛等较为常见。

Ⅳ度 其皮肤外观常表现为一种杂色且发绀,其坏死深度常达肌肉或骨组织,水肿常出现于损伤区域的近端,远端组织在几周后常易发生干性坏疽。

五、冻伤的康复治疗

对于冻伤的特异性分期,临床上并没有特殊的针对性。但从康复角度看,可以根据病程中组织变化的特点以及干预手段的不同,将冻伤分为早、中、晚三个阶段。

1. **冻伤后早期** 即肿胀期,指从冻伤发生后,由复温完成至水肿消退的整个阶段。此阶段冻伤的局部组织始终处于缺血、缺氧的低代谢阶段,且由于冻伤的致伤特点,使受累组织开始出现弥漫性的、显著性的结缔组织水肿,此阶段与烧伤后早期差异性较大,因此在康复治疗时需考虑到以上因素。

(1)运动疗法:在水肿较显著时,不推荐进行主动关节活动度的训练,因其可能会加重肌肉组织的缺血、缺氧以及可能导致局部循环淤血等情况的发生。因此,在此时应推荐采用持续被动活动(continuous passive motion,CPM)装置。据相关文献表明,CPM 的应用是改善关节活动度的重要且有效的方法之一。另外,在康复领域的发展亦证实,CPM 是一种重要的治疗选择,它在软组织重塑、关节营养、创面愈合以及血流动力学等方面均大有裨益。然而,在对冻伤患者应用 CPM 时,需要临床医师的严密监测且时刻关注患肢远端血运情况、肿胀程度等,从而能更好地进行动态性评估,方能根据病情变化随时调整治疗方案,借此避免加重原有的缺血情况以及骨筋膜室综合征等情况的发生。同时,在冻伤复温后,皮肤多会出现弥漫性的水疱或血疱,因而在使用此装置时,应对创面采取必要的保护措施,防止损伤创面因摩擦力及剪切力的存在而受到影响。

(2) 物理疗法

1) 恒温水浴:在冻伤的物理治疗中,最具特异性的方法便是恒温水浴法。在经过国内外多家权威烧伤治疗中心大量的临床应用证实,在应用此疗法后,冻伤组织的恢复及愈合效果均较好。

恒温水浴疗法的适宜水浴温度一般为 37~40℃,在此温度时,机体内各种酶的活性以及各细胞器可达到最佳的功能状态,因而有利于组织自身修复的进行。目前国内外对于最佳的水浴时程,尚无统一的定论。然结合笔者单位的经验,水浴时程一般为 30~40 分钟较为适宜。若时程过短,可能导致局部组织内酶及细胞器的活性及功能未能充分地发挥其作用;而若时程过长,则可能导致局部组织的浸渍及红肿。恒温水浴疗法所用的液体通常为生理盐水,可根据患者病情需要添加各类消毒剂(如聚维酮碘、苯扎溴铵、苯扎氯铵等)。但消毒剂的浓度需以适当为宜,以不刺激局部创面及组织为宜,防止创面因长时间的刺激而导致疼痛、不适及炎症反应。此时不推荐添加生长因子类生物制剂,因生长因子类生物制剂通常会在大于 37℃的体外环境下迅速失活,失去其特有的生物学活性。

冻伤后水浴的一项特异性要求即是"恒温"。"恒温"不只是在 30~40 分钟的水浴治疗时程内,水浴液温度要保持一致,且容器内各部位水浴液温度也要相一致。根据水浴治疗的特点可知,水浴时所采用的设备需要为液体温度的恒定提供有效的保障,因此水浴设备应该具备温度测定装置、加热装置及内循环装置,以保证水浴液温度在时间及空间内的高度一致性。若冻伤组织较为局限(如单个或两个肢体),应用小型水浴装置进行局部水浴治疗即可。笔者单位就在长期实践中发明了一种实用的"恒温水浴箱"。各治疗单位亦可根据自身需要,从而设计、研发相应设备。若当冻伤组织的面积较大或分布广泛时,可采用烧伤浸浴装置对全身进行水浴治疗。

2) 光疗法:紫外线及低能量激光具有抗炎、镇痛、促进伤口愈合等作用,且热效应低,因此可作为冻伤后早期理想的物理治疗手段。但不推荐使用可见光、红外线及高能量激光等物理治疗手段,因其主要通过释放热能从而发挥其效能,会加快局部组织的代谢率,导致缺血、缺氧等情况的加重。

2. 冻伤后中期 指从水肿消退至创面愈合(Ⅰ、Ⅱ度)或坏死界限明确(Ⅲ、Ⅳ度)的时期。此进程中,局部冻伤组织在经历炎症反应及创面修复、愈合后,此时功能的恢复与改善是康复治疗的主要侧重点。

(1) 运动疗法:由于冻伤属于局部组织内,弥漫性、广泛性的损伤。当皮肤屏障受损后,其下的肌肉、神经、血管等组织均会遭受不同程度的损伤。因此冻伤对患肢功能的影响更为显著。此期涉及的主要手段包括肌力增强训练、关节活动度训练、步态训练(下肢冻伤的患者)及耐力训练等,其锻炼方式与烧伤后的功能锻炼方式相同。

值得注意的是,笔者单位根据多年的临床观察及总结发现,经冻伤后发生肌肉及神经组织变性、纤维化的概率更高,且其损伤程度也相对较重。另外,在治疗方面,除开始即已明确的坏死组织外,绝大部分冻伤组织需要微湿的愈合环境,因此在临床上,患肢的敷料包扎需要多层包扎以保证其湿润的愈合环境,但与此同时也极大程度上,限制了运动疗法的开展。由此可见,对于冻伤后中期的康复锻炼,需要在频率、强度、方式、时程上均予以适度的强化。

通过对大量相关临床案例的分析总结,发现通常冻伤与烧伤间存在的主要区别之一便是,在冻伤后,"迟发性坏死"的发生率较高,且主要发生在水肿消退后的早期。相对特异性的表现为,突然出现的手套/袜套样的肢端干性坏疽,原因在于,突然增大活动幅度后,会导致血管壁上的血栓或损伤的血管内皮突然脱落,直至完全堵塞血管,继而引起堵塞部位以远的组织发生持续性的缺血缺氧。"迟发性坏死"在临床上并不少见,所以要求冻伤后中期的康复治疗应该遵循"循序渐进"的治疗原则,且在整个治疗过程中应密切关注患肢的血运情况,并根据相应变化,对治疗方案进行及时的个体化调整。一旦发生"迟发性坏死",需立即启动溶栓治疗。

(2) 物理疗法

1) 恒温水浴在此期内仍需继续进行,各项参数亦与早期相同,且需同时配合性的增加运动疗法,方可显著增强后者的效果。

2) 光疗法、超声波疗法、电疗法、温热疗法、生物反馈疗法等新型治疗方法均可应用于此期,方式与烧伤后的治疗相似。其不同点在于,冻伤会导致局部组织失神经的改变,进而会对温度刺激的感觉减弱或消失,这可能导致二次损伤的发生。基于此,在各项治疗过程中均应检测其温度来规避风险的发生。

3. 冻伤后晚期 分度不同的冻伤组织在此期特点各有不同:Ⅰ度及Ⅱ度冻伤的晚期均为中期的延续,即创面愈合后的阶段;Ⅲ度及Ⅳ度冻伤的晚期则为手术期及术后康复期。

(1) 浅度冻伤(Ⅰ度及Ⅱ度):对于此类冻伤而言,此期的康复训练除了延续中期治疗的同时,还需更多的增加作业治疗,以保持或增强患者的参与能力,促使其适应环境,并能最大限度的承担日常生活中的角色及基本内容。

此期的作业治疗主要包括:功能性作业治疗(如手工艺品制作、绘画、书法、计算机操作等)以及日常生活活动的训练等。所采用的方法可以是生物机械方法或神经生理学方法(Rood法、PNF法、Bobath法等)。目的是根据患者的具体伤情、家庭情况、患者自身的兴趣爱好以及其所期望扮演的生活及社会角色,特异性的制定相应的个体化治疗方案,还需增强巡视及随访,从而保证治疗的质量。

(2) 深度冻伤(Ⅲ度及Ⅳ度):在此阶段,冻伤通常需要手术治疗。手术方式包括植皮、带蒂/游离皮瓣、复合组织瓣移植等,但最常见的手术方式为截指/趾/肢手术。

在国外,冻伤后期的手术治疗上一直存在着一句经典名言:"Frostbite in January, amputation in July."(一月冻伤,七月截肢)实际上讲,冻伤与手术的间隔时间并不需6个月之久。但这句话也从侧面充分说明了,医学界对于深度冻伤后组织损伤的理解——坏死界限出现晚、不容易判断。由于此界限对手术平面的选择、后期残指/趾/肢的功能及活动有重大的影响,因此伤后3周左右进行手术治疗是较为谨慎的选择。

对于手术平面的选择,尤其是手部截指平面的选择都需十分谨慎,因手术平面的选择与术后功能的恢复有着密切的联系。从康复及功能的角度来讲,日常生活中,80%~85%的手部活动均依靠本体感受而非残肢长度。因此,在术前应该对患指的感觉平面情况及损伤程度进行评估,然后再决定截指平面。而在术后,应加强感觉方面的刺激治疗(如电刺激、激光等方法),目的是使其尽快恢复到正常或接近正常的水平。

六、冻伤的心理治疗

康复心理学是康复医学的重要组成部分。国内外烧伤治疗机构经过多年经验总结发现，冻伤组织几乎无法达到完全恢复，均会在一定程度上遗留器质性或功能性的改变，且流行病学调查显示，冻伤患者群体中大多合并有精神疾病或意识方面的障碍。因此心理治疗对于冻伤的整体康复而言便显得尤为重要了。

日本著名康复医学专家上田敏教授曾指出："在面对残疾时不要妄自菲薄，应该改变价值观（即认识到有残疾并不等于人身价值低下），进而克服羞耻感和自卑感，树立起积极的生活态度才是最重要的。"

从医学心理学角度来说，患者对残疾的承受阶段共分为五个，即：休克期、否认期、混乱期、努力期和承受期。其中在否认期、混乱期时，患者对治疗的依从性最差，因此会拖延康复治疗的进程，影响患者的生存质量。另外，原有精神疾病以及意识异常等也会影响到患者对于疾病以及疾病治疗的认知，导致最终的治疗效果受到影响。所以，冻伤发生后，临床医师、康复治疗师、心理治疗师及患者四方的积极沟通、互相配合是很重要的。医生除了需要了解患者伤前的既往病史外，还需定期评估患者伤后的心理状态，定期向患方提供疾病介绍、治疗方案、预后等相关治疗情况的解释说明，并在必要时给予心理疏导及治疗。目的是使患者能够正确地认识自身疾病及将来疾病可能导致的功能障碍，适应转变，进而重新过渡到日常生活中。

七、冻伤康复过程中的疼痛管理

疼痛作为影响治疗进程的一个重要因素，不仅会影响患者的主观依从性，还可能会影响到客观配合治疗等情况，因此疼痛管理也应被纳入到康复治疗计划范畴内，并给予重视。

冻伤后早期，由于缺血再灌注损伤的组织会释放大量炎性介质及细胞因子，这些生物因子弥漫分布于水肿组织内，会因刺激而导致剧烈的疼痛；中期及晚期，被"锁定"的关节的主、被动活动以及轻度萎缩的肌肉也会伴随疼痛。因此康复治疗师应定时、定期对患者进行疼痛评分，如有必要，可酌情应用药物进行疼痛管理，以增强治疗效果。

众所周知，布洛芬为一种特异性的 TXA_2 抑制剂，经大量临床以及实验研究证实，其能有效地减轻因冻伤导致的组织损伤情况，因此，也早已被广泛地应用于冻伤的规范化治疗进程中。尽管其作用机制未明，但由于止痛效果在临床上被广泛公认，故在康复训练过程中，可常规性口服布洛芬来进行疼痛管理。当布洛芬效果不理想时，可考虑应用双氯芬酸等药物，如若必要，可用经典止痛药物治疗。疼痛管理的主要目标是将疼痛评分控制在3分之内，从而保障康复训练的有效进行。

冻伤作为一类低发病率、高致残率的特殊性疾病。由于其损伤机制、致病原因均较为特异，因此在治疗时也应有一定的特殊性。冻伤后患者的康复治疗包括的设计范围较广，且群体有一定的特殊性，因此需要制定个体化的康复治疗方案。除此之外，还应保持跟踪随访，以及加强康复治疗师、心理治疗师、临床医师、患者及患者家庭之间的沟通，以便在最大限度地提高患者的生存质量。

（金正花　张修航　于家傲）

参 考 文 献

1. Bangs CC. Hypothermia and forstbite. Emerg Med Clin North Am, 1984, 2 (3): 475-487.

2. McCauley RL, Heggers JP, Robson MC. Frostbite. Methods to minimize tissue loss. Postgrad Med, 1990, 88 (8): 67-68, 73-77.

3. Jurkovich GJ. Environmental cold-induced injury. Surg Clin North Am, 2007, 87 (1): 247-267.

4. Murphy JV, Banwell PE, Roberts AH, et al. Frostbite: pathogenesis and treatment. J Trauma, 2000, 48 (1): 171-178.

5. Su CW, Lohman R, Gottlieb LJ. Frostbite of the upper extremity. Hand Clin, 2000, 16 (2): 235-247.

6. lair JR, Schatzki R, Orr KD. Sequelae to cold injury in one hundred patients; follow-up study four years after occurrence of cold injury. J Am Med Assoc, 1957, 163 (14): 1203-1208.

7. Bigelow DR, Ritchie GW. The effects of frostbite in childhood. J Bone Joint Surg Am, 1963, 45: 122-131.

8. Selke AC Jr. Destruction of phalangeal epiphyses by frostbite. Radiology, 1969, 93 (4): 859-860.

9. Valnicek SM, Chasmar LR, Clapson JB. Frostbite in the prairies: a 12-year review. Plast Reconstr Surg, 1993, 92 (4): 633-641.

10. Varnado M. Frostbite. J Wound Ostomy Continence Nurs, 2008, 36 (3): 341-346; discussion 347-349.

11. Mohr WJ, Jenabzadeh K, Ahrenholz DH. Cold injury. Hand Clin, 2009, 25 (4): 481-496.

12. Purdue GF, Hunt JL. Cold injury: a collective review. J Burn Care Rehabil, 1986, 7 (4): 331-342.

13. McKendry RJ. Frostbite arthritis. Can Med Assoc J, 1981, 125 (10): 1128-1130.

14. Bruen KJ, Ballard JR, Morris SE, et al. Reduction of the incidence of amputation in frostbite injury with thrombolytic therapy. Arch Surg, 2007, 142 (5): 546-551; discussion 551-553.

15. Miller BJ, Chasmar LR. Frostbite in Saskatoon: a review of 10 winters. Can J Surg, 1980, 23 (5): 423-426.

16. Guyton AC. Textbook of medical physiology. 8th ed. Philadelphia: WB Saunders, 1991.

17. Rintamaki H. Human responses to cold. Ala Med, 2007, 49 (2 Suppl): 29-31.

18. Dana AS Jr, Rex IH Jr, Samitz MH. The hunting reaction. Arch Dermatol, 1969, 99 (4): 441-450.

19. Vogel JE, Dellon AL. Frostbite injuries of the hand. Clin Plast Surg, 1989, 16 (3): 565-576.

20. Ahrenholz DH. Frostbite. Problems in General Surgery, 2003, 20 (1): 129-137.

21. Britt LD, Dascombe WH, Rodriguez A. New horizons in management of hypothermia and frostbite injury. Surg Clin North Am, 1991, 71 (2): 345-370.

22. McCauley RL, Hing DN, Robson MC, et al Frostbite injuries: a rational approach based on the pathophysiology. J Trauma, 1983, 23 (2): 143-147.

23. Miller MB, Koltai PJ. Treatment of experimental frostbite with pentoxifylline and aloe vera cream. Arch Otolaryngol Head Neck Surg, 1995, 121 (6): 678-680.

24. Reamy BV. Frostbite: review and current concepts. J Am Board Fam Pract, 1998, 11 (1): 34-40.

25. Lange K, Weiner D, Boyd LJ. Frostbite: physiology, pathology and therapy. N Engl J Med, 1957, 237 (11): 383-389.

26. Edlich RF, Chang DE, Birk KA, et al. Cold injuries. Compr Ther, 1989, 15 (9): 13-21.

27. 管翠红, 陈新龙. 18 例电击伤致截肢 (指) 患者的护理干预. 护理实践与研究 2012, 9 (2): 41-42.

28. 王澍寰. 手外科学. 北京：人民卫生出版社，2011.

29. 龙艺，贾赤宇. 烧伤患者的康复治疗. 中华临床医师杂志，2011，5(8)：2320-2322.

30. 赵桂红. 作业疗法在手烧伤整形术后病人护理中的作用. 全科护理，2011，9(5)：1337-1338.

31. 舒彬. 创伤康复学. 北京：人民卫生出版社，2010.

32. 顾玉东. 手外科手术学. 上海：复旦大学出版社，2010.

33. 杨宗城. 中华烧伤医学. 北京：人民卫生出版社，2008.

34. 关骅. 临床康复学. 北京：华夏出版社，2005.

35. 金鸿宾. 创伤学. 天津：天津科学技术出版社，2003.

36. 黎鳌. 黎鳌烧伤学. 上海：上海科学技术出版社，2001.

37. 马文元. 实用烧伤治疗学. 河南：河南医科大学出版社，2001.

38. 王香丽. 单侧上肢截肢患者的健侧代偿功能训练. 中国组织工程研究与临床康复，2001，5(20)：135-135.

39. 盛志勇. 危重烧伤治疗与康复学. 北京：科学出版社，2000.

40. 韩之勋. 电损伤治疗学. 合肥：安徽科学技术出版社，1999.

41. 王炜. 整形外科学. 杭州：浙江科学技术出版社，1999.

42. Vogt PM，Niederbicher AD，Spies M，et al. Electrical injury：reconstructive problems. 3th ed.PA：Elsevier Inc，2007.

43. Wang XW，Lu CS，Wang NZ，et al. High tension electrical burns of upper arms treated by segmental excision of necrosed humerus. An introduction of a new surgical method. Burns，1984，10(4)：271-281.

44. Sun YH，Tsao DS，Ma RL，et al.Use of autogenous omentum for grafting electrical injury affecting the scalp and skull. Burns，1985，11(4)：289-292.

45. 孙永华. 应不断提高电损伤的治疗水平. 中华损伤与修复杂志，2007，2(4)：199-201.

46. 孙永华. 我国电烧伤治疗的成就与挑战. 中华烧伤杂志，2008，24(5)：381-383.

47. 沈余明，沈祖尧. 烧伤康复与功能锻炼. 中国全科医学，2001，4(4)：265-266.

48. 沈余明，胡骁骅，宓惠茹，等. 四肢高压电烧伤创面的早期处理. 中华烧伤杂志，2011，27(3)：173-177.

49. 沈余明. 复杂性创面的修复与功能重建. 中国损伤与修复杂志(电子版)，2015，10(1)：9-12.

50. 孙永华. 上肢电烧伤手术修复中的几个问题. 中国现代手术学杂志，1996，1(1)：18-19.

51. 沈余明，田彭，宁方刚，等. 腕部高压电烧伤腹部皮瓣断蒂后手血运障碍二例. 中国修复重建外科杂志，2013，27(9)：1152.

52. 孙永华. 烧伤后的功能康复治疗方法. 中国医刊，2006，41(10)：19-22.

53. 张明良，韦加宁. 电烧伤截肢技术与假肢的应用 // 常致德，沈祖尧，徐雪璋，等. 电烧伤的治疗与研究. 济南：山东科学技术出版社，2000：150-159.

54. 杨宗城. 中华烧伤医学. 北京：人民卫生出版社，2008.

55. Palao R，Monge I，Ruiz M，et al. Chemical burn：Pathophysiology and treatment. Burns，2010，36(3)：295-304.

56. Dablin J，Engfeldt M，Svedman C，et al. Chemical burns caused by trifluoroacetic acid. Contact Dermatitis，2012，69(3)：176-180.

57. 谢卫国. 特殊原因烧伤的研究不容忽视. 中华烧伤杂志，2012，28(6)：404-406.

58. 樊华，刘风彬，田宝祥，等. 东北地区 605 例化学烧伤患者的流行病学调查. 中华烧伤杂志，2012，28(6)：419-422.

59. 高辉，李卫，赵远党. 华东地区 615 例化学烧伤患者的流行病学调查. 中华烧伤杂志，2012，28(6)：411-414.

55检